MANUAL WASHINGTON®
DE PEDIATRÍA

3.ª edición

Editor

Andrew J. White, MD
James P. Keating, MD, Professor of Pediatrics
St. Louis Children's Hospital
Washington University School of Medicine
St. Louis, Missouri

Philadelphia · Baltimore · New York · London
Buenos Aires · Hong Kong · Sydney · Tokyo

Av. Carrilet, 3, 9.ª planta, Edificio D
Ciutat de la Justícia
08902 L'Hospitalet de Llobregat
Barcelona (España)
Tel.: 93 344 47 18
Fax: 93 344 47 16
Correo electrónico: consultas@wolterskluwer.com

Revisión Científica:
Dr. Bardo Andrés Lira Mendoza
Médico Cirujano, Especialista en Medicina de Urgencias, Diplomado en Medicina de Aviación, IPN.
Investigador de Accidentes de Aviación y Factores Humanos, UNAM. Recertificado por el Consejo
Mexicano de Medicina de Urgencias. Adscrito al Hospital General "Dr. Mario Madrazo Navarro",
IMSS.

Dirección editorial: Carlos Mendoza
Traducción: Wolters Kluwer
Editor de desarrollo: María Teresa Zapata
Gerente de mercadotecnia: Simon Kears
Cuidado de la edición: Olga A. Sánchez Navarrete
Maquetación: Carácter Tipográfico/Eric Aguirre • Aarón León • Ernesto Aguirre
Adaptación de portada: Zasa Design
Impresión: Mercury Print / Impreso en Estados Unidos

Copyright de la edición en español © 2023 Wolters Kluwer
ISBN de la edición en español: 978-84-19284-29-7
Depósito legal: M-29-2023

Edición en español de la obra original en lengua inglesa *The Washington Manual* of *Pediatrics*, de Andrew J. White publicada por Wolters Kluwer.

Copyright © 2022 Wolters Kluwer
Two Commerce Square
2001 Market Street
Philadelphia, PA 19103
ISBN de la edición original: 978-19-75190-58-3

MPP0323

Colaboradores

Anne Marie Anderson, MD
Fellow, Pediatric Emergency Medicine
Department of Pediatrics
Washington University School of Medicine
St. Louis, Missouri

Carine Anka, MD
Pediatric Resident Physician
St. Louis Children's Hospital
Washington University School of Medicine
St. Louis, Missouri

Ana María Arbeláez, MD, MSCI
Division Chief of Pediatric Endocrinology
Co-Director TL1 Predoctoral Clinical
   Research Training Program
Washington University School of Medicine
St. Louis, Missouri

Adrienne D. Atzemis, MD, FAAP
Associate Professor of Pediatrics
Chief, Section of Child Abuse Pediatrics
Department of Pediatrics
Washington University School of Medicine
St. Louis, Missouri

Marie Batty, MD
General Pediatrician
Blue Fish Pediatrics
Washington University Clinical Associates
St. Louis, Missouri

Sima Bhatt, MD, MSCI, FAAP
Assistant Professor of Pediatrics
Assistant Medical Director for Cellular
   Therapies
Division of Hematology and Oncology
St. Louis Children's Hospital
Washington University School of Medicine
St. Louis, Missouri

Tarin M. Bigley, MD, PhD
Pediatric Rheumatology/Immunology Fellow
Department of Pediatrics
Washington University School of Medicine
St. Louis, Missouri

Kelleigh Briden, MD
Assistant Professor of Pediatrics
Department of Pediatrics
Washington University School of Medicine
St. Louis, Missouri

Katherine Burgener, MD
Pediatric Endocrinology Fellow
Division of Pediatric Endocrinology and
   Diabetes
Department of Pediatrics
St. Louis Children's Hospital
Washington University School of Medicine
St. Louis, Missouri

Lily Chen, MD
Resident Physician
Department of Dermatology
Washington University School of Medicine
St. Louis, Missouri

Tara Conway Copper, MD, MS
Associate Medical Director
Emergency Department
St. Louis Children's Hospital
Assistant Professor of Pediatrics
Department of Pediatrics
Washington University School of Medicine
St. Louis, Missouri

Samuel Cortez, MD, FAAP
Endocrinology and Diabetes
   Fellow
Department of Pediatrics
St. Louis Children's Hospital
Washington University School of Medicine
St. Louis, Missouri

Cameron Crockett, MD
Neuromuscular Medicine Fellow
Division of Pediatric Neurology
Department of Neurology
Washington University School of
   Medicine
St. Louis, Missouri

Vikas R. Dharnidharka, MD, MPH
Vice Chair for Clinical Investigation
Department of Pediatrics
Professor and Chief
Division of Pediatric Nephrology, Hypertension & Pheresis
St. Louis Children's Hospital
Washington University School of Medicine
St. Louis, Missouri

Sarah Dixon, MD
Clinical Assistant Professor
Department of Neurology
C.S. Mott Children's Hospital
University of Michigan
Ann Arbor, Michigan

Alexa Altman Doss, MD
Fellow, Allergy/Immunology
Department of Pediatrics
Washington University School of Medicine
St. Louis, Missouri

Amanda Reis Dube, MD
Instructor, Pediatric Hospital Medicine
Department of Pediatrics
Washington University School of Medicine
St. Louis, Missouri

Alexis Elward, MD, MPH
Professor, Pediatric Infectious Diseases
Washington University School of Medicine
St. Louis, Missouri

Melanie Fields, MD, MSCI
Assistant Professor
Departments of Pediatrics and Neurology
Washington University School of Medicine
St. Louis, Missouri

Ari Filip, MD
Fellow, Medical Toxicology
Department of Emergency Medicine
Washington University School of Medicine
St. Louis, Missouri

Cristina M. Gaudioso, MD
Neuroimmunology Fellow
Division of Pediatric and Developmental Neurology
Washington University School of Medicine
St. Louis, Missouri

Andrea Giedinghagen, MD
Assistant Professor
Division of Child and Adolescent Psychiatry
Department of Psychiatry
Washington University School of Medicine
St. Louis, Missouri

Catherine Gooch, MD
Assistant Professor of Pediatrics
Division of Genetics and Genomic Medicine
Washington University School of Medicine
St. Louis, Missouri

Jennifer L. Griffith, MD, PhD
Assistant Professor of Pediatric Neurology
Departments of Neurology and Pediatrics
Washington University School of Medicine
St. Louis, Missouri

Caroline C. Horner, MD, MSCI
Associate Professor of Pediatrics
Division of Allergy and Pulmonary Medicine
Department of Pediatrics
Washington University School of Medicine
St. Louis, Missouri

Jennifer Horst, MD
Assistant Professor of Pediatrics
Division of Pediatric Emergency Medicine
Washington University School of Medicine
St. Louis, Missouri

Chrissy Hrach, MD, SFHM, FAAP
Associate Professor of Pediatrics
Division of Hospitalist Medicine
Medical Director of Inpatient General Pediatric Medicine
Associate Pediatric Residency Program Director
St. Louis Children's Hospital
Washington University School of Medicine
St. Louis, Missouri

Andrew B. Janowski, MD, MSCI
Assistant Professor of Pediatrics
Department of Pediatrics
Washington University School of Medicine
St. Louis, Missouri

Will Johansen, MD
Assistant Professor of Pediatrics
Pediatric Advanced Care Team
Department of Newborn Medicine
St. Louis Children's Hospital
Washington University School of Medicine
St. Louis, Missouri

Carol M. Kao, MD
Assistant Professor
Department of Pediatrics
Washington University School of Medicine
St. Louis, Missouri

Robert M. Kennedy, MD
Professor Emeritus
Division of Emergency Medicine
Department of Pediatrics
Washington University School of Medicine
St. Louis, Missouri

Lila Kertz, DNP, APRN,
CPNP-PC, AE-C
Clinical Director of the Severe Asthma
Clinic for Kids
Division of Allergy and Pulmonary Medicine
Department of Pediatrics
Washington University School of Medicine
St. Louis, Missouri

Patti Kieffer, RN, BSN, CIC,
FAPIC
Manager, Infection Prevention
Department of Quality, Safety and Practice
Excellence
BJC Healthcare
St Louis Children's Hospital
Washington University School of
Medicine
St. Louis, Missouri

Katherine Abell King, MD, FAAP,
FACMG
Assistant Professor
Division of Genetics and Genomic
Medicine
Department of Pediatrics
Washington University School of Medicine
St. Louis, Missouri

Abigail M. Kissel, MD, FAAP
Assistant Professor of Pediatrics
Division of Developmental Behavioral
Pediatrics
University of Texas Southwestern Medical
Center
Developmental Behavioral Pediatrician
Luke Waites Center for Dyslexia and
Learning Disorders
Texas Scottish Rite Hospital for Children
Dallas, Texas

Maleewan Kitcharoensakkul, MD,
MSCI
Assistant Professor of Pediatrics
Division of Rheumatology/Immunology
Division of Allergy and Pulmonary Medicine
Department of Pediatrics
Washington University School of Medicine
St. Louis, Missouri

Nikoleta Kolovos, MD
Associate Professor of Pediatrics
Division of Pediatric Critical Care Medicine
Washington University School of Medicine
St. Louis, Missouri

Jamie S. Kondis, MD, FAAP
Associate Professor of Pediatrics
Section on Child Abuse Pediatrics
Department of Pediatrics
Washington University School of Medicine
St. Louis, Missouri

Cadence Kuklinski, DO
Assistant Professor of Pediatrics
Division of Allergy and Pulmonary Medicine
Department of Pediatrics
Washington University School of Medicine
St. Louis, Missouri

Kathryn Leonard, MD
Assistant Professor of Pediatrics
Director of Educational Affairs
Division of Pediatric Emergency Medicine
Program Director
Pediatric Emergency Medicine Fellowship
Department of Pediatrics
Washington University School of Medicine
St. Louis, Missouri

Jennifer May, MD
Endocrinology and Diabetes Fellow
Pediatric Endocrinology
Washington University School of Medicine
St. Louis, Missouri

William McAlister, MD
Professor
Departments of Radiology and Pediatrics
Washington University School of Medicine
St. Louis, Missouri

Sarah Mermelstein, MD
Assistant Professor, Pediatrics
Division of Adolescent Medicine
Department of Pediatrics
Washington University School of
Medicine
St. Louis, Missouri

Hoanh Nguyen, MD, FACMG
Clinical Geneticist and Clinical Biochemical
Geneticist
Assistant Professor
Department of Pediatrics
Division of Medical Genetics & Genomics
Washington University School of
Medicine
St. Louis, Missouri

Kevin O'Bryan, MD
Associate Chief Medical Informatics Officer,
Assistant Professor
Department of Pediatrics
St. Louis Children's Hospital
Washington University School of
Medicine
St. Louis, Missouri

Dean Odegard, MD, MS
Resident Physician
Department of Pediatrics
St. Louis Children's Hospital
Washington University School of
Medicine
St. Louis, Missouri

William B. Orr, MD, FAAP, FACC
Assistant Professor of Pediatrics
Director, Pediatric Exercise Physiology Lab
Associate Director, Pediatric Cardiology
Fellowship
Division of Cardiology
Washington University School of Medicine
St. Louis, Missouri

Katie Plax, MD
Ferring Family Professor of Pediatrics
Division Chief, Adolescent Medicine
Medical Director, The SPOT
Department of Pediatrics
Washington University School of Medicine
St. Louis, Missouri

Cassandra Pruitt, MD, FAAP
Medical Director, General Pediatrics and
Complex Care Clinic
Professor of Pediatrics
Department of Pediatrics
Washington University School of Medicine
St. Louis, Missouri

Patrick J. Reich, MD, MSCI
Assistant Professor, Department of
Pediatrics
Medical Director, Infection Prevention
Associate Program Director, Pediatric
Residency Program
St. Louis Children's Hospital
Washington University School of Medicine
St. Louis, Missouri

Noor Riaz, MD, MPH
Assistant Professor of Pediatrics
Division of Hospitalist Medicine
Washington University School of Medicine
St. Louis, Missouri

Melissa M. Riley, MD
NICU Medical Director
St. Louis Children's Hospital
Associate Professor of Pediatrics
Division of Newborn Medicine
Washington University School of Medicine
St. Louis, Missouri

Katherine Rivera-Spoljaric, MD, MSCI
Associate Professor of Pediatrics
Medical Director, Home Ventilation Program and Severe Asthma Clinic for Kids
Co-Director, Office of Faculty Development
Division of Allergy and Pulmonary Medicine
Department of Pediatrics
Washington University School of Medicine
St. Louis, Missouri

Joan L. Rosenbaum, MD, FAAHPM
Professor of Pediatrics
Director, Pediatric Palliative Care
Department of Pediatrics
Washington University School of Medicine
St. Louis, Missouri

Robert J. Rothbaum, MD
Section Chief
Division of Pediatric Gastroenterology, Hepatology, and Nutrition
Department of Pediatrics
UCSF School of Medicine
Oakland, California

David A. Rudnick, MD, PhD
Associate Professor of Pediatrics
Associate Professor of Developmental Biology
Pediatric Gastroenterology, Hepatology and Nutrition
Department of Pediatrics
St. Louis Children's Hospital
Washington University School of Medicine
St. Louis, Missouri

Erica Schmitt, MD, PhD
Instructor
Division of Rheumatology/Immunology
Department of Pediatrics
Washington University School of Medicine
St. Louis, Missouri

Baddr Shakhsheer, MD, FACS
Assistant Professor of Surgery
Division of Pediatric Surgery
Department of Surgery
Washington University School of Medicine
St. Louis, Missouri

Leonid Shmuylovich, MD, PhD, FAAD, FA
Assistant Professor, Pediatric Dermatologist,
Director of Vascular Anomalies Clinic
Division of Dermatology in the Department of Medicine
Departments of Radiology and Pediatrics
Washington University School of Medicine
St. Louis, Missouri

Jennifer N. Avari Silva, MD, FHRS, FAHA
Professor, Pediatrics and Biomedical Engineering
Director, Pediatric Electrophysiology
Faculty Fellow in Entrepreneurship
Department of Pediatrics & Biomedical Engineering
Washington University School of Medicine
St. Louis, Missouri

Paul S. Simons, MD
Associate Professor of Pediatrics
Developmental and Behavioral Pediatrics
Division of Academic Pediatrics
Washington University School of Medicine
St. Louis, Missouri

Jessica Sims, MD
Pediatric Chief Resident
St. Louis Children's Hospital
Washington University School of Medicine
St. Louis, Missouri

Kelsey Sisti, MD, FAAP
Assistant Professor of Pediatrics
Medical Director, Newborn Nursery
Missouri Baptist Hospital
Division of Pediatric Hospital Medicine
Department of Pediatrics
Washington University School of Medicine
St. Louis, Missouri

Mythili Srinivasan, MD, PhD
Professor of Pediatrics
Division of Hospitalist Medicine
St. Louis Children's Hospital
Washington University School of Medicine
St. Louis, Missouri

Ashley Steed, MD, PhD
Assistant Professor of Critical Care Medicine
Department of Pediatrics
Washington University School of Medicine
St. Louis, Missouri

Jeffrey Stokes, MD, FAAAAI, FACAAI
Professor in Pediatrics
Department of Pediatrics
Washington University School of Medicine
St. Louis, Missouri

Stephen Stone, MD, FAAP
Instructor in Pediatrics
Department of Pediatrics
Washington University School of Medicine
St. Louis, Missouri

Brian R. Stotter, MD, FAAP
Assistant Professor of Pediatrics
Division of Pediatric Nephrology,
  Hypertension & Pheresis
Department of Pediatrics
Washington University School of Medicine
St. Louis, Missouri

Ting Y. Tao, MD, PhD
Assistant Professor
Section Chief, Pediatric Radiology
Department of Radiology
Washington University School of Medicine
St. Louis, Missouri

Stefani Tica, MD, MPH
Fellow
Division of Pediatric Gastroenterology,
  Hepatology, and Nutrition
Department of Pediatrics
Washington University School of Medicine
St. Louis, Missouri

Ashley Turner, MD
Clinical Fellow
Division of Pediatric Critical Care
St. Louis Children's Hospital
Washington University School of Medicine
St. Louis, Missouri

Sarah Tycast, MD
General Pediatrician
The Children's Clinic
Tualatin, Oregon

Elizabeth C. Utterson, MD
Associate Professor of Pediatrics
Division of Pediatric Gastroenterology
Washington University School of Medicine
St. Louis, Missouri

Cynthia Wang, MD, MPHS
Dermatology Resident
Division of Dermatology
Washington University School of Medicine
St. Louis, Missouri

Brad W. Warner, MD
Jessie L. Temberg, MD, PhD
Distinguished Professor of Pediatric Surgery
Washington University School of Medicine
Surgeon-in-Chief
St. Louis Children's Hospital
St. Louis, Missouri

Prefacio

La primera edición del *Manual Washington de Pediatría* se creó a partir de *The Washington Manual® Surgery Survival Guide* con la finalidad de proporcionar información concisa y muy accesible a internos, residentes y estudiantes de medicina mientras atienden a niños en las salas de hospitalización, en las unidades de cuidados intensivos, en el servicio de urgencias y en las consultas externas de subespecialidades. En esta tercera edición, hemos ampliado el contenido a fin de que sea útil para todos aquellos profesionales de la salud que atienden a niños, incluidos los hospitalistas que trabajan en diversos lugares de la comunidad, para quienes laboran en centros académicos, así como para cualquiera que trabaje en centros de atención de urgencias o en atención primaria. Este libro proporciona enfoques claros y establecidos para el diagnóstico y tratamiento de muchos de los problemas pediátricos más comunes y elimina gran parte de la palabrería que empantana obras similares. Además, proporciona referencias basadas en la evidencia cuando están disponibles, lo cual respalda los enfoques de gestión descritos.

Los autores de este manual son internos, residentes, enfermeras profesionales, jefes de residentes, becarios de subespecialidades y profesores del St. Louis Children's Hospital y de la Washington University School of Medicine, algunos de los cuales han trascendido los límites de nuestra institución. Estos médicos talentosos, entusiastas y solidarios han unido sus experiencias y saberes para crear un manual útil dirigido a todos aquellos que buscan conocimientos sobre la salud y la enfermedad pediátricas. Además del reconocimiento al arduo trabajo de los muchos autores actuales, deseo externar mi agradecimiento especial a las doctoras Susan Dusenbery, Ana María Arbeláez y Tami Garmany, cuyos esfuerzos en la primera edición y en la *Pediatric Survival Guide sentaron* las bases para la versión actual.

Por último, este libro no existiría sin el inquebrantable apoyo y estímulo del Dr. Gary Silverman, Presidente de Pediatría de la Washington University, y de la Dra. Hilary Babcock, Vicepresidenta y Directora de Calidad de BJC Healthcare, quienes aportaron su incansable entusiasmo, sabios consejos y orientación estratégica, y lo cual fue primordial para llevar a buen puerto esta obra.

Dr. Andrew J. White

Contenido

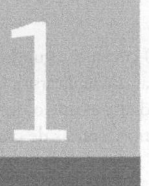

1 Atención primaria y clínica continua

Marie Batty y Cassandra Pruitt

INTRODUCCIÓN

- Introducido por la American Academy of Pediatrics (AAP) en 1992, un "hogar médico" es un enfoque para proporcionar una atención integral al paciente, que promueve la colaboración entre los pacientes, las familias, los médicos y el personal médico. En un hogar médico, la atención médica debe ser accesible, completa, centrada en la familia, coordinada y culturalmente apropiada.
- En la primera parte de este capítulo se describen los temas importantes que deben tratarse en cada visita del niño sano.
- En la segunda parte se expondrán las preocupaciones comunes de la infancia que suelen abordar los pediatras de atención primaria.

HORARIO DE LAS VISITAS AL CENTRO DE SALUD

La AAP recomienda las visitas al pediatra a partir de los 3-5 días de vida, al mes, a los 2, 4, 6, 9, 12, 15, 18, 24 y 30 meses, a los 3 años y luego anualmente hasta los 18-21 años de edad.

CRECIMIENTO Y NUTRICIÓN

Patrones de crecimiento normales para la edad

- Los pediatras controlan el peso, la talla y la circunferencia cefálica a lo largo del tiempo. La desviación de las normas puede identificar a los niños con deficiencias nutricionales, endocrinopatías y otras condiciones subyacentes. (Véanse las tablas de crecimiento de los CDC y la OMS en el apéndice C).
- Los Centers for Disease Control and Prevention (CDC) y la AAP recomiendan utilizar las tablas de crecimiento de la Organización Mundial de la Salud (OMS) desde el nacimiento hasta los 24 meses de edad, independientemente del método de alimentación del paciente.
- A la edad de 2 años, los pediatras deben hacer la transición al uso de las tablas de crecimiento de los CDC para controlar el crecimiento de los pacientes en comparación con otros niños de Estados Unidos.

Peso

- Es normal que el peso del neonato disminuya hasta 10% por debajo del peso al nacer en la primera semana de vida debido a la ingesta limitada y a la excreción de líquido extravascular. A las dos semanas de edad, el peso suele recuperarse y puede superar el del nacimiento.
- Los neonatos a término deben crecer 30 g/día durante los primeros 1-3 meses de vida, 20 g/día durante los 3-6 meses de edad y 10 g/día entre los 6 y 12 meses de edad. Por lo general, el peso al nacer se duplica a los 4 meses y se triplica al año.
- Los niños ganan aproximadamente 2 kg/año entre los 2 años de edad y el inicio de la pubertad. Aquellos que ganan menos de 1 kg/año deben ser vigilados de cerca para detectar deficiencias nutricionales.

Estatura

- Los neonatos a término deben crecer 25 cm durante el primer año, 10 cm en el segundo y 7.5 cm en el tercer y cuarto años. La estatura debe aumentar 50% en el primer año y duplicarse a los 4 años.
- Los niños crecen aproximadamente 5 cm/año entre los 4 años de edad y el inicio de la pubertad. El crecimiento prepuberal no es lineal, con rachas de crecimiento y épocas de crecimiento más lento.

Circunferencia cefálica

La circunferencia cefálica de los neonatos a término debe aumentar 2 cm/mes durante los primeros 3 meses, luego 1 cm/mes entre los 3 y 6 meses, y después 0.5 cm/mes entre los 6 y 12 meses. Suele aumentar 2 cm de 1 a 2 años, y el crecimiento de la cabeza se completa en su mayor parte a los 4 años de edad.

Neonatos prematuros y otras variantes de los patrones de crecimiento típicos

- Los objetivos de crecimiento de los neonatos prematuros difieren de los de los recién nacidos a término y, aunque es necesario realizar más estudios para comprender las necesidades nutricionales de los neonatos prematuros, los siguientes objetivos de crecimiento pueden servir como guía: el peso debe aumentar 15 g/kg/día, la longitud 1 cm/semana y la circunferencia cefálica 0.7 cm/semana.
- Consúltese el capítulo 18, "Endocrinología", para obtener información detallada sobre las causas de la baja estatura y las desviaciones de los patrones de crecimiento típicos.

Dieta normal

Lactantes

Lactancia materna

La AAP recomienda la lactancia materna durante los primeros 12 meses de vida y de forma exclusiva durante los primeros 6 meses. Los lactantes deben recibir 400 UI de vitamina D suplementaria al día.

Alimentación con fórmula láctea

- Aunque la leche materna debe ser la primera opción para la alimentación del lactante, existen muchas fórmulas lácteas que proporcionan una nutrición adecuada (tabla 1-1).
- La fórmula láctea fortificada con hierro es el sustituto recomendado para los lactantes que no son amamantados. La cantidad de ingesta recomendada es de 100 kcal/kg/día. En los neonatos, esto supone 2-3 oz cada 3-4 h, que aumenta a 4 oz cada 3-4 h al mes de edad. Los lactantes alimentados con fórmula láctea también deben recibir 400 UI de vitamina D suplementaria hasta que tomen aproximadamente 30-32 oz al día.
- Aunque es común cambiar de fórmula láctea en los lactantes con dificultad para ganar peso, reflujo fisiológico frecuente u otras dificultades de alimentación, existen pocos datos para esta práctica.

Alimentos complementarios

- Los alimentos complementarios ricos en nutrientes (cualquier otro alimento o bebida que no sea leche materna o fórmula láctea) pueden introducirse a partir de los 4 y 6 meses de edad, cuando el lactante esté preparado para ello. La leche materna o la fórmula láctea deben seguir siendo la principal fuente de nutrición del lactante durante su primer año de vida.
- No existe una secuencia específica recomendada para introducir los alimentos, siempre que se aporten los nutrientes esenciales que complementan la leche materna o la fórmula láctea. En general, los padres deben empezar con alimentos de un solo ingrediente e introducirlos de uno en uno a intervalos de 2-5 días. También pueden ofrecer de forma gradual los alimentos 2-3 veces al día.
- Después de que un lactante tolere la introducción inicial de alimentos complementarios, se recomienda introducir los alérgenos alimentarios comunes (crema de cacahuate, huevo, etc.) entre

TABLA 1-1 Nutrición enteral infantil común

Fórmula láctea	Carbohidratos	Proteína	Grasa	Uso clínico
Leche materna	Lactosa	Suero de leche:caseína = 80:20	100% TCL	Nutrición infantil
Enfamil Neuro Pro™, Similac Advanced®	Lactosa	Suero de leche de vaca:caseína = 60:40	100% TCL	Fórmula láctea estándar
Similac Isomil Soy®	Polímeros de glucosa, sacarosa, sin lactosa	Aislado de proteína de soja	100% TCL	Intolerancia a la proteína de la leche de vaca
Enfamil ProSobee®	Polímeros de glucosa, sin lactosa	Aislado de proteína de soja	100% ⁻CL	Intolerancia a la proteína de la leche de vaca, galactosemia
Enfamil Gentlease®	Polímeros de glucosa, lactosa reducida	Suero de leche:caseína 60:40, parcialmente hidrolizada	100% TCL	
Nutramigen®	Polímeros de glucosa, sin lactosa	Hidrolizado de caseína	100% TCL	Malabsorción de grasas/proteínas, colestasis
Alimentum®	Polímeros de glucosa, sacarosa, sin lactosa	Hidrolizado de caseína	66% TCL, 33% TCM	Malabsorción de grasas/proteínas, colestasis
Pregestimil®	Polímeros de glucosa, sin lactosa	Hidrolizado de caseína	45% TCL, 55% TCM	Malabsorción de grasas/proteínas, colestasis
EleCare®, Neocate®	Polímeros de glucosa, sin lactosa	Aminoácidos	67% TCL, 33% TCM	Intolerancia grave a la proteína de la leche de vaca o alergias alimentarias múltiples

TCL, triglicéridos de cadena larga; TCM, triglicéridos de cadena media.
Adaptada de Martínez JA, Ballew MP. Infant formulas. *Pediatr Rev* 2011 May;32(5):179-189.

los 4 y 6 meses de edad para disminuir el riesgo de alergia alimentaria posterior. Para más información sobre la introducción de alimentos con alto contenido en alérgenos, véase el capítulo 11, "Enfermedades alérgicas y asma".

- Antes de los 12 meses de edad, deben evitarse la leche de vaca, la miel y los alimentos duros y redondos que supongan un riesgo de asfixia.

Preescolares, niños y adolescentes

- A los 12 meses de edad, los niños pueden pasar de la leche materna o la fórmula láctea a la leche entera que contiene calcio y vitamina D. Una transición más temprana a la leche entera se asocia con el desarrollo de anemia ferropénica.
- Los niños deben comer una variedad de alimentos de todos los grupos, incluyendo frutas, verduras, cereales integrales y carne magra. Las necesidades nutricionales deben satisfacerse con alimentos ricos en nutrientes que aporten vitaminas y minerales, pero con poco o ningún azúcar, grasa saturada o sodio añadido.
- El United States Department of Agriculture (USDA) creó un sistema de orientación alimentaria llamado MiPlato. Los mensajes clave incluyen el control de las porciones, hacer que la mitad de su plato sea de frutas y verduras, hacer que la mitad de sus granos sean integrales, cambiar la leche sin grasa o a 1%, elegir alimentos con menos sodio y beber agua en lugar de bebidas azucaradas.
- Los horarios de alimentación incluyen tres comidas más 2-3 tentempiés al día. La cantidad de ingesta incrementa a medida que aumenta el peso del niño y sus necesidades energéticas. Los niños son capaces de autorregular su ingesta de energía alimentándose por sí mismos.
- Las necesidades nutricionales deben satisfacerse principalmente mediante el consumo de una variedad de alimentos saludables, pero en algunos casos pueden ser necesarios suplementos dietéticos para asegurar la ingesta adecuada de uno o más nutrientes.
- Las mujeres en edad fértil deben tomar 400 µg de folato al día a través de alimentos enriquecidos, un suplemento o ambos, además de una dieta variada.
- Las recomendaciones sobre la ingesta de hierro son las siguientes:
  ◦ Niños de 9-13 años: 8 mg/día.
  ◦ Mujeres de 14-18 años: 15 mg/día.
  ◦ Hombres de 14-18 años: 11 mg/día.
- Las recomendaciones sobre la ingesta de calcio son las siguientes:
  ◦ Niños de 4-8 años: 1 000 mg/día.
  ◦ Niños y adolescentes de 9 a 18 años: 1 300 mg/día.
  ◦ Adolescentes y adultos a partir de 19 años: 1 000 mg/día.
- Limite las bebidas gaseosas y de frutas. No permita más de 4-6 oz de zumo de fruta 100% al día debido a su alto contenido en calorías y azúcar.

PATRONES DE ELIMINACIÓN

Micción

- Los neonatos normales mojan un pañal en el primer día de vida, y esto aumenta en uno cada día hasta que el lactante moja al menos 6-8 pañales al día.
- Menos de tres episodios de diuresis al día es preocupante por la deshidratación.
- Entre 2 y 4 años de edad, los niños están preparados para empezar a ir al baño.

Defecación

- Las primeras heces después del nacimiento son el meconio. Estas deben salir en las 48 h siguientes al nacimiento.
- Los lactantes tienen heces blandas y amarillas que se producen con frecuencia.

- La frecuencia de las deposiciones varía y el rango normal es amplio, desde una por semana hasta ocho por día. Una vez que los niños empiezan a comer alimentos sólidos, sus heces se vuelven más firmes.
- Consúltese el capítulo 17, "Síntomas gastrointestinales y enfermedades asociadas", para obtener más información sobre las variantes de deposición observadas en los niños.

SUEÑO

- La duración del sueño en un periodo de 24 h disminuye a medida que los niños crecen, ya que los lactantes duermen entre 16 y 20 h al día y los adolescentes necesitan entre 8 y 9 h de sueño.
- La capacidad de dormir toda la noche suele desarrollarse entre los 3 y 6 meses de edad.
- Entre los 18 meses y 5 años de edad se produce una disminución drástica del sueño diurno.
- La higiene del sueño es importante para garantizar la calidad del mismo. Se recomienda apagar todas las pantallas al menos 60 minutos antes de acostarse y no permitir que haya televisores, computadoras u otras pantallas en las habitaciones de los niños.

DESARROLLO

- La adquisición de los hitos del desarrollo se produce en momentos concretos de la infancia y en una secuencia determinada. Los niños son objeto de un seguimiento de la adquisición de los hitos, y quienes no desarrollan estas habilidades según lo previsto requieren una evaluación adicional.
- La tabla 1-2 enumera los hitos motrices gruesos, motrices finos, cognitivos, lingüísticos y sociales y la edad típica en que se adquieren estas habilidades para los niños de 1 mes a 8 años de edad.
- Dos herramientas de cribado comúnmente utilizadas para evaluar el desarrollo de un niño en las visitas de bienestar infantil son el Ages and Stages Questionnaire (ASQ) y la Denver Developmental Screening Test. Para más información, consúltese el capítulo 13, "Pediatría del desarrollo y del comportamiento".

VACUNAS

- Las vacunas son la terapia preventiva más importante que los pediatras proporcionan a los niños. El calendario de vacunas actualizado y el calendario de puesta al día para niños y adolescentes están disponibles en el sitio web de los CDC en Estados Unidos.
- Los riesgos y beneficios de las vacunas deben discutirse con los pacientes y los padres antes de su administración. El Advisory Committee on Immunization Practices (ACIP) ofrece contraindicaciones y precauciones para la administración de vacunas, así como información sobre la prevención y el tratamiento de las reacciones adversas.
- Los fabricantes de vacunas y los proveedores de atención sanitaria están obligados a notificar los efectos adversos al Vaccine Adverse Event Reporting System (VAERS).

PROYECCIONES

Depresión posparto

- La AAP recomienda la detección de la depresión posparto en las madres en las visitas de control del niño de 1, 2, 4 y 6 meses.
- La Edinburgh Postnatal Depression Scale (EDPS) es la herramienta de detección más común para la depresión posparto. Una puntuación de 10 o más indica una posible depresión posparto. La madre debe ser remitida a su médico de cabecera para que la evalúe y la trate. Es necesario actuar de inmediato si el cuestionario indica una posible tendencia al suicidio o si la madre expresa preocupación por su seguridad o la de su hijo.

TABLA 1-2   Hitos del desarrollo por edad

Edad	Habilidades motoras gruesas	Habilidades motoras finas	Habilidades cognitivas, lingüísticas y sociales
1 mes	Levanta la cabeza en decúbito prono	Manos en puño	Se fija y sigue la línea media, se sobresalta con la voz
2 meses	Levanta el pecho en posición decúbito prono	Manos en puño 50% del tiempo, agarra un sonajero colocado en la mano	Sigue más allá de la línea media, mira al interlocutor, sonríe socialmente, se arrulla
4 meses	Se levanta apoyado en las manos en decúbito prono, gira sobre sí mismo pasando de prono a supino y sostiene la cabeza	Mantiene las manos abiertas, las estira y sostiene objetos, lleva las manos a la línea media	Se orienta con el sonido de la voz, se ríe, vocaliza cuando el interlocutor deja de hablar
6 meses	Se sienta sin apoyo, gira hacia delante	Agarra los objetos con toda la mano, los pasa de mano en mano	Distingue a los extraños, balbuceo consonante
9 meses	Gatea, se detiene para ponerse de pie, da sus primeros pasos	Une 2 juguetes, se alimenta con los dedos	Juega "on tá bebé", descubre objetos escondidos, sigue un dedo que señala, dice "papá" y "mamá" indistintamente, se orienta al nombre, entiende el "no"
12 meses	Da sus primeros pasos, camina solo	Consigue la pinza digital	Dice "papá" y "mamá" adecuadamente, 1-2 palabras adicionales, lenguaje inmaduro, sigue la orden con un gesto
15 meses	Camina solo, se inclina para recoger un juguete, sube las escaleras lentamente	Construye una torre de 2 cubos, imita el garabateo, utiliza la cuchara y la taza	Vocabulario de 3-5 palabras, sigue órdenes sencillas, nombra un objeto, dice "no" con intención, señala una o dos partes del cuerpo
18 meses	Lanza la pelota estando de pie, sube las escaleras con ayuda, se sienta en una silla	Construye una torre de 3-4 cubos y comienza el garabateo	Vocabulario de 10-25 palabras, lenguaje maduro, señala tres partes del cuerpo y a sí mismo

Edad	Motricidad	Lenguaje y cognición
24 meses	Salta en su sitio, patea la pelota, lanza por encima de la cabeza, sube y baja las escaleras con ayuda	Vocabulario de más de 50 palabras, frases de 2 palabras, utiliza pronombres, 50% inteligible, sigue órdenes de dos pasos, se refiere a sí mismo por su nombre, señala 6 partes del cuerpo, juego paralelo
3 años	Pedalea un triciclo, alterna los pies subiendo escaleras	Vocabulario de más de 200 palabras, utiliza plurales, 75% inteligible, dice su nombre completo, sabe su edad y sexo, cuenta hasta tres, reconoce los colores, controla sus esfínteres
4 años	Alterna los pies al bajar las escaleras, salta sobre un pie	Construye una torre de 10 cubos, es capaz de cortar y pegar, copia un cuadrado, se abrocha la ropa, agarra una pelota · 100% inteligible, usa el "yo" correctamente, se viste y desviste con supervisión, conoce los colores, cuenta cuentos, juega en grupo
5 años	Salta, camina de puntillas	Copia un triángulo · Vocabulario de más de 2000 palabras, identifica monedas, nombra de 4-5 colores, puede decir su edad y cumpleaños
6 años	Pasea en tándem	Ata sus zapatos, se peina el cabello, copia un diamante · Vocabulario de más de 10000 palabras, lee 250 palabras, conoce la izquierda y la derecha, los días de la semana y su número de teléfono
7 años	Monta en bicicleta	Se baña de forma independiente · Indica la hora a la media hora
8 años	Caminata en tándem inverso	Dice la hora en 5 min, conoce los meses del año

(Tabla rotada: columnas de hitos motores y de lenguaje/cognición)

Construye una torre de 6 cubos, imita el trazo vertical — (24 meses)

Construye una torre de 9 cubos, come de forma independiente, copia un círculo, dibuja una persona en tres partes, se desabrocha la ropa — (3 años)

Audición

- La AAP recomienda realizar pruebas de audición objetivas al nacer y a los 4, 5, 6, 8, 10, 11-14, 15-17 y 18-21 años de edad.
- En el caso de aquellos nacidos en un hospital, se recomienda realizar una prueba de audición antes del alta. Las otoemisiones acústicas (OEA) y la respuesta auditiva del tronco del encéfalo (RATE) son las dos pruebas auditivas más comunes.
- Entre la revisión auditiva del nacimiento y el inicio de las pruebas de audición objetivas a la edad de 4 años, el pediatra debe evaluar la audición del paciente basándose en las preocupaciones de los padres, el logro de los hitos del desarrollo, las habilidades auditivas y el examen del oído medio.
- La prueba de audición objetiva más utilizada en la consulta pediátrica es la prueba de tonos puros. Durante esta prueba de cribado, se pide al niño que levante la mano cuando oye un sonido. Si un niño no supera esta prueba de audición, debe ser remitido a una prueba audiológica formal.

Visión

- La AAP y la American Academy of Ophthalmology (AAO) han establecido recomendaciones para el examen de la vista en función de la edad del niño. Si alguna de estas pruebas de visión resulta en una anomalía, el pediatra debe considerar la posibilidad de remitir al niño a una evaluación adicional por parte de oftalmología.
- Los ojos de los neonatos deben examinarse con un oftalmoscopio en busca de un reflejo rojo. Los pediatras también deben evaluar el parpadeo y la respuesta pupilar.
- Entre los 6 y 12 meses de edad, el pediatra debe comprobar que el lactante tenga una alineación y un movimiento ocular saludables.
- Entre los 12 y 36 meses, el pediatra puede empezar a utilizar el cribado de la visión mediante instrumentos. Estos dispositivos están avalados por la AAP y el U.S. Preventative Services Task Force (USPSTF) como método válido de cribado de la visión en preescolares. Estos dispositivos no evalúan directamente la agudeza visual, pero pueden identificar factores de riesgo ocular para la pérdida de visión temprana y detectar condiciones oculares que se sabe que causan ambliopía.
- Una vez que el niño tiene 6 años de edad o más, puede participar en una prueba de agudeza visual utilizando una tabla de visión basada en el optotipo y colocada a 3 o 4 metros de distancia del niño. Este examen debe repetirse cada 1-2 años.

Plomo

- El cribado de la evaluación del riesgo de exposición al plomo debe realizarse a los 6 meses, 9 meses, al año y, después, cada año hasta los 6 años de edad.
- Los niveles de plomo deben obtenerse a los 12 y 24 meses.
- Se evalúan los factores de riesgo, incluyendo los siguientes:
  - Vivir en una casa construida antes de 1978.
  - Vivir en una casa con pintura desconchada o que ha sido renovada recientemente.
  - Antecedentes de pica (comer sustancias no nutritivas como tierra o trozos de pintura).
  - Exposición profesional de los miembros de la familia, como la fundición de plomo, o aficiones como la alfarería, la pesca o la caza.
  - Historial de un hermano o amigo cercano tratado por intoxicación por plomo.
  - Historial de posesión de cerámica importada o de consumo de alimentos enlatados importados.
  - Deficiencia de hierro, zinc, proteínas, calcio o vitamina C, que puede provocar una mayor absorción del plomo ingerido.
- Lo más usual es que los pacientes sean asintomáticos. Sin embargo, incluso niveles bajos de plomo (< 5 μg/dL) pueden afectar al coeficiente intelectual y al comportamiento. Puede observarse un bajo rendimiento escolar, agresividad, hiperactividad y falta de atención.

- Cuando está presente, los síntomas incluyen dolor de cabeza, cólico abdominal, estreñimiento, letargo, retraso en el crecimiento, pérdida de peso, vómito, ataxia y caries dental. A medida que los niveles aumentan, los síntomas evolucionan hacia convulsiones, encefalopatía y coma.
- Los hallazgos de la exploración física son inespecíficos, pero pueden mostrar retraso en el desarrollo (especialmente en el lenguaje), baja estatura y cambios en el estado mental o convulsiones en caso de toxicidad grave.
- Las muestras venosas son más precisas que los valores capilares de las puntas de los dedos. Confirme los resultados elevados de la punción digital con una muestra venosa.
- Un hemograma con frotis puede mostrar anemia microcítica e hipocrómica con punteado basófilo.
- La prevención primaria es el tratamiento preferido, y la terapia de quelación no revierte los defectos neurocognitivos en los niños con neurotoxicidad por plomo.
- Véase la tabla 1-3 para la gestión recomendada.

Anemia ferropénica

- La AAP recomienda el cribado universal de la anemia ferropénica con un nivel de hemoglobina y la evaluación de los factores de riesgo a la edad de 1 año. El cribado selectivo puede realizarse en cualquier momento cuando se identifiquen factores de riesgo.
- El hemograma con frotis muestra hemoglobina y hematocrito bajos, amplitud de distribución eritrocitaria (ADE) elevada, volumen corpuscular medio (VCM) bajo y eritrocitos microcíticos e hipocrómicos.
- Para más información sobre el diagnóstico y el tratamiento de la anemia ferropénica, consúltese el capítulo 19, "Hematología y oncología".

Examen de lípidos

- Las directrices de la AAP recomiendan el cribado universal del colesterol con un panel de lípidos sin ayuno entre los 9 y 11 años de edad y de nuevo entre los 17 y 21 años.
- El cribado selectivo está justificado en los niños de entre 2 y 10 años de edad con antecedentes familiares de trastornos de lípidos y colesterol o de cardiopatías prematuras, con antecedentes familiares desconocidos debido a la adopción o con características personales asociadas con las cardiopatías, como hipertensión arterial, diabetes u obesidad.

Depresión y ansiedad

- El USPSTF recomienda el cribado de la depresión en los adolescentes de 12-18 años de edad.
- La herramienta de cribado más común para la depresión es el cuestionario PHQ-9, que consta de nueve preguntas para diagnosticar el trastorno depresivo mayor, determinar la gravedad de los síntomas y evaluar la respuesta al tratamiento cuando se utiliza en las visitas de seguimiento.
- El examen de los trastornos emocionales relacionados con la ansiedad en la Infancia (SCARED, *Screen for Child Anxiety Related Emotional Disorders*) se utiliza comúnmente para examinar a los pacientes de 8-18 años de edad en busca de trastornos de ansiedad en la infancia, incluidos el trastorno de ansiedad generalizada, el trastorno de ansiedad por separación, el trastorno de ansiedad, la fobia social y la fobia escolar.
- Para más información sobre el diagnóstico y el tratamiento de la depresión y la ansiedad, consúltense los capítulos 10, "Medicina del adolescente", y 12, "Psiquiatría infantil".

Consumo de sustancias

- La Substance Abuse and Mental Health Services Administration (SAMHSA) recomienda el cribado universal del consumo de sustancias, la intervención breve y la derivación a tratamiento (SBIRT) como parte de la atención sanitaria habitual de los adolescentes.

TABLA 1-3	Evaluación y manejo de un NPS elevado confirmado

NPS (µg/dL)	Intervención
< 5	Antecedentes relacionados con el medio ambiente
	Evaluación de los hitos nutricionales y de desarrollo
	Se recomienda realizar pruebas de seguimiento en función de la edad del niño
5-9	Antecedentes relacionados con el medio ambiente
	Educación para la reducción de riesgos: dietética y medioambiental
	Obtener una muestra venosa confirmatoria
	Si es elevado en la prueba de confirmación, comunique el NPS al departamento de salud local
	Basado en una muestra venosa, repetir la prueba en 3 meses
10-19	Seguir las acciones para 5-9 µg/dL
	Repetir las pruebas en 1 mes para los casos nuevos, 1-3 meses para los casos conocidos
20-44	Seguir las acciones para 10-19 µg/dL
	Historial y examen completo con evaluación del neurodesarrollo
	Hemoglobina, hematocrito, estado del hierro
	Investigación medioambiental (inspección de plomo, reducción)
	Reducción del peligro del plomo
	Radiografías simples de abdomen (si se sospecha de ingestión de partículas de plomo) con descontaminación intestinal si es necesario
	Repetir las pruebas en 1 mes para los casos nuevos, 1-3 meses para los casos conocidos
45-69	Seguir las acciones para 20-44 µg/dL
	Considerar la prueba de eritrocitos libres o protoporfirina de zinc
	La terapia de quelación oral puede considerarse en consulta con un médico toxicólogo o una unidad de salud ambiental pediátrica especializada
	Considerar la posibilidad de hospitalización si no se puede garantizar un hogar seguro sin plomo
	Confirmar el NPS 24-48 h antes de comenzar la terapia de quelación
	Volver a comprobar el NPS 1-3 semanas después de la quelación
≥ 70	Hospitalizar e iniciar la terapia de quelación junto con el médico toxicólogo mientras se confirma el NPS de forma urgente
	Seguir las acciones para 20-44 µg/dL
	Considerar la prueba de eritrocitos libres o protoporfirina de zinc
	Volver a comprobar el NPS 1-3 semanas después de la quelación

NPS, nivel de plomo en la sangre.
Adaptada de Advisory Committee on Childhood Lead Poisoning Prevention (ACCLPP). Low level lead exposure harms children: a renewed call for primary prevention. Atlanta, GA: US Department of Health and Human Services, CDC, ACCLPP; 2012. Disponible en http://www.cdc.gov/nceh/lead/ACCLPP/Final_Document_010412.pdf

- El cribado puede llevarse a cabo como parte de una historia social detallada (mnemotecnia HEEADSSS: Hogar, Educación y Empleo, Alimentación, Actividades, Drogas, Sexualidad, tendencias Suicidas/depresión y Seguridad) o con herramientas de cribado validadas.
- La herramienta de cribado CRAFFT (Carro, Relajarse, solo [Alone], amigos [Friends]/Familia, olvidar [Forget], problemas [Trouble]) evalúa rápidamente los problemas relacionados con el consumo de sustancias.
- Consúltese el capítulo 10, "Medicina del adolescente", para obtener más información sobre el diagnóstico y el tratamiento de los trastornos por consumo de sustancias.

Infecciones de transmisión sexual

- Los pediatras deben detectar el riesgo de infecciones de transmisión sexual (ITS) preguntando de forma rutinaria y privada a todos los pacientes adolescentes y adultos jóvenes sobre la actividad sexual, el tipo de relaciones sexuales y las características de las parejas sexuales.
- Los CDC y la AAP han proporcionado orientación para la detección de ITS en adolescentes y adultos jóvenes sexualmente activos:
  - Todos los adolescentes sexualmente activos de 13 años de edad o más deberían hacerse la prueba del VIH al menos una vez. Con un historial de relaciones sexuales sin protección, la prueba del VIH debería realizarse al menos una vez al año.
  - Todas las mujeres sexualmente activas menores de 25 años de edad deben someterse a pruebas de gonorrea y clamidia anualmente.
  - Todos los hombres homosexuales o bisexuales sexualmente activos deben someterse a pruebas de sífilis, clamidia y gonorrea al menos una vez al año. Esta población también puede requerir pruebas de VIH más frecuentes.
- Para más detalles sobre el cribado de las ITS en la población pediátrica y adolescente, consúltese el capítulo 10, "Medicina del adolescente", el sitio web de los CDC o el Red Book.

Tuberculosis

- Anualmente, en cada examen del niño sano, los pediatras deben detectar los factores de riesgo de tuberculosis (TB) con las preguntas de cribado recomendadas. Las preguntas formuladas pueden variar en función de la ubicación geográfica y de la población de pacientes.
- Si el paciente o los padres responden afirmativamente a alguna de las preguntas del cribado, es necesario aclarar más la situación para determinar el alcance del riesgo. Si hay algún factor de riesgo, haga una prueba de tuberculosis o de tuberculosis latente al niño con una prueba cutánea de tuberculina (PCT).
- Para más información sobre la detección, el diagnóstico y el tratamiento de la tuberculosis, consúltese el capítulo 21, "Enfermedades infecciosas".

ORIENTACIÓN ANTICIPADA

Promoción de la salud

Ejercicio y actividad física
- Todos los niños necesitan actividad física desde la infancia. Según la AAP:
  - Los lactantes necesitan al menos 30 minutos a lo largo del día de tiempo boca abajo o de juego interactivo mientras están despiertos.
  - Los niños de 3 a 5 años de edad necesitan al menos 3 horas de actividad física al día o aproximadamente 15 minutos por hora mientras están despiertos.
  - Los niños de 6 años de edad en adelante necesitan 60 minutos de actividad física de moderada a intensa la mayoría de los días de la semana. Para los niños mayores y los adolescentes, se recomienda que participen en actividades de fortalecimiento muscular y óseo 3 veces por semana.
- Los niños que practican actividad física con regularidad experimentan una mejora de la autoestima, de las habilidades de liderazgo y de creación de equipos, una disminución del estrés y la ansiedad, y una mejora de la salud física y cerebral.

Leer a su hijo

- El dominio de la lectura en el tercer grado es el factor más importante para predecir la graduación en la escuela secundaria y el éxito profesional; sin embargo, dos tercios de los niños cada año en los Estados Unidos no desarrollan la competencia lectora al final del tercer grado.
- La AAP recomienda que los proveedores de servicios pediátricos promuevan el desarrollo temprano de la alfabetización en los niños animando a los padres a leer en voz alta con sus hijos y asesorando a las familias sobre las actividades de lectura compartida adecuadas para su desarrollo.

Atención odontológica

- La erupción de los dientes primarios comienza a los 5-7 meses con los incisivos centrales mandibulares y se completa con la erupción de los segundos molares a los 20-30 meses.
- La caída de los dientes primarios se produce entre los 6 y 13 años de edad, empezando por los incisivos centrales mandibulares.
- La erupción de los dientes secundarios se completa a los 17-22 años de edad.
- El hábito de chuparse el dedo y el chupete suele cesar espontáneamente y solo constituye un problema dental si persiste durante mucho tiempo. Si este comportamiento es continuo a la edad de 3 años, se puede recomendar un aparato bucal.
- Los niños deben acudir al dentista cuando aparezca su primer diente, pero no más tarde de su primer cumpleaños, y a partir de entonces cada 6 meses. La American Academy of Pediatric Dentistry (AAPD) anima a las familias a establecer un "hogar dental" para sus hijos antes de que cumplan un año.
- Los dientes deben limpiarse al menos dos veces al día con pasta dental fluorada.
  - Edad < 2 años: una vez que los dientes están presentes, utilice un cepillo de dientes para lactantes con una cantidad de pasta dental fluorada del tamaño de un grano de arroz.
  - De 2-5 años de edad: cepillar los dientes con una cantidad de pasta dental fluorada del tamaño de un guisante.
  - Mayores de 5 años de edad: vigilar al niño para que la técnica de cepillado sea eficaz.
  - A partir de los 12 años de edad: utilizar una tira de 2.5 cm de pasta dental fluorada.
- Se recomienda la administración de suplementos de flúor para reducir la desmineralización de los dientes y promover la remineralización. Entre las fuentes importantes de flúor se encuentran la pasta de dientes, el agua potable de la comunidad, la fórmula láctea para lactantes, sal yodatada y los alimentos preparados.
- La fluorosis dental se produce cuando un niño se expone a un exceso de flúor y provoca cambios en el esmalte de los dientes, como manchas y picaduras.

Comportamiento

Disciplina

- La disciplina es una herramienta que los padres pueden utilizar para modificar y guiar el comportamiento del niño.
  - Debe incorporar el refuerzo positivo (p. ej., elogios) para el comportamiento deseado y el refuerzo negativo (p. ej., tiempo fuera) para el comportamiento no deseado.
  - La disciplina es más eficaz cuando es coherente, cuando la relación entre el niño y los padres es positiva y de apoyo, y cuando se establecen expectativas claras.
  - El tiempo fuera es el método preferido de refuerzo negativo porque aparta al niño de la participación en las actividades deseadas. Este debe ser igual en minutos a la edad del niño en años.
  - La AAP desaconseja el castigo corporal, ya que su eficacia es limitada y puede tener consecuencias perjudiciales.

Prevención de lesiones

Sueño seguro

- La AAP tiene recomendaciones para ayudar a los padres a que el entorno de sueño de su hijo sea lo más seguro posible:

- Los lactantes deben ser colocados de espalda para dormir hasta la edad de 1 año. Si el lactante se queda dormido en un asiento de automóvil, en un cochecito o en un columpio, debe ser trasladado a su cuna y colocado boca arriba lo antes posible.

- Los lactantes deben ser colocados en una superficie firme para dormir, cubierta por una sábana ajustable, sin ninguna otra ropa de cama ni objetos blandos en la zona de descanso.

- Los lactantes deben dormir en la habitación de sus padres, cerca de la cama de éstos pero en una superficie separada (compartir habitación sin compartir cama) durante al menos 6 meses, pero preferiblemente 1 año.

- Considere la posibilidad de ofrecer un chupete a la hora de la siesta y de acostarse una vez que la lactancia materna esté firmemente establecida. Los estudios han encontrado un efecto protector de los chupetes en la incidencia del síndrome de muerte súbita del lactante (SMSL).

- Evite la exposición al humo de segunda mano.

- Vista al lactante de forma adecuada para dormir, con no más de una capa adicional de la que llevaría un adulto para ese entorno.

La seguridad de los niños en el hogar

Una vez que el lactante empieza a moverse, es importante hablar con los padres sobre la seguridad en el hogar.

Asientos de automóvil

- Debido a la gran variedad de sillas y de fabricantes de sillas de auto, los padres deben consultar las recomendaciones del fabricante de su silla de auto específica para conocer los límites de estatura y peso.

- La AAP recomienda que todos los lactantes y preescolares vayan sujetos en un asiento orientado hacia atrás en el asiento trasero de un automóvil por lo menos hasta los 2 años de edad.

- Los niños a los que les queda pequeña la silla de auto orientada hacia atrás deben utilizar una silla orientada hacia delante con arnés durante el mayor tiempo posible.

- Los niños que superan el límite de peso de su asiento de seguridad orientado hacia delante deben pasar a un asiento elevado. Pueden dejar de utilizar el asiento elevado una vez que el cinturón de seguridad del vehículo les pase adecuadamente por el pecho y el regazo, normalmente cuando midan 1.5 m (8-12 años de edad).

- Los niños menores de 13 años de edad deben viajar solo en el asiento trasero.

Seguridad de las armas de fuego

- La forma más eficaz de prevenir las lesiones no intencionadas por armas de fuego, los suicidios y los homicidios es evitar que haya armas en el hogar y en la comunidad.

- Para las familias que deciden tener armas en casa, no basta con enseñar a los niños la seguridad de las armas. El almacenamiento seguro de las armas de fuego es esencial para mantener a los niños a salvo.

- Todas las armas de fuego de la casa deben guardarse descargadas en una caja cerrada con llave, con la munición guardada y cerrada por separado. Asegúrese de que los niños y adolescentes de la casa no puedan acceder a las llaves o combinaciones de las cajas cerradas.

PREOCUPACIONES COMUNES DE LA INFANCIA

Enuresis

- La enuresis en niños mayores de 5 años de edad se define como dos episodios nocturnos en la cama (enuresis nocturna) o episodios diurnos en la ropa (enuresis diurna) por semana durante 3 meses consecutivos.

- La prevalencia varía con la edad y se da en 7% de los niños y 3% de las niñas a los 5 años de edad, 3% de los niños y 2% de las niñas a los 10 años, y 1% de los hombres y < 1% de las mujeres a los 18 años.

- Presentación clínica
  - La historia debe incluir preguntas sobre la frecuencia y la cantidad de orina durante el día y la noche, la presencia de disuria y los antecedentes de estreñimiento.
  - Es importante obtener los antecedentes de enuresis de los padres, ya que los niños tienen 44% de incidencia de enuresis si uno de los padres era enurético de niño y 77% cuando ambos padres eran enuréticos.
  - Evaluar las causas orgánicas de la enuresis en la historia y el examen físico, incluyendo infecciones del tracto urinario, diabetes mellitus, anomalías neurológicas, medicamentos y enfermedad renal crónica.
- Evaluación de laboratorio
  - Realice un análisis de orina para buscar signos de infección, glucosuria o baja gravedad específica.
  - En los niños con enuresis diurna, la ecografía vesical debe realizarse cuando la vejiga se percibe llena y cuando está vacía.
- Tratamiento
  - Aunque la mayor parte de la enuresis se resuelve espontáneamente, sus consecuencias psicosociales pueden justificar un tratamiento.
  - Comience con la modificación del comportamiento, incluyendo recompensas por permanecer seco, orinar antes de acostarse, evitar los líquidos al menos 2 h antes de acostarse y despertar al niño 2-3 h después de dormirse para que orine.
  - Si la enuresis persiste, el tratamiento con alarmas de orina durante 8-12 semanas tiene una tasa de éxito de 75-95%.
  - La desmopresina (DDAVP) oral es un tratamiento de segunda línea para la enuresis nocturna y actúa para reducir la producción de orina durante la noche.
  - Tanto la alarma como el DDAVP tienen una alta tasa de recaída cuando se suspenden.

Reflujo fisiológico

- Durante el primer año de vida, la mayoría de los lactantes experimenta regurgitación de pequeñas cantidades de comida después de comer.
- Presentación clínica:
  - La regurgitación benigna se produce poco después de la alimentación, no es forzada y no está asociada con la pérdida de peso o la deshidratación. La exploración física está dentro de los límites normales.
- Tratamiento
  - Si no hay señales de alarma como pérdida de peso, deshidratación, emesis proyectil o emesis biliosa, está indicado tranquilizar al paciente. Si hay hallazgos preocupantes en la historia o la exploración física, considérense otros diagnósticos como estenosis pilórica, malrotación/vólvulo, trastornos metabólicos o aumento de la presión intracraneal.
  - El reflujo fisiológico suele resolverse de manera espontánea hacia el año de edad a medida que madura la función del esfínter esofágico inferior.
  - Las medidas para disminuir la regurgitación incluyen eructar con frecuencia durante las tomas y apoyar al lactante en un ángulo de 30° después de alimentarlo.
  - Para más información sobre la regurgitación y el vómito, véase el capítulo 17, "Síntomas gastrointestinales y enfermedades asociadas".

Cólico

- El cólico se define como un llanto excesivo, intermitente e inexplicable que ocurre > 3 h al día, > 3 días a la semana, durante > 3 meses.
- Presentación clínica
  - Los cólicos comienzan alrededor de las 2 semanas de edad, alcanzan su punto máximo a las 6 semanas y se resuelven a los 3-4 meses. Suelen ser peores al final de la tarde y por la noche.

- Existen múltiples teorías no probadas sobre la causa de los cólicos, como los gases, el reflujo gastroesofágico, las alergias alimentarias y la intolerancia a las proteínas de la leche de vaca.
- Evaluación diagnóstica
- El cólico es un diagnóstico de exclusión. Se debe considerar un diagnóstico diferencial completo cuando se evalúa a un niño con llanto excesivo.
- La exploración física es normal. No se necesitan pruebas de laboratorio para hacer el diagnóstico.
- Tratamiento
- Los padres deben estar tranquilos porque tienen un hijo sano. Los estudios no han demostrado una mejora significativa de los cólicos con diversas terapias, como las gotas de simeticona y la fórmula de soja. Hay algunas pruebas de que la eliminación de ciertos alimentos de la dieta de la madre que amamanta puede ser eficaz en algunos lactantes, pero debe vigilarse estrechamente y continuar solo si es eficaz.

Retraso del crecimiento

- El retraso del crecimiento es un signo físico de desnutrición. Suele detectarse en el ámbito ambulatorio a través de la vigilancia seriada del crecimiento en las visitas rutinarias del niño sano.
- Las causas del retraso del crecimiento pueden agruparse en una de cuatro categorías principales:
  - Ingesta inadecuada
    - ○ Alimentación insuficiente ofrecida (p. ej., inseguridad alimentaria, negligencia, falta de comprensión de las necesidades calóricas del niño, dilución de la fórmula láctea).
    - ○ Incapacidad del niño para tomar alimentos (p. ej., aversión a la comida, disfunción oromotora, retraso en el desarrollo).
    - ○ Emesis (p. ej., debido a una obstrucción funcional o física o a presión intracraneal elevada).
  - Malabsorción
    - ○ Síndrome subyacente como la fibrosis quística, la enfermedad celíaca o la insensibilidad o intolerancia a las proteínas alimentarias.
  - Aumento de las demandas metabólicas
    - ○ Enfermedades crónicas como la insuficiencia cardiaca congestiva y la insuficiencia renal crónica.
    - ○ Hipertiroidismo.
    - ○ Diversos síndromes, como Turner, Down o Russell-Silver.
    - ○ Infecciones congénitas (TORCH).
    - ○ Resistencia a la insulina como en los pacientes con antecedentes de restricción del crecimiento intrauterino (RCIU).
    - ○ Malignidad.
  - Deterioro de la utilización
    - ○ Errores congénitos del metabolismo.
    - ○ Anomalías cromosómicas.
    - ○ Trastornos endocrinos.
    - ○ Acidosis tubular renal.
- La falta de aumento de peso esperada se define a veces como < 3.er a 5.º percentil de peso para la edad o la caída de dos percentiles en el tiempo. Las mediciones de estatura y peso pueden convertirse en puntuaciones z, que son valores que representan el número de desviaciones estándar de los valores medios de estatura y peso para la edad. Las puntuaciones z son útiles para evaluar a un niño cuya estatura y peso están muy por debajo o por encima de los valores del percentil estándar. Sin embargo, estas definiciones matemáticas no sustituyen el juicio clínico del pediatra.

• La desnutrición puede tener consecuencias a largo plazo para el desarrollo neurológico.

• Presentación clínica

  • Historia

    ○ La historia debe incluir preguntas sobre la dieta, las deposiciones y los patrones de crecimiento, las complicaciones del embarazo y del parto, los antecedentes familiares, los comportamientos del paciente y de la familia a la hora de comer y la historia social, con especial atención a las posibles situaciones de alto riesgo (p. ej., pobreza, múltiples cuidadores, padres adolescentes o con enfermedades mentales o discapacidad intelectual).

    ○ Debe realizarse una revisión completa de los sistemas para ayudar a detectar las condiciones subyacentes que podrían causar el retraso del crecimiento.

  • Examen físico

    ○ Trazar el peso, la estatura y la circunferencia cefálica en tablas de crecimiento para evaluar los percentiles y compararlos con los registros previamente documentados.

    ○ Calcular las puntuaciones z de la estatura y el peso para compararlas con las medias de la edad.

    ○ Evaluar la presencia de dismorfología que pueda sugerir una causa genética subyacente de retraso del crecimiento.

    ○ Observar al niño mientras come, tomando nota de cualquier disfunción oromotora.

• Evaluación de laboratorio

  • Los estudios han demostrado el escaso valor añadido de los datos de laboratorio en la evaluación del retraso del crecimiento; sin embargo, las pruebas de laboratorio razonables incluyen un hemograma con diferencial, un panel metabólico completo (PMC), una prueba de cloruro en el sudor, anticuerpos antitransglutaminasa tisular (TTG) e IgA total, un análisis de orina (AO) y estudios de heces de contenido de grasa y sustancias reductoras. Deben revisarse los resultados de los análisis de los neonatos.

  • La evaluación de laboratorio de segunda línea podría incluir niveles de vitaminas liposolubles, ácidos orgánicos en orina y aminoácidos en suero. Si la longitud también está afectada, considere la hormona estimulante de la tiroides (TSH), la T4 libre y la medición de la hormona del crecimiento.

• Tratamiento

  • El tratamiento debe centrarse en la reposición nutricional. El tratamiento específico debe abordar la causa subyacente.

  • Las mejoras en el aumento de peso se miden mejor en semanas y meses, por lo que se prefiere la terapia ambulatoria. Puede ser necesaria la hospitalización en casos de desnutrición grave. Tanto en el tratamiento ambulatorio como en el hospitalario, el peso debe controlarse con frecuencia y debe calcularse la ingesta calórica para determinar si se cubren las necesidades calóricas del niño.

  • Las madres lactantes pueden extraerse la leche materna y suministrarla en un biberón para cuantificar mejor el volumen de leche suministrado.

  • El acceso a un equipo multidisciplinario es clave para el éxito del tratamiento. Puede incluir terapeutas ocupacionales, físicos y del habla, psicólogos y psiquiatras, un dietista y un trabajador social.

  • En el caso de los niños ingresados en el hospital por retraso del crecimiento, los objetivos del alta suelen incluir un aumento de peso constante durante varios días y un régimen de alimentación estable para garantizar un aumento de peso continuo en casa.

Comer de forma selectiva

• Los niños preescolares pueden reducir su ingesta de comida a medida que su ritmo de crecimiento disminuye y afirmar su independencia mostrando su aversión a ciertos alimentos. Con el tiempo, estos pacientes tienden a llevar una dieta equilibrada y a tener un crecimiento normal.

• Presentación clínica

  • La exploración suele ser normal.

- Evaluación diagnóstica
  - Determine la extensión de la dieta por el historial, incluyendo la cantidad de ingesta de leche de vaca.
  - Puede estar indicado un hemograma para evaluar la anemia ferropénica, especialmente en pacientes con un gran volumen de ingesta de leche.
  - Si la historia y la exploración física son preocupantes, puede estar justificada una evaluación adicional para detectar alergias alimentarias, aversión oral, deficiencia de vitaminas u otras anomalías subyacentes.
- Tratamiento
  - Proporcione una variedad de alimentos en cada comida en todos los grupos básicos de alimentos y permita que el niño elija. No presione al niño para que coma un alimento en particular, ya que esto puede dar lugar a problemas de alimentación más importantes.
  - Los niños con dietas muy restrictivas o con anemia ferropénica pueden necesitar suplementos de vitaminas y minerales.

Sobrepeso y obesidad

- Definición
  - El sobrepeso se define como un índice de masa corporal (IMC) entre los percentiles 85 y 94 para la edad.
  - La obesidad se define como un IMC mayor o igual al percentil 95 para la edad.
- Evaluación diagnóstica
  - Se centra en las consecuencias médicas de la obesidad, como la hipertensión, la diabetes tipo 2 y la resistencia a la insulina, la enfermedad arterial coronaria, la hipercolesterolemia, la hipertrofia ventricular izquierda, la apnea obstructiva del sueño, el estrés mecánico en las articulaciones, el seudotumor cerebral y la esteatosis hepática.
- Evaluación de laboratorio
  - El análisis inicial debe incluir una glucosa en ayunas (o hemoglobina A1c), un panel de lípidos en ayunas, AST y ALT. Para la comodidad del paciente, el médico puede optar por obtener análisis en ayunas.
  - Otros análisis y estudios a tener en cuenta, según la edad del paciente y el grado de obesidad, son la vitamina D, la GGT, el ácido úrico, la insulina sérica en ayunas, la relación microalbúmina/creatinina en orina, el nivel de péptido C, el estudio del sueño o la ecografía hepática.
- Tratamiento
  - Reconocer a los pacientes con sobrepeso y obesidad y educar sobre las consecuencias de la obesidad para la salud.
  - Programe visitas frecuentes con los pacientes con sobrepeso y obesidad para fomentar pequeñas pero constantes modificaciones de la dieta y el estilo de vida. Estas conversaciones deben dirigirse a toda la familia para tener más éxito.
  - Los medicamentos para la pérdida de peso tienen datos limitados en pacientes pediátricos.
  - La cirugía bariátrica es un tratamiento extremo pero eficaz en adolescentes con obesidad grave.

Caries dental

- La caries dental es una afección prevenible debida al ácido producido por la fermentación bacteriana de los restos de alimentos en la superficie de los dientes. El ácido desmineraliza y destruye el esmalte, la dentina y el cemento del diente, provocando las caries.
- La caries de la primera infancia (antes conocida como "caries del biberón") se define como la presencia de una o más superficies dentales cariadas, ausentes u obturadas en cualquier diente primario entre el nacimiento y los 6 años de edad.
  - Se clasifican como caries de la primera infancia (CPI) o CPI grave en función de la edad de inicio y el número de caries.

* La prevención es el pilar del tratamiento. Además de una higiene dental adecuada y de las pruebas de detección, la AAPD recomienda lo siguiente:
* Evite el consumo frecuente de líquidos y sólidos azucarados en un biberón o un vaso de entrenamiento antiderrame.
* No ponga a los lactantes a dormir con un biberón que contenga leche o bebidas azucaradas.
* Destete del biberón entre los 12 y 18 meses de edad.

Trastornos del sueño

Insomnio conductual de la infancia

* Presentación clínica
* Existen dos tipos de insomnio conductual de la infancia:
  ○ El trastorno de asociación del sueño se observa en lactantes y preescolares que aprenden a dormir solamente bajo ciertas condiciones y no desarrollan la capacidad de autodescanso.
  ○ El trastorno de fijación de límites implica un retraso en el inicio del sueño debido a que el niño se retrasa o se niega a dormir, seguido de frecuentes demandas de atención una vez que está en la cama.
* Tratamiento
* Los padres deben establecer un horario de sueño regular y una rutina para acostarse.
* Permitir que el niño se tranquilice por sí mismo a la hora de acostarse le permitirá volver a dormir más fácilmente con los despertares nocturnos. Los niños deben acostarse somnolientos pero despiertos.
* Los padres deben estar preparados para el empeoramiento del comportamiento antes de la mejora.

Terrores nocturnos

* Presentación clínica
* El pico se produce entre los 4 y 12 años de edad.
* El despertar se produce a partir del sueño profundo de ondas lentas, generalmente en el primer tercio de la noche.
* La presentación es consistente con un miedo intenso que incluye gritos o llanto, taquicardia, taquipnea, enrojecimiento de la piel, diaforesis y aumento del tono.
* El niño tiene amnesia parcial o total del suceso.
* Después del evento, el examen físico es normal.
* Evaluación diagnóstica
* El diagnóstico se realiza con base en la historia típica.
* La historia también debe centrarse en una etiología del sueño interrumpido, incluyendo el síndrome de las piernas inquietas, la apnea obstructiva del sueño o las convulsiones.
* La polisomnografía no está indicada de forma rutinaria.
* Tratamiento
* La tranquilidad de los padres, la educación y una buena higiene del sueño son lo más importante. Estos episodios son autolimitados y cesan con la pubertad, ya que el sueño de ondas lentas disminuye.
* Para los episodios frecuentes pueden utilizarse despertares programados. Los padres deben despertar al niño 15-30 min antes de la hora típica del episodio durante varias semanas hasta que los episodios cesen.
* Las benzodiacepinas de acción corta pueden utilizarse en circunstancias raras y graves, cuando el niño corre el riesgo de sufrir lesiones.

Pesadillas

* Presentación clínica
* Las pesadillas se producen durante el sueño REM y, por tanto, más tarde en la noche que los terrores nocturnos.

- Las pesadillas dan lugar a excitación, ansiedad importante tras el despertar y un posible rechazo a volver a dormir.
- Los niños pueden recordar el evento.
- La exploración física es normal.
- Evaluación diagnóstica
- El diagnóstico se hace por la historia clásica.
- Tratamiento
- Una buena higiene del sueño es importante. Las luces nocturnas y las mantas de seguridad pueden ser eficaces.
- El niño debe evitar los programas de televisión que le den miedo antes de acostarse.
- En los casos graves, puede estar justificada la evaluación por un pediatra del desarrollo.

Sonambulismo
- Presentación clínica
- La edad máxima de presentación es de 4-8 años.
- El niño se despierta durante el sueño de ondas lentas en el primer tercio de la noche y deambula en un estado de conciencia alterada. Pueden producirse comportamientos extraños durante el episodio.
- Evaluación diagnóstica
- El diagnóstico se hace por la historia clásica.
- La polisomnografía rara vez está indicada, a menos que se sospeche que la apnea obstructiva del sueño o el síndrome de las piernas inquietas sean factores precipitantes.
- Tratamiento
- Proteja al niño de cualquier daño. Asegúrese de que el dormitorio está en un lugar seguro, lejos de las escaleras.
- Los padres pueden colocar un timbre o una alarma en la puerta del niño para saber cuándo se produce la excitación.
- En raras ocasiones, en casos graves, pueden utilizarse benzodiacepinas.

LECTURAS RECOMENDADAS

American Academy of Pediatrics. Literacy promotion: an essential component of primary care pediatric practice. *Pediatrics* 2014;134(2):404–409.

American Academy of Pediatrics. SIDS and other sleep-related infant deaths: updated 2016 recommendations for a safe infant sleeping environment. *Pediatrics* 2016;138(5):1–12.

American Academy of Pediatrics. The medical home: medical home initiatives for Children with Special Needs Project Advisory Committee. *Pediatrics* 2002;110:184–186.

American Academy of Pediatric Dentistry (AAPD). Policy on Early Childhood Caries (ECC): Classifications, Consequences, and Preventative Strategies. Chicago, IL: American Academy of Pediatric Dentistry (AAPD), 2016:79–81.

American Academy of Pediatrics Institute for Healthy Childhood Weight. Algorithm for the Assessment and Management of Childhood Obesity in Patients 2 Years and Older. 2015.

Barlow SE. Expert committee recommendations regarding the prevention, assessment and treatment of child and adolescent overweight and obesity: summary report. *Pediatrics* 2007;120(4):S164–S192.

Buz Harlor AD, Bower C. Hearing assessment in infants and children: recommendations beyond neonatal screening. *Pediatrics* 2009;124(4):1252–1263.

Committee on Practice and Ambulatory Medicine, Bright Futures Periodicity Schedule Workgroup. Periodicity schedule: policy statement 2021 recommendations for pediatric preventive health care. *Pediatrics* 2021;147(3):1–2.

Donahue SP, Baker CN. Procedures for evaluation of the visual system by pediatricians. *Pediatrics* 2016;137(1):1–9.

Earls MF, Yogman MW, Mattson G, Rafferty J. Incorporating recognition and management of perinatal depression into pediatric practice. Pediatrics 2019;143(1):1–9.

Hagan JF, Shaw JS, Duncan PM, eds. Bright Futures: Guidelines for Health Supervision of Infants, Children and Adolescents. 4th Ed. Elk Grove Village, IL: American Academy of Pediatrics, 2017.

Kliegman RM, St Geme JW, Blum NJ, et al., eds. Nelson Textbook of Pediatrics. 21st Ed. Philadelphia, PA: Elsevier, 2020.

Lobelo F, Muth ND, Hanson S, Nemeth BA. Physical activity assessment and counseling in pediatric clinical settings. *Pediatrics* 2020;145(3):1–21.

Siu AL US Preventive Services Task Force. Screening for depression in children and adolescents: US Preventive Services Task Force Recommendation Statement. *Pediatrics* 2016;137(3):1–8.

U.S. Department of Agriculture and U.S. Department of Health and Human Services. Dietary Guidelines for Americans, 2020-2025. 9th Ed. December 2020. Disponible en DietaryGuidelines.gov

Workowski KA, Bolan GA. Sexually transmitted diseases treatment guidelines, 2015. MMWR Recomm Rep 2015;64(3):3–140.

2 Sala de neonatos

Kelsey Sisti y Noor Riaz

EXAMEN FÍSICO DEL NEONATO

- Signos vitales: temperatura: 36.5-37.9 °C (la hipotermia es tan importante como la hipertermia); frecuencia cardiaca: 120-160 latidos por minuto; frecuencia respiratoria: 30-60 respiraciones por minuto.
- Evaluación de la edad de gestación para una edad de gestación incierta al nacer.
  - El examen de Ballard es una estimación de la edad de gestación mediante la determinación de la madurez neuromuscular y física del neonato.
- Parámetros de crecimiento: peso (percentil), longitud (percentil), circunferencia occipitofrontal (COF) (percentil)
  - Apropiado para la edad de gestación es ≥ 10-90% en la curva de crecimiento de Fenton.
  - Pequeño para la edad de gestación (PEG) es < 10% en la curva de crecimiento de Fenton.
  - Grande para la edad de gestación (GEG) es > 90% en la curva de crecimiento de Fenton.
- Aspecto general
  - Color: rosa, pálido, cianótico, ictérico.
  - Actividad: nivel de alerta, respuesta a los estímulos.
- Cabeza
  - Tamaño, forma y fontanela anterior. Suturas: la separación puede ser palpable o pueden ser anuladas.
  - Traumatismos: *caput succedaneum* (edema hemorrágico), que es superficial y atraviesa las líneas de sutura. El cefalohematoma es una región circunscrita de hemorragia por encima del cráneo y por debajo del periostio, por lo que no puede atravesar las suturas. La hemorragia subgaleal es sangre dentro del espacio por encima del periostio y por debajo de la aponeurosis de la galea, un gran espacio potencial, y esto puede llevar a hipovolemia grave y choque. Lesiones en el cuero cabelludo.
  - Ojos: evaluar la reactividad a la luz y los reflejos rojos, cuya ausencia puede indicar cataratas, opacidad corneal o patología intraocular.
  - Orejas: observar la forma y la posición. Unas orejas de implantación baja, giradas hacia atrás o con otras malformaciones pueden sugerir síndromes congénitos. La rigidez del cartílago también es una indicación de la edad de gestación.
  - Nariz: evaluar la permeabilidad de las narinas.
  - Boca: evaluar el labio y el paladar tanto visualmente como por palpación para valorar las hendiduras y el tamaño de la lengua. Puede ver quistes de inclusión en las encías, perlas de Epstein en el paladar o dientes natales.
- Cuello: evaluar la presencia de cintillas, restos de hendidura branquial, quistes tiroglosos y bocio.
- Clavículas: el eritema, el edema o la crepitación pueden indicar una fractura.
- Pecho: simetría, ubicación del pezón.
- Pulmones: claridad y simetría de los sonidos respiratorios. El uso de los músculos accesorios, las retracciones y los gruñidos son signos de dificultad respiratoria.
- Corazón: actividad del precordio, ritmo, soplos en la auscultación, así como pulsos femorales tanto por su calidad como por su simetría.

- Abdomen: evaluar la forma (distendido, escafoide), la calidad (blando, firme), los ruidos intestinales, la presencia de masas, el bazo y el hígado, que puede ser palpable 1-2 cm por debajo del margen costal derecho.
- Genitourinario
  - Hombres: evaluar el pene y los testículos en busca de hipospadias, encordamiento congénito del pene, torsión, hernia, hidrocele y testículos no descendidos.
  - Mujeres: evaluar el meato uretral, el introito vaginal, el clítoris en busca de hipertrofia, masas labiales. El flujo vaginal es común.
- Ano: posición y permeabilidad.
- Espalda: defectos de la columna vertebral, hoyuelos, lesiones pigmentadas o mechones de pelo, mielomeningocele y malformaciones vasculares por encima de la columna vertebral.
- Extremidades: simetría y movimiento, parálisis de Erb, contracturas, estabilidad de la cadera con las maniobras de Ortolani y Barlow, pliegues del pie para la edad de gestación.
- Piel
  - Color: rosa, pálido, pletórico, ictérico, manchado de meconio, acrocianosis. El agrietamiento o la descamación sugieren una edad de gestación avanzada.
  - Petequias o hematomas.
  - Lesiones pigmentadas: manchas café con leche, nevus, manchas mongólicas.
  - Erupciones: eritema tóxico, melanosis pustulosa, milia.
- Neurológico
  - Generalidades: estado de alerta, nerviosismo, respuesta a la manipulación.
  - Nervios craneales: respuesta a la luz, simetría facial con el llanto, respuesta al sonido, náusea, succión y deglución.
  - Motor: resistencia al movimiento pasivo, que aumenta con la edad de gestación, la postura en reposo y el tono.
  - Reflejos primitivos: enraizamiento: abre la boca y gira hacia el objeto acariciando la mejilla. Reflejo de Moro: apertura de las manos, extensión y abducción de los brazos, seguida de flexión anterior y llanto audible; desaparece a los 6 meses.

ATENCIÓN DE RUTINA

- Vacunación contra la hepatitis B: recomendada para todos los neonatos dentro de las 24 h siguientes al nacimiento.
- Vitamina K: recomendada para todos los recién nacidos dentro de las 6 h siguientes al nacimiento.
- Pomada ocular de eritromicina: recomendada para todos los neonatos.
- Rechazo de los cuidados: se debe discutir con la familia sobre los beneficios del tratamiento y los riesgos asociados con el rechazo. Debe documentarse la discusión y el reconocimiento de los riesgos por parte de los padres.

ALIMENTACIÓN

- Lactancia materna: la AAP recomienda la lactancia materna exclusiva hasta los 6 meses y luego con alimentos complementarios hasta el año de edad. La OMS recomienda la lactancia materna hasta los 2 años de edad.
  - La leche humana tiene la composición nutritiva óptima para los neonatos a término y los prematuros tardíos. La leche materna también tiene propiedades antiinfecciosas que reducen la incidencia de infecciones agudas en los recién nacidos. También proporciona inmunidad pasiva a través de la IgA secretora de la madre, lo mismo que oligosacáridos, nucleótidos y factores de crecimiento para mejorar el sistema inmunológico del lactante.
  - La lactancia materna debe iniciarse en la primera hora después del parto, si es posible. Los neonatos deben alojarse con su madre y tomar el pecho una media de 8-12 veces al día. Si la

lactancia materna es ineficaz, hay que animar a la madre a que empiece a extraerse la leche y ofrezca la leche extraída al niño. Para facilitar la lactancia materna exclusiva, debe evaluarse con frecuencia el agarre y la calidad de la misma.

- La alimentación complementaria no suele ser necesaria para los recién nacidos a término sanos y puede perjudicar la relación de lactancia.
  - Los neonatos prematuros tardíos, los neonatos PEG, aquellos que tienen anomalías craneofaciales o los que no pueden mamar bien se beneficiarán al recibir la alimentación complementaria.
  - Se recomienda el uso de biberones con ritmo y tetinas de flujo lento para ayudar a mantener la relación de lactancia.
  - Se recomienda evaluar la pérdida de peso en la herramienta NEWT (*Newborn Weight Loss Tool*) antes de la alimentación complementaria.
- Los lactantes alimentados exclusivamente con leche materna necesitan suplementos de vitamina D, ya que esta leche contiene < 25 UI/L, lo que es insuficiente para prevenir la deficiencia de vitamina D y, en casos extremos, el raquitismo.
- La anquiloglosia es la persistencia de tejido sublingual en la línea media que restringe la lengua del lactante y perjudica su capacidad de levantar o extender la lengua. La incapacidad del lactante para vaciar eficazmente el pecho o el causar un traumatismo excesivo en el pezón de la madre puede provocar un escaso aumento de peso y perjudicar la relación de lactancia materna secundaria al traumatismo materno. La frenotomía es un procedimiento sencillo que mejora la movilidad de la lengua del lactante, lo que suele mejorar la lactancia materna en los casos de anquiloglosia.
- La fórmula láctea es un sustituto adecuado para los lactantes que no son amamantados debido a diversas razones, como la preferencia materna, los errores innatos del metabolismo, la infección materna por VIH, la infección por hepatitis C con pezones agrietados o sangrantes, y las madres que reciben quimioterapia u otras contraindicaciones.
- La fórmula láctea tiene una composición significativamente diferente de las proporciones de suero/caseína que posee la leche materna, así como distintas fuentes de proteínas, carbohidratos y grasas.
- La fórmula láctea no puede proporcionar el apoyo antiinfeccioso e inmunológico que provee la leche materna.

PREMATURO TARDÍO

- La edad de gestación prematura tardía se define como 34 0/7-36 6/7 semanas.
- Se recomienda el ingreso en la unidad de cuidados intensivos neonatales (UCIN) para aquellos < 35 0/7 semanas o < 2 kg.
- Los neonatos prematuros tardíos corren el riesgo de padecer dificultad respiratoria, hipotermia (temperatura < 36.5 °C), mala alimentación, hipoglucemia, infección e hiperbilirrubinemia.
- Dificultad respiratoria: consúltese el capítulo 7, "Neonatología" el abordaje del neonato con dificultad respiratoria.
- Hipotermia: los signos vitales deben evaluarse cada 4 h. Después de 24 h, el neonato debe ser capaz de mantener la temperatura con la ropa adecuada, una manta y un gorro. Si el paciente tiene dos descensos de temperatura, considere si necesita un mayor nivel de atención para el apoyo de la termorregulación. La sepsis también debe considerarse con la inestabilidad de la temperatura.
- Mala alimentación: los neonatos prematuros tardíos pueden no ser capaces de amamantar exclusivamente hasta su fecha de parto. Considere la posibilidad de complementar la alimentación con leche materna o fórmula láctea. Si el neonato no se alimenta bien con el biberón, considere una consulta de logopedia/terapia ocupacional. El paciente puede necesitar una sonda nasogástrica si no cumple los objetivos de alimentación.
- Hipoglucemia: los niveles de glucosa en la sangre deben ser controlados antes de la alimentación durante 24 h. Véase la sección "Hipoglucemia" más adelante.

- Infección: los neonatos prematuros tardíos tienen un mayor riesgo de infección en comparación con los recién nacidos a término. Véase la sección "Sepsis" para obtener más información.
- Hiperbilirrubinemia: los niveles de bilirrubina deben comprobarse diariamente a partir de las 24 h, a menos que haya otras indicaciones para comprobarlos antes. Dependiendo de los factores de riesgo de neurotoxicidad, los neonatos prematuros tardíos se situarán en las curvas de riesgo medio o alto en los nomogramas de tratamiento.
- Criterios de alta
- Cumple con los criterios de alta de rutina.
- Se alimenta bien con el pecho según la evaluación de personal experimentado o toma 30 mL a través del biberón bien antes del alta.
- Pasar la prueba de la silla de automóvil antes del alta.
- Seguimiento estrecho con el pediatra en 24-48 h.

TRAUMATISMO DE NACIMIENTO

- Cefalohematoma: debe ser controlado y documentado en cada examen.
- Hemorragia subgaleal
  - Los neonatos con hemorragia subgaleal deben tener las constantes vitales monitorizadas y la circunferencia cefálica medida cada 4 h.
  - Si la hemorragia subgaleal aumenta de tamaño, se debe obtener un hemograma para controlar la hemólisis y los niveles de bilirrubina para controlar la hiperbilirrubinemia. Considerar el traslado a la UCIN.
  - Si la hemorragia subgaleal aumenta de tamaño y el neonato presenta taquicardia, letargo y dificultad respiratoria, transfiéralo a un nivel de atención superior.
- Fractura de clavícula
  - Puede considerar la obtención de una radiografía simple.
  - Examinar cuidadosamente la posición del brazo, el reflejo de Moro y la prensión palmar para descartar una lesión del plexo braquial.
  - No es necesario ningún tratamiento para una fractura clavicular aislada.
- Fractura de húmero
  - Obtener radiografías simples del húmero afectado.
  - Examinar cuidadosamente la posición del brazo, el reflejo de Moro y la prensión palmar para descartar una lesión del plexo braquial.
  - Inmovilizar el brazo afectado.
  - Recomendar el seguimiento con Ortopedia una semana después del nacimiento.
- Lesión del plexo braquial
  - Puede ocurrir tras una distocia de hombros, un parto de nalgas o un parto prolongado.
  - Examinar la posición del brazo identificando la posición de "propina del camarero" el reflejo de Moro y el agarre palmar. Ausculte los pulmones y controle si hay dificultad respiratoria.
  - Consulte y remita a un centro de plexo braquial para recibir más cuidados.

ANOMALÍAS CONGÉNITAS

- Labio/paladar hendido
  - Vigilar de cerca la alimentación. Puede requerir un biberón especializado y terapia de alimentación.
  - Debe tener un seguimiento estrecho con el equipo de paladares hendidos.
- Pie equinovaro
  - En la sala de neonatos no se requiere ningún tipo de diagnóstico por la imagen o tratamiento.
  - Debe tener un seguimiento estrecho con Ortopedia.

- Trisomía 21
  - Recomendar la consulta con Genética.
  - El estudio incluye hibridación fluorescente *in situ* (FISH), cariotipo, ecocardiograma, hemograma y puede considerar otros estudios basados en las recomendaciones de Genética.
  - Vigilar de cerca la alimentación. Puede requerir logopedia/terapia ocupacional.
  - Debe tener un seguimiento con la Clínica de Genética o de Síndrome de Down.

SEPSIS

- Las causas más comunes de la sepsis neonatal de inicio temprano incluyen el estreptococo del grupo B y *Escherichia coli*. Les siguen otros organismos grampositivos, los estreptococos del grupo viridans y los enterococos, y con menor frecuencia otros organismos gramnegativos, *Staphylococcus aureus* y *Listeria monocytogenes*.
- Anomalías fisiológicas asociadas con la sepsis: taquicardia con frecuencia cardiaca ≥ 160, taquipnea con frecuencia respiratoria ≥ 60, inestabilidad de la temperatura con hipertermia ≥ 38 °C o < 36.4 °C.
- Indicaciones de cribado
  - Estreptococo grupo A (EGA) de 35-37 semanas con rotura prematura de membranas (RPM) > 18 h, profilaxis inadecuada del estreptococo grupo B (EGB), infección intraamniótica materna o si la madre recibe tratamiento por posible infección intraamniótica.
    - Fiebre materna de 39 °C una vez o > 38 °C ADEMÁS DE uno de los siguientes: leucocitosis materna, secreción cervical purulenta, taquicardia fetal.
  - Cualquier anomalía fisiológica del recién nacido.
- Pautas de evaluación de riesgos: la instalación hospitalaria del autor ha pasado de utilizar la calculadora de riesgo de sepsis neonatal de inicio temprano al uso de la incidencia de sepsis de los CDC de 0.5/1 000 nacidos vivos.
- Buena apariencia: no hay anomalías fisiológicas persistentes.
- Equívoco: anomalía fisiológica persistente ≥ 4 h después del nacimiento o ≥ 2 anomalías durante 2 h.
- Clínicamente enfermo: necesidad persistente de asistencia respiratoria, inestabilidad hemodinámica, encefalopatía neonatal, necesidad de oxígeno suplementario ≥ 2 h después del parto.
- El tratamiento empírico con ampicilina 100 mg/kg IV c/8 h y gentamicina 5 mg/kg/dosis IV c/24 h es la terapia de primera línea para la eosinofilia en espera de la especiación y las sensibilidades.

INFECCIONES MATERNAS

- Gonorrea
  - Si la madre fue positiva a la gonorrea durante el embarazo y tiene una prueba de curación negativa, no está indicado ningún otro tratamiento para el neonato, excepto la pomada oftálmica de rutina de eritromicina.
  - Si la madre tiene una infección activa en el momento del parto o no se dispone de una prueba de curación antes del alta, según el *Red Book* de la AAP se recomienda ceftriaxona 25-50 mg/kg, máximo 125 mg, una dosis, vía IV o IM.
- Clamidia
  - Si la madre fue positiva a la clamidia durante el embarazo y tiene una prueba de curación negativa, el único tratamiento indicado es la pomada oftálmica de rutina de eritromicina .
  - Si la madre es positiva en el momento del parto o no se dispone de una prueba de curación, es necesario avisar al pediatra para que controle las posibles secuelas, incluida la neumonía.
- Sífilis: véase el capítulo 21, "Enfermedades infecciosas".
- Hepatitis B: véase el capítulo 21, "Enfermedades infecciosas".
- Hepatitis C: véase el capítulo 21, "Enfermedades Infecciosas".
- VIH: véase el capítulo 21,"Enfermedades infecciosas".

HIPOGLUCEMIA

* Indicaciones para el cribado
  * Neonatos prematuros tardíos, PEG y GEG, hijos de madres con diabetes, de madres que recibieron β-bloqueadores o que recibieron esteroides en las 72 h siguientes al parto, o que recibieron atención prenatal deficiente.
* Síntomas
  * Leve: irritabilidad, temblores, nerviosismo, reflejo de Moro exagerado, llanto débil o agudo, taquipnea.
  * Grave: convulsiones, hipotonía, apnea, letargo, cianosis, ojos en blanco, mala alimentación.
* Vigilancia
  * Glucosa inicial a las 2 h de vida, luego glucosa prepandial en el sitio de atención.
  * En las primeras 4 h, si el nivel de glucosa es < 40 mg/dL o < 45 mg/dL a > 4 h, el lactante requiere intervención.
  * Duración
    ○ Los lactantes que son GEG o cuya madre haya tenido diabetes mellitus insulinodependiente (DMI) deben ser vigilados durante un mínimo de 12 h con niveles de glucosa prepandiales.
    ○ Los lactantes que son PEG, PTT, antecedentes maternos de esteroides o bloqueadores β, tienen mal cuidado prenatal, o si se han vuelto sintomáticos en CUALQUIER momento deben ser vigilados durante 24 h con niveles de glucosa prepandiales.
  * Todos los lactantes deben tener dos pruebas consecutivas > 50 mg/dL en las primeras 48 h, y si tienen más de 48 h de edad, deben tener dos > 60 mg/dL para completar el control.
* Tratamiento
  * Alimentación: si el lactante presenta un descenso de glucosa, alimentarlo inmediatamente si por lo demás está estable.
    ○ Fomentar la suplementación con fórmula láctea si se repite el evento o la glucosa es < 25 mg/dL.
  * Gel de dextrosa: cuando se administra al mismo tiempo que la alimentación, disminuye la incidencia de la separación de la madre y el lactante, y mejoran las tasas de lactancia materna.
  * Si la glucosa en el punto de atención es < 25 o el lactante tiene síntomas graves, se debe administrar de inmediato un bolo de D10 y enviar una glucosa sérica urgente; se puede administrar gel de dextrosa mientras se prepara la vía intravenosa.

HIPERBILIRRUBINEMIA

* La hiperbilirrubinemia fisiológica es la elevación de la bilirrubina no conjugada que alcanza su máximo en los primeros 3-5 días de vida.
* La hiperbilirrubinemia fisiológica puede dar lugar a hallazgos de ictericia en el examen y, rara vez, a kernícterus.
* La bilirrubina elevada se produce debido a la alta tasa de producción de bilirrubina, al aumento de la circulación enterohepática de bilirrubina y a la inmadurez de la enzima glucuronosiltransferasa hepática.
* Entre los factores de riesgo más comunes para desarrollar hiperbilirrubinemia se encuentran la hemólisis debida a la incompatibilidad ABO, Rh o de anticuerpos menores, la ictericia por lactancia materna, el parto prematuro tardío, la hemólisis debida a un traumatismo en el parto que haya provocado un cefalohematoma, la hemorragia subgaleal o los hematomas excesivos.
* Los factores de riesgo menos comunes para desarrollar hiperbilirrubinemia fisiológica incluyen condiciones genéticas como la deficiencia de G6PD, la esferocitosis hereditaria, el síndrome de Gilbert, Crigler-Najjar, la sepsis, los trastornos metabólicos y ciertos medicamentos.

Evaluación

- Según las directrices de la AAP, todos los neonatos deben someterse a una prueba de bilirrubina transcutánea (BTc) o total sérica (BTs) antes del alta.
- Si las parcelas de BTc están en riesgo alto-intermedio o > 12 mg/dL, entonces enviar bilirrubina sérica. Si se envía bilirrubina sérica, deben evaluarse los niveles totales y directos.
- La ictericia debe evaluarse en cada examen físico. La evaluación visual no es una medida fiable del nivel de bilirrubina. Si se sospecha de hiperbilirrubinemia, se debe obtener la BTc o la BTs.
- A los neonatos con Coombs positivo se les debe evaluar el nivel de bilirrubina mediante BTc o BTs las primeras 6, 12 y 24 h de vida, y luego diariamente. Si se preocupa por el rápido aumento de la bilirrubina o cumple el umbral para la fototerapia en las primeras 24 h de vida, obtenga también un hemograma y una reticulación.
- A los neonatos prematuros tardíos se les debe evaluar el nivel de bilirrubina todos los días a partir de las 24 h de vida.
- Los niveles de bilirrubina deben trazarse en ambos nomogramas para el riesgo de desarrollar hiperbilirrubinemia grave y el umbral de tratamiento.
- Para aquellos con niveles por debajo del umbral de tratamiento, utilice el nomograma de riesgo para ayudar a determinar el seguimiento después del alta.
- Los umbrales de tratamiento se basan en la edad de gestación y en los factores de riesgo de neurotoxicidad de la enfermedad hemolítica isoinmune, la deficiencia de G6PD, la asfixia, el letargo significativo, la inestabilidad térmica, la sepsis, la acidosis o la albúmina < 3. Los umbrales de tratamiento no se modifican basándose únicamente en los factores de riesgo de hiperbilirrubinemia.

Tratamiento

- La fototerapia es el tratamiento de la hiperbilirrubinemia que no alcanza el umbral de exanguinotransfusión.
- La fototerapia no debe iniciarse de forma rutinaria por debajo de los umbrales de tratamiento.
- La superficie de fototerapia debe maximizarse con luces superiores y una manta para fototerapia. Los neonatos deben llevar protección ocular mientras reciben fototerapia.
- La fototerapia debe proporcionarse en la habitación de la madre siempre que sea posible para maximizar las oportunidades de crear vínculos afectivos y la lactancia materna.
- Una vez iniciada la fototerapia, los niveles de bilirrubina solo deben evaluarse mediante la bilirrubina sérica. Los estudios de BTc ya no serán precisos.
- Los niveles de bilirrubina deben comprobarse cada 6-12 h dependiendo del nivel de bilirrubina, los factores de riesgo de neurotoxicidad y el grado de hemólisis.
- La interrupción de la fototerapia puede producirse cuando los niveles descienden a 13-14 mg/dL o disminuyen 4-5 mg/dL, pero también es una decisión clínica basada en los factores de riesgo de neurotoxicidad, la edad de gestación y el tiempo de seguimiento.
- La bilirrubina de rebote puede considerarse en función de los factores de riesgo de neurotoxicidad, la edad de gestación y el tiempo de seguimiento.
  - La concentración sérica debe comprobarse no antes de 6 h después de la interrupción de la fototerapia e, idealmente, entre 12 y 24 h después de la interrupción.
- Los niveles por encima de los umbrales de fototerapia deben representarse en el nomograma de exanguinotransfusión. Para aquellos que muestren signos de kernícterus agudo o que cumplan los umbrales de exanguinotransfusión, debe iniciarse el traslado a la UCIN. Véase el capítulo 7, "Neonatología", para más información.

Hiperbilirrubinemia conjugada

- La hiperbilirrubinemia conjugada es un nivel de bilirrubina directa > 1 mg/dL cuando la concentración de bilirrubina total es de 5 mg/dL. Para la concentración de bilirrubina total > 5 mg/dL, entonces la hiperbilirrubinemia conjugada es cuando el valor de la bilirrubina directa es > 20% de la concentración total.

• La hiperbilirrubinemia conjugada puede ser causada por atresia biliar, síndrome de Dubin-Johnson, síndrome de Rotor, sepsis, galactosemia y anomalías tiroideas.

• La hiperbilirrubinemia conjugada no debe ser tratada con fototerapia y puede provocar el bronceado de la piel.

• Se recomienda ampliamente la consulta con un gastroenterólogo pediatra para un estudio más detallado.

SOPLO CARDIACO

• Recién nacido con un soplo cardiaco a más de 24 h de vida.

• Signos patológicos: daistólico, continuo, continuo o pansistólico, > 3/6, más fuerte en la espalda.

• Evaluar al neonato valorando la frecuencia respiratoria, el trabajo respiratorio y los pulsos. Obtener presiones sanguíneas de 4 cuadrantes, oximetría de pulso preductal y posductal, electrocardiograma.

  ○ Si es normal, obtener un ecocardiograma. Planificación de la disposición a la espera de los resultados y las recomendaciones de los cardiólogos.

  ○ Si es anormal, obtener ecocardiograma, radiografías simples de tórax, gasometría arterial (GA) y considerar el trabajo séptico. Consultar con Cardiología.

• Signos no patológicos: soplo sistólico de eyección que se escucha mejor en la axila, consistente con estenosis pulmonar periférica fisiológica; soplo sistólico de eyección de tono alto en el borde superior del esternón izquierdo, consistente con el conducto arterioso persistente (CAP), por lo regular se resuelve en 2-3 días; soplo sistólico suave de tono bajo en el borde inferior del esternón izquierdo, por lo general se resuelve en el día 3-4.

• Seguimiento con el médico de cabecera en 2-3 días. Si no se puede concertar, considere la posibilidad de realizar un ecocardiograma antes del alta.

ANURIA Y RETRASO EN LA EXPULSIÓN DEL MECONIO

• La anuria en un recién nacido durante más de 24 h debe ser evaluada. La causa más común de anuria en un neonato es un vacío no documentado en la sala de partos o por los padres. Revisar los registros prenatales para buscar documentación de oligohidramnios o ecografías prenatales anormales. Evaluar la adecuación de la alimentación. Se debe realizar un examen físico para buscar distensión abdominal y genitales del neonato. Si continúa la anuria, considerar la ecografía vesical y renal, el panel de función renal y el posible sondaje.

• El paso de meconio suele producirse en las primeras 24 h y la mayoría a las 48 h de vida en los recién nacidos a término. Si el neonato no ha defecado en las primeras 24 h, debe evaluarse la calidad de la alimentación y la presencia de emesis. La exploración física debe evaluar la distensión abdominal, los ruidos intestinales y el ano permeable. Si hay un retraso en la evacuación del meconio más allá de las 48 h o en cualquier momento el neonato está sintomático con mala alimentación o emesis biliosa, se debe realizar una evaluación adicional: radiografía abdominal simple y considerar un enema de bario en espera de la presentación clínica.

NEONATO INQUIETO

• Examine al neonato y realice una evaluación neurológica.

• Si hay preocupación por las convulsiones, estabilizar al paciente y trasladarlo a la UCIN.

• En el caso de los movimientos suprimidos, considere la hipoglucemia, la exposición a los inhibidores selectivos de la recaptación de serotonina (ISRS), la abstinencia de nicotina, la hipocalcemia, la mioclonía del sueño y la abstinencia de medicamentos, incluidos los opiáceos.

SÍNDROME DE ABSTINENCIA NEONATAL

* La abstinencia puede observarse en los recién nacidos por la exposición en el útero a medicamentos y sustancias prescritas, como los opiáceos, las benzodiacepinas, los barbitúricos, la metanfetamina y la cocaína.
* El síndrome de abstinencia a los opiáceos es el más frecuente.
* El síndrome de abstinencia a los opiáceos puede producirse a partir de opiáceos de corta y larga duración, como el fentanilo, la oxicodona, la heroína, la metadona y la suboxona.
* Pruebas: recomendar la prueba de drogas en orina (PDO) y el envío de meconio en los neonatos que cumplan con los siguientes criterios:
   * Exposición en el útero a opiáceos, benzodiacepinas, barbitúricos u otras sustancias ilegales.
   * Preocupación por el consumo de sustancias por parte del equipo asistencial de la madre en función de su estado clínico.
   * Lactante con trastornos inexplicables del sueño, aumento del tono muscular, temblores, irritabilidad, mala alimentación, vómito y diarrea, sudoración, taquipnea y fiebre.
* Observación de neonatos expuestos a opiáceos
   * Duración
      ○ En el caso de las madres con antecedentes remotos de consumo de opiáceos, ≥ 2 semanas antes del parto y PDO negativa, se recomienda vigilancia durante 48 h.
      ○ En el caso de las madres con un historial reciente de consumo de opiáceos, < 2 semanas antes del parto, se recomienda el control durante 72 h.
      ○ En el caso de las madres que toman opiáceos de acción prolongada, como la metadona o la suboxona, O con consumo de drogas ilegales o ilícitas en el momento del parto, se recomienda vigilancia durante 96 h.
   * Vigilancia
      ○ Puede utilizar la escala Finnegan, la escala Finnegan modificada o la herramienta ESC (Eat-Sleep-Console).
* Tratamiento
   * El tratamiento de primera línea es el cuidado no farmacológico, que incluye la disminución de los estímulos ambientales, y las medidas de confort, como el envolvimiento, el contacto piel con piel, el balanceo y la alimentación frecuente de pequeño volumen.
   * Considere la posibilidad de realizar terapia ocupacional, física y del habla en las primeras etapas del curso.
   * Para aquellos con puntuaciones crecientes en la escala Finnegan o que no alcanzan los objetivos en la ESC, el tratamiento de segunda línea es farmacológico con morfina.

CIRCUNCISIÓN

* La circuncisión es la extirpación del prepucio del pene de un neonato y es el procedimiento quirúrgico más común que se realiza en pacientes pediátricos.
* La AAP afirma que "los beneficios para la salud de la circuncisión masculina de los recién nacidos superan los riesgos y justifican el acceso a este procedimiento para las familias que lo eligen", pero actualmente no hace la recomendación de que todos los neonatos deban someterse a la circuncisión.
* Beneficios
   * Disminución del riesgo de infecciones del tracto urinario (ITU) de aproximadamente 1-0.1%. En los lactantes con reflujo vesicoureteral (RVU) de alto grado, la circuncisión reduce el riesgo de ITU de manera significativa.
   * Disminución del riesgo de carcinoma de células escamosas del pene.
      ○ Se trata de un cáncer relativamente raro; sin embargo, los hombres no circuncidados tenían tres veces más probabilidades de desarrollar cáncer de pene. Los datos solo mostraron una correlación con los hombres que tenían antecedentes de fimosis, pero no con los hombres no circuncidados sin fimosis.

- Reducción del riesgo de ITS ulcerosas, sobre todo del virus del herpes humano (VHH).
  ○ No aminora el riesgo de clamidia, gonorrea o sífilis.
- Disminución del riesgo de VIH. Los datos muestran un decremento de la transmisión de VIH en los hombres circuncidados en zonas de alta prevalencia de VIH.
- Contraindicaciones
- Contraindicaciones anatómicas: curvatura, hipospadias, torsión del pene, pene palmeado, pene enterrado, hipoplasia uretral, epispadias y genitales ambiguos, incluyendo micropene o criptorquidia bilateral.
- Contraindicaciones médicas: enfermedad aguda, edad < 12-24 h, historia familiar de trastorno hemorrágico, o trastorno de la piel o del tejido conectivo que pueda perjudicar la cicatrización, rechazo de la vitamina K por parte de los padres.
- Las complicaciones son poco frecuentes, pero incluyen las siguientes:
- Mayor riesgo de meatitis con estenosis meatal posterior.
- Sangrado: aplique una presión firme durante 10-20 minutos. Si la hemorragia continúa, considere el uso de un agente hemostático. Si el sangrado continúa, se puede considerar la aplicación de nitrato de plata, pero debe evitar la aplicación en el glande o el meato. Si la hemorragia es persistente o arterial, consulte a Urología para que evalúe la posibilidad de suturar.
- La separación completa de la línea de circuncisión suele producirse después de una eliminación excesiva de piel. A menos que se produzca una hemorragia excesiva, tranquilizar a las familias, la mayoría se cura adecuadamente.
- La infección es rara pero puede ocurrir.
  ○ A menudo se forma tejido de granulación en el glande y no es un signo de infección.
- El pene atrapado o *Cicatrix* es una complicación posterior cuando el glande se retrae en sentido proximal a la línea de circuncisión, causando una fimosis secundaria. Esto requiere un seguimiento por parte de Urología.
- Complicaciones del Plastibell®: cuando el Plastibell® no se separa completamente, se requiere atención de Urología para liberarlo de la piel retenida. El Plastibell® también puede deslizarse en sentido proximal y quedar atrapado en el glande causando un edema distal, esto requiere una consulta urgente de Urología.
- Adherencias: las adherencias menores son comunes y se resuelven con el tiempo. Pueden formarse puentes cutáneos que requerirán una lisis electiva si son sintomáticos.
- Preocupaciones de los padres: si la familia no está satisfecha con el resultado estético, puede hacer un seguimiento con Urología.

PRUEBAS PARA RECIÉN NACIDOS

- Antes del alta, y no antes de las 24 h de vida, deben realizarse las siguientes pruebas a todos los neonatos: prueba de audición, prueba de cardiopatía congénita crítica (CCC), prueba estatal para recién nacidos y nivel de bilirrubina.
- Prueba de audición: todos los neonatos deben ser examinados antes del alta mediante la prueba de otoemisiones acústicas (OEA) o la prueba de respuesta auditiva del tronco encefálico (RATE).
- La OEA puede utilizarse como examen de cribado para todos los neonatos.
- La RATE debe utilizarse en aquellos casos en los que la OEA no funcione, tengan un APGAR de 0-4 a 1 minuto o de 0-6 a 5 minutos, malformaciones de la cabeza o del cuello (como labio leporino, paladar hendido, malformaciones del oído, excluyendo los pabellones auriculares y las marcas), antecedentes familiares de hipoacusia, trisomía 21.
- Se recomienda que los neonatos que reúnen los requisitos para una RATE, excluyendo la OEA fallida, se sometan a una nueva prueba de audición a los 12 meses de edad.
- Cribado de cardiopatía congénita crítica
- El oxímetro de pulso debe colocarse en la mano derecha y en cualquiera de los pies.

- Pase: según las directrices de la AAP, el pase es ≥ 95% en la mano y el pie derechos y ≤ 3% de diferencia entre la mano y el pie derechos.
- Repita la prueba: la saturación de oxígeno es < 95% en la mano y el pie derechos O existe una diferencia absoluta > 3% en la saturación de oxígeno entre la mano y el pie derechos. Se recomienda repetir el cribado 1 h después del anterior y para un total de tres medidas.
- Falla: < 90% en la mano o el pie, la saturación de oxígeno es < 95% en la mano y el pie derechos en tres medidas, cada una separada por 1 h, o existe una diferencia absoluta > 3% en la saturación de oxígeno entre la mano y el pie derechos en tres medidas, cada una separada por 1 h. En este momento estaría indicado un estudio de hipoxia, incluyendo un ecocardiograma.
- Examen del recién nacido: debe obtenerse a las 24-48 h de vida.
- Prueba de bilirrubina: se indica obtenerla el día del alta. Véase la sección "Hiperbilirrubinemia".

PREPARACIÓN PARA EL ALTA

- Plan de alimentación bien establecido y pérdida de peso evaluada con la herramienta NEWT.
- Vaciar y defecar bien.
- Estabilidad de los signos vitales y evaluación del riesgo de sepsis.
- Orientación anticipada a las familias.
- Finalización de las pruebas de detección.
- Seguimiento con un pediatra establecido.

LECTURAS RECOMENDADAS

American Academy of Pediatrics. En: Kimberlin DW, Brady MT, Jackson MA, et al., eds. Red Book: 2018 Report of the Committee on Infectious Diseases. 31.ª ed. Elk Grove Village, IL: American Academy of Pediatrics, 2018.

American Academy of Pediatrics Task Force on Circumcision. Circumcision policy statement. *Pediatrics* 2012;130(3):585–586. doi: 10.1542/peds.2012-1989.

Ballard JL, Khoury JC, Wedig K, et al. New Ballard Score, expanded to include extremely premature infants. *J Pediatr* 1991;119(3):417–423. doi: 10.1016/s0022-3476(05)82056-6.

Benitz WE; Committee on Fetus and Newborn, American Academy of Pediatrics. Hospital stay for healthy term newborn infants. *Pediatrics* 2015;135(5):948–953. doi: 10.1542/peds.2015-0699.

Diller CL, Kelleman MS, Kupke KG, et al. A modified algorithm for critical congenital heart disease screening using pulse oximetry. *Pediatrics* 2018;141(5):e20174065. doi: 10.1542/peds.2017-4065.

Gartner LM, Greer FR; Section on Breastfeeding, Committee on Nutrition. Prevention of rickets and vitamin D deficiency: new guidelines for vitamin D intake. *Pediatrics* 2003;111(4):908–910. doi: 10.1542/peds.111.4.908.

Hall RT, Carroll RE. Infant feeding. *Pediatr Rev* 2000;21(6):191–200. doi: 10.1542/pir.21-6-191.

Knox I. Tongue tie and frenotomy in the breastfeeding newborn. *NeoReviews* 2010;11(9):e513–e519. doi: 10.1542/neo.11-9-e513.

Kocherlakota P. Neonatal abstinence syndrome. *Pediatrics* 2014;134(2):e547–e561. doi: 10.1542/peds.2013-3524.

Lauer BJ, Spector ND. Hyperbilirubinemia in the newborn. *Pediatr Rev* 2011;32(8):341–349. doi: 10.1542/pir.32-8-341.

Lewis CW, Jacob LS, Lehmann CU; Section on Oral Health. The primary care pediatrician and the care of children with cleft lip and/or cleft palate. *Pediatrics* 2017;139(5):e20170628. doi: 10.1542/peds.2017-0628. Fe de erratas en: *Pediatrics* 2017;140(3):null.

Mackara N. (2021, enero 11). PHM3 Do not initiate phototherapy in term or late PRETERM well-appearing infants WITH neonatal Hyperbilirubinemia if Their Bilirubin is below levels at which the AAP guidelines recommend treatment: Choosing Wisely. Disponible en: https://www.choosingwisely.org/clinician-lists/phm3do-not-initiate-phototherapy-in-termor-late-preterm-well-appearing-infants-with-neonatal-hyperbilirubinemia-if-their-bilirubin-isbelow-levels-at-which-the-aap-guidelines-recommend-treatment/?highlight=phm. Consultado por última vez el 4/30/21.

Newborn weight loss tool. (n.d.). Disponible en: https://www.newbornweight.org/. Consultado por última vez el 4/30/21.

Puopolo KM, Benitz WE, Zaoutis TE; Committee on Fetus and Newborn, Committee on Infectious Diseases. Management of neonates born at ≥35 0/7 weeks' gestation with suspected or proven early-onset bacterial sepsis. Pediatrics 2018;142(6):e20182894. doi: 10.1542/peds.2018-2894.

Tobian AAR, Gray RH, Quinn TC. Male circumcision for the prevention of acquisition and transmission of sexually transmitted infections: the case for neonatal circumcision. Arch Pediatr Adolesc Med 2010;164(1):78–84. doi: 10.1001/archpediatrics.2009.232.

Warren JB, Phillipi CA. Care of the well newborn. Pediatr Rev 2012;33(1):4–18. doi: 10.1542/pir.33-1-4.

Weston PJ, Harris DL, Battin M, et al. Oral dextrose gel for the treatment of hypoglycaemia in newborn infants. Cochrane Database Syst Rev 2016;(5):CD011027. doi: 10.1002/14651858.CD011027.pub2.

Wickremasinghe AC, Kuzniewicz MW, McCulloch CE, et al. Efficacy of subthreshold newborn phototherapy during the birth hospitalization in preventing readmission for phototherapy. JAMA Pediatr 2018;172(4):378–385. doi: 10.1001/jamapediatrics.2017.5630.

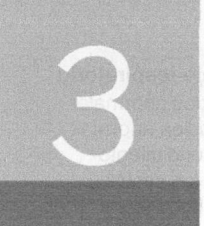

Emergencias
Anne Marie Anderson y Tara Conway Copper

INTRODUCCIÓN

Los pacientes que acuden a la unidad de urgencias (UE) suelen presentar enfermedades indiferenciadas con amplios diagnósticos diferenciales. La gravedad de sus presentaciones es variable y requiere una evaluación rápida para determinar la urgencia de las intervenciones y el manejo inicial.

El triángulo de evaluación pediátrica

• El triángulo de evaluación pediátrica es una herramienta que permite una rápida evaluación global de los pacientes utilizando solo pistas visuales y auditivas, incluso antes de obtener cualquier historia.
• Los tres componentes del triángulo de evaluación pediátrica son la apariencia, el trabajo respiratorio y la circulación a la piel (fig. 3-1).
• Si cualquiera de estas categorías es anormal, se considera que el niño es inestable y es necesaria una intervención más inmediata. Cuando todas estas áreas son normales, el niño está estable y se puede tomar más tiempo para evaluar la etiología de la enfermedad antes de que se requiera una intervención (fig. 3-2).

Apariencia

• Evaluar el tono apropiado para la edad, el nivel de interacción, la capacidad de ser consolado, la mirada (¿se fija y sigue o tiene la mirada perdida?), el habla (niño) o el llanto (lactante).
• Una anomalía aislada de la apariencia puede indicar alteración del estado mental y apuntar a una anomalía del sistema nervioso central (SNC) o del metabolismo.

Trabajo respiratorio

• Evaluar si hay aleteo nasal, retracciones, sonidos anormales en las vías respiratorias o gruñidos.
• Un niño con un aumento del trabajo respiratorio sin apariencia o circulación anormal tiene dificultad respiratoria. La reposición de las vías respiratorias, la aspiración, el oxígeno o los tratamientos respiratorios pueden estar indicados en función de la causa de su dificultad respiratoria.
• Sin embargo, la combinación del aumento del trabajo respiratorio y el letargo (aspecto anormal) puede indicar insuficiencia respiratoria. Puede ser necesaria una vía aérea avanzada.

Circulación cutánea

• Evaluar si hay palidez, cianosis o moteado.
• Los signos de mala circulación por sí solos pueden ser indicativos de un estado de choque.
• La adición de la alteración de la apariencia o del estado de alerta a la mala circulación puede indicar un choque descompensado.

INSUFICIENCIA CARDIOPULMONAR

• Se sospecha que los pacientes con una combinación de apariencia anormal del trabajo respiratorio y circulación a la piel tienen insuficiencia cardiopulmonar y están en riesgo de un paro cardiaco.

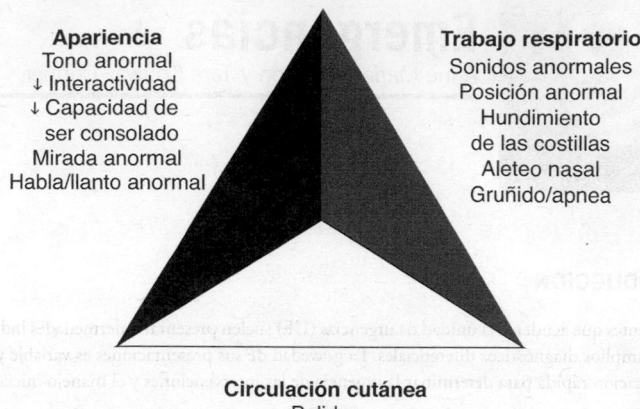

Apariencia
Tono anormal
↓ Interactividad
↓ Capacidad de
ser consolado
Mirada anormal
Habla/llanto anormal

Trabajo respiratorio
Sonidos anormales
Posición anormal
Hundimiento
de las costillas
Aleteo nasal
Gruñido/apnea

Circulación cutánea
Palidez
Moteado
Cianosis

Figura 3-1. Triángulo de evaluación pediátrica. Esta herramienta permite una evaluación rápida de los niños. (Adaptada de Dieckmann RA, Brownstein D, Gausche-Hill M. The pediatric assessment triangle: a novel approach for the rapid evaluation of children. *Pediatr Emerg Care* 2010;26(4):312-315.)

- La insuficiencia cardiopulmonar y el paro cardiaco pueden progresar a partir de estados iniciales de dificultad o insuficiencia respiratoria aislada, choque o alteración del estado mental. Lo más habitual en pediatría es que la hipoxia derivada de la insuficiencia respiratoria provoque bradicardia, seguida de paro cardiaco.
- En los casos en los que sospeche insuficiencia cardiopulmonar y paro inminente, pida ayuda e inicie inmediatamente la reanimación.

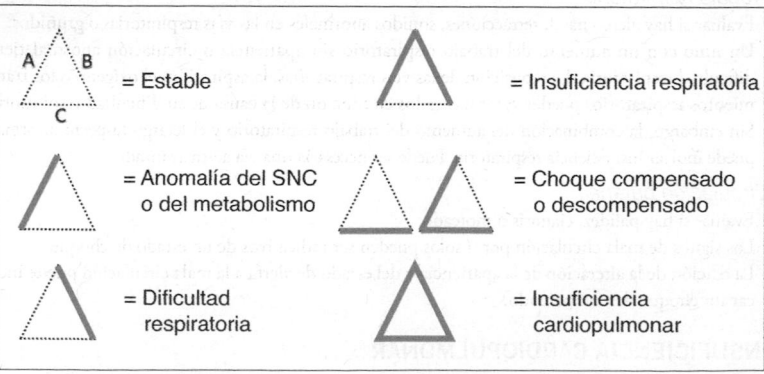

A B C = Estable

= Insuficiencia respiratoria

= Anomalía del SNC
o del metabolismo

= Choque compensado
o descompensado

= Dificultad
respiratoria

= Insuficiencia
cardiopulmonar

Figura 3-2. Aplicación del triángulo de evaluación pediátrica. La presencia de cualquier anomalía (línea gruesa) en uno o más lados del triángulo de evaluación pediátrica de la figura 3-1 sugiere un problema fisiológico subyacente. A= Apariencia, B = Trabajo respiratorio, C = Circulación cutánea.

Diagnóstico diferencial

- Mientras se realiza la reanimación, un miembro del equipo designado debe obtener un historial rápido y específico que pueda guiar los esfuerzos de reanimación.
- Basándose en los antecedentes puede conocerse la etiología de la insuficiencia cardiopulmonar o del paro cardiaco, pero considere el siguiente diagnóstico diferencial para los pacientes:
  - Traumatismo: accidentes de tránsito, quemaduras, maltrato infantil, armas de fuego.
  - Pulmonar: asma, bronquiolitis, neumonía, aspiración de cuerpos extraños, inhalación de humo, ahogamiento, síndrome de dificultad respiratoria aguda (SDRA).
  - Infecciosa: sepsis, meningitis.
  - Endocrina: cetoacidosis diabética, insuficiencia suprarrenal.
  - SNC: traumatismo craneoencefálico, convulsiones, enfermedad vascular cerebral (EVC), aumento de la presión intracraneal (PIC), hemorragia o masa intracraneal.
  - Cardiaca: cardiopatía congénita, miocarditis.
  - Otras: síndrome de muerte súbita del lactante (SMSL), intoxicación, suicidio, deshidratación, anomalías congénitas.
- En su diagnóstico diferencial y chequeo, tenga en cuenta las causas reversibles del paro cardiaco, conocidas como las "H" y las "T".
  - "H": Hipovolemia, Hipoxia, Hipoglucemia, Hipo/Hiperpotasemia, ion Hidrógeno (acidosis), Hipotermia.
  - "T": neumotórax a Tensión, Taponamiento, Toxinas y Trombosis (pulmonar y coronaria).

Tratamiento

- Los pacientes que reciben una reanimación tardía o que se presentan en asistolia tienen un mal pronóstico.
- Toda reanimación comienza con el apoyo a la ventilación y la circulación. Inicie inmediatamente la reanimación cardiopulmonar (RCP) en los pacientes sin pulso o con bradicardia y mala perfusión (tabla 3-1).
- Identificar y corregir las causas reversibles (las "H" y las "T"). La corrección de las "H" y las "T" puede ayudar a conseguir el retorno de la circulación espontánea (RCE).
- Concéntrese en proporcionar RCP de alta calidad con mínimas pausas. Intente realizar entre 100 y 120 compresiones por minuto, a una profundidad de entre 1/3 y 1/2 del diámetro anteroposterior del tórax (aproximadamente 3.81 cm [1.5 in] en lactantes, 5.08 cm [2 in] en niños y al menos 5.08 cm [2 in] en adolescentes y adultos). Asegúrese de permitir el retroceso completo del pecho. La asignación de un entrenador de RCP que dé información sobre la profundidad y el ritmo de las compresiones puede ayudar a mejorar la eficacia de la RCP.
- El objetivo de la reanimación cardiopulmonar es optimizar el flujo de sangre oxigenada a través de las arterias coronarias hacia el miocardio para lograr el retorno de la función cardiaca eléctrica y mecánica (RCE). Las compresiones cardiacas eficaces también llevan sangre oxigenada al cerebro y a otros órganos esenciales.
- Reduzca al mínimo la interrupción de las compresiones. Cada vez que se interrumpen las compresiones, el flujo sanguíneo a través de las arterias coronarias se detiene y, al reanudar la RCP, se necesitan varias compresiones para lograr el retorno de la perfusión coronaria óptima.
- Cuando no se dispone de una vía aérea avanzada, la relación entre compresiones y ventilaciones es de 30:2 para un solo reanimador y de 15:2 para dos reanimadores. Durante la RCP con una vía aérea avanzada, el objetivo es una frecuencia respiratoria de 1 respiración cada 2-3 segundos (20-30 respiraciones por minuto), teniendo en cuenta la edad y el estado clínico. La sobreventilación puede comprometer el gasto cardiaco.
- Consulte el programa de soporte vital avanzado pediátrico (SVAP) de la American Heart Association para conocer las directrices relativas al uso de medicamentos vasoactivos y la desfibrilación durante la reanimación.

TABLA 3-1	Técnicas básicas de soporte vital pediátrico

Evaluar al paciente
- No respira o solamente jadea
- No se palpa el pulso en 10 s (carotídeo en adultos, braquial o femoral en niños)
- Pide ayuda, desfibrilador externo automático

Compresiones	• Mitad inferior del esternón en el niño y en el adulto
	• Un dedo de ancho por debajo de la línea mamaria en los lactantes
	• Dos manos en adultos, talón de una mano en niños
	• Dos pulgares que rodean el pecho en un lactante con dos rescatistas
	• Profundidad: al menos 5 cm (2 pulg) o 1/3-1/2 del diámetro AP del adulto, aproximadamente 4 cm (1.5 pulg) en el niño, o 1/3-1/2 del diámetro AP del lactante
	• Ritmo: 100-120 compresiones por minuto
	• Permitir el retroceso completo del pecho entre las compresiones
Vía aérea	• Posición de la vía aérea: inclinación de la cabeza-elevación del mentón
Respiración (después de las primeras 30 compresiones)	• 2 respiraciones a 1 s por respiración
Relación compresión/ ventilación	No hay vía aérea avanzada:
	• Único rescatista: 30:2
	• Dos rescatistas: 15:2 hasta la pubertad y luego 30:2
	Después de la intubación:
	• ~8-10 respiraciones/min, 1 respiración cada 6-8 s, asíncrono con las compresiones

Adaptada de Topjian AA, Raymond TT, Atkins D, et al. Part 4: Pediatric basic and advanced life support: 2020 American Heart Association guidelines for cardiopulmonary resuscitation and emergency cardiovascular care. *Circulation* 2020;142(16_suppl_2):S469-S523. AP, anteroposterior.

ALTERACIÓN DEL ESTADO MENTAL

- La alteración del estado mental es indicativa de un proceso metabólico o del SNC y tiene un amplio diferencial.
- Realice una anamnesis centrada para ayudar a reducir el diferencial. Hay que centrarse en los antecedentes de traumatismos, ingestión, convulsiones, déficits neurológicos, ayuno prolongado y síntomas infecciosos.

Diagnóstico diferencial

- SNC: EVC, convulsiones, traumatismo craneoencefálico, aumento de la PIC, infección del SNC, ingestión (toxina o fármaco).
- Metabólico: hipoglucemia, acidosis (sepsis, cetoacidosis diabética, hipercapnia), uremia.

Examen físico

- Anote la frecuencia cardiaca, la presión arterial, el patrón respiratorio y la temperatura. La combinación de hipertensión, bradicardia y respiraciones irregulares conforman la tríada de Cushing, un signo tardío (casi terminal) de aumento de la PIC.
- Evaluar el tamaño y la respuesta pupilar, los signos neurológicos focales, la postura anormal, los signos de traumatismo y el exantema.
- Asigne una puntuación de la escala de coma de Glasgow (ECG). Tenga en cuenta que esta herramienta sólo está validada en el contexto de un traumatismo (tabla 3-2).

Pruebas diagnósticas

- Obtener una glucosa de cabecera. Con base en el cuadro clínico, considere la realización de un hemograma, electrolitos, transaminasas, amoníaco, lactato, gasometría venosa, examen toxicológico y cultivos de sangre, orina y líquido cefalorraquídeo (LCR).
- Si la glucemia es baja sin etiología aparente, obtenga con rapidez las pruebas de hipoglucemia crítica (véase la lista completa en el capítulo 18, "Endocrinología") y corrija la hipoglucemia.
- En los lactantes, considere también la obtención de piruvato, aminoácidos plasmáticos y ácidos orgánicos en orina para evaluar un posible error congénito del metabolismo.
- Considere la posibilidad de realizar una TC o una IRM craneal dependiendo de la causa sospechada de la lesión neurológica.

TABLA 3-2	Escala de coma de Glasgow			
	Lactante		**Niño/adulto**	
Ojos				
	Apertura espontánea	4	Apertura espontánea	4
	Se abren al llamado	3	Se abren al llamado	3
	Se abren al dolor	2	Se abren al dolor	2
	Ninguno	1	Ninguno	1
Verbal				
	Balbuceos	5	Habla apropiada espontánea	5
	Irritable	4	Confundido	4
	Gritos de dolor	3	Palabras inapropiadas	3
	Gruñidos/gemidos de dolor	2	Sonido incomprensible	2
	Ninguno	1	Ninguno	1
Motor				
	Movimiento espontáneo	6	Obedece las órdenes	6
	Localiza el dolor	5	Localiza el dolor	5
	Se retira al dolor	4	Se retira al dolor	4
	Flexión decorticada	3	Flexión decorticada	3
	Extensión descerebrada	2	Extensión descerebrada	2
	Ninguno	1	Ninguno	1

Tratamiento

• Apoyar la vía aérea, la respiración y la circulación (ABC, *airway, breathing and circulation*). Considere el uso de una vía aérea oral o nasofaríngea para los pacientes que respiran con espontaneidad pero tienen un tono deficiente. Si no protegen la vía aérea o respiran espontáneamente, la mayoría de los pacientes pueden ventilarse con eficacia por medio de una bolsa y una máscara. La intubación traqueal puede ser necesaria en el paciente que no responde para proporcionar una ventilación prolongada y disminuir el riesgo de aspiración.

• Si la glucemia es < 40-60 mg/dL, administrar dextrosa por vía intravenosa (D10 a 2 mL/kg o D25 a 1 mL/kg). Repetir la glucemia en 15 minutos y repetir la administración de dextrosa si es necesario.

• Considerar la naloxona para la sospecha de sobredosis de opiáceos. El flumazenil es apropiado para la sobredosis de benzodiacepinas, pero hay que tener en cuenta que pueden producirse convulsiones. Véase el capítulo 4, "Intoxicaciones", para la descripción de los toxidromes de opiáceos y benzodiacepinas.

• Si se sospecha de infección, hay que empezar con antibióticos de amplio espectro.

TRAUMATISMO

• Las lesiones no intencionadas son la causa más común de muerte en los niños más allá del primer año de vida.

• En los niños de 1 a 4 años de edad, el ahogamiento es la causa más común de muerte.

• Por otra parte, las colisiones con vehículos de motor son la principal causa de muerte por traumatismo en los niños.

• Cuando se evalúa a un paciente que presenta un traumatismo, la exploración y el inicio de las intervenciones suelen preceder a la obtención de la historia. Cuando sea apropiado, deben obtenerse los siguientes elementos de una historia centrada. Para ello se puede utilizar la mnemotecnia SAMPLE: Síntomas, Alergias, Medicamentos, antecedentes (*Past*) médicos, última (*Last*) ingesta oral y acontecimientos (*Events*) que conducen a la lesión.

• Obtenga información sobre el mecanismo específico de la lesión, el uso de casco y la pérdida de conciencia.

• En el caso de los accidentes de tránsito, pregunte por la velocidad de los vehículos implicados, el lado del impacto en relación con el paciente, el grado de daño del vehículo, si el paciente iba sujeto con un cinturón de seguridad apropiado para su edad, si hubo expulsión del vehículo, así como la presencia de lesiones o muerte en otros pasajeros. Estos elementos pueden ayudar a predecir la gravedad de las lesiones.

Preparación de los pacientes traumatizados

• En el caso de los pacientes traumatizados que se sabe que están en estado crítico, prepare la sala de traumatología antes de su llegada. Prepare los monitores y el equipo de vías respiratorias, y reúna los suministros necesarios en función de las lesiones conocidas del paciente.

• Reúna a un equipo de proveedores de atención médica. En algunas instituciones, una página de traumatismo puede alertar a un equipo de traumatología para que incluya la cirugía correspondiente. Identifique al líder del equipo y asigne funciones específicas para la reanimación. Asegúrese de que haya una comunicación eficaz durante la evaluación del paciente.

Evaluación primaria y manejo del paciente traumatizado (ABC)

El siguiente algoritmo se utiliza en el soporte vital avanzado para traumatismos (SVAT) para evaluar a los pacientes traumatizados. Guía a los proveedores de atención médica de forma secuencial a través de la evaluación de la vía Aérea, la respiración (*Breathing*), la Circulación, la Discapacidad y la Exposición (ABCDE) de un paciente, con la intervención proporcionada en cada paso cuando sea necesario. Esto se denomina "estudio primario". El SVAT está diseñado para situaciones de recursos limitados con menos proveedores de atención médica. En zonas sin limitación de recursos, el reconocimiento primario se realiza simultáneamente con la reanimación.

Vía aérea

- Evaluar la permeabilidad de las vías respiratorias. Si el paciente puede hablar, es probable que sus vías respiratorias estén adecuadamente protegidas. Inspeccione si hay sangre, objetos extraños o dientes sueltos en la boca.
- Intubar si es necesario. Por lo general, las vías aéreas avanzadas se colocan en pacientes con ECG < 8, reflejo nauseoso ausente, traumatismo orofaríngeo o de las vías aéreas o edema, en quienes es probable que reciban soporte ventilatorio prolongado o cuando la ventilación con mascarilla y bolsa es difícil.
- Inmovilice la columna cervical con un collarín cervical del tamaño adecuado o con inmovilización manual. La estabilización en línea de la columna cervical es necesaria durante la colocación de una vía aérea avanzada.

Respiración

- Administrar oxígeno suplementario.
- Escuche los sonidos respiratorios simétricos. Inspeccione el tórax en busca de una elevación simétrica del mismo, desviación traqueal o heridas abiertas. Si se sospecha de neumotórax, realizar una descompresión con aguja y considerar la colocación de un tubo torácico.
- Considerar la colocación de una sonda orogástrica para descomprimir el estómago.

Circulación

- La frecuencia cardiaca y el relleno capilar son los mejores indicadores del estado circulatorio en los niños. La hipotensión se produce tarde. El gasto cardiaco se mantiene gracias a la taquicardia y al aumento de la resistencia vascular sistémica hasta que los mecanismos de compensación se ven superados.
- Aplicar presión directa con una gasa estéril en las heridas sangrantes. Considerar el uso de un torniquete si no se controla la hemorragia.
- Inserte dos catéteres intravenosos (IV) de gran calibre. La velocidad de administración de líquidos es directamente proporcional al radio del catéter a la cuarta potencia e inversamente proporcional a su longitud, por lo que los catéteres cortos y gruesos son los más adecuados para las reanimaciones en traumatismos.
- Insertar una o más agujas intraóseas o una vía venosa central si el acceso IV periférico se retrasa o el paciente está inestable.
- Administrar una infusión rápida de líquido isotónico calentado (solución salina normal o Ringer lactato) de hasta 20 mL/kg o 1 L como máximo para pacientes de tamaño adulto.. La infusión rápida puede lograrse con una bolsa de presión, un sistema de empuje y tracción (*push-pull*) o un dispositivo de infusión rápida.
- Si el paciente sigue inestable y la pérdida de sangre es probable, administrar productos sanguíneos no cruzados y obtener una consulta quirúrgica urgente. Continúe con la transfusión de productos sanguíneos para mantener una perfusión adecuada, al tiempo que sopesa que una reanimación agresiva antes de lograr el control de la hemorragia se asocia con un aumento de la mortalidad. Consulte la política de su institución en relación con los criterios para la activación de un protocolo de transfusión masiva, que promueve la reanimación equilibrada con una relación de 1:1:1 de eritrocitos empaquetados y plaquetas y plasma fresco congelado.

Discapacidad

- Determine lo siguiente:
  - Nivel de conciencia. Establezca una ECG.
  - Evaluar el tamaño de la pupila, la igualdad y la capacidad de respuesta a la luz.
  - Evaluar el tono y la fuerza muscular.

Exposición

- Exponer la piel.
- Retire toda la ropa y mantenga al paciente caliente.

Evaluación secundaria

* Durante su evaluación, tenga en cuenta las posibles fuentes de hemorragia masiva: heridas externas y hemorragias internas en la cabeza, el tórax, el abdomen, el retroperitoneo, la pelvis y las fracturas de huesos largos.
* Retire toda la ropa y realice una evaluación exhaustiva de pies a cabeza en busca de los siguientes hallazgos. Esto se denomina encuesta secundaria.
  * Neurológico: alteración del estado mental, disminución de la ECG, tono y sensación muscular anormal, disminución de la sensación del tono rectal, tono rectal.
  * Cabeza, oído, ojos, nariz y garganta: lesión del cuero cabelludo, del cráneo o de la cara, signos de fractura basilar del cráneo, incluyendo equimosis periorbitaria bilateral (ojos de mapache) o equimosis mastoidea (signo de batalla), hemotímpano (signo de fractura del hueso temporal), fuga de LCR por la nariz o los oídos, tamaño asimétrico de las pupilas o respuesta pupilar anormal, ausencia de reflejo corneal, hipema, sensibilidad o deformidad de la columna cervical, desviación de la tráquea.
  * Tórax/abdomen/pelvis: deformidad o sensibilidad clavicular, disminución de los ruidos respiratorios, tonos cardiacos distantes o anormales, sensibilidad o deformidad costal, simetría de la pared torácica, enfisema subcutáneo, sensibilidad o distensión abdominal, aspirados orogástricos con sangre, sensibilidad esplénica, inestabilidad pélvica.
  * Genitourinario: sangre en la bóveda rectal o en el meato uretral.
  * Espalda: (el paciente se coloca de lado con la columna cervical estabilizada) paso a lo largo de la columna vertebral, sensibilidad a lo largo de la columna.
  * Extremidades: deformidad o sensibilidad puntual, síndrome compartimental (las 5 "P": dolor (*Pain*) con el movimiento pasivo de los dedos de las manos/pies, Parestesia, Palidez, ausencia de Pulso, Poiquilotermia).
  * Piel: retraso en el relleno capilar, laceraciones, abrasiones, contusiones, quemaduras.

Estudios de laboratorio y de imagen

* Solicite las siguientes pruebas de laboratorio:
  * Hemograma, panel metabólico completo, tipo y cruce, lipasa, análisis de orina, gasometría venosa, tiempo de protrombina/tiempo de tromboplastina parcial.
  * Considere la posibilidad de un examen toxicológico, la concentración sérica de etanol y una prueba de embarazo en orina.
* Obtenga las siguientes imágenes:
  * Placas planas: tórax, pelvis, cualquier extremidad con dolor o deformidad y columna cervical si no se obtiene una TC de la columna cervical.
  * TC de abdomen/pelvis con contraste IV.
    ○ Considerar la obtención en pacientes con traumatismo contuso torácico, aquellos que se quejan de dolor, tienen sensibilidad en la exploración, presentan hallazgos cutáneos abdominales o torácicos incluyendo el signo del cinturón de seguridad, tienen sonidos respiratorios disminuidos, están vomitando o tienen ECG < 13. También obtener en pacientes lesionados con AST o ALT > 200 unidades/L. Utilice un umbral de imagen de AST o ALT > 80 unidades/L en pacientes con traumatismos no accidentales.
  * Considere la posibilidad de realizar un ecocardiograma de cabecera de urgencia si el gasto cardiaco es insuficiente a pesar de la administración de volumen, o si las venas del cuello están distendidas, ya que estos hallazgos pueden ser indicativos de taponamiento cardiaco.
  * TC craneal: véanse las recomendaciones de imagen en la sección "Traumatismo craneoencefálico" a continuación.
  * Imágenes adicionales: pueden ser necesarias más imágenes de TC, incluso con angiografía.

TRAUMATISMO CRANEOENCEFÁLICO

* Cuando se evalúa un traumatismo craneoencefálico (TCE), hay que buscar cuidadosamente signos externos de traumatismo, alteración del estado mental y síntomas neurológicos focales. En la anamnesis, anote el mecanismo de la lesión y cualquier antecedente de pérdida de conciencia, vómito y cefalea intensa. Estos elementos guían la toma de decisiones sobre la obtención de una TC craneal.

TABLA 3-3	Directrices del PECARN para la TC craneal	
	Menor de 2 años de edad	2 años de edad o más
Se recomienda TC craneal	Alteración del estado mental (o)	Alteración del estado mental (o)
	ECG < 15 (o)	ECG < 15 (o)
	Fractura de cráneo palpable	Signos de fractura craneal basilar
Observación vs. TC craneal	Pérdida de conciencia > 5 s (o)	Antecedentes de pérdida de conciencia (o)
	Hematoma del cuero cabelludo no frontal (o)	Antecedentes de vómito (o)
	No actuar con normalidad (o)	Dolor de cabeza intenso (o)
	Mecanismo grave[a]	Mecanismo grave[a]
No hay TC craneal	Ninguna de las características anteriores está presente	Ninguna de las características anteriores está presente

[a]Mecanismo grave: cabeza golpeada por un objeto de alto impacto, peatón golpeado por un vehículo de motor, CVM si es expulsado, muerte del pasajero, vuelco, caída > 1 m (3 ft) (< 2 años) o > 1.5 m (5 ft) (≥ 2 años), ciclista sin casco golpeado por un vehículo de motor (≥ 2 años solamente).
Adaptada de Kuppermann N, Holmes JF, Dayan PS, et al. Identification of children at very low risk of clinically-important brain injuries after head trauma: a prospective cohort study. *Lancet* 2009;374(9696):1160–1170.

- La decisión de obtener una TC craneal está guiada por el algoritmo de lesión craneal de la red de investigación aplicada a la atención de emergencia pediátrica (PECARN, por sus siglas en inglés). Este algoritmo estratifica el riesgo de lesión intracraneal para determinar qué niños tienen un riesgo bajo de presentar TCE clínicamente importante y, por lo tanto, no necesitan una TC craneal.
- El algoritmo guía a los proveedores de atención médica para conseguir una TC en niños con una fractura de cráneo palpable, signos de fractura de cráneo basilar, estado mental alterado o ECG < 15 (tabla 3-3).

Tipos de lesiones

- El TCE se suele clasificar en función de la gravedad, teniendo en cuenta la ECG, la duración de la pérdida de conciencia y los estudios de imagen.
  - TCE grave (ECG 3-8).
    - Los pacientes tienen un estado mental gravemente alterado que requiere intubación y ventilación.
    - La TC craneal suele mostrar una lesión importante que requiere una intervención neuroquirúrgica y la monitorización de la PIC.
  - TCE moderado (ECG 9-12).
    - Por lo regular se asocia con pérdida de conciencia prolongada, déficits neurológicos focales y hallazgos anormales en la TC craneal.
  - TCE leve (ECG ≥ 13).
    - Los pacientes solo suelen tener alteraciones temporales de la conciencia, neuroimagen normal y ningún déficit neurológico focal.
    - Este tipo de lesión suele denominarse conmoción cerebral. Los pacientes con conmociones cerebrales pueden presentar diversos síntomas, como dolor de cabeza, confusión, amnesia, visión doble, náusea, vómito, dificultad para hablar, problemas de equilibrio, cambios de personalidad y trastornos del sueño. Estos síntomas se resuelven con el tiempo con el descanso.

Hematoma epidural
- Acumulación extraaxial de sangre localizada entre la duramadre y el cráneo.
- Opacidad en forma de lente en la TC.
- Es frecuente una fractura craneal asociada, que suele sobrepasar la arteria meníngea media.
- La historia natural incluye pérdida de conciencia seguida de un intervalo lúcido y luego una disminución de la capacidad de respuesta, generalmente en 2-3 h. Si no se drena quirúrgicamente con urgencia, puede provocar un rápido deterioro y una hernia.
- Los lactantes pueden tardar más en mostrar letargo porque las suturas abiertas se separan para acomodar el efecto de masa de un hematoma en expansión.

Hematoma subdural
- Acumulación extraaxial de sangre localizada bajo la duramadre y sobre el encéfalo, a menudo relacionada con conmoción cerebral, edema cerebral o una lesión cerebral más importante que el hematoma epidural.
- Opacidad en forma de media luna en la TC.
- Típicamente causado por la lesión de una vena puente.
- Por lo general, no hay un intervalo lúcido.
- Las lesiones grandes y las que provocan un desplazamiento de la línea media suelen requerir una evacuación neuroquirúrgica.

Hemorragia subaracnoidea
- Acumulación extraaxial de sangre entre la aracnoides y la piamadre.
- La hemorragia subaracnoidea traumática se observa con más frecuencia en los surcos cerebrales que en la fisura de Silvio o en las cisternas basales en la TC.

Contusión
- A menudo se asocia con fracturas de cráneo.
- Los síntomas focales pueden estar presentes en el lugar de la lesión o en el lugar de la contención.

Manejo
TCE moderado y grave
- En todos los pacientes con TCE, hay que asegurar la oxigenación, normalizar la ventilación, prevenir la hipotensión y mantener la posición de la columna cervical en la línea media con la cabecera de la cama elevada a 30° para minimizar las lesiones cerebrales secundarias.
- Los pacientes con una ECG de 8 o menos (TCE grave) deben ser intubados de inmediato.
- Identificar rápidamente las lesiones que requieren una intervención neuroquirúrgica.
- Identificar a los pacientes con signos de aumento de la PIC, como hipertensión, bradicardia y respiración irregular (tríada de Cushing), y cambios pupilares, que pueden indicar una herniación inminente.
- Mientras se espera la intervención neuroquirúrgica, pueden utilizarse soluciones osmóticas, como la solución salina hipertónica y el manitol, para reducir la PIC. También se puede utilizar la hiperventilación como medida temporal, pero hay que tener en cuenta que esto reduce el flujo sanguíneo cerebral.

TCE leve (conmoción cerebral)
- Limitar el esfuerzo aeróbico y cognitivo es esencial para optimizar la recuperación después de una conmoción cerebral.
- Se debe aconsejar a los pacientes que sigan un protocolo de retorno al juego en el que vuelvan a las actividades de forma escalonada en función de la resolución de los síntomas.
  - Durante los primeros días, los pacientes deben practicar un reposo cognitivo y físico completo.
  - Los pacientes y los padres deben vigilar la resolución de los síntomas cognitivos y físicos y, cuando empiecen a sentirse mejor, volver gradualmente a las actividades habituales (no extenuantes).
  - A continuación, la actividad puede progresar hacia una actividad aeróbica ligera, luego moderada, después a un entrenamiento en un deporte específico sin contacto físico, seguido de un entrenamiento con contacto físico.

- Cada paso debe durar un mínimo de 24 h, y los deportistas solo deben pasar a la siguiente etapa si no tienen ningún síntoma nuevo en la etapa actual.
- Esta progresión debe detenerse con el retorno de los síntomas, por lo que los pacientes deben volver al último paso en el que estaban libres de síntomas.
- Al dar de alta a los pacientes con conmociones cerebrales, asegúrese de que los padres entienden las instrucciones de cuidado, los signos de advertencia y los síntomas previstos. No es necesario indicar a los padres que despierten a los niños periódicamente durante la noche. Los indicadores para buscar atención médica incluyen dolor de cabeza persistente, vómito persistente, somnolencia, debilidad, visión borrosa o doble, o ataxia. La irritabilidad o el cambio de comportamiento, el dolor de cuello, las convulsiones, la fiebre y la secreción acuosa por la nariz o los oídos justifican el regreso al servicio de urgencias para repetir la evaluación médica.

LESIONES DE CUELLO

En cualquier paciente que presente un traumatismo, especialmente un TCE, siempre se debe evaluar la presencia de una fractura o dislocación de la columna cervical.

Diagnóstico y tratamiento

- Inmovilice la columna cervical con un collarín cervical bien ajustado. No es necesaria una tabla de inmovilización cervical.
- La columna cervical puede ser liberada sin radiografías si se cumplen los siguientes criterios:
  - El paciente está alerta y responde a las órdenes.
  - No hay dolor en la línea media del cuello a la palpación.
  - El examen neurológico es normal.
  - No hay ninguna lesión importante que distraiga la atención (p. ej., una fractura de hueso largo).
- Si se obtienen imágenes, el collarín cervical debe dejarse colocado durante la toma de imágenes.
- Las radiografías simples (vistas anteroposterior, lateral y de boca abierta) pueden utilizarse para aclarar las precauciones de la columna cervical en los siguientes pacientes:
  - Aquellos con estado mental normal, que no tienen quejas neurológicas focales o hallazgos en la exploración física, y la sensibilidad de la columna cervical está resuelta.
  - Aquellos con rango de movimiento limitado o quejas de sensibilidad en la línea media.
  - Considérese también en pacientes con lesiones importantes en el torso, CVM de alto riesgo, lesiones por inmersión o condiciones predisponentes como el síndrome de Down.
- La TC de la columna cervical debe considerarse en los siguientes pacientes:
  - Aquellos con alteración del estado mental.
  - Pacientes con quejas neurológicas focales persistentes.
  - Aquellos con radiografías simples anormales.
- Si hay síntomas de lesión medular, consulte a neurocirugía y obtenga una RM sin contraste de la columna cervical para descartar hematoma medular, edema y estenosis.
- Los pacientes pueden volver a jugar cuando tengan una amplitud de movimiento completa y sin dolor, fuerza y sensibilidad normales, lordosis normal de la columna cervical y se les haya retirado el collarín cervical.

QUEMADURAS

- Clasificación de acuerdo con la gravedad de las quemaduras
  - Superficial (antes 1.ᵉʳ grado): afecta solo a la epidermis; es dolorosa y eritematosa.
  - De espesor parcial (antes 2.° grado): abarca la epidermis y la dermis, sin afectar los apéndices dérmicos. Las quemaduras superficiales de espesor parcial son rojas, ampolladas y dolorosas. El eritema palidece con la presión. La cicatrización se produce en unas 3 semanas, con un mínimo de cicatrices. Las quemaduras profundas de espesor parcial pueden ser blancas e indoloras, no palidecen con la presión y pueden requerir un injerto. La curación se produce en 3-8 semanas, con cicatrización.

- De espesor total (antes 3.ᵉʳ grado): afecta todo el espesor de la piel y las estructuras subcutáneas. Las quemaduras de espesor total son coriáceas e indoloras, y a menudo requieren injertos.
- Obtenga los antecedentes sobre el mecanismo de la lesión, incluido el tiempo que pueden haber estado atrapados en un espacio cerrado, y los antecedentes de quemaduras eléctricas o químicas.

Diagnóstico y tratamiento

- El inicio precoz de la reanimación con líquidos, la identificación de las lesiones asociadas y la derivación a un centro de quemados pediátricos son fundamentales para optimizar los resultados.
- La morbilidad y la mortalidad están determinadas en gran medida por la superficie corporal (SC) afectada, la profundidad de la quemadura y la presencia o ausencia de lesiones en las vías respiratorias.
- Utilice una tabla de quemaduras para estimar la SC de las quemaduras. La tabla de Lund-Browder modificada es preferible a la regla de los nueves para los niños (fig. 3-3).
- Como con todos los pacientes traumatizados, primero hay que manejar su ABC.
  - Vía aérea.
    - Evaluar los signos de posibles lesiones por inhalación, incluyendo quemaduras faciales, narinas quemadas, material carbonoso en las narinas o en la boca, tos, ronquera, dificultad para respirar o sibilancias.
    - Administrar oxígeno humidificado.
    - El edema y la obstrucción de las vías respiratorias pueden ser inminentes si se presenta cualquiera de los hallazgos anteriores. Intubar pronto si las vías respiratorias están afectadas.
  - Respiración: vigilar de cerca si hay signos de falla.
    - Puede verse comprometida en caso de alteración de la conciencia, exposición a toxinas o quemaduras circunferenciales del tórax o el abdomen.
    - Los oxímetros de pulso sobrestiman la oxigenación arterial si el nivel de monóxido de carbono es significativo. Obtenga la presión parcial de oxígeno (PaO_2) a partir de una medición de gases en sangre arterial.
  - Circulación.
    - Administrar un bolo de 20 mL/kg de líquido isotónico (solución salina normal o Ringer lactato) si la SC implicada es > 10% en lactantes o > 15% en niños. Los pacientes con quemaduras > 15% de la SC requerirán fluidos adicionales, según la fórmula de Parkland modificada. Véase la sección "Manejo de líquidos" más adelante.
    - Si hay hipotensión, primero hay que manejarla según los principios del trauma. Mantener al menos 1 mL/kg/h de diuresis.
- Obtener un hemograma, y electrolitos, tipo y cruce, y gasometría en pacientes con quemaduras significativas. Obtener el nivel de carboxihemoglobina y gasometría arterial en pacientes que hayan sufrido quemaduras por llama en un espacio cerrado para evaluar la toxicidad por monóxido de carbono.

Manejo de líquidos

- Para las quemaduras con 15% o más de superficie corporal total (SCT), se necesita una reanimación adicional con líquidos.
  - Utilice la fórmula de Parkland modificada (más los líquidos de mantenimiento) para calcular las necesidades de líquidos estimadas para las primeras 24 h después de la quemadura.
  - Volumen de líquido de Parkland modificado = 3 mL RL × peso (kg) × % de SCT de quemaduras de espesor parcial y total.
  - Administre la mitad del volumen de líquidos de Parkland durante las primeras 8 h desde el momento de la quemadura, restando cualquier líquido administrado previamente por el personal de emergencia o el equipo de trauma.
  - Suministre la otra mitad del volumen de líquidos de Parkland en las 16 h siguientes.
  - El volumen de líquidos de Parkland debe administrarse de manera adicional a los las soluciones IV de mantenimiento (D5LR).
  - Los cálculos de líquidos de Parkland modificados constituyen una estimación de los líquidos necesarios. Titular hasta la diuresis adecuada a la edad. Los líquidos de mantenimiento no deben ser titulados.

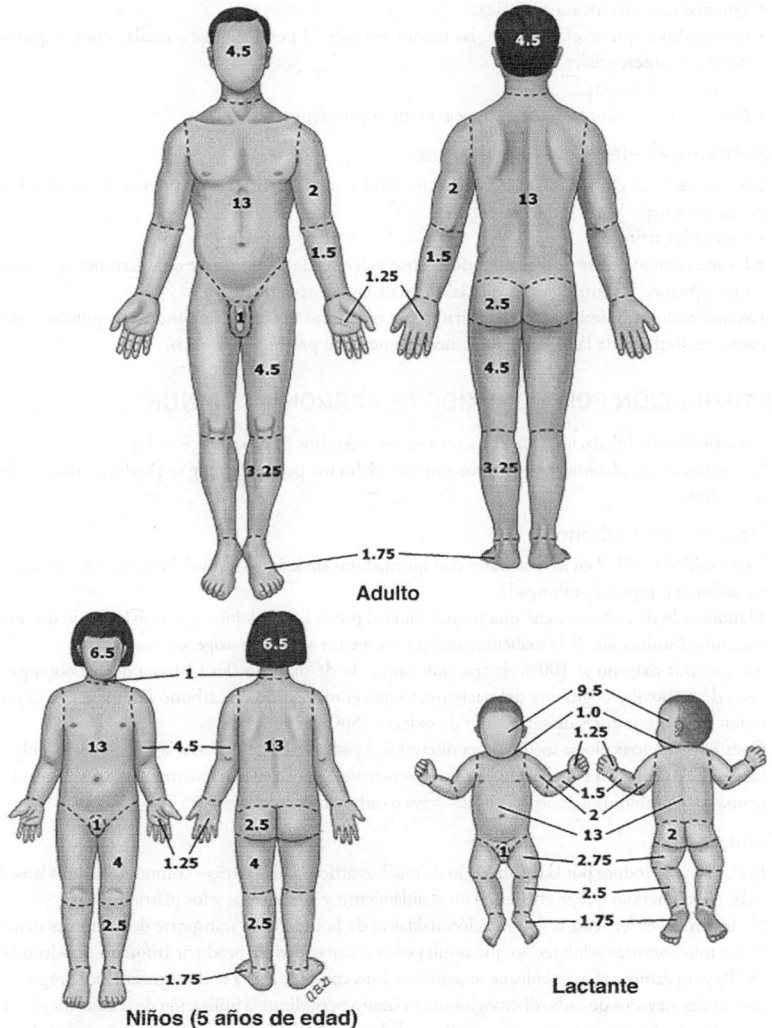

Figura 3-3. Modificada de la tabla de Lund-Browder (Reproducida de Rice PL, Orgill DP. Assessment and classification of burn injury. En Up To Date, Post TW (Ed), Up To Date, Waltham, MA, 2021. Copyright © 2021 Up To Date, Inc. y sus filiales y/o licenciatarios. Todos los derechos reservados.)

Manejo de quemaduras secundarias

- Proporcionar la analgesia adecuada. Considerar la vía IV para las quemaduras más graves.
- GI: considerar la colocación de una sonda nasogástrica y comenzar con un bloqueador H_2 para la profilaxis de la úlcera de estrés (úlcera de Curling).
- Considere el tratamiento de las quemaduras en régimen de hospitalización para los siguientes pacientes. Tenga en cuenta que el carácter de una quemadura puede cambiar durante los primeros días después de la lesión.
  - Quemaduras > 10% de la SCT en lactantes o > 15% en niños.

- Quemaduras eléctricas o químicas.
- Quemaduras que afectan la cara, las manos, los pies, el perineo o las articulaciones, o quemaduras circunferenciales.
- Lesión por inhalación.
- Niños con un entorno inseguro en casa o un seguimiento incierto.

Quemaduras eléctricas y químicas

- Las quemaduras eléctricas suelen afectar los tejidos más allá del daño cutáneo superficial. Esto puede no reflejar la afectación de la piel.
- Vigilar las arritmias.
- La alta tensión puede provocar rabdomiólisis y desarrollo de síndrome compartimental. Esto es más típico de las corrientes industriales, no de las domésticas.
- Las quemaduras químicas requieren irrigación para lavar los restos de productos químicos en el paciente. Retire toda la ropa, ya que puede contener el producto químico.

INTOXICACIÓN POR MONÓXIDO DE CARBONO Y CIANURO

- Las lesiones por inhalación son frecuentes en los incendios en espacios cerrados.
- El monóxido de carbono y el cianuro son subproductos peligrosos que se producen durante los incendios.

Monóxido de carbono

- La necesidad de RCP en los pacientes con quemaduras suele indicar niveles elevados de monóxido de carbono o hipoxia prolongada.
- El monóxido de carbono tiene una mayor afinidad por la hemoglobina que el oxígeno, lo que provoca una disminución de la oxihemoglobina y un menor aporte de oxígeno a los tejidos.
- Administrar oxígeno al 100% de fracción inspirada de oxígeno (FiO_2) hasta que se obtenga el nivel de carboxihemoglobina del paciente, ya que el monóxido de carbono interfiere con la precisión de los monitores de saturación de oxígeno (SpO_2).
- Consultar con toxicología médica para discutir si el paciente es candidato a la oxigenoterapia hiperbárica. Considerar en aquellos que están inconscientes, tienen déficits neurológicos, electrocardiograma con cambios isquémicos, acidosis grave o carboxihemoglobina > 25%.

Cianuro

- El cianuro se produce por la combustión de muchos artículos domésticos comunes, como la lana, la seda, el poliuretano que se encuentra en el aislamiento y la tapicería, y los plásticos.
- El cianuro interfiere con la fosforilación oxidativa de la cadena de transporte de electrones dentro de las mitocondrias celulares, lo que resulta en la incapacidad de producir trifosfato de adenosina (ATP) y un cambio al metabolismo anaeróbico. Esto conduce a una acidosis metabólica progresiva.
- Los niveles elevados de carboxihemoglobina y cianuro perjudican la utilización de la oxihemoglobina y pueden dar lugar a un aspecto rojo brillante de la sangre venosa y a un color "rojo cereza" de la piel de los pacientes. Sin embargo, este hallazgo no es confiable. Por lo tanto, mantenga una alta sospecha clínica de toxicidad por monóxido de carbono y cianuro tras los incendios en espacios cerrados.
- La toxicidad por cianuro puede tratarse con hidroxocobalamina (conocida como Cyanokit®). Hay que saber que esta sustancia provoca una mancha temporal de color rojo a púrpura en la orina, las mucosas y la piel. El antídoto anterior de tiosulfato de sodio y nitrito de sodio ya no se utiliza de forma rutinaria debido al riesgo de metahemoglobinemia.

AHOGAMIENTO

- El ahogamiento se define como una alteración respiratoria primaria por sumersión o inmersión en un medio líquido. Ya no se utilizan los términos casi ahogamiento, ahogamiento húmedo o ahogamiento seco. En su lugar, el ahogamiento se describe como letal o no letal.

- El ahogamiento es una de las principales causas de morbilidad y mortalidad infantil, siendo los preescolares los más afectados. Puede producirse en grandes masas de agua abiertas, piscinas y también en pequeñas acumulaciones de agua, como cubos y bañeras, cuando los niños no están supervisados.

Fisiopatología

- En las víctimas de ahogamiento, suele haber pánico inicial e intentos de mantener la respiración. Se produce hipoxemia e hipercapnia.
- La falta de aire y la hipercapnia desencadenan patrones respiratorios reflejos que dan lugar a la aspiración de agua y al laringoespasmo, lo que contribuye aún más a la hipoxemia.
- La hipotermia suele ser concomitante al ahogamiento.
- El ahogamiento tiene efectos profundos en muchos sistemas orgánicos:
  - Pulmonar: el agua aspirada altera el surfactante, perjudicando la distensibilidad pulmonar y el intercambio de gases. El edema pulmonar es el resultado del daño de las membranas capilares y alveolares.
  - SNC: la hipoxemia suele provocar la pérdida de conciencia. Si la anoxia es persistente, pueden producirse daños permanentes en el SNC en 4-6 min.
  - Cardiaco: la hipoxemia progresiva provoca una reducción del aporte de oxígeno al miocardio, vasoconstricción periférica y disminución del gasto cardiaco. La hipotermia tisular se desarrolla y provoca una mayor vasoconstricción, un tercer espaciamiento de los líquidos y diuresis, lo que conduce a hipovolemia intravascular y un mayor deterioro del gasto cardiaco.
  - La hipoxemia tisular conduce a acidosis metabólica, lo que repercute aún más en la disfunción de los órganos.

Manejo

- El manejo de todas las víctimas de ahogamiento debe comenzar con la evaluación y el manejo del ABC.
  - La intubación está indicada en los pacientes que no pueden proteger sus vías respiratorias o en quienes no pueden mantener saturaciones de oxígeno superiores a 90% con ventilación no invasiva.
  - Debe administrarse oxígeno al 100% de FiO_2, incluso si el niño ha recuperado la ventilación espontánea, para mitigar la isquemia tisular y la acidosis.
  - Apoye la hemodinámica con líquidos cristaloides calentados y continúe con la RCP si está indicado.
- El estado neurológico debe ser evaluado cuidadosamente. La falta de respuesta pupilar se relaciona con mal pronóstico.
- Los pacientes deben ser calentados activamente hasta al menos 32 °C para optimizar la función hemodinámica. Posteriormente, debe proporcionarse un recalentamiento pasivo.
- Debe realizarse una evaluación completa del traumatismo. La columna cervical rara vez sufre un impacto, a menos que haya antecedentes de inmersión en aguas poco profundas.
- Evaluación de laboratorio y de imagen
  - Obtenga una gasometría, electrolitos y un hemograma.
  - Obtenga una radiografía de tórax.
  - Obtenga imágenes de la columna cervical solo si el interrogatorio sugiere un traumatismo en el cuello, como en una inmersión en aguas poco profundas.
  - Se puede considerar la realización de una TC craneal si hay signos de traumatismo craneal, o en caso de alteración del estado mental que no se explique de otra manera por una lesión cerebral anóxica.
- Disposición
  - Los pacientes sin dificultad respiratoria, que tienen saturaciones normales en aire ambiente, radiografía de tórax y exploración pulmonar normales, y ECG de 15 deben ser observados durante al menos 6-12 h y luego pueden ser dados de alta.

- Los pacientes que no cumplen los criterios anteriores deben ser ingresados en planta o en la unidad de cuidados intensivos (UCI) según el estado clínico.
- Los resultados del paciente suelen predecirse por la duración de la inmersión, la cantidad de agua aspirada y la oportunidad y eficacia de la reanimación inicial o la RCP en el lugar de los hechos.

MORDEDURAS HUMANAS

- Los niños pueden presentarse para el tratamiento de mordeduras hechas por otros niños. Las mordeduras de adultos deben despertar la sospecha de una lesión no accidental. Si es necesario investigar una marca de mordedura, deben obtenerse fotos de la mordedura con un dispositivo de medición adecuado para su posterior evaluación por parte de un analista forense o un dentista. También puede ser necesaria la recolección de rastros para el análisis de ADN en el laboratorio forense.
- La boca humana contiene bacterias que pueden infectar las mordeduras. Los organismos más comunes implicados son los anaerobios, el *Staphylococcus aureus* y los estreptococos.
- Tratamiento
  - Utilice suero salino o una solución de povidona yodada para irrigar las heridas. Se necesitan aproximadamente 150-200 mL de líquido por cm de laceración, con 0.35-0.56 kg/cm^2 [5-8 lb/in^2] de presión de irrigación para eliminar adecuadamente los restos y reducir el riesgo de infección.
  - Deje la herida sin suturar si no está en un lugar cosméticamente importante.
  - Si es importante desde el punto de vista cosmético, después de irrigar la herida a fondo, suturar sin apretar, e inspeccionar en 2-3 días para ver si hay evidencia de infección.
  - No utilice adhesivo tisular debido al alto riesgo de infección.
  - La exploración quirúrgica y el lavado están indicados para las heridas con afectación articular.
  - Administrar profilaxis antitetánica si es necesario (tabla 3-4).

TABLA 3-4 Profilaxis antitetánica

Escenario clínico	Limpiar la herida	Herida sucia y propensa al tétanos
Completamente vacunado y con menos de 5 años desde el último refuerzo	Ninguno	Ninguno
Completamente vacunado y con 5-10 años desde el último refuerzo	Ninguno	Vacuna antitetánica adecuada para la edad[a]
Completamente vacunado y con más 10 años desde el último refuerzo	Vacuna antitetánica adecuada para la edad[a]	Vacuna antitetánica adecuada a la edad[a]
Inmunización incompleta o desconocida	Vacuna antitetánica adecuada para la edad[b]	Vacuna antitetánica apropiada para la edad[a] e inmunoglobulina antitetánica

[a]La vacuna para la difteria, el tétanos y la tosferina (DTaP) se recomienda para los niños < 7 años de edad. Se prefiere la vacuna para la difteria, el tétanos y la tosferina (Tdap) a la vacuna contra el tétanos y la difteria (Td) para las personas de 11 años de edad o más que no hayan recibido previamente la Tdap.
[b]Las personas de 7 años de edad o más que no estén totalmente inmunizadas contra la tosferina, el tétanos o la difteria deben recibir una dosis de Tdap (preferiblemente la primera) para el tratamiento de las heridas y como parte de la serie de recuperación. Si se requieren dosis adicionales de toxoide tetánico, se puede utilizar la vacuna Td o Tdap.

• Considerar la profilaxis antibiótica (amoxicilina-ácido clavulánico o clindamicina y trimeto-prima-sulfametoxazol en aquellos con alergia a la penicilina). Las indicaciones incluyen heridas moderadas o graves, pinchazos, mordeduras faciales profundas o cerradas, mordeduras en manos, pies o genitales, o en pacientes inmunodeprimidos.

MORDEDURAS DE ANIMALES

• Determinar las circunstancias de la lesión, el estado de salud y la situación de vacunación del animal, y la ubicación actual del mismo.
• Mordedura de gato: suele ser una herida punzante y, por tanto, más difícil de irrigar y con alto riesgo de infección.
• Mordedura de perro: lesión de tipo aplastante que da lugar a un tejido desvitalizado y propenso a la infección.
• La boca de los perros, los gatos y otros animales contiene bacterias que pueden infectar las mordeduras. Los organismos más comunes implicados son los anaerobios, el *Staphylococcus aureus*, los estreptococos del grupo A y la *Pasteurella multocida*.
• Mordedura de murciélago: surge con mayor frecuencia tras el descubrimiento de un murciélago muerto y en circunstancias inciertas de una "mordedura" real. Se sugiere la profilaxis antirrábica si existe la posibilidad de una mordedura de murciélago, o si el niño no puede afirmar con seguridad si estuvo en contacto con el murciélago. Los niños duermen mucho y es posible que no se despierten por la presencia de un pequeño murciélago en su habitación, y una mordedura de este animal puede ser superficial y no notarse fácilmente.
• Póngase en contacto con el departamento de salud local para evaluar el riesgo local de rabia.
• Tratamiento: el tratamiento de las heridas es el mismo que el de las mordeduras humanas.
• La profilaxis antirrábica debe considerarse cuando no se pueda vigilar a un animal doméstico durante al menos 10 días después de la mordedura. Cuando el seguimiento sea posible, se debe aplazar la profilaxis posexposición. Si el animal desarrolla síntomas de rabia durante el periodo de observación, debe ser sometido a pruebas y se debe iniciar la profilaxis posexposición.
• La profilaxis antirrábica también está justificada después de las mordeduras de ciertos animales de alto riesgo, como murciélagos, mofetas, mapaches, zorros, coyotes, gatos monteses y marmotas, si el animal no puede ser examinado. Otros animales silvestres, como los conejos, las ardillas, las ardillas listadas, los ratones y las ratas, tienen un bajo riesgo de albergar la rabia y, por lo tanto, la profilaxis posterior a la exposición no está indicada.
• La profilaxis posexposición a la rabia consiste en IGIV antirrábica (inyectada en la herida) y una vacuna antirrábica (administrada durante los días 0, 3, 7 y 14; inyectada en un lugar distante de la inyección de IGIV).

HERIDAS

• La mayoría de las heridas, incluidas las de los dedos de las manos y los pies, pueden anestesiarse con geles tópicos, como Lidocaína (4%) más Epinefrina (1:1 000) más Tetracaína (0.5%) (LET), para reducir la ansiedad del paciente.
• Si se necesita anestesia local adicional, la lidocaína o la lidocaína con epinefrina debe tamponarse 1:10 con bicarbonato sódico convencional al 8.4% e inyectarse lentamente con una aguja de calibre 30 para minimizar el dolor de la inyección.
• Muchas heridas superficiales de manos y pies de < 2 cm de longitud que no afectan a los tendones ni a las estructuras neurovasculares se curan sin necesidad de sutura. Aproximar los bordes de la herida con un vendaje y mantenerla seca y limpia durante 3-7 días.
• Elija el tipo y el tamaño de la sutura en función de la localización de la lesión. La mayoría de las instituciones cuentan con directrices al respecto. Cuando sea posible, utilice suturas absorbibles para minimizar la necesidad de retirarlas, lo que puede causar más angustia a los niños.

- La mayoría de las heridas pueden repararse con simples suturas interrumpidas. Ocasionalmente, se necesitan suturas profundas para evitar grandes espacios potenciales.
- Tras la reparación, aplique una pomada antibiótica tópica. Las heridas pueden lavarse suavemente y secarse con palmaditas durante la curación. Dar instrucciones para que vuelvan a consulta si aparecen signos de infección. Una vez disueltas o retiradas las suturas, la cicatrización puede atenuarse limitando la exposición al sol.

PREVENCIÓN DE LESIONES

- Las estrategias de prevención de lesiones son esenciales para evitar las lesiones traumáticas en los niños. Las siguientes orientaciones preventivas pueden ayudar a evitar una morbilidad y mortalidad significativas.
- Los niños deben llevar siempre el casco cuando montan en bicicleta.
- Mantenga todos los medicamentos, herramientas y equipos potencialmente peligrosos fuera del alcance de los niños.

Seguridad de los vehículos de motor

- Todos los lactantes y preescolares deben colocarse en un asiento de automóvil orientado hacia atrás hasta que alcancen las especificaciones de peso o estatura indicadas por el fabricante del asiento.
- Una vez que los niños han superado los asientos orientados hacia atrás, deben ser colocados en un asiento orientado hacia delante con un arnés durante el mayor tiempo posible hasta que hayan alcanzado las especificaciones de estatura o peso indicadas por el fabricante del asiento. La mayoría de los asientos admiten niños de hasta 29.5 kg (65 lb) o más.
- Todos los niños que hayan superado los asientos orientados hacia delante deben ir en un asiento elevado y con cinturón de seguridad con correas para los hombros hasta que hayan alcanzado una estatura de 1.44 m (57 in) y tengan entre 8 y 12 años de edad.
- Una vez que los niños superan los asientos elevados, deben ir sujetos con el cinturón de seguridad de hombros y cadera. Todos los niños menores de 13 años de edad deben viajar en el asiento trasero.

Prevención de ahogamientos

- Los niños pueden ahogarse incluso en unos pocos centímetros de agua.
- Los niños deben ser supervisados de cerca en cualquier piscina, cuerpo de agua, bañera o agua estancada.
- Vacíe siempre las cubetas o las piscinas para niños después de su uso.
- Retire los juguetes de la piscina después de su uso para evitar que los niños inquietos entren en una zona sin supervisión.
- Fomentar las clases de natación y la capacitación en seguridad acuática.
- Fomentar el uso del chaleco salvavidas.
- Todas las piscinas deben tener una cerca de cuatro lados o una cubierta de seguridad.

Prevención de quemaduras

- Asegúrese de que los detectores de humo funcionen correctamente. Elabore un plan de seguridad para incendios en el hogar.
- Mantenga extintores en funcionamiento en el hogar.
- Ajuste la temperatura del agua caliente a no más de 49 °C (120 °F).
- No deje nunca una estufa caliente sin vigilancia.

Seguridad de las armas de fuego

- Todas las armas de fuego deben guardarse bajo llave y descargadas, con la munición guardada por separado.

- Se debe animar a los padres a que se informen sobre la presencia y el almacenamiento de armas de fuego antes de que su hijo visite la casa de otros familiares, amigos y vecinos.
- Se debe educar a los niños para que no toquen ningún arma de fuego que vean e informen a un adulto de su presencia.

SEDACIÓN PARA PROCEDIMIENTOS EN NIÑOS

- Las indicaciones y estrategias para la sedación para un procedimiento deben ser personalizadas en cada paciente. Si el dolor de la intervención puede tratarse eficazmente con anestesia local o analgesia oral, muchos niños no necesitan sedación. En el caso de los preescolares, permitir la participación de los padres reduce en gran medida la ansiedad del niño y la necesidad de sedación (p. ej., suturar mientras un preescolar se sienta en el regazo de los padres o lo distrae).
- Para los procedimientos urgentes y emergentes, deben considerarse cuidadosamente los riesgos y beneficios de la sedación, y utilizar la sedación más ligera y eficaz. En los niños sedados en urgencias, el riesgo de vómito se correlaciona mal con la duración del ayuno. El riesgo de aspiración pulmonar es desconocido pero poco frecuente.
- El óxido nitroso inhalado o el midazolam intranasal puede proporcionar, respectivamente, sedación y ansiólisis sin necesidad de un temible catéter IV. El óxido nitroso también tiene propiedades analgésicas. Cuando hay una vía intravenosa, se puede utilizar ketamina para lograr tanto la sedación como la analgesia.
- Para más información sobre la sedación, véase el capítulo 31, "Sedación".

ECOGRAFÍA DE CABECERA

- La ecografía en el punto de atención (POCUS, por sus siglas en inglés) es una herramienta con una utilidad creciente y una aplicación generalizada en la medicina de urgencias pediátricas.
- Por lo general, la ecografía se utiliza en los siguientes escenarios clínicos para orientar el diagnóstico y el tratamiento:
  - Infecciones de la piel y de los tejidos blandos: útil para delimitar la presencia de una colección de líquido drenable.
  - Examen E-FAST (Extended Focused Assessment with Sonography in Trauma): puede ser útil en los traumatismos para evaluar la presencia de líquido libre intraperitoneal o pericárdico y para evaluar la presencia de neumotórax o derrame pleural (presumiblemente hemotórax en pacientes con traumatismo).
  - Ecografía de la vejiga: útil para determinar la respuesta a los líquidos, la evidencia de retención urinaria y la probabilidad de éxito del sondaje vesical.
  - Examen cardiaco
    - El ecocardiograma de cabecera puede ser útil para la evaluación rápida de la contractilidad miocárdica, la presencia de derrame y la evaluación del estado de volumen.
    - Considere la posibilidad de realizar una ecografía de cabecera cuando el choque cardiogénico esté en su diagnóstico diferencial o si los pacientes no responden a la reanimación con líquidos como se espera.
    - La compresibilidad de la vena cava inferior (VCI) puede ayudar a evaluar el estado de volumen.
- La ecografía también es útil para guiar la colocación de catéteres IV y líneas centrales.

LECTURAS RECOMENDADAS

Chandy D, Weinhouse GL. Drowning (submersion injuries). En: Post TW, ed. UpToDate. Waltham, MA: UpToDate, 2021.

Dieckmann RA, Brownstein D, Gausche-Hill M. The pediatric assessment triangle. *Pediatr Emerg Care* 2010;26(4):312–315.

Fleisher GR, Ludwig S. *Textbook of Pediatric Emergency Medicine.* 8.ª ed. Philadelphia, PA: Wolters Kluwer, 2020.

Halstead ME, Walter KD; The Council on Sports Medicine and Fitness. Sport-related concussion in children and adolescents. *Pediatrics* 2010;126:597–615.

Holmes JF, Lillis K, Monroe D, et al. Identifying children at very low risk of clinically important blunt abdominal injuries. *Ann Emerg Med* 2013;62(2):107–116.e2.

Jamshidi R, Sato T. Initial assessment and management of thermal burn injuries in children. *Pediatr Rev* 2013;34(9):395–404.

Kuppermann N, Holmes JF, Dayan PS, et al. Identification of children at very low risk of clinically-important brain injuries after head trauma: a prospective cohort study. *Lancet* 2009;374(9696):1160–1170.

Leonard JC, Kuppermann N, Olsen C, et al. Factors associated with cervical spine injury in children after blunt trauma. *Ann Emerg Med* 2011;58:145–155.

Mitaweh H, Bell MJ. Management of pediatric brain injury. *Curr Treat Options Neurol* 2015;17(5):348.

Quinn J, Cummings S, Callahan M, et al. Suturing versus conservative management of lacerations of the hand: randomized controlled trial. *BMJ* 2002;325:299–301.

Rice PL, Orgill DP. Assessment and classification of burn injury. En: Post TW, ed. UpToDate. Waltham, MA: UpToDate, 2021.

Rupprecht CE, Briggs D, Brown CM, et al. Use of a reduced (4-Dose) vaccine schedule for postexposure prophylaxis to prevent human rabies: recommendations of the advisory committee on immunization practices. *MMWR Recomm Rep* 2010;59(RR-2):1–9.

Shock and fluid resuscitation. En: Advanced Burn Life Support Course, Provider Manual. Chicago: American Burn Association, 2018:31–38.

Topijan AA, Raymond TT, Atkins D, et al. Part 4: pediatric basic life and advanced life support: 2020 American Heart Association guidelines for cardiopulmonary resuscitation and emergency cardiovascular care. *Circulation* 2020;142:S469–S523.

Trott A. *Wounds and Lacerations: Emergency Care and Closure.* 4.ª ed. Philadelphia, PA: Saunders (Elsevier), 2012.

White NJ, Kim MK, Brousseau DC, et al. The anesthetic effectiveness of lidocaine-adrenaline-epinephrine gel on finger lacerations. *Pediatr Emerg Care* 2004;20(12):812–815.

4

Intoxicaciones

Jennifer Horst, Ari Filip y Robert M. Kennedy

INTRODUCCIÓN

- Cuando un paciente ha sido víctima de una intoxicación, ya sea accidental o intencionada, la etiología suele ser poco clara. Las víctimas de ingesta a menudo se presentan con un estado mental alterado, dejando al clínico con un amplio diagnóstico diferencial. **Recuerde mantener la ingestión en la lista**. Esta es una tarea más sencilla cuando se enfrenta a un paciente que presenta un toxidromo clásico (recuerde "loco como una cabra, seco como un hueso"), pero los pacientes, en particular los preescolares, por lo regular no se presentan con "síntomas clásicos".
- La historia y el examen físico son fundamentales, ya que muchos tóxicos o medicamentos no forman parte de un análisis de fármacos completo.
- Cuando se extraiga sangre durante la fase aguda de la enfermedad, asegure siempre muestras adicionales cuando sea posible.
- Los **centros de control de intoxicaciones** pueden ser una excelente fuente de información.
  - Puede llamar al National Capital Poison Center en EUA al **1-800-222-1222**.
  - Este número le remitirá al centro de control de intoxicaciones de su estado/región en EUA.

CLASIFICACIÓN POR EDAD

Lactantes (< 9 meses de edad)

- Las ingestas accidentales son raras en este grupo de edad debido a su limitada capacidad de desarrollo. En su lugar, considere lo siguiente:
  - Uso indebido de un medicamento (p. ej., administrar a un lactante un medicamento recetado a otro miembro del hogar).
  - Dosificación inadecuada (error de concentración o medición) de un medicamento con o sin receta médica.

Preescolares (1-3 años de edad)

- Los preescolares tienen una combinación de desarrollo potencialmente mortal de movilidad independiente, destreza manual en evolución e impulsividad.
- Según el informe anual de 2019 de los datos nacionales de intoxicación de la American Association of Poison Centers de EUA, 31.3% de todas las exposiciones ocurrieron en niños menores de 3 años de edad y los niños ≤ 5 años de edad comprendieron 42.8% de las exposiciones humanas.
- Hay un predominio de hombres para las ingestas en niños < 12 años de edad.
- En 2019, las cinco *exposiciones* más comunes en niños fueron cosméticos/productos de cuidado personal, sustancias de limpieza, analgésicos, cuerpos extraños/juguetes varios y suplementos dietéticos/herbales/preparados homeopáticos. Las cinco categorías más comunes de sustancias implicadas en las *muertes* pediátricas (≤ 5 años de edad) fueron humo/vapores de gases, fármaco desconocido, analgésicos, pilas y anestésicos.

Niños en edad escolar

Los niños de este grupo de edad con un desarrollo normal **no** suelen ingerir sustancias tóxicas a menos que estén mal almacenadas (p. ej., anticongelante guardado en un recipiente de refresco) o disfrazadas de golosina (tetrahidrocanabinol [THC] en gomitas, etcétera).

Adolescentes

- Las intoxicaciones intencionadas se reconocen con mayor frecuencia en este grupo de edad.
  - Intentos de suicidio.
  - Ingesta recreativa por diversión/percepción alterada/intoxicación que conduce a una sobredosis involuntaria.
  - Efectos clínicos más graves de la toxina debido a la ingestión de un mayor volumen.
  - Mayor morbilidad y mortalidad asociadas con las intoxicaciones intencionadas (intentos de suicidio o intoxicaciones deliberadas) en todos los rangos de edad.

DIAGNÓSTICO

Historia

- A menudo, los antecedentes son mínimos o inexistentes debido a la alteración del estado mental o de la conciencia.
  - La principal queja de las víctimas de intoxicación es la **alteración del estado mental**.
- Haga preguntas detalladas sobre el entorno del hogar, los cuidadores, la cronología, el acceso a las sustancias y los intentos de intervención antes de buscar atención médica.
- Realizar una evaluación del desarrollo del niño, ya sea basada en la exploración física (a veces complicada por la alteración del estado mental) o en la historia.
  - Esto puede ser clave para validar el mecanismo de acceso a las sustancias (p. ej., un niño de 3 meses de edad no podría tomar una pastilla y coordinar su traslado a la boca, pero un niño de 11 meses, sí).
- Introducción reciente de un nuevo compuesto en el medio ambiente.
  - Ejemplo: se acaba de cambiar el líquido de frenos del automóvil y se ha dejado el recipiente accesible en la entrada.
- Nuevo cuidador
  - Posible menor nivel de atención a la actividad del niño.
  - Nuevos miembros de la casa, como parientes adultos mayores, que tomen medicamentos recetados que puedan quedar accidentalmente al alcance de un preescolar o que se caigan por accidente al suelo.
- Pregunte por los medicamentos con y sin receta, ya que son otro de los culpables habituales.
  - Están al alcance de todos los miembros del hogar: las **tapas a prueba de niños no son a prueba de niños**.
  - Las drogas ilícitas son causa común de ingestión grave. Pregunte por las drogas o los comestibles con infusión de THC.

Presentación clínica (tabla 4-1)

- Véase la tabla 4-1.
- Hallazgos de la exploración física que hay que tener en cuenta:
  - Signos vitales.
  - Examen pupilar: anote miosis *vs.* midriasis, o si hay nistagmo.
  - Membranas mucosas: salivación seca *vs.* salivación profusa.
  - Piel: seca *vs.* diaforética; *siempre busque hematomas*.

TABLA 4-1 Toxíndromes

Categoría	Síntomas	Comentarios
Anticolinérgicos (antimuscarínicos): antihistamínicos, plantas de alcaloides tropánicos, ATC	Taquicardia, midriasis, xerostomía/piel seca, rubor, retención urinaria, íleo, delirio, hipertermia	El delirio puede manifestarse en forma de comportamientos de "recolección": alcanzar o agarrar objetos. La hipertermia es una característica mórbida
Colinérgicos	Salivación, lagrimeo, micción, diarrea, vómito. Grave: broncorrea, broncoespasmo, bradicardia, convulsiones, fasciculaciones y parálisis muscular	"Las B asesinas": broncorrea, broncoespasmo y bradicardia son las características más preocupantes. La mortalidad suele ser de causa respiratoria (broncorrea, broncoespasmo, debilidad/parálisis diafragmática)
Síndrome neuroléptico maligno (SNM)	Confusión, rigidez (en tubo de plomo), hipertermia, leucocitosis, aumento de la CK	Puede confundirse con el síndrome de la serotonina. Se distingue por un curso temporal más indolente (días-semanas), presencia de rigidez en tubo de plomo (vs. clono)
Opiáceos	Miosis, estreñimiento, depresión respiratoria, depresión del SNC	Depresión respiratoria pronunciada, pero otros signos de disfunción autonómica no deben estar presentes a menos que sean premórbidos
Sedante-hipnótico	Sedación, hipotermia, depresión del SNC, depresión respiratoria, posible hipotensión/bradicardia leve	Los cambios autonómicos suelen ser leves en comparación con el nivel de sedación. Las pupilas por lo general no se verán afectadas en comparación con el toxíndrome opiáceo o simpaticolítico
Toxicidad simpaticolítica (p. ej., clonidina o agonista α-2)	Miosis, bradicardia, hipotensión, depresión respiratoria y depresión del SNC	Características similares a las del toxíndrome opiáceo (miosis, sedación, bradipnea), pero pueden aparecer bradicardia e hipotensión. Normalmente, la depresión respiratoria es menos pronunciada
Simpaticomiméticos	Taquicardia, hipertensión, midriasis, diaforesis, movimientos motores anormales	Características similares a los toxíndrome anticolinérgicos, pero los pacientes jóvenes pueden presentar comportamientos motores anormales, vómito, o pueden estar agitados/inconsolables
Toxicidad de la serotonina/síndrome de la serotonina	Taquicardia, midriasis, diarrea, hiperreflexia, clono, agitación, hipertermia	La toxicidad existe en un espectro, desde la toxicidad leve de la serotonina hasta los casos graves (síndrome de la serotonina). Los ISRS, los IMAO y los ATC son os causantes típicos, pero otros fármacos serotoninérgicos pueden contribuir a este síndrome (p. ej., tramadol, meperidina, bupropión, litio, valproato, linezolid, anfetaminas)

ATC, antidepresivos tricíclicos; CK, creatina-cinasa; IMAO, inhibidores de la monoaminooxidasa; ISRS, inhibidores selectivos de la recaptación ce serotonina.

- Ruidos respiratorios: anote la frecuencia respiratoria y si hay sibilancias.
- Escuche los ruidos intestinales.
- Examen neurológico.
  ◦ Estado mental: ¿el paciente está despierto, agitado, agarra objetos, responde a estímulos internos?
  ◦ Compruebe el clono, los reflejos y la rigidez.

Estudios de laboratorio

- A todos los pacientes que presenten una sospecha de intoxicación *intencional* se les deben realizar los siguientes estudios:
  - Hemograma, panel metabólico completo, nivel de paracetamol, nivel de salicilato, análisis de drogas en orina y electrocardiograma.
  - Otros estudios, como el nivel de etanol o la gasometría venosa, pueden estar indicados con base en la historia y el examen físico.
    ◦ Los niveles de salicilato y paracetamol pueden obtenerse en muchos hospitales y guiar la atención temprana (administración de *N*-acetilcisteína [NAC], etc.) (figs. 4-1 y 4-2).
- Glucosa en el punto de atención: obtener en todos los pacientes alterados.
  - KULTS para la acidosis metabólica por brecha aniónica: cetonas (*Ketones*), **U**remia, ácido **L**áctico, alcoholes **T**óxicos, **S**alicilatos.
    ◦ Cetonas: cetoacidosis diabética (CAD), cetosis por inanición, cetoacidosis alcohólica.

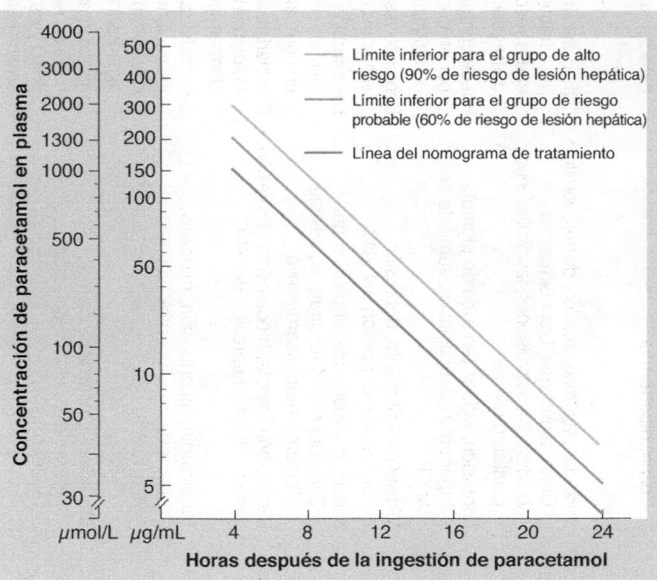

PRECAUCIONES PARA EL USO DE ESTE GRÁFICO:

1. Las coordenadas temporales se refieren al tiempo posterior a la ingestión.
2. Los niveles séricos extraídos antes de las 4 h pueden no representar los niveles máximos.
3. El gráfico debe utilizarse únicamente en relación con una única ingestión aguda.
4. Dados los matices de la intoxicación por paracetamol, se recomienda generalmente la consulta al centro de intoxicaciones o al servicio de toxicología

Figura 4-1. Nomograma que muestra la concentración de paracetamol en plasma o suero *vs.* el tiempo posterior a la ingestión de paracetamol.

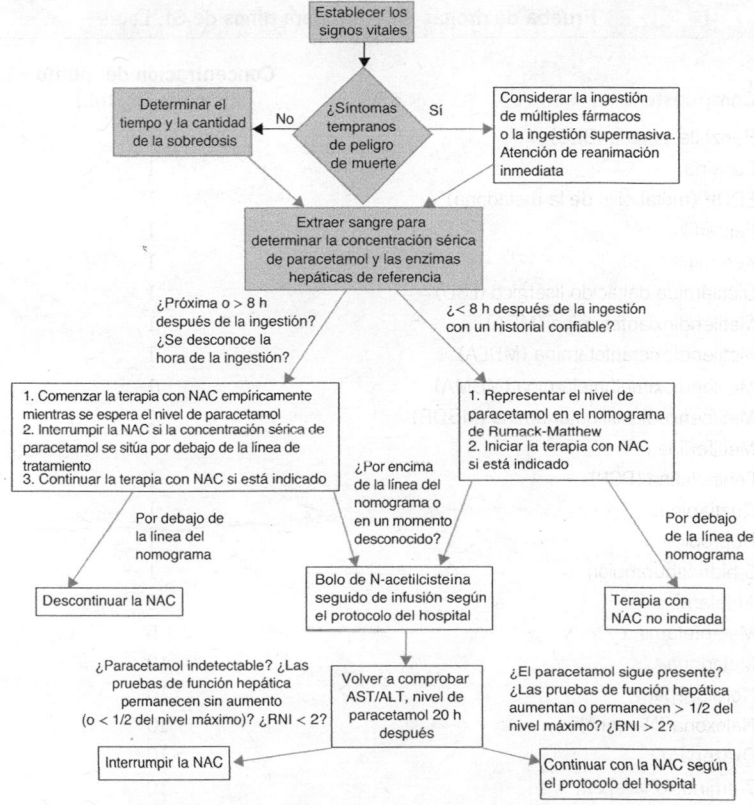

ALT, alanina-aminotransferasa; AST, aspartato-aminotransferasa; RNI, razón normalizada internacional; NAC, N-acetilcisteína.

Figura 4-2. Algoritmo de tratamiento de la intoxicación por paracetamol.

- ○ Uremia: insuficiencia renal.
- ○ Ácido láctico: cianuro, monóxido de carbono, metformina.
- ○ Alcoholes tóxicos: etilenglicol, etanol, metanol, propilenglicol.
- ○ Salicilatos: aspirina, salicilato de metilo (aceite de gaulteria).
- La brecha osmolar y la cooximetría pueden ser útiles en el contexto adecuado.
- Prueba de drogas.
  - Los análisis "exhaustivos" de drogas en orina y suero no son completamente exhaustivos.
  - ○ Es imprescindible conocer el panel de análisis de drogas de rutina en orina y suero de su hospital.
  - Las pruebas de detección de fármacos en la mayoría de las instituciones están basadas en inmunoensayos: los anticuerpos reconocen estructuras moleculares similares entre las clases de fármacos y sus metabolitos.
  - ○ Propensión a falsos positivos y falsos negativos.
  - ○ Las clases de fármacos sin metabolitos comunes pueden no ser detectadas (p. ej., el lorazepam y el clonazepam con frecuencia no se detectan en el cribado de benzodiacepinas).
    - Algunas clases de fármacos tienen efectos similares pero estructuras químicas muy variables (p. ej., los análisis de opiáceos no detectan los opiáceos sintéticos como la hidrocodona, la oxicodona, el fentanilo y la metadona).

TABLA 4-2   Prueba de drogas en orina para niños de St. Louis

Compuesto	Concentración del punto de corte (ng/mL)
Benzoilecgonina (BEG)	1
Cocaína	1
EDDP (metabolito de la metadona)	1
Fentanilo	1
Ketamina	1
Dietilamida del ácido lisérgico (LSD)	1
Metilendioxianfetamina (MDA)	1
Metilendioxietanfetamina (MDEA)	1
Metilendióximetanfetamina (MDMA)	1
Metilbenzodioxolilbutanamina (MBDB)	1
Metilfenidato	1
Fenciclidina (PCP)	1
Quetiapina	1
Bupropión	1
6-hidroxibupropión	1
Anfetamina	5
Metanfetamina	5
Metadona	10
Nordiazepam	10
Naloxona (Narcan®)	10
Oxazepam	10
7-aminoclonazepam	10
Tramadol	10
Norbuprenorfina	10
Buprenorfina-3-glucurónido	10
Venlafaxina	10
11-Nor-9-carboxi-Δ9-tetrahidrocannabinol-glucurónido (THC)	20
6-monoacetilmorfina	25
Alprazolam (Xanax®)	25
Lorazepam	25
Codeína	25
Nalorfina	25
Oxicodona	25
Clonidina	50
Flunitrazepam (Rohypnol™)	50
Hidromorfona	50
Oximorfona	50
O-desmetiltramadol	50

TABLA 4-2	Prueba de drogas en orina para niños de St. Louis (*Continuación*)

Compuesto	Concentración del punto de corte (ng/mL)
Lorazepam-3-glucurónido	100
Hidrocodona	100
11-Nor-9-carboxi-Δ9-tetrahidrocannabinol	100
Morfina	100
Morfina-3-glucurónido	250
Pentobarbital	1 000
Fenobarbital	1 000
Secobarbital	1 000
Amobarbital	1 000
γ-hidroxibutirato (GHB)	10 000

Cortesía del St. Louis Children's Hospital.

○ Algunas clases de fármacos pueden tener metabolitos que causan falsos positivos (p. ej., lamotrigina y fenciclidina [PCP], trazodona y anfetaminas). Los positivos deben confirmarse mediante cromatografía de gases-espectrometría de masas (CG-EM).
• La CG-EM es el estándar de oro para la identificación de fármacos: puede utilizarse para confirmar los resultados positivos de las pruebas de detección de fármacos.
  ○ No está disponible en la mayoría de las instituciones (es decir, debe enviarse a un laboratorio externo).
  ○ Alta sensibilidad y especificidad para la detección del compuesto exacto en cuestión.
  ○ La biblioteca exacta de compuestos detectados cambia por institución:
  ○ Véase la tabla 4-2.
  − Realizado por espectrometría de masas, con una excelente especificidad.
• Ensayos cuantitativos específicos de fármacos.
  • Los medicamentos antiepilépticos (fenitoína/ácido valproico/carbamazepina), los analgésicos (paracetamol, salicilatos) y los metales (hierro, litio) son sustancias que se encuentran en forma habitual en los casos de ingestión pediátrica, y sus concentraciones séricas suelen estar fácilmente disponibles.

Otros estudios diagnósticos útiles

• Electrocardiografía
  • Puede consultar el nomograma QT (fig. 4-3) para identificar la prolongación del intervalo QT de alto riesgo.
  • Taquiarritmias.
  ○ Los **antidepresivos tricíclicos (ATC)** pueden presentar una prolongación de los intervalos QRS debido al bloqueo de los canales de sodio, lo que podría evolucionar hacia arritmias ventriculares mortales; el intervalo QT también puede estar prolongado.
  ○ La **ingestión de medicamentos antipsicóticos** puede causar una prolongación del intervalo QT, haciendo al paciente susceptible de presentar *torsades de pointes*.
  ○ Los **simpaticomiméticos** (cocaína, anfetaminas) pueden presentarse con taquicardia sinusal u otras taquiarritmias.
  • Bradiarritmias.
  ○ Los **bloqueadores β**, los **bloqueadores de los canales de calcio** y la **clonidina** se presentan típicamente con bradicardia sinusal pero pueden presentarse con bloqueo auriculoventricular (AV).

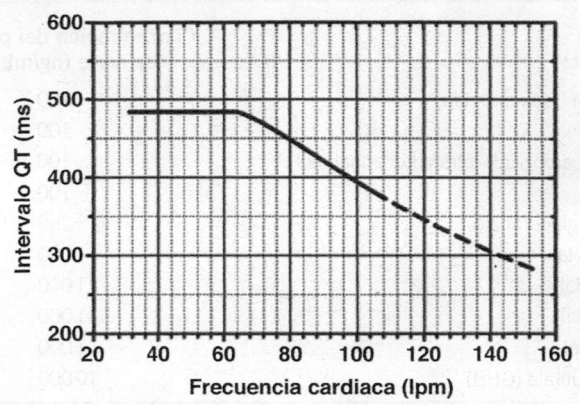

La línea continua indica las frecuencias cardiacas que no son taquicárdicas
La línea discontinua se extrapola para permitir la evaluación de frecuencias cardiacas más rápidas

El nomograma QT es un gráfico del intervalo QT vs. la frecuencia cardiaca. Un par intervalo QT-frecuencia cardiaca por encima de la línea se relaciona con un mayor riesgo de taquicardia helicoidal (*torsades de pointes*)

Figura 4-3. Nomograma del intervalo QT. (Reimpresa de Isbister GK. Risk assessment of drug-induced QT prolongation. *Aust Prescr* 2015;38(1):20-24. Reproducida y adaptada de WikiTox www.wikitox.org).

- Radiografía
  - Los cuerpos extraños radiopacos que han sido ingeridos o aspirados por el niño pueden visualizarse en las placas de tórax o abdomen.
  - El hierro (sulfato ferroso), el plomo o los comprimidos con recubrimiento entérico pueden verse en el tracto gastrointestinal.
  - Una radiografía negativa no excluye la ingestión o la aspiración.

TRATAMIENTO

Eliminación de venenos ingeridos

- El carbón activado no suele ser útil; debe sopesarse el riesgo de aspiración, la evolución clínica y la gravedad del veneno. Se recomienda consultar con el centro de intoxicaciones.
- Se puede considerar si < 1 h después de la ingestión; la dosis es de 0.5-1 g/kg (30-50 g).
  - Agentes absorbidos por el carbón activado: barbitúricos, colchicina, digitálicos, anfetaminas, fenitoína, salicilatos, teofilina y ATC.
  - La mayoría de los metales (hierro, plomo, litio) no son absorbidos por el carbón activado.
- Métodos de eliminación secundaria
  - Irrigación de todo el intestino (polietilenglicol); casos selectos, como el hierro.
  - Alcalinización: para barbitúricos, salicilatos.
    ○ Administrar $NaHCO_3$ y seguir el pH de la orina.
  - Hemodiálisis, hemofiltración o exanguinotransfusión (p. ej., metanol, etilenglicol, litio, salicilatos). Consultar con el servicio de intoxicaciones o con un toxicólogo.

Antídotos/terapia específicos

Véanse las tablas 4-3 a 4-5.

TABLA 4-3 Hallazgos comunes y enfoque de gestión en las ingestas de fármacos de prescripción

Agente tóxico	Signos y síntomas	Antídoto/tratamiento	Comentarios
Antidepresivos tricíclicos	Síndrome serotoninérgico como el anterior, bloqueo de los canales de sodio (ensanchamiento del complejo QRS), prolongación del intervalo QT, taquicardia, hipotensión, efectos anticolinérgicos, convulsiones	Benzodiacepinas, bicarbonato sódico c bolos de solución salina hipertónica al 3% (1-2 mEq/kg), vasopresores, fisostigmina en casos raros, OMEC	La fatalidad es común por el ensanchamiento del complejo QRS y la arritmia ventricular
Antimaláricos (hidroxicloroquina, cloroquina, quinina)	Hipopotasemia, prolongación del intervalo QRS, prolongación del intervalo QT, arritmia ventricular, hipotensión	Reposición de electrolitos, bolo de bicarbonato sódico/solución salina h pertónica a dosis altas (1 mg/kg)	Medicamento especialmente peligroso en las ingestas exploratorias en preescolares
Antipsicóticos	Acatisia, reacción extrapiramidal, efectos anticolinérgicos, sedación, SNM (raro)	Difenhidramina 1-2 mg/kg/dosis (max 50 mg) si hay síntomas extrapiramidales, benzodiacepinas en casos graves	Los síntomas extrapiramidales predominan en la 1.ª generación (p. ej., haloperidol). Síntomas anticolinérgicos en la 2.ª generación (p. ej., olanzapina)
Barbitúricos y anticonvulsivos	Dificultad para hablar, hipotermia, nistagmo, ataxia, depresión del SNC, convulsiones, arritmias	Carbón vegetal, alcalinización de la orina, d álisis	Diálisis en casos seleccionados/graves: ácido valproico, fenitoína, carbamazepina, fenobarbital
Benzodiacepinas	Depresión respiratoria, depresión del SNC	Flumazenil 0.2 mg IV en bolo, luego 0.2 mg/min hasta un máximo de 3 mg	La administración de flumazenil puede precipitar las convulsiones en pacientes habituados
Betabloqueadores	Bradicardia, bloqueo cardiaco, hipotensión, hipoglucemia	Glucagón (bolos de 0.05-0.15 mg/kg) + infusión, vasopresores, dosis altas de insulina, emulsión lipídica intravenosa, OMEC	Requiere telemetría, el bloqueo cardiaco y la bradicardia pueden ser refractarios a la estimulación (Continúa)

TABLA 4-3   Hallazgos comunes y enfoque de gestión en las ingestas de fármacos de prescripción (*Continuación*)

Agente tóxico	Signos y síntomas	Antídoto/tratamiento	Comentarios
Bloqueadores de los canales de calcio	Hipotensión secundaria a vasodilatación/ vasoplejía (dihidropiridinas) *vs.* bradicardia y choque cardiogénico (no dihidropiridinas). La selectividad se pierde en la sobredosis, y pueden presentarse características de ambas Hiperglucemia por bloqueo de los islotes pancreáticos	Cloruro de calcio (objetivo 13-15 mg/dL), vasopresores, dosis altas de insulina, azul de metileno, intralípidos, OMEC	Requiere telemetría, el bloqueo cardiaco y la bradicardia pueden ser refractarios a la estimulación
Digitálicos	Arritmia, hipotensión, hiperpotasemia	Fragmentos Fab; 80 mg inactivan 1 mg de digoxina. 5-10 viales en paciente inestable o ingestión desconocida	Requiere telemetría. La hiperpotasemia en la sobredosis aguda augura un alto riesgo de mortalidad
Hierro	Náusea, diarrea con sangre, dolor abdominal, leucocitosis, acidosis metabólica, choque, coma, insuficiencia hepática, estenosis GI (retardada)	Deferoxamina: 5 mg/kg/h hasta 15 mg/kg/h según tolerancia de la PA, irrigación de todo el intestino, radiografía simple seriada	Dosis tóxica 20-60 mg/kg de hierro Dosis de alta toxicidad > 60 mg/kg Dosis letal 200-300 mg/kg Deferoxamina durante 4 h con un nivel de hierro > 500 µg/dL o toxicidad sistémica

Hipoglucemiantes orales como las sulfonilureas (p. ej., glipizida, gliburida, etc.)	Hipoglucemia grave en pediatría, que provoca letargo, coma, convulsiones Actúan aumentando la liberación de insulina pancreática Los síntomas pueden aparecer entre 18 y 24 h después de la ingestión	El tratamiento de la hipoglucemia incluye octreotida 1 μg/kg SC c/12 h, que debe administrarse a cualquier paciente sintomático. Puede añadirse un bolo o infusión de dextrosa IV, pero con el riesgo de estimular una mayor producción de insulina pancreática También se puede considerar el uso de glucagón 0.1 mg/kg (máx 1 mg) Efectos secundarios desagradables: náusea, vómito	La hipoglucemia puede ser resistente a la dextrosa IV; es necesario un control frecuente de la glucemia Las sobredosis de sulfonilureas debe observarse durante 24 h
Imidazolinas (clonidina y guanfacina)	Bradicardia, hipotensión, bradipnea, miosis, depresión del SNC	La naloxona puede ser útil, pero a dosis mucho más altas que la sobredosis de opiáceos (10 mg independientemente del peso)	Puede necesitar una reevaluación y estimulación repetida. La intubación y los vasopresores rara vez son necesarios
Inhibidores selectivos de la recaptación de serotonina (ISRS)	Síndrome serotoninérgico: taquicardia, midriasis, diarrea, hiperreflexia, clono, agitación, hipertermia	Ciproheptadina C.25 mg/kg/día (solo casos leves-moderados), benzodiacepinas (moderados-graves), enfriamiento/sedación profunda (graves)	Suele precipitarse por la combinación de agentes serotoninérgicos o por la ingestión masiva de un solo agente
Insulina	Hipoglucemia, sudoración, mareo, palidez, síncope, convulsiones, coma	Infusión continua de líquidos que contienen dextrosa	Se justifica la realización de controles frecuentes de la glucemia para alcanzar la tasa de infusión de glucosa adecuada. Fomentar la ingesta de carbohidratos complejos, proteínas y grasas por vía oral
Opiáceos	Hipoventilación, miosis, sedación, hipotermia, íleo	Naloxona 0.1 mg/kg IV	La vida media del opiáceo puede superar la de la naloxona (vida media de 1 h) y requerir una nueva dosificación. Los opiáceos de acción prolongada (p. ej., la metadona) pueden requerir una infusión de naloxona

GI, gastrointestinal; IV, intravenoso; SNM, síndrome neuroléptico maligno; OMEC, oxigenación por membrana extracorpórea; PA, presión arterial; SC, subcutáneo; SNC, sistema nervioso central.

TABLA 4-4 · Hallazgos comunes y enfoque de manejo en ingestiones o exposiciones a sustancias sin prescripción médica

Agente tóxico	Signos y síntomas	Antídoto/tratamiento	Comentarios
Aceite de gaulteria (hasta 98% de salicilato de metilo)	Intoxicación por salicilatos (véase abajo). Una cucharadita equivale a unos 20 comprimidos de aspirina de máxima potencia (325 mg)	Bicarbonato sódico para mejorar la eliminación, diálisis en casos graves	Medicamento especialmente peligroso en las ingestas exploratorias en preescolares
Alcanfor	Delirio, convulsiones, metahemoglobinemia, hemólisis intravascular	Azul de metileno, transfusión sanguínea, benzodiacepinas para las convulsiones, cuidados de apoyo	
Alcoholes tóxicos como el etilenglicol (anticongelante, líquido de frenos, aceite de motor) y el metanol	Acidosis metabólica, alcalosis respiratoria compensatoria (taquipnea); insuficiencia renal con depósito de cristales de oxalato y necrosis tubular aguda (etilenglicol); ceguera, depresión del SNC y lesiones de los ganglios basales (metanol)	Bloqueo de la alcohol-deshidrogenasa mediante fomepizol (15 mg/kg de dosis de carga + 10 mg/kg c/12 h). Puede sustituir el etanol hasta un nivel de mantenimiento > 100 mg/dL si no se dispone de fomepizol La diálisis puede ayudar a eliminar el alcohol tóxico y sus metabolitos si la acidosis ya está presente	La fluoresceína y los cristales de oxalato en la orina pueden estar presentes, pero estos hallazgos no son ni sensibles ni específicos
Antihistamínicos/anticolinérgicos	Sequedad de boca, midriasis, taquicardia, hipertermia, efectos similares a los ATC (antihistamínicos de 1.ª generación)	Fisostigmina 0.02 mg/kg IV, máximo 1 mg, benzodiacepinas, bolos de bicarbonato sódico (difenhidramina)	La fisostigmina tiene varias contraindicaciones: su uso debe ser consultado con el centro de intoxicaciones o el centro toxicólogo

Carbamatos/ organofosfatos	Toxíndromes colinérgicos: ptialismo, lagrimeo, micción, diarrea, vómito. Graves: broncorrea, bradicardia, convulsiones, parálisis de los músculos respiratorios	Protección de la vía aérea; atropina titulada agresivamente para secar las secreciones bronquiales; pralidoxima (solo organofosfatos); benzodiacepinas para las convulsiones	La descontaminación del paciente y del personal es imperativa Considerar la posibilidad de una sonda nasogástrica para eliminar la toxina residual
Cianuro	Alteración del estado mental, hipotensión y colapso cardiovascular, convulsiones, acidosis metabólica con lactato elevado	Hidroxocobalamina 70 mg/kg en infusión intravenosa durante 15 min, máximo 5 g. Puede repetirse × 1 si la respuesta es favorable	Considerar esto en pacientes que han estado en un incendio cerrado. Debe tratarse presuntamente por acidosis metabólica con lactato de 10 o más
Corrosivos alcalinos	Disfagia, quemaduras orales y esofágicas	No administrar eméticos, carbón vegetal o lavado gástrico En caso de contacto con los ojos o la piel: aclarar con agua hasta alcanzar un pH de 7.0, contactar con oftalmología	Esofagoscopia dentro de las 24 h de la ingestión si está indicado
Etanol (también presente en perfumes, loción para después de afeitar, enjuagues bucales)	Dificultad para hablar, delirio, náusea, vómito, hipoglucemia, hipotermia, ataxia, depresión respiratoria, coma	Manejo de las vías respiratorias Líquidos IV con dextrosa Cuidados de apoyo (calentamiento) Administrar tiamina 500 mg c/8 h IV/IM en casos de abuso crónico para evitar lesiones neurológicas si hay sospecha de encefalopatía de Wernicke	Los preescolares, con menores reservas de glucógeno, tienen más probabilidades de presentar un nivel bajo de glucemia

(Continúa)

TABLA 4-4 Hallazgos comunes y enfoque de manejo en ingestiones o exposiciones a sustancias sin prescrpción médica *(Continuación)*

Agente tóxico	Signos y síntomas	Antídoto/tratamiento	Comentarios
Hidrocarburos	La inhalación/aspiración puede provocar dificultad e insuficiencia respiratoria, que a veces se retrasa hasta 12-24 h después de la exposición	Cuidados de apoyo Esteroides controvertidos sin apoyo de la medicina basada en la evidencia	Recuerde que los síntomas de dificultad respiratoria pueden retrasarse. Los hallazgos radiográficos también pueden retrasar las características clínicas
Metahemoglobinemia (exposición a sulfonamidas, anestésicos locales, bolas de naftalina, nitratos y nitritos, dapsona)	Puede tener una PaO_2 normal y una saturación de oxígeno calculada, aunque la oximetría de pulso puede ser baja	La metahemoglobinemia > 30% se trata con azul de metileno 1-2 mg/kg IV administrados durante varios minutos. Puede ser necesario repetir la dosis	**El azul de metileno está contraindicado en pacientes con deficiencia de glucosa-6-fosfato, ya que puede provocar una hemólisis grave**
Monóxido de carbono	Dolor de cabeza, letargo, convulsiones, coma, colapso cardiovascular	Suministro de oxígeno suplementario, tomar en consideración el oxígeno hiperbárico en consulta con el toxicólogo o el centro de control de intoxicaciones (CoHb > 15%)	La oximetría de pulso y la gasometría arterial pueden ser normales. Diagnóstico por cooximetría

| Paracetamol | Dosis tóxica > 150 mg/kg

Náusea, vómito, letargo;
a > 24 h: daño hepático, ictericia, encefalopatía;
a > 7 días: insuficiencia renal | *N*-acetilcisteína: infusión IV (Acetado=e®): 150 mg/kg en bolo durante 1 h, luego infusión: 50 mg/kg durante ≤ h, seguido de 100 mg/kg durante 16 h (infusión total de 21 h) O 12.5 mg/kg/h × 20 h | Véanse nomograma de toxicidad y algoritmo de tratamiento (figs. 4-1 y 4-2)

Comprobar la concentración sérica 4 h después de la administración. La eficacia de la NAC disminuye después de 8 h, la NAC debe continuar más allá de 20 h si hay signos de hepatotoxicidad en curso (aumento de la concentración de enzimas hepáticas o más de la mitad del nivel máximo, aumento de la RNI o > 2) |
| Salicilato | Malestar gastrointestinal, acúfenos, acidosis metabólica, hiperventilación/alcalosis respiratoria primaria, convulsiones, depresión del SNC, hipoglucorraquia, SDRA | Carbón activado si es < 1 h o las concentraciones aumentan

Alcalinización de la orina (mantener el pH de la orina: 7.5-8) con suplemento de potasio

Hemodiálisis si hay insuficiencia renal, hipoxia, nivel de salicilato > 100 mg/dL, cambios en el estado mental o intoxicación grave | Obtener la concentración sérica al ingreso y a las 4 h después de la ingestión. La absorción y la cinética pueden ser erráticas. Unidad de medida no estandarizada (mg/dL *vs.* mg/L) |

ATC, antidepresivos tricíclicos; CoHb, carboxihemoglobina; IM, intramuscular; RNI, razón normalizada internacional; IV, intravenoso; NAC, N-acetilcisteína; SDRA, síndrome de dificultad respiratoria aguda; SNC, sistema nervioso central.

TABLA 4-5 Hallazgos comunes y enfoque de manejo en las drogas de abuso

Veneno	Signos y síntomas	Antídoto/tratamiento	Comentarios
Cocaína	Taquicardia, hipertensión, agitación, diaforesis, midriasis, vómitos, hipertermia	Benzodiacepinas (pueden ser necesarias dosis altas)	De vida relativamente corta. El análisis de drogas busca el metabolito principal: benzoilecgonina
Benzodiacepina	Miosis, depresión respiratoria	Flumazenil 0,2 mg IV en bolo, luego 0,2 mg/min hasta un máximo de 3 mg	La administración de flumazenil puede precipitar las convulsiones en pacientes habituados
Metanfetamina/anfetamina	Taquicardia, hipertensión, agitación, diaforesis, midriasis, vómitos, hipertermia, distonia/rigidez	Benzodiacepinas (pueden ser necesarias dosis altas), haloperidol útil si hay hallazgos motores anormales	El análisis de anfetaminas puede ser positivo si se toman ciertos medicamentos para el TDAH
Barbitúricos	Habla arrastrada, ataxia, depresión del SNC, depresión respiratoria	Carbón vegetal, alcalinización de la orina (fenobarbital), diálisis (casos graves)	Puede haber una vida media larga
Fentanilo	Miosis, letargo, depresión respiratoria, coma	Naloxona (a menudo en dosis única)	Observar por lo menos 4 horas después de la dosificación de la naloxona
Metadona	Miosis, letargo, depresión respiratoria, coma	Naloxona (frecuentemente requiere infusión)	Vida media larga (> 24 horas), requiere ingreso si el paciente necesita revertir la naloxona
Otros opiáceos (heroína, analgésicos con receta)	Miosis, letargo, depresión respiratoria, coma	Naloxona	Vidas medias variables, la disposición depende de la necesidad de redistribuir la naloxona, el cribado de opiáceos puede no detectar los opioides sintéticos

THC	Letargia, depresión del SNC, bradiarritmia en niños pequeños	Cuidados de apoyo	Las ingestas de THC comestible son cada vez más frecuentes y pueden tener una concentración muy alta de THC
Canabinoides sintéticos	Efectos psicoactivos variables con letargo y depresión del SNC frente a taquicardia, agitación, psicosis, rabdomiólisis, hipertermia	Cuidados de apoyo, benzodiacepinas (si hay agitación)	Compuestos farmacológicamente diversos, no detectados en las pruebas de detección de drogas convencional, efectos psicoactivos variables
Psicoactivos/ disociativos (psilocibina, LSD, PCP, MDMA)	Psicosis, agitación, rabdomiólisis	Cuidados de apoyo, benzodiacepinas (si hay agitación)	La MDMA también puede precipitar el toxidromo simpaticomimético (estructura anfetamínica subyacente). La PCP también puede causar delirio excitado

LSD, dietilamida del ácido lisérgico; MDMA, metilendioximetanfetamina; PCP, fenciclidina; THC, tetrahidrocanabinol.

LECTURAS RECOMENDADAS

Hoffman RS, Burns MM, Gosselin S. Ingestion of caustic substances. *N Engl J Med* 2020;382(18):1739–1748. doi: 10.1056/NEJMra1810769.

Isbister GK, Page CB. Drug induced QT prolongation: the measurement and assessment of the QT interval in clinical practice. *Br J Clin Pharmacol* 2013;76(1):48–57. doi: 10.1111/bcp.12040.

Lowry JA, Fine JS, Calello DP, et al. Pediatric fatality review of the 2013 National Poison Database System (NPDS): focus on intent. *Clin Toxicol (Phila)* 2015;53(2):79–81.

Nelson L, ed. Goldfrank's Toxicologic Emergencies. 11.a ed. New York: McGraw-Hill Education, 2019.

Nelson L, Shih RD, Balick MJ, et al. Handbook of Poisonous and Injurious Plants. 2.ª ed. New York: New York Botanical Garden, 2007.

Rumack BH, Matthew H. Acetaminophen poisoning and toxicity. *Pediatrics* 1975;55(6):871–876.

Spyres M. The KULTS of Toxicology. EMCrit Blog. Publicado en julio 2, 2018. Disponible en: https://emcrit.org/toxhound/kults-of-toxicology/. Consultado por última vez el 30/4/21.

5

Ortopedia básica
Kathryn Leonard y Dean Odegard

TRAUMATISMOS MUSCULOESQUELÉTICOS

Fracturas

En general, los ligamentos de los niños son funcionalmente más fuertes que los huesos. Por lo tanto, los niños tienen más probabilidades de presentar fracturas que esguinces. La fisis (cartílago de crecimiento) es una estructura cartilaginosa situada en los extremos de los huesos largos que suele ser más débil que el hueso circundante y, por tanto, está predispuesta a presentar lesiones.

Las fracturas de la fisis se clasifican mediante el **sistema Salter-Harris** (tabla 5-1). En general, el pronóstico de curación normal empeora a medida que aumenta la clasificación.

- **Tipo I:** fractura a través de la fisis que separa la metáfisis y la epífisis. Suelen ser difíciles de apreciar radiográficamente y se diagnostican clínicamente cuando se encuentra una sensibilidad puntual sobre el cartílago de crecimiento.
- **Tipo II:** la fractura se extiende a través de la fisis y hacia la metáfisis.
- **Tipo III:** la fractura se extiende a través de la fisis y la epífisis en el espacio intraarticular.
- **Tipo IV:** la fractura afecta a la epífisis, la fisis y la metáfisis.
- **Tipo V:** lesión por aplastamiento de la fisis que resulta de una compresión axial y que suele ser difícil de diagnosticar radiográficamente.

Evaluación

- La evaluación del paciente pediátrico con sospecha de fractura debe incluir:
  - Historial: la edad del paciente, el mecanismo y el momento de la lesión son detalles importantes.
  - Examen físico.
    - ○ Deformación macroscópica.
    - ○ Zonas de sensibilidad puntual.
    - ○ Rango de movimiento de la extremidad afectada.
    - ○ Estado neurovascular distal a la lesión: sensibilidad, función motora, pulsos.
    - ○ Laceraciones preocupantes por fractura "abierta" asociada.
- La evaluación radiográfica debe incluir generalmente la articulación por encima y por debajo de la fractura y al menos dos vistas de la región lesionada (con frecuencia, anteroposterior y lateral).

Manejo general

- Mantener a los pacientes en ayuno completo en caso de que se requiera sedación o cirugía.
- Cubrir las heridas abiertas con un apósito estéril. Las fracturas abiertas requieren profilaxis antitetánica, antibióticos y desbridamiento urgente en el quirófano.
- El tratamiento temprano del dolor consiste en el entablillado y la analgesia, por ejemplo, 0.2 mg/kg de oxicodona oral.
- La necesidad de una reducción cerrada es multifactorial y está relacionada con la edad del paciente (potencial de remodelación), el o los huesos afectados y el o los ángulos de desplazamiento.
- La reducción cerrada puede realizarse bajo sedación, seguida de la inmovilización con una férula o yeso bivalvo (fig. 5-1). Los yesos o férulas deben abarcar las articulaciones proximal y distal al lugar de la lesión.

TABLA 5-1 Tipos de fracturas de Salter-Harris

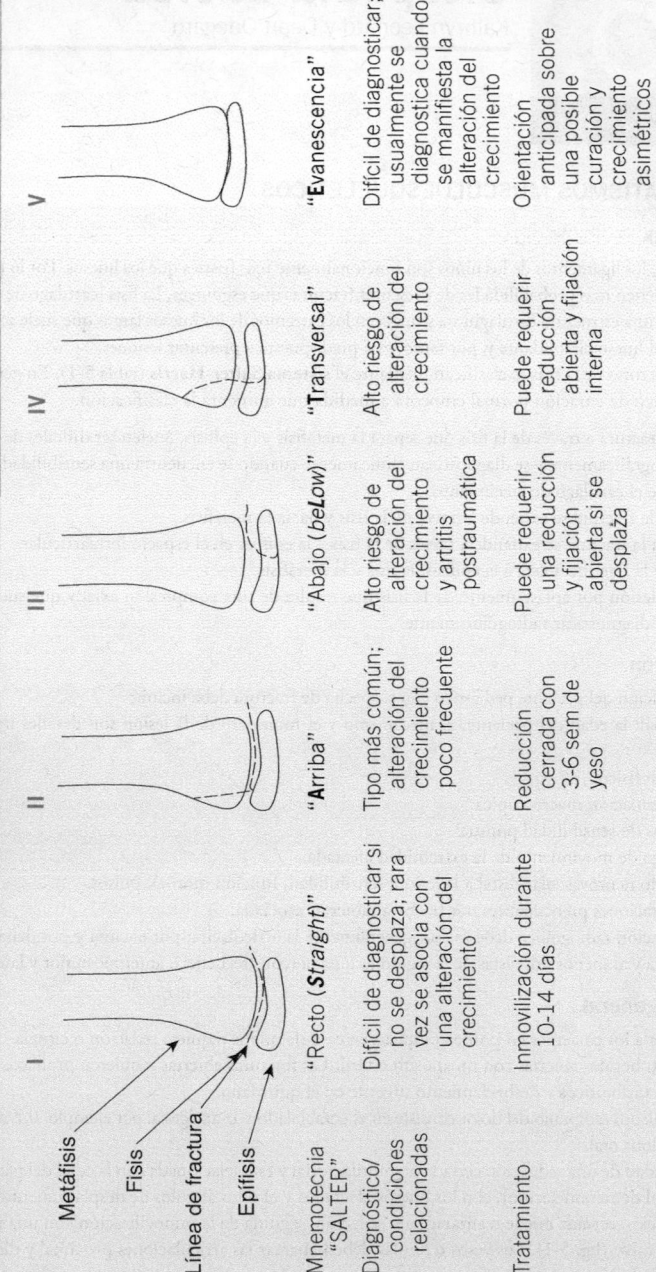

	I	II	III	IV	V
Mnemotecnia "SALTER"	"Recto (*Straight*)"	"Arriba"	"Abajo (*beLow*)"	"Transversal"	"Evanescencia"
Diagnóstico/ condiciones relacionadas	Difícil de diagnosticar si no se desplaza; rara vez se asocia con una alteración del crecimiento	Tipo más común; alteración del crecimiento poco frecuente	Alto riesgo de alteración del crecimiento y artritis postraumática	Alto riesgo de alteración del crecimiento	Difícil de diagnosticar; usualmente se diagnostica cuando se manifiesta la alteración del crecimiento
Tratamiento	Inmovilización durante 10-14 días	Reducción cerrada con 3-6 sem de yeso	Puede requerir una reducción y fijación abierta si se desplaza	Puede requerir reducción abierta y fijación interna	Orientación anticipada sobre una posible curación y crecimiento asimétricos

(labels on diagram: Metáfisis, Fisis, Línea de fractura, Epífisis)

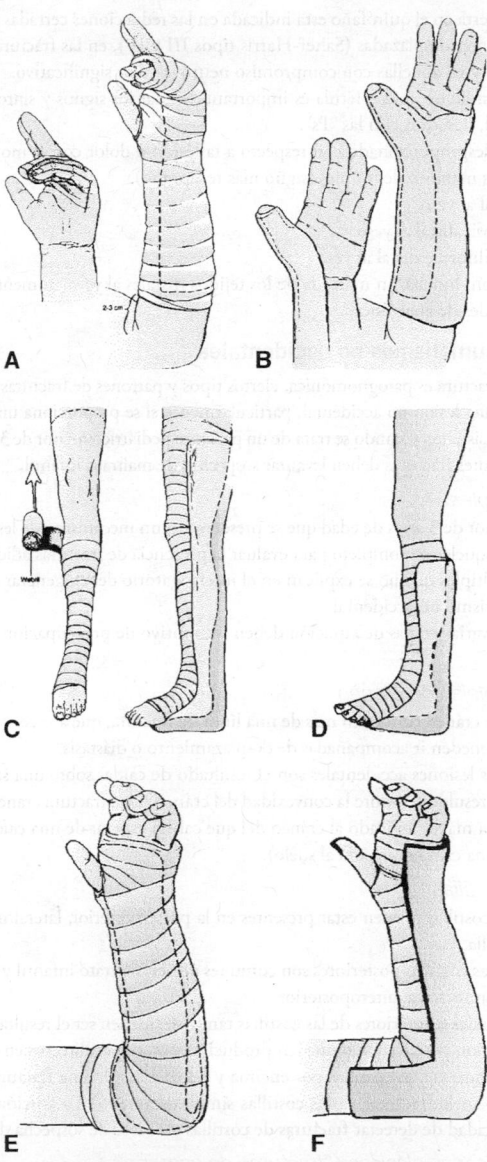

Figura 5-1. Férulas para diversas fracturas. A. Canal cubital; fractura del boxeador. **B.** Espiga del pulgar; fractura del escafoides o del pulgar. **C.** Pierna larga posterior; lesión de rodilla o fractura en espiral. **D.** Tobillo posterior; esguince de tobillo o fractura de pie, tobillo o peroné distal. **E.** Pinzas de azúcar; fractura de radio distal y de muñeca. **F.** Brazo largo posterior; lesión de codo y muñeca.

• La reducción abierta en el quirófano está indicada en las reducciones cerradas fallidas, en las fracturas intraarticulares desplazadas (Salter-Harris tipos III y IV), en las fracturas inestables, en las fracturas abiertas y en aquellas con compromiso neurovascular significativo.
• Tras la colocación de un yeso o férula es importante vigilar los signos y síntomas del **síndrome compartimental**, descritos con las "Ps".

• Dolor (*Pain*) desproporcionado con respecto a la lesión o dolor con el movimiento pasivo de los dedos de las manos o de los pies (signo más temprano).
• **P**arestesia distal al yeso.
• **P**alidez o cianosis distal al yeso.
• **P**ulso débil o filiforme distal al yeso.
• Otros signos son: hinchazón marcada de los tejidos distales al yeso, aumento de la agitación o de las necesidades de analgésicos.

Indicios de traumatismos no accidentales

Aunque ninguna fractura es patognomónica, ciertos tipos y patrones de fracturas deben hacer sospechar al clínico de una lesión no accidental, particularmente si se proporciona una historia de lesión inverosímil o inconsistente. Cuando se trata de un paciente pediátrico menor de 3 años de edad o que no habla, las siguientes fracturas deben levantar sospechas de maltrato infantil.

Fracturas múltiples
• Un paciente menor de 3 años de edad que se presenta sin un mecanismo de lesión plausible necesita un estudio esquelético completo para evaluar la presencia de fracturas adicionales.
• Las fracturas múltiples que no se explican en el interrogatorio deben generar una sospecha razonable de traumatismo no accidental.
• Las fracturas en varias etapas de curación deben ser motivo de preocupación para lesiones repetidas.

Fracturas complejas de cráneo
• Estas fracturas de cráneo contienen más de una línea de fractura, que a veces se describe como un patrón estelar, y pueden ir acompañadas de desplazamiento o diástasis.
• La mayoría de las lesiones accidentales son el resultado de caídas sobre una superficie plana con fracturas lineales resultantes sobre la convexidad del cráneo. Una fractura craneal compleja sugiere un nivel de fuerza mayor aplicado al cráneo del que cabría esperar de una caída de este tipo (por ejemplo, desde una cama o un sofá al suelo).

Fracturas de costillas
• Las fracturas de costillas pueden estar presentes en la parte posterior, lateral o anterior a lo largo del eje de la costilla.
• Las fracturas de las costillas posteriores son comunes por el maltrato infantil y suelen ser causadas por la compresión torácica anteroposterior.
• Las fracturas laterales y anteriores de las costillas también pueden ser el resultado de una compresión anteroposterior, pero también pueden producirse por golpes directos en el pecho.
• Examine detenidamente las costillas por encima y por debajo de una fractura conocida, ya que un golpe directo suele fracturar varias costillas simultáneamente. La adición de vistas oblicuas aumenta la capacidad de detectar fracturas de costillas en casos de sospecha de maltrato.

Lesiones metafisarias clásicas ("fracturas de esquina" o "fracturas en asa de cubo")
• Piense en ellas como fracturas por avulsión en el cartílago de crecimiento, en las que una media luna (asa de cubo) o un fragmento (esquina) del hueso se desprende de la zona de calcificación provisional y es contenido por el periostio.
• Por lo general, son el resultado de fuerzas de tracción o torsión.
• Estas lesiones no suelen ser agudas y representan una lesión previa de la fisis.

Fracturas de húmero

Estas son las lesiones más comunes de los huesos largos asociadas con el maltrato, sobre todo en niños menores de 3 años de edad.

Fracturas de fémur

Estas son las segundas fracturas más comunes que se observan en el maltrato infantil y deben levantar una alta sospecha de maltrato en un niño que no puede caminar sin un mecanismo plausible.

LESIONES MUSCULOESQUELÉTICAS DE LAS EXTREMIDADES SUPERIORES

Fractura de clavícula

• Es la fractura más frecuente en los niños. Puede producirse como resultado de un traumatismo de nacimiento, una caída sobre un brazo extendido o un golpe directo en el hombro.

• Tratamiento

  • Las fracturas de clavícula en los neonatos requieren cuidados con la elevación y el la ferulización, pero no más inmovilización.

  • La mayoría de las fracturas (especialmente en niños < 12 años de edad) se tratan de forma no quirúrgica con inmovilización mediante cabestrillo ± venda, esperándose la unión ósea a las 2-4 semanas. Puede ser prominente un callo óseo que se hará menos evidente a lo largo de 6-12 meses.

  • La cirugía se reserva para las fracturas abiertas, aquellas con lesión o las que tienen riesgo neurovascular asociado (p. ej., las fracturas con desplazamiento posterior cerca del esternón) y las que comprometen la piel.

Luxación del hombro

• Es menos frecuente en el esqueleto inmaduro, ya que la mayoría de las lesiones tiende a producir fracturas.

• Cuando se produce una dislocación de hombro, 90% se trata de luxaciones anteriores.

• Estos pacientes presentan un dolor importante, brazo retenido en aducción y rotación interna, y pérdida del contorno normal del hombro (es decir, acromion prominente).

• Debe realizarse una reducción cerrada suave, seguida de radiografías posteriores a la reducción para asegurarse de que no hay ninguna fractura asociada (p. ej., deformidad de Hill-Sachs, lesión de Bankart). Debe realizarse una radiografía lateral axilar simple para confirmar la reducción.

• Los pacientes deben ser inmovilizados con un cabestrillo y una venda durante al menos 3 semanas y deben ser remitidos para un seguimiento ortopédico.

• La recurrencia es común, con una incidencia de 50-95% y una mayor tasa de recurrencia asociada con una edad más temprana en la primera dislocación.

Fractura del húmero proximal

• La mayoría de estas fracturas se remodelará; pueden ser tratadas con un cabestrillo y una venda durante 2-4 semanas (no se requiere férula ni yeso) y ser remitidas para un estrecho seguimiento ortopédico.

  • En los niños < 12 años de edad con fracturas de Salter-Harris tipo I o II, puede aceptarse una angulación de hasta 40° y un desplazamiento de la mitad de la anchura de la diáfisis, y tratarse como se ha descrito anteriormente.

  • En los adolescentes, puede ser aceptable una angulación de 20° y un desplazamiento < 30% de la anchura de la diáfisis.

Lesiones en el codo

• Las lesiones de codo son frecuentes en los niños. La consulta ortopédica es necesaria para la mayoría.

* Es esencial realizar un examen neurovascular cuidadoso para evaluar los pulsos distales, el llenado capilar y la función motora/sensorial de los nervios radial, cubital y mediano, ya que puede haber compromiso neurológico o vascular (normalmente transitorio) con estas lesiones.
* En una radiografía lateral del codo, se debe prestar especial atención a lo siguiente:
  * **Línea humeral anterior:** esta línea debe intersecar el tercio medio del cóndilo humeral para descartar un desplazamiento posterior del húmero distal.
  * **Línea radiocapitelar:** una línea trazada a través del centro de la cabeza radial debe intersecar el centro del cóndilo humeral. Si esta línea no se cruza con el centro del cóndilo humeral, indica una dislocación de la cabeza radial.
  * **Signo de la almohadilla de grasa posterior:** esta transparencia posterior al húmero distal suele ser visible en caso de derrames articulares de moderados a grandes. Las fracturas están presentes en más de 70% de los casos cuando se ve una almohadilla de grasa posterior en la radiografía simple.
  * **Signo de la almohadilla de grasa anterior:** la elevación de la almohadilla de grasa anterior se denomina "signo de la vela" e indica un derrame. Esto también sugiere una posible fractura asociada.
* Si no se observa ninguna fractura en la radiografía simple lateral, y el cóndilo humeral no está desplazado posteriormente, pero hay una almohadilla de grasa posterior, aplique una férula posterior de brazo largo (fig. 5-1) y remita a cirugía ortopédica para el seguimiento de la presunta fractura radiooculta.
* Entre las lesiones comunes del codo se encuentran las fracturas supracondíleas del húmero, del cóndilo lateral, del epicóndilo medial y las dislocaciones del codo.

Fractura supracondílea del húmero

* Representan la mayoría de las fracturas de codo en los niños. Suelen producirse tras una caída sobre un brazo extendido con hiperextensión del codo o un traumatismo directo. Puede producirse una neurapraxia transitoria de los nervios mediano y radial.
* El tratamiento depende del grado de desplazamiento de la fractura.
  * **Tipo I:** sin desplazamiento. Se trata con inmovilización en un yeso de brazo largo o una férula posterior con el codo flexionado a 60-90°.
  * **Tipo II o III:** las fracturas desplazadas requieren una consulta ortopédica y puede ser necesario tratarlas con reducción cerrada y colocación de clavos percutáneos, o reducción abierta con fijación interna si son inestables.

Subluxación de la cabeza del radio ("codo de niñera")

* La historia clásica es la de un niño menor de 5 años de edad que llora con dolor y se niega a usar el brazo después de que se le tire o levante por ese brazo (tracción axial excesiva). El niño mantendrá el brazo en pronación y ligeramente flexionado en el codo y rechazará la supinación o la pronación.
* Las radiografías son innecesarias si la reducción tiene éxito. Si se obtienen radiografías simples, la colocación del brazo para obtener múltiples vistas suele dar lugar a la reducción.
* La reducción se realiza mediante la hiperpronación o la supinación de la muñeca y la flexión completa del codo; se siente un "chasquido" sobre la cabeza del radio en el codo.
* El paciente utilizará ese brazo con normalidad en 5-10 minutos. Si no hay evidencia de recuperación, el diagnóstico debe ser reconsiderado.
* Obsérvese que las fracturas de la cabeza y el cuello del radio pueden parecerse al "codo de niñera". Es muy importante la anamnesis y un examen cuidadoso para detectar áreas de sensibilidad e hinchazón puntuales significativas.

Fracturas de antebrazo

* Las fracturas de radio y cúbito son muy frecuentes en los niños, y la mayoría afecta la parte distal del antebrazo.

- **Fractura de Colles:** fractura del radio distal con desplazamiento, que da lugar a la clásica deformidad en forma de "tenedor" de la muñeca.
- Las fracturas de cúbito o radio distal pueden tratarse con una férula de muñeca prefabricada si el dolor en supinación/pronación es mínimo. Si a los padres les preocupa que el niño no se deje la férula puesta, o si hay dolor significativo con el movimiento de la muñeca, puede aplicarse una férula con pinzas de azúcar.
- Las fracturas de una o ambas corticales deben ser inmovilizadas con una férula posterior de brazo largo o de pinzas de azúcar para inmovilizar el codo y evitar la pronación y la supinación (fig. 5-1).
- Las fracturas con un desplazamiento o una angulación importantes son inestables y requieren una reducción seguida de una inmovilización como la mencionada anteriormente.
- Merecen una mención especial las fracturas de los **ejes radial y cubital**.
  - El potencial de remodelación disminuye en la diáfisis y en los niños mayores. Se acepta muy poca angulación, y la mayoría de estas lesiones requiere derivación ortopédica.
  - El grueso periostio del radio y el cúbito contribuye a las fracturas en forma de bastón o arco, que deben reconocerse y remitirse a un especialista en ortopedia debido al limitado potencial de remodelación de estas lesiones.
- Cuando se producen fracturas aisladas del cúbito o del radio, es importante revisar cuidadosamente las imágenes del codo y la muñeca para descartar patrones de luxación asociados.
  - La **fractura de Monteggia** es una fractura de cúbito con dislocación de la cabeza del radio asociada.
  - La **fractura de Galeazzi** es una fractura de la diáfisis radial con alteración de la articulación radiocubital en sentido distal.

Fracturas de la mano

Fractura de escafoides

- Es la fractura más común del hueso carpiano y suele producirse en adolescentes. Generalmente se produce con un traumatismo directo o una caída sobre un brazo extendido con hiperextensión de la muñeca.
- Las características incluyen dolor e hinchazón de la muñeca, sensibilidad en la tabaquera, dolor con la supinación contra la resistencia o dolor con la compresión longitudinal del pulgar.
- Las radiografías pueden ser normales, incluso con vistas específicas del escafoides. Si los hallazgos físicos sugieren una fractura de escafoides (a pesar de que las radiografías sean normales), trátese con una férula o yeso para el pulgar (fig. 5-1) y remítase a ortopedia para su seguimiento.
- Existe el riesgo de consolidación en mala posición o necrosis avascular con estas fracturas; a pesar de que es menos común en la población pediátrica, puede ser devastador si se pasa por alto.

Fractura del boxeador

- Se trata de una fractura del quinto metacarpiano con angulación dorsal apical. Generalmente se produce después de golpear un objeto con el puño cerrado.
- Evaluar la malrotación haciendo que el paciente flexione los dedos para cerrar el puño y evaluar la superposición de los dedos ("tijera"). La malrotación debe reducirse antes de colocar una férula de canalización cubital.
- Tratamiento
  - Los intentos de reducción cerrada suelen ser ineficaces, ya que estas fracturas son inestables. Coloque una férula de canal cubital (fig. 5-1) con los metacarpianos flexionados a 70-90° y remita a un cirujano de la mano para que considere la posibilidad de colocar un clavo quirúrgico, especialmente en aquellas fracturas con una angulación superior a 30-40°.

LESIONES Y ANOMALÍAS MUSCULOESQUELÉTICAS DE LAS EXTREMIDADES INFERIORES

Las fracturas cerca de la cadera pediátrica deben considerarse una **emergencia**, y debe buscarse inmediatamente una consulta ortopédica.

Deslizamiento de la epífisis de la cabeza del fémur

- El deslizamiento de la epífisis de la cabeza del fémur (DECF) es un desplazamiento de la cabeza del fémur con respecto al cuello del fémur en la placa de la fisis, similar a una fractura de Salter-Harris de tipo I (tabla 5-1).
- El DECF es el trastorno de cadera más común en los adolescentes. Suele presentarse entre los 8 y 15 años de edad, con una edad media de 12 años en las niñas y de 13.5 años en los niños (relacionada con el momento del desarrollo puberal).
- La relación hombre:mujer es de aproximadamente 2:1. El DECF es más frecuente en niños con obesidad puberal y en algunas etnias específicas (afroamericanos, latinoamericanos).
- El DECF también se produce con mayor frecuencia en niños con endocrinopatías; por lo tanto, los niños que presentan DECF que están fuera del rango de edad habitual, menores a percentil 50 de peso, o con signos/síntomas que lo sugieran deben ser remitidos para una evaluación endocrina.
- Entre 25 y 50% de los casos son finalmente bilaterales.
- La presentación clásica es un dolor sordo, no radiante, en la cadera, la ingle, el muslo o la rodilla, que empeora con la actividad física.
- La aparición aguda de síntomas graves sugiere un deslizamiento agudo o agudo-crónico. Estos pacientes presentan un dolor importante y la incapacidad de soportar peso.
- En la exploración, los pacientes suelen cojear y mantener la pierna en reposo en posición neutral, es decir, en flexión y rotación externa. La flexión, la rotación interna y la abducción de la cadera afectada están limitadas y son dolorosas. Cuando la cadera se flexiona de manera pasiva, el muslo se abduce y rota externamente.
- La evaluación radiográfica debe incluir vistas anteroposteriores (AP) de la pelvis y vistas de pierna de rana de las caderas para compararlas de lado a lado.
- Una línea paralela a la cara lateral del cuello del fémur (**línea de Klein**) debe intersecar una parte de la epífisis del fémur, pero en los casos de DECF, la línea pasará por fuera de la epífisis.
- El tratamiento incluye la imposibilidad de soportar el peso de forma inmediata y la consulta ortopédica para la colocación de un clavo quirúrgico.

Enfermedad de Legg-Calvé-Perthes

- La enfermedad de Legg-Calvé-Perthes (ELCP) es una necrosis avascular idiopática de la cabeza del fémur.
- La ELCP se produce en niños de entre 4 y 8 años de edad y es cinco veces más frecuente en los hombres. Se relaciona con un retraso en la edad ósea, coagulopatía y trastorno por déficit de atención e hiperactividad (TDAH).
- El pronóstico es mejor con una edad ósea más joven al inicio de los síntomas.
- Los pacientes presentan una cojera de aparición insidiosa, dolor referido en la rodilla y limitación de la rotación interna y la abducción de la cadera.
- En los casos más antiguos, el diagnóstico se realiza mediante radiografías con vistas AP y de pierna de rana de las caderas, que muestran la fragmentación y luego la curación de la cabeza del fémur. En las primeras fases del proceso avascular, las radiografías simples pueden ser normales y puede ser necesario realizar una resonancia magnética (RM) para el diagnóstico.
- Todos los pacientes deben ser remitidos para una evaluación ortopédica.

Rodilla

Fracturas

- Las fracturas son más frecuentes en los niños con un esqueleto inmaduro.
- La fisis distal del fémur es el lugar más vulnerable a las lesiones debido a las uniones epifisarias de los ligamentos colaterales medial y lateral.
- Otros lugares de lesión son la avulsión de la espina tibial en la inserción del ligamento cruzado anterior y las fracturas de la tuberosidad tibial (sufridas con más frecuencia en hombres adolescentes durante actividades deportivas).
- Las fracturas de rótula pueden producirse como resultado de un traumatismo directo en la rodilla o como una fractura por avulsión durante la extensión.

Lesiones ligamentosas

Cuando se producen lesiones ligamentosas, generalmente son el resultado de un traumatismo directo o de actividades deportivas en pacientes esqueléticamente maduros (tabla 5-2).

Dislocaciones

- Dislocación de la rodilla (tibiofemoral)
  - Lesión poco frecuente que suele producirse por un traumatismo de alta velocidad, pero que puede ocurrir durante actividades deportivas.
  - Es el resultado de la rotura de dos o más ligamentos principales de la rodilla.
  - El paciente debe ser evaluado para detectar lesiones neurovasculares asociadas después de la reducción.
- Dislocación de la rótula
  - La dislocación de la rótula lateral es la más común y suele producirse como resultado de un movimiento de pivote con el pie plantado o, con menor frecuencia, de un golpe directo en la parte medial de la rodilla.

TABLA 5-2	Lesiones de los ligamentos de la rodilla		
Ligamento	**Lesión**	**Exploración física**	**Manejo**
Colateral medial	Torsión o golpe lateral en la rodilla	Dolor e hinchazón en el ligamento; limitación del movimiento de forma aguda; laxitud con tensión en valgo	RICE, AINE, no cargar peso, derivación a consulta ortopédica
Cruzado anterior	Pivotar con el pie plantado y la rodilla flexionada o golpe directo durante la hiperextensión	Desplazamiento en la prueba de Lachman o del cajón anterior; hemartrosis y fractura por avulsión aguda	Muletas, +/− inmovilizador de rodilla, restricciones de actividad, remisión a consulta ortopédica
Cruzado posterior	Golpe directo en la tibia con la rodilla flexionada	Desplazamiento en la prueba de cajón posterior; sensibilidad en la parte posterior de la rodilla y derrame pequeño	RICE, AINE, no cargar peso, remisión a consulta ortopédica

AINE, antiinflamatorios no esteroides; RICE, Reposo, hielo (*Ice*), Compresión y Elevación.

- La rótula suele estar desplazada en sentido lateral en la exploración, con inflamación asociada de la articulación de la rodilla y limitación de la amplitud de movimiento.
- Deben obtenerse radiografías después de la reducción para evaluar las fracturas relacionadas.
- Después de la reducción, los pacientes deben ser tratados con la condición de no soportar peso; muletas; inmovilizador de rodilla o aparato ortopédico; Reposo, hielo (Ice), Compresión y Elevación (RICE); medicamentos antiinflamatorios no esteroides (AINE), y remisión para el seguimiento ortopédico.

Enfermedad de Osgood-Schlatter

- Esta dolorosa y crónica fractura por microavulsión de la apófisis tibial se produce debido a la tracción vigorosa y repetida del cuádriceps en un niño en crecimiento. Es más frecuente en adolescentes de entre 11 y 15 años de edad, sobre todo en aquellos que practican deportes con carreras y saltos.
- La exploración física revela una sensibilidad puntual en el tubérculo tibial (es decir, la inserción del tendón de la rótula). Otras maniobras que provocan dolor son la extensión activa de la rodilla, las sentadillas y los saltos.
- No es necesario obtener radiografías simples si la presentación es clásica. Si se obtienen, se observa la elevación o fragmentación del tubérculo tibial.
- Tratamiento y orientación anticipada
  - Los síntomas pueden persistir con actividades agravantes (p. ej., saltar, subir escaleras) hasta que las epífisis tibiales se cierren.
  - AINE, hielo y reposo para cualquier dolor.
  - La correa para la rodilla puede ayudar a tolerar las actividades dolorosas; inmovilizador de rodilla y muletas si el dolor es intenso.
  - Estiramiento regular de cuádriceps e isquiotibiales.

Parte inferior de la pierna

Fracturas de la tibia

- Estas fracturas comunes suelen ser el resultado de un traumatismo directo.
- La mayoría se puede tratar con reducción cerrada y yeso.

Fractura del preescolar

- Se trata de una fractura espiral oblicua y no desplazada de la tibia distal en un niño menor de 3 años de edad que deambula. Generalmente se produce como resultado de fuerzas de baja energía, y los pacientes suelen presentarse sin antecedentes de lesiones.
- El niño presenta una marcha antálgica y se niega a soportar el peso. La sensibilidad a la palpación suele ser mínima, pero el dolor se produce con la rotación interna o externa del tobillo.
- Las radiografías no son reveladoras más de 50% de las veces; la sensibilidad mejora con una vista oblicua de la tibia. La ecografía puede detectar a veces un hematoma de fractura.
- Tratamiento: inmovilización con férula, yeso o bota para caminar durante 3 semanas.

Pie/tobillo

Esguinces de tobillo

- Estas lesiones se producen debido a la inversión durante la flexión plantar, siendo la rotura del ligamento talofibular la lesión más común.
- Los pacientes presentan dolor anterior al maléolo lateral, hinchazón y equimosis.
- Las **normas de Ottawa sobre el tobillo y el pie** indican que deben obtenerse radiografías si:
  - El dolor de tobillo está cerca de los maléolos *o:*
    - El paciente es incapaz de soportar peso (cuatro pasos) inmediatamente después de la lesión **y** en el momento de la evaluación *o*
    - La sensibilidad ósea está presente en el borde posterior o en la punta de cualquiera de los maléolos.

- El dolor de pies se presenta en la parte media del pie o:
  - El paciente es incapaz de soportar el peso como en el caso anterior o
  - La sensibilidad ósea está presente sobre la base del escafoides o la base del quinto metatarsiano.
- Los esguinces de tobillo se clasifican de la siguiente manera:
- **Grado I:** estiramiento leve del ligamento.
  - Se presenta con una leve hinchazón y sensibilidad, sin inestabilidad articular y con capacidad para soportar el peso y deambular con una ayuda mínima.
- **Grado II:** rotura incompleta del ligamento.
  - Presenta dolor moderado, hinchazón, sensibilidad y equimosis; inestabilidad articular leve y rango de movimiento limitado; dolor al soportar peso y al deambular.
- **Grado III:** rotura completa del ligamento.
  - Presenta dolor intenso, hinchazón, sensibilidad y equimosis; inestabilidad articular importante e incapacidad para soportar peso o deambular.
- Tratamiento
- **Grado I:** envoltura elástica o férula de compresión con estribo, hielo, elevación, AINE y carga de peso según la tolerancia.
- **Grados II y III:** yeso o férula posterior durante 3 semanas.
- Si hay sospecha de Salter-Harris I (punto sensible sobre la fisis): yeso o férula, elevación y consulta ortopédica en 1 semana.
- **RICE** (mnemotecnia de tratamiento para los esguinces).
  - Reposo: la deambulación está permitida si no es dolorosa y no produce hinchazón.
  - Hielo (*Ice*): con la piel protegida por un paño, enfriar la zona durante 15-20 min cada 2 h mientras se esté despierto durante las primeras 48 h después de la lesión.
  - Compresión: utilice una envoltura Ace™ o una férula neumática.
  - Elevación: mantenga la lesión elevada con la mayor frecuencia posible. El niño puede necesitar una nota médica para la escuela.

Enfermedad de Sever (apofisitis calcánea)

- Se trata de una lesión por sobrecarga de aparición insidiosa, que generalmente afecta a niños de entre 10 y 12 años de edad (a hombres con más frecuencia que a mujeres) que practican deportes con carreras y saltos, especialmente los que requieren tacos.
- La exploración física revela una sensibilidad puntual en la inserción del tendón de Aquiles en el calcáneo.
- El tratamiento consiste en RICE, estiramientos regulares del gastrocnemio y del sóleo y volver a jugar solamente cuando se haya resuelto el dolor. Las almohadillas para el talón en los zapatos pueden proporcionar cierta comodidad.

EVALUACIÓN DE UN NIÑO CON COJERA

El diagnóstico diferencial de un niño que se presenta con cojera o negativa a soportar peso es amplio y varía según la edad (tabla 5-3). La anamnesis y la exploración física minuciosas son esenciales para diferenciar las etiologías benignas de las potencialmente mortales. Las causas más comunes de la cojera son los traumatismos (fractura, lesión de tejidos blandos, lesión por sobrecarga), la infección (artritis séptica, osteomielitis), la inflamación (sinovitis transitoria, trastornos reumatológicos) u otros trastornos de la cadera (displasia del desarrollo de la cadera [DDC], DECF, ELCP). Los trastornos más importantes que hay que descartar son los que pueden poner en peligro la vida o la extremidad; entre ellos se encuentran las etiologías infecciosas (que se comentan más adelante), los tumores, la DDC y el deslizamiento de la epífisis de la cabeza del fémur.

TABLA 5-3	Diagnóstico diferencial de cojera por edad	
Preescolar (0-5 años de edad)	**Edad escolar (5-12 años de edad)**	**Adolescente (13-18 años de edad)**
Artritis séptica	Artritis séptica	Artritis séptica
Osteomielitis	Osteomielitis	Osteomielitis
Sinovitis transitoria	Sinovitis transitoria	DECF
DDC	Síndromes de sobrecarga	Síndromes de sobrecarga
Anomalía congénita de las extremidades	Dolores de crecimiento	Fractura
ELCP	ELCP	Contusión
Fractura del preescolar	Fractura	Esguince/tensión
Lesión no accidental (maltrato infantil)	Contusión	Síndrome de dolor patelofemoral
Contusión	Tensión/esguince	Osteocondritis disecante
Cuerpo extraño	Cuerpo extraño	Escoliosis
Trastornos neurológicos	Discrepancia en la longitud de las extremidades	Enfermedad reumática (AIJ, LES, EII)
Enfermedad reumática (AIJ)	Trastornos neurológicos	Tumor
Tumor	Enfermedad reumática (AIJ, FRA, PSH, dermatomiositis)	
	Tumor	

AIJ, artritis idiopática juvenil; DDC, displasia del desarrollo de la cadera; DECF, deslizamiento de la epífisis de la cabeza del fémur; EII, enfermedad inflamatoria intestinal; ELCP, enfermedad de Legg-Calvé-Perthes; FRA, fiebre reumática aguda; LES, lupus eritematoso sistémico; PSH, púrpura de Schoenlein-Henoch.

Historia

La historia debe centrarse en:

- Inicio y duración de la cojera.
- Dolor *vs.* debilidad.
- Traumatismo.
- Fiebre u otros síntomas sistémicos.

Exploración física

- Marcha: el niño debe ser desvestido hasta un estado apropiado y la marcha debe ser evaluada de cerca.
- Extremidad: se debe palpar toda la extremidad en busca de evidencia de sensibilidad puntual, derrame articular o calor. Debe evaluarse la amplitud de movimiento de todas las articulaciones. Evaluar la longitud de las extremidades.
- Neurológica: un examen minucioso debe buscar cualquier déficit motor o anormalidades del tono. Evaluar los reflejos tendinosos profundos.
- Espalda, abdomen e ingle: el dolor puede ser referido desde estos sitios y puede ser la causa de la cojera.

Evaluación

- Las radiografías simples de la zona afectada están indicadas para evaluar la evidencia de fractura, derrame, lesiones líticas u otras anomalías.

• Por lo general, los análisis de laboratorio de rutina no están indicados en niños afebriles con una exploración normal o con un mecanismo evidente de lesión traumática. Si el niño está febril o tiene un aspecto enfermizo, debe obtenerse un hemograma, la velocidad de sedimentación globular (VSG), proteína C reactiva (PCR) y un hemocultivo.
• La evaluación inicial debe guiar las pruebas diagnósticas adicionales.

ETIOLOGÍAS INFECCIOSAS

Articulación séptica

Las bacterias pueden entrar en una articulación por diseminación hematógena, inoculación directa o extensión de la infección. Los organismos que hay que tener en cuenta son los grampositivos, *Staphylococcus aureus* (el más común), y las especies de estreptococos, así como los gramnegativos, *Kingella kingae* y *Neisseria gonorrhea* (principalmente en adolescentes). Este diagnóstico es una **urgencia ortopédica**.

Presentación clínica

• La mayoría de las articulaciones sépticas se produce en las extremidades inferiores, siendo la rodilla y la cadera las más afectadas. Las infecciones multifocales son más frecuentes en los neonatos.
• La presentación clásica es la aparición aguda de fiebre, dolor e inflamación articular, con una amplitud de movimiento limitada de la articulación afectada y rechazo a soportar peso. Los neonatos pueden presentar un aspecto séptico, irritabilidad o seudoparálisis de la extremidad afectada.
• La articulación puede aparecer caliente, roja, inflamada y sensible (aunque esto es menos común con la afectación de la cadera). Con la afectación de la cadera, ésta tiende a mantenerse en abducción y rotación externa (posición neutral) para maximizar la comodidad.

Evaluación

• La evaluación de laboratorio debe incluir:
  • Hemograma con diferencial. El recuento de leucocitos es elevado en aproximadamente 50% de estos pacientes.
  • Hemocultivo.
  • Análisis del líquido sinovial (recuento de células y diferencial, tinción de Gram, cultivo). Con frecuencia, el cultivo del líquido sinovial no crece aunque esté claramente infectado.
  • VSG y PCR, que están elevadas en 90-95% de estos pacientes. Estos marcadores son útiles para establecer una tendencia durante la enfermedad y la recuperación. La PCR sube y baja antes que la VSG.
• Las radiografías simples pueden mostrar signos sutiles de derrame articular, como el ensanchamiento del espacio articular, la inflamación de los tejidos blandos, la obliteración de los planos grasos normales u osteomielitis. La ecografía puede mostrar un derrame articular.

Diagnóstico

• Los **criterios de Kocher** pueden utilizarse para ayudar al diagnóstico de la artritis séptica en niños con una articulación dolorosa.
  • Los criterios incluyen (1) no soportar peso en el lado afectado, (2) VSG > 40 mm/h, (3) historia de fiebre > 38.5 °C, y (4) leucocitos > 12 000 μL.
  • Un niño con cuatro de los criterios tiene 99% de probabilidad de padecer artritis séptica. Con tres criterios, la probabilidad es de 93%. Con solo dos o un criterio, la probabilidad desciende 40 o 3%, respectivamente.
• El diagnóstico definitivo se realiza con el examen microscópico del líquido sinovial obtenido mediante **artrocentesis**. Las aspiraciones de la cadera suelen realizarse bajo guía fluoroscópica. Si el líquido sinovial tiene más de 50 000 leucocitos, la cadera puede abrirse e irrigarse en el quirófano.

Manejo

Después de la aspiración de la articulación de la cadera debe iniciarse una terapia antibiótica parenteral empírica dirigida a *S. aureus* y la articulación debe ser drenada e irrigada quirúrgicamente.

Osteomielitis

La osteomielitis es más frecuente en pacientes menores de 5 años de edad. Los lactantes y los neonatos tienen más probabilidades de padecer osteomielitis multifocal y artritis séptica concurrente. La diseminación hematógena es la vía de infección más común, y las metáfisis altamente vasculares de los huesos largos proporcionan un entorno ideal para la propagación de la infección (aunque cualquier hueso puede ser afectado). El *S. aureus* es el patógeno más común (70-90%), con una incidencia creciente de casos atribuidos al *S. aureus* resistente a la meticilina (SARM) adquirido en la comunidad. El estreptococo β-hemolítico del grupo A es el segundo patógeno más común. La *K. kingae* se aísla con frecuencia en niños en edad preescolar y suele tener una presentación clínica más sutil con menos inflamación.

Presentación clínica

- El paciente suele estar febril. Hay sensibilidad puntual sobre el hueso; sin embargo, a diferencia del niño con una articulación séptica, el paciente permite la evaluación de la amplitud de movimiento de la extremidad afectada. El enrojecimiento y la inflamación pueden sobrepasar la zona de sensibilidad, pero no están siempre presentes.
- Los neonatos pueden presentar irritabilidad y seudoparálisis de la extremidad afectada.

Evaluación

- La evaluación de laboratorio incluye PCR, VSG, hemocultivo y hemograma. El recuento elevado de leucocitos suele estar sorprendentemente ausente.
- Es posible que las radiografías habituales no muestren los cambios destructivos del hueso en los primeros 10-14 días de la enfermedad. La RM o la gammagrafía ósea pueden ofrecer más información.
  - La RM es más sensible y ayuda a detallar los abscesos subperiósticos que necesitan drenaje quirúrgico, pero a menudo requiere sedación en este grupo de edad.
  - La gammagrafía ósea puede ser más útil si se considera una enfermedad multifocal.

Manejo

- La cobertura antibiótica parenteral empírica debe dirigirse a los organismos más comunes y a los patrones de sensibilidad locales. Lo ideal es obtener hemocultivos y aspirados óseos antes de iniciar los antibióticos en el niño clínicamente estable.
- La clindamicina o la vancomicina son dos agentes iniciales comúnmente elegidos. La oxacilina y la gentamicina son la cobertura empírica para los neonatos. Los pacientes con anemia drepanocítica están predispuestos a la osteomielitis por Salmonella, y debe considerarse el uso de una cefalosporina de tercera generación.
- Muchos pacientes necesitarán antibióticos durante 3-6 semanas, que pueden o no necesitar ser parenterales. La duración y la administración de los antibióticos dependen del juicio clínico, los datos diagnósticos objetivos y la biodisponibilidad oral de los antibióticos pertinentes.

Sinovitis transitoria

Esta afección inflamatoria benigna y autolimitada es un diagnóstico de exclusión. Es la causa más frecuente de dolor agudo de cadera en niños de 3 a 10 años de edad y debe diferenciarse de una articulación séptica.

Presentación

Estos niños suelen tener un aspecto no tóxico con poca o ninguna fiebre, aunque se resisten a la evaluación de la amplitud de movimiento y a soportar el peso.

Evaluación

- La VSG, la PCR y los leucocitos suelen ser normales. El líquido sinovial, cuando se obtiene, es estéril, a menudo con leucocitos < 50 000 células/µL.
- Se recomienda realizar radiografías para excluir otros posibles diagnósticos. La ecografía también se realiza con frecuencia para confirmar la presencia de un derrame.

Manejo

Estos pacientes pueden tener seguimiento clínico y ser tratados de forma conservadora con AINE. El pronóstico es excelente, aunque un pequeño porcentaje de casos recurre.

TRASTORNOS MUSCULOESQUELÉTICOS DEL DESARROLLO

Displasia del desarrollo de la cadera

La DDC es un espectro de anomalías en las que la cabeza del fémur y el acetábulo están desalineados o tienen un desarrollo anormal. Las etiologías incluyen la mecánica (posicionamiento anormal en el útero), la displasia acetabular primaria o la laxitud ligamentosa.

Epidemiología

- Entre los factores de riesgo se encuentran la presentación de nalgas, el sexo femenino, el oligohidramnios, ser primogénito, el posicionamiento posnatal, ser caucásico y los antecedentes familiares. **Sin embargo, la mayoría de los niños afectados no tiene factores de riesgo identificables.**
- La cadera izquierda tiene más probabilidades de ser afectada que la derecha.
- Entre las afecciones relacionadas se encuentran la tortícolis, el pie equinovaro (metatarsus adductus), la escoliosis, la plagiocefalia y las orejas de implantación baja.

Evaluación

- La American Academy of Pediatrics (AAP) recomienda que los lactantes y preescolares sean examinados para detectar la DDC en cada visita de supervisión de la salud hasta que el niño camine normalmente.
- Los principales hallazgos de la exploración física son:
  - Asimetría de los pliegues de los glúteos y de los muslos.
  - Discrepancia en la longitud de las piernas. El signo de Galeazzi puede ser positivo en la exploración física (fig. 5-2).
  - Abducción limitada (< 45°) en niños > 3 meses de edad.
  - La inestabilidad de la cadera con las maniobras de Ortolani y Barlow puede observarse en lactantes de hasta 12 semanas de edad (fig. 5-2). Los chasquidos de cadera sin sensación de inestabilidad son clínicamente insignificantes.

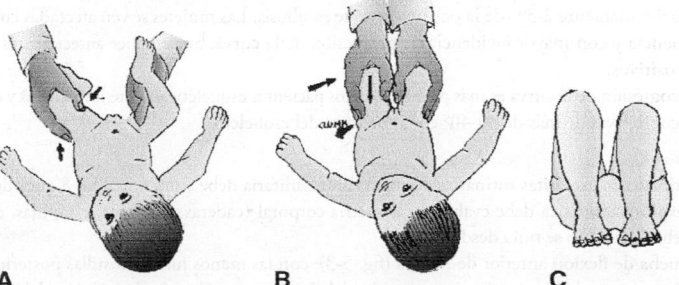

Figura 5-2. A. Maniobra de Ortolani (la cadera se disloca). **B.** Maniobra de Barlow (la cadera puede dislocarse). **C.** Signo de Allis o Galeazzi (discrepancia en la longitud de las piernas).

- Diagnóstico por la imagen
  - La ecografía es la principal modalidad de imagen para el diagnóstico hasta los 4-6 meses de edad. Después de los 4-6 meses, las radiografías son más útiles.
    - La AAP aconseja que se considere la realización de una ecografía de cadera después de las 6 semanas de edad para cualquier lactante con presentación de nalgas en el tercer trimestre, con antecedentes familiares de DDC, con una anomalía en la exploración de la cadera que se haya normalizado posteriormente o con antecedentes de empaquetamiento inadecuado.
    - Una ferulización adecuada permite el movimiento libre de la cadera y no fuerza la aducción y la extensión de la misma.

Manejo

- La historia natural de la DDC depende de la gravedad y la edad del paciente. La mayor parte de la inestabilidad de la cadera en los recién nacidos es fisiológica, y hasta 90% de los casos se estabiliza a las 8-12 semanas de edad. Los pacientes con una DDC no tratada pueden desarrollar alteración de la marcha o dolor de cadera a medida que envejecen.
- Todo niño que presente una abducción limitada o asimétrica de la cadera después de las 4 semanas de edad debe ser remitido a un especialista en ortopedia.
- Método de tratamiento por edad
  - 0-6 meses.
    - Arnés de Pavlik para la sujeción de la abducción; llevarlo 23 h al día durante al menos 6 semanas.
    - No se recomienda el uso del triple pañal como tratamiento.
  - 6-18 meses, o el fracaso del arnés de Pavlik.
    - Reducción cerrada y yeso en espiga durante 3 meses.
    - Reducción abierta seguida de un yeso en espiga si la reducción cerrada no tiene éxito.
  - Más de 18 meses.
    - Reducción abierta y yeso en espiga u osteotomía.

Escoliosis

La escoliosis se define por la curvatura lateral de la columna vertebral > 10°, con deformidades coronales o rotacionales asociadas. La clasificación depende de la magnitud, la localización, la dirección y la etiología. Alrededor de 80% de los casos son idiopáticos y se producen durante el periodo de crecimiento en la adolescencia. También son posibles las etiologías congénitas o neuromusculares. La función pulmonar suele estar preservada a menos que la curvatura torácica supere los 70°. La incidencia de dolor de espalda, excepto en los pacientes con curvatura toracolumbar, no es mayor que en la población general.

Epidemiología

- Aproximadamente 2-3% de la población tiene escoliosis. Las mujeres se ven afectadas con mayor frecuencia y con mayor incidencia de progresión de la curva. Suele haber antecedentes familiares positivos.
- La progresión de la curva es más probable en los pacientes esqueléticamente inmaduros y en aquellos con curvas de más de 30-40° en la madurez del esqueleto.

Evaluación

- El cribado en las visitas rutinarias de supervisión sanitaria debe comenzar a los 8 años de edad.
- La exploración física debe evaluar la asimetría corporal (caderas, hombros, escápulas, columna vertebral) cuando se mira desde atrás.
  - Prueba de flexión anterior de Adams (fig. 5-3): con las manos juntas, costillas posteriores prominentes en el lado convexo; una lectura del escoliómetro (ángulo de rotación del tronco) de 5-7° se correlaciona con un ángulo de Cobb de 15-20°.
  - Las diferencias de longitud de las piernas son más evidentes al palpar la cresta ilíaca.

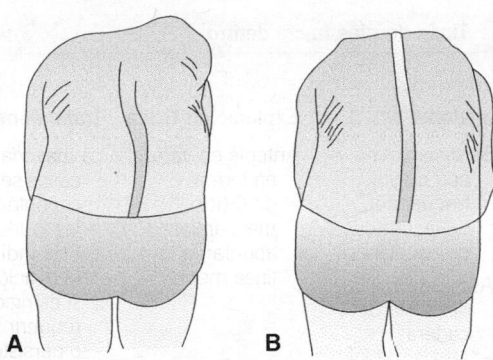

Figura 5-3. Escoliosis. A. Deformación. **B.** Columna vertebral normal.

- El diagnóstico se realiza con vistas PA completas de pie y laterales de la columna vertebral. El **ángulo de Cobb** mide el grado de angulación y es el estándar de oro para el diagnóstico.

Manejo
- Remitir a los pacientes con:
  - Ángulo de Cobb > 30° en cualquier paciente.
  - Ángulo de Cobb > 20-29 ° en una niña premenárquica, o en un niño de 12-14 años de edad.
  - Ángulo de rotación del tronco > 7°.
  - Progresión de la curvatura > 5° en cualquier paciente.
- La elección del tratamiento depende del grado de curvatura y del potencial de crecimiento.
  - Ángulo de Cobb de 11-20°: observación con exámenes seriados y radiografías según se indique.
  - Ángulo de Cobb de 21-40°: ortesis indicada para pacientes esqueléticamente inmaduros con potencial de crecimiento.
  - Ángulo de Cobb > 40°: cirugía indicada para pacientes esqueléticamente inmaduros con curvas ≥ 50° y algunos con curvas entre 40 y 50°.

Pies hacia dentro

- En general, el hecho de que los pies apunten hacia la línea media durante la marcha es una variación común del desarrollo que se resuelve espontáneamente a medida que el niño crece.
- En la exploración, determine el ángulo de progresión del pie, el rango de rotación interna y externa de la cadera, el ángulo muslo-pie y el grado de metatarso varo.
- Los pies hacia dentro son característicos de la anteversión del fémur, la torsión interna de la tibia y el metatarso aducto. Los problemas funcionales a largo plazo son inusuales, y los casos graves o persistentes deben remitirse a un ortopedista (tabla 5-4).

Pies hacia afuera

Los pies que apuntan afuera de la línea media durante la marcha suelen resolverse espontáneamente con el tiempo. Las indicaciones para la derivación incluyen la excentricidad unilateral/asimétrica de los pies o la persistencia de los síntomas > 8 años de edad que causan limitación de la actividad.

TABLA 5-4	Tipos de pies hacia dentro		
Condición (incidencia)	**Historia**	**Exploración física**	**Tratamiento**
Metatarso aducto (5-10%)	Se diagnostica con mayor frecuencia en lactantes/ preescolares Asociado con la displasia de cadera Es común tener antecedentes familiares positivos	Antepié en varo, en forma de C (los metatarsianos apuntan a la línea media)	La mayoría de los casos se resuelve espontáneamente a los 2 años de edad. Está indicada la derivación a ortopedia si es rígido (puede requerir yeso seriado) o persistente
Torsión interna de la tibia (5-10%)	Se diagnostica entre 1 y 4 años de edad, después de la deambulación Es más frecuente cuando se está sentado o se duerme de pie con los pies girados	Ángulo anormal (interno) del muslo-pie (normal: 0-20° al nacer; 20° a la edad de 2-3 años; 0-40° en adultos)	El crecimiento corrige la mayoría de los casos a los 5 años de edad Remitir al especialista si no mejora durante el primer año de marcha La cirugía puede estar indicada en casos graves en niños > 8-10 años de edad.
Anteversión del fémur (80-90%)	Se diagnostica entre 3 y 8 años de edad	La rótula se orienta medialmente cuando se está de pie y apunta hacia la línea media cuando se camina Aumento de la rotación interna y disminución de la rotación externa de ambas caderas	Suele resolverse entre 8 y 12 años de edad La cirugía está indicada si la rotación interna es ≥ 80°, o si la alteración grave de la marcha persiste > 11 años de edad.

Piernas arqueadas (*genu varum*)

El *genu varum* fisiológico es común en niños menores de 2 años de edad. Suele ser bilateral, mejora lentamente a partir de los 18 meses de edad y desaparece a los 3-4 años.

- Diagnóstico diferencial.
  - El varo fisiológico es el más común.
  - Raquitismo.
  - Piernas arqueadas familiares.
  - Alteración del crecimiento postraumático.
  - Displasia esquelética.

- La **enfermedad de Blount** es una alteración patológica del crecimiento de la epífisis medial de la tibia que suele provocar un arqueo progresivo. Entre los factores de riesgo se encuentran los antecedentes familiares, la obesidad, ser afroamericano y la marcha precoz. Existen dos tipos.
  - ◦ La enfermedad de Blount de inicio temprano se diagnostica antes de los 10 años de edad (normalmente antes de los 3 años). Suele ser bilateral, por lo general empeora después de comenzar a caminar y puede tratarse con ortesis o epifisiodesis.
  - ◦ La enfermedad de Blount de aparición tardía se diagnostica después de los 10 años de edad y rara vez es bilateral. Está fuertemente relacionada con la obesidad. Por lo general, se requiere una osteotomía.
- Los niños con piernas arqueadas que ameritan ser remitidos a un ortopedista son aquellos con arqueo grave o progresivo, arqueo persistente después de los 3 años de edad, arqueo unilateral/asimétrico, baja estatura o los antecedentes de enfermedad metabólica, traumatismo, infección o tumor.

Rodillas valgas (*genu valgum*)

El *genu valgum* fisiológico suele notarse por primera vez alrededor de los 2-3 años de edad, progresa durante 1-2 años y se corrige espontáneamente a los 3-4 años de edad. No debería empeorar después de la edad de 7 años.

- Diagnóstico diferencial.
- El valgo fisiológico es el más común.
- Raquitismo.
- Displasias esqueléticas.
- Alteración del crecimiento postraumático.
- Entre las características que sugieren una patología que merece ser remitida a un ortopedista se encuentran la deformidad grave o progresiva después de los 4-5 años de edad, la persistencia de las rodillas valgas después de los 7 años, la deformidad unilateral o asimétrica y los antecedentes de trastorno metabólico, traumatismo, infección o tumor.

LECTURAS RECOMENDADAS

Beaty JH, Kasser JR, eds. Rockwood and Wilkins' Fractures in Children. 7.th ed. Philadelphia, PA: Lippincott Williams & Wilkins, 2009.
Connolly LP, Connolly SA. Skeletal scintigraphy in the multimodality assessment of young children with acute skeletal symptoms. *Clin Nucl Med* 2003;28(9):746–754.
Craig C, Goldberg M. Foot and leg problems. *Pediatr Rev* 1993;14:395.
Egol K, Koval KJ, Zuckerman JD. Handbook of Fractures. Philadelphia, PA: Wolters Kluwer, 2015.
Fleisher GR, Ludwig S, eds. Textbook of Pediatric Emergency Medicine. 6.a ed. Philadelphia, PA: Wolters Kluwer/Lippincott Williams & Wilkins, 2010:324–336, 345–358, 372–377, 1336–1375, 1568–1586.
Kleinman PK. Diagnostic Imaging of Child Abuse. 3.th ed. Cambridge, UK: Cambridge University Press, 2015.
Marsh J. Screening for scoliosis. Pediatr Rev 1993;14:297.
Plint AC, Bulloch B, Osmond MH, et al. Validation of the Ottawa ankle rules in children with ankle injuries. Acad Emerg Med 1999;6:1005.
Shaw BA, Segal LS; Section on Orthopaedics. Evaluation and referral for developmental dysplasia of the hip in infants. *Pediatrics* 2016;138(6):e20163107.
US Preventive Services Task Force. Screening for developmental dysplasia of the hip: recommendation statement. *Pediatrics* 2006;117:898–902.

6 Maltrato infantil

Adrienne D. Atzemis y Jamie S. Kondis

INTRODUCCIÓN

El maltrato infantil es una causa común de morbilidad y mortalidad en la infancia, que provoca más de 1 800 muertes de niños al año en Estados Unidos (EUA). La falta de reconocimiento de los signos y los síntomas del maltrato infantil y de una respuesta adecuada pueden provocar la muerte. Los tipos de maltrato infantil son los siguientes:

- Negligencia: un niño no recibe las necesidades básicas adecuadas, como seguridad, nutrición, vivienda, educación y atención médica y dental.
- Maltrato físico: un niño sufre daños físicos por acciones no accidentales de otra persona.
- Abuso sexual: un niño es sometido a material o actividades sexuales inapropiadas para su desarrollo por parte de alguien que desempeña un papel de cuidador o es sometido a actividades sexuales sin su consentimiento.
- Enfermedad fabricada por el cuidador: un niño es sometido a cuidados médicos innecesarios debido a la fabricación, exageración o inducción de los síntomas por parte de un cuidador.
- Maltrato emocional: un niño es dañado emocionalmente por las acciones o declaraciones verbales de un cuidador.

Se calcula que más de un millón de niños son víctimas de algún tipo de maltrato infantil cada año. El maltrato abarca todos los espectros sociales, económicos, educativos, raciales y culturales, aunque existen factores de riesgo para una mayor incidencia, como los siguientes:

- Factores infantiles: edad temprana, embarazo no planificado o no deseado, prematuridad, retraso en el desarrollo, deterioro cognitivo y tener un temperamento "difícil".
- Factores del cuidador: aislamiento social, enfermedad mental, abuso de sustancias, historial personal de victimización, pobreza, falta de habilidades parentales y expectativas poco realistas del niño.
- Factores de la comunidad: violencia, pobreza, falta de recursos y falta de atención a las necesidades de la comunidad.

NOTIFICACIÓN OBLIGATORIA DEL MALTRATO INFANTIL

- Las leyes para denunciar el maltrato infantil varían de un estado a otro, pero en todos los estados de EUA así como en prácticamente todos los países de América Latina. los proveedores de servicios médicos tienen la obligación de denunciar el maltrato infantil.
- Los proveedores de atención sanitaria deben conocer sus obligaciones legales según lo dispuesto por su país o estado, así como las políticas institucionales que abordan los problemas de maltrato.
- No denunciar el maltrato puede acarrear multas o penas de prisión y la pérdida de la licencia médica.

RECONOCER Y RESPONDER A LOS PROBLEMAS DE NEGLIGENCIA

- Los tipos de negligencia incluyen la física, la de supervisión/abandono, la de peligro/seguridad, la emocional, la educativa y la médica/dental.

- La negligencia puede manifestarse como una higiene inadecuada (el niño tiene mal olor o suciedad evidentes), o la falta de higiene puede contribuir a la aparición de problemas médicos, como la infección de una herida.
- El niño puede llevar ropa demasiado pequeña o inadecuada para el entorno.
- Las lesiones de un niño pueden ser el resultado de una supervisión inadecuada, o la familia puede retrasar la búsqueda de atención para las lesiones.

RECONOCER Y RESPONDER A LOS PROBLEMAS DE MALTRATO FÍSICO

- La capacidad de un proveedor sanitario para reconocer correctamente el maltrato físico infantil depende, en primer lugar, de su disposición a aceptar el maltrato como causa potencial de un hallazgo físico.
- Por lo tanto, depende del proveedor sanitario reconocer los elementos preocupantes de la historia y los hallazgos físicos sospechosos.
  - En cuanto a la historia.
    - No hay antecedentes que den cuenta de una lesión.
    - Retraso en la búsqueda de atención médica.
    - Historial de maltrato en el pasado.
    - Variación sustancial en la historia, ya sea por el mismo cuidador a lo largo del tiempo o por dos cuidadores diferentes.
    - La historia proporcionada es inverosímil.
    - La historia carece de detalles contextuales.
    - Quien cuenta la historia da una línea de tiempo vaga.
  - En cuanto a las lesiones.
    - La lesión no concuerda con la etapa de desarrollo del paciente.
    - Se ha propuesto un mecanismo menor que conduce a una lesión mayor.
    - La lesión tiene un patrón o es geométrica.
    - La lesión tiene fronteras bien delimitadas o zonas de transición.
    - Los lugares de la lesión son inusuales para una lesión accidental.
    - Existen múltiples lugares, tipos o etapas de curación de las lesiones.
    - Las lesiones son bilaterales o afectan a varios planos del cuerpo.
- Muchas comunidades han identificado a expertos locales que tienen experiencia en la prestación de atención médica a los niños victimizados en el contexto de la normativa legal local y las expectativas. Se anima a los proveedores sanitarios sin experiencia a que recurran a la ayuda de los expertos locales antes de proporcionar un diagnóstico definitivo.
- Presuma que la historia clínica será revisada por los organismos de investigación locales y podrá ser utilizada en procedimientos judiciales. Por lo tanto, asegúrese de que el registro esté completo y sea legible y proporcione suficiente información para que los profesionales no médicos puedan entender razonablemente los hallazgos.

Hematomas

- Los hematomas son comunes en los niños sanos y activos y son también la lesión más común que presenta un niño que sufre maltrato.
- Véase la tabla 6-1 para conocer las características comunes de los hematomas por maltrato *vs.* accidentales.
- Véanse en las figuras 6-1 a 6-3, ejemplos de marca de bofetada, marca en forma de lazo y mordedura humana.

Fracturas

- Las fracturas son la segunda lesión más común causada por el maltrato infantil.
- Las fracturas por maltrato suelen estar ocultas y no tienen hematoma subyacente.

TABLA 6-1	Características comunes de los hematomas por maltrato *vs.* accidentales	
	Accidental	**Por maltrato**
Localización	Anterior	Posterior
	Prominencias óseas	Zonas más blandas
	Frente	Mejillas
	Codo	Orejas
	Rodillas	Abdomen
	Espinillas	Muslos
		Glúteos
Forma	Circular	Lineal
	Oval	De lazo
		Estampado
		Mordedura humana
Número	Solitario	Agrupado
	Pocos	Muchos
Estado de desarrollo	Niño activo	Lactante inmóvil
Color	Todos los hematomas experimentan una progresión de cambios de color con el tiempo; el color de un hematoma no puede utilizarse para distinguir maltrato de una causa accidental. Los hematomas no pueden datarse con precisión como más antiguos o más recientes que otro hematoma.	

- Se puede infligir cualquier tipo de fractura, pero hay fracturas que se consideran muy específicas para un mecanismo infligido, entre ellas las siguientes:
  - Lesión metafisaria clásica (LMC)/fractura metafisaria clásica (FMC), también conocida como fractura de esquina o fractura de cubo. Estas fracturas son altamente específicas de maltrato en lactantes < 1 año de edad y son más comunes en < 6 meses de edad.
  - Fracturas costales: las fracturas costales por maltrato pueden ser el resultado de una compresión del tórax o de un impacto directo. Las fracturas costales posteriores suelen estar causadas por una compresión anteroposterior del tórax.
  - Fractura escapular.
  - Fractura de la apófisis espinosa.
  - Fractura de esternón.
- Las fracturas que se consideran moderadamente específicas para el mecanismo infligido son las siguientes:
  - Fracturas múltiples, especialmente bilaterales.
  - Fracturas de diferentes edades.
  - Separaciones epifisarias.
  - Fracturas del cuerpo vertebral y subluxaciones.
  - Fracturas digitales.
  - Fracturas de cráneo complejas.
- Las fracturas que tienen una baja especificidad para el maltrato y son comúnmente de naturaleza accidental incluyen las siguientes:

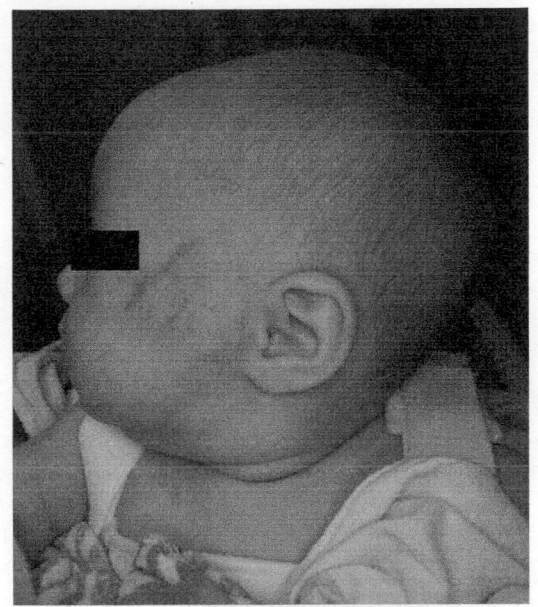

Figura 6-1. A, B. Marcas de bofetadas.

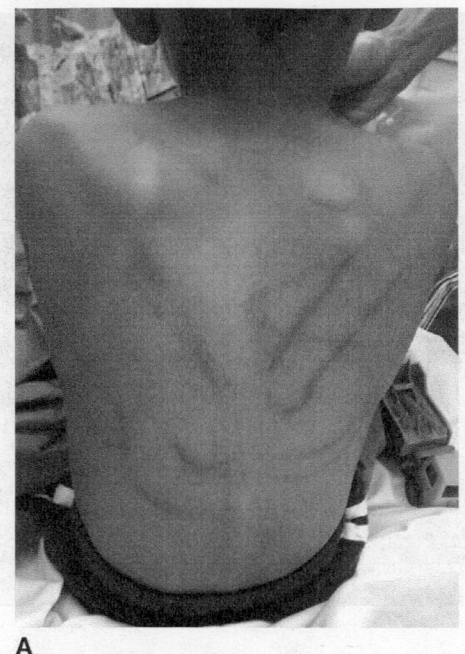

A

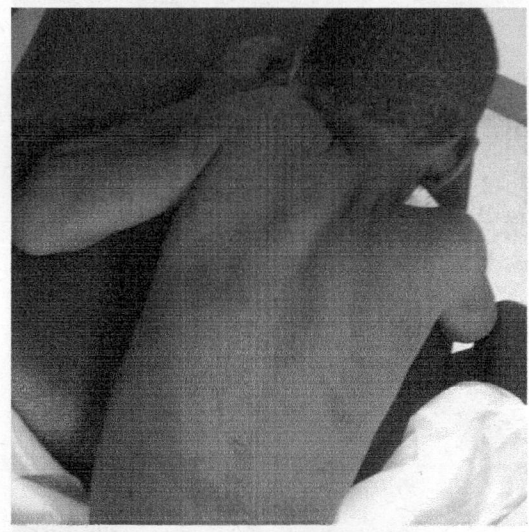

B

Figura 6-2. A, B. Marcas de lazo, agudas y cicatrizadas.

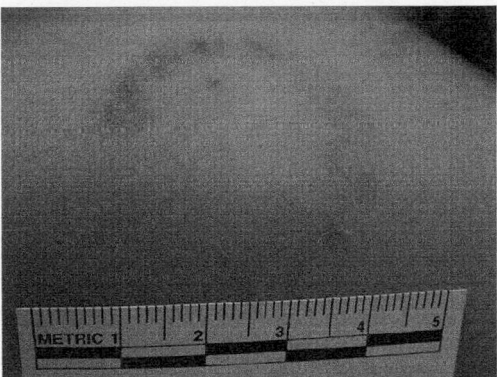

Figura 6-3. Marca de mordedura humana.

- Fracturas de clavícula.
- Fracturas del eje de los huesos largos.
- Fractura supracondilar.
- Fracturas de cráneo lineales.
- Tanto las fracturas accidentales como por maltrato pueden ser transversales, oblicuas o en espiral y dependen de la dirección de las fuerzas durante el mecanismo del trauma. Una fractura en espiral puede ser el resultado de cualquier movimiento de rotación de una extremidad, lo que puede ocurrir tanto en eventos accidentales como de maltrato.
- Se debe realizar una evaluación médica sobre una posible enfermedad que conduzca a la fragilidad de los huesos o a otra enfermedad ósea que pueda interpretarse erróneamente como una fractura, si hay indicios médicos de que existe tal condición.

Quemaduras

- Las quemaduras por maltrato pueden ser térmicas, químicas o eléctricas.
- Las quemaduras por escaldado del agua de grifo son las formas más comunes de quemaduras por maltrato.
- La edad media de las quemaduras por maltrato es de 2 a 4 años.
- Las quemaduras por maltrato en manos y pies por inmersión en un líquido caliente pueden tener un patrón de "media" o "guante" con una demarcación nítida entre las quemaduras y la piel normal. Las plantas de los pies, las palmas de las manos o los glúteos pueden estar preservados porque la zona protegida se presiona contra una superficie más fría. Puede haber preservación de las superficies flexoras o extensoras si las extremidades se mantienen en posiciones de protección.
- Las quemaduras con un objeto sólido pueden dar lugar a quemaduras con un patrón en la configuración de ese objeto. Suelen ser más profundas que las quemaduras por contacto accidental con un objeto. Entre los objetos más comunes se encuentran las tenazas rizadoras, las planchas de ropa o los calentadores.
  - Las quemaduras de cigarrillo producidas por un traumatismo infligido son más profundas y redondeadas que las quemaduras accidentales de un cigarrillo, que tienen forma de llama/cepillo. Las quemaduras de cigarrillo pueden confundirse con el impétigo, la varicela, las picaduras de insectos o las prácticas curativas alternativas.

Traumatismo craneoencefálico por maltrato (TCM)

- Esta es la forma más fatal de maltrato infantil.
- Las lesiones están relacionadas con las fuerzas de impacto o la aceleración/desaceleración angular, o las fuerzas de inercia o una combinación de ellas.

- La lesión relacionada con la aceleración/deceleración se conocía anteriormente como "síndrome del bebé sacudido". Es preferible el término "traumatismo craneoencefálico por maltrato", ya que las sacudidas son solo un mecanismo de traumatismo que puede provocar estas lesiones.
- La edad media de las víctimas de TCM es de 3 a 6 meses, lo que coincide con un periodo en el que los lactantes suelen tener un llanto incesante y los cuidadores pueden frustrarse.
  - El comportamiento del lactante suele considerarse "exigente".
  - En 99% de los casos, solo están presentes el lactante y el cuidador.
  - A menudo hay un retraso en la búsqueda de atención médica.
  - Un cuidador masculino no relacionado biológicamente es el autor más común del TCM.
- Las lesiones intracraneales que pueden observarse en el TCM incluyen hemorragia subdural o subaracnoidea, hemorragias retinianas, encefalopatía hipóxica, infarto cerebral, contusión del parénquima, edema cerebral y hernia. En última instancia, pueden provocar la muerte en los casos más graves.
- Las lesiones en otras regiones del cuerpo se observan casi en 50% de los casos. Entre ellas se encuentran las fracturas de costillas, las FMC, las fracturas de huesos largos o las lesiones intraabdominales. A menudo, no hay signos de traumatismo externo.
- Las hemorragias retinianas son un marcador importante de una lesión rotacional traumática. Se producen en aproximadamente 85% de los lactantes diagnosticados con TCM.
  - Aunque las hemorragias retinianas pueden producirse en otras situaciones (como el nacimiento o los traumatismos accidentales), en esas situaciones suelen ser escasas y estar limitadas al polo posterior. Las hemorragias retinianas que son extensas (en toda la retina y el vítreo), llegan a la periferia y afectan a múltiples capas, se relacionan con mecanismos de maltrato.

Traumatismo abdominal

- Se trata de la segunda forma de maltrato infantil más mortal.
- Los casos graves y mortales alcanzan su punto máximo en la edad preescolar. En todos los casos de maltrato físico infantil mortal, cerca de 14% presenta lesiones abdominales.
- Los traumatismos abdominales por maltrato suelen quedar ocultos porque los cuidadores se presentan con una historia falsa o engañosa, y los síntomas pueden confundirse inicialmente con otras afecciones, como un virus gastrointestinal o una enfermedad más leve.
- Las lesiones abdominales infligidas incluyen hematoma duodenal, contusión/ruptura intestinal, laceración hepática, fractura pancreática (y la posterior formación de seudoquistes), hematoma suprarrenal, lesión renal, avulsión mesentérica y lesiones vasculares.
- Las lesiones abdominales rara vez son aisladas; más de 60% tiene otras lesiones, como las cutáneas, fracturas o traumatismos craneoencefálicos.
- El hígado es el órgano más comúnmente lesionado a causa del maltrato (casi dos tercios de los casos), y el sitio más común de contusión y laceración es el lóbulo izquierdo.

Evaluación médica por maltrato físico

- Historial: el médico no debe dudar en obtener un historial completo de los cuidadores disponibles. Se aconseja un enfoque abierto, honesto y sin prejuicios, que generalmente es bien aceptado por los cuidadores. A los niños mayores que hablan se les debe dar la oportunidad de proporcionar una historia en privado. Una historia completa debe incluir lo siguiente:
  - Historial de traumatismos de cada lesión conocida, incluyendo el mecanismo de la lesión y una línea de tiempo de cuándo el niño estuvo libre de lesiones por última vez.
  - Historial del nacimiento y del recién nacido, incluyendo el historial de salud de la madre, información sobre el embarazo, el trabajo de parto y el parto, el estado de la vitamina K y si hubo alguna hemorragia excesiva durante la circuncisión o en el muñón del cordón umbilical.

- Crecimiento y nutrición, incluyendo la revisión de todos los gráficos de crecimiento y preguntando sobre cualquier práctica de nutrición alternativa y si el lactante es alimentado exclusivamente con leche materna o con fórmula láctea.
- Problemas de salud previos, cualquier historial de "moretones fáciles", cualquier lesión previa, visitas a la sala de emergencias o visitas a cuidados urgentes.
- Historial de desarrollo, incluyendo si el niño es capaz de rodar, gatear, desplazarse, ponerse de pie, caminar, correr, trepar o utilizar el lenguaje.
- Historial social, incluyendo preguntas sobre los cuidadores, las ocupaciones de los padres, el tipo de vivienda y si hay animales en el hogar.
- Antecedentes familiares de algún trastorno hemorrágico, óseo o de otro tipo hereditario, como la hemofilia o la osteogénesis imperfecta.
- Exploración física: todo niño que sea evaluado por posible maltrato físico debe recibir una exploración física completa con especial atención a lo siguiente:
- Exploración de la piel.
  - Asegúrese de visualizar todas las superficies de la piel, incluidas las zonas que a menudo se pasan por alto, como detrás de las orejas, los genitales y los glúteos.
  - Documentar los hallazgos en la piel, como hematomas, abrasiones y quemaduras, mediante una descripción escrita, utilizando diagramas corporales (dibujos) y con fotografías.
  - Describir los hallazgos congénitos, como la melanosis congénita o las marcas de nacimiento, para distinguirlos de posibles lesiones.
- Exploración de cabeza, oído, ojos, nariz y garganta.
  - Evaluar cuidadosamente el cuero cabelludo, moviendo el pelo si es necesario, para detectar posibles lesiones en la cabeza.
  - Visualizar la cavidad oral para detectar lesiones intraorales (paladar, frenillo) y caries/lesiones dentales.
- Exploración ocular.
  - En los casos de TCM con lesiones intracraneales debe realizarse un examen de retina dilatada por un examinador experto.
- Exploración del torso.
  - Palpar el tórax en busca de evidencia de anomalías o crepitaciones en las costillas.
  - La exploración abdominal debe ser exhaustiva para detectar posibles lesiones abdominales.
- Exploración de las extremidades.
  - Palpar cuidadosamente las extremidades en busca de evidencia de fractura aguda o en proceso de curación.
- Exploración genital.
  - Los niños que sufren maltrato suelen ser objeto de múltiples tipos de abuso. Hay que tener en cuenta el abuso sexual.
- Evaluación del desarrollo.
  - Documentar los hitos del desarrollo observados durante la exploración, ya que pueden revelar incoherencias con la historia proporcionada o un retraso del desarrollo asociado con negligencia crónica.
- Cualquier signo de una enfermedad médica que pueda ser una explicación alternativa a la preocupación por el maltrato.
- Evaluación de laboratorio
- Los niños que hablan con evidencia de lesiones agudas infligidas y todos los niños que no hablan que se someten a una evaluación por posible maltrato físico reciente deben recibir una evaluación de laboratorio básica para detectar un traumatismo oculto. Estos datos también pueden revelar la preocupación por un diagnóstico médico alternativo.
  - Recuento sanguíneo completo.
  - Panel metabólico completo (incluyendo AST y ALT).

- ○ Lipasa.
- ○ Un análisis de orina no cateterizado.
- Datos de laboratorio adicionales si existe una preocupación específica.
- ○ Heces para detectar sangre (en casos selectos con preocupación por un traumatismo abdominal).
- ○ Mioglobina o creatinina cinasa en suero (si se trata de una lesión muscular).
- ○ Troponina (si se trata de una lesión cardiaca).
- ○ Análisis de drogas en orina o pruebas específicas de drogas (si hay preocupación por la exposición a drogas).
- Los niños con hematomas/sangrado (incluidas las hemorragias internas como el hematoma subdural) o con preocupación clínica/en el historial por un trastorno hemorrágico, deben ser examinados para detectar un trastorno hemorrágico:
- ○ Tiempo de protrombina/tiempo de tromboplastina parcial.
- ○ Nivel de factor VIII.
- ○ Nivel de factor IX.
- ○ Actividad de von Willebrand.
- ○ La evaluación adicional puede requerir la obtención de una consulta de hematología.
- Cualquier indicación física o en el historial de una posible enfermedad médica que pueda ser responsable de la preocupación por el maltrato debe ser evaluada adecuadamente por medios de laboratorio, si es necesario.
- Imágenes
- Radiografías simples de hueso.
- ○ Independientemente de la edad, cualquier síntoma o signo físico clínicamente aparente de una posible fractura debe ser objeto de una imagen.
- ○ Estudio del esqueleto: deben recibir un estudio esquelético completo todos los niños < 3 años de edad con preocupación por maltrato, niños de 3 a 5 años de edad con una base de caso por caso (crónicamente debilitados o que tienen otras lesiones por maltrato graves presentes), y rara vez niños > 5 años de edad.
  - – Un estudio esquelético completo debe incluir siempre el cráneo (anteroposterior [AP] y lateral), cuatro vistas si se sospecha de fractura de cráneo, radios/ulnas (AP), columna cervical (AP y lateral), manos (posteroanterior [PA]), columna lumbar (lateral), fémures (AP), tórax (AP, lateral, oblicua derecha e izquierda) incluyendo el tórax y la columna lumbar superior, tibias/peronés (AP), pelvis, abdomen (AP) para incluir la columna lumbar-sacra media, pies (AP o PA) y húmeros (AP).
  - – Aceptar menos de las vistas recomendadas dará lugar a una tasa de error inaceptable. La Rx de cuerpo completo del bebé, que es una vista AP en 1-2 radiografías, nunca debe aceptarse como completo.
  - – Debe realizarse un estudio esquelético de seguimiento 2-3 semanas después del estudio inicial. Este estudio puede detectar la formación de un callo que denote una fractura subyacente que no era evidente en el estudio esquelético inicial y puede aclarar fracturas dudosas. Para disminuir la exposición a la radiación es aceptable un estudio esquelético modificado, que elimina el cráneo y posiblemente el abdomen y la pelvis, para las pruebas de seguimiento, ya que hay un bajo rendimiento para encontrar nuevas fracturas en esas áreas.
- Imágenes abdominales.
- ○ Las indicaciones incluyen signos peritoneales, elevación de AST o ALT > 80, aumento de enzimas pancreáticas, hematuria, hematomas abdominales o de la pared torácica inferior, encefalopatía o inestabilidad hemodinámica de etiología desconocida.
- ○ La TC abdominal se considera la técnica de imagen de referencia y debe incluir contraste IV para órganos sólidos, vejiga y lesiones viscerales, y contraste por vía oral para detectar lesiones de vísceras huecas.

○ La ecografía abdominal no se recomienda de forma rutinaria y se considera menos fiable para detectar lesiones específicas, pero la ecografía puede indicar ocasionalmente signos preocupantes de lesiones intraabdominales, como la presencia de líquido libre, que debe evaluarse a fondo.

• Neuroimagen.

○ Independientemente de la edad, cualquier evidencia clínica o en el historial de lesión intracraneal aguda debe ser evaluada con neuroimagen.

○ La evidencia clínica de una lesión intracraneal crónica se evalúa mejor mediante una imagen por resonancia magnética (IRM) cerebral.

○ A los lactantes que se evalúan por maltrato físico (< 6 meses de edad, fracturas múltiples, maltrato presenciado, hermano con evidencia de TCM) se les debe hacer una neuroimagen para detectar lesiones craneoencefálicas ocultas. Si hay alguna preocupación por una lesión aguda que requiera tratamiento, debe obtenerse una TC de cráneo. La IRM cerebral puede ser más apropiada en los casos que no requieran una neuroimagen urgente.

○ Cualquier paciente con un hallazgo de lesión cerebral en la TC o un paciente que siga teniendo signos neurológicos de posible lesión cerebral después de una TC normal debe recibir también una IRM cerebral.

○ Deben realizarse imágenes de la columna vertebral (TC o IRM según esté clínicamente indicado) si hay algún indicio clínico o en el historial de lesión de la columna. Debe haber un umbral bajo para obtener imágenes de la columna vertebral en lactantes con sospecha de TCM.

RECONOCER Y RESPONDER A LA PREOCUPACIÓN POR ABUSO SEXUAL

• El abuso sexual se produce cuando un niño participa en actividades sexuales que no puede comprender, para las que no está preparado desde el punto de vista de su desarrollo y no puede dar su consentimiento o viola la ley o los tabúes sociales.

• Autores de abuso sexual a menores:

• Tienen un puesto de responsabilidad, confianza o poder.

• Suele ser un cuidador o familiar conocido y de confianza.

• Raramente utilizan la violencia, sino la manipulación de la confianza del niño.

• Buscan obtener gratificación sexual por medio del niño, independientemente de sus preferencias de pareja sexual habituales.

• La agresión sexual es cualquier acto sexual en el que no se obtiene o no se da el consentimiento libremente.

• Autores de agresión sexual:

• Son conocidos o desconocidos para la víctima.

○ De los agresores, 90% son personas que el niño conoce y en las que confía.

• Pueden utilizar amenazas, violencia, alcohol o drogas, o manipulación para superar los esfuerzos de protección de su víctima.

• A la edad de 18 años, 1 de cada 4 mujeres y 1 de cada 13 hombres han sufrido un episodio de abuso/agresión sexual.

Evaluación médica del abuso sexual

• Los niños pueden presentarse a los proveedores de servicios médicos de diversas maneras, pero lo más común es que un niño haya hecho una revelación verbal de abuso. Los niños que revelan el abuso sexual suelen informar solo una parte de los eventos de abuso después de que haya pasado un tiempo considerable. Este proceso de revelación no debe interpretarse como prueba de una historia falsa.

• Con menos frecuencia, un niño se presenta para una evaluación de abuso sexual debido a un síntoma o signo preocupante.

• Entre los síntomas/signos de abuso sexual se encuentran los siguientes:

• Comportamientos sexuales inapropiados.

- Diagnóstico de una infección de transmisión sexual (ITS).
- Dolor o lesión genital.
- Indicadores de comportamiento.
- Promiscuidad sexual o prostitución.
- Embarazo.
- A todo niño con una preocupación creíble de abuso/agresión sexual se le debe ofrecer una evaluación médica oportuna por parte de un proveedor que esté capacitado para realizar dichas evaluaciones.
- Historial: el médico no debe dudar en obtener un historial completo de los cuidadores disponibles. Se aconseja un enfoque abierto, honesto y sin prejuicios, que generalmente es bien aceptado por los cuidadores. Los cuidadores deben disponer de un área tranquila y privada para hablar de sus preocupaciones sobre el abuso sexual, lejos del niño, que puede alterarse al ver a un ser querido molesto.
- Un historial médico general y una revisión de los sistemas por parte de un cuidador disponible.
- Una recopilación del historial de incidentes disponible de los cuidadores o investigadores que puedan tener conocimiento de los eventos que conducen a una preocupación de abuso sexual.
- A los niños mayores que hablan se les debe dar la oportunidad de proporcionar una historia en privado.
  - Muchas instituciones emplean a miembros del personal con experiencia que han recibido formación sobre las mejores prácticas para obtener un historial de abuso de un niño.
  - Todas las preguntas que se le hagan al niño deben ser abiertas y no dirigidas. Sugerencias: "¿Qué pasó?" "¿Qué pasó después?" "¿Cómo se siente tu cuerpo en este momento?"
  - Toda pregunta formulada y la respuesta del niño deben documentarse textualmente.
- Exploración física: si se realiza sin sensibilidad a los aspectos emocionales del abuso/agresión sexual, un examen físico puede ser interpretado como traumático por las víctimas. No se debe forzar o intimidar a los pacientes, incluidos los preescolares, para que den su consentimiento a la exploración física o a cualquier aspecto de la atención médica por abuso/agresión sexual. Se debe procurar ofrecer al paciente el mayor control posible sobre el proceso médico. A todo niño que sea evaluado por posible abuso sexual se le debe ofrecer un examen físico completo con especial atención a las siguientes áreas:
- Cualquier signo de una enfermedad médica que pueda ser una explicación alternativa a la preocupación por el abuso.
- Exploración de la piel.
  - El examinador debe visualizar todas las superficies de la piel.
  - Atención a las lesiones de la piel, como abrasiones, hematomas y marcas de mordeduras, que pueden estar presentes en zonas destinadas a la contención (como el cuello y las muñecas), así como en objetivos de la actividad sexual (como el cuello, el pecho, la parte interna de los muslos, los genitales).
- Exploración abdominal.
  - Las víctimas de agresión sexual pueden tener lesiones intraabdominales por contusiones o por una lesión penetrante a través del tracto genital-urinario o gastrointestinal.
- Exploración genital/anal.
  - Es necesario estar familiarizado con la anatomía genital normal y las variantes comunes, ya que muchas variaciones normales se interpretan erróneamente como evidencia de una lesión aguda o cicatrizada.
  - Véase la imagen anatómica en la figura 6-4.
  - La mayoría de las víctimas de abuso sexual tiene exámenes genitales normales, sin evidencia de lesiones. Esto se atribuye a múltiples factores, entre ellos los siguientes:
    - El contacto sexual era tal que las lesiones eran inesperadas.
    - El contacto sexual incluyó la penetración de tejidos que son resistentes y elásticos.
    - El contacto sexual provocó una lesión que se ha curado, sin dejar pruebas.

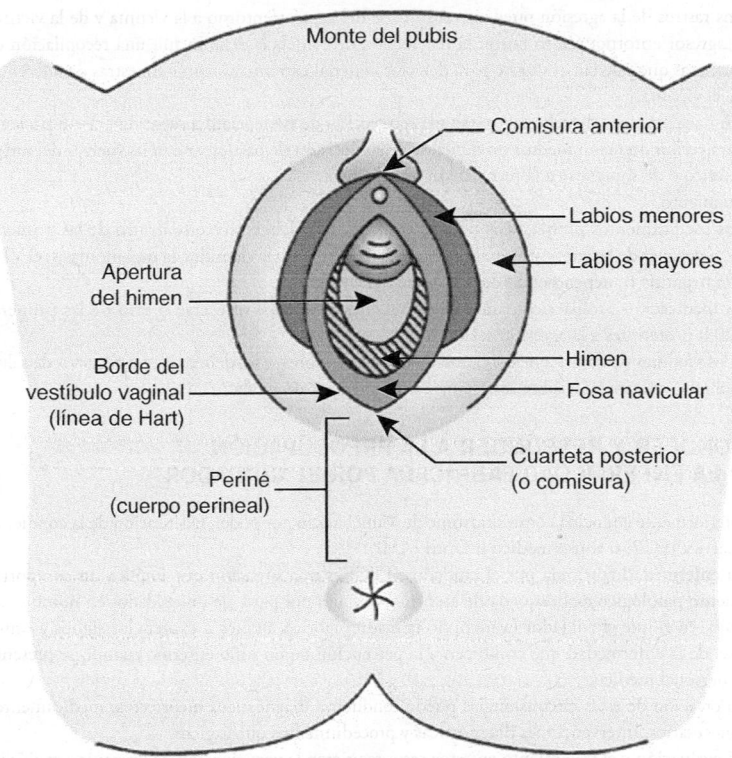

Figura 6-4. Diagrama de la anatomía genital de una niña prepuberal. Este dibujo muestra un himen semilunar. (De Pokorny SF. Pediatric and Adolescent Gynecology. New York: Chapman and Hall, 1996).

- ○ Las lesiones que se pueden encontrar incluyen hematomas, abrasiones y laceraciones de cualquier estructura genital.
- ○ Las víctimas de abuso sexual infantil corren el riesgo de contraer ITS. Se debe atender la indicación clínica de una infección.
- • Cualquier anomalía debe documentarse de múltiples formas, como una descripción escrita, un dibujo o una fotografía. La documentación fotográfica o en video se considera una práctica estándar para las evaluaciones de abuso sexual.
- • Pruebas de laboratorio.
- • Si hay indicios clínicos o en el historial de contacto genital, se deben realizar las pruebas adecuadas de ITS de acuerdo con las recomendaciones de los CDC.
- • Las pruebas de ITS deben realizarse en el momento de la agresión aguda, y luego deben realizarse pruebas de seguimiento.
- • Recolección de pruebas forenses.
- • La mayoría de las jurisdicciones en EUA sugieren que la recolección de pruebas se realice en las primeras 72-120 h posteriores a la agresión.
- • La mayoría de los organismos encargados de la aplicación de la ley tiene procedimientos y paquetes específicos para utilizar durante la recolección de evidencia. Familiarícese con las expectativas locales.

- Los rastros de la agresión pueden transmitirse del agresor/entorno a la víctima y de la víctima al agresor/entorno; por lo tanto, la recolección de evidencia debe incluir una recopilación de muestras que puedan evaluarse para detectar material extraño, así como muestras de referencia de la víctima.
- Un paciente tiene derecho a negarse a la recolección de evidencia. La capacidad de un paciente para recibir atención médica no depende de su decisión de participar con las fuerzas del orden público o de someterse a la recolección de evidencia.
- Tratamiento
  - Los medicamentos profilácticos para prevenir las ITS deben ofrecerse dentro de las primeras 72 h después de la agresión sexual, incluyendo la gonorrea, la clamidia, la tricomoniasis, el VIH o la hepatitis B, dependiendo del riesgo de transmisión.
  - La medicación profiláctica para prevenir el embarazo debe ofrecerse dentro de las primeras 120 h posteriores a la agresión sexual.
  - A las víctimas de abuso/agresión sexual y a sus cuidadores se les deben ofrecer recursos de salud mental e información sobre los recursos comunitarios de ayuda.

RECONOCER Y RESPONDER A LA PREOCUPACIÓN POR LA ENFERMEDAD FABRICADA POR EL CUIDADOR

- (Anteriormente conocida como síndrome de Munchausen por poder, falsificación de la condición pediátrica [FCP] o abuso médico infantil [AMI]).
  - La enfermedad fabricada por el cuidador (EFC) es una situación que implica un comportamiento patológico de búsqueda de atención sanitaria por parte de un cuidador en nombre del niño, en el que el cuidador (a menudo la madre) fabrica, induce o exagera los signos y síntomas de la enfermedad que conducen a la percepción de un niño enfermo cuando se presenta al personal médico.
  - La creación de estas circunstancias puede conducir a diagnósticos incorrectos, medicamentos innecesarios, intervenciones diagnósticas y procedimientos quirúrgicos.
  - La evaluación y el tratamiento en estos casos requieren la participación de un equipo multidisciplinario familiarizado con la dinámica de la EFC.
  - Debe evitarse la confrontación abierta con el presunto cuidador hasta que lo acuerde el equipo multidisciplinario institucional.
  - En aras de la seguridad del niño, no dude en mantenerlo bajo estrecha supervisión en el hospital (enfermería 1:1, cuidador 1:1) si se sospecha de la administración intencional de una sustancia nociva (es decir, la administración encubierta de insulina subcutánea, la contaminación intencional de una herida o catéter con heces, o cualquier otro tipo de acto nocivo con el resultado de inducir una mala salud).
  - El asesinato intencional por envenenamiento de un niño no es necesariamente sinónimo de EFC. Por lo general, carece de los comportamientos repetitivos de búsqueda y contratación de atención sanitaria característicos de la EFC, aunque no es menos desconcertante.

LECTURAS RECOMENDADAS

Adams JA, et al. Updated guidelines for the medical assessment and care of children who may have been sexually abused. *J Pediatr Adolesc Gynecol* 2016;29(2):81–87.
Adams JA, Farst KJ, Kellogg ND. Interpretation of medical findings in suspected child sexual abuse: an update for 2018. *J Pediatr Adolesc Gynecol* 2018;31(3):225–231.
Anderst JD, Carpenter SL, Thomas C, et al.; the Section on Hematology/Oncology and Committee on Child Abuse and Neglect Clinical Report. Evaluation for bleeding disorders in suspected child abuse. *Pediatrics* 2013;131(4):e1314–e1322.

Bass C, Glaser D. Early recognition and management of fabricated or induced illness in children. *Lancet* 2014;383(9926):1412–1421.

Choudhary AK, Servaes S, Slovis TL, et al. Consensus statement on abusive head trauma in infants and young children. *Pediatr Radiol* 2018;48(8):1048–1065.

Christian CW; Committee on Child Abuse and Neglect. The evaluation of suspected child physical abuse. *Pediatrics* 2015;135(5):e1337–e1354. *Pediatrics* 2015;136(3):583.

Deutsch SA. Understanding abusive head trauma: a primer for the general pediatrician. *Pediatr Ann* 2020;49(8):e347–e353.

Escobar MA Jr, Wallenstein KG, Christison-Lagay ER, et al. Child abuse and the pediatric surgeon: a position statement from the Trauma Committee, the Board of Governors and the Membership of the American Pediatric Surgical Association. *J Pediatr Surg* 2019;54(7):1277–1285.

Flaherty EG, et al. Evaluating children with fractures for child physical abuse. *Pediatrics* 2014;133(2):e477–e489.

Henry MK, Bennett CE, Wood JN, et al. Evaluation of the abdomen in the setting of suspected child abuse. *Pediatr Radiol* 2021;51(6):1044–1050. https://doi.org/10.1007/s00247-020-04944-2

Jenny C. Child Abuse and Neglect: Diagnosis, Treatment, and Evidence. St. Louis, MO: Elsevier Saunders, 2011.

Johnson SB, Riley AW, Granger DA, et al. The science of early life toxic stress for pediatric practice and advocacy. *Pediatrics* 2013;131(2):319–327.

Knox BL, Alexander RC, Luyet FM, et al. Medical neglect in childhood. *J Child Adolesc Trauma* 2020;13(3):257–258.

Narang SK, Fingarson A, Lukefahr J; Council on Child Abuse and Neglect. Abusive head trauma in infants and children. *Pediatrics* 2020;145(4):e20200203.

Palusci VJ; Council on Child Abuse and Neglect, Kay AJ, et al. Identifying child abuse fatalities during infancy. *Pediatrics* 2019;144(3):e20192076.

Pawlik MC, Kemp A, Maguire S, et al.; ExSTRA investigators. Children with burns referred for child abuse evaluation: burn characteristics and co-existent injuries. *Child Abuse Negl* 2016;55:52–61.

Pierce MC, Kaczor K, Lorenz DJ, et al. Validation of a clinical decision rule to predict abuse in young children based on bruising characteristics. *JAMA Netw Open* 2021;4(4):e215832.

Ravanfar P, Dinulos JG. Cultural practices affecting the skin of children. *Curr Opin Pediatr* 2010;22(4):423–431.

U.S. Department of Health & Human Services, Administration for Children and Families, Administration on Children, Youth and Families, Children's Bureau. Child Maltreatment 2019. 2021. Disponible en: https://www.acf.hhs.gov/cb/research-data-technology/statistics-research/child-maltreatment

7

Neonatología
Kelleigh Briden y Melissa M. Riley

ABORDAJE DEL NEONATO CON DIFICULTAD RESPIRATORIA

- Está viendo a un recién nacido con problemas respiratorios.
  - La evaluación y el tratamiento adecuado de este neonato deben ser el objetivo inmediato.
  - La determinación de las causas subyacentes debe ser el objetivo secundario.
- El algoritmo de la figura 7-1 resume el abordaje del lactante con dificultad respiratoria.

Anamnesis

- ¿El neonato es a término, prematuro tardío o prematuro?
- ¿Existen factores de riesgo de sepsis en el historial materno?
- ¿Se observó meconio en el parto?

Exploración física

- Evaluar los signos vitales, importantes para valorar la gravedad de la dificultad respiratoria, y también indicar la urgencia de la intervención.
- Observe el color, el llenado capilar y la intensidad del pulso.

Etiología

- Los signos de dificultad respiratoria, como el aleteo nasal, las retracciones de la pared torácica y los estridores, apuntan a una etiología respiratoria (alveolar).
- El estridor inspiratorio indica obstrucción de las vías respiratorias superiores.
- Un estridor inspiratorio con un llanto deficiente sugiere una parálisis de las cuerdas vocales.
- La taquipnea (frecuencia respiratoria > 60 respiraciones por minuto) sin retracciones de la pared torácica es un buen indicio de una etiología cardiaca subyacente o de retención de líquido intersticial. Para más información sobre las causas cardiacas, véase la figura 7-2.
- La hiperpnea (respiraciones profundas en forma de suspiro) sugiere acidosis metabólica (sepsis, choque, error congénito del metabolismo).

Estudios de laboratorio e imagen

- Una radiografía de tórax para diferenciar las causas parenquimatosas (enfermedad de la membrana hialina, neumonía, aspiración de meconio, líquido en la fisura menor) de las pleurales (derrame, neumotórax) o de la cavidad torácica (hernia diafragmática) de la dificultad respiratoria.
- Interpretación de la gasometría arterial
  - pH
    - Normal 7.35-7.45.
    - Acidosis ≤ 7.35.

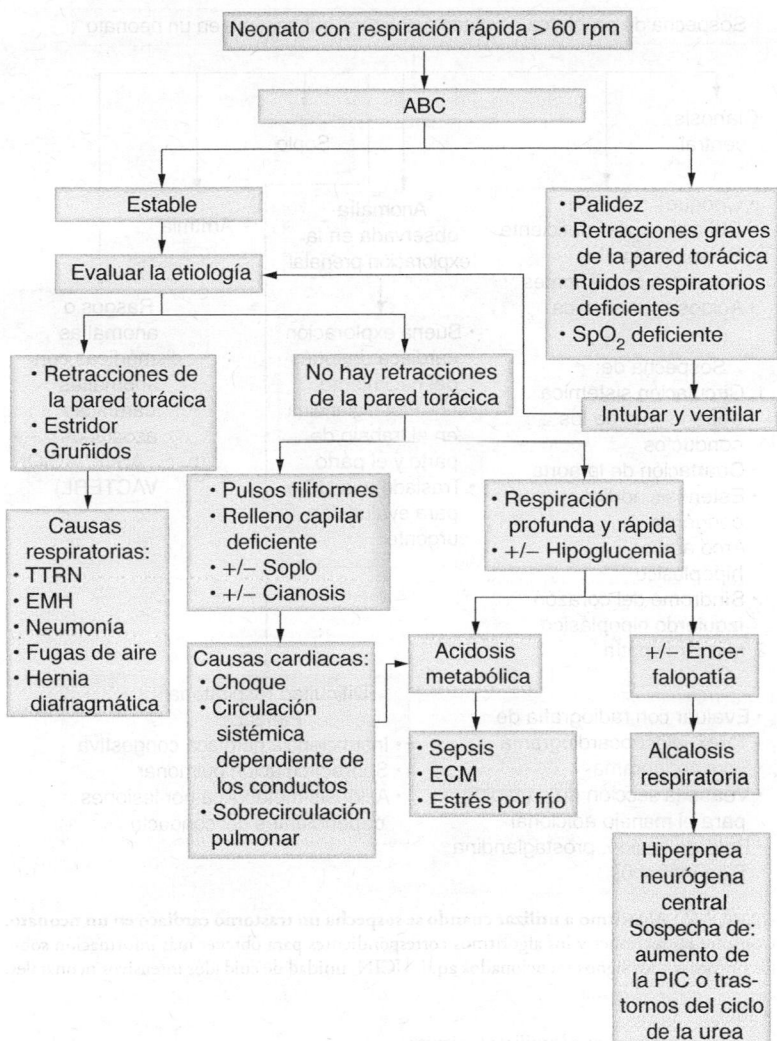

Figura 7-1. Enfoque de la dificultad respiratoria en un neonato. ABC, vía aérea, respiración, circulación; ECM, error congénito del metabolismo; EMH, enfermedad de la membrana hialina; PIC, presión intracraneal; rpm, respiraciones por minuto; SpO2, saturación de oxígeno; TTRN, taquipnea transitoria del recién nacido.

- ○ Alcalosis ≥ 7.45.
- ○ Las alteraciones pueden ser de origen respiratorio, metabólico o mixto.
- • PaCO₂
  - ○ Normal 35-45
  - ○ Alcalosis respiratoria ≤ 35
  - ○ Acidosis respiratoria ≥ 45

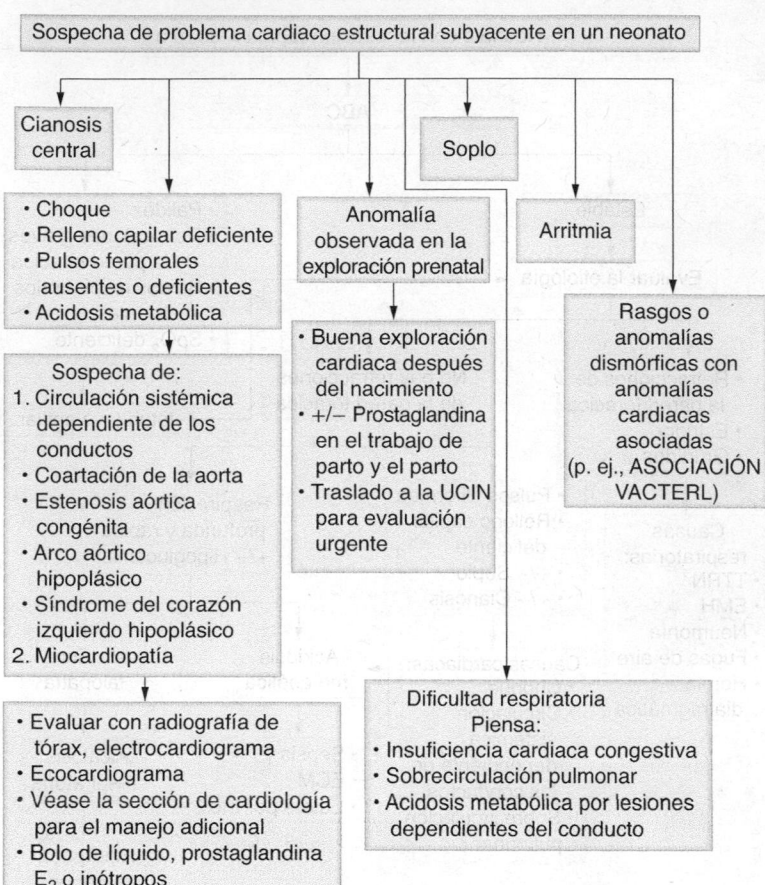

Figura 7-2. Algoritmo a utilizar cuando se sospecha un trastorno cardiaco en un neonato. Consulte las secciones y los algoritmos correspondientes para obtener más información sobre los síntomas y los signos mencionados aquí. UCIN, unidad de cuidados intensivos neonatales.

- PaO_2
  - Para interpretar, puede utilizar lo siguiente:
  - Índice de oxigenación $(IO) = \dfrac{MAP \times FiO_2}{PaO_2} \times 100$
  - Gradiente arterial alveolar $(A\text{-}a) = PAO_2 - PaO_2$
    - $PAO_2 \approx FiO_2 \left(P_{ATM} - pH_2O \right) - \dfrac{PaCO_2}{R}$
    - $P_{ATM} = 760$ mm Hg a nivel del mar
    - $pH_2O = 47$ mm Hg
    - $R = 0.8$

TABLA 7-1	Tamaño del tubo endotraqueal en neonatos	
Tamaño del tubo (diámetro interno en mm)	Peso (kg)	Edad de gestación (semanas)
2.5	<1	<28
3	1–2	28–34
3.5	2–3	34–38
3.5–4	>3	>38

- HCO_3
  - Base importante para la amortiguación.
  - $HCO_3^- + H^+ \leftrightarrow H_2CO_3 \leftrightarrow CO_2 + H_2O$
- Exceso de base.
  - Tiene en cuenta otros amortiguadores además del HCO_3^-
- El hemocultivo es el estándar de oro para diagnosticar o descartar la sepsis, aunque puede ser falso negativo en 30% de los casos por diversas razones (causas comunes: muestra de sangre inadecuada y pretratamiento con antibióticos).

Tratamiento

- Directrices para la intubación/tratamiento con surfactante.
  - Algunas de las indicaciones para la intubación endotraqueal y la ventilación mecánica de un lactante son la apnea, la saturación de oxígeno deficiente a pesar del oxígeno suplementario mediante soporte respiratorio no invasivo y la acidosis respiratoria.
  - La administración de surfactante está indicada en caso de necesidad persistente de oxígeno con indicación de enfermedad pulmonar parenquimatosa.
  - Véanse las tablas 7-1 y 7-2 para obtener más información sobre la intubación endotraqueal en neonatos.

Consideraciones especiales: hipertensión pulmonar persistente del recién nacido (HPPRN)

- Aumento de la resistencia vascular pulmonar que da lugar a una derivación de derecha a izquierda a través del conducto arterioso persistente (CAP) o el foramen oval permeable (FOP), lo que provoca un desajuste V/Q grave, hipoxemia y cianosis.
- Un indicador precoz de la HPPRN es la mala tolerancia a los cuidados con desaturación. Un diferencial de saturación preductal y posductal > 10% (cianosis diferencial, manos rosas, pies azules)

TABLA 7-2	Tubos endotraqueales y profundidad de inserción en neonatos[a]
Peso (kg)	Profundidad aproximada de inserción (cm desde el labio superior)
1	7
2	8
3	9
4	10

[a] Regla general: peso + 6 = profundidad de inserción.

indica una derivación de derecha a izquierda a través del CAP. La ausencia de este signo no excluye la derivación de derecha a izquierda, que puede ser a través del foramen oval.

- Se aconseja mantener una saturación de oxígeno > 95% en los neonatos a término hasta que se identifique su proceso de enfermedad y se descarte la hipertensión pulmonar.

ABORDAJE DEL NEONATO CON APNEA Y BRADICARDIA

- Anamnesis
  - ¿Cuál es la edad de gestación del neonato?
  - ¿Son estos eventos nuevos o diferentes de los anteriores?
  - ¿Hubo algún factor precipitante?
- Exploración física
  - Evaluar los signos vitales. ¿Han vuelto al valor inicial?
  - ¿El neonato se ve bien o enfermo?
  - Observe los sonidos de las vías respiratorias superiores, el patrón respiratorio, la perfusión y la exploración abdominal.
- Pensar en la etiología y en la evaluación/intervención adicional adecuada tras la estabilización inicial.

Diagnóstico diferencial

- Los eventos son de reciente aparición y el neonato parece enfermo.
  - Sepsis: la evaluación puede incluir un hemograma, un hemocultivo, una radiografía de tórax (neumonía) o una radiografía abdominal de dos vistas (enterocolitis necrosante), una punción lumbar y el inicio de antibióticos.
  - Dificultad respiratoria: intervenir mientras se esperan los resultados de la evaluación; el tratamiento puede incluir ventilación no invasiva o invasiva. La evaluación debe incluir una radiografía de tórax y una gasometría.
- Los eventos son de inicio reciente, y el neonato se muestra bien.
  - Sepsis: las indicaciones para un estudio séptico incluyen un historial de inestabilidad de la temperatura, intolerancia a la alimentación, distensión abdominal y letargo. Véase la discusión anterior para el manejo.
  - Conducto arterioso persistente (CAP): evaluar el volumen del pulso, la presión del pulso y las pulsaciones precordiales. El CAP puede ocurrir con o sin soplo. Se debe discutir el momento de la ecocardiografía.
  - Anemia: la anemia grave en los neonatos prematuros puede presentarse como una nueva aparición de apnea y bradicardia. Compruebe la Hgb, y si el neonato tiene anemia, discuta la transfusión de eritrocitos. Recuerde que la anemia puede coexistir con la sepsis.
  - Latido auricular ectópico bloqueado: esta es una causa común de caída de la frecuencia cardiaca en los neonatos prematuros y es autolimitada. No provoca necesariamente un compromiso hemodinámico, pero justifica la realización de un ECG.
  - Apnea obstructiva por descoordinación de la succión y la deglución, si se asocia con la alimentación oral recién introducida o se observa mientras el lactante se alimenta de un biberón.
  - Posición incorrecta de una sonda de alimentación. Compruebe con una radiografía.
  - Examen ocular para detectar la retinopatía del prematuro (RP). Esta es una causa común de caída de la frecuencia cardiaca como resultado de la estimulación vagal de la compresión del globo ocular durante el examen (estos lactantes también podrían tener taquicardia por los efectos anticolinérgicos de las gotas oftálmicas de ciclopentolato para el examen ocular).
  - Inducido por el nervio vago: en un lactante ventilado en el que la vía aérea es permeable (tubo endotraqueal), es improbable que tenga un origen obstructivo y es más probable que sea central. Considere la bradicardia inducida por estimulación vagal debido a un aumento de la presión intracraneal o, más comúnmente, a un tubo endotraqueal bajo que irrita la carina.

- Hemorragia intraventricular (IVH, por sus siglas en inglés): considerar si se trata de las primeras 24 h de vida en un neonato extremadamente prematuro (< 26 semanas de gestación), en especial si hay un rápido descenso de la hemoglobina. Una ecografía de la cabeza es diagnóstica. Es más probable que la IVH se produzca en la primera semana de vida.

- Hidrocefalia: considerar si un neonato con IVH conocida presenta un aumento de la circunferencia occipitofrontal, fontanela abultada y aumento de la frecuencia de las caídas del ritmo cardiaco. Debe considerarse la realización de ecografías semanales.

- Los eventos no son nuevos en su inicio, y el neonato tiene un historial de caídas de la frecuencia cardiaca.

- Benigno: considerar si el lactante puede haber tenido caídas de la frecuencia cardiaca en el pasado y puede necesitar solo ajustes de la dosis de cafeína adecuados al peso. Los neonatos a término pueden tener una frecuencia cardiaca en reposo más baja (80-100) cuando duermen y a menudo no es patológica. Puede evaluarse con un electrocardiograma para descartar una anomalía de la conducción.

- Convulsiones: deben considerarse en todos los neonatos sin una buena explicación para la apnea. La frecuencia cardiaca aumenta con las convulsiones sutiles. Hay que pensar en convulsiones si la apnea se asocia con movimientos anormales de los ojos o las extremidades. Busque convulsiones con un EEG, si el bebé tiene meningitis o una aparición/progresión reciente de hemorragia intraventricular.

- Apnea del prematuro: se trata de un diagnóstico de exclusión y por ello se menciona al final. Se debe a la inmadurez del centro respiratorio. Puede ser central u obstructiva, pero suele ser de etiología mixta y puede tratarse con cafeína o soporte respiratorio.

TRATAMIENTO DEL NEONATO CON UNA GASOMETRÍA ARTERIAL INAPROPIADA

- Examine rápidamente al lactante, ya que puede estar progresando una emergencia inminente. Los signos vitales, el color, la inspección de los dispositivos de soporte respiratorio y el examen pulmonar guiarán la toma de decisiones.
- Las radiografías de tórax pueden ayudar a hacer un diagnóstico.
  - En la radiografía de tórax pueden identificarse un tubo endotraqueal mal colocado, atelectasia vs. neumonía y fugas de aire.
  - Las radiografías no identificarán diagnósticos como la asincronía paciente-ventilador y el CAP.

Etiología y tratamiento

- Problema: DOPE
  - La mnemotecnia DOPE del soporte vital avanzado pediátrico (SVAP) es útil.
  - D: Desplazamiento del tubo endotraqueal. Si la pared torácica no se expande bien con las respiraciones del ventilador, ausculte el tórax para detectar la presencia de ruidos respiratorios. Utilice un detector de CO_2 (si el detector de CO_2 se vuelve amarillo, el tubo está en la tráquea; si el indicador permanece morado, es probable que el tubo no esté en la tráquea). La laringoscopia directa puede verificar la posición del tubo.
  - O: Obstrucción. ¿Puede pasar un catéter de succión a través del tubo endotraqueal?
  - P: neumotórax (*Pneumothorax*). ¿Los ruidos respiratorios son desiguales (atelectasia o neumotórax)? La transiluminación con luz de fibra óptica y la observación del "halo" alrededor de la fuente de luz pueden diagnosticar el neumotórax en un neonato prematuro (son posibles los resultados falsos negativos y falsos positivos).
  - E: mal funcionamiento del Equipo. La desconexión del lactante del ventilador y el ensacado mecánico con una bolsa de respiración de flujo regulado pueden ayudar a determinar la presión adecuada necesaria para mover la pared torácica (si es superior a la presión inspiratoria máxima

actual, entonces la distensibilidad pulmonar ha empeorado). Si la pared torácica se mueve con la presión inspiratoria actual, entonces hay un mal funcionamiento del equipo.
- El tratamiento consiste en solucionar el problema identificado.
- Problema: posible asincronía
  - ¿El neonato espira cuando el ventilador le proporciona aire? ¿Parece que hay un movimiento de vaivén del pecho y el abdomen? Esto indica una asincronía del ventilador con el paciente. Esto es poco común con la ventilación obligatoria intermitente sincronizada disponible en los ventiladores modernos.
  - Tratamiento (en ventilación a presión).
    ○ Aumentar la frecuencia del ventilador o proporcionar presión de soporte para las respiraciones iniciadas por el neonato puede mejorar la ventilación sin cambiar el modo de ventilación (si el ventilador permite este modo).
    ○ También se puede intentar cambiar al modo de asistencia de la ventilación para que cada respiración sea asistida por el ventilador (este es un modo deficiente para el apoyo al destete).
    ○ Sedar al lactante para que no "luche" contra el ventilador. Utilizar la menor dosis de opiáceos para empezar y titular hasta que haga efecto. Es muy importante prevenir este fenómeno en los lactantes de gran tamaño para evitar el neumotórax.
- Problema: cambio (empeoramiento) de la distensibilidad pulmonar
  - Discuta con el terapeuta respiratorio si el volumen corriente suministrado por el ventilador está disminuyendo durante un periodo; esto indica un empeoramiento de la distensibilidad pulmonar.
    ○ Compruebe la posición del tubo endotraqueal (¿está a la misma distancia a la que se colocó originalmente? ¿Se ha deslizado hacia dentro o hacia fuera?).
    ○ ¿Oye un soplo o siente pulsos periféricos saltones (el conducto arterioso es patente y provoca una disminución de la distensibilidad)?
    ○ ¿Hay inestabilidad de la temperatura? ¿Han cambiado las características de las secreciones endotraqueales (como una mayor cantidad de secreciones o un cambio en su color a amarillo)? Si se observan estos cambios en las secreciones, esto indica que el paciente puede tener neumonía, lo que empeoraría la distensibilidad pulmonar.
    ○ ¿El lactante lleva mucho tiempo con el respirador y desarrolla una enfermedad pulmonar crónica?
  - En el modo de control de volumen de la ventilación, sospeche de todas las posibilidades anteriores si observa que aumenta la presión generada por el ventilador para suministrar el mismo volumen.
- *A veces, es bueno pensar pensar en otras posibilidades.*
  - ¿El resultado de la gasometría es inaceptable por una causa extrapulmonar?
    ○ ¿Está el abdomen distendido y tenso (enterocolitis necrosante, perforación intestinal espontánea u obstrucción intestinal)? ¿La distensión abdominal compromete el volumen corriente del pulmón? Esto se observa en lactantes con ascitis (hidropesía) o defectos de la pared abdominal no reparados que están siendo tratados con una bolsa de silastic® (silo), y el contenido del silo se reduce progresivamente hacia la cavidad abdominal.
  - ¿El lactante tiene suficiente impulso ventilatorio?
    ○ ¿Está demasiado sedado?
    ○ ¿Es necesario aumentar la frecuencia del ventilador? (En el lenguaje de las enfermeras: el bebé está "disociando con el ventilador").
  - ¿El tubo endotraqueal es muy antiguo? Piense en cambiarlo aunque haya protestas; un tubo endotraqueal obstruido puede causar acidosis respiratoria.

ABORDAJE DEL NEONATO CON PREOCUPACIÓN POR LA PATOLOGÍA ABDOMINAL

- Anamnesis
  - ¿Cuál era su edad de gestación y cuál es su edad de gestación corregida?
  - ¿Cuál es su patrón de defecación? ¿Hematoquecia?
  - ¿Alguna emesis? ¿Hematemesis? ¿Emesis biliosa?
  - ¿Alguna cirugía abdominal previa o preocupación prenatal por patología abdominal?
- Exploración física
  - Aspecto del abdomen (color o cambio respecto al anterior), tacto del abdomen y ruidos intestinales.
  - Además, los lactantes con patología abdominal importante pueden presentar signos clínicos de choque o choque compensado (observe la frecuencia cardiaca, la presión arterial, los pulsos y la perfusión).

Diagnóstico y tratamiento

Enterocolitis necrosante (ECN)

- Las características clínicas pueden incluir un lactante con mala apariencia (aunque a veces con buena apariencia); distensión abdominal; decoloración abdominal (eritematosa, gris, azul); ausencia de ruidos intestinales.
- Suspender la alimentación enteral, descomprimir el estómago con succión nasogástrica continua (Replogle®) (para prevenir la emesis y la aspiración, lo mismo que el compromiso respiratorio), evaluar la sepsis (hemograma, sangre, orina y posiblemente cultivo de líquido cefalorraquídeo) y valorar la neumatosis intestinal en la radiografía.
- Empezar con los antibióticos. El metronidazol suele reservarse para la perforación intestinal.
- Consultar con cirugía si hay evidencia de aire libre o si empeora el estado clínico.
- El neonato debe ser vigilado estrechamente con exámenes clínicos frecuentes, hemogramas, electrolitos, gasometrías y radiografías abdominales (placas de decúbito anteroposterior y lateral) para estos parámetros.
- Dependiendo del grado de gravedad de la enfermedad, los lactantes pueden necesitar un aumento de la asistencia respiratoria o de la asistencia hemodinámica.

Obstrucción intestinal

- La emesis biliosa en un neonato es preocupante por la obstrucción intestinal/vólvulo y debe ser tratada como una emergencia.
- Las características clínicas pueden incluir un lactante de aspecto enfermizo; distensión abdominal; ruidos intestinales hiperactivos/hipoactivos; hernia encarcelada. A menudo, estos lactantes tendrán un buen aspecto con una exploración normal, pero la emesis biliosa es alarmante por sí misma para solicitar una evaluación adicional.
- Bases del tratamiento: suspender la alimentación enteral, descomprimir el estómago con una sonda nasogástrica (Replogle®) y administrar líquido o nutrición parenteral.
- Las investigaciones radiológicas, como la radiografía simple de abdomen y los estudios de contraste, pueden confirmar el diagnóstico y ayudar a delimitar la causa. Puede estar indicada la consulta quirúrgica.

ABORDAJE EN LA UCIN DEL PACIENTE CON HIPOGLUCEMIA

Para un análisis similar de la hipoglucemia en la sala de neonatos, véase el capítulo 2.

Anamnesis

- ¿Cuál era la edad de gestación? ¿Edad cronológica?
- ¿Cómo es su alimentación: parenteral/enteral/combinada? ¿Algún cambio reciente?

- ¿A qué medicamentos ha estado expuesto? ¿Hubo algún cambio de medicación reciente?
- ¿Cómo se determinó la glucosa en sangre?

Exploración física

- ¿Con buena apariencia o con mala apariencia? ¿Inquietud? ¿Preocupación por convulsiones?
- En los signos vitales, anote la temperatura del lactante.

Diagnóstico y tratamiento

- El diagnóstico de la hipoglucemia sintomática no debe retrasar el tratamiento, pero a menudo ambos pueden realizarse de forma simultánea.
- La glucosa sérica debe obtenerse después de que se detecte la hipoglucemia con el glucómetro.
- Obtener las siguientes pruebas de laboratorio junto con la glucosa sérica: insulina; TSH, tiroxina; hormona del crecimiento, cortisol, lactato, piruvato y cetonas en orina.
- Siga las directrices específicas de la institución para el manejo de la hipoglucemia en lo que respecta a los niveles asintomáticos a los que se debe tratar.
- El tratamiento para la hipoglucemia sintomática es de 2 mL/kg/dosis de dextrosa a 10%.

Disminución del suministro de glucosa

- Reservas inadecuadas de glucógeno
  - Prematuridad: el glucógeno se deposita en el tercer trimestre.
  - Restricción del crecimiento intrauterino (RCIU): puede tener reservas de glucógeno reducidas.
- Deterioro de la producción de glucosa
  - Errores congénitos del metabolismo.
  - Trastornos endocrinos: deficiencias hormonales hipofisarias o insuficiencia corticosuprarrenal que provoca un nivel bajo de cortisol u hormona del crecimiento.
  - Insuficiencia hepática: alteración de la gluconeogénesis; glucogenólisis.
- Iatrógeno
  - Disminución rápida de la tasa de infusión de glucosa, incluso cuando el lactante pierde el acceso intravenoso inesperadamente.
  - Falta de alimentación o cambio de alimentación (volumen/fortificación).

Aumento de la utilización de la glucosa

- Hiperinsulinismo
  - Lactante de madre con diabetes.
  - RCIU.
  - Síndrome de Beckwith-Wiedemann: presente en la mitad de los neonatos con este diagnóstico.
  - Estrés perinatal
  - Hiperinsulinismo persistente secundario a mutaciones genéticas.

ABORDAJE DEL RECIÉN NACIDO CON ICTERICIA (FIG. 7-3)

- Examine al neonato y revise su historial.
- Recuerde que la ictericia neonatal puede ser no conjugada (liposoluble, riesgo de kernícterus, responde a la fototerapia) o conjugada (hidrosoluble, sin riesgo de kernícterus, y no se trata con fototerapia).

Epidemiología

- Identifique los factores de riesgo de ictericia de acuerdo con las directrices de la AAP sobre la ictericia. Tenga en cuenta que estas directrices son para lactantes con una edad de gestación ≥ 35 semanas. Las recomendaciones de manejo para los neonatos prematuros con una

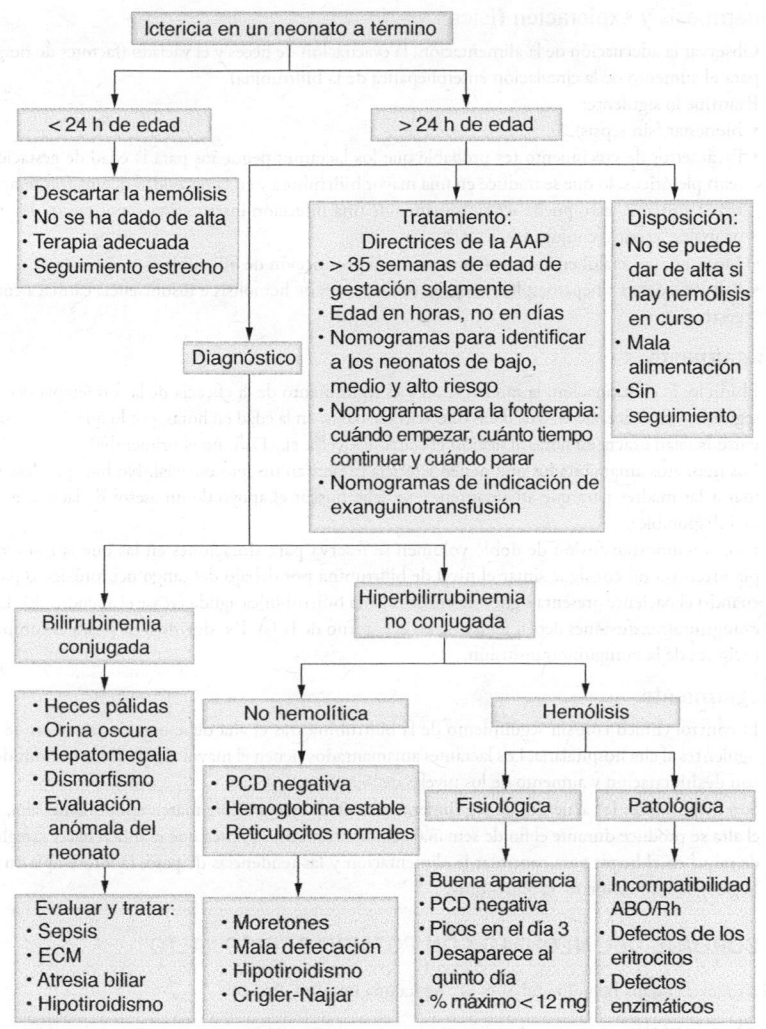

Figura 7-3. Aproximación a un neonato a término con ictericia. ECM, error congénito del metabolismo; PCD, prueba de Coombs directa.

edad de gestación < 35 semanas se basan en el consenso y deben utilizarse para guiar el tratamiento en esta población.

• Se debe hacer énfasis en la identificación de los factores de riesgo de hemólisis y en descartar la hemólisis en todos los lactantes con ictericia. Un aumento rápido de la bilirrubina, un recuento elevado de reticulocitos y un descenso de la hemoglobina (en ausencia de hemorragia extravascular) son buenos indicadores de hemólisis. Deben identificarse los factores de riesgo de kernícterus.

Anamnesis y exploración física

- Observar la adecuación de la alimentación, la evacuación de heces y el vaciado (factores de riesgo para el aumento de la circulación enterohepática de la bilirrubina).
- Examine lo siguiente:
  - Bienestar (sin sepsis).
  - Parámetros de crecimiento (es probable que los lactantes pequeños para la edad de gestación sean pletóricos, lo que se traduce en una mayor bilirrubina y en la necesidad de una fototerapia más temprana. Esto puede ser sintomático de una infección intrauterina y, por tanto, de una probable ictericia conjugada).
  - Moretones y cefalohematomas (aumento de la producción de bilirrubina).
  - Palidez, edema y hepatoesplenomegalia (indicadores de hemólisis e insuficiencia cardiaca congestiva).

Tratamiento

- El inicio, la continuación, la interrupción y el seguimiento de la eficacia de la fototerapia deben seguir las directrices de la AAP. Estas directrices se basan en la edad en horas, por lo que debe recordarse la edad exacta en horas al decidir el tratamiento (p. ej., 17 h, no el primer día).
- Los neonatos amamantados que tienen ictericia presentan un reto especial. No hay que desanimar a las madres para que amamanten, y se debe buscar el apoyo de un asesor de lactancia (si está disponible).
- La exanguinotransfusión de doble volumen se reserva para situaciones en las que la fototerapia intensiva no consigue situar el nivel de bilirrubina por debajo del rango neurotóxico o para cuando el paciente presenta signos de encefalopatía bilirrubínica aguda (véase el apéndice E). Las exanguinotransfusiones deben realizarse en el entorno de la UCIN, debido a las posibles complicaciones de la exanguinotransfusión.

Seguimiento

- El control clínico con/sin seguimiento de la bilirrubina tras el alta debe organizarse en las 48 h siguientes al alta hospitalaria. Los lactantes amamantados tienen el mayor riesgo de ser readmitidos con deshidratación y aumento de los niveles de bilirrubina.
- Son importantes los acuerdos de seguimiento tras el alta y el posible marco temporal del alta. Si el alta se produce durante el fin de semana o en días festivos, significa que es difícil hacer arreglos de salud en el hogar para controlar la alimentación y las tendencias de peso, la fototerapia en el hogar y la estimación de la bilirrubina.

ABORDAJE DEL NEONATO CON POTASIO SÉRICO "ALTO"

¿La muestra estaba hemolizada? Si es así, repita una muestra venosa.

Tratamiento

- Identificar la inestabilidad hemodinámica que requiere tratamiento urgente.
  - Observe en el monitor cardiaco de cabecera si hay ondas T altas o complejos QRS amplios.
  - Busque un mal llenado capilar e hipotensión.
- Si se observa cualquiera de los casos anteriores, independientemente del nivel de potasio, el neonato es sintomático y, por lo tanto, necesita tratamiento de urgencia.
- Evaluar las causas de la hiperpotasemia después del tratamiento de emergencia. Algunas de las causas más comunes son el exceso de potasio en la nutrición parenteral total (NPT) o en los líquidos intravenosos (IV), la escasa diuresis, los hematomas, la hemólisis o la acidosis metabólica.

Tratamiento de emergencia

- Los líquidos IV con potasio deben suspenderse inmediatamente mientras se espera la administración de gluconato de calcio.
- El gluconato de calcio a 10% por vía IV es mejor porque tiene un efecto directamente protector sobre el miocardio. El potasio detiene el corazón en diástole y el calcio lo contrarresta con su efecto inotrópico positivo. Es de larga duración y muy eficaz.
- El bicarbonato sódico también es útil porque provoca alcalosis metabólica y desplaza el potasio en sentido intracelular, reduciendo el potasio sérico. Debe utilizarse una dosis de 2 mL/kg de bicarbonato sódico a 4.5%.

Tratamiento no urgente

- Es posible que no se requieran medidas de emergencia aunque los niveles séricos de K sean de 5.5-6.5 mEq/L en los neonatos prematuros si:
- No hay arritmia cardiaca.
- La diuresis es adecuada (> 1 mL/kg/h).
- El suplemento de potasio en el líquido parenteral no es excesivo (2-3 mEq/kg/día).
- El pH de la sangre no es acidótico.
- Puede ser prudente vigilar clínicamente y controlar los niveles de potasio en serie y la diuresis.
- La reducción del potasio en el líquido parenteral también es una opción.
- Si el potasio sérico es > 7.5 mEq/L, incluso sin arritmia cardiaca, una opción razonable es eliminar el potasio del líquido parenteral, aumentar la velocidad de infusión de glucosa (para aumentar la insulina endógena, que entonces desplazará el potasio hacia el interior de las células) con o sin goteo de insulina, o añadir calcio al líquido parenteral de una vez o secuencialmente.
- Es necesario seguir vigilando el compromiso hemodinámico.
- Las nebulizaciones continuas con albuterol (agonista del receptor β_2) provocan un desplazamiento transcelular del potasio y lo reducen.
- La falta de acceso IV no suele ser un problema porque la hiperpotasemia se observa en los "microprematuros" (hiperpotasemia no hemolítica causada por los hematomas, la escasa diuresis debido al alto nivel de hormona antidiurética, el escaso flujo sanguíneo cortical renal y la tasa de filtración glomerular baja) en los primeros días de vida, cuando la mayoría de los neonatos tiene líneas umbilicales.

ABORDAJE DEL NEONATO CON HIPERTENSIÓN ARTERIAL

- La hipertensión se define como la presión arterial en el percentil > de los nomogramas de Zubrow basados en la edad postconceptual.
- Las condiciones ideales para medir la presión arterial en un lactante son:
- 90 minutos después de la alimentación.
- Dormir o estar tranquilo durante 15 minutos.
- En posición prona.
- Antes de pedir una batería de pruebas, compruebe las condiciones en las que se ha medido la presión arterial, como se indicó.
- Debe utilizarse un manguito de tamaño correcto; el manguito debe cubrir dos tercios de la longitud del brazo y 75% de la circunferencia de la extremidad. La presión arterial debe medirse en los brazos y no en las piernas (donde normalmente es más alta).
- Una sola medición no es diagnóstica, y deben hacerse tres lecturas sucesivas a intervalos de 2 minutos antes de decidir sobre la "hipertensión".
- Regla general: la presión arterial sistólica > 100 mm Hg en un neonato a término de pocas semanas debe ser tratada.

Etiología

- La agitación y el control inadecuado del dolor son dos explicaciones comunes para la presión arterial alta registrada.
- La cafeína, la teofilina y los corticoesteroides son medicamentos comúnmente implicados.
- La administración excesiva de líquidos parenterales y de sodio en los últimos días son dos causas importantes que pueden pasar desapercibidas a menos que se examinen detenidamente las prescripciones de nutrición parenteral total.

Anamnesis

- Los antecedentes de líneas arteriales umbilicales son un factor predisponente común para la hipertensión renovascular.
- Los estigmas de enfermedad renal (como se señaló) deben aumentar la sospecha de enfermedad renal intrínseca (reflujo vesicoureteral, riñón displásico multiquístico, riñón en herradura).
- Un lactante con enfermedad pulmonar crónica suele tener hipertensión por múltiples etiologías.
- Los trastornos endocrinos no se ven con frecuencia en los neonatos (excepto el síndrome de Cushing con terapia de esteroides, y el hipertiroidismo neonatal, que es raro).

Exploración física

- Compruebe si los pulsos y la presión sanguínea en brazos y piernas son desiguales (coartación de la aorta).
- Palpar en busca de una masa renal esférica y auscultar en busca de un soplo renal a ambos lados del ombligo (las causas renovasculares son las más comunes de la hipertensión). Los lactantes de madres con diabetes pueden presentar hematuria macroscópica. Estos lactantes deben ser evaluados para detectar hipertensión y masas renales palpables, que son indicativas de trombosis de la vena renal.

Estudios de laboratorio y de imagen

- La evaluación de laboratorio implica lo siguiente:
  - Examen de orina (macroscopía, microscopía y cultivo; la infección sigue siendo la causa más común de hipertensión renovascular).
  - Medidas renales como el nitrógeno ureico en sangre, la creatinina sérica y los electrolitos.
  - Ecografía renal para anomalías anatómicas.
  - Estudios Doppler para anomalías vasculares.
  - Ecocardiograma para coartación de la aorta.
  - Relación entre las concentraciones séricas de renina y aldosterona.
- Se recomienda la relación entre renina y aldosterona para distinguir el hiperaldosteronismo primario del secundario, pero el tiempo de entrega de los resultados es demasiado largo y su interpretación en pequeños "prematuros" puede no ser muy útil clínicamente. Si no se encuentra ninguna causa en las pruebas de cribado iniciales, es de esperar que las subespecialidades se hayan implicado hace tiempo. Los niveles urinarios de ácido vanililmandélico para diagnosticar un feocromocitoma no son necesarios de forma rutinaria.

Tratamiento

- El tratamiento depende de la causa, pero la terapia farmacológica sintomática queda fuera del alcance de esta discusión.
- Los inhibidores de la ECA, como el enalapril, se evitan en lactantes < 44 semanas de edad de gestación. Esta medicación puede inhibir el crecimiento de las nefronas, que continúa hasta las 44 semanas.

NECESIDADES NUTRICIONALES DE LOS NEONATOS

La leche humana es la fuente de nutrición preferida siempre que sea posible. La leche humana de donante está pasteurizada y puede utilizarse como sustituto de la leche materna.

Calorías

* Los neonatos prematuros alimentados por vía parenteral necesitan 90-100 kcal/kg/día para promover un crecimiento sostenido.
* Los recién nacidos alimentados por vía enteral necesitan 120 kcal/kg/día.
* Los factores que pueden aumentar la demanda calórica son el estrés térmico, el aumento de la tasa metabólica (por ejemplo, el estado hipertiroideo, la recuperación posoperatoria) y el aumento de las pérdidas fecales (malabsorción).
* Las necesidades de líquidos de mantenimiento tanto para los neonatos a término como para los prematuros al final de la primera semana son de unos 150 mL/kg/día.
* La leche materna y las fórmulas lácteas para recién nacidos maduros a término aportan 20 kcal/oz, mientras que las fórmulas lácteas para neonatos prematuros proporcionan 20 o 24 kcal/oz.

Proteínas

Se estima que la ingesta adecuada de proteínas es de aproximadamente 2.5 g/kg/día en los neonatos a término y de 3.5-4.0 g/kg/día en los prematuros (casi 0-15% de la ingesta calórica). Por vía parenteral TrophAmine® se utiliza como fuente de aminoácidos.

Grasas

* Aproximadamente 40-45% de la ingesta calórica debe proceder de las grasas.
* Los neonatos prematuros son incapaces de digerir los ácidos grasos de cadena larga de la fórmula láctea (falta de sales biliares).
* Las fórmulas lácteas para neonatos prematuros utilizan ácidos grasos de cadena media como fuente predominante de grasa. Por vía parenteral, se utiliza Intralipid® 20% para aportar calorías de grasa. La infusión inicia con 0.5 g/kg/día y aumenta gradualmente hasta 3 g/kg/día.

Carbohidratos

* Casi 40-45% de la ingesta calórica procede de los carbohidratos. Por vía parenteral, se utiliza la dextrosa como fuente de carbohidratos. Las tasas de infusión de glucosa iniciales por lo general son de 6-8 mg/kg/min. Esto se hace avanzar gradualmente para suministrar más calorías, hasta un máximo de 10-12 mg/kg/min.
* La lactosa es el carbohidrato predominante en la leche humana y en la fórmula láctea, y se absorbe bien en los neonatos prematuros.

Estrategias para proporcionar nutrición

* En los neonatos prematuros que están inestables tras su ingreso en la sala de neonatos, inicie una infusión de "nutrición parenteral total de inicio" o "NPT de inicio". Esta solución de TrophAmine® proporciona 2.5 g/kg/día de proteínas cuando se infunde a 50 mL/kg/día.
* Para compensar las necesidades de líquidos de mantenimiento, se añade dextrosa a 10% en agua a la NPT a 30 mL/kg/día. La NPT normal con ajuste de la ingesta de líquidos inicia el primer día de vida con 2.5 g/kg/día de proteínas, 0.5 g/kg/día de Intralipid® y dextrosa a 12.5% en agua ± electrolitos en función de la pérdida de peso, los electrolitos y la diuresis.
* Para la administración, se prefiere un catéter central (catéter venoso umbilical central, catéter central de inserción periférica). En los accesos venosos periféricos, para evitar lesiones en los vasos,

la concentración máxima permitida de dextrosa es de 12.5%. Los catéteres centrales requieren la adición de heparina a la NPT.

* La alimentación trófica (hasta 20 mL/kg/día) suele iniciar mediante alimentación por sonda el día 2-4 de vida, dependiendo del estado clínico del neonato y de la disponibilidad de leche humana. El volumen de inicio y el ritmo de avance de la alimentación dependen del peso del neonato al nacer y de su tolerancia a la alimentación. El objetivo es conseguir una nutrición enteral completa a los 10-14 días de vida. Se prefiere la leche humana y se enriquece con un fortificador de leche humana una vez que la ingesta alcanza los 75-100 mL/kg/día. Por lo general, se utilizan fortificadores líquidos, ya que son productos estériles.

Control de la nutrición

* Los parámetros utilizados para seguir el crecimiento son el peso diario, la longitud semanal y la circunferencia occipitofrontal.
  * Los suplementos de hierro se inician a las 2-3 semanas de vida cuando la alimentación es completa a razón de 2-4 mg/kg/día.
  * Los neonatos prematuros necesitan mayores cantidades de calorías, proteínas, calcio, fosfato, hierro y sodio en comparación con sus homólogos a término.
* A los neonatos con alto riesgo de enfermedad ósea metabólica (< 30 semanas de gestación, NPT prolongada, diuréticos, esteroides) se les deben controlar los niveles de calcio ionizado, fósforo y fosfatasa alcalina a las 4 semanas de edad y cada 2 semanas a partir de entonces.
* Los neonatos que reciben una NPT prolongada deben someterse a las siguientes pruebas de laboratorio cada dos semanas: electrolitos séricos, incluidos el calcio, el magnesio, la albúmina, la fosfatasa alcalina y el fosfato.

Aumento de peso previsto

* Neonatos a término: 20-30 g/día durante los 3 primeros meses, 15-20 g/día durante los 3 meses siguientes y 10-15 g/día durante los 6 meses siguientes. Estos neonatos duplicarán su peso al nacer en 5 meses, lo triplicarán en 1 año y lo cuadruplicarán en 2 años.
* Neonatos prematuros: 15 g/kg/día.

Aumento previsto de la circunferencia cefálica

* Neonatos a término: 2 cm/mes durante los 3 primeros meses, 1 cm/mes durante los 3 meses siguientes y 0.5 cm/mes durante los 6 meses siguientes.
* Neonatos prematuros: 0.5 cm/semana.

RETINOPATÍA DEL PREMATURO

* La RP es un trastorno de la vasculatura retiniana en desarrollo que se produce con la interrupción de los vasos retinianos en formación. La constricción y la obliteración del lecho capilar que avanza son seguidas por la neovascularización de la retina, que puede extenderse al vítreo (fig. 7-4).
* La incidencia varía inversamente con la edad de gestación.
* La complicación más grave y temida de la RP es el desprendimiento de retina y la pérdida de visión asociada, que puede producirse en 6-8% de los neonatos.
* La enfermedad se produce cuando los vasos posteriores a la cresta se dilatan y se vuelven tortuosos.

Clasificación (tabla 7-3)
Cribado

* ¿Quién debe someterse a las pruebas de detección?
  * Neonatos con un peso al nacer < 1 500 g o ≤ 30 semanas de edad de gestación y neonatos seleccionados entre 1 500 y 2 000 g > 30 semanas de gestación con un curso neonatal inestable (definido por el neonatólogo). Las pupilas se dilatan con gotas oftálmicas de ciclopentolato y fenilefrina.

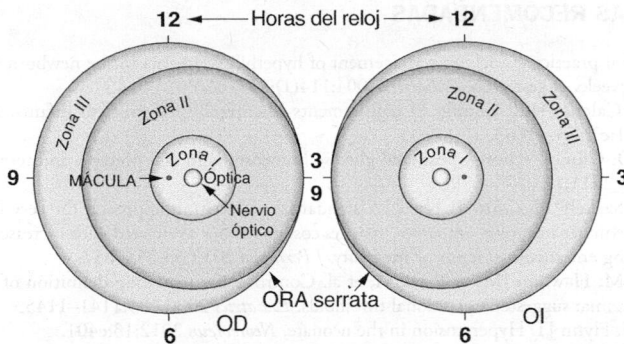

Figura 7-4. Esquema de los ojos derecho e izquierdo que muestra las zonas y horas del reloj utilizadas en la descripción de la retinopatía del prematuro.

- Se recomienda el uso de chupetes y sacarosa por vía oral para que se sientan cómodos durante el examen.
- ¿Cuándo debe realizarse el cribado?
- La RP no se detecta antes de las 31 semanas de edad de gestación corregida.
- Los neonatos nacidos a las 22-27 semanas de edad de gestación deben ser examinados cuando tengan 31 semanas de edad
- Los neonatos nacidos a las 28-30 semanas de edad de gestación deben ser examinados a las 4 semanas de edad.

Tratamiento

- La fotocoagulación con láser se dirige a la parte avascular para reducir la producción de los factores de crecimiento responsables del crecimiento vascular exuberante. Existen criterios bien definidos para identificar a los lactantes que necesitan terapia láser.
- Los inhibidores del factor de crecimiento endotelial vascular pueden inyectarse en el ojo para evitar o retrasar la terapia con láser.
- Otras opciones terapéuticas son la crioterapia y la banda escleral/vitrectomía para los estadios más avanzados.

TABLA 7-3	Clasificación internacional de la retinopatía del prematuro
Estadio	**Descripción**
1	Se desarrolla una línea de demarcación entre la región vascularizada de la retina y la zona avascular
2	La línea se convierte en una cresta que sobresale en el vítreo; hay evidencia histológica de una derivación arteriovenosa
3	La proliferación vascular extrarretiniana se produce con la cresta; pueden encontrarse mechones neovasculares posteriores a la cresta
4	La cicatrización y la fibrosis pueden producirse cuando la neovascularización se extiende hacia el vítreo; esto puede causar tracción en la retina, lo que conduce a un desprendimiento de retina
5	Desprendimiento total de retina

LECTURAS RECOMENDADAS

AAP. Clinical practice guideline: management of hyperbilirubinemia in the newborn infant 35 or more weeks of gestation. *Pediatrics* 2004;114(1):297–316.

Abrams S. Calcium and vitamin D requirements of enterally fed preterm infants. *Pediatrics* 2013;131:e1676–e1683.

Adamkin D. Clinical report—postnatal glucose homeostasis in late-preterm and term infants. *Pediatrics* 2011;127:575–579.

Butler TJ, Szekely LJ, Grow JL, et al. A standardized nutrition approach for very low birth weight neonates improves outcomes, reduces cost and is not associated with increased rates of necrotizing enterocolitis, sepsis or mortality. *J Perinatol* 2013;33:851–857.

Cornblath M, Hawdon JM, Williams A, et al. Controversies regarding definition of neonatal hypoglycemia: suggested operational thresholds. *Pediatrics* 2000;105:1141–1145.

Dionne JM, Flynn JT. Hypertension in the neonate. *Neoreviews* 2012;13:e401.

Ewer AK, Yu VY. Effect of fortifying breast milk on gastric emptying. Arch Dis Child Fetal Neonatal Ed 1996;74(1):F60–F62.

Fierson WM, et al. Policy Statement: American Academy of Pediatrics. Screening examination of premature infants for retinopathy of prematurity. *Pediatrics* 2013;131:189–195.

Maisels MJ, Watchko JF, Bhutani VK, et al. An approach to the management of hyperbilirubinemia in the preterm infant less than 35 weeks of gestation. *J Perinatol* 2012:32:660–664.

Nwanko MU, Lorenz JM, Gardiner JC. A standard protocol for blood pressure measurement in the newborn. *Pediatrics* 1997;99:e10.

Perlman JM, Wyllie J, Kattwinkel J, et al. Neonatal resuscitation: 2010 International Consensus on cardiopulmonary resuscitation and emergency cardiovascular care science with treatment recommendations. *Pediatrics* 2010;126(5):e1319–e1344.

SUPPORT Study Group of the Eunice Kennedy Shriver NICHD Neonatal Research Network; Finer NN, Carlo WA, Walsh MC, et al. Early CPAP versus surfactant in extremely preterm infants. *N Engl J Med* 2010;362(21):1970–1979.

Zubrow AB, Hulman S, Kushner H, et al. Determinants of blood pressure in infants admitted to neonatal intensive care units: a prospective multicenter study. *J Perinatol* 1995;15:470–479.

8

Cuidados críticos

Ashley Turner, Ashley Steed y Nikoleta Kolovos

INSUFICIENCIA RESPIRATORIA

La insuficiencia respiratoria se define como la incapacidad del sistema respiratorio de proporcionar el oxígeno adecuado para satisfacer las demandas del organismo, excretar dióxido de carbono o ambas cosas. Esta insuficiencia se caracteriza por la hipoxemia (disminución del contenido de oxígeno en la sangre), que puede provocar hipoxia (privación de oxígeno en los tejidos), así como hipercapnia (aumento del contenido de dióxido de carbono [CO_2] en la sangre).

Causas de hipoxemia e hipercapnia

Hipoventilación alveolar: se define como una ventilación por minuto inadecuada.

- Múltiples etiologías que incluyen la alteración del impulso respiratorio por una alteración del estado neurológico (es decir, sedación, coma, estado epiléptico), obstrucción de las vías respiratorias superiores, disfunción del sistema nervioso periférico (es decir, síndrome de Guillain-Barré, botulismo) o debilidad muscular respiratoria (es decir, distrofia muscular, fatiga).
- Exploración física: encefalopatía/apnea/hipopnea con frecuencia observada en aquellos que tienen alteración del impulso respiratorio; estridor/retracciones supraesternales con obstrucción de las vías respiratorias superiores; neuropatía/miopatía con trastornos neuromusculares subyacentes.
- Tratamiento: el oxígeno suplementario puede compensar la hipoxemia en casos leves, pero puede ser necesaria la ventilación mecánica no invasiva o invasiva. La posición adecuada del paciente o la colocación de un dispositivo de vía aérea oral o nasal puede aliviar la obstrucción de las vías respiratorias superiores. Las mezclas gaseosas de helio y oxígeno (heliox) pueden reducir el flujo turbulento y superar la mayor resistencia causada por la obstrucción de las vías respiratorias superiores.

Desajuste ventilación/perfusión (V/Q): idealmente, las unidades pulmonares ventiladas reciben flujo sanguíneo para que se produzca el intercambio de gases. Sin embargo, cuando la ventilación y la perfusión no están optimizadas, pueden producirse hipoxemia e hipercapnia. Los alvéolos ventilados que no reciben una perfusión adecuada se denominan espacio muerto (V/Q > 1). Por el contrario, cuando los alvéolos reciben sangre pero se ventilan de forma inadecuada, esta sangre se considera "derivada" (V/Q < 1), y de nuevo no se produce el intercambio de gases.

- Existen varias causas de desajuste V/Q. Un ejemplo extremo de V/Q > 1 es la embolia pulmonar. La neumonía, la atelectasia y el asma pueden provocar un V/Q < 1.
- Exploración física: signos inespecíficos de dificultad respiratoria y aumento del trabajo respiratorio como taquipnea, aleteo nasal y retracciones. Las etiologías específicas pueden manifestarse con ciertos signos como crepitaciones en pacientes con neumonía o sibilancias y espiración prolongada en pacientes con enfermedad reactiva de las vías respiratorias. Una embolia pulmonar masiva puede provocar un colapso cardiovascular.
- Tratamiento: dirigido a tratar la causa subyacente (es decir, esteroides para el asma o antibióticos para la neumonía). Al igual que en el caso de la hipoventilación alveolar, el oxígeno suplementario puede compensar la hipoxemia, pero los casos de moderados a graves requieren un aumento de la asistencia respiratoria.

Deterioro de la difusión: la difusión de oxígeno desde el espacio alveolar a la sangre depende de la superficie disponible para el intercambio, el grosor de la pared alveolar, la diferencia de presión parcial a través del espacio y la tasa del flujo sanguíneo. Una menor superficie disponible para el intercambio de gases, un mayor grosor de la pared alveolar, una menor diferencia de presión parcial de oxígeno o una mayor tasa de flujo sanguíneo limitan la difusión de oxígeno. El CO_2 se difunde con más facilidad a través de la superficie alveolar, por lo que su eliminación es menos afectada por estas alteraciones.

- Entre los ejemplos de deterioro de la difusión se encuentran la fibrosis pulmonar y los cambios enfisematosos.
- Exploración física: signos inespecíficos de dificultad respiratoria. Pueden apreciarse crepitaciones o ruidos respiratorios gruesos en pacientes con fibrosis pulmonar.
- Tratamiento: dirigido a optimizar la difusión de oxígeno aumentando la superficie disponible para el intercambio de gases. Esto incluye la aplicación de presión positiva continua en las vías respiratorias (CPAP, por sus siglas en inglés), la limitación de cualquier proceso de enfermedad subyacente que dé lugar a un engrosamiento de la pared alveolar y el aumento de la presión parcial de oxígeno alveolar con la administración de oxígeno suplementario.

Causas adicionales de hipoxemia

Derivación: la sangre venosa evita los alvéolos ventilados y se mezcla con la sangre oxigenada.

- Las etiologías incluyen derivaciones anatómicas (es decir, mezcla intracardiaca, malformaciones arteriovenosas). Los casos extremos se producen cuando no llega ventilación a algunos espacios aéreos y la V/Q local es de 0. La vasoconstricción pulmonar hipóxica limita esta última al disminuir la perfusión a las áreas pulmonares con baja ventilación mediante la constricción de las arteriolas pulmonares locales, redirigiendo así el flujo sanguíneo a los alvéolos ventilados.
- Exploración física: los hallazgos varían desde la cianosis sin angustia hasta el choque debido a la extrema disminución del contenido global de oxígeno en la sangre.
- Tratamiento: dirigido al proceso subyacente. Por ejemplo, optimizar el equilibrio entre los flujos sanguíneos pulmonar y sistémico en pacientes con defectos de mezcla cardiaca hasta que sea posible la corrección quirúrgica.

Presión parcial de oxígeno inspirado baja: las grandes altitudes tienen presiones parciales de oxígeno más bajas en la atmósfera, lo que disminuye directamente la diferencia de presión parcial que impulsa el transporte de oxígeno a través de la pared alveolar. Se puede utilizar oxígeno suplementario para aumentar la presión parcial de oxígeno suministrada a los alvéolos.

ASISTENCIA RESPIRATORIA

Apoyo no invasivo

La insuficiencia respiratoria puede recibir apoyo con estrategias no invasivas que van desde el oxígeno suplementario por cánula nasal hasta la ventilación mecánica con una máscara facial o nasal ajustada, dependiendo de la gravedad. Esto se distingue del apoyo invasivo, que se suministra a través de una vía aérea artificial (es decir, un tubo endotraqueal o de traqueostomía).

Cánula nasal de alto flujo (CNAF): la CNAF proporciona gas calentado y humidificado (con cantidades variables de oxígeno suplementario) a flujos mayores (de acuerdo con el fabricante, pero hasta 60 L/min) en comparación con una cánula nasal simple que suele soportar flujos de 4 L/min.

- Los beneficios de la CNAF son multifactoriales, entre ellos los siguientes:
  - El aumento de los caudales proporciona cierta presión positiva de bajo nivel.
  - El movimiento del gas rico en oxígeno más allá del espacio muerto nasofaríngeo da lugar a un lavado de CO_2 y a una mejor ventilación alveolar.

- El gas calentado y humidificado a altas tasas de flujo reduce la resistencia inspiratoria a través de las fosas nasales, mejora la depuración mucociliar y disminuye el trabajo metabólico.
- Indicaciones: casi cualquier causa de insuficiencia respiratoria, incluyendo la bronquiolitis viral y la neumonía, puede mejorar con un ensayo de CNAF.
- Valoración: caudal inicial de 0.5-1.0 L/kg/min. El flujo puede aumentar hasta 1.5 a 2 L/kg/min. Los flujos > 2 L/kg/min pueden no proporcionar un beneficio clínico adicional.
- Ventajas: se tolera bien con una cánula suave y flexible adherida a la cara. La humidificación ayuda a eliminar las secreciones. Los pacientes suelen tolerar la nutrición enteral mientras reciben la CNAF, aunque esto depende del alivio del aumento del trabajo respiratorio. El albuterol continuo puede administrarse a través de la CNAF si está indicado.
- Desventajas: en ausencia de presión positiva bifásica, el soporte respiratorio puede ser inadecuado y necesitar una escalada.

Ventilación con presión positiva no invasiva: la asistencia mecánica no invasiva puede administrarse mediante una presión positiva en el transcurso del ciclo respiratorio. La presión positiva bifásica en las vías respiratorias (BIPAP, por sus siglas en inglés) suministra una presión más alta durante el ciclo inspiratorio (ajuste IPAP) y una presión más baja durante el ciclo espiratorio (ajuste EPAP). El aumento de la presión se activa por medio de la detección del esfuerzo inspiratorio del paciente por parte del ventilador. La CPAP puede aplicarse sin cambiar la presión durante todo el ciclo respiratorio.

- Indicaciones: múltiples, incluyendo bronquiolitis viral, neumonía y exacerbación grave del asma. La BIPAP crónica puede estar indicada para enfermedades neuromusculares estáticas o de progresión lenta, hipoventilación central, insuficiencia respiratoria crónica y apnea del sueño.
- Valoración: los ajustes iniciales típicos son IPAP de 8-10 cm H_2O y EPAP de 5-6 cm H_2O, y se ajustan en función del trabajo respiratorio del paciente, la administración de oxígeno y la ventilación. Puede establecerse una frecuencia de reserva, que es útil para los pacientes con hipopnea o debilidad neuromuscular subyacente.
- Ventajas: evitar una vía aérea artificial y, por lo tanto, disminuir la necesidad de sedación en comparación con la requerida para la tolerancia del paciente a un tubo endotraqueal (TET). En consecuencia, la interactividad del paciente mejora y el nivel de movilidad disminuye menos.
- Desventajas: requiere cierta cooperación del paciente y, por lo tanto, puede requerir cierta sedación para que tolere una máscara adecuadamente ajustada, sobre todo en los preescolares. Estos dispositivos no pueden proporcionar un soporte ventilatorio completo, y la evaluación de la mecánica pulmonar es menos fácil de medir que durante la ventilación mecánica invasiva. Puede producirse una distensión gástrica, lo que limita la capacidad de proporcionar nutrición enteral. El uso prolongado puede provocar lesiones por presión en la piel.

Apoyo invasivo

Las indicaciones para la asistencia respiratoria invasiva incluyen las siguientes: insuficiencia respiratoria, choque (con el objetivo de disminuir el consumo de oxígeno sistémico mediante la disminución de la demanda de oxígeno necesaria para el trabajo respiratorio), necesidad de ventilación controlada como terapia (para el tratamiento de la hipertensión intracraneal), para facilitar la seguridad durante los procedimientos, para aliviar la obstrucción de las vías respiratorias superiores o la incapacidad de proteger las vías respiratorias en el entorno de un sensorio alterado.

Intubación

Preparación

- Tenga a mano lo siguiente: oxígeno, equipo de succión, mascarilla del tamaño adecuado, bolsa de ventilación, laringoscopio iluminado (videolaringoscopio si está disponible) con una cuchilla del tamaño adecuado, TET del tamaño previsto, así como uno de 0.5 mm más grande y otro de 0.5 mm más pequeño, estilete, detector de CO_2, oximetría de pulso, acceso intravenoso seguro y ventilador. Considere la posibilidad de disponer de una mascarilla laríngea del tamaño adecuado en caso de dificultad con la intubación y de una vía aérea oral en caso de dificultad con la ventilación con bolsa de mascarilla.

* Coloque al paciente de forma que los ejes oral, faríngeo y traqueal estén alineados para conseguir una visión óptima de la vía aérea.
* Agentes farmacológicos (véase la tabla 8-1). Los sedantes y los agentes de bloqueo neuromuscular se utilizan para la comodidad del paciente y para facilitar la visualización de la glotis.
* Revisar el historial de intubaciones anteriores y los registros si están disponibles.

Señales de una vía aérea difícil

Considere la presencia de un anestesiólogo u otorrinolaringólogo con conocimientos avanzados de la vía aérea si el paciente presenta signos de dificultad en las vías respiratorias, como micrognatia, hendiduras faciales, hipoplasia del tercio medio de la cara, protrusión maxilar, asimetría facial, abertura bucal pequeña, cuello corto, movilidad limitada de la columna cervical (incluida la necesidad de precauciones para la columna cervical), cuerpo extraño, hemorragia oral o de las vías respiratorias superiores, sospecha de hemorragia pulmonar o antecedentes conocidos de vía aérea difícil.

MANEJO DE LAS VÍAS RESPIRATORIAS

Inducción de secuencia rápida e intubación de emergencia

La inducción de secuencia rápida en pocas ocasiones se utiliza en los cuidados críticos pediátricos antes de la intubación, debido a la incapacidad de muchos pacientes para tolerar incluso una breve falta de ventilación. Sin embargo, los pacientes con alto riesgo de aspiración pulmonar (ingesta oral reciente conocida o traumatismo) pueden requerir una inducción de secuencia rápida.

* Esto se consigue mediante la preoxigenación y desnitrogenación de los pulmones utilizando oxígeno a 100% y una máscara facial ajustada.
* Se puede considerar una dosis defasciculante de bloqueo neuromuscular en pacientes con hipertensión intracraneal o lesión ocular.
* Los pacientes pueden beneficiarse de la administración de líquidos isotónicos, siempre que su estado cardiovascular pueda soportar una precarga adicional.
* Debe administrarse presión cricoidea para evitar la aspiración del contenido gástrico.

Ventilación con bolsa-mascarilla

La mayoría de los pacientes debe someterse a una ventilación con bolsa-mascarilla para facilitar el intercambio de gases durante la inducción y el bloqueo neuromuscular inicial.

* Dependiendo de la última ingesta enteral del paciente, se justifica minimizar el tiempo de ventilación con bolsa-mascarilla para reducir el riesgo de aspiración.
* Es esencial una máscara bien ajustada que cubra la nariz y la boca. También puede ser necesaria una vía aérea oral o nasal si se produce una obstrucción de las vías respiratorias superiores debido a un mal tono de estas tras la administración de sedación y bloqueo neuromuscular.
* Pueden ser necesarias dos personas: una para asegurar un sellado óptimo mediante la colocación del paciente y otra para manejar la bolsa.
* Si un paciente no puede ser ventilado mediante bolsa y mascarilla, considere la colocación de una vía aérea oral para ayudar a la apertura de la boca y al desplazamiento de la lengua. No administrar bloqueo neuromuscular a menos que se pueda ventilar. Si la incapacidad para ventilar persiste, consúltese urgentemente al personal de anestesiología u otorrinolaringología mientras se colocan dispositivos de rescate para la vía aérea, como una mascarilla laríngea, y se suministra oxígeno.

TABLA 8-1 Medicamentos para la intubación

Clase	Dosis	Hora de inicio	Ventajas	Desventajas
Sedantes				
Ketamina	Se puede repetir la dosis de 1 mg/kg	30-45 s	Analgésico y anestésico no narcótico, aumenta la presión arterial sistémica, broncodilatador	Puede inducir un laringoespasmo grave, aumenta el flujo sanguíneo cerebral (FSC), aumenta la salivación, la emergencia puede complicarse con delirio
Propofol	Se puede repetir la dosis de 1 mg/kg	30-45 s	Agente hipnótico, amnésico	Vasodilatación, disminución del FSC, dolor en el lugar de la inyección. No proporciona analgesia
Fentanilo	Se puede repetir la dosis de 1 µg/kg	1-2 min	Analgésico narcótico	Bradicardia y rigidez de la pared torácica si se administra rápidamente en grandes dosis
Bloqueadores neuromusculares				
Rocuronio	1-1.5 mg/kg	De 30 a 90 s.	No tiene efectos hemodinámicos, se metaboliza en el hígado, dura 15-30 min	Menos ideal en pacientes con el estómago lleno debido al tiempo de inicio; sin embargo, las dosis más altas (1.5 mg/kg) conducen a un inicio más rápido
Succinilcolina	1 mg/kg	30-60 s	Inicio de acción rápida ideal para la intubación de emergencia de pacientes con el estómago lleno, agente despolarizante, dura 5-10 min	Puede aumentar la presión intracraneal, potenciar la hiperpotasemia en pacientes con lesiones por aplastamiento, lesiones medulares o enfermedades neuromusculares, y desencadenar hipertermia maligna

Bolsas de ventilación

- Bolsas autoinflables (p. ej., la bolsa Ambu®): no requieren un sellado adecuado ni una fuente de gas para llenarse (pueden extraer gas del entorno) pero no proporcionan ningún flujo de gas a menos que se ventile activamente (no pueden proporcionar CPAP).
- Bolsas de inflado por flujo (es decir, bolsas de anestesia): se llenan sólo cuando están conectadas a una fuente de gas y tienen un sellado adecuado, requieren la regulación de la entrega de presión a través de una válvula de control, y permiten al operador medir la distensibilidad pulmonar (cambio en la expansión pulmonar para una presión entregada).

Selección de la hoja de laringoscopia y de los tubos endotraqueales

- Tipos de cuchillas
  - Miller: hoja recta con una punta ligeramente curvada, colocada en la parte posterior de la epiglotis, lo que permite visualizar la glotis levantando la epiglotis hacia arriba. Es especialmente útil para quienes tienen una epiglotis relativamente grande y flexible, como en el caso de los lactantes.
  - Macintosh: pala curvada, colocada en la valécula, anterior a la epiglotis, de manera que la epiglotis se levanta indirectamente hacia arriba para exponer la glotis.
- Tubos endotraqueales (TET)
  - La selección del tamaño adecuado del TET es importante para lograr una ventilación mecánica eficaz y evitar lesiones traqueales.
  - TET con manguito *vs.* sin manguito: los TET con manguito permiten una mejor oclusión de la vía aérea, ejercen potencialmente menos presión sobre la mucosa traqueal, proporcionan una monitorización más fiable del CO_2 al final de la espiración y minimizan el riesgo de aspiración. En general, se prefieren los TET con manguito.
  - La fórmula de Cole estima el tamaño del TET sin manguito en función de la edad:
    - Tamaño del tubo sin manguito (mm de diámetro interno) = [edad en años/4] + 4.
    - Los tubos sin manguito deben ser normalmente 0.5 mm más pequeños de lo que indica la fórmula de Cole.
    - La fórmula de Cole es menos fiable en el caso de los lactantes y los pacientes con una edad discrepante con respecto a la talla.
    - Los lactantes suelen ser intubados con un TET de 3.0 a 4.0 mm.

Durante y después de la intubación

- Al visualizar la vía aérea, debe observarse que el TET pasa a través de las cuerdas vocales hasta la glotis. Detenga el avance después de que el manguito haya pasado por la glotis o en un lugar predeterminado, como se indica mediante una marca en el tubo o por medio de la siguiente aproximación:

$$3 \times \text{tamaño del TET (en mm)} = \text{profundidad adecuada del TET (cm)}$$

- La posición debe confirmarse con la detección de CO_2, la elevación simétrica de la pared torácica, la auscultación uniforme sobre la pared torácica y el intercambio de gases favorable.
- La radiografía de tórax es útil para evaluar la profundidad de la colocación del TET.

Ventilación mecánica

- Uso de la presión positiva para mover gas hacia los pulmones con el fin de lograr la oxigenación y la ventilación. En concreto, un ventilador suministra un flujo de gas regulado, que genera una presión que se transmite a los pulmones (presión en las vías respiratorias) para mover un volumen (volumen corriente) de gas.
- Los principales determinantes de la oxigenación son el volumen pulmonar alveolar y la fracción inspirada de oxígeno (FiO_2). El volumen pulmonar alveolar se ve afectado principalmente por las medidas que determinan la presión media de la vía aérea (PMVA), como la presión positiva al final de la espiración (PEEP, por sus siglas en inglés), el tiempo inspiratorio y la presión máxima de la vía aérea. El principal factor determinante de la eliminación de CO_2 es la ventilación por

minuto, definida como la cantidad de gas que entra y sale de los pulmones por minuto. La ventilación por minuto se calcula de la siguiente manera:

Ventilación por minuto = volumen corriente × frecuencia respiratoria

- Los objetivos de la ventilación mecánica son mantener la oxigenación y la ventilación, a la vez que resultan cómodas para el paciente, lo mismo que minimizar las lesiones pulmonares inducidas por el ventilador y las complicaciones como el neumotórax, el compromiso cardiovascular y la atrofia de los músculos respiratorios.

Modos de ventilación mecánica convencional

- Los ventiladores proporcionan múltiples estrategias de ventilación según el modo seleccionado. Los modos se diferencian por los parámetros establecidos por el clínico, como el tiempo y el patrón de respiración (controlada, sincronizada o asistida), así como la forma en que se administra esa asistencia (regulada por flujo o presión).
- Los modos básicos de ventilación controlada y asistida son aquellos en los que el clínico establece una frecuencia respiratoria y un volumen corriente (control de volumen) o una presión máxima en la vía aérea (control de presión).
- La ventilación con control de volumen proporciona un patrón de flujo inspiratorio constante en comparación con la ventilación con control de presión, que proporciona un patrón de flujo inspiratorio desacelerado. Esta sutil variación puede afectar la comodidad del paciente.
- En la ventilación con control de volumen, el volumen corriente es un parámetro establecido; por lo tanto, hay que prestar mucha atención a la presión necesaria para lograr ese volumen corriente objetivo. En la ventilación con control de presión, la presión de conducción es un parámetro establecido; por lo tanto, se debe prestar mucha atención al volumen corriente (y a la ventilación por minuto resultante) que se logra con la presión de conducción establecida. La variación del esfuerzo respiratorio del paciente y de la distensibilidad del sistema respiratorio afecta a cada factor dependiente.
- **Ventilación controlada**
  - En la ventilación obligatoria controlada, el ventilador suministra un número determinado de respiraciones por minuto con un volumen corriente establecido (control de volumen) o una presión establecida (control de presión) con un tiempo inspiratorio fijo, independientemente del esfuerzo del paciente; no se suministra ningún flujo de gas entre las respiraciones suministradas. La adición de un flujo de gas continuo permite la respiración espontánea; este modo de ventilación se denomina ventilación controlada intermitente.
- **Ventilación controlada intermitente sincronizada**
  - La ventilación controlada intermitente sincronizada (VCIS) es el modo de ventilación mecánica convencional más utilizado en la unidad de cuidados intensivos pediátricos (UCIP). A diferencia de la ventilación controlada, la VCIS utiliza un disparador del paciente para hacer coincidir el esfuerzo ventilatorio del paciente con la respiración suministrada. Esta sincronización mejora el confort del paciente.
  - Al igual que en la ventilación controlada, el ventilador suministra un número determinado de respiraciones por minuto con un volumen corriente establecido (control de volumen, VCIS-CV) o presión establecida (control de presión, VCIS-CP) con un tiempo inspiratorio fijo.
  - El control de volumen regulado por presión (CVRP) combina las características de la ventilación con control de volumen y de presión. En el CVRP, el ventilador ajusta la presión positiva proporcionada a medida que cambia la distensibilidad del sistema respiratorio para lograr un volumen corriente objetivo. El CVRP ofrece una ventilación por minuto fija, a diferencia del control por presión, y el patrón de flujo inspiratorio desacelerado es mejor tolerado por el paciente que el patrón de flujo constante del control por volumen. En el CVRP, un límite de alta presión termina la respiración para evitar altas presiones inspiratorias positivas para proteger al paciente de las lesiones pulmonares inducidas por el ventilador. En el CVRP, la presión inspiratoria positiva del paciente debe ser vigilada como indicación de los cambios en la distensibilidad pulmonar.

- En la VCIS, el paciente puede realizar respiraciones adicionales con presión asistida más allá de la frecuencia establecida por el ventilador. Las respiraciones con presión asistida son activadas por el paciente y se apoyan en una presión de conducción establecida por separado de las respiraciones de control de volumen o de control de presión. Si no se detecta ningún esfuerzo por parte del paciente, el ventilador suministrará respiraciones de control a la frecuencia establecida del ventilador.
- Una estrategia común para el destete de la VCIS es disminuir el número de respiraciones obligatorias y confiar más en las respiraciones espontáneas con apoyo de presión.
- **Ventilación asistida-controlada**
  - Al igual que la VOIS, el control de la asistencia utiliza un disparador del paciente para hacer coincidir el deseo del paciente de recibir una respiración con una respiración suministrada. Al igual que con la ventilación controlada y la VCIS, el ventilador suministra un número determinado de respiraciones por minuto con un volumen corriente establecido (control de volumen) o una presión establecida (control de presión).
  - A diferencia de la VOIS, con el control de asistencia, el ventilador suministra una respiración completa (control de volumen o presión) con cada inicio del paciente. En consecuencia, si la frecuencia respiratoria se establece en 20 y el paciente respira 30 veces por minuto, la disminución de la frecuencia a 15 no afectará a la cantidad de asistencia proporcionada.
  - Aunque el modo de ventilación asistida-controlada se ha utilizado durante años, se ha sustituido en gran medida por la ventilación controlada intermitente sincronizada.
- **Ventilación asistida**
  - La ventilación asistida se define como una respiración provocada por el paciente y asistida por el ventilador (volumen o presión). Por lo tanto, la ventilación asistida sólo se utiliza en pacientes con un impulso ventilatorio intacto.
  - La ventilación con presión de soporte (VPS) es un modo en el que el paciente activa el ventilador para suministrar un flujo de gas suficiente para proporcionar una presión preestablecida. El volumen corriente que se consigue está determinado por el esfuerzo inspiratorio del paciente, el nivel de presión de soporte preestablecido y la distensibilidad del sistema respiratorio. La VPS es un modo de ventilación comúnmente utilizado en el destete hacia la extubación.
  - Las pruebas de preparación para la extubación (PPE) diarias deben considerarse en todos los pacientes intubados. Durante una PPE, los pacientes se colocan en ventilación con presión de soporte en un ajuste definido por el tamaño de su TET. Una vez en la configuración de la PPE, se vigilan la frecuencia respiratoria y el volumen corriente del paciente para determinar si está preparado para la extubación.
  - La ventilación con soporte de volumen (VSV) es un modo en el que el paciente activa el ventilador para suministrar un flujo de gas suficiente para proporcionar un volumen preestablecido. En pacientes con frecuencias respiratorias relativamente constantes, la VSV puede garantizar con más facilidad una ventilación por minuto adecuada, aunque las presiones necesarias para suministrar un volumen corriente establecido deben controlarse a medida que cambia la distensibilidad respiratoria.
- **Estrategias para la ventilación convencional**
  - La VCIS-CP y la VCIS-CVRP son los modos de ventilación convencionales iniciales que se prueban en la mayoría de los pacientes pediátricos. La VCIS-CVRP suele elegirse debido a la garantía de la ventilación por minuto y al uso de límites de alta presión para evitar las lesiones pulmonares inducidas por el ventilador. La VCIS-CP es útil para los pacientes con una fuga moderada alrededor del TET, ya que el efecto sobre la ventilación debido a la fuga puede mitigarse con ajustes de presión mayores. (Véase en la tabla 8-2 una comparación de las estrategias habituales de ventilación).
  - Con la VCIS-CP, se definen los siguientes ajustes: control de la presión, PEEP, frecuencia respiratoria (FR), presión de soporte (PS) y FiO$_2$. Con la VCIS-CVRP, se definen los siguientes ajustes: volumen corriente, PEEP, FR, PS y FiO$_2$. Para ambos modos, se establece un tiempo inspiratorio para determinar la duración de una respiración controlada.
  - Volumen corriente: el volumen corriente medio en reposo para un niño que respira de manera espontánea y no está intubado es de 5-7 mL/kg con respiraciones más grandes "en suspiro"

TABLA 8-2 Comparación de las estrategias comunes de los ventiladores convencionales

Modo	Control de volumen (CV)	Control de presión (CP)	Control de volumen regulado por presión (CVRP)
Parámetro establecido por el clínico	Volumen corriente	Presión inspiratoria máxima	Volumen corriente
Parámetro dependiente	Presión inspiratoria máxima	Volumen corriente	Presión inspiratoria máxima
Presión media de la vía aérea	Más bajo para un volumen corriente, un tiempo inspiratorio y una presión máxima de la vía aérea dados	Mayor para un volumen corriente, un tiempo inspiratorio y una presión máxima de la vía aérea dados	Mayor para un volumen corriente, un tiempo inspiratorio y una presión máxima de la vía aérea dados
Otros parámetros establecidos	Frecuencia, PEEP, tiempo inspiratorio, FiO_2	Frecuencia, PEEP, tiempo inspiratorio, FiO_2	Frecuencia, PEEP, tiempo inspiratorio, FiO_2
Patrón de flujo	Flujo inspiratorio constante	Desaceleración del flujo inspiratorio	Desaceleración del flujo inspiratorio
Ventajas	Volumen corriente y ventilación por minuto garantizados, cambios en la distensibilidad del sistema respiratorio detectados por los cambios en la presión inspiratoria máxima	La presión máxima de la vía aérea es limitada. El patrón de flujo desacelerado puede permitir el inflado de espacios aéreos con constantes de tiempo más largas y puede ser más cómodo para el paciente	Volumen corriente garantizado y ventilación por minuto con un patrón de flujo desacelerado con ventajas similares a las enumeradas para el control de la presión
Desventajas	Las presiones máximas de la vía aérea y alveolar pueden variar excesivamente. El flujo continuo puede causar molestias al paciente, asincronía y aumento del trabajo respiratorio	El volumen corriente varía con la distensibilidad y, por lo tanto, es posible que no se logre una ventilación por minuto adecuada si no se observan alteraciones en a distensibilidad pulmonar	Si la distensibilidad pulmonar empeora, el suministro de respiración puede terminar debido a las altas presiones inspiratorias positivas basadas en los límites preestablecidos que pueden conducir a una ventilación por minuto inadecuada

intercaladas en forma periódica; los volúmenes corrientes medios de los adultos son de 350-600 mL, dependiendo del tamaño del pulmón. Un volumen corriente apropiado debe generar una elevación adecuada del tórax.

- Control de presión: para un paciente en VCIS-CP, se establece un control de presión para conseguir un volumen corriente de 6-8 mL/kg, como se comentó.

- Frecuencia: se selecciona una norma fisiológica para la edad y luego se ajusta prestando especial atención a la capacidad del paciente para exhalar completamente y eliminar el CO_2, evaluado por la monitorización del CO_2 al final de la espiración y la gasometría.

- Tiempo inspiratorio: se selecciona un tiempo fisiológico específico para cada edad, lo que da lugar a una relación inspiratoria:espiratoria media de 1:2. Los tiempos inspiratorios iniciales razonables son de 0.4-0.5 segundos para los lactantes, de 0.6-0.8 segundos para los preescolares y de 0.8-1.2 segundos para los adolescentes y los adultos. Debe prestarse especial atención a la frecuencia respiratoria del paciente y al tiempo inspiratorio, de forma que se consiga una exhalación completa entre respiraciones. En los pacientes con enfermedad pulmonar obstructiva, esta fisiología es particularmente importante y puede requerir una frecuencia respiratoria inferior a la normativa en el ventilador.

- PEEP: en función de la distensibilidad pulmonar del paciente y de la necesidad de intubación, la PEEP debe ajustarse para mantener el reclutamiento pulmonar en la capacidad residual funcional, que es el volumen pulmonar inicial en el que la distensibilidad pulmonar es óptima. Un valor inicial de PEEP de 5 cm H_2O suele ser suficiente para la mayoría de los pacientes con una distensibilidad pulmonar razonable; los aumentos suelen realizarse en incrementos de 1-2 cm H_2O. Los efectos hemodinámicos de una PEEP excesiva requieren mucha atención. Los niveles elevados de PEEP disminuirán el retorno venoso sistémico (lo que provocará una disminución de la precarga del corazón derecho) y, en consecuencia, afectarán al gasto cardiaco. Además, la infra o la sobredistensión del pulmón por una PEEP subóptima perjudicará el intercambio de gases. La radiografía de tórax ayuda a evaluar la distensión pulmonar.

- FiO_2: la necesidad de oxígeno suplementario se basa en la fisiopatología que requiere la intubación, y su uso se determinará en función de las circunstancias clínicas y se titulará para mantener un suministro de oxígeno adecuado al organismo. Se debe intentar limitar su uso a niveles no tóxicos, por lo general < 60%, buscando también estrategias óptimas de ventilación y limpieza de la vía aérea.

- (Véanse las lecturas recomendadas Acute Respiratory Distress Syndrome Network, Khemani, Malhotra y West, en las lecturas recomendadas).

Ventilación oscilatoria de alta frecuencia

- La ventilación oscilatoria de alta frecuencia (VOAF) se utiliza con mayor frecuencia en el entorno pediátrico como estrategia de ventilación de rescate para aquellos pacientes con hipoxia o hipercapnia graves a pesar del manejo óptimo del ventilador convencional. Este modo de ventilación utiliza PMVA elevadas para facilitar el reclutamiento y el mantenimiento alveolar con oscilaciones sinusoidales superpuestas que consiguen pequeños cambios en los volúmenes pulmonares a frecuencias suprafisiológicas (3-15 Hz correspondientes a 180-900 ciclos por minuto). Esta forma de ventilación también puede inducir menos lesiones pulmonares relacionadas con el ventilador al minimizar el estiramiento pulmonar.

- Parámetros de la VOAF
  - Presión media de la vía aérea (PMVA): es el principal determinante de la oxigenación. Esta presión suele fijarse 5 cm H_2O por encima de la PMVA utilizada durante la ventilación mecánica convencional y se aumenta hasta que se consigue una oxigenación adecuada. Cuando se retira la presión en la VOAF, la PMVA suele reducirse en incrementos de 1-2 cm H_2O. La transición a la ventilación convencional se considera cuando la PMVA necesaria para lograr un intercambio gaseoso óptimo es factible en un ventilador convencional (por lo general < 20 cm H_2O).

- ΔP: la amplitud (es decir, el tamaño de las oscilaciones) es un determinante clave de la ventilación y se ajusta para lograr un intercambio de gases y una vibración ("sacudida") adecuados del paciente, normalmente dirigidos al nivel de la intersección. Los ajustes incrementales de la amplitud suelen realizarse en 2-3 cm H_2O.

- Frecuencia (hercios): la frecuencia también influye en la ventilación del paciente a través de los efectos inversos sobre el volumen corriente (es decir, cuanto más baja sea la frecuencia, mayor será el volumen corriente). Los ajustes iniciales de la frecuencia se basan en el tamaño del paciente, utilizándose frecuencias más altas en los lactantes (12-15 Hz) y reduciéndose a frecuencias más bajas en los adolescentes (3-8 Hz). El ajuste de la frecuencia suele hacerse en 0.5-1 Hz para optimizar la ventilación. Se considera que una frecuencia más alta protege más los pulmones.

- Inflado del manguito endotraqueal: la cantidad de inflado del manguito merece especial atención en el paciente con VOAF. Al desinflar el manguito parcial o totalmente para conseguir una fuga alrededor del TET, se produce una eliminación pasiva de dióxido de carbono, lo cual aumenta la ventilación. Sin embargo, la capacidad de alcanzar una PMVA elevada puede verse comprometida por una fuga grande. Por lo tanto, las circunstancias clínicas y el intercambio de gases guiarán el ajuste del inflado del manguito.

- Consejos para iniciar: debido a que no se puede seguir el CO_2 al final de la espiración mientras el paciente está en VOAF, se debe colocar un monitor transcutáneo de CO_2 para la vigilancia continua de CO_2. Obtenga gases sanguíneos con frecuencia en el momento de iniciar y ajustar la VOAF. Las radiografías simples de tórax frecuentes son útiles para evaluar la expansión pulmonar.

- (Véase la lectura recomendada de Arnold).

Ventilación de alta frecuencia por percusión

- La ventilación de alta frecuencia por percusión es proporcionada por el respirador de volumen difuso (RVD). Este modo de ventilación moviliza eficazmente las secreciones pulmonares gracias al flujo de gas único y a la humidificación, lo que facilita el intercambio de gases. Este respirador se creó inicialmente para pacientes con quemaduras con lesiones por inhalación, pero su uso se ha generalizado recientemente en la población pediátrica.

- En la actualidad, el RVD se utiliza predominantemente en pacientes con las siguientes indicaciones: depuración de la secreción de las vías respiratorias, reclutamiento pulmonar e hipercapnia por aumento del espacio muerto fisiológico reversible/reclutable. Las contraindicaciones para el uso de del RVD son la insuficiencia respiratoria de alta resistencia no resuelta (como el estado asmático), que puede empeorar el atrapamiento de aire, y el neumotórax no tratado.

- Configuración de los parámetros del RVD
  - Ajustes que afectan a la ventilación.
    - Presión inspiratoria media (PIM): equivalente a la presión inspiratoria positiva (PIP) en la ventilación mecánica convencional. Por lo general se fija en 25-30 cm H_2O. El aumento de la PIM suele incrementar la eliminación de CO_2.
    - Tiempo inspiratorio/tiempo espiratorio: tradicionalmente, se mantiene la relación inspiratoria-espiratoria en 1:1 con 1-2 segundos para cada una (tiempos más cortos para los pacientes más jóvenes). Para aumentar la eliminación de CO_2 disminuya el tiempo inspiratorio.
    - Frecuencia de pulso: 500-700 "respiraciones" por minuto (más alta para los pacientes más jóvenes). Al igual que la frecuencia de la VOAF, las frecuencias más bajas corresponden a mayores cambios en los volúmenes pulmonares y, por tanto, a una mayor ventilación. Se considera que las frecuencias más altas protegen más los pulmones.
  - Ajustes que afectan a la oxigenación.
    - Presión espiratoria media (PEM): equivale a la PEEP. La PEM es la suma de la PEEP de demanda (0-2 cm H_2O) y la PEEP oscilatoria (8-12 cm H_2O). Para mejorar la oxigenación, hay que aumentar la PEM, lo que aumenta la PMVA.
    - FiO_2.

- Consejos para iniciar: al igual que con los pacientes en VOAF, debe colocarse un monitor transcutáneo de CO_2 para vigilar el CO_2. Obtenga gases sanguíneos con frecuencia al momento de iniciar el RVD. Obtenga una radiografía simple de tórax después del inicio para evaluar la expansión pulmonar.
- Volver a pasar a un ventilador convencional cuando se haya retirado el soporte RVD con un intercambio de gases estable y la carga de secreciones haya mejorado.

Evaluación de la ventilación mecánica

- En un paciente intubado, es esencial la evaluación clínica frecuente de la aireación, el movimiento de la pared torácica, el trabajo respiratorio y la evaluación del intercambio de gases. Si el paciente parece estar angustiado, hay que asegurarse de que recibe un soporte ventilatorio adecuado y de que el nivel de sedación es suficiente para evitar la asincronía paciente-ventilador.
- La gasometría es la clave para evaluar la adecuación de la ventilación mecánica.
  - La gasometría arterial (GA) proporciona la mayor información sobre el intercambio de gases.
  - En pacientes sin acceso arterial, una gasometría capilar proporciona una buena estimación del pH y la $PaCO_2$, pero no refleja la oxigenación. Una gasometría venosa obtenida de una vía central también puede ser útil, pero los gases venosos periféricos, especialmente los obtenidos con un torniquete, son menos confiables.
  - La PCO_2 de una gasometría venosa por lo general es 5 mm Hg más alta que la PCO_2 arterial con una ligera disminución acorde del pH venoso.
- Monitorización del CO_2 exhalado: se mide al final del tubo endotraqueal. Dependiendo del grado de ventilación del espacio muerto y de la enfermedad pulmonar obstructiva, este valor al final de la espiración puede servir como indicador de la P_ACO_2, que también debería correlacionarse bien con la $PaCO_2$. Cuando el CO_2 exhalado se mide de forma continua en un paciente intubado, la forma de onda mostrada también puede proporcionar información sobre el grado de enfermedad pulmonar obstructiva.

Insuficiencia respiratoria refractaria a la ventilación mecánica

En el caso de una enfermedad pulmonar grave con hipoxia o hipercapnia refractaria a los medios de soporte mecánico anteriores y que pone en peligro el suministro de oxígeno al cuerpo, puede ser necesaria la oxigenación por membrana extracorpórea (OMEC). Este apoyo se consigue haciendo circular continuamente la sangre del paciente a través de un intercambiador de gases fuera del cuerpo. En la OMEC veno-venosa (OMEC-VV), la sangre venosa del paciente se somete a un intercambio de gases fuera del cuerpo y luego se devuelve al sistema venoso del paciente, donde entra en los pulmones habiendo sufrido ya un intercambio de gases.

CHOQUE

- El choque es un síndrome clínico que se caracteriza por una perfusión tisular inadecuada y un posterior suministro deficiente de oxígeno, lo que en última instancia conduce a una alteración de los mecanismos homeostáticos y a un daño celular irreversible. Es un diagnóstico clínico y no se basa únicamente en la medición de la presión arterial.
- Debido a que la perfusión tisular depende del volumen sanguíneo, el tono vascular y la función cardiaca, todos los estados de choque son el resultado de anomalías en una o más de estas entidades.

Clasificación

- El choque puede clasificarse de muchas maneras, y cualquier sistema de clasificación debe permitir el solapamiento. Algunos esquemas han clasificado el choque en función de la etiología (tabla 8-3) y otros en función de las características del examen del paciente (como choque "cálido" o "frío").

TABLA 8-3 Clasificación del choque

Tipos de choque	Hipovolémico	Distributivo	Cardiogénico	Séptico
Etiología	Deshidratación	Anafilaxia	Congénito	Bacterias
	Gastroenteritis	Neurogénico	Isquemia	Hongos
	Golpe de calor	Toxicidad de los medicamentos	Traumático	Viral
	Quemaduras		Miocardiopatía	Parásitos
	Hemorragia		Toxicidad de los medicamentos	
	Cirugía abdominal mayor/ tercer espacio		Taponamiento	
Fisiopatología	Disminución del volumen intravascular → disminución del retorno venoso → disminución de la precarga miocárdica	Anomalías del tono vasomotor → mala distribución del volumen circulatorio → acumulación periférica y derivación vascular → vasodilatación y disminución de la precarga miocárdica	Fallo de la bomba → gasto cardiaco inadecuado	Infección y respuesta inflamatoria → daño tisular y deterioro de la función endotelial → fuga capilar → disminución de la precarga miocárdica y vasodilatación, potencialmente también cardiogénica

(Continúa)

TABLA 8-3   Clasificación del choque *(continuación)*

Tipos de choque	Hipovolémico	Distributivo	Cardiogénico	Séptico
Diagnóstico	Presentación temprana (compensada): escasa turgencia de la piel, ojos hundidos, extremidades frías, taquicardia, normotensión, aumento de la resistencia vascular sistémica (RVS), disminución de la diuresis, presión de llenado cardiaco normal o casi normal Presentación tardía (no compensada): hipotensión, alteración del sensorio, insuficiencia cardiopulmonar y anuria	Hipotensión profunda Anafilaxia → otras manifestaciones como angioedema, emesis Choque espinal → bradicardia	Presentación similar al choque hipovolémico, excepto por la turgencia normal de la piel y la ausencia de ojos hundidos Puede presentar crepitaciones que sugieren edema pulmonar, hepatomegalia, agrandamiento de la silueta cardiaca en la radiografía simple de tórax	El choque "frío" se presenta de forma similar a los choques hipovolémico y cardiogénico, pero con evidencias de infección. El choque "frío" se caracteriza por un aumento de la RVS y, por lo tanto, un retraso en el llenado capilar. El choque "cálido" se presenta con circulación hiperdinámica, disminución de la RVS y llenado capilar rápido. A menudo, regulación térmica anormal (fiebre o hipotermia)
Tratamiento inicial	Reposición de volumen (productos sanguíneos si la etiología es la hemorragia)	Reposición de volumen Vasopresores	Inotrópicos, lusitrópicos Reducción de la poscarga Puede requerir diuréticos	Reposición de volumen Vasopresores e inótropos (en caso de choque frío, considerar primero la epinefrina; en caso de choque cálido, considerar primero la norepinefrina) Antimicrobianos

Independientemente de la clasificación, es necesario conocer a fondo las etiologías para dirigir los esfuerzos terapéuticos a optimizar la perfusión tisular y la administración de oxígeno.

• Un paciente en choque, independientemente de la etiología inicial, puede presentar características fisiopatológicas de diferentes tipos de choque en distintos momentos de la enfermedad. Por lo tanto, una evaluación frecuente, que incluya tanto la exploración física como la evaluación de laboratorio, es de gran importancia para titular la terapia de manera adecuada y sensible al tiempo.

Monitorización

• Un alto índice de sospecha y el conocimiento de las condiciones que predisponen al choque son esenciales para un reconocimiento e intervención tempranos. Una anamnesis minuciosa pero específica suele descubrir la etiología y orientar las medidas correctoras.

• Deben evaluarse los signos de disminución de la perfusión tisular, expresados por cambios en la temperatura corporal, la frecuencia cardiaca, la frecuencia respiratoria, el llenado capilar, la diuresis, las características del pulso y la alteración del estado mental.

• Los estudios de laboratorio deben incluir electrolitos séricos (incluido el calcio ionizado), paneles renales y hepáticos, y hemograma con diferencial. Un tipo y un cribado tempranos son útiles si el paciente puede necesitar finalmente productos sanguíneos; sin embargo, para el paciente en choque hemorrágico agudo, puede ser necesaria la transfusión con productos de donantes universales antes de la prueba cruzada de laboratorio. Los análisis de gases sanguíneos (óptimamente arteriales), la saturación venosa central de oxígeno y el lactato pueden proporcionar información adicional sobre la adecuación de la perfusión tisular y el suministro de oxígeno, así como orientar el tratamiento.

    • La saturación venosa central de oxígeno (saturación venosa mixta de oxígeno, SvO_2) es la saturación de oxígeno de la sangre venosa que regresa al corazón y se utiliza para comprender la relación entre el suministro y el consumo de oxígeno. Con la disminución del suministro de oxígeno o el aumento del consumo de oxígeno, la SvO_2 disminuye. La SvO_2 fisiológica es de 70-80%. Este marcador suele disminuir antes de que se produzca un aumento del lactato y, por lo tanto, sirve como indicador temprano de un suministro inadecuado de oxígeno.

    • El lactato es un producto final del metabolismo anaeróbico; por lo tanto, un aumento del lactato puede indicar un suministro inadecuado de oxígeno.

• La monitorización cardiopulmonar continua, la oximetría de pulso, la temperatura y las mediciones de la presión arterial son esenciales.

    • La colocación de una línea central puede ser necesaria para la reanimación de volumen, la provisión de infusiones vasoactivas, la monitorización de la presión venosa central (PVC) y la SvO_2, y las evaluaciones frecuentes de las pruebas de laboratorio de sangre.

    • Los catéteres arteriales pueden utilizarse para realizar gasometrías de forma constante y para la monitorización continua de la presión arterial.

    • Las técnicas de termodilución o la monitorización de la presión arterial pulmonar pueden considerarse para determinar el gasto cardiaco, el estado de volumen y la resistencia vascular sistémica (RVS) para guiar el tratamiento óptimo.

• La colocación de una sonda urinaria permite evaluar la perfusión renal manifestada por la diuresis (< 1 mL/kg/h sugiere hipoperfusión renal).

Tratamiento

• El tratamiento del choque tiene como objetivo optimizar la perfusión de los lechos vasculares críticos con el fin de optimizar el suministro de oxígeno y minimizar la demanda innecesaria de oxígeno. De forma eventual, si el choque no se corrige, se desarrolla un estado irreversible de disfunción multiorgánica.

- El tratamiento de la causa subyacente es obligatorio (p. ej., el cese de la hemorragia en un paciente que sangra profusamente o la terapia antibiótica en un paciente con sepsis bacteriana).
- A menos que se sospeche un choque cardiogénico, la reanimación inicial suele comenzar con la administración de líquidos intravenosos. Esta medida para aumentar la precarga beneficiará a los pacientes con hipovolemia o disminución de la RVS. Infundir 20 mL/kg de cristaloides isotónicos (solución salina normal, solución de Ringer lactato) con una evaluación continua antes de repetir los bolos de líquidos. La evaluación de la exploración física tiene como fin determinar si la administración de líquidos mejoró la perfusión (estado mental, llenado capilar, mejora de la frecuencia cardiaca y de la diuresis) o empeoró los hallazgos de la exploración (hepatomegalia, crepitaciones en la auscultación pulmonar o empeoramiento de la taquicardia). Si se sospecha un choque cardiogénico, se justifica la administración de líquidos intravenosos con precaución, y se recomiendan pequeños bolos (5-10 mL/kg) inicialmente mientras se realiza la evaluación.
- Los pacientes con choque séptico pueden necesitar bolos de líquido repetidos cada 5-10 minutos y hasta 80-100 mL/kg para optimizar la perfusión. Son necesarios múltiples puntos de acceso intravenoso periférico o una vía venosa central.
- La acidosis metabólica grave puede tratarse con 1-2 mEq/kg de bicarbonato sódico por vía intravenosa. Sin embargo, el bicarbonato de sodio debe administrarse con precaución a los pacientes con problemas de ventilación, ya que puede producirse un aumento de la acidosis intracelular.
- Para mejorar la perfusión puede ser necesario el uso de medicamentos con efectos vasopresores, como la adrenalina, la noradrenalina y la vasopresina (tabla 8-4). Es importante conocer la fisiopatología del paciente para elegir el agente óptimo.
- La lusitropía y la reducción de la poscarga con milrinona para mejorar el rendimiento miocárdico pueden estar indicadas en pacientes con insuficiencia cardiaca grave.
- Debe identificarse y tratarse la disfunción de los órganos terminales, incluidos los renales, los gastrointestinales, los hematológicos (coagulación) y del sistema nervioso central (SNC). Es necesario prestar cuidados de apoyo a estos sistemas orgánicos mientras se aborda la etiología subyacente del choque.
- Debe considerarse la posibilidad de administrar corticoesteroides a los pacientes que no respondan al tratamiento vasopresor. Puede estar justificado un tratamiento más temprano para aquellos con riesgo de insuficiencia suprarrenal (antecedentes de anomalías en el SNC, uso crónico de esteroides, púrpura fulminante, hiperpigmentación que sugiera insuficiencia suprarrenal crónica o intubación con etomidato). Se han recomendado dosis de hidrocortisona de 50 mg por superficie corporal al día divididas cada 6-8 h. Además, valore la posibilidad de extraer un nivel de cortisol aleatorio antes de la administración de esteroides. Esta información puede ayudar a suspender los esteroides más adelante, una vez que el paciente haya mejorado.
- Si el estado hemodinámico del paciente es ambiguo a pesar de la evaluación clínica en curso, considere las técnicas de termodilución o la monitorización de la presión arterial pulmonar (por medio de un catéter de Swan-Ganz) para evaluar el gasto cardiaco, el estado de volumen y la resistencia vascular sistémica.
- En los casos de choque refractario a las catecolaminas, hay que considerar etiologías amplias como el taponamiento cardiaco, un nuevo neumotórax, la pérdida de sangre en curso y la catástrofe intraabdominal (como el tejido infectado o necrótico).
- En los casos de insuficiencia cardiopulmonar grave refractaria a las medidas terapéuticas anteriores, puede ser necesaria la OMEC veno-arterial (OMEC-VA). En el caso de los pacientes en estado de choque, este apoyo se consigue drenando sangre de una cánula venosa, haciendo circular la sangre a través de un intercambiador de gases y bombeándola de nuevo a la circulación arterial central del paciente. La OMEC-VA no aborda la etiología subyacente del choque, sino que ofrece apoyo mientras se realizan los diagnósticos y surten efecto las medidas terapéuticas. Es importante que los pacientes con coagulopatía sean considerados cuidadosamente como

TABLA 8-4 Medicamentos vasoactivos utilizados en el choque

Medicamento	Adrenalina	Noradrenalina	Vasopresina	Angiotensina II	Milrinona
Indicación	Choque séptico "frío", choque cardiogénico	Choque séptico "cálido", choque distributivo	Choque séptico "cálido", choque distributivo	Choque séptico o distributivo. Riesgo de tromboembolismo venoso. Riesgo de rechazo en pacientes que han sido sometidos a un trasplante de corazón	Insuficiencia cardiaca en pacientes con presión arterial adecuada (precaución en la insuficiencia renal)
Mecanismo de acción	Cronotropismo, Inotropismo y aumento de la RVS	Aumento de la RVS	Aumento de la RVS, no aumenta la RVP	Vasoconstricción a través del sistema renina-angiotensina-aldosterona	Inotropismo, lusitropismo y disminución de la RVS
Dosificación típica	0.01-1 µg/kg/min	0.01-1 µg/kg/min	0.1-2 mU/kg/min	2.5-80 ng/kg/min	0.125-1 µg/kg/min

Resistencia vascular pulmonar (RVP); resistencia vascular sistémica (RVS).

candidatos a OMEC, ya que el circuito de la OMEC requiere anticoagulación sistémica. Es necesario consultar oportunamente a un cirujano pediátrico para cualquier paciente en el que pueda ser necesaria la asistencia con OMEC.
• (Véase la lectura recomendada de Weiss).

AUMENTO DE LA PRESIÓN INTRACRANEAL

• El aumento de la presión intracraneal (PIC) es una secuela común de una variedad de ataques al SNC, que incluyen traumatismos, infecciones, lesiones isquémicas y enfermedades metabólicas.
• La terapia dirigida a disminuir la PIC ha demostrado mejorar el pronóstico en las lesiones cerebrales traumáticas, pero puede beneficiar a otros pacientes cuidadosamente seleccionados.
• El aumento de la PIC es ejercido por entidades que ocupan el espacio intracraneal fijo, incluyendo el parénquima cerebral, la sangre, el líquido cefalorraquídeo (LCR) y cualquier patología intracraneal como tumores, hematomas, abscesos u otras lesiones masivas.
• Si el volumen de uno de los componentes del espacio intracraneal aumenta, el volumen de los otros componentes, generalmente sangre o LCR, debe reducirse para mantener la PIC dentro de los límites normales.
• Una vez que la capacidad de este mecanismo falla, la PIC aumenta.
• Si la presión llega a ser lo suficientemente alta, se producirá un movimiento del cerebro o del tronco encefálico a través del tentorio o de la base del cráneo (herniación), lo que puede conducir a un daño irreversible del cerebro o del tronco encefálico y a la muerte.

Presión de perfusión cerebral y autorregulación cerebral

• El cerebro depende de un suministro constante de sangre para proporcionar oxígeno y sustratos metabólicos. Este suministro de sangre ejerce una presión, conocida como presión de perfusión cerebral (PPC), que debe mantenerse para proporcionar energía al tejido cerebral metabólicamente activo. La PPC se utiliza como medida del flujo sanguíneo cerebral (FSC) y puede calcularse si se conocen la presión arterial media (PAM) y la PIC (PPC = PAM − PIC). Obsérvese que si la PVC es mayor que la PIC, la PPC se calcula de esta forma: PPC = PAM − PVC. Aunque no se conoce la PPC óptima en los niños, es razonable, basándose en la evidencia actual, tratar de mantener la PPC por encima de los umbrales específicos de la edad (para los niños < 6 años, 40-55 mm Hg y para > 6 años, 50-60 mm Hg). Los objetivos de la PIC son < 20 mm Hg.
• La autorregulación se refiere a la capacidad del cerebro de mantener el FSC a pesar de las grandes fluctuaciones de la PAM. El FSC se mantiene bien para una PAM de entre 60 a 150 mm Hg en adultos. Sin embargo, fuera de este rango, el FSC varía directamente con la presión arterial. A presiones sanguíneas bajas, el FSC puede ser inadecuado y provocar isquemia. A presiones sanguíneas altas, el FSC se vuelve excesivo y puede contribuir a un aumento de la PIC.
• En el cerebro lesionado, la autorregulación puede verse comprometida o perderse por completo, lo que conduce a la patología mencionada, incluso cuando las PAM están dentro de los rangos fisiológicos.
• Un factor importante en la autorregulación es la respuesta del cerebro a los cambios en los niveles arteriales de O_2 y CO_2. La hipoxia es un potente vasodilatador cerebral y la hipocapnia es un vasoconstrictor. Aunque pueden perderse otros aspectos de la autorregulación, estas respuestas suelen conservarse en el cerebro lesionado y pueden ser útiles desde el punto de vista terapéutico.

Control de la PIC

• Para mantener la PPC dentro de un objetivo deseable, puede ser necesaria la monitorización de la PIC. Esta supervisión suele realizarse con un monitor de presión de fibra óptica colocado en el parénquima cerebral, el espacio subdural o epidural o con un catéter intraventricular (drenaje ventricular externo, DVE). Este último ofrece también la ventaja de la extracción terapéutica del LCR.

- Las complicaciones relacionadas con el monitor son poco frecuentes, pero incluyen infecciones, hemorragias, convulsiones y lecturas inexactas.
- Las indicaciones para considerar la monitorización de la PIC incluyen las siguientes:
  - Puntuación de la escala de coma de Glasgow ≤ 8 después de una lesión cerebral traumática.
- Tomografía computarizada de la cabeza anormal (lesión de masa, contusiones, edema cerebral o compresión de las cisternas basales) en el contexto de un examen neurológico anormal.
- Examen neurológico obstruido por la sedación o el bloqueo neuromuscular en los entornos patológicos anteriores.
- La presencia de una fontanela abierta o de suturas no anula la utilidad de la monitorización, ya que todavía puede producirse un aumento de la PIC, un empeoramiento de la lesión cerebral y herniación.

Manejo de las vías respiratorias

- Una vía aérea segura es fundamental en los pacientes con PIC elevada para prevenir el daño secundario de la hipoxia y para controlar o reducir terapéuticamente la pCO_2 dados sus efectos sobre el FSC.
- Los principales objetivos de una intubación neuroprotectora son la sedación profunda sin efectos hemodinámicos significativos y evitar la hipoxia. La preoxigenación es esencial para mitigar la hipoxia durante el proceso de intubación. La selección cuidadosa de los sedantes y relajantes musculares no despolarizantes es esencial.
- La estimulación de la orofaringe y la laringe produce un aumento reflejo de la PIC mediado vagalmente. Considérese la administración de lidocaína (1 mg/kg IV), que inhibe de forma directa esta respuesta en los pacientes de riesgo.

Tratamiento

- Si bien, puede o no ser posible mitigar la lesión primaria (tumor cerebral resecable vs. lesión cerebral traumática), evitar la lesión cerebral secundaria es primordial en pacientes con PIC elevada. Este objetivo se consigue manteniendo un suministro adecuado de oxígeno y nutrientes al cerebro lesionado y evitando otras agresiones como la isquemia o las demandas metabólicas excesivas (es decir, convulsiones e hipertermia). Por lo tanto, la hipotensión y la hipoxia deben evitarse cuidadosamente.
- El tratamiento está dirigido a mantener la PPC, asegurando que la presión arterial sea adecuada y la PIC baja. Puede ser necesaria la administración de líquidos o productos sanguíneos y medicamentos vasoactivos.
- Puede ser necesaria la evacuación quirúrgica de las lesiones masivas. La consulta oportuna con un neurocirujano es esencial. Sin embargo, el tratamiento quirúrgico no suele ser suficiente debido al edema cerebral residual significativo que contribuye al aumento de la PIC.
- El tratamiento médico está dirigido a minimizar el metabolismo cerebral (que aumenta el volumen sanguíneo cerebral) y a controlar el FSC excesivo, manteniendo al mismo tiempo la PPC para garantizar un suministro adecuado de oxígeno y sustratos metabólicos al cerebro.
  - Asegurar la normotermia. El aumento de la demanda metabólica por la fiebre puede incrementar el volumen sanguíneo cerebral y la PIC. Pueden utilizarse mantas refrigerantes y paracetamol. La demanda excesiva de energía por los escalofríos debe controlarse con agentes paralizantes.
  - Eleve la cabecera de la cama 30° y asegúrese de que la cabeza del paciente esté en la línea media. Esta posición facilita el drenaje venoso y disminuye el volumen sanguíneo cerebral. En consecuencia, asegúrese de que los vendajes y los collares cervicales no impidan el drenaje venoso.
  - Considere la monitorización continua del EEG para detectar la actividad convulsiva y aplicar medicamentos anticonvulsivos si es necesario. Las convulsiones aumentan en gran medida el

metabolismo cerebral y el flujo sanguíneo, por lo que deben tratarse de forma agresiva. Si un paciente requiere relajación muscular, será necesaria la vigilancia continua del EEG para controlar las convulsiones. Para el control de las convulsiones agudas, se pueden considerar los siguientes medicamentos anticonvulsivos: lorazepam, levetiracetam, fosfenitoína o fenobarbital. Si se produce más actividad convulsiva, podría considerarse la infusión de pentobarbital. La consulta con un neurólogo es importante para el manejo de las convulsiones. La profilaxis de las convulsiones, por lo general con levetiracetam, debe considerarse para los pacientes con alto riesgo de convulsiones postraumáticas tempranas (lesión cerebral penetrante, hematomas intracraneales y fracturas de cráneo deprimidas).

- Es importante prestar atención al manejo de líquidos, evitando la sobrehidratación (la ingesta total de fluidos no debe superar los 1 500 mL/m² y la PVC objetivo, 5-10 mm Hg). Deben utilizarse líquidos isotónicos como Ringer lactato o solución salina normal, y evitar la hiponatremia (Na > 140 mmol/L). La normoglucemia es importante (por lo general 100-200 mg/dL), prestando especial atención a evitar la hipoglucemia.
- Disminuir el metabolismo cerebral y la agitación con sedantes puede ayudar a controlar la PIC elevada. Se puede considerar cuidadosamente el uso de la parálisis con un bloqueador neuromuscular no despolarizante en el paciente con asincronía del ventilador o tos frecuente, ambas asociadas con el aumento de la PIC. Sin embargo, debe reconocerse y considerarse la ofuscación del examen neurológico, excepto el examen pupilar.
- En los pacientes con un catéter intraventricular, la extracción frecuente de LCR suele ser beneficiosa para el control de la PIC. Sin embargo, esta terapia ofrece pocos beneficios para los pacientes con edema tisular grave y ventrículos pequeños sin exceso de LCR para drenar.
- Los agentes osmóticos (manitol, solución salina hipertónica) son eficaces para controlar el aumento de la PIC en muchos pacientes.
  ○ El manitol, en dosis de 0.5-1 g/kg, puede administrarse de forma intermitente cada 4-6 h para reducir la PIC. Este agente osmótico también inducirá una diuresis rápida y no debe administrarse a pacientes con hipotensión o con precarga vascular reducida. Es importante vigilar de cerca el volumen intravascular.
    – La hiperosmolalidad crítica derivada de la administración de manitol se asocia con la toxicidad renal; por lo tanto, se mide la osmolalidad sérica para determinar la seguridad de las dosis repetidas. La osmolalidad medida se compara con la osmolalidad sérica calculada mediante la siguiente ecuación: osmolalidad sérica calculada = (2 × Na) + (NUS/2.8) + (glucosa/18) + 10. Si la brecha osmolar (osmolalidad medida − osmolalidad calculada) es < 20 mOsm/L, la repetición de la dosis de manitol se considera segura.
  ○ La solución salina hipertónica (cloruro de sodio al 3%) administrada en bolos de 5 mL/kg puede ser eficaz para controlar el aumento de la PIC. Por cada 1 mL/kg de solución salina hipertónica a 3%, se espera que el sodio sérico aumente aproximadamente 1 mmol/L. En los pacientes con edema cerebral sintomático o PIC elevada, se debe valorar hasta alcanzar un nivel de sodio sérico de 155-165 mmol/L (correspondiente a una osmolalidad sérica de < 360 mOsm/L). Una infusión de 3% de 1-3 mL/kg/h puede facilitar este objetivo. Debido al riesgo de lesión renal en caso de hipernatremia grave, reducir la infusión hipertónica en 0.25 mL/kg/h si el Na > 165 mmol/L y la PIC lo permiten.
- La hiperventilación conduce a la hipocapnia y a la vasoconstricción cerebral resultante, que disminuye el volumen sanguíneo cerebral y, en consecuencia, la PIC.
  ○ Los niveles de $PaCO_2$ deben mantenerse entre 35 y 40 mm Hg para evitar un volumen sanguíneo cerebral excesivo.
  ○ Debe evitarse una mayor hiperventilación ($PaCO_2$ < 35 mm Hg) debido a la preocupación por la isquemia cerebral en un FSC marcadamente bajo; sin embargo, puede considerarse una hiperventilación agresiva transitoria en casos de hipertensión intracraneal refractaria con herniación inminente refractaria a otras medidas inmediatas.

- La aplicación de un coma barbitúrico con pentobarbital disminuirá el FSC al reducir el metabolismo cerebral y puede considerarse para los pacientes con PIC refractaria al tratamiento médico y quirúrgico máximo.
  - La monitorización continua del EEG es importante para ajustar la dosis a un patrón de supresión de ráfagas.
  - El tratamiento con altas dosis de barbitúricos deprime el gasto cardiaco y produce hipotensión; el tratamiento vasopresor suele ser necesario para promover la PAM y, en consecuencia, mejorar la PPC.
  - Si el paciente muestra una progresión hacia la muerte cerebral (véase la sección siguiente), el primer examen de muerte cerebral debe retrasarse hasta que el efecto de los barbitúricos haya desaparecido, ya que estos medicamentos pueden confundir este examen. Este proceso puede durar días y los niveles séricos de barbitúricos pueden ser útiles para monitorizar la eliminación.
- El tratamiento con esteroides está indicado para el edema vasogénico causado por tumores, y la consulta con un neurocirujano es útil para determinar el beneficio en relación con la posible intervención quirúrgica.
- En los pacientes con PIC elevada refractaria, que no responden a los tratamientos anteriores, puede estar justificada la consulta con un neurocirujano sobre una craneotomía descompresiva.
- (Véanse las lecturas recomendadas de Downard, Kochanek y Stopa).

MUERTE POR CRITERIOS NEUROLÓGICOS (MUERTE CEREBRAL)

Definición

- La muerte cerebral es un diagnóstico clínico basado en la evaluación neurológica de un daño irreversible en el cerebro, incluido el tronco encefálico, como resultado de una etiología conocida que conduce al coma. El soporte cardiopulmonar continuo facilita la donación de órganos en pacientes con consentimiento previo (o familias que dan su consentimiento).
- El diagnóstico de muerte cerebral no puede hacerse en presencia de condiciones que puedan ser responsables de la ausencia de funciones detectables en el tronco encefálico. Dichas condiciones incluyen las siguientes:
  - Choque o presión arterial baja persistente.
  - Anomalías electrolíticas, de pH o metabólicas graves.
  - Temperatura < 35 °C.
  - Intoxicación por fármacos (coma barbitúrico), envenenamiento o bloqueo neuromuscular.
- Estas condiciones deben corregirse antes de evaluar la muerte cerebral. Los hospitales tienen políticas individuales relativas al diagnóstico de la muerte cerebral, y estos documentos deben ser consultados antes de cualquier determinación final.

Exploración física de la muerte cerebral

- En la mayoría de los casos, los criterios de la exploración física son suficientes para realizar el diagnóstico de muerte cerebral. Sin embargo, pueden ser necesarias pruebas auxiliares cuando los componentes de la exploración física no pueden realizarse con seguridad, si persiste la incertidumbre tras la exploración física, si un efecto de la medicación puede ofuscar los hallazgos de la exploración o para reducir el tiempo entre las exploraciones de muerte cerebral.
- Deben ser realizados dos exámenes por dos médicos que atiendan al paciente. Estos exámenes deben estar separados en el tiempo por más de 24 horas en el caso de los neonatos y más de 12 horas en el caso de los lactantes de más de 30 días de edad y los niños. El primer examen confirma que el paciente ha cumplido los criterios para la determinación de la muerte cerebral, y el segundo confirma su irreversibilidad.

- El examen neurológico consta de los siguientes componentes:
  - Coma con pérdida de conciencia y falta de capacidad de respuesta (los reflejos medulares rudimentarios, como la triple flexión de las piernas con estímulos dolorosos, pueden estar presentes y requieren experiencia para diferenciarlos de las respuestas motoras retenidas).
- Ausencia de reflejos del tronco encefálico con pupilas de punto medio o dilatadas que no responden a la luz, falta de movimiento facilitado por la musculatura bulbar y ausencia de reflejos nauseoso, tusígeno, corneal y oculovestibular.
- Una prueba de apnea que demuestre la ausencia de esfuerzo respiratorio en presencia de una $PaCO_2$ elevada. Se obtiene una gasometría de referencia para documentar la normocapnia y, a continuación, se preoxigena al paciente con oxígeno a 100% durante 5 minutos antes de eliminar la ventilación controlada (p. ej., la desconexión del ventilador mientras se suministra oxígeno mediante una bolsa de anestesia conectada al TET). Se vigila al paciente para detectar cualquier esfuerzo respiratorio durante el tiempo de observación, mientras que la medición seriada de las gasometrías controla la elevación de la $PaCO_2$. Un aumento de 20 mm Hg por encima de la medición inicial y ≥ 60 mm Hg sin esfuerzo respiratorio en este entorno indica la falta de control respiratorio mediado neurológicamente.
- Si no se puede realizar una prueba de apnea con seguridad debido a una contraindicación médica o a la inestabilidad cardiopulmonar, se debe realizar una prueba auxiliar. La angiografía cerebral se considera una prueba óptima para determinar el FSC, aunque su disponibilidad es limitada y puede ser técnicamente difícil en pacientes pequeños. La gammagrafía de perfusión cerebral con nucleótidos es una prueba auxiliar comúnmente utilizada y puede realizarse a la cabecera del paciente. También es posible efectuar la demostración del silencio del EEG como prueba auxiliar. Estos estudios requieren experiencia en la administración e interpretación.
- (Véanse las lecturas recomendadas de Greer, Martin).

CUIDADOS POSOPERATORIOS DE LOS PACIENTES DESPUÉS DE LA CIRUGÍA CARDIACA CONGÉNITA

- El éxito del tratamiento posoperatorio de los pacientes cardiacos congénitos requiere lo siguiente:
  - Conocimiento del diagnóstico anatómico preoperatorio y de los efectos fisiopatológicos.
  - Comprensión de los detalles anestésicos y quirúrgicos, así como de las posibles complicaciones resultantes.
  - Conocimiento de la anatomía posoperatoria y de las consecuencias fisiológicas.
  - Manejo cuidadoso de la unidad de cuidados intensivos posoperatorios.

Detalles preoperatorios

- Antes del procedimiento quirúrgico, el equipo de la UCI debe estar familiarizado con la siguiente información del historial importante:
  - Curso prenatal y edad gestacional.
  - Edad y peso.
  - Detalles anatómicos de la lesión cardiaca congénita.
  - Efectos fisiopatológicos antes de la cirugía.
  - Salud general del paciente.
  - Historial médico y quirúrgico no cardiaco.
  - Resultados de cualquier procedimiento de diagnóstico y estudios radiográficos (ecocardiograma, tomografía computarizada, resonancia magnética y cateterismo cardiaco).

Detalles quirúrgicos

• Deben anotarse los detalles de la operación, incluidos los anestésicos utilizados y la duración de la derivación cardiopulmonar, el pinzamiento aórtico y el paro circulatorio.

• Durante la derivación cardiopulmonar, se colocan catéteres en ambas venas cavas para drenar la sangre del paciente, que luego se oxigena y recalienta antes de devolverla al paciente a través de un catéter en la aorta ascendente. Este patrón de flujo sanguíneo deja el corazón del paciente relativamente desprovisto de sangre, lo que permite una visualización adecuada para los procedimientos quirúrgicos. Sin embargo, la derivación cardiopulmonar da lugar a un flujo sanguíneo no fisiológico y no pulsátil, que puede desencadenar una cascada inflamatoria y coagulopatía.

• El tiempo de pinzamiento aórtico es el tiempo durante el cual se interrumpe el flujo sanguíneo de la arteria coronaria mediante un pinzamiento colocado a través de la aorta. Refleja el tiempo de isquemia del corazón.

• El paro circulatorio es el tiempo en el que el paciente no está perfundido (incluido el cerebro), ya que toda la sangre se drena hacia el sistema de derivación y no regresa. Este estado es necesario para los procedimientos en la aorta proximal. La hipotermia se emplea para disminuir el metabolismo celular y la demanda de oxígeno durante este tiempo.

• Los tiempos de isquemia o de perfusión artificial más largos pueden conducir a una mayor respuesta inflamatoria sistémica y a la disfunción de los órganos terminales.

• Es importante tener en cuenta los detalles sobre el enfoque quirúrgico, la dificultad para desconectar al paciente de la derivación y las complicaciones intraoperatorias, como arritmias, hemorragias o embolias aéreas. La presencia de vías intracardiacas, tubos torácicos y cables temporales de estimulación cardiaca debe comunicarse durante la transferencia de cuidados en la unidad de cuidados intensivos.

• Con frecuencia se obtiene un ecocardiograma en el quirófano para evaluar los defectos residuales.

Manejo de la UCI: las primeras horas

• Tras una comunicación eficaz con el equipo de anestesia y cirugía en relación con el paciente y el procedimiento, el equipo de la UCI se centra en la evaluación y en cualquier otra reanimación posoperatoria necesaria, teniendo en cuenta las posibles complicaciones.

• Durante el transporte desde la sala de operaciones, los tubos, cables y líneas pueden desprenderse inadvertidamente. Por lo tanto, es importante verificar la colocación del tubo endotraqueal y la evaluación vascular, así como la colocación del tubo torácico. Una radiografía simple de tórax inmediata ayudará a esta evaluación. También es importante investigar sobre el uso de marcapasos temporales.

• Evaluar el estado hemodinámico del paciente (color de la piel, pulsos centrales y periféricos, llenado capilar, temperatura central y de las extremidades, frecuencia cardiaca y presión arterial).

• Obtener una evaluación de laboratorio posoperatoria de referencia (gasometría arterial, lactato, saturación venosa central de oxígeno, electrolitos séricos, calcio ionizado, hemoglobina, recuento de plaquetas, estudios de coagulación y función renal).

• Evaluar el ritmo e investigar sobre el uso de marcapasos, si procede.

• Evaluar el trazado y las presiones de todas las líneas transducidas (que pueden incluir las siguientes: arteria radial/femoral, vena cava superior, aurícula derecha, arteria pulmonar y aurícula izquierda) en el marco de la anatomía posoperatoria del paciente.

• Proporcionar apoyo respiratorio según sea necesario. La ventilación con presión positiva dificulta el retorno venoso al corazón pero reduce la poscarga del ventrículo izquierdo. El conocimiento de la fisiología subyacente del paciente y la apreciación de las complejas interacciones cardiopulmonares son vitales para desarrollar una estrategia óptima para brindar asistencia respiratoria.

Ciertos defectos o condiciones anatómicas requieren estrategias ventilatorias adaptadas para optimizar el gasto cardiaco.

- Si el paciente tiene una resistencia vascular pulmonar (RVP) elevada o es propenso a las crisis hipertensivas pulmonares, es posible que se necesite sedación y bloqueo neuromuscular durante 24-72 h para garantizar un flujo sanguíneo pulmonar óptimo. Para facilitar el flujo sanguíneo pulmonar puede utilizarse la hiperventilación (mediante la reducción de la pCO_2 y la inversión de la acidosis), una fracción inspirada de oxígeno elevada y, en algunos casos, óxido nítrico.
- Si el flujo sanguíneo pulmonar excesivo es problemático, como en un paciente con derivación intracardiaca residual, puede ser necesaria la hipoventilación y el oxígeno inspirado bajo para evitar la vasodilatación pulmonar.
- Tras las operaciones de Glenn y Fontan, el objetivo suele ser la extubación temprana, ya que la ventilación con presión positiva disminuirá el flujo sanguíneo pulmonar en estos sistemas de flujo sanguíneo pulmonar pasivo.

Gestión de la UCI: durante la noche

- Hay que prestar mucha atención a las hemorragias (como la sangre evacuada de los tubos torácicos del paciente) en el posoperatorio.
- Un gasto cardiaco excesivo (> 4 mL/kg/h durante 2 h o > 10 mL/kg en cualquier momento) puede indicar la presencia de una hemorragia que puede corregirse con cirugía. Es necesaria la comunicación inmediata con el cirujano cardiotorácico, ya que la hemorragia de los grandes vasos torácicos requiere la reexploración del tórax y una ligadura quirúrgica. De forma alternativa, el exceso de hemorragia puede representar una coagulopatía médica que requerirá la transfusión de alguno o todos los siguientes elementos: concentrado de eritrocitos, plasma, plaquetas, crioprecipitado, protamina (si la heparina del circuito de la bomba de derivación no se ha revertido completamente) o factor VII recombinante. En caso de hemorragia con riesgo vital, la activación del protocolo de transfusión masiva del hospital puede ser beneficiosa para proporcionar al paciente una relación optimizada de productos sanguíneos durante la reanimación.
- Un gasto cardiaco menor del esperado también puede ser motivo de preocupación. Esta situación puede deberse a un coágulo en el tórax del paciente o en el propio tubo torácico, que puede provocar una hemorragia no evacuada y subestimada. Un coágulo excesivo en el tórax del paciente puede provocar un taponamiento cardiaco. Los signos a los que hay que prestar atención en caso de taponamiento son la taquicardia, la hipotensión y el aumento de la PVC. Esta preocupación también debe expresarse de forma inmediata al cirujano, ya que el paciente puede requerir la exploración de la cavidad torácica.
- Arritmia
    - La taquicardia ectópica de la unión (TEU) es una arritmia supraventricular que se observa con mayor frecuencia en pacientes sometidos a una intervención quirúrgica que implica la instrumentación del tabique ventricular (reparación de defectos del canal auriculoventricular, defectos del tabique ventricular y tetralogía de Fallot). La arritmia puede observarse en el posoperatorio temprano.
        - La TEU se origina fuera del nodo sinoauricular (SA) y suele comenzar de forma relativamente lenta para después acelerarse progresivamente; una vez que la frecuencia supera al nodo SA, se convierte en el marcapasos dominante. El complejo QRS puede tener un aspecto normal, aunque pueden aparecer ondas p retrógradas.
        - Este ritmo puede provocar una asincronía auriculo-ventricular y, por lo tanto, el gasto cardiaco puede verse comprometido con una caída de la presión arterial sistólica. El ritmo se identifica por la presencia de ondas A de cañón (indicativas de la contracción de la aurícula derecha contra una válvula tricúspide cerrada) en el trazado de la PVC.

○ El tratamiento está dirigido a reducir la frecuencia para disminuir la demanda de energía miocárdica y el consumo de oxígeno mientras se restablece el gasto cardiaco completo. Como la TEU puede ser potenciada por la fiebre y el aumento de las catecolaminas, los esfuerzos del tratamiento se dirigen a minimizar su presencia y efecto. Puede ser necesario enfriar el núcleo del paciente y evitar las lámparas de calor. Debe considerarse firmemente la reducción de las infusiones de catecolaminas si se tolera fisiológicamente. Sin embargo, las infusiones de calcio pueden continuar para promover el inotropismo. Puede ser necesario aumentar la sedación, en especial la dexmedetomidina, ya que es un agonista α-2, si el paciente está agitado, lo que provoca un aumento de las catecolaminas endógenas circulantes. Los antiarrítmicos, como la amiodarona, pueden ser necesarios; un bolo de amiodarona (5 mg/kg) infundido de manera lenta durante 30 minutos seguido de una infusión continua de 15 mg/kg/día es una opción de tratamiento típica. Sin embargo, hay que tener cuidado, ya que la amiodarona intravenosa puede provocar hipotensión e hipocalcemia, por lo que los pacientes deben ser vigilados durante su administración.

○ Si el paciente tiene un marcapasos (o cables temporales dejados en el posoperatorio), puede ser estimulado en la aurícula a una frecuencia ligeramente superior a la de la TEU para lograr la sincronía auriculo-ventricular y mejorar el gasto cardiaco. Sin embargo, la estimulación auricular a frecuencias altas (> 180 latidos por minuto) también da lugar a un deterioro del gasto cardiaco (debido a la disminución del llenado ventricular y, por lo tanto, a la reducción del volumen sistólico). Por consiguiente, es necesario hacer un esfuerzo para reducir la frecuencia de la TEU antes de la estimulación en exceso.

○ La arritmia suele resolverse en 12-24 h y no requiere un marcapasos o medicamentos a largo plazo.

• El bloqueo cardiaco completo es el fracaso de la conducción del nodo auriculoventricular (AV) y, en consecuencia, la contracción de las aurículas y los ventrículos no se coordina para maximizar el gasto cardiaco. Esta arritmia también se observa en pacientes sometidos a una intervención quirúrgica que afecta al tabique, dada la anatomía del sistema de conducción eléctrica.

○ La frecuencia de escape subyacente es de unión (originada en el nodo AV) o ventricular y a menudo es insuficiente para mantener un gasto cardiaco óptimo, especialmente en el contexto de un volumen sistólico subóptimo.

○ El tratamiento suele consistir en la estimulación del ventrículo cada vez que se detecta un latido auricular, restaurando así la concordancia AV.

○ La afección suele resolverse en los primeros días después de la cirugía. Si persiste más de dos semanas, será necesario un marcapasos permanente.

• La taquicardia por reentrada del nodo AV es otra forma de taquicardia supraventricular que puede aparecer en el posoperatorio y confundirse con la TEU. La distinción es importante, ya que las arritmias responden a un tratamiento diferente.

○ Esta arritmia suele producirse con un rápido aumento de la frecuencia cardiaca en comparación con el aumento relativamente insidioso de la frecuencia que se produce en la TEU.

○ Si el paciente está hemodinámicamente estable, se pueden intentar maniobras vagales (como el hielo en la cara), o se puede administrar adenosina intravenosa.

○ Si el paciente no se convierte a ritmo sinusal con adenosina, deben considerarse otras arritmias supraventriculares, como el aleteo auricular o la taquicardia auricular ectópica. Estas condiciones requieren una estimulación rápida o una cardioversión.

○ Si el paciente es hemodinámicamente inestable, debe intentarse de inmediato la cardioversión sincronizada. De forma alternativa, el paciente puede ser estimulado a un ritmo auricular rápido (> 300 latidos por minuto) durante varios segundos.

• Después de la derivación cardiopulmonar, muchos pacientes presentan una fisiología compatible con un bajo gasto cardiaco. Este síndrome se denomina "síndrome de bajo gasto cardiaco" y suele alcanzar su punto máximo a las 6-12 h del posoperatorio (véanse las lecturas recomendadas de Parr y Wernovsky). Aunque la etiología no está bien definida y es probable que sea multifactorial en cada paciente, los cuidados de apoyo son el pilar del tratamiento.

- El médico de cuidados intensivos debe tener en cuenta cualquier factor adicional que pueda contribuir o potenciar la fisiología del bajo gasto cardiaco, como los siguientes: defectos estructurales residuales o no reconocidos, continuación de la disfunción ventricular perioperatoria, lesión por reperfusión, efectos de la derivación cardiopulmonar, interacciones cardiopulmonares fisiológicas posoperatorias previstas, complicaciones de la cirugía (como el compromiso de las arterias coronarias durante la reparación de la transposición de los grandes vasos), arritmia, hipertensión pulmonar e infección.
- El síndrome de bajo gasto cardiaco se manifestará con síntomas y signos de choque cardiogénico como estado mental deprimido, hipertermia central (con enfriamiento periférico), extremidades moteadas, taquicardia, presión de pulso estrecha o hipotensión franca, diuresis escasa, disminución de la saturación de oxígeno de la hemoglobina venosa central y aumento de la producción de lactato. Puede haber edema pulmonar en la radiografía de tórax.
- El tratamiento es de apoyo. La evaluación de las presiones venosas central, de la aurícula derecha y de la aurícula izquierda, así como la exploración física, pueden orientar el tratamiento.
  - ○ Las presiones de llenado bajas (PVC, presión auricular derecha o auricular izquierda uniformemente bajas) indican hipovolemia y deben tratarse con bolos secuenciales de 5 mg/kg de coloides o cristaloides prestando atención a la respuesta a la administración de líquidos.
  - ○ Las presiones de llenado normales o elevadas (PVC alta, presión auricular derecha o auricular izquierda) indican una función miocárdica deprimida y deben tratarse con apoyo inotrópico, incluyendo infusiones de calcio.
  - ○ Las extremidades frías y mal perfundidas con normotensión indican una función miocárdica límite; debe considerarse la reducción de la poscarga (milrinona 0.5-1 µg/kg/min) (véase la lectura recomendada de Roeleveld).
  - ○ Si el paciente sigue mostrando un gasto cardiaco deficiente a pesar del tratamiento médico óptimo, está indicado el apoyo de OMEC. Es fundamental la comunicación frecuente con el cirujano cardiotorácico.
    - – Se puede considerar la canulación electiva para OMEC en el paciente que muestra un empeoramiento progresivo del gasto cardiaco, como lo demuestran la exploración física frecuente y los marcadores bioquímicos de la perfusión de los órganos (véase la lectura recomendada de Trittenwein).
    - – La OMEC debe considerarse en cualquier paciente con hipotensión refractaria, empeoramiento de la acidosis metabólica y requerimiento inotrópico > 0.2 µg/kg/min de epinefrina en el periodo posoperatorio.
    - – La asistencia con OMEC puede ser necesaria para superar el síndrome de bajo gasto cardiaco, o si el paciente no puede separarse de la asistencia con OMEC para la colocación de un dispositivo de asistencia ventricular y la inclusión en la lista de trasplantes.

Manejo de la UCI: seguimiento

- La mayoría de los pacientes posoperatorios de cirugía cardiaca se benefician del tratamiento con diuréticos en el primer día posoperatorio.
- La nutrición es muy importante para los pacientes cardiacos posoperatorios. Las infusiones intravenosas con glucosa suelen iniciarse en el posoperatorio inmediato y luego se pasa a la nutrición enteral o parenteral en un plazo de 24-72 h. Se prefiere la nutrición enteral, excepto en los casos en los que existe la preocupación de una mala perfusión intestinal secundaria al bajo gasto cardiaco o al tratamiento vasopresor, o si el paciente desarrolla un íleo posoperatorio. En los casos en

los que el paciente requiere ventilación mecánica prolongada pero puede tolerar la alimentación, la nutrición enteral se suministra por vía nasogástrica o nasoyeyunal.

• La salida de los tubos torácicos debe vigilarse continuamente, y debe disminuir al tiempo que se vuelve más serosa. Los cirujanos cardiotorácicos suelen retirar los tubos torácicos cuando el drenaje cumple estos criterios. La salida turbia puede ser un signo de drenaje quiloso, lo que sugiere un daño en el conducto torácico. El drenaje quiloso continuo puede perjudicar la capacidad del paciente para separarse de la ventilación mecánica.

• Ocasionalmente, los nervios laríngeos recurrentes o los nervios frénicos pueden sufrir daños intraoperatorios. Esta lesión puede ser permanente, secundaria a un traumatismo directo, o temporal, como resultado del daño térmico provocado por la hipotermia terapéutica intraoperatoria o por una lesión por estiramiento.

  ○ Debido al papel de los nervios laríngeos recurrentes en la apertura de las cuerdas vocales, el daño se manifiesta por la obstrucción de las vías respiratorias superiores con estridor y la dificultad respiratoria se hace evidente después de la extubación. El diagnóstico de parálisis de las cuerdas vocales puede hacerse en un paciente extubado que respira espontáneamente mediante un endoscopio flexible. En el caso de una parálisis completa de las cuerdas vocales, el paciente necesitará una reintubación y esperar el retorno de la función nerviosa o proceder a la colocación de una traqueostomía.

  ○ Se puede sospechar daño del nervio frénico a partir de la radiografía de tórax que demuestra un diafragma elevado de forma persistente, especialmente cuando es unilateral. Los signos son consistentes con la dificultad respiratoria, y los pacientes demuestran retracciones paradójicas de la pared abdominal. Los preescolares son más propensos a la insuficiencia respiratoria por parálisis diafragmática y pueden requerir una plicatura quirúrgica.

MANEJO DE NIÑOS CON LESIONES DE VENTRÍCULO ÚNICO

• La mezcla completa del suministro de sangre del retorno venoso sistémico y pulmonar es una fisiología resultante común de una variedad de lesiones cardiacas congénitas. Ejemplos de estas lesiones de mezcla son los defectos cardiacos de ventrículo único, y la atresia de las válvulas auriculoventriculares es un hallazgo patológico común.

• El gasto ventricular único se divide en dos circulaciones paralelas, los circuitos sistémico y pulmonar, para proporcionar flujo sanguíneo tanto a los pulmones como al resto del cuerpo. La proporción relativa del flujo sanguíneo a estos lechos vasculares está determinada por las resistencias relativas al flujo en cada circuito (es decir, la RVP y la RVS).

• Por lo tanto, la fisiología de los defectos de ventrículo único puede dividirse en tres grandes categorías que determinan el manejo preoperatorio y el tratamiento quirúrgico: los pacientes con circulaciones equilibradas, aquellos con un flujo sanguíneo pulmonar excesivo y quienes tienen un flujo sanguíneo pulmonar insuficiente.

Circulación equilibrada

• En esta situación, como en la fisiología cardiaca normal, el flujo sanguíneo pulmonar (Q_p) es igual al flujo sanguíneo sistémico (Q_s). Sin embargo, dada la mezcla del retorno venoso pulmonar y sistémico, la saturación arterial de oxígeno es de aproximadamente 75-85%. Es posible que no sea necesaria una intervención quirúrgica inmediata o un tratamiento médico.

• Una circulación equilibrada en un neonato con fisiología de ventrículo único sugiere que la RVP aún no ha descendido al rango fisiológico normal (inferior a la RVS).

Flujo pulmonar excesivo

• El exceso de flujo sanguíneo pulmonar implica que el Q_p es mayor que el Q_s y es la fisiología esperada ya que la RVP cae en los días posteriores al nacimiento. Debido a un mayor flujo sanguíneo pulmonar, la saturación de oxígeno de la hemoglobina arterial es mayor que en una circulación equilibrada. Sin embargo, esta situación no es ventajosa porque, si no se trata, puede conducir a una insuficiencia cardiaca congestiva, ya que el ventrículo único tiene que trabajar más para mantener un flujo sanguíneo sistémico adecuado ante el creciente robo vascular pulmonar.

- El objetivo del tratamiento es promover un mayor flujo sanguíneo en la circulación sistémica. Un mecanismo para lograr un mayor flujo sanguíneo sistémico es la disminución de la RVS. Puede utilizarse la reducción de la poscarga del ventrículo izquierdo, por ejemplo con nitroprusiato, milrinona o inhibidores de la enzima convertidora de la angiotensina. En consecuencia, se evitan los medicamentos que aumentan la RVS. Por otra parte, la RVP puede aumentar por la hipoventilación controlada con bloqueo neuromuscular (la acidosis y el aumento de la pCO_2 elevan la RVP) y con la disminución del oxígeno inspirado. El aumento del hematocrito puede contribuir a incrementar la RVP al aumentar la viscosidad de la sangre y, por tanto, disminuir la derivación pulmonar.

- El tratamiento médico para el flujo sanguíneo excesivo es insuficiente a largo plazo (debido a la progresión hacia la insuficiencia cardiaca), por lo que suele ser necesaria la intervención quirúrgica tras la disminución de la RVP. La consulta temprana con un cirujano cardiotorácico es esencial para determinar el momento óptimo de la intervención quirúrgica. La banda pulmonar puede considerarse un enfoque inicial para restringir el flujo sanguíneo al lecho vascular pulmonar. Esta intervención consiste en colocar una banda alrededor de la arteria pulmonar principal. Esta banda se tensa intraoperativamente hasta que la saturación de oxígeno aórtico es de 75-85% o el gradiente a través de la banda es de 40-60 mm Hg.

Flujo sanguíneo pulmonar insuficiente

- Un flujo sanguíneo pulmonar insuficiente implica que el Q_p es inferior al Q_s, y la hipoxemia resultante es una saturación arterial de oxígeno que suele ser de 70% o inferior. El objetivo del tratamiento es aumentar el flujo sanguíneo pulmonar para ayudar a la oxigenación de la hemoglobina arterial.

- Una opción para desviar el flujo sanguíneo hacia la circulación pulmonar es aumentar la resistencia al flujo en la circulación sistémica mediante el aumento de la RVS. A veces pueden ser necesarios agentes vasoconstrictores sistémicos, como la fenilefrina o la vasopresina. Sin embargo, hay que tener cuidado con los inótropos, como la epinefrina, ya que estos medicamentos aumentan la carga de trabajo del ventrículo único, ya de por sí muy comprometido.

- Otra vía para aumentar el flujo sanguíneo pulmonar es disminuir la RVP. El aumento del porcentaje fraccional de oxígeno o la disminución de la pCO_2 mediante la hiperventilación y la alcalosis relativa reducirán la RVP y facilitarán el flujo sanguíneo pulmonar. También hay que considerar si los vasodilatadores pulmonares directos, como el óxido nítrico y la prostaciclina, pueden ser útiles. Debe evitarse la hipovolemia y procurar la euvolemia.

- Sin embargo, los tratamientos médicos también pueden resultar inadecuados y, de nuevo, la consulta temprana con un cirujano cardiotorácico es primordial. Dependiendo de las futuras intervenciones quirúrgicas previstas, puede ser necesaria la dilatación de la válvula pulmonar o la septostomía auricular (para aumentar la mezcla de sangre a nivel auricular).

  - La principal intervención quirúrgica antes de la paliación completa es el establecimiento de una derivación sistémica-pulmonar. Un enfoque común es una derivación de Blalock-Taussig (BT) modificada, en la que se anastomosa un conducto de extremo a extremo a la arteria subclavia (arteria innominada en el síndrome del corazón izquierdo hipoplásico) y a la arteria pulmonar. Después de una intervención quirúrgica satisfactoria, la saturación arterial de oxígeno es de aproximadamente 75-85%, lo que indica una circulación equilibrada con un aporte de oxígeno óptimo a los tejidos de los órganos terminales.

Cirugía

- La mayoría de los pacientes con ventrículos únicos se someten en última instancia a cirugías por etapas similares, cuyo objetivo es descargar el ventrículo único de la provisión del gasto pulmonar y sistémico mediante el establecimiento de conexiones sistémicas y pulmonares estables.
- Estos procedimientos convergen en el establecimiento de un flujo sanguíneo pulmonar pasivo, por lo que el éxito depende de una baja resistencia pulmonar y una baja presión diastólica final del ventrículo único. Por lo tanto, el cateterismo cardiaco se realiza antes de estos procedimientos para evaluar la RVP y la presión diastólica final del ventrículo único.
- Sin la descarga mediante procedimientos quirúrgicos escalonados, el ventrículo único corre un alto riesgo de fracasar con el tiempo.
- Por otro lado, el paciente puede ser considerado para un trasplante de corazón en un centro apropiado si la anatomía cardiaca no es modificable para la cirugía por etapas.

Norwood

- Por tradición, la primera cirugía para los pacientes con síndrome de corazón izquierdo hipoplásico se conoce como Norwood. Este procedimiento establece el flujo sanguíneo sistémico desde el ventrículo único y en él debe establecerse un flujo sanguíneo pulmonar alternativo mediante una derivación. Los pacientes suelen someterse a esta intervención una vez que su RVP intrínsecamente elevada desciende en la semana posterior al nacimiento y se produce una sobrecirculación pulmonar.
- Las ramas de las arterias pulmonares se extirpan de la arteria pulmonar principal, y el tronco pulmonar resultante se anastomosa a la aorta hipoplásica, creando una neoaorta. La coartación del arco aórtico requiere una reconstrucción y también se realiza una septostomía auricular.
- El flujo sanguíneo pulmonar se establece entonces con una derivación de Blalock-Taussig (BT) modificada o con una derivación de Sano.
  - La derivación de BT modificada permite el escurrimiento fisiológico del flujo sanguíneo hacia el lecho vascular pulmonar durante la diástole, el momento en que las arterias coronarias están perfundidas. Por lo tanto, la derivación de BT modificada puede complicarse con la hipoperfusión de las arterias coronarias, un riesgo importante en un corazón ya sobrecargado de volumen.
  - La derivación de Sano es un conducto de plástico colocado quirúrgicamente para conectar el ventrículo derecho y las arterias pulmonares. Proporciona un flujo sanguíneo pulmonar pulsátil sólo durante la sístole y evita el escurrimiento diastólico y el robo coronario.

Híbrido

- El procedimiento híbrido es un enfoque alternativo por etapas para los pacientes con ventrículos únicos. Este procedimiento, como su nombre lo indica, utiliza tanto técnicas de cardiología intervencionista como de cirugía. Se colocan quirúrgicamente bandas alrededor de las arterias pulmonares y se tensan para conseguir un flujo sanguíneo pulmonar suficiente pero no excesivo. El cardiólogo intervencionista crea una septostomía auricular y coloca una endoprótesis en el conducto arterioso. Esta parte del procedimiento establece una mezcla intracardiaca estable y un flujo sanguíneo sistémico. La reconstrucción del arco aórtico en pacientes con síndrome de corazón izquierdo hipoplásico se retrasa hasta la siguiente fase.
- El uso de esta técnica permite evitar la derivación cardiopulmonar y la cardioplejía, necesarios para la operación de Norwood en el preescolar.

Derivación de Glenn

- La siguiente intervención, la cirugía de Glenn, suele realizarse aproximadamente a los 4-6 meses de edad, cuando la RVP suele haber descendido aún más y el flujo sanguíneo pulmonar a través de la derivación ya no requiere tanta presión del ventrículo. Este momento también coincide con el momento en que el paciente supera la derivación de Sano o de BT (la cantidad de flujo sanguíneo pulmonar no es óptima debido a las limitaciones del tamaño del conducto). El paciente mostrará una disminución de las saturaciones arteriales de oxígeno.

- Durante la cirugía de Glenn, se retira la derivación de BT modificada o la derivación de Sano previamente colocada, y se crea una derivación cavopulmonar anastomosando la vena cava superior a la arteria pulmonar. El flujo sanguíneo suele dirigirse al pulmón derecho y al izquierdo, y la cirugía se denomina Glenn bidireccional. Este procedimiento hace que todo el flujo sanguíneo de la vena cava superior pase a la circulación pulmonar sin atravesar el corazón. Debido a que el flujo sanguíneo pulmonar resultante es pasivo, la presencia de una RVP baja es esencial.
- Si el paciente se sometió previamente a un procedimiento híbrido, esta cirugía se vuelve más complicada, ya que incluye la eliminación de las bandas de la arteria pulmonar, la reconstrucción del arco aórtico y quizá la reconstrucción de la arteria pulmonar y, por último, la creación de la derivación cavopulmonar (de la vena cava superior a la arteria pulmonar).
- El paciente seguirá mostrando cianosis porque la sangre que retorna por la vena cava inferior se vacía en el ventrículo único y se mezcla con la sangre oxigenada antes de la eyección ventricular sistémica.

Derivación de Fontan

- La última operación para separar la circulación pulmonar de la sistémica se conoce como procedimiento de Fontan. Esta intervención, que suele realizarse aproximadamente a los 2-3 años de edad, consiste en anastomosar la vena cava inferior a la arteria pulmonar.
- En el posoperatorio, estos pacientes tendrán saturaciones arteriales de oxígeno casi normales. Se produce una ligera reducción ya que las venas coronarias, que contienen poca sangre oxigenada, siguen desembocando en el ventrículo.
- En muchos pacientes sometidos a procedimientos de Fontan, se realiza una pequeña fenestración o agujero entre el circuito de Fontan y el corazón. Esta conexión permite una derivación de derecha a izquierda o "pop-off" para el flujo sanguíneo hacia el corazón con el fin de mantener el gasto cardiaco en caso de que la RVP sea elevada y el flujo sanguíneo pulmonar pasivo esté disminuido.
- Cuando la sangre se desvía a través de la fenestración, el paciente presenta desaturación arterial sistémica y posiblemente cianosis, dependiendo de la cantidad de sangre desoxigenada desviada. Sin embargo, sin la derivación, un aumento de la RVP puede provocar una disminución del gasto cardiaco, lo que lleva a una peligrosa combinación de hipotensión y desaturación arterial.
- (Véanse las lecturas recomendadas de Kaplinski, Reemstem y Roeleveld).

CONVALECENCIA Y RECUPERACIÓN

La mayoría de los niños se recupera de la enfermedad crítica con tasas de supervivencia superiores a 97%. Las estancias prolongadas en la UCI pueden provocar o empeorar el delirio y requerir el manejo de la habituación a los sedantes y narcóticos. El desacondicionamiento físico puede prolongar las necesidades de ventilación y la duración de la estancia en la UCI. Los niños que sobreviven a la enfermedad crítica y sus familias pueden experimentar efectos psicosociales mucho después del alta de la UCIP.

Delirio

- El delirio se reconoce actualmente como una complicación frecuente de los ingresos en la UCI y afecta a más de 25% de los niños en estado crítico. Los niños < 2 años de edad y los que padecen enfermedades tienen un riesgo mayor. El desarrollo del delirio pediátrico es multifactorial, pero está fuertemente relacionado con el uso de benzodiacepinas. El delirio pediátrico se asocia con una mayor duración de la ventilación mecánica, mayor mortalidad y con deterioro cognitivo.

- Se reconocen tres tipos de delirio pediátrico: hiperactivo, hipoactivo y mixto. Los niños suelen presentar un delirio hipoactivo o mixto.

- Existen herramientas validadas y específicas para la detección del delirio pediátrico; la Cornell Assessment of Pediatric Delirium (CAP-D) es aplicable a niños de 0-18 años de edad. Existen otras herramientas validadas; todas ellas permiten una detección fiable y eficaz.

- El tratamiento es multifactorial e incluye la modificación del entorno, la promoción de la higiene del sueño y el uso de antipsicóticos atípicos. Los antipsicóticos atípicos suelen ser bien tolerados; el cribado y los electrocardiogramas semanales son útiles para detectar la prolongación del intervalo QTc.

Tolerancia a los narcóticos y sedantes

- Los medicamentos necesarios para facilitar la interacción con la ventilación mecánica pueden provocar tolerancia y potenciar el delirio. La interrupción rápida de estos medicamentos puede dar lugar a síntomas de abstinencia significativos. Los pacientes deben ser examinados para detectar los síntomas de abstinencia a medida que se reducen las dosis de medicación.
  - Los pacientes que reciben infusiones continuas de narcóticos o sedantes durante < 1 semana por lo general no requieren una reducción de la medicación.
  - Los síntomas y signos de abstinencia incluyen irritabilidad, bostezos, intolerancia a la alimentación y taquicardia.
  - Utilizar la menor dosis efectiva de medicamentos analgésicos y sedantes puede reducir el riesgo de síndromes de abstinencia.

Movilidad precoz

- La movilidad precoz en pacientes críticos puede reducir los efectos negativos de las estancias prolongadas en la UCI. La mejora de la función motora y la reducción de la duración de la estancia hospitalaria son beneficios adicionales. Los programas de movilidad precoz requieren una colaboración multidisciplinaria que incluya la participación de la familia.
  - La evaluación del dolor, los ensayos de respiración espontánea, el manejo del delirio y el ejercicio son elementos clave en la recuperación.
  - La higiene del sueño y las modificaciones en el ambiente son importantes para la salud general y la recuperación.
  - El compromiso y la colaboración de la familia son componentes clave del éxito. Servicios como la musicoterapia y la terapia con mascotas pueden aportar un beneficio adicional.

Síndrome de post cuidados intensivos

- Después de la recuperación de una enfermedad crítica, los niños pueden experimentar nuevos o peores deterioros físicos y emocionales. Para la familia, las estancias prolongadas en la UCI alteran la vida; muchos cuidadores experimentan un impacto psicológico significativo como resultado de la enfermedad de su ser querido. El síndrome de post cuidados intensivos es un área de estudio emergente.
  - Es frecuente que se produzca una nueva disfunción global o un empeoramiento de la misma tras el alta de la UCIP. Los efectos residuales persisten en muchos niños a los 6 meses del alta, pero otros muestran una mejora con el tiempo.
  - La salud física, cognitiva, emocional y social son componentes importantes de la recuperación del niño. La aparición o el empeoramiento de las funciones en estas áreas pueden tener repercusiones duraderas en el desarrollo y la calidad de vida.

- La identificación, el cribado y el seguimiento de los niños de riesgo son necesarios para mejorar los resultados a largo plazo de los supervivientes de enfermedades críticas.
- (Véanse las lecturas recomendadas de Siegel, Amigoni, Watson y la Society of Critical Care Medicine).

LECTURAS RECOMENDADAS

Acute Respiratory Distress Syndrome Network. Ventilation with lower tidal volume as compared with traditional tidal volume for acute lung injury and the acute respiratory distress syndrome. *N Engl J Med* 2000;342:1301–1308.

Amigoni A, Mondardini MC, Vittadello I, et al. Withdrawal assessment tool-1 monitoring in PICU: a multicenter study on iatrogenic withdrawal syndrome. *Pediatr Crit Care Med* 2017;18(2):e86–e91.

Arnold HJ. High-frequency ventilation in the pediatric intensive care unit. *Pediatr Crit Care Med* 2000;(1):93–99.

Downard C, Hulka F, Mullins RJ, et al. Relationship of cerebral perfusion and survival in pediatric brain injured patients. *J Trauma* 2000;(49):654–659.

Duff JP, Topjian AA, Berg MD, et al. 2019 American Heart Association focused update on pediatric advanced life support: an update to the American Heart Association Guidelines for cardiopulmonary resuscitation and emergency cardiovascular care. *Pediatrics* 2020;145(1):e20191361.

Fuhrman BP, Zimmerman JJ. Pediatric Critical Care. 6.a ed. Philadelphia, PA: Mosby, 2022.

Greer DM, Shemie SD, Lewis A, et al. Determination of brain death/death by neurologic criteria: the World Brain Death Project. *JAMA* 2020;324(11):1078–1097.

Kaplinski M, Ittenbach RF, Hunt ML, et al. Decreasing interstage mortality after the Norwood procedure: a 30-year experience. *J Am Heart Assoc* 2020;9(19):e016889.

Khemani RG, Parvathaneni K, Yehya N, et al. Positive end-expiratory pressure lower than the ARDS network protocol is associated with higher pediatric acute respiratory distress syndrome mortality. *Am J Respir Crit Care* 2018;198:77–89.

Khemani RG, Smith LS, Zimmerman JJ, et al. Pediatric acute respiratory distress syndrome: definition, incidence and epidemiology: proceedings from the Pediatric Acute Lung Injury Consensus Conference. *Pediatr Crit Care Med* 2015;16(Suppl 5):S23–S40.

Kochanek PM, Tasker RC, Carney N, et al. Guidelines for the management of pediatric severe traumatic brain injury, third edition: update of the brain trauma foundation guidelines. *Pediatr Crit Care Med* 2019;20(Suppl 3):S1–S82.

Malhotra A. Low tidal-volume ventilation in the acute respiratory distress syndrome. *N Engl J Med* 2007;357:1113–1120.

Martin SD, Porter MB. Performing the brain death and the declaration of pediatric brain death. *J Pediatr Intensive Care* 2017;6:229–233.

Nichols DG, Shaffner DH, et al. Roger's Textbook of Pediatric Intensive Care. 5.a ed. Philadelphia, PA: Lippincott Williams & Wilkins, 2016.

Parr GVS, Blackstone EH, Kirklin JW. Cardiac performance and mortality early after intracardiac surgery in infants and young children. *Circulation* 1975;51:867–874.

Reemstem BL, Pike NA, Starnes VA. Stage I palliation for hypoplastic left heart syndrome: Norwood versus Sano modification. *Curr Opin Cardiol* 2007;22:60–65.

Roeleveld PP, Axelrod DM, Klugman D, et al. Hypoplastic left heart syndrome: from fetus to Fontan. *Cardiol Young* 2018;28(11):1275–1288.

Roeleveld PP, de Klerk JCA. The perspective of the intensivist on inotropes and postoperative care following pediatric heart surgery: an international survey and systematic review of the literature. *World J Pediatr Congenit Heart Surg* 2018;9(1):10–21.

Siegel E, Traube C. Pediatric delirium: epidemiology and outcomes. *Curr Opin Pediatr* 2020;32(6):743–749.

Society of Critical Care Medicine Clinical Resources: ICU Liberation Bundle. Disponible en: https://www.sccm.org/Clinical-Resources/ICULiberation-Home/ABCDEF-Bundles. Consultado por última vez el 5/5/2021.

Stopa BM, Dolmans RGF, Broekman MLD, et al. Hyperosmolar therapy in pediatric severe traumatic brain injury—a systematic review. *Crit Care Med* 2019;47(12):e1022–e1031.

Trittenwein G, Pansi H, Graf B, et al. Proposed entry criteria for postoperative cardiac extracorporeal membrane oxygenation after pediatric open heart surgery. *Artif Org* 1999;23:1010–1014.

Ungerleider RM, Meliones J, McMillan KH, et al. Critical Heart Disease in Infants and Children. 3.a ed. Philadelphia, PA: Elsevier, 2019.

Watson RS, Choong K, Colville G et al. Life after critical illness in children—toward an understanding of pediatric post-intensive care syndrome. *J Pediatr* 2018;198(7):16–24.

Weiss SL, Peters MJ, Alhazzani W, et al. Surviving sepsis campaign international guidelines for the management of septic shock and sepsis-associated organ dysfunction in children. *Pediatr Crit Care Med* 2020;21(2):e52–e106.

Wernovsky G, Wypij D, Jonas RA, et al. Postoperative course and hemodynamic profile after the arterial switch operation in neonates and infants: a comparison of low-flow cardiopulmonary bypass and circulatory arrest. *Circulation* 1995;92:2226–2235.

West JB. Respiratory Physiology: The Essentials. 11.a ed. Philadelphia, PA: Lippincott Williams & Wilkins, 2015.

9 Cirugía

Baddr Shakhsheer y Brad W. Warner

Las enfermedades quirúrgicas pediátricas constituyen un amplio abanico de patologías. De la miríada de problemas congénitos y adquiridos que requieren la experiencia de un cirujano pediátrico, en este capítulo se analizan los más comunes, centrándose en el diagnóstico y el tratamiento quirúrgico.

TRASTORNOS CONGÉNITOS

DEFECTOS DE LA PARED ABDOMINAL

Definición y anatomía

- Los defectos de la pared abdominal permiten la herniación del contenido abdominal a través de la pared del abdomen.
  - En el **onfalocele**, el defecto se encuentra en el anillo umbilical y tiene una fina bolsa membranosa que cubre el contenido abdominal herniado. Puede producirse la rotura del saco, exponiendo así los órganos intraabdominales. El onfalocele se relaciona con otros defectos de la línea media.
  - En la **gastrosquisis**, el defecto está a la derecha del ombligo/cordón umbilical. El contenido herniado no está cubierto por un saco.

Epidemiología

- La incidencia del **onfalocele** es de 1 de cada 4 000 nacimientos.
- La incidencia de la **gastrosquisis** es de 1 por cada 6 000-10 000 nacimientos.
- No hay predominio de sexo.
- Las anomalías relacionadas con los dos defectos son diferentes.
  - El **onfalocele** se asocia con el síndrome de Beckwith-Wiedemann, la pentalogía de Cantrell, la extrofia cloacal, las trisomías 13, 18 y 21, el síndrome de Turner y el síndrome de Klinefelter.
  - La **gastrosquisis** no suele estar relacionada con ninguna anomalía cromosómica, pero puede haber atresia intestinal, síndrome de intestino corto y mala motilidad intestinal.

Etiología

- Se cree que el **onfalocele** se produce por un fallo en el retorno de los intestinos al abdomen durante la gestación.
- Se cree que la **gastrosquisis** es un defecto en el lugar de involución de la vena umbilical derecha.

Anamnesis y exploración física

- Los defectos de la pared abdominal se relacionan con niveles elevados de α-fetoproteína materna y pueden diagnosticarse por medio de la ecografía prenatal.

- En el **onfalocele**, los intestinos delgado y grueso, el estómago y a veces el hígado pueden ser visibles a través del saco membranoso.
- En la **gastrosquisis**, el intestino expuesto está engrosado y puede estar cubierto de una capa de fibrina. Por lo general, todo el intestino medio está herniado, pero también pueden herniarse otros órganos, como el estómago o los órganos pélvicos. Puede haber una atresia intestinal asociada.

Imágenes

- **Prenatal:** el diagnóstico por imagen implica un examen ecográfico exhaustivo para buscar otras anomalías. Esta imagen inicial puede determinar la necesidad de realizar una ecocardiografía fetal y una amniocentesis para el cariotipo. La cesárea solo se justifica si el hígado está dentro del saco del onfalocele. Todos los demás defectos pueden darse a luz por vía vaginal, a menos que lo dicten otras razones obstétricas.
- **Posnatal:** en combinación con una exploración física detallada, el diagnóstico por imagen se dirige a identificar otras anomalías congénitas. Por lo general se utilizan la ecografía abdominal, el ecocardiograma y otras técnicas radiográficas.

Tratamiento

Posnatal

- La descompresión nasogástrica al nacer es obligatoria.
- Debe evitarse cualquier traumatismo en la membrana del onfalocele. La hernia intestinal en la gastrosquisis debe tratarse de forma similar. Normalmente, para proteger el abdomen de inmediato después del parto, la mitad inferior del cuerpo del neonato puede colocarse con suavidad en una bolsa de plástico transparente para mantener la humedad y el calor durante el transporte a la unidad de cuidados intensivos neonatales (UCIN). Evite colocar una gasa empapada en solución salina sobre el intestino, ya que puede provocar una disminución significativa de la temperatura corporal del neonato. También debe evitarse envolver el intestino con gasa, ya que impide la capacidad de evaluar la perfusión intestinal y puede crear un efecto de torniquete.
- Puede ser necesaria una lámpara de calor para mantener la normotermia.
- Las pérdidas de fluidos pueden ser considerables; el estado de hidratación debe vigilarse de cerca y los líquidos intravenosos (IV) deben mantenerse 1.5-2 veces.
- Los antibióticos están indicados en la gastrosquisis y en el caso de rotura de la membrana del onfalocele.
- El muñón del cordón umbilical en los casos de gastrosquisis debe conservarse para poder utilizarlo potencialmente para el "cierre sin sutura".

Cirugía

- El cierre primario puede realizarse en lactantes con defectos pequeños cuando el volumen del contenido herniado es pequeño. El cierre sin sutura puede ser adecuado en determinados pacientes en los que el remanente del cordón umbilical se utiliza como pedículo vascularizado para la cobertura.
- El cierre por etapas, utilizando un silo que se coloca junto a la cama, se usa en caso de los defectos de gastrosquisis cuando la cavidad abdominal al nacer es demasiado pequeña para acomodar el contenido herniado.
- Los cuidados posoperatorios en la UCIN pueden incluir la ventilación mecánica y la vigilancia del síndrome compartimental abdominal. Es de esperar que haya un íleo intestinal tras el cierre, especialmente en el caso de la gastrosquisis, y puede ser necesaria la nutrición parenteral total (NPT).

Resultados y complicaciones

- El resultado depende en gran medida de la edad gestacional al nacer y de la presencia de otras anomalías congénitas y genéticas.

- Las complicaciones a largo plazo incluyen el reflujo gastroesofágico y la obstrucción intestinal relacionada con las adherencias. La mala motilidad intestinal también puede ser un problema.
- El síndrome del intestino corto y la necesidad de nutrición parenteral a largo plazo pueden ser un problema importante en los niños con gastrosquisis.

HERNIA DIAFRAGMÁTICA CONGÉNITA

Definición y anatomía

- La hernia diafragmática congénita (HDC) es un defecto del diafragma que permite la herniación del contenido abdominal hacia el tórax.
- La mayoría de los casos (80%) ocurren en el lado izquierdo. Los casos raros son bilaterales.

Epidemiología

- La incidencia es de aproximadamente 1 de cada 2 000-5 000 nacimientos.
- La afección se asocia con hipoplasia pulmonar e hipertensión pulmonar.

Etiología

- La causa es un defecto en el desarrollo del diafragma.
- Actualmente no se conoce una causa genética. Hay pruebas emergentes de que la vitamina A (retinol) puede desempeñar un papel importante en el desarrollo del diafragma.

Anamnesis

- Existen antecedentes maternos de polihidramnios en 80% de los casos.
- La HDC puede diagnosticarse por medio de una ecografía prenatal. Puede estar indicado un análisis cromosómico prenatal.

Exploración física

- La taquipnea, el estridor, la cianosis y la disminución de los ruidos respiratorios se producen en el lado afectado.
- Puede observarse un abdomen escafoide con un tórax asimétrico y distendido.
- Puede haber hipotensión como resultado de la compresión mediastínica y la obstrucción del retorno venoso al corazón.

Estudios de laboratorio e imagen

- Las pruebas incluyen gasometría, así como oximetría preductal y posductal.
- Una radiografía de tórax que muestra el intestino en el tórax y una escasez de gas intestinal en el abdomen confirma el diagnóstico.
- Las anomalías cardiacas pueden darse hasta en 25% de los niños con HDC; se justifica la realización de un ecocardiograma. Las anomalías cardiacas importantes se relacionan con tasas de supervivencia significativamente más bajas.

Diagnóstico diferencial

- Eventración diafragmática congénita.
- Malformaciones pulmonares quísticas congénitas de las vías respiratorias.

Tratamiento

El tratamiento médico puede estar indicado para la hipertensión pulmonar.

Oxigenación por membrana extracorpórea

- La oxigenación por membrana extracorpórea (OMEC) puede ser útil cuando el suministro de oxígeno es inadecuado frente a una reanimación con volumen adecuado, hemoglobina circulante, apoyo farmacológico y ventilación.
- Por lo general, los lactantes deben tener más de 34 semanas de gestación, pesar más de 2 000 g, no tener una hemorragia intracraneal importante, haber estado conectados a un ventilador mecánico durante menos de 14 días y no tener anomalías congénitas letales.

Cirugía

- La reparación quirúrgica no es una urgencia, sino que debe realizarse cuando el lactante esté fisiológicamente estable y el tono vascular pulmonar se haya optimizado al máximo.
- El tratamiento preoperatorio incluye lo siguiente:
  - Sonda nasogástrica, líquido intravenoso, intubación y ventilación mecánica.
  - La ventilación con mascarilla o "embolsado" está contraindicada para evitar la distensión del intestino.
  - La gasometría, así como la oximetría preductal y posductal, deben ser controladas en serie.

Pronóstico y complicaciones

- Tasas de mortalidad de 20-52% (lactantes con HDC que requieren OMEC).
- El reflujo gastroesofágico se produce en 45-85% de los pacientes.

ATRESIA ESOFÁGICA Y FÍSTULA TRAQUEOESOFÁGICA

Definición y anatomía

- La atresia esofágica (AE) es una discontinuidad en el esófago. Puede haber una conexión fistulosa asociada entre el esófago y la tráquea, que se conoce como fístula traqueoesofágica (FTE).
- La clasificación se basa en la localización de la FTE, si está presente. Hasta 85% de los pacientes tiene el tipo en el que hay una bolsa superior de extremo ciego con una fístula entre la tráquea y el esófago distal.
  - Otros tipos incluyen una conexión fistulosa entre la porción proximal del esófago con o sin atresia.

Epidemiología y etiología

- La incidencia es de aproximadamente 1 de cada 4 000 nacidos vivos, con un ligero predominio en los hombres.
- Alrededor de 50% tiene una anomalía congénita asociada (p. ej., VACTERL, trisomías 18 y 21, síndrome de CHARGE).
- La separación anormal del esófago y la tráquea se produce durante la cuarta semana de gestación.

Anamnesis

- El polihidramnios materno es característico.
- El diagnóstico puede realizarse por medio de una ecografía prenatal.

Exploración física

- Un recién nacido con AE presenta babeo excesivo y episodios de cianosis o dificultad respiratoria. Es imposible pasar una sonda de alimentación al estómago del neonato.

- Un neonato con FTE aislada traga normalmente y no babea, pero puede atragantarse y toser al comer.
- Un recién nacido con una fístula distal o una fístula aislada puede tener el abdomen distendido debido al aire inspirado que se comunica a través de la fístula.

Estudios de laboratorio e imagen

- Las pruebas incluyen un hemograma, panel de electrolitos, y tipado y cruce.
- Las radiografías de tórax y abdomen tras la colocación de una sonda en la boca del neonato muestran la ubicación de la sonda en el esófago.
- El enrollamiento de la punta del catéter en el esófago proximal sugiere atresia, mientras que el aire en el estómago sugiere una fístula distal o aislada.
- Los pacientes con una fístula proximal o sin fístula tienen un "abdomen sin gas" sin aire en las asas intestinales.
- El ecocardiograma determina la ubicación del arco aórtico, lo que es importante en la planificación quirúrgica, y evalúa las anomalías cardiacas concomitantes.
- Debido a la frecuente asociación con otras anomalías VACTERL (**V**ertebrales, **A**norrectales, **C**ardiacas, **T**raqueo**E**sofágicas, **R**enales, de las **E**xtremidades [*limbs*]), se requiere también una cuidadosa exploración física, junto con una radiografía de tórax, una ecografía de la columna vertebral y de los riñones, y un ecocardiograma.

Tratamiento

Cirugía

- El tratamiento preoperatorio incluye lo siguiente:
  - Se coloca al recién nacido en posición vertical y se introduce una sonda nasoesofágica u oroesofágica para aspirar la saliva y evitar la aspiración. El neonato no debe ser alimentado por vía oral.
  - La ventilación mecánica es necesaria si el neonato tiene dificultad respiratoria o presenta neumonía. La ventilación con bolsa-mascarilla está contraindicada si hay una fístula distal porque provoca empeoramiento y distensión abdominal clínicamente significativa.
- El objetivo de la cirugía es separar el esófago de la tráquea y restaurar la continuidad esofágica.

Complicaciones

- La disfagia es un síntoma posoperatorio común.
- El reflujo gastroesofágico (40%) y las infecciones recurrentes de las vías respiratorias por aspiración silenciosa pueden requerir una funduplicatura.
- Las complicaciones tardías incluyen la estenosis anastomótica, la fuga anastomótica, la traqueomalacia, la impactación de alimentos y las secuelas del reflujo.

MALROTACIÓN

Definición y anatomía

- La rotación anormal del intestino medio da como resultado una base mesentérica estrecha, lo que confiere un riesgo de vólvulo del intestino medio, obstrucción intestinal y oclusión de los vasos mesentéricos, que es una emergencia quirúrgica.
- En lugar de la posición habitual a la izquierda de la columna vertebral, el ligamento de Treitz se encuentra a la derecha de la línea media; hay una base mesentérica estrecha y las bandas de Ladd recubren el duodeno.

Epidemiología y etiología

- De los lactantes, 75% se presentan cuando tienen menos de 1 mes de edad y 90% son sintomáticos en el primer año.
- La malrotación también puede presentarse en la infancia y en la edad adulta.
- La incidencia en la autopsia es de 0.5-1%.
- Las anomalías asociadas se dan en aproximadamente 50% de los pacientes e incluyen la HDC, defectos de la pared abdominal, anomalías traqueoesofágicas, redes y atresias intestinales, malformaciones anorrectales, anomalías ortopédicas y cardíacas, *situs inversus* y asplenia y poliesplenia.
- La rotación y fijación anormal del intestino delgado se produce durante la gestación.

Anamnesis

- Los síntomas más comunes son vómito bilioso, cólico y distensión.
- La emesis biliosa en un recién nacido es un vólvulo hasta que se demuestre lo contrario. Está indicada una serie gastrointestinal superior urgente.
- Si el vólvulo del intestino medio está presente, es una situación de emergencia. Estos pacientes pueden estar letárgicos, irritables y en estado de choque.
- Los niños que no son diagnosticados en la infancia pueden presentar dolor abdominal crónico, vómito, diarrea y retraso en el desarrollo.
- En ocasiones, la malrotación es un hallazgo incidental en un estudio radiográfico por otro problema.

Exploración física

- Se encuentra distensión abdominal, deshidratación y posiblemente signos de choque.
- La sensibilidad abdominal y la sangre en el examen rectal sugieren isquemia intestinal.

Estudios de laboratorio e imagen

- Las pruebas incluyen hemograma, panel de electrolitos y tipo y cribado.
- El estudio de contraste gastrointestinal superior es diagnóstico. Una unión duodenoyeyunal mal posicionada es característica de la malrotación.
- La orientación invertida de la arteria y la vena mesentéricas superiores puede verse en la ecografía.
- Si el estudio gastrointestinal superior muestra una anatomía duodenal normal, se puede realizar un seguimiento del intestino delgado para documentar la posición del ciego. Es posible observar la falta de fijación del ciego.

Tratamiento

Cirugía

- El tratamiento preoperatorio incluye la descompresión con sonda nasogástrica, la reanimación con líquidos y la corrección de las anomalías electrolíticas y acidobásicas. El tratamiento antibiótico está indicado en pacientes con vólvulo del intestino medio, peritonitis o sepsis.
- El procedimiento de Ladd implica la división de las bandas de Ladd sobre el duodeno y el ensanchamiento de la base mesentérica entre los intestinos delgado y grueso. El intestino delgado permanece en el abdomen derecho del paciente y el intestino grueso en el abdomen izquierdo. Por último, se realiza una apendicectomía para evitar futuras dificultades de diagnóstico dada la localización anormal del apéndice.

- En los casos de malrotación con vólvulo del intestino medio es necesaria la cirugía de urgencia. Hay que enseñar a los padres de los niños con malrotación asintomática que esperan la cirugía a reconocer los signos y síntomas de esta emergencia.
- En los casos en que se diagnostica malrotación sin vólvulo del intestino medio, se lleva a cabo el procedimiento de Ladd debido al riesgo asociado de vólvulo.

Complicaciones

Las complicaciones a largo plazo relacionadas con las adherencias, incluida la obstrucción intestinal, pueden producirse en aproximadamente 25% de los pacientes quirúrgicos.

HERNIA INGUINAL

Definición

Esta hernia consiste en la protrusión del contenido intraabdominal (p. ej., epiplón, intestino y gónada) a través de un defecto de la pared abdominal hacia el canal inguinal.

Epidemiología y etiología

- La mayoría de las hernias en los lactantes y niños son indirectas, y se originan lateralmente a los vasos epigástricos.
- La reparación de la hernia inguinal es la cirugía más común que se realiza en los niños.
- Su incidencia en los recién nacidos a término es de 3-5% y llega ser de 30% en los lactantes que pesan < 1 kg. La incidencia máxima se da en los primeros 3 meses de vida.
- La etiología es un *processus vaginalis* patente, no debido a un debilitamiento muscular (como en los adultos con hernias directas).

Anamnesis

Los padres suelen dar una historia de abultamiento intermitente en la ingle relacionado con el llanto o el esfuerzo.

Exploración física

- Puede haber una masa en la ingle y, en los hombres, puede extenderse hasta el escroto.
- La transiluminación escrotal puede ayudar a distinguir entre una hernia y un hidrocele.
- Una hernia que no puede reducirse se denomina encarcelada. Si el suministro de sangre se ve comprometido debido a la encarcelación, la hernia es estrangulada. Todas las hernias estranguladas son encarceladas, pero no todas las hernias encarceladas son estranguladas.

Imágenes

Se puede utilizar la ecografía si el diagnóstico es equívoco en la exploración física.

Diagnóstico diferencial

El hidrocele, la torsión testicular, el tumor testicular y la linfadenopatía inguinal son posibilidades.

Tratamiento

Cirugía

- El momento de la reparación de la hernia inguinal se guiaba históricamente por la edad posconcepcional (edad gestacional más posnatal) del lactante y el riesgo conocido de encarcelamiento. Se ha demostrado que el riesgo de apnea posoperatoria por anestesia general aumenta significativamente con la edad posconcepcional < 60 semanas. Se están realizando estudios prospectivos para comparar la reparación temprana (antes del alta de la UCIN) *vs.* tardía de la hernia inguinal en neonatos prematuros.

- El riesgo de encarcelamiento después de una reducción manual difícil es significativo; si la reducción es difícil, el niño debe ser ingresado en el hospital y someterse a una reparación de la hernia durante la misma hospitalización después de 24-48 h para permitir que el edema del tejido disminuya.
- Una hernia estrangulada requiere exploración y reparación quirúrgica urgentes.
- Los padres de los niños con una hernia inguinal en espera de ser operados deben ser aconsejados para reconocer los signos y síntomas de encarcelamiento, y deben buscar atención médica urgente para reducir la hernia.
- La herniorrafia primaria es apropiada. La exploración contralateral es más factible con la llegada de la laparoscopia. Se puede introducir un laparoscopio a través del saco herniario del lado afectado para visualizar el anillo interno contralateral. Esto se hace generalmente en niños < 1-2 años de edad. Una hernia del lado izquierdo también puede ser una indicación relativa, ya que las hernias suelen ser más frecuentes en el lado derecho.

Complicaciones

- Las complicaciones preoperatorias incluyen el encarcelamiento, la estrangulación y la isquemia intestinal que requiere la resección del intestino.
- Las complicaciones relacionadas con la reparación electiva de la hernia son raras (2%) e incluyen hematomas, infección de la herida e isquemia gonadal.
- La tasa de complicaciones quirúrgicas aumenta significativamente en el contexto del encarcelamiento.
- En los neonatos, la reparación se asocia con una recurrencia de hasta 8%. En los lactantes, la tasa de recurrencia esperada es de 1%.

TRASTORNOS ADQUIRIDOS

ENTEROCOLITIS NECROSANTE

Definición y anatomía

- La enterocolitis necrosante (ECN) es un proceso inflamatorio agudo de los intestinos que puede progresar hasta la necrosis y la perforación del tejido intestinal.
- La ECN afecta con mayor frecuencia al íleon terminal y al colon derecho, pero puede afectar a cualquiera o a todos los segmentos del tracto gastrointestinal.

Epidemiología y etiología

- La ECN se produce entre 1-3 de cada 1 000 nacidos vivos.
- La incidencia en la UCIN es de 2-4%.
- La etiología es multifactorial. Los factores predisponentes son la prematuridad y la alimentación enteral.
- La leche materna reduce, pero no elimina, el riesgo de ECN.

Anamnesis

- La presentación clásica incluye la tríada de distensión abdominal, heces con sangre y neumatosis intestinal.
- El neonato prematuro típico tiene 2-3 semanas de edad y ha iniciado recientemente la alimentación con fórmula láctea.

Exploración física

- El examen abdominal puede ser notable por la distensión, el eritema o la decoloración de la pared del abdomen, o por una masa palpable (asa intestinal dilatada fija).
- Un neonato con sepsis también puede presentar taquicardia, hipotensión, hipotermia y signos de mala perfusión.

Estudios de laboratorio e imagen

- Son útiles las tendencias de disminución de los recuentos de leucocitos y plaquetas, así como de la concentración de hemoglobina. También se siguen los electrolitos y la gasometría.
- Los hemocultivos pueden ayudar a adaptar la cobertura antibiótica.
- Son útiles las radiografías abdominales seriadas (anteroposterior, decúbito lateral izquierdo o lateral de mesa cruzada) en busca de neumatosis intestinal, gas venoso portal y neumoperitoneo. Las asas de intestino delgado distendidas se observan con frecuencia, pero pueden ser un hallazgo poco específico.
- La ecografía puede ser útil para detectar la neumatosis intestinal y el gas venoso portal.

Monitorización

Es necesario un control hemodinámico continuo y un examen clínico.

Tratamiento

No quirúrgico

- El manejo médico es el tratamiento de elección para los pacientes con ECN que no muestran signos de choque persistente o neumoperitoneo.
- El tratamiento no quirúrgico consiste en antibióticos, reanimación con líquidos, descompresión nasogástrica u orogástrica, pruebas de laboratorio seriadas y exámenes. La alimentación enteral se interrumpe durante al menos 7 días en los casos en que hay neumatosis intestinal. El apoyo vasopresor puede ser apropiado. También se inicia la nutrición parenteral.

Cirugía

- La laparotomía exploratoria, la resección del intestino necrótico o perforado y la creación de una ostomía son los pilares de la intervención quirúrgica. Recientemente, se ha demostrado que el drenaje peritoneal primario es un tratamiento alternativo con resultados equivalentes en los neonatos de peso extremadamente bajo que presentan neumoperitoneo.
- Las intervenciones preoperatorias incluyen la reanimación con líquidos y la corrección de los electrolitos, la anemia y la coagulopatía. Debe haber productos sanguíneos cruzados disponibles para la cirugía.
- En los lactantes que ganan peso y ya no están en estado crítico, la reversión de la enterostomía se realiza alrededor de 8 semanas después de la cirugía inicial.
- La supervivencia de los lactantes que reciben tratamiento quirúrgico es de 70-80%.

Complicaciones

- La ECN recurrente se produce en 4-6% de los lactantes.
- La estenosis intestinal es la complicación más común.
- El síndrome del intestino corto y la malabsorción intestinal pueden ser el resultado de la cantidad de intestino que hay que resecar.

Diagnóstico diferencial

El íleo relacionado con la sepsis puede presentarse de forma similar, para lo cual está indicado el tratamiento médico.

ESTENOSIS PILÓRICA HIPERTRÓFICA INFANTIL

Definición

La estenosis pilórica hipertrófica infantil (EPHI) es un estrechamiento del canal pilórico causado por una hipertrofia muscular circular.

Epidemiología y etiología

- La incidencia es de 2-3 por cada 1 000 nacidos vivos.
- La proporción de hombres y mujeres es 4:1.
- Los hermanos de los pacientes con EPHI tienen 15 veces más probabilidades de desarrollar la enfermedad que quienes no tienen antecedentes familiares.
- La causa es desconocida pero probablemente genética y puede estar relacionada con defectos en la óxido nítrico sintasa dentro del músculo pilórico.

Anamnesis y exploración física

- La presentación clásica incluye vómito no bilioso que ocurre con más frecuencia en las semanas 2-8 de vida. Al principio, el lactante puede regurgitar los alimentos, pero esto generalmente progresa a una emesis no biliosa característica.
- Puede palparse una masa pilórica del tamaño de una aceituna. El abdomen es blando y no está sensible.
- La deshidratación está acompañada de una mala turgencia de la piel y una fontanela hundida.

Estudios de laboratorio e imagen

- Un panel de electrolitos suele revelar alcalosis metabólica hipoclorémica e hipopotasémica por exceso de vómito.
- El nitrógeno ureico en sangre y la creatinina pueden indicar la gravedad de la deshidratación.
- La ecografía abdominal es diagnóstica si el grosor del músculo pilórico es > 3 mm y la longitud > 1.5 cm. Si es equívoca, también se puede obtener un estudio de contraste del tracto gastrointestinal superior.

Tratamiento

- La EPHI no es una emergencia quirúrgica; la reanimación con líquidos, la normalización de los electrolitos y la corrección de los desequilibrios acidobásicos deben realizarse antes de la cirugía.
- La corrección de la alcalosis metabólica en el preoperatorio minimiza el riesgo de apnea posoperatoria.
- La administración de potasio en los fluidos intravenosos no debe hacerse hasta que se haya establecido la diuresis.
- Las piloromiotomías abierta y laparoscópica son aceptables.

Pronóstico y complicaciones

- La alimentación inicia poco después de la cirugía, y los lactantes suelen ser dados de alta en el primer o segundo día del posoperatorio.
- La perforación, la infección de la herida, la dehiscencia de la herida o la miotomía incompleta pueden complicar la piloromiotomía.

INVAGINACIÓN INTESTINAL

Definición y clasificación

- La invaginación intestinal consiste en que un segmento del intestino se prolonga hacia un segmento más distal.

- El peristaltismo provoca la propulsión de la invaginación intestinal hacia el segmento intestinal adyacente, lo que ocasiona una obstrucción linfática y venosa. La progresión de este proceso conduce a edema de la pared intestinal, hemorragia de la mucosa, insuficiencia arterial, empeoramiento de la obstrucción intestinal mecánica y, finalmente, necrosis intestinal.
- La clasificación es según la anatomía: la más común es la ileocólica.

Epidemiología y etiología

- La incidencia global es de 1-4%. Por lo general, el paciente tiene entre 3 meses y 3 años de edad.
- Aproximadamente 95% de los casos ocurre en niños < 2 años de edad; la invaginación es la causa más común de obstrucción intestinal en este grupo de edad.
- Se debe sospechar la existencia de anormalidades anatómicas sugestivas a medida que aumenta la edad. Las condiciones médicas que pueden ocasionar estas anormalidades anatómicas en el intestino incluyen, entre otras, el divertículo de Meckel, el quiste de duplicación intestinal, el linfoma del intestino delgado, los pólipos, la fibrosis quística y la púrpura de Henoch-Schönlein.

Anamnesis

- El lactante o el niño suele llorar y levantar las piernas durante los episodios intermitentes de dolor abdominal. Por lo demás, el niño puede estar asintomático entre los episodios. La mayoría de los niños con invaginación intestinal son sanos y están bien alimentados.
- El vómito (80%) puede ser inicialmente no bilioso, pero puede convertirse en bilioso a medida que avanza la obstrucción. Los niños con invaginación intestinal suelen estar letárgicos y pueden hacer heces sanguinolentas, conocidas clásicamente como "heces de jalea de grosella", debido al desprendimiento de la mucosa intestinal. Este puede ser un hallazgo tardío.
- En ocasiones se obtienen los antecedentes de una gastroenteritis reciente o de una infección de las vías respiratorias superiores.

Exploración física

- El examen abdominal revela un cuadrante inferior derecho vacío y una masa sensible en forma de salchicha en el cuadrante superior derecho en 85% de los pacientes. A medida que el proceso avanza, los pacientes pueden desarrollar distensión abdominal y signos peritoneales.
- La hemorragia de la mucosa puede hacer que las heces sean positivas para guayaco incluso en ausencia de antecedentes de heces con sangre.

Estudios de laboratorio e imagen

- Es necesario un hemograma y un panel de electrolitos.
- Las radiografías abdominales simples de dos vistas tienen una sensibilidad mucho menor que la ecografía para detectar la invaginación intestinal (62.3 *vs.* 98.4%). Si se obtiene en una fase tardía del proceso, la radiografía puede mostrar un patrón de gas intestinal obstructivo o neumoperitoneo por perforación.
- La ecografía tiene una sensibilidad de 98.5% y una especificidad de 100%.
- Un enema de contraste de aire es tanto diagnóstico como terapéutico.

Tratamiento

No quirúrgico
- La reducción hidrostática de la invaginación intestinal con solución salina o por enema de aire es realizada por los radiólogos después de informar a un cirujano pediátrico. La tasa de éxito es de 96% para la reducción con enema de contraste y de 92% para la reducción con enema de aire. Este procedimiento está contraindicado en pacientes que tienen peritonitis o signos de choque.

- La reducción no quirúrgica puede complicarse con la perforación, que es una emergencia quirúrgica.
- A la reducción exitosa le sigue un periodo de observación que depende del estado del paciente. Puede ser en el servicio de urgencias o en el ámbito de la hospitalización.

Cirugía

- El tratamiento quirúrgico está indicado en pacientes con peritonitis o choque.
- Los pacientes con una reducción incompleta o fallida, múltiples recurrencias o un signo patológico también requieren una reducción o resección quirúrgica.
- La preparación para la cirugía incluye la reanimación con líquidos y la corrección de las anomalías electrolíticas y acidobásicas. El tratamiento antibiótico y la descompresión nasogástrica están indicados en pacientes con sepsis o con signos peritoneales.

Recurrencia

- El riesgo de recurrencia es de hasta 3.9% en las primeras 24 h y de hasta 6.6% en las primeras 48 h después de la reducción no quirúrgica.
- Después de la reducción quirúrgica, la recurrencia es poco frecuente.

APENDICITIS

Definición

La inflamación del apéndice puede progresar hasta la necrosis y la perforación.

Epidemiología y etiología

- La apendicitis es la urgencia quirúrgica más frecuente en la infancia.
- La incidencia máxima se produce a los 10-12 años de edad. La mayor tasa de perforación en los niños (30%) en comparación con los adultos se atribuye al hecho de que los síntomas suelen confundirse con una gastroenteritis y a la incapacidad del niño para comunicar el dolor.
- La obstrucción del orificio apendicular provoca una congestión venosa que conduce a la insuficiencia arterial.

Anamnesis

- Por lo general, el dolor periumbilical vago se localiza en el cuadrante inferior derecho y puede ir acompañado de náusea, vómito, anorexia y fiebre.
- También puede haber diarrea y disuria por la irritación del apéndice adyacente inflamado.

Exploración física

- La palpación del abdomen en el cuadrante inferior derecho provoca dolor. Puede haber una sensibilidad de rebote o defensa.
- La palpación del cuadrante inferior izquierdo puede hacer que se reproduzca el dolor del cuadrante inferior derecho (signo de Rovsing).
- El examen rectal da lugar a una sensibilidad focal a la derecha si el apéndice se encuentra en la pelvis.
- Si el niño está estable en general y el diagnóstico de apendicitis es incierto, deben realizarse exámenes abdominales seriados para controlar la evolución clínica del niño.

Estudios de laboratorio

- Los pacientes con apendicitis suelen presentar una leucocitosis de bajo grado con neutrofilia.

- Si la presentación no es clásica, los niveles de enzimas hepáticas, amilasa y lipasa pueden ser útiles para descartar otras causas de dolor abdominal.

Procedimientos de diagnóstico por imagen y quirúrgicos

- La ecografía abdominal es una prueba bastante sensible y específica para diagnosticar la apendicitis, pero puede ser difícil hacerla en pacientes con obesidad o poco colaboradores. Debería ser la modalidad diagnóstica de elección en los centros con experiencia.
- La tomografía computarizada (TC) puede ser necesaria, pero debe hacerse de forma selectiva debido a los riesgos de exposición a la radiación. También se ha descrito la imagen por resonancia magnética (IRM).
- La laparoscopia diagnóstica es especialmente útil en las adolescentes en las que el diagnóstico de apendicitis es equívoco.

Diagnóstico diferencial

Las afecciones que hay que descartar son la gastroenteritis, el estreñimiento, la adenitis mesentérica, la enfermedad de Crohn, la infección urinaria, la pielonefritis y la patología ginecológica.

Tratamiento

- La apendicitis perforada con formación de abscesos intraabdominales en un paciente hemodinámicamente estable puede tratarse con un drenaje percutáneo insertado por un radiólogo intervencionista y tratamiento antibiótico. Un estudio piloto en el que se asignaron aleatoriamente pacientes pediátricos a una apendicectomía temprana frente a un tratamiento inicial no quirúrgico con antibióticos intravenosos con o sin un drenaje percutáneo no mostró una diferencia significativa en la hospitalización total, la formación de abscesos recurrentes o los gastos generales.
- Los antibióticos posoperatorios y su duración siguen siendo controversiales.

Cirugía

- Tanto la apendicectomía laparoscópica como la abierta son la norma de tratamiento. Estudios recientes sugieren que la apendicectomía laparoscópica puede estar relacionada con una menor tasa de infección de la herida y una estancia hospitalaria más corta.
- En el preoperatorio, se debe mantener al paciente en ayuno completo y darle líquidos intravenosos de mantenimiento. Una vez diagnosticada la apendicitis, deben administrarse antibióticos de amplio espectro para cubrir los organismos gramnegativos y anaerobios.

Complicaciones

- Las complicaciones tempranas incluyen el absceso intraabdominal y la infección de la herida.
- Las complicaciones tardías están relacionadas con las adherencias, incluida la obstrucción intestinal.
- La infertilidad puede ser un riesgo en las pacientes con apendicitis perforada debido a la importante formación de cicatrices.

TRAUMATISMO ABDOMINAL

Definición y anatomía

- Los órganos sólidos que suelen lesionarse son el hígado, el bazo, los riñones y el páncreas.
- Las lesiones de vísceras huecas o la perforación pueden producirse en cualquier parte del tracto gastrointestinal.
- Las estructuras vasculares también pueden resultar lesionadas.
- Los puntos de referencia externos para los límites del abdomen son los pezones en la parte superior y la pelvis en la inferior.

Epidemiología y etiología

- La principal causa de mortalidad y morbilidad en los niños es el traumatismo.
- Los accidentes de tránsito, seguidos de las lesiones por arma de fuego, ocupan el primer y segundo lugar como mecanismos de muerte.
- Las lesiones abdominales suelen estar causadas por un traumatismo cerrado.
- A pesar de las cuidadosas encuestas primarias y secundarias, las lesiones siguen pasando desapercibidas en 2-50% de los niños.

Anamnesis

- Los antecedentes pertinentes incluyen el mecanismo de la lesión.
  - ¿El mecanismo fue penetrante o contundente?
  - ¿Estaba el paciente sujeto?
  - ¿El paciente fue arrojado por el impacto?
  - ¿Coincide el patrón de la lesión con los antecedentes? Si no es así, hay que sospechar que se trata de un traumatismo no accidental.

Exploración física

- El estudio primario de cualquier paciente traumatizado incluye la evaluación de la vía aérea, la respiración y la circulación (ABC, por sus siglas en inglés).
- A continuación se realiza un estudio secundario específico que incluye (pero no se limita a) los exámenes neurológicos, torácicos, abdominales, de la espalda y de las extremidades.
  - Identificar las heridas que sugieren una lesión penetrante, buscando heridas de entrada y salida.
- En las 24 h siguientes al ingreso en el hospital se realiza un estudio terciario que consiste en la repetición de un examen de la cabeza a los pies para evitar que se pasen por alto las lesiones.

Estudios de laboratorio e imagen

- Con frecuencia se realiza un panel de trauma (hemograma, electrolitos, enzimas hepáticas, amilasa, lipasa, panel de coagulación, tipo y prueba cruzada, análisis de orina) para orientar el tratamiento posterior o la obtención de imágenes.
- Las radiografías de tórax y pelvis, así como la TC abdominal y pélvica con contraste intravenoso, son útiles y pueden revelar lesiones de órganos sólidos o líquido intraperitoneal libre que puede alertar sobre la perforación de vísceras huecas.
- Las series de columna cervical pueden estar indicadas en pacientes con un mecanismo de lesión importante.

Tratamiento

No quirúrgico

- Los pacientes con un mecanismo de lesión importante que no tengan una lesión identificable en la evaluación inicial deben someterse a una evaluación clínica seriada con examen abdominal durante 24 horas.
- Si la inmunización antitetánica no está actualizada, es imprescindible en los traumatismos penetrantes y las quemaduras.

Cirugía

- La cirugía está indicada si el paciente tiene peritonitis, hemorragia abdominal no controlada o neumoperitoneo. La cirugía puede estar indicada si ha habido penetración de la pared abdominal a través de la fascia, ya que existe la preocupación de que se produzcan lesiones intestinales intraabdominales que pueden no ser reveladas por las imágenes.
- En el preoperatorio es necesaria la colocación de dos vías intravenosas de gran calibre, la descompresión nasogástrica y oxígeno suplementario.

ABSCESO DE TEJIDOS BLANDOS

Definición

El líquido purulento se acumula en la piel y el tejido subcutáneo.

Epidemiología y etiología

- Las cepas de *Staphylococcus aureus* resistente a la meticilina (SARM) son cada vez más frecuentes en los niños con infecciones estafilocócicas adquiridas en la comunidad. La mayoría de estos niños no tienen factores de riesgo identificables.
- La causa es la violación de la epidermis, con invasión bacteriana de la piel y los tejidos blandos.

Anamnesis

- Suele haber un antecedente de hinchazón progresiva, dolor, eritema y calor en una región localizada de la piel.
  - Puede ocurrir un drenaje espontáneo en el lugar de la infección.
  - Puede haber fiebre y leucocitosis.
- Es importante preguntar por los traumatismos en la piel.
- Otros elementos clave de la historia son los abscesos previos, los abscesos recurrentes y los miembros de la familia con abscesos o con exposición al SARM.

Exploración física, estudios de laboratorio e imágenes

- Identificar la localización del absceso, el tamaño, la cantidad de induración, la presencia de fluctuaciones, la calidad y la cantidad de drenaje, y el área de eritema.
- En los pacientes febriles suele obtenerse un hemograma con diferencial. Si se hace una incisión y se drena la lesión, se obtiene un cultivo de la herida/líquido.
- La ecografía es útil en algunos casos, como la sospecha de un absceso mamario.

Procedimientos de diagnóstico quirúrgico

Si no está claro si hay una acumulación de líquido para drenar, puede ser útil la aspiración con aguja bajo anestesia local.

Tratamiento

Medicamentos

- Si se sospecha de SARM, se recomienda clindamicina o trimetoprima/sulfametoxazol.
- El tratamiento con antibióticos por vía oral después de la incisión y el drenaje adecuados aún no está bien definido, pero suele continuarse durante unos días.
- Los signos sistémicos de infección (fiebre, leucocitosis) justifican los antibióticos intravenosos.

Cirugía

- Los procedimientos de incisión y drenaje en los niños suelen implicar el uso de sedación.
- Los abscesos simples pueden no requerir un taponamiento diario. Los abscesos más complejos pueden beneficiarse de la colocación de un drenaje temporal para facilitar la limpieza de la zona y el cambio de apósitos en el paciente pediátrico.
- Un drenaje inadecuado podría provocar la propagación progresiva de la infección.

Remisiones

Un paciente con abscesos recurrentes debe ser remitido a un especialista en inmunología y enfermedades infecciosas.

Educación del paciente

Las prácticas de higiene personal deben revisarse con los padres y el niño.

LECTURAS RECOMENDADAS

Bergmeijer JHLJ, Tibboel D, Hazebroek FWJ. Nissen fundoplication in the management of gastroesophageal reflux occurring after repair of esophageal atresia. *J Pediatr Surg* 2000;35: 573–576.

Fujimoto T. Hypertrophic pyloric stenosis. En: Puri P, Hollwarth M, eds. Pediatric Surgery. Heidelberg, Germany: Springer-Verlag, 2000:171–180.

Gahukamble DB, Khamage AS. Early versus delayed repair of reduced incarcerated inguinal hernias in the pediatric population. *J Pediatr Surg* 1996;31:1218–1220.

Gray MP, Li SH, Hoffmann RG, et al. Recurrence rates after intussusception enema reduction: a meta-analysis. *Pediatrics* 2014;134(1):110–119.

Henderson AA, Anupindi SA, Servaes S, et al. Comparison of 2-view abdominal radiographs with ultrasound in children with suspected intussusception. *Pediatr Emerg Care* 2013;29(2): 145–150.

Henry MCW, Gollin G, Islam S, et al. Matched analysis of non-operative management vs immediate appendectomy for perforated appendicitis. *J Pediatr Surg* 2007;42:19–24.

Lee SL, Gleason JM, Sydorak RM. A critical review of premature infants with inguinal hernia: optimal timing of repair, incarceration risk and postoperative apnea. *J Pediatr Surg* 2011;46(1):217–220.

Logan JW, Rice HE, Goldberg RN, et al. Congenital diaphragmatic hernia: a systematic review and summary of best-evidence practice strategies. *J Perinatol* 2007;27(9):535–549.

Malviya S, Swart J, Lerman J. Are all preterm infants younger than 60 week postconceptional age a risk for post-anesthetic apnea? *Anesthesiology* 1993;78:1076–1081.

Menon SC, Tani LY, Weng HY, et al. Clinical characteristics and outcomes of patients with cardiac defects and congenital diaphragmatic hernia. *J Pediatr* 2013;162(1):114–119.

Moss RL, Dimmitt RA, Barnhart DC, et al. Laparotomy versus peritoneal drainage for necrotizing enterocolitis and perforation. *N Engl J Med* 2006;354:2225–2234.

Murphy FL, Sparnon AL. Long-term complications following intestinal malrotation and the Ladd's procedure: a 15 year review. *Pediatr Surg Int* 2006;22:326–329.

Orzech N, Navarro OM, Langer JC. Is ultrasonography a good screening test for intestinal malrotation? *J Pediatr Surg* 2006;41:1005–1009.

Owen A, Marven S, Jackson L, et al. Experience of bedside preformed silo staged reduction and closure for gastroschisis. *J Pediatr Surg* 2006;41:1830–1835.

Somme S, To T, Langer JC. Factors determining the need for operative reduction in children with intussusception: a population based study. *J Pediatr Surg* 2006;41:1014–1019.

St Peter SD, Aguayo P, Fraser JD, et al. Initial laparoscopic appendectomy versus initial nonoperative management and interval appendectomy for perforated appendicitis with abscess: a prospective, randomized trial. *J Pediatr Surg* 2010;45(1):236–240.

Tirabassi MV, Wadie G, Moriarty KP, et al. Geographic information system localization of community-acquired MRSA soft tissue abscesses. *J Pediatr Surg* 2005;40:962–966.

Waag K. Intussusception. En: Puri P, Hollwarth M, eds. Pediatric Surgery. Heidelberg, Germany: Springer-Verlag, 2006:313–320.

Yagmurlu A, Vernon A, Barnhart DC, et al. Laparoscopic appendectomy for perforated appendicitis: a comparison with open appendectomy. *Surg Endosc* 2006;20:1051–1054.

10 Medicina del adolescente

Jessica Sims, Sarah Mermelstein, Sarah Tycast, y Katie Plax

INTRODUCCIÓN

- La adolescencia es la época de transición de la infancia a la edad adulta. Suele comenzar entre los 10 y 14 años de edad y se caracteriza por un rápido crecimiento físico, cognitivo y emocional, así como por el desarrollo sexual (pubertad).
- Los adolescentes también desarrollan su independencia y se separan de sus padres. Pueden estar menos dispuestos a participar en las actividades familiares y muchos se concentran en las relaciones con sus compañeros y desafían la autoridad de los padres.
- Los adolescentes suelen estar cada vez más preocupados por el desarrollo de su cuerpo, la opinión de sus compañeros, la independencia y la exploración sexual.
- Consejos para la entrevista clínica de los adolescentes.
  - Entrevistar al adolescente y al adulto o adultos acompañantes juntos y luego al adolescente solo.
  - Al principio de la entrevista y delante de los adultos acompañantes, hable de la confidencialidad del paciente. Asegúrese de decir que mantendrá la confidencialidad de sus hallazgos y de todas las conversaciones, a menos que el paciente corra el riesgo de hacerse daño a sí mismo o a otros, o que alguien le haya hecho daño.
  - Anime al adolescente a hablar de sus problemas con sus padres/cuidadores, y anime a los padres/cuidadores a crear un momento en el día para estar con su hijo.
  - La historia psicosocial del adolescente suele incluir una evaluación de **HEADSS**:
    ○ Dinámica y miembros del **H**ogar
    ○ **E**ducación: rendimiento escolar, apoyos escolares.
    ○ **A**ctividades, **A**spiraciones.
    ○ **D**rogas, **D**epresión.
    ○ **S**exo, **S**uicidio, **S**eguridad, fortalezas (*Strengths*).
  - Ofrecer orientación anticipada sobre la dieta, la maduración, la sexualidad, la prevención de lesiones y los buenos hábitos de salud.
  - Otros consejos son los siguientes:
    ○ Antes de la exploración física, dé al adolescente la opción de ser examinado solo o acompañado por el padre/cuidador. Respete el pudor del paciente.
    ○ Al formular un plan, es importante reforzar los puntos fuertes y los logros del adolescente tanto para el paciente como para los padres/cuidadores.
    ○ Utilizar una estrategia de toma de decisiones compartida y prioridades dirigidas a los jóvenes si es necesario un cambio de comportamiento.

CONSENTIMIENTO Y CONFIDENCIALIDAD

- Estas cuestiones son muy importantes al atender a los adolescentes.
- Familiarícese con las leyes locales, ya que varían de un estado a otro.

Definiciones

- El consentimiento es un acuerdo para la atención médica (exploración, pruebas, tratamiento, procedimientos quirúrgicos).
- Los pacientes tienen derecho a conocer su salud y las opciones de tratamiento, y el médico debe respetar su autonomía, derechos, preferencias (religiosas, sociales, culturales, filosóficas) y decisiones.
- Al obtener el consentimiento, es importante:
  - Proporcionar información (estudios, tratamientos, riesgos/beneficios, opciones alternativas).
  - Evaluar la comprensión del paciente.
  - Evaluar la capacidad de decisión del paciente.
  - Garantizar la libertad de elección del paciente.
- En la mayoría de las situaciones, se requiere el consentimiento de un padre o tutor para la atención médica de un menor; sin embargo, hay ciertas excepciones en las que los adolescentes pueden dar su consentimiento para su propia atención médica. Dependiendo de las leyes estatales específicas en Estados Unidos (EUA), esto puede incluir lo siguiente:
  - Un adulto de 18 años o más (para sí mismo).
  - Un menor que está casado, es militar en servicio activo o es declarado emancipado por el tribunal.
  - Una madre o un padre menor de edad puede dar su consentimiento tanto para sí mismo como para el hijo que tiene bajo su custodia legal.
  - Un menor que se presenta solicitando tratamiento para el embarazo, la anticoncepción. Pruebas o tratamiento de infecciones de transmisión sexual (ITS), incluido el VIH. Sin embargo, la mayoría de los estados exigen la participación de los padres o la notificación de la menor que decide abortar (https://www.guttmacher.org/state-policy/explore/parental-involvement-minors-abortions).
  - Los menores pueden dar su consentimiento para recibir asesoramiento ambulatorio sobre salud mental y abuso de drogas o sustancias, pero esto varía de un estado a otro.
- La confidencialidad es el acuerdo entre el paciente y el profesional de la salud de que la información no se compartirá sin el permiso explícito del paciente.
- Los objetivos de la confidencialidad son proteger la privacidad del paciente, garantizar el acceso a la atención sanitaria y fomentar una comunicación abierta y honesta.
- La Health Insurance Portability and Accountability Act (HIPAA) designa a los padres o tutores de los menores no emancipados como "representantes personales" con acceso a la información sanitaria personal de sus hijos. Esto **no** se aplica a la evaluación y el tratamiento de las ITS, el embarazo, la anticoncepción o el abuso de sustancias en régimen ambulatorio según la mayoría de las leyes estatales en EUA. Dependiendo del estado, si un menor solicita una evaluación por embarazo, ITS o abuso de drogas o sustancias y los resultados son negativos, el proveedor de atención médica puede estar obligado a no revelar ninguna información a los tutores.
- La 21st Century Cures Act se convirtió en ley el 13 de diciembre de 2016, con la reciente ampliación de la "Regla Final" el 5 de abril de 2021. La Regla Final tiene como objetivo promover la transparencia, aumentar el acceso de los pacientes a su propia información de salud, y prohibir el "bloqueo de información" de los registros médicos de los pacientes y los tutores legales. Esta norma exige el acceso a la información sanitaria a través del historial clínico electrónico (HCE) para los adolescentes y sus apoderados, normalmente los padres o tutores. Por ahora, los datos que deben compartirse son las notas clínicas, las vacunas administradas, los resultados de laboratorio, los medicamentos, los datos objetivos como las constantes vitales y las curvas de crecimiento, y las listas de problemas. Esto se amplió para incluir toda la información sanitaria a partir de 2022. Hay excepciones permitidas por la Cures Act, sobre todo para la atención a los adolescentes: la excepción de privacidad y la excepción de prevención de daños. La ley no incluye ningún lenguaje que distinga entre el manejo del acceso a la información sanitaria de los adultos y el de los menores. En consecuencia, los proveedores deben ser conscientes de los riesgos potenciales para la confidencialidad del paciente cuando documentan y deben aplicar las leyes estatales y federales existentes cuando sea apropiado.

○ Es importante conocer los estatutos específicos de su estado.

○ En EUA, puede encontrar más información sobre el consentimiento de los adolescentes y las cuestiones de confidencialidad en el sitio web del Center for Adolescent Health and the Law (www.cahl.org).

• La confidencialidad no puede mantenerse cuando el adolescente supone un riesgo de daño para sí mismo o para otros o alguien le ha hecho daño.

INFECCIONES DE TRANSMISIÓN SEXUAL

Definición y etiología

Las infecciones de transmisión sexual (ITS) pueden presentarse como uretritis, vulvovaginitis, cervicitis, úlceras o crecimientos genitales, enfermedad inflamatoria pélvica (EIP), epididimitis, dolor abdominal, enteritis o proctitis, hepatitis, artritis, faringitis, sarpullido o conjuntivitis.

Detección y prevención

• Los preservativos, cuando se utilizan correctamente, pueden disminuir en gran medida la propagación de las ITS y debe fomentarse su uso.

• Recomendaciones de detección de los Centros para el Control y Prevención de Enfermedades (2015).

  • Cribado anual de gonorrea y clamidia en mujeres sexualmente activas.

  • Considerar el cribado de clamidia en hombres cisgénero que mantienen relaciones sexuales con mujeres cisgénero en entornos clínicos de alta prevalencia o en poblaciones con alta carga de infección.

  • Pruebas rutinarias de detección del virus de la inmunodeficiencia humana (VIH) entre los 13 y 64 años de edad y, al menos, pruebas anuales para las personas consideradas de alto riesgo (usuarios de drogas inyectables y sus parejas sexuales, personas que intercambian sexo por dinero o drogas, parejas sexuales de personas infectadas por el VIH y hombres que tienen sexo con hombres [HSH] o personas heterosexuales si ellos mismos o sus parejas sexuales han tenido más de una pareja sexual desde su última prueba de VIH).

  • Cribado anual de sífilis, gonorrea, clamidia y VIH en hombres sexualmente activos que tienen sexo con hombres. El cribado en esta población debe incluir los lugares de contacto extragenitales (recto, faringe). Considerar la posibilidad de un cribado más frecuente (cada 3-6 meses) en los HSH que tienen múltiples parejas.

  • Cribado del virus de la hepatitis C (VHC) (1) por lo menos una vez en la vida para todos los adultos ≥ 18 años de edad, excepto en los entornos en los que la prevalencia de la infección por el VHC es < 0.1%; (2) para todas las mujeres embarazadas durante cada embarazo, excepto en los entornos en los que la prevalencia de la infección por el VHC es < 0.1%; y (3) a todas las personas con VIH, a las parejas infectadas por la hepatitis C y a quienes usan drogas intravenosas (IV) o tienen parejas que lo hacen.

• El virus del papiloma humano (VPH) provoca verrugas genitales y cáncer de cuello uterino. El Advisory Committee on Immunization Practices (ACIP) recomienda la aplicación de la vacuna contra el VPH entre los 11 y 12 años de edad; sin embargo, recomienda la vacuna para todas las personas entre 9 y 26 años de edad. Si se empieza a vacunar antes de los 15 años de edad, se administra una serie de dos dosis y la segunda se aplica entre 6 y 12 meses después de la primera.

• Las recomendaciones para la realización de la prueba de Papanicolaou siguen siendo válidas porque la vacuna no protege contra todos los tipos de VPH.

• El inicio de la citología debe producirse cuando la paciente tenga 25 años de edad, independientemente de la edad de inicio de la actividad sexual. El examen pélvico y la prueba de Papanicolaou no son necesarios para iniciar el control de la natalidad.

Diagnóstico y tratamiento

• La tabla 10-1 resume las características y el tratamiento de las distintas ITS.

• Los adolescentes pueden dar su consentimiento para la evaluación y el tratamiento de las ITS sin el consentimiento y la notificación de los padres en la mayoría de los estados en Estados Unidos.

TABLA 10-1	Características y tratamiento de las infecciones de transmisión sexual	
Infección	**Características**	**Tratamiento**
Gonorrea	• Causada por *N. gonorrhoeae* • Los pacientes suelen estar coinfectados con clamidia, por lo que hay que *tratar ambas independientemente del resultado de la clamidia* • Las parejas sexuales deben ser tratadas • Puede causar cervicitis mucopurulenta • Resistencia generalizada a las quinolonas	• **Urogenital, rectal o faríngeo sin complicaciones:** **Ceftriaxona,** 500 mg IM en dosis única (o 1 g si el paciente pesa $\geq$ 150 kg) **O si es alérgico a la cefalosporina:** **Gentamicina,** 240 mg IM en dosis única **Y azitromicina,** 2 g en dosis oral única MÁS prueba de curación
Clamidia	• Causada por *C. trachomatis* • La infección asintomática es muy común entre hombres y mujeres • Las parejas sexuales deben ser tratadas • Puede causar cervicitis mucopurulenta • El abuso sexual debe ser considerado en preadolescentes con clamidia	• **Urogenital sin complicaciones:** **Doxiciclina,** 100 mg V.O. 2 veces al día durante 7 días o **azitromicina,** 1 g V.O. en dosis única • **Embarazo:** azitromicina, 1 g V.O. en dosis única o amoxicilina, 500 mg v.o. 3 veces al día durante 7 días con reexamen 3 meses después del tratamiento
Sífilis	• Causada por *Treponema pallidum* • Primaria: úlcera o chancro indoloro • Secundaria: erupción, lesiones mucocutáneas y adenopatías • Sífilis latente temprana: *en el plazo de un año desde la evaluación negativa anterior,* el paciente presenta seroconversión o síntomas inequívocos de sífilis primaria o secundaria, o pareja sexual con sífilis primaria, secundaria o latente temprana • Todos los demás deben considerarse con sífilis latente tardía	• **Primaria y secundaria o latente temprana:** **Penicilina G benzatínica,** 2.4 millones de unidades IM en una sola dosis (embarazada o no) • **Alergia a la penicilina:** **Doxiciclina,** 100 mg V.O. 2 veces al día durante 14 días **O** **Tetraciclina,** 500 mg V.O. 4 veces al día durante 14 días • **Latente tardía:** **Penicilina G benzatínica,** 2.4 millones de unidades IM cada semana durante 3 semanas • **Alergia a la penicilina:** **Doxiciclina,** 100 mg V.O. 2 veces al día durante 28 días **O** **Tetraciclina,** 500 mg V.O. 4 veces al día durante 28 días

(Continúa)

| TABLA 10-1 | Características y tratamiento de las infecciones de transmisión sexual (Continuación) |

Infección	Características	Tratamiento

	• Terciaria: lesiones del SNC, cardiacas u oftálmicas, alteraciones auditivas, gomas
	• Diagnóstico: VDRL o RPR (positivo = cambio de cuatro veces en los títulos)
	  • No se puede comparar uno con el otro: puede volverse negativo después del tratamiento
	  • Prueba serológica treponémica para confirmar la infección (FTA-ABS): permanece positiva durante toda la vida
	• Las parejas sexuales deben ser tratadas
		• **Sífilis terciaria:**
		Penicilina G benzatínica, 2.4 millones de unidades IM cada semana durante 3 semanas
		• **Neurosífilis:**
		Penicilina G cristalina acuosa, 4 millones de unidades IV c/4 h durante 10-14 días seguido de
		Penicilina G benzatínica, 2.4 millones de unidades IM cada semana durante 3 semanas al finalizar el tratamiento IV

Tricomoniasis	• Causada por *Trichomonas vaginalis* • Secreción maloliente color amarillo-verde e irritación, pero puede ser asintomática • Diagnóstico: preparación en húmedo y prueba rápida de antígenos • Las parejas sexuales deben ser tratadas • Repetición de la prueba en los 3 meses siguientes al tratamiento	**Metronidazol,** 500 mg V.O. 2 veces al día durante 7 días para personas con vagina y 2 g V.O. en dosis única para personas con pene **O tinidazol,** 500 mg V.O. 2 veces al día durante 7 días **Si no puede tolerar múltiples dosis:** **Metronidazol,** 2 g V.O. en dosis única **O tinidazol,** 2 g V.O. en dosis única
Epididimitis	• Generalmente causada por la clamidia o la gonorrea • Hinchazón del epidídimo, sensibilidad, secreción, fiebre, disuria	**Ceftriaxona,** 500 mg IM en dosis única (o 1 g si el paciente pesa ≥ 150 kg) **MÁS** **Doxiciclina,** 100 mg v.o. 2 veces al día durante 10 días Para la epididimitis aguda probablemente causada por organismos entéricos, añadir levofloxacino, 500 mg V.O. una vez al día durante 10 días **U** ofloxacino, 300 mg V.O. 2 veces al día durante 10 días Seguimiento en 72 h para asegurar la respuesta al tratamiento

TABLA 10-1 Características y tratamiento de las infecciones de transmisión sexual *(Continuación)*

Infección	Características	Tratamiento
Herpes	• Infección viral recurrente y de por vida • Puede manifestarse como úlceras genitales u orales dolorosas, cervicitis o proctitis o ser asintomática • Las mujeres embarazadas que adquieren la infección cerca del momento del parto tienen un mayor riesgo de infección perinatal (30-50%)	**Primer episodio:** **Aciclovir,** 400 mg V.O. 3 veces al día durante 7-10 días **0** **Famciclovir,** 250 mg V.O. 3 veces al día durante 7-10 días **0** **Valaciclovir,** 1 g V.O. 2 veces al día durante 7-10 días
Herpes	• El preservativo reduce, pero no elimina, el riesgo de transmisión • Puede producirse una excreción asintomática • El tratamiento puede acortar la duración de las lesiones pero no erradica el virus	**Episodios recurrentes:** **Aciclovir,** 400 mg V.O. 3 veces al día durante 5 días **0** **Aciclovir,** 800 mg V.O. 3 veces al día durante 2 días **0** **Famciclovir,** 125 mg V.O. 2 veces al día durante 5 días **0** **Valaciclovir,** 500 mg V.O. 2 veces al día durante 3 días **Terapia supresiva diaria si tiene seis recurrencias o más al año** (↓ frecuencia de recurrencias en 75%): **Aciclovir,** 400 mg V.O. 2 veces al día **0** **Valaciclovir,** 500-1 000 mg V.O. una vez al día
Chancroide	• Causada por *Haemophilus ducreyi*; es muy rara en los Estados Unidos • Una o más úlceras dolorosas y linfadenopatía regional supurativa sensible • Todos los pacientes deben someterse a la prueba de VIH en el momento del diagnóstico y 3 meses después (es un cofactor del VIH) • Las parejas sexuales deben ser tratadas	**Azitromicina,** 1 g V.O. en dosis única **0** **Ceftriaxona,** 250 mg IM una vez **0** **Ciprofloxacino,** 500 mg V.O. 2 veces al día durante 3 días **0** **Eritromicina,** 500 mg V.O. 3 veces al día durante 7 días • Si el tratamiento tiene éxito, las úlceras mejoran sintomáticamente en 3 días; la curación completa puede requerir > 2 semanas

(Continúa)

TABLA 10-1	Características y tratamiento de las infecciones de transmisión sexual *(Continuación)*

Infección	Características	Tratamiento
Verrugas genitales o condiloma acuminado	• Causado por el VPH • Puede manifestarse como verrugas genitales visibles o verrugas uterinas, cervicales, anales, vaginales, uretrales o laríngeas (tipos 6 y 11) • Relacionada con la displasia cervical (tipos 16, 18, 31, 33 y 35) • El preservativo reduce pero no elimina el riesgo de transmisión • El paciente puede seguir siendo infeccioso aunque las verrugas hayan desaparecido • El tratamiento de las verrugas de la mucosa cervical y anal debe ser realizado por un experto • El tratamiento puede inducir periodos libres de verrugas pero no erradica el virus • En la actualidad, se recomienda la vacuna contra el VPH para todos los niños de entre 11-12 años de edad	• **Verrugas externas:** *Paciente se administra:* **Solución tópica de podofilotoxina al 0.5%,** 2 veces al día durante 3 días y luego 4 días de descanso; puede repetirse 4 veces este ciclo, **O** **Crema de imiquimod al 5%** aplicada a la hora de dormir 3 veces por semana y luego lavar por la mañana hasta 16 semanas *El proveedor aplica:* **Crioterapia O** **Resina de podofilina al 10-25% O** **Ácido tricloroacético O eliminación quirúrgica o por láser**
Pediculosis púbica	• Piojos o liendres en el vello púbico • Los pacientes consultan por prurito o liendres visuales	**Crema de permetrina al 1%:** aplicar durante 10 minutos y enjuagar **Piretrinas con butóxido de piperonilo:** aplicar durante 10 minutos y enjuagar
Sarna	• Causada por *Sarcoptes scabiei* • En los adultos puede transmitirse sexualmente pero no en los niños • Prurito y erupción cutánea • Tratar a las parejas sexuales y a los contactos domésticos, además de la descontaminación del hogar	**Crema de permetrina al 5%:** aplicar en el cuerpo desde el cuello hacia abajo, y lavar después de 8-14 h **O** **Ivermectina,** 200 µg/kg V.O. × 1 y luego se puede repetir después de 2 semanas **Loción de lindano al 1%**[a]

TABLA 10-1	Características y tratamiento de las infecciones de transmisión sexual *(Continuación)*	
Infección	**Características**	**Tratamiento**
Vaginitis		
Vaginosis bacteriana	• Causada por *G. vaginalis* • Causa más frecuente de flujo vaginal patológico • Los síntomas pueden incluir flujo y olor vaginal, picor e irritación vulvar, aunque hasta 50% son asintomáticos • Las parejas sexuales no necesitan tratamiento	**Metronidazol,** 500 mg V.O. 2 veces al día durante 7 días **0** **Gel de metronidazol al 0.75%:** aplicador de 5 g intravaginal durante 5 noches **0** **Crema de clindamicina al 2%:** aplicador de 5 g intravaginal durante 7 noches[b]
Candidiasis	• Los síntomas incluyen prurito, eritema y secreción blanca • Las parejas sexuales no necesitan tratamiento	**Fluconazol,** 150 mg V.O. una vez **Clotrimazol,** comprimidos de 100 mg: 2 diarios por vía intravaginal durante 3 días o 1 diario durante 7 días **Crema de clotrimazol al 1%,** 5 g por vía intravaginal durante 7 noches **Miconazol,** supositorio vaginal de 200 mg durante 3 días

[a]No utilizar en pacientes < 2 años de edad debido a la neurotoxicidad. Utilizar sólo en caso de fracaso del tratamiento o si los pacientes no toleran los tratamientos de primera línea.
[b]La crema de clindamicina tiene una base oleosa y podría debilitar los preservativos de látex y los diafragmas durante los 5 días siguientes a su uso.

FTA-ABS, *fluorescent treponemal antibody-absorption*; IM, intramuscular; IV, intravenoso; RPR, reagina plasmática rápida; SNC, sistema nervioso central; VDRL, *Venereal Disease Research Laboratory*; VIH, virus de la inmunodeficiencia humana; V.O., vía oral; VPH, virus del papiloma humano

• La evaluación debe incluir una anamnesis completa y exploración física. En las personas sintomáticas con vagina, debe realizarse una prueba de embarazo, una preparación en húmedo, una prueba para *Neisseria gonorrhoeae* y *Chlamydia trachomatis*, *Trichomonas* y una prueba de VIH si hay preocupación por una ITS. Considere la posibilidad de realizar una reagina plasmática rápida (RPR), dependiendo de la prevalencia de la sífilis en su comunidad. En las personas con pene, debe tomarse una muestra de orina para el diagnóstico de la infección por *N. gonorrhoeae* y *C. trachomatis*, y también deben completarse las pruebas de VIH y RPR. En los HSH, también se recomiendan las pruebas orales y rectales para *N. gonorrhoeae* y *C. trachomatis* si tienen sexo oral y anal.
• Si se sospecha una ITS y el seguimiento es incierto, tratar presuntamente al menos la gonorrea y la clamidia.
  • Todas las parejas sexuales deben ser evaluadas y tratadas para las ITS. Las opciones de tratamiento acelerado de la pareja facilitan el tratamiento de la misma.
  • Fomentar el sexo seguro.

Complicaciones

Las secuelas a largo plazo de las ITS incluyen EIP, dolor pélvico crónico, embarazo ectópico, displasia cervical, infertilidad y cáncer.

ENFERMEDAD INFLAMATORIA PÉLVICA

Definición y etiología

- La EIP es un espectro de trastornos inflamatorios del tracto genital femenino superior que incluye endometritis, salpingitis y ooforitis. Las complicaciones pueden incluir el absceso tuboovárico (ATO), la perihepatitis, la peritonitis pélvica, la formación de tejido cicatricial, el aumento del riesgo de embarazo ectópico y la infertilidad.
- Los organismos causantes más comunes son *N. gonorrhoeae* y *C. trachomatis*. Otros organismos aislados son *Gardnerella vaginalis*, *Haemophilus influenzae*, bacilos entéricos gramnegativos, *Streptococcus agalactiae*, *Bacteroides fragilis* y *Mycoplasma genitalium*.

Diagnóstico

Dolor abdominal bajo en una mujer sexualmente activa sin otra causa identificable y:

- Criterios mínimos:
  - Sensibilidad anexial/uterina **O**
  - Sensibilidad al movimiento cervical.
- Criterios de hospitalización:
  - Todas las mujeres embarazadas con sospecha de EIP.
  - Si no se puede excluir una emergencia quirúrgica como la apendicitis.
  - Incapacidad de la paciente para seguir o tolerar la terapia ambulatoria.
  - Si la paciente no responde clínicamente al tratamiento antimicrobiano oral.
  - Si la paciente tiene una enfermedad grave, náusea y vómito, o fiebre alta.
  - Paciente con ATO.

Tratamiento

- Tratamiento ambulatorio:
  Ceftriaxona 250 mg IM MÁS doxiciclina 100 mg V.O. 2 veces al día durante 14 días
  O
  - Cefoxitina 2 g IM y probenecid 1 g V.O. MÁS doxiciclina 500 mg V.O. 2 veces al día durante 14 días.
- A menudo se añade metronidazol 500 mg V.O. 2 veces al día durante 14 días para una cobertura anaeróbica más amplia; también tratará la vaginosis bacteriana (VB) que con frecuencia se relaciona con la EIP.
- Tratamiento parenteral:
  - Cefotetán 2 g IV c/12 h **O** cefoxitina 2 g IV c/6 h MÁS doxiciclina 100 mg IV/ V.O. c/12 h durante 14 días.
  - Clindamicina 900 IV c/8 h MÁS gentamicina 2 mg/kg de dosis de carga IV o IM seguida de 1.5 mg/kg c/8 h IV o IM y luego continuar con doxiciclina 100 mg IV/V.O. c/12 h (en especial si hay ATO) durante un total de 14 días.

Seguimiento

El examen de seguimiento debe realizarse en un plazo de 72 h para asegurar la respuesta al tratamiento.

DISMENORREA

Definición y etiología

- La dismenorrea es el dolor con la menstruación.
  - Primaria: menstruación dolorosa que se produce en 1 o 2 años siguientes a la menarquia; sin evidencia de enfermedad pélvica orgánica.

○ Los calambres suelen empezar entre 1 y 4 h antes de la menstruación y pueden durar 24 h, aunque los síntomas pueden empezar 2 días antes y durar hasta 4 días.
○ Los episodios suelen ser menos graves a medida que aumenta la edad.
• Secundaria: se define como el dolor menstrual como resultado de una patología pélvica anatómica o macroscópica (endometriosis, EIP crónica, tumores uterinos benignos o anomalías anatómicas) y por lo general ocurre en adultos.
• La menstruación dolorosa está causada por la liberación de prostaglandinas durante el flujo menstrual.

Tratamiento

• Síntomas leves: antiinflamatorios no esteroides (AINE) o paracetamol según sea necesario.
• Síntomas moderados a graves: AINE como ibuprofeno 400-600 mg c/6-8 horas o naproxeno 250-500 mg c/8-12 h. Estos agentes son más eficaces si se administran antes del inicio de la menstruación y se continúan durante 2-3 días después.
• Los anticonceptivos hormonales pueden ser útiles si la paciente desea una anticoncepción o tiene un dolor que no responde a los AINE.

HEMORRAGIA UTERINA ANORMAL

Definición y etiología

• La hemorragia uterina anormal (HUA) se define como un sangrado uterino anormal en cuanto a duración, volumen o intervalo en ausencia de embarazo.
• La HUA en las adolescentes suele ser el resultado de la anovulación (los ciclos se vuelven ovulatorios en promedio 20 meses después de la menarquia).
• Otras etiologías pueden ser las patologías estructurales, la coagulopatía, la disfunción tiroidea, el síndrome de ovario poliquístico (SOP), la infección, la anticoncepción hormonal o, con poca frecuencia, el cáncer.

Anamnesis y exploración física

• Realice una historia menstrual, sexual y endocrina completa.
• En la exploración física, busque cambios en la presión arterial ortostática, taquicardia (indica anemia grave), hirsutismo, cambios en la tiroides, galactorrea, masas abdominales/pélvicas, petequias y encías sangrantes.
• Considere la posibilidad de realizar un examen pélvico si la adolescente es sexualmente activa o tiene una historia que sugiera una patología estructural.

Estudios de laboratorio

• Solicite una prueba de embarazo, un hemograma y tiroxina libre (T_4 libre)/hormona estimulante de la tiroides (TSH).
• Con base en el historial y la exploración física, considere el tiempo de protrombina, el tiempo parcial de tromboplastina, la prueba de la función plaquetaria, la prueba del factor de Von Willebrand, la ecografía pélvica, la prueba de gonorrea y clamidia (si alguna vez ha sido sexualmente activa), y la hormona luteinizante, la hormona foliculoestimulante, la testosterona y el sulfato de dehidroepiandrosterona.

Diagnóstico

Diagnóstico diferencial: embarazo, ITS, pólipo u otra causa estructural, cuerpo extraño (p. ej., tampón retenido), diátesis hemorrágica (enfermedad de Von Willebrand, púrpura trombocitopénica idiopática, anomalía plaquetaria, deficiencia del factor de coagulación), causas hormonales (anovulación, hipotiroidismo/hipertiroidismo, SOP, hiperplasia suprarrenal congénita de aparición tardía, hormonas exógenas [como las de las píldoras anticonceptivas orales, Depo-Provera®, Plan B®], estrés y ejercicio excesivo).

Tratamiento

- Tratar el trastorno subyacente si está presente.
- Si el diagnóstico es de HUA, hay que determinar que la paciente esté hemodinámicamente estable; si es así, hay que considerar la terapia hormonal para detener la hemorragia, la administración de suplementos de hierro por vía oral si hay anemia y AINE si hay dismenorrea acompañante.

ANTICONCEPCIÓN

- El objetivo de la anticoncepción en los adolescentes es un método seguro y eficaz de prevención del embarazo que sea conveniente y reversible.
- En la tabla 10-2 se resumen los métodos anticonceptivos más comunes disponibles para los adolescentes.
- Las **contraindicaciones absolutas de los anticonceptivos hormonales que contienen estrógenos** son los antecedentes de enfermedad tromboembólica (infarto de miocardio, enfermedad vascular cerebral, embolia pulmonar, trombosis venosa profunda), el embarazo, el cáncer de mama, la lactancia materna exclusiva, las neoplasias sensibles a los estrógenos, la hemorragia vaginal no diagnosticada, la cirugía mayor con inmovilización prolongada > 1 mes, la hepatitis viral activa o la cirrosis, la enfermedad sintomática de la vesícula biliar, la migraña con aura/síntomas neurológicos focales, e hipertensión moderada o grave (presión arterial sistólica > 160 mm Hg, presión arterial diastólica > 100 mm Hg). Las directrices de la Organización Mundial de la Salud (OMS) (véanse las Lecturas recomendadas) contienen más información.

TRASTORNOS ALIMENTARIOS

Definiciones y criterios de diagnóstico

- La **anorexia nerviosa (AN)** es un trastorno caracterizado por la búsqueda de la delgadez.
  - Restricción de la ingesta de energía en relación con las necesidades, que conduce a un peso corporal significativamente bajo en el contexto de la edad, el sexo, la trayectoria de desarrollo y la salud física. Peso significativamente bajo definido como un peso inferior al mínimamente normal o, en el caso de los niños y adolescentes, inferior al mínimamente esperado.
  - Miedo intenso a ganar peso o a engordar o comportamiento persistente que interfiere con el aumento de peso, aunque esté por debajo del mismo.
  - Alteración de la forma en que se experimenta el peso o la forma corporal, influencia indebida del peso o la forma corporal en la autoevaluación, o negación de la gravedad del bajo peso corporal actual.
- El **trastorno de evitación/restricción de la ingesta de alimentos (TERIA)** es un trastorno alimentario o de la alimentación que se caracteriza por un desinterés por la comida o los alimentos, que suele estar relacionado con sensibilidades sensoriales o el miedo a las consecuencias adversas de la comida y que se asocia con un deterioro del funcionamiento psicosocial. La falta de dismorfia corporal asociada y la búsqueda de la delgadez lo separan de la AN y la bulimia. El trastorno no se debe a otra enfermedad ni a la limitación de la alimentación.
- La **bulimia nerviosa (BN)** es un trastorno caracterizado por episodios recurrentes de atracones seguidos de conductas compensatorias inapropiadas.
  - Un episodio de atracón se caracteriza por *lo* siguiente:
    ○ Comer, en un periodo discreto (p. ej., en un periodo de 2 h), una cantidad de comida que es definitivamente mayor que la que la mayoría de la gente comería durante un periodo similar y en circunstancias similares.
    ○ Una sensación de falta de control sobre la alimentación durante el episodio (p. ej., una sensación de que no se puede dejar de comer o controlar qué o cuánto se come).

TABLA 10-2	Métodos anticonceptivos		
Método	**Mecanismo de acción y características**	**Tasa de fracaso**	**Efectos adversos**
Ningún método		85%	
Método de retirada	El hombre retira su pene de la vagina antes de la eyaculación. Minimiza la exposición del esperma a la vagina	4-22%	Difícil de realizar con exactitud, altos índices de fracaso
Método del ritmo	Evitar el coito durante los días presuntamente fértiles	6-38%	Altas tasas de fracaso
	La ovulación se produce 14 días antes de la menstruación (suponiendo un ciclo de 28 días). Después de la ovulación, los espermatozoides pueden sobrevivir en la vagina 3-4 días y los ovocitos hasta 24 h		
Barrera/químico			
Nexplanon® (implante subdérmico)	Inhibe la ovulación al inhibir el aumento de la hormona luteinizante en la mitad del ciclo; también espesa el moco cervical y provoca el adelgazamiento del endometrio. Aprobado durante 3 años	0.05%	Irregularidades menstruales, acné, problemas de inserción/extracción
Dispositivo intrauterino (DIU)	Inhibe el transporte de los espermatozoides y causa un daño directo a los espermatozoides y a los óvulos, afectando a la fecundación y al transporte del óvulo. Los métodos disponibles son Skyla® (contiene progestina, aprobado por 3 años), Kyleena® (contiene progestina, aprobado por 5 años), Mirena®, Liletta® (contiene progestina, aprobado por 6 años) y ParaGard® (solo cobre, sin hormonas, aprobado por 10 años)	0.2-0.8%	Irregularidades menstruales, dismenorrea (especialmente con ParaGard®), perforación uterina (poco frecuente)

(Continúa)

TABLA 10-2 Métodos anticonceptivos *(Continuación)*

Método	Mecanismo de acción y características	Tasa de fracaso	Efectos adversos
Medroxiprogesterona (Depo-Provera®)	El mismo mecanismo que Nexplanon®	0.2% de uso perfecto, 3-6% de uso típico	Irregularidades menstruales, aumento de peso, dolor de cabeza
Anticonceptivos orales combinados (AOC)	Suprimen la ovulación al inhibir el ciclo de las gonadotropinas, cambiando el moco cervical y el endometrio	0.3-8% de uso perfecto, 6-18% de uso típico	Hemorragia intermitente, náusea, sensibilidad mamaria, dolor de cabeza
			Riesgo de tromboembolismo, hipertensión y evento vascular cerebral relacionado con los estrógenos
Parche transdérmico	Mismo mecanismo que los AOC	< 1% de uso perfecto, 6-8% de uso típico	Hemorragia intermitente, náusea, sensibilidad mamaria, dolor de cabeza
	Libera estrógeno y progesterona a ritmos controlados durante 1 semana		Reacción local en el sitio (no poner en los senos), desprendimiento
	Se cambia semanalmente durante 3 semanas y luego 1 semana sin parche para la hemorragia por abstinencia		Riesgos relacionados con el estrógeno como con los AOC
			Puede ser menos eficaz si el peso es superior a 90 kg
Anillo vaginal	El mismo mecanismo que los AOC	0.3% de uso perfecto, 6-8% de uso típico	Debe usar un anticonceptivo de respaldo si está fuera por más de 3 h
	Libera estrógeno y progesterona a ritmos controlados durante 3 semanas, seguidas de una semana sin anillo para el sangrado de retirada		Hemorragia intermenstrual, vaginitis, riesgos relacionados con los estrógenos como con los AOC

TABLA 10-2	Métodos anticonceptivos *(Continuación)*		
Método	**Mecanismo de acción y características**	**Tasa de fracaso**	**Efectos adversos**
Preservativo masculino	Barrera mecánica para los espermatozoides	2-18%	Reacción alérgica
Preservativo femenino	Barrera mecánica para los espermatozoides	5-21%	Irritación local
Diafragma (colocado por vía intravaginal 1-6 h antes del coito)	Barrera mecánica para los espermatozoides	6-12%	infecciones del tracto urinario o infección vaginal
Capuchón cervical (debe utilizarse en conjunto con espermicidas)	Barrera mecánica para los espermatozoides	16-32%	Irritación
Espuma o comprimidos vaginales	Inactiva los espermatozoides; hay que dejar pasar 10-15 minutos para que las pastillas se disuelvan	15-29%	Irritación
Anticoncepción de emergencia (AE) (poscoital)	El tratamiento con levonorgestrel de dosis única (solo progestina) ya está disponible sin receta médica, y se toma dentro de las 120 h siguientes al coito sin protección	Reduce el riesgo de embarazo en un 89-95%, más eficaz si se toma con prontitud	Manchado, dolor abdominal/ náusea, puede ser menos eficaz para quienes tienen un índice de masa corporal > 25
	Dosis única de ulipristal (marca Ella®), disponible solo con receta médica, tomada dentro de las 120 h siguientes al coito sin protección	Puede ser más eficaz que la AE de levonorgestrel, sobre todo cuando se acerca el momento de la ovulación y en el caso de las mujeres con sobrepeso u obesidad	Dolor de cabeza, retraso del ciclo menstrual, dolor abdominal/náusea
	Inserción del DIU de cobre dentro de los 5 días posteriores a la relación sexual sin protección	Reduce el riesgo de embarazo en > 99%	Véanse los efectos adversos del DIU antes
	Método Yuzpe (uso de AOC en dos dosis divididas, con 12 h de diferencia)	Reduce el riesgo de embarazo en 75%	Náusea, vómito, sensibilidad mamaria, dolor de cabeza

- Comportamientos compensatorios inapropiados recurrentes para evitar el aumento de peso, como el vómito autoinducido; el uso indebido de laxantes, diuréticos, enemas u otros medicamentos; el ayuno o el ejercicio excesivo.
- Tanto los atracones como las conductas compensatorias inadecuadas se producen, en promedio, al menos una vez a la semana durante 3 meses.
- La autoevaluación está indebidamente influida por la forma y el peso del cuerpo.
- La alteración no se produce exclusivamente durante los episodios de anorexia nerviosa.
- **Trastorno por atracón (TA)**
- Episodios recurrentes de atracones (véase la definición anterior).
- Los episodios de atracones se relacionan con tres o más de los siguientes factores:
  ○ Comer más rápido de lo normal.
  ○ Comer hasta sentirse incómodamente lleno.
  ○ Comer grandes cantidades de comida cuando no se siente físicamente hambriento.
  ○ Comer solo por sentirse avergonzado, por sentir asco, por sentirse deprimido o por sentirse culpable después.
  ○ Existe una marcada angustia respecto a los atracones.
  ○ Los atracones se producen, en promedio, al menos una vez a la semana durante 3 meses.
  ○ Los atracones no se relacionan con un comportamiento compensatorio inapropiado recurrente como en la bulimia nerviosa.
- **Otros trastornos alimentarios especificados (OTAE) (antes trastorno alimentario, OTAN)** es una categoría de conductas alimentarias desordenadas que no cumplen todos los criterios de otros trastornos alimentarios. Por ejemplo:
- Se cumplen todos los criterios de la AN, excepto que el peso del individuo es normal o superior a lo normal.
- Se cumplen todos los criterios de la BN, excepto que los atracones y las conductas compensatorias inapropiadas se producen menos de una vez a la semana y durante < 3 meses.
- Se cumplen todos los criterios de TA, excepto que los atracones se producen menos de una vez a la semana y durante < 3 meses.

Presentación clínica

- Anorexia nerviosa: pérdida de peso o escaso aumento de peso, amenorrea, manos y pies fríos, estreñimiento, desmayos/mareos/ortosis, dolor de cabeza/letargo, irritabilidad/depresión, retraimiento social, falta de concentración y disminución de la capacidad para tomar decisiones.
- Bulimia nerviosa: aumento de peso, inflamación y plenitud, culpa/depresión/ansiedad y letargo.
- TERIA: falta de satisfacción de las necesidades nutricionales y energéticas, pérdida de peso, deficiencias nutricionales, desinterés por comer/alimentarse, dependencia de alimentos enterales o suplementos.

Exploración física

- Anorexia nerviosa y TERIA: bradicardia, pérdida de masa muscular y sequedad de la piel/pérdida de cabello.
- Bulimia nerviosa: nudillos callosos (signo de Russell), erosión del esmalte dental y agrandamiento de las glándulas salivales.

Hallazgos de laboratorio/electrocardiograma

- Anorexia nerviosa y TERIA: anomalías electrolíticas, neutropenia/anemia, aumento de la alanina aminotransferasa (ALT)/aspartato aminotransferasa (AST), disminución de la glucosa sérica y prolongación del intervalo QTc.
- Bulimia nerviosa: aumento del bicarbonato sérico, disminución del potasio, prolongación del intervalo QTc u otras arritmias cardiacas.

Tratamiento

Pautas terapéuticas

- Tómese en serio todas las preocupaciones.
- Concéntrese en la salud, no solo en el peso.
- Utilice un enfoque de equipo, con un proveedor de salud mental, un dietista y un médico de atención primaria o un especialista en medicina de adolescentes o un psiquiatra.
- Vigile los electrolitos y los cambios electrocardiográficos (ECG).
- Densitometría ósea si hay amenorrea > 12 meses.

Criterios de admisión

- Inestabilidad de las constantes vitales: temperatura < 36 °C, pulso < 50 latidos por minuto, PAS < 90/50, descenso de la presión arterial de 10 mm Hg o aumento del pulso > 20 latidos por minuto al ponerse de pie.
- Alteración del estado mental o desmayo.
- Pérdida de peso rápida (> 10% en 2 meses o > 15% en total) o < 80% del peso corporal ideal.
- Potasio < 3.0 mmol/L, fósforo < 2.0 mg/dL o deshidratación.
- No mejora con el tratamiento ambulatorio.
- Diagnóstico comórbido que interfiere con el tratamiento (p. ej., depresión, ansiedad).
- Incapacidad para comer o beber o atracones o purgas incontrolables.
- Arritmia cardiaca o intervalo QTc prolongado.

Complicaciones

- Amenorrea: el restablecimiento de la menstruación se produce con un aumento de peso adecuado.
- Condiciones cardiacas: contractilidad cardiaca anormal, intervalo QT prolongado y arritmia ventricular.
- Osteopenia y osteoporosis: el aumento de peso es el método más eficaz para aumentar la densidad ósea.
- Síndrome de realimentación: mayor riesgo durante los primeros días de la realimentación. La administración de glucosa provoca la disminución del fosfato extracelular, lo que limita la capacidad de los eritrocitos para transportar oxígeno debido a la disminución de los niveles de 2,3-difosfoglicerato. La disminución del fosfato puede provocar miocardiopatía, alteración de la conciencia, anemia hemolítica y la muerte.
- Vigilar el fosfato y otros electrolitos (magnesio y potasio) al menos cada 24 h en pacientes con riesgo de realimentación cuando se inicie la rehabilitación nutricional en un entorno de hospitalización hasta que se alcancen las calorías completas para la restauración del peso y la nutrición.
- Puede dar un suplemento de fosfato profiláctico para prevenir la disminución de fósforo en un entorno de hospitalización.

DEPRESIÓN Y ANSIEDAD

Definiciones

- Trastorno depresivo mayor.
  - Estado de ánimo deprimido o pérdida de interés durante al menos 2 semanas.
  - Cuatro o más de los siguientes: pérdida o aumento de peso/apetito, baja energía/fatiga, insomnio o hipersomnia, retraso psicomotor o agitación, inutilidad/culpa, falta de concentración/indecisión y suicidio.
  - Deterioro del funcionamiento social/ocupacional/académico.
  - Los adolescentes pueden presentar irritabilidad.
  - Los adolescentes pueden no decir o admitir que están deprimidos.

- Los pacientes se sienten desesperados, inútiles e impotentes.
- Los problemas escolares, el retraimiento social, el abuso de sustancias, las quejas somáticas y los comportamientos de alto riesgo deben ser señales de alarma de que un paciente puede estar deprimido.
- Trastorno depresivo persistente (distimia).
- Estado de ánimo irritable o deprimido durante la mayor parte del día, la mayoría de los días, durante al menos 1 año, con un deterioro significativo del funcionamiento.
- Dos o más de los siguientes: insomnio o hipersomnia, falta de apetito o comer en exceso, baja autoestima, impotencia, baja energía/fatiga y poca concentración/indecisión.
- No hay episodio depresivo mayor.
- Trastorno de adaptación con estado de ánimo deprimido.
- Síntomas emocionales en los 3 meses siguientes al inicio del factor estresante.
- Deterioro del funcionamiento social/ocupacional/académico.
- Estado de ánimo deprimido, llanto o desesperanza.
- Los síntomas no representan el duelo.
- Una vez finalizado el factor estresante, los síntomas persisten durante no más de 6 meses.
- Trastorno de ansiedad generalizada.
- Al menos 6 meses de ansiedad o preocupación excesiva por eventos o actividades, que se producen con mayor frecuencia.
- Los síntomas son difíciles de controlar y se relacionan con al menos uno de los siguientes síntomas: irritabilidad, inquietud, fatiga fácil, tensión muscular, dificultad de concentración o alteración del sueño.
- No es atribuible a otro trastorno mental, condición médica o uso de sustancias.

Epidemiología

- La prevalencia de la depresión mayor y los trastornos de ansiedad en los adolescentes va en aumento.
- Los trastornos de ansiedad son los trastornos de salud mental más comunes en la infancia y la adolescencia. Se calcula que la prevalencia entre los adolescentes de 13 a 17 años de edad oscila entre 25 y 37%.
- La prevalencia de un episodio depresivo mayor (EDM) en el último año entre los adolescentes estadounidenses de 12 a 17 años de edad fue de 13.3%, frente a 8% de 2007.
- Factores de riesgo: antecedentes de enfermedad afectiva en los padres, antecedentes de maltrato infantil, enfermedades crónicas, pérdidas por separación o muerte, uso de medicamentos, enfermedades coexistentes como el trastorno por déficit de atención e hiperactividad, o retraso mental leve o problemas de aprendizaje.

Cribado

- La AAP recomienda el cribado de la depresión en las visitas preventivas anuales de 11 a 21 años de edad.
  - Existen varias herramientas de cribado validadas para los adolescentes:
    ○ Pueden utilizarse depresión-cuestionario de salud del paciente (PHQ-2 o PHQ-9, por sus siglas en inglés), el inventario de depresión de Beck (IDB), o la escala de depresión adolescente de Kutcher (EDAK).
    ○ Ansiedad-escala de 7 ítems del trastorno de ansiedad generalizada (GAD-7, por sus siglas en inglés), la escala de calificación de la ansiedad pediátrica (ECAP) y el autoinforme de los trastornos emocionales relacionados con la ansiedad en la infancia (SCARED, por sus siglas en inglés).

Tratamiento

- Tanto el asesoramiento como la medicación han demostrado ser eficaces en el tratamiento de la depresión mayor en adolescentes, pero son aún más eficaces cuando se utilizan de manera conjunta.

- Tratar durante al menos 6 meses después del episodio inicial o 12 meses si el episodio es recurrente.
- Los inhibidores selectivos de la recaptación de serotonina (ISRS), como la fluoxetina, el citalopram, el escitalopram y la sertralina, muestran un beneficio sobre el placebo.
- Los beneficios pueden no ser evidentes durante 4-6 semanas.
- La respuesta a un ISRS no predice la respuesta a otro ISRS.
- Los efectos secundarios son escasos. Pueden ser gastrointestinales (náusea, vómito, diarrea, estreñimiento, sequedad de boca, cambio de apetito, dispepsia) o relacionados con el sistema nervioso central (dolor de cabeza, nerviosismo, temblores, insomnio, confusión, fatiga, mareo, disminución de la libido).
- Existe una **advertencia con un "recuadro negro"** de la FDA para los ISRS sobre la posibilidad de que aumenten los pensamientos suicidas. En general, las pruebas demuestran que los beneficios del uso de antidepresivos en los adolescentes deprimidos superan el riesgo de este efecto secundario concreto, especialmente en combinación con la terapia cognitivo-conductual. Los pacientes y sus familias deben ser asesorados sobre este posible efecto secundario.
- Los principios para el tratamiento de la depresión adolescente desarrollados por el Guidelines for Adolescent Depression in Primary Care (GLAD-PC) Working Group, que fueron publicados en 2007 y revisados en 2018, fueron avalados por la American Academy of Pediatrics. Algunas de las recomendaciones del GLAD-PC para el tratamiento y el manejo continuo son las siguientes:
  ○ La colaboración con un profesional de la salud mental es necesaria para los pacientes con depresión moderada/grave, psicosis coexistente y abuso de sustancias o si el tratamiento inicial no tiene éxito.
  ○ Los profesionales deben vigilar la aparición de efectos adversos durante el tratamiento con ISRS, intentando acatar las recomendaciones de la FDA para el seguimiento.
  ○ La participación de la familia/cuidadores es necesaria para controlar lo mismo la respuesta al tratamiento que los acontecimientos adversos relacionados con la medicación.
  ○ El seguimiento periódico de los resultados y los objetivos debe realizarse en el hogar, en la escuela y en el entorno de los compañeros.
- Los antidepresivos tricíclicos no se recomiendan en los adolescentes.
- La principal causa de fracaso es la falta de adherencia.

SUICIDIO EN ADOLESCENTES

- Cualquier paciente que hable de suicidio debe ser tomado en serio.
- El ASQ (Ask Suicide-Screening Questions) es una breve herramienta de cribado de 5 preguntas aprobada para todas las edades como medio para evaluar el riesgo de suicidio de un individuo.

Epidemiología

- El suicidio es la segunda causa de muerte en los adolescentes, en los que representa 15% de toda la mortalidad.
- Entre los factores de riesgo se encuentran los intentos de suicidio previos, los trastornos afectivos, los antecedentes o conflictos familiares, el abuso de alcohol y sustancias, la impulsividad y las armas en el hogar.
- A menudo hay un factor precipitante y una motivación (ganar atención, escapar, comunicarse, expresar amor o ira) además del aislamiento social preexistente.

Tratamiento

- Cuando los adolescentes se sientan deprimidos, pregúnteles por su sistema de apoyo. Pregunte si alguna vez han pensado en hacerse daño, y si es así, cuándo y cómo, si tenían un plan, si lo volverían a hacer y si se sienten igual ahora.

- Cuando los pacientes tienen tendencias suicidas o usted está preocupado por su seguridad, debe:
- Obtener una consulta psiquiátrica inmediata.
- Involucrar a los padres o al sistema de apoyo del paciente.
- Hacer un contrato de "no suicidio".
- Considerar un tratamiento antidepresivo.

ALCOHOL Y DROGAS

Definición y epidemiología

- Las drogas de las que más se abusa son el alcohol, la nicotina, la marihuana, la anfetamina ("*speed*") y la metanfetamina, la cocaína, los opiáceos, la metilendioximetanfetamina (MDMA; "éxtasis" o "Molly"), la dietilamida del ácido lisérgico (LSD), la fenciclidina (PCP), los medicamentos de venta con receta (oxicodona, Demerol®, metilfenidato), la catinona sintética ("sales de baño"), la heroína, los disolventes volátiles "*huffing*" y los esteroides anabolizantes.
- Más de la mitad de los adolescentes prueban una droga ilícita antes de terminar la preparatoria.
- Al menos una cuarta parte de los adolescentes ha consumido una droga ilícita distinta de la marihuana.
- Se calcula que entre 80 y 90% de los adolescentes prueban el alcohol antes de los 18 años de edad.
- Las drogas están ampliamente presentes y disponibles, incluso entre los niños de primaria y secundaria.
- El consumo habitual de alcohol y drogas, las borracheras y las lesiones, accidentes y consecuencias físicas relacionadas son problemáticos y comunes.
- La herramienta de cribado CRAFFT para el abuso de alcohol y drogas es para el grupo de edad de los adolescentes (dos o más respuestas afirmativas se consideran un cribado positivo).
  - **C:** ¿ha viajado alguna vez en un **C**OCHE (**C**AR) conducido por alguien (incluido usted mismo) que estaba "drogado" o había consumido alcohol o drogas?
  - **R:** ¿alguna vez ha consumido alcohol o drogas para **R**ELAJARSE, sentirse mejor consigo mismo o encajar?
  - **A:** ¿alguna vez ha consumido alcohol o drogas mientras está **A**ISLADO (**A**LONE)?
  - **F:** ¿alguna vez OLVIDÓ (**F**ORGET) las cosas que hizo mientras consumía alcohol o drogas?
  - **F:** ¿su familia o sus AMIGOS (**F**RIENDS) le han dicho alguna vez que debería reducir su consumo de alcohol o de drogas?
  - **T:** ¿se ha metido en problemas mientras consumía alcohol o drogas?
- Los factores que contribuyen a ello pueden ser la predisposición genética al alcoholismo o al abuso de sustancias, el consumo de drogas y el modelado de roles de los padres, la influencia de los compañeros, la baja autoestima, los trastornos de la personalidad, la experiencia de abuso o negligencia y la depresión.

Tratamiento

- Reconocer y tratar la adicción como un proceso de enfermedad.
- Fomentar la participación y el apoyo de la familia. Los recursos incluyen a Alcohólicos Anónimos, la National Council on Alcoholism and Drug Abuse (en Estados Unidos) y otros recursos locales para la evaluación formal del abuso de drogas/alcohol, el asesoramiento y las opciones de tratamiento.

LECTURAS RECOMENDADAS

American Psychiatric Association. Diagnostic and Statistical Manual of Mental Disorders. 5.a ed. Arlington, VA: American Psychiatric Association, 2013.

ASQ Toolkit. Disponible en: https://www.nimh.nih.gov/research/research-conducted-at-nimh/asq-toolkit-materials/index.shtml

Bedsider Birth Control Support Network. Disponible en el sitio web: www.bedsider.org

Centers for Disease Control and Prevention. STD treatment guidelines, 2015. Disponible en: https://www.cdc.gov/std/tg2015/default.htm

Cheung AH, Zuckerbrot RA, Jensen PS, et al. Guidelines for adolescent depression in primary care (GLAD-PC): Part II. Treatment and ongoing management. *Pediatrics* 2018;141(3):e20174082.

Committee on Adolescence. Contraception for adolescents. *Pediatrics* 2014;134(4):e1244–e1256. doi: 10.1542/peds.2014-2299.

English A, Ford CA. The HIPAA privacy policy rule and adolescents: legal questions and clinical challenges. *Perspect Sex Reprod Health* 2004;36(2):80–86.

Fontham ETH, Wolf AMD, Church TR, et al. Cervical cancer screening for individuals at average risk: 2020 guideline update from the American Cancer Society. *CA Cancer J Clin* 2020;70:321–346. https://doi.org/10.3322/caac.21628

GLAD-PC Toolkit. Disponible en: www.glad-pc.org

Hatcher RA, et al. Contraceptive Technology. 21.a ed. New York: Ayer Company Publishers, Inc., 2018.

Hornberger LL, Lane MA; Committee on Adolescence. Identification and management of eating disorders in children and adolescents. *Pediatrics* 2021;147(1):e2020040279. doi: 10.1542/peds.2020-040279.

Johnston LD, et al. Monitoring the Future National Results on Drug Use: 2012 Overview, Key Findings on Adolescent Drug Use. Ann Arbor: Institute for Social Research, The University of Michigan, 2013.

Knight J, et al. Validity of the CRAFFT substance abuse screening test among adolescent clinic patients. *Arch Pediatr Adolesc Med* 2002;156:607–614.

Medical Eligibility Criteria for Contraceptive Use. 5.a ed. Geneva: World Health Organization; 2015. PMID: 26447268.

Meites E, Kempe A, Markowitz LE. Use of a 2-dose schedule for human papillomavirus vaccination—updated recommendations of the advisory committee on immunization practices. *MMWR Morb Mortal Wkly Rep* 2016;65:1405–1408.

Neinstein LS. Adolescent Health Care: A Practical Guide. 6.a ed. Philadelphia, PA: Lippincott Williams & Wilkins, 2016.

Princeton University Emergency Contraception. Disponible en el sitio web: www.ec.princeton.edu

Schillie S, Wester C, Osborne M, et al. CDC recommendations for hepatitis C screening among adults—United States, 2020. *MMWR Recomm Rep* 2020;69(RR-2):1–17.

St Cyr S, Barbee L, Workowski KA, et al. Update to CDC's treatment guidelines for gonococcal infection, 2020. *MMWR Morb Mortal Wkly Rep* 2020;69:1911–1916.

The Center for Adolescent Health and the Law. Disponible en el sitio web: www.cahl.org

The Contraceptive Choice Project. Disponible en el sitio web: www.choiceproject.wustl.edu

Underwood JM, Brener N, Thornton J, et al. Overview and methods for the Youth Risk Behavior Surveillance System—United States, 2019. *MMWR Morb Mortal Wkly Rep Suppl* 2020;69(1):1–10.

Zuckerbrot RA, Cheung A, Jensen PS, et al.; GLAD-PC STEERING GROUP. Guidelines for adolescent depression in primary care (GLAD-PC): part I. Practice preparation, identification, assessment, and initial management. *Pediatrics* 2018;141(3):e20174081.

11 Enfermedades alérgicas y asma

Alexa Altman Doss, Jeffrey Stokes, Caroline C. Horner, y Lila Kertz

RINITIS ALÉRGICA

La rinitis alérgica (RA) se declara en hasta 40% de los niños estadounidenses y puede tener efectos significativos en la calidad de vida.

Fisiopatología

- En la fase inicial, los mediadores (histamina, triptasa) son liberados por los mastocitos cuando los anticuerpos de inmunoglobulina E (IgE) específicos del alérgeno se entrecruzan por los alérgenos y provocan edema agudo de la mucosa, secreción mucosa, fuga vascular y estimulación de las neuronas sensoriales.
- En la fase tardía, el reclutamiento de células inflamatorias (eosinófilos, linfocitos y basófilos) provoca una inflamación persistente, que puede durar días.

Anamnesis

- Los síntomas más comunes son rinorrea, olfateo, congestión nasal, respiración bucal, carraspeo secundario al goteo posnasal, estornudos, prurito, comezón nasal/palatina y tos. Con frecuencia se producen síntomas oculares concomitantes (véase "Conjuntivitis alérgica" más adelante).
- Determinar si los síntomas están presentes durante todo el año (rinitis perenne), solo durante una estación concreta (rinitis estacional) o de forma perenne con empeoramiento estacional.
- Determine si los síntomas son peores en un entorno específico, como en casa con una mascota, en la guardería o en la escuela.
- Identificar las medidas que alivian los síntomas, como el uso de medicamentos y la evasión de alérgenos.
- Pregunte por los síntomas que sugieren asma (véase "Asma" más adelante) ya que 75-80% de los niños con asma tienen RA concomitante.
- Revisar los antecedentes médicos personales y familiares en busca de afecciones atópicas.

Exploración física

- Inspeccione detenidamente la piel, los ojos, los oídos, la nariz y la garganta.
- Muchos niños tienen una decoloración oscura debajo de los párpados inferiores (espinillas alérgicas) y pliegues prominentes en la piel del párpado inferior (líneas de Dennie-Morgan). Un niño que se frota con frecuencia la nariz (saludo alérgico) puede desarrollar un pliegue nasal transversal (pliegue alérgico).
- Los hallazgos en el examen nasal incluyen cornetes pálidos y empapados (edematosos) y secreción nasal clara.
- Se puede observar respiración bucal.
- La formación de pequeños orificios trabeculados en la faringe posterior es un signo de hipertrofia folicular del tejido linfoide de la mucosa.

Evaluación

• Las pruebas cutáneas percutáneas para detectar aeroalérgenos ambientales son sensibles cuando se realizan con la técnica correcta y proporcionan información rápida.

• Las mediciones de IgE sérica específica para alérgenos son una alternativa, especialmente en niños con dermografismo, con eccema difuso o que no pueden suspender el uso de antihistamínicos o β-bloqueadores.

• Las pruebas de alérgenos alimentarios no se recomiendan en caso de síntomas aislados de rinitis (véase la sección "Alergia alimentaria" más adelante).

• La rinoscopia para visualizar directamente la mucosa nasal y las vías respiratorias superiores se utiliza con poca frecuencia en la población pediátrica para este diagnóstico.

• Diagnóstico diferencial.

• Otras causas comunes de los síntomas nasales son no alérgicas, incluidas las infecciosas, anatómica/mecánica, o irritante. La superposición de síntomas también puede ocurrir en la rinosinusitis, la discinesia ciliar, la hipertrofia adenoidea y, rara vez, en la fuga de LCR o los tumores nasales/sinusales.

• Diferenciar la RA de las infecciones virales recurrentes de las vías respiratorias superiores puede ser un reto. En presencia de fiebre, cefalea, mialgia o secreción nasal purulenta, debe considerarse una rinitis o rinosinusitis viral aguda.

• Los síntomas obstructivos y la secreción nasal purulenta unilateral pueden sugerir un cuerpo extraño retenido.

• La respiración bucal y los ronquidos pueden sugerir hipertrofia adenoidea coexistente.

• Los pólipos nasales son atípicos en la rinitis alérgica infantil y deben hacer que se evalúe la fibrosis quística.

Tratamiento

• Evitación mediante el control ambiental.

• En el caso de los alérgenos del exterior, limite la actividad al aire libre durante los días de mayor concentración de polen (días soleados, con viento y poca humedad). Cierre las ventanas y utilice el aire acondicionado.

• Aunque los hogares no pueden quedar "libres de alérgenos", la exposición a los principales alérgenos de interior puede reducirse.

• Para evitar los ácaros del polvo doméstico es necesario realizar múltiples intervenciones para obtener beneficios. Las medidas incluyen cambiar la ropa de cama semanalmente y lavarla con agua caliente (> 130 °F); colocar fundas impermeables a los ácaros del polvo en las almohadas, los colchones y las colchas; utilizar una aspiradora con filtro de partículas de alta eficiencia (HEPA); eliminar las alfombras en el dormitorio y reducir la humedad.

• Si el niño tiene síntomas de alergia a una mascota, lo ideal es sacarla de casa. Si esta opción no es factible, puede resultar útil mantener a la mascota fuera del dormitorio y restringirla a ciertas zonas de la casa con filtración de HEPA.

• Limitar la humedad ambiental y la intrusión de agua reduce la exposición a los hongos.

• Se recomiendan estrategias integrales de control de plagas para la alergia a las cucarachas.

• Farmacoterapia (tabla 11-1).

• Los corticoesteroides intranasales son potentes agentes antiinflamatorios que alivian la rinorrea, los estornudos, el prurito y la congestión.

  ○ Estos agentes están indicados para la rinitis alérgica tanto perenne como estacional.

  ○ Esta clase es la preferida para la monoterapia de la rinitis persistente.

  ○ Para optimizar los beneficios, administrar diariamente.

  ○ Informar a los pacientes sobre la técnica adecuada. Con la cabeza erguida o ligeramente inclinada hacia adelante, rocíe con la boquilla hacia arriba y hacia afuera (lejos del tabique y

TABLA 11-1	Medicamentos utilizados en el tratamiento de la rinitis alérgica
Corticoesteroides nasales	
Budesonida (Rhinocort Aqua®)	< 6 años: no establecido
	6-11 años: 1-2 pulverizaciones en cada fosa nasal al día
	≥ 12 años: 1-2 pulverizaciones en cada fosa nasal al día
Furoato de fluticasona (Sensimist® de venta sin receta)	< 2 años: no establecido
	2-11 años: 1-2 pulverizaciones en cada fosa nasal al día
	≥ 12 años: 1-2 pulverizaciones en cada fosa nasal al día
Propionato de fluticasona (Flonase®)	< 4 años: no establecido
	≥ 4 años: 1-2 pulverizaciones en cada fosa nasal al día
Furoato de mometasona monohidratado (Nasonex®)	< 2 años: no establecido
	2-11 años: 1 pulverización en cada fosa nasal al día
	≥ 12 años: 2 pulverizaciones en cada fosa nasal al día
Triamcinolona (Nasacort AQ®)	< 2 años: no establecido
	2-5 años: 1 pulverización en cada fosa nasal al día
	6-11 años: 1-2 pulverizaciones en cada fosa nasal al día
	≥ 12 años: 1-2 pulverizaciones en cada fosa nasal al día
Antihistamínicos H1 de segunda generación	
Cetirizina (Zyrtec®)	< 6 meses: no establecido
	6-12 meses: 2.5 mg V.O. al día
	12-24 meses: 2.5 mg V.O. al día o 2 veces al día
	2-5 años: 2.5-5 mg V.O. al día
	≥ 6 años: 5-10 mg V.O. al día
Levocetirizina (Xyzal®)	< 6 meses: no establecido
	6 meses-≤ 5 años: 1.25 mg V.O. al día
	6-11 años: 2.5 mg V.O. al día
	≥ 12 años: 5 mg V.O. al día
Fexofenadina (Allegra®)	< 6 meses: no establecido
	6-23 meses: 15 mg V.O. 2 veces al día
	2-11 años: 30 mg V.O. 2 veces al día
	≥ 12 años: 60 mg V.O. 2 veces al día; 180 mg V.O. al día
Loratadina (Claritin®)	< 2 años: no establecido
	2-5 años: 5 mg V.O. al día
	> 5 años: 10 mg V.O. al día
Desloratadina (Clarinex®)	< 6 meses: no establecido
	6-11 meses: 1 mg V.O. al día
	12 meses-5 años: 1.25 mg V.O. al día
	6-11 años: 2.5 mg V.O. al día
	≥ 12 años: 5 mg V.O. al día

v.o.: vía oral.

apuntando hacia la parte exterior del ojo ipsilateral). Evite olfatear con fuerza para evitar la administración excesiva de la garganta.

  ◦ Los efectos secundarios incluyen epistaxis, ardor/escozor e irritación orofaríngea. La revisión de la administración intranasal adecuada o la interrupción temporal pueden resolver estos síntomas.

• Los antihistamínicos reducen la rinorrea, los estornudos y el prurito.

  ◦ Los antihistamínicos H_1 de segunda generación (loratadina, desloratadina, cetirizina, levocetirizina y fexofenadina) son la clase oral preferida cuando se utilizan antihistamínicos para la RA. Los agentes de segunda generación tienen menos probabilidades de atravesar la barrera hematoencefálica, minimizando la sedación. La duración de la acción permite una dosis diaria para la mayoría.

  ◦ Los antihistamínicos intranasales tópicos (azelastina y olopatadina) son una opción de tratamiento inicial para la RA. Estos agentes mejoran la congestión de forma más eficaz que los antihistamínicos orales y tienen un perfil de seguridad favorable con un rápido inicio de acción. El sabor característico de estos medicamentos puede limitar la aceptación de los pacientes.

  ◦ Los antihistamínicos H_1 de primera generación (hidroxicina, clorfenamina y difenhidramina) no se recomiendan para el tratamiento de la RA. La sedación potencial, el deterioro del rendimiento, la mala calidad del sueño y los efectos anticolinérgicos limitan su tolerabilidad. Además, no se recomienda el uso de difenhidramina de venta libre en niños < 6 años de edad. La FDA emitió una alerta en septiembre de 2020 en la que advertía a los cuidadores de los peligros del "reto del Benadryl"", en el que los adolescentes tomaban a propósito grandes dosis de difenhidramina.

• El antagonista de los receptores de leucotrienos montelukast debe reservarse para los pacientes con RA que no son tratados eficazmente con otros medicamentos para la alergia o que no los toleran. La FDA emitió una advertencia sanitaria con un recuadro negro en marzo de 2020 por posibles acontecimientos neuropsiquiátricos.

• El ipratropio intranasal es un anticolinérgico que puede ser eficaz cuando la rinorrea es el síntoma predominante.

• En raras ocasiones puede utilizarse un tratamiento corto (3-7 días) de corticoesteroides orales para los síntomas graves o intratables, sobre todo durante los picos de las estaciones polínicas.

• Los descongestionantes tópicos (clorhidrato de oximetazolina) son eficaces para el alivio a corto plazo de los síntomas, como la rinorrea y la congestión. Limite su uso a 3-5 días para evitar la rinitis medicamentosa.

• Los descongestionantes orales no se recomiendan para la terapia de mantenimiento y deben utilizarse con precaución en niños (especial precaución en pacientes < 6 años de edad y con ciertas condiciones como arritmias, hipertensión, glaucoma, hipertiroidismo y otras condiciones enumeradas).

• Inmunoterapia subcutánea (ITSC).

  • El mecanismo exacto de la ITSC sigue sin estar claro. Se han observado reducciones en la IgE específica circulante y aumentos de la IgG específica de los alérgenos.

  • Los beneficios potenciales de la ITSC pueden incluir la reducción de la farmacoterapia, la reducción de los síntomas y la prevención del asma en pacientes con RA.

  • El tratamiento es individualizado y se basa en la sensibilización identificada a los alérgenos.

  • La inmunoterapia requiere un compromiso de varios años por parte de los cuidadores y del niño.

  • Con el riesgo conocido de anafilaxia, la ITSC debe ser prescrita solo por médicos formados en alergia e inmunoterapia y administrada en la consulta con equipo para tratar eficazmente las reacciones.

• Inmunoterapia sublingual (ITSL).

  • Los productos de ITSL exclusivos para el polen de gramíneas están aprobados para los niños (Grastek® ≥ 5 años de edad, Oralair® ≥ 10 años de edad). Los efectos secundarios incluyen prurito oral e irritación de la garganta.

CONJUNTIVITIS ALÉRGICA

• La conjuntivitis alérgica se observa con frecuencia de forma concomitante con la rinitis alérgica (RA).
• Los síntomas incluyen ojos llorosos, comezón, enrojecimiento e inflamación de los párpados.
• La fisiopatología es similar a la de la RA e implica los mismos mediadores y células inflamatorias.

Anamnesis y exploración física

• La conjuntivitis alérgica se caracteriza por un inicio agudo, afectación bilateral, secreción acuosa clara y prurito.
• La exploración puede revelar hiperemia bilateral y edema de las conjuntivas.
• El ojo rojo es el distintivo de todas las conjuntivitis, y el examen debe evaluar otras estructuras oculares para su contribución.

Evaluación

• La presencia de IgE específica del alérgeno puede detectarse mediante pruebas cutáneas percutáneas o IgE específica del alérgeno (véase "Rinitis alérgica").
• La provocación ocular con alérgenos es sensible pero rara vez se utiliza clínicamente.
• Diagnóstico diferencial.
  • La conjuntivitis bacteriana se caracteriza por un inicio agudo, secreción purulenta espesa, dolor mínimo y antecedentes de exposición. A menudo se presenta como una enfermedad unilateral que puede infectar posteriormente el lado contralateral.
  • La conjuntivitis viral se caracteriza por un inicio agudo/subagudo, secreción acuosa clara (con frecuencia bilateral) y antecedentes de infección respiratoria superior reciente.
• Queratoconjuntivitis.
  ○ La queratoconjuntivitis vernal presenta una inflamación bilateral de la conjuntiva con papilas gigantes en la conjuntiva tarsal superior con una secreción mucosa viscosa. La comezón es el síntoma más común. También se informa de fotofobia, sensación de cuerpo extraño, lagrimeo y blefaroespasmo. La aparición en primavera es frecuente, y los niños presentan una mayor incidencia.
  ○ La queratoconjuntivitis atópica es una inflamación bilateral de la conjuntiva y los párpados relacionada con la dermatitis atópica. El síntoma más común es la comezón bilateral de los párpados, y los síntomas son perennes.
  ○ Tanto la queratoconjuntivitis vernal como la atópica son trastornos que ponen en peligro la vista y deben ser remitidos inmediatamente a un oftalmólogo.

Tratamiento

• La identificación y la evitación del alérgeno o los alérgenos identificados pueden ser útiles (véase "Rinitis alérgica" antes).
• Los esteroides intranasales, los antihistamínicos H_1 de segunda generación por vía oral y los antagonistas de los leucotrienos por vía oral pueden reducir los síntomas oculares (como en el tratamiento de la RA). Si los síntomas oculares son la principal queja, se prefieren los tratamientos tópicos.
• Los sustitutos de las lágrimas artificiales proporcionan una función de barrera, eliminan los alérgenos y diluyen los mediadores inflamatorios.
• Los antihistamínicos tópicos con efectos estabilizadores de los mastocitos (alcaftadina, azelastina, bepotastina, cetirizina, emedastina, epinastina, ketotifeno, olopadina) proporcionan un alivio de los síntomas agudos y también previenen el desarrollo de los síntomas cuando se utilizan de forma profiláctica.
• Los estabilizadores de los mastocitos (cromolina, lodoxamida, nedocromilo, pemirolast) inhiben la degranulación de los mastocitos y la liberación de mediadores inflamatorios. La necesidad de utilizarlos de forma profiláctica y el frecuente intervalo de dosificación pueden limitar su atractivo.

- Los vasoconstrictores tópicos (nafazolina, feniramina) reducen la inyección pero tienen poco efecto sobre el prurito o la inflamación. El uso continuo puede causar conjuntivitis medicamentosa.

- Los corticoesteroides tópicos son el tratamiento terciario de la conjuntivitis alérgica y la consideración de utilizar esteroides tópicos potentes debe motivar la derivación a oftalmología. Otras indicaciones para la evaluación oftalmológica son las quejas oculares persistentes y la consideración de esteroides sistémicos.

- La dificultad de administrar gotas oftálmicas y la frecuencia de las dosis son los factores limitantes más comunes. Algunos pacientes también se quejan de ardor, escozor y sabor.

DERMATITIS ATÓPICA (ECCEMA)

- La dermatitis atópica es una enfermedad inflamatoria crónica recidivante y remitente de la piel que se caracteriza por una dermatitis con morfología y distribución típicas.

- El eccema es un término genérico para la piel seca, mientras que la dermatitis atópica es un subconjunto específico del eccema.

- La prevalencia global de la dermatitis atópica en Estados Unidos (EUA) es de hasta 17% entre los niños en edad escolar, lo que conlleva una considerable morbilidad relacionada con la enfermedad, que incluye irritabilidad, infecciones cutáneas secundarias, trastornos del sueño, absentismo escolar y mala imagen de sí mismo.

Anamnesis

- La edad de inicio es un factor a tener en cuenta, ya que 45% de los individuos afectados manifiesta la dermatitis atópica en los primeros 6 meses de vida, 60% en el primer año y 90% a los cinco años.

- El prurito es un rasgo característico del eccema, a menudo descrito como el "picazón o comezón que da sarpullido". El rascado provoca un mayor compromiso de la barrera cutánea y aumenta la inflamación.

- La xerosis (piel seca) también afecta a la piel no lesionada.

- (En otras afecciones, que suelen confundirse con la dermatitis atópica [dermatitis seborreica, eccema numular y psoriasis], la piel no afectada suele estar sana).

- Los pacientes pueden tener antecedentes personales y familiares de atopia (asma, rinitis alérgica, alergia alimentaria).

- Aproximadamente 70% tiene antecedentes familiares de enfermedades atópicas.

- Los factores exacerbantes son los alérgenos inhalados (p. ej., caspa de animales domésticos, ácaros del polvo) y los alérgenos alimentarios (huevo, leche, trigo, soja, cacahuate, frutos secos, mariscos).

- La afectación sistémica, con retraso en el crecimiento, diarrea crónica o infecciones recurrentes, debe hacer pensar en una enfermedad sistémica subyacente, como la inmunodeficiencia (p. ej., los síndromes de Wiskott-Aldrich, de Netherton, de inmunodesregulación poliendocrinopatía enteropatía ligada al cromosoma X [IPEX] y de hiper-IgE) o malabsorción (p. ej., deficiencia de zinc o fibrosis quística).

Exploración física

- Xerosis.
- Morfología de las lesiones.
  - Lesiones agudas: pápulas pruriginosas con excoriación y exudación serosa.
  - Lesiones crónicas: pápulas y placas liquenificadas.
  - Abrasiones lineales superficiales por rascado.
  - Bordes lesionales indistintos, a diferencia de los de la psoriasis.

- Áreas de afectación. Aunque la dermatitis atópica puede aparecer en cualquier parte del cuerpo, los patrones característicos incluyen:
  - Lactantes: mejillas, frente y superficie extensora de las extremidades.
  - Niños/adolescentes: superficie flexora de las extremidades, fosas poplítea y antecubital, y superficie ventral de muñecas y tobillos.
  - Zonas atípicas: región del pañal (difícil de rascar para el niño) y pliegues nasolabiales (por lo común implicados en la dermatitis seborreica).
- Otros hallazgos físicos pueden incluir:
  - Eccema de pezón.
  - Ictiosis, hiperlinearidad palmar, queratosis pilaris.
  - Dermatografismo blanco.

Evaluación

- El diagnóstico se basa en las características clínicas. La biopsia de piel no es esencial para el diagnóstico.
- Identificar los factores que exacerban la dermatitis atópica.
- Alergia alimentaria.
  - Un tercio de los niños con dermatitis atópica de moderada a grave experimentan un empeoramiento del eccema cuando se exponen a alérgenos alimentarios en un plazo de 24 horas. No suele relacionarse con la clásica reacción alimentaria "alérgica" inmediata.
  - Las pruebas cutáneas percutáneas, la IgE sérica específica de los alimentos y las pruebas de desafío alimentario oral pueden ayudar a identificar alimentos específicos.
- Sensibilidad a los aeroalérgenos.
- Infecciones.
  - Bacterias. *Staphylococcus aureus* (cutánea, nasal o ambas) coloniza 80-90% de las personas con dermatitis atópica, lo que puede conducir a la sobreinfección o a la producción de superantígenos y aumentar la inflamación cutánea.
  - Virus cutáneos.
    ○ Virus del herpes simple (eccema herpético). Estas vesículas o lesiones individuales "perforadas" tienen una base eritematosa. Confirmar por medio de la prueba de reacción en cadena de la polimerasa del virus del herpes simple a partir de una vesícula recién descubierta.
    ○ Molusco contagioso.
  - *Malassezia sympodialis* (antes *Pityrosporum ovale*). Considérese en individuos con eccema recalcitrante, especialmente con lesiones concentradas en la cabeza, el cuello y la parte superior del torso. El tratamiento es una terapia antifúngica oral (itraconazol).
- Diagnóstico diferencial.
  - Enfermedad dermatológica: dermatitis seborreica, psoriasis, eccema numular, dermatitis de contacto irritante o alérgica, queratosis pilar, ictiosis, liquen simple crónico y síndrome de Netherton.
  - Infecciones: sarna, tiña corporal, tiña versicolor y eccema asociado al VIH.
  - Enfermedad metabólica: deficiencia de zinc o biotina y fenilcetonuria.
  - Inmunodeficiencia: véase la exposición anterior.
  - Enfermedad neoplásica: micosis fungoide (linfoma cutáneo de células T) e histiocitosis de Langerhans.

Tratamiento

- Limitar la exposición a los desencadenantes.
  - Irritantes inespecíficos: usar ropa no oclusiva y evitar la lana o el material sintético.
  - Alérgenos: eliminar el contacto con los desencadenantes alérgicos establecidos (alimentos o aeroalérgenos) si se identifican.

- Tratamiento tópico.
- Emolientes: la rehidratación de la piel es clave para detener el ciclo "comezón-rascado" mediante el método "remojar y sellar". Son necesarios baños diarios con agua tibia durante 10-20 minutos seguidos de la aplicación de un emoliente espeso. Minimizar el uso de jabón y productos con fragancias.
- Corticoesteroides tópicos, que son el estándar de oro para el tratamiento de áreas agudamente inflamadas.
  - Utilizar corticoesteroides de potencia leve a moderada en niños (p. ej., pomada de hidrocortisona al 1% y pomada de triamcinolona al 0.1%, respectivamente).
  - Utilizar solo corticoesteroides de potencia leve en la cara, los genitales y las zonas intertriginosas.
- Inhibidores tópicos de la calcineurina, como el pimecrolimus y el tacrólimus.
  - Agentes tópicos no esteroideos eficaces en el tratamiento de la dermatitis atópica que están aprobados para niños de 2 años de edad o más.
  - Una advertencia sanitaria con un "recuadro negro" de la Food and Drug Administration de EUA para los inhibidores tópicos de la calcineurina, recomienda estos fármacos como opciones de tratamiento de segunda línea.
- El inhibidor tópico de la fosfodiesterasa 4, crisaborola, ha sido aprobado para su uso en niños de 2 años de edad o más con dermatitis atópica de leve a moderada.
- Terapia de envoltura húmeda: consiste en aplicar una capa húmeda de apósito de algodón (o pijama de algodón) sobre los emolientes tópicos y luego colocar una capa de ropa seca por encima.
- Tratamiento antimicrobiano.
- Pueden aplicarse antisépticos tópicos (mupirocina, triclosán o clorhexidina) en las zonas excoriadas abiertas. La mupirocina intranasal puede utilizarse para erradicar el transporte nasal de *S. aureus* si se detecta. Debe evitarse la neomicina porque puede causar dermatitis de contacto.
- Baños con lejía, que pueden disminuir la colonización. Añada 1-2 tazas de lejía doméstica por bañera (añadir una taza de sal de mesa puede disminuir la sensación de comezón). El uso de baños de lejía suele ser dos veces por semana.
- Antibióticos sistémicos.
  - Si hay indicios de sobreinfección bacteriana (p. ej., lesiones con costras de color miel), están indicados los antibióticos antiestafilocócicos sistémicos; un tratamiento de 5 a 10 días suele ser suficiente.
  - No se aconseja el tratamiento profiláctico debido a la aparición de resistencia bacteriana.
- Corticoesteroides sistémicos: estos agentes son eficaces en cursos cortos, pero el perfil de efectos secundarios sistémicos limita su aplicabilidad a largo plazo.
- Antihistamínicos sistémicos.
  - El principal valor terapéutico de los antihistamínicos sistémicos reside en el efecto sedante de los bloqueadores de la histamina de primera generación, que ayuda a minimizar el rascado y las molestias cuando se utilizan según sea necesario por la noche. Los antihistamínicos no sedantes suelen ser ineficaces para disminuir el prurito.
  - Deben evitarse los antihistamínicos tópicos porque pueden causar sensibilización y empeorar la enfermedad.
- Otros tratamientos: luz ultravioleta (PUVA), ciclosporina sistémica, azatioprina e inmunoterapia.
- El dupilumab es un anticuerpo monoclonal de la subunidad del receptor de la IL-4 que ha sido aprobado para el uso de la dermatitis atópica en niños de 6 años de edad en adelante con dermatitis atópica no controlada de moderada a grave.

Consideraciones especiales

- Trastornos atópicos asociados: la dermatitis atópica en la primera infancia puede anunciar la progresión hacia otras afecciones alérgicas. Esto se conoce como la marcha atópica (rinitis alérgica y asma).

- Prevención.
  - Ninguna política de prevención específica ha demostrado beneficios consistentes, incluyendo los probióticos, la terapia de hidratación en la infancia y la lactancia materna.
- Anamnesis natural: la remisión de la dermatitis atópica varía según la edad de presentación. En los niños con síntomas iniciados en los primeros 2 años de vida, 43% tuvo remisión a los 3 años de edad. La gravedad y la sensibilización atópica se relacionaron con una enfermedad más importante.

ASMA

Definición

- El asma es una enfermedad pulmonar obstructiva reversible que se caracteriza por la inflamación e hiperreactividad de las vías respiratorias con edema de la mucosa de las mismas, broncoconstricción y taponamiento de la mucosa.
- Clínicamente, el asma se presenta con episodios recurrentes de sibilancias, tos, opresión en el pecho, falta de aire y aumento del trabajo respiratorio.
- El diagnóstico se basa en los antecedentes, la presencia de sibilancias, la tos y el aumento del trabajo respiratorio que se resuelve en respuesta al tratamiento con broncodilatadores y corticoesteroides. Hay muchas enfermedades que pueden presentarse con sibilancias y que deben tenerse en cuenta, especialmente en los pacientes que presentan un primer episodio de sibilancias o que no responden al tratamiento del asma (tabla 11-2).

Anamnesis

- Historia del episodio actual: factores precipitantes, inicio y progresión de los síntomas, tratamiento y respuesta al tratamiento.
- Historial crónico.
  - Edad del primer episodio, edad en el momento del diagnóstico y evolución de la enfermedad en el tiempo; los signos y síntomas típicos, así como los factores precipitantes (desencadenantes).
  - Uso de la medicación: dosis, frecuencia, vía y horario de todos los medicamentos de alivio rápido y de control; efecto de las dosis omitidas de los medicamentos; efectos secundarios y reacciones adversas. Revisar la técnica de administración de la medicación inhalada.
  - Evaluación de la gravedad del asma crónica (la intensidad intrínseca del proceso de la enfermedad) para iniciar el tratamiento.
    - Determinar la gravedad cuantificando la frecuencia de los síntomas diurnos, los síntomas nocturnos, el uso de β-agonistas de rescate y la interferencia con la actividad.
    - Véase la tabla 11-3, en la que se evalúan tanto los dominios de deterioro (la frecuencia e intensidad de los síntomas y el deterioro funcional que el paciente experimenta en la actualidad o ha experimentado recientemente) como el riesgo (la probabilidad de que se produzcan

TABLA 11-2	Diagnóstico diferencial de las sibilancias que no responden al tratamiento del asma
Infección	**Masa**
Cuerpo extraño	Displasia broncopulmonar
Anomalías anatómicas	Insuficiencia cardiaca congestiva
Alergia	Fibrosis quística
Sinusitis	Aspiración crónica
Disfunción de las cuerdas vocales	Enfermedad por reflujo gastroesofágico

TABLA 11-3 Clasificación de la gravedad del asma e inicio del tratamiento en los niños

(Continúa)

Clave: BAAC, β2-agonistas de acción corta; CEI, corticoesteroides inhalados; CVF, capacidad vital forzada; FEV1, volumen espiratorio forzado en 1 segundo; N/A no aplicable; UCI, unidad de cuidados intensivos.

Notas:

- El nivel de gravedad se determina tanto por el deterioro como por el riesgo. Evaluar el dominio de deterioro por el recuerdo del cuidador de las 2-4 semanas anteriores. Asigne la gravedad a la categoría más severa en la que se encuentre cualquier característica.

- La frecuencia y la gravedad de las exacerbaciones pueden fluctuar a lo largo del tiempo en los pacientes de cualquier categoría de gravedad. En la actualidad, no hay datos suficientes para establecer una correspondencia entre las frecuencias de las exacerbaciones y los distintos niveles de gravedad del asma. En general, las exacerbaciones más frecuentes y graves (p. ej., que requieran una hospitalización urgente, no programada o un ingreso en la UCI) indican una mayor gravedad de la enfermedad subyacente. A efectos del tratamiento, los pacientes con ≥ 2 exacerbaciones descritas anteriormente pueden considerarse iguales a los pacientes que tienen asma persistente, incluso en ausencia de niveles de deterioro compatibles con el asma persistente.

Componentes de la gravedad		Intermitente		Persistente — Leve		Persistente — Moderada		Persistente — Grave	
		0-4 años	5-11 años	0-4 años	5-11 años	0-4 años	5-11 años	0-4 años	5-11 años
Discapacidad (o limitación de la actividad)	Síntomas	≤ 2 días/semana	≤ 2 días/semana	> 2 días/semana pero no diariamente	> 2 días/semana pero no diariamente	Diario	Diario	A lo largo del día	A lo largo del día
	Despertares nocturnos	0	≤ 2/mes	1-2x/mes	3-4x/mes	3-4x/mes	> 1x/semana pero no por la noche	> 1x/semana	A menudo 7x/semana
	Uso de BAAC para controlar los síntomas	≤ 2 días/semana	≤ 2 días/semana	> 2 días a la semana pero no diariamente	> 2 días a la semana pero no diariamente	Diario	Diario	Varias veces al día	Varias veces al día
	Interferencia con la actividad normal	Ninguna	Ninguna	Limitación menor	Limitación menor	Alguna limitación	Alguna limitación	Extremadamente limitada	Extremadamente limitada
	Función pulmonar: • FEV1 (predicho) o flujo espiratorio máximo (marca personal) • FEV1/CVF	N/A	FEV1 normal entre exacerbaciones > 80% > 85%	N/A	> 80% > 80%	N/A	60-80% 75-80%	N/A	< 60% < 75%
Riesgo	Exacerbaciones que requieren corticoesteroides sistémicos orales (considerar la gravedad y el intervalo desde la última exacerbación)	0-1/año (véanse las notas)	0-1/año (véanse las notas)	≥ 2 exacerbaciones en 6 meses que requieran corticoesteroides sistémicos orales, o > 4 episodios de sibilancias/1 año de duración > 1 día Y factores de riesgo para asma persistente	≥ 2/año (véanse las notas) El riesgo anual relativo puede estar relacionado con el FEV1	←	↑	←	↑
Paso recomendado para iniciar el tratamiento (Véase "Enfoque gradual para el control del asma" para conocer los pasos del tratamiento) El enfoque gradual pretende ayudar a, no sustituir, la toma de decisiones clínicas necesarias para satisfacer las necesidades individuales de los pacientes		Paso 1 (para ambos grupos de edad)		Paso 2 (para ambos grupos de edad)		Paso 3 y considerar un curso corto de corticoesteroides sistémicos orales	Paso 3: opción de dosis media de CEI y considerar un curso corto de corticoesteroides sistémicos orales	Paso 3 y considerar un curso corto de corticoesteroides sistémicos orales	Paso 3: opción de dosis media de CEI O paso 4 y considerar un curso corto de corticoesteroides sistémicos orales

En 2-6 semanas, dependiendo de la gravedad, evaluar el nivel de control del asma que se consigue.
- Niños de 0-4 años: si no se observa un beneficio claro en 4-6 semanas, suspender el tratamiento y considerar diagnósticos alternativos o ajustar la terapia.
- Niños de 5-11 años: ajustar el tratamiento en consecuencia.

TABLA 11-3 Clasificación de la gravedad del asma e inicio del tratamiento en los niños (*continuación*)

Clasificación de la gravedad del asma ≥ 12 años de edad

Componentes de la gravedad		Intermitente	Persistente			
			Leve	Moderada	Grave
Deterioro FEV₁/CVF normal: 8-19 años 85% 20-39 años 80% 40-59 años 75% 60-80 años 70%	Síntomas	≤2 días/semana	>2 días/semana pero no diariamente	Diario	A lo largo del día
	Despertares nocturnos	≤2×/mes	3-4×/mes	>1×/semana pero no por la noche	A menudo 7×/semana
	Uso de BAAC para el control de los síntomas (no para la prevención del BIE)	≤2 días/semana	>2 días/semana pero no diariamente, y no más de 1× en cualquier día	Diario	Varias veces al día
	Interferencia con la actividad normal	Ninguna	Limitación menor	Alguna limitación	Extremadamente limitada
	Función pulmonar	• FEV₁ normal entre exacerbaciones • FEV₁ > 80% previsto • FEV₁/CVF normal	• FEV₁> 80% previsto • FEV₁/CVF normal	• FEV₁ > 80% pero <80% previsto • FEV₁/CVF reducido 5%	• FEV₁ < 60% previsto • FEV₁/CVF reducido > 5%
Riesgo	Exacerbaciones que requieren corticosteroides sistémicos orales	0-1/año (véase la nota)	>2/año (véase la nota) Considerar la gravedad y el intervalo desde la última exacerbación. La frecuencia y la gravedad pueden fluctuar a lo largo del tiempo en los pacientes de cualquier categoría de gravedad. El riesgo anual relativo de exacerbaciones puede estar relacionado con el FEV₁		
Paso recomendado para iniciar el tratamiento (Véase "Enfoque gradual para el control del asma" para conocer los pasos del tratamiento)		Paso 1	Paso 2	Paso 3 y considerar un curso corto de corticosteroides orales	Paso 4 o 5
		En 2-6 semanas, evaluar el nivel de control del asma que se ha alcanzado y ajustar el tratamiento en consecuencia			

Clave: BAAC, β₂-agonistas de acción corta; BIE, broncoespasmo inducido por el ejercicio; CVF, capacidad vital forzada; FEV₁ volumen espiratorio forzado en 1 segundo; UCI, unidad de cuidados intensivos.

Notas:

■ El enfoque gradual pretende ayudar a, no sustituir, la toma de decisiones clínicas necesarias para satisfacer las necesidades individuales de los pacientes.

■ El nivel de gravedad se determina mediante la evaluación del deterioro y del riesgo. Evaluar el dominio del deterioro mediante el recuerdo del paciente/cuidador de las 2-4 semanas anteriores y la espirometría. Asigne la gravedad a la categoría más severa en la que se encuentre cualquier característica.

■ En la actualidad, no hay datos suficientes para hacer corresponder las frecuencias de las exacerbaciones con los distintos niveles de gravedad del asma. En general, las exacerbaciones más frecuentes e intensas (p. ej., que requieren atención urgente o no programada, hospitalización o ingreso en la UCI) indican una mayor gravedad de la enfermedad subyacente. A efectos de tratamiento, los pacientes que tuvieron ≥ 2 exacerbaciones que requieren corticosteroides sistémicos orales en el último año pueden ser considerados igual que los pacientes que tienen asma persistente, incluso en ausencia de niveles de deterioro compatibles con el asma persistente.

Del National Heart, Lung, and Blood Institute, National Institutes of Health. Guidelines for the diagnosis and management of asthma. Publicación de los NIH núm. 97-4051, julio de 1997.

exacerbaciones del asma, el deterioro progresivo de la función pulmonar o el crecimiento, o el riesgo de efectos adversos de los medicamentos). Este esquema de clasificación es el más adecuado para los pacientes que no reciben tratamiento de control.
• Evaluación del control del asma para ajustar el tratamiento.
  ○ Determinar el número de días de escuela perdidos a causa del asma; el número de visitas a urgencias e ingresos previos, incluidos los cuidados intensivos con o sin intubación; el uso previo de corticoesteroides orales, incluido el número de ráfagas de corticoesteroides previas y la fecha del último curso de corticoesteroides, y la frecuencia de uso de salbutamol.
  ○ Utilícese la tabla 11-4, evaluando los dominios de deterioro y riesgo, para determinar el nivel de control del asma. Este enfoque es el más apropiado para los pacientes que reciben tratamiento de control.
• Antecedentes ambientales: exposición a alérgenos (moho, polen, animales, ácaros del polvo, cucarachas) e irritantes inespecíficos de las vías respiratorias (humo, olores).
• Revisión de los sistemas.
  ○ Se centra en la alergia; el eccema; la infección, especialmente la neumonía, el oído, la nariz y la garganta, incluyendo la otitis media y la sinusitis; las anomalías de las vías respiratorias; antecedentes de cirugía y la apnea obstructiva del sueño, y el sistema gastrointestinal, incluyendo el reflujo gastroesofágico, la nutrición y el crecimiento.
  ○ Deben documentarse las pruebas previas (p. ej., radiografía de tórax, pruebas de función pulmonar, de alergia y del sudor).
• Antecedentes familiares: asma, alergia, eccema y fibrosis quística.
• Historial social para determinar los obstáculos a la atención sanitaria, en particular la cobertura del seguro y el transporte.

Exploración física

• Inicialmente se debe realizar una evaluación rápida para determinar los pacientes que requieren atención inmediata.
• La evaluación debe incluir lo siguiente: el color, las constantes vitales, la saturación de oxígeno, la calidad del intercambio de aire, la presencia de sibilancias o crepitaciones, la relación entre el tiempo de inspiración y el de espiración, el uso de los músculos accesorios, la capacidad de hablar con frases y el estado mental.
• Véase la tabla 11-5 para una guía de la frecuencia respiratoria normal según la edad.

Estudios de laboratorio

• La radiografía de tórax no es necesaria de forma rutinaria pero puede considerarse durante el primer episodio de sibilancias, si el paciente está febril, tiene una asimetría marcada en la exploración del tórax o hay una mala respuesta al tratamiento.
• La oximetría de pulso puede utilizarse para estimar la saturación de oxígeno.
• La medición de la gasometría arterial debe considerarse en los pacientes con sufrimiento grave o con una necesidad creciente de oxígeno suplementario. La gasometría capilar tiene un valor limitado en la evaluación de la oxigenación.
• La espirometría no se suele realizar en el entorno de los pacientes hospitalizados o de los servicios de urgencias ni se utiliza para establecer el diagnóstico de asma; la espirometría demuestra la obstrucción de las vías respiratorias, así como la reversibilidad de la obstrucción.
• La fracción exhalada de óxido nítrico (FeNO) es una medida de la inflamación de las vías respiratorias de tipo 2. Puede ayudar a confirmar el diagnóstico de asma en pacientes ≥ 5 años de edad.
• Se debe considerar la fluoroscopia torácica o la broncoscopia si el historial sugiere la posibilidad de aspiración de un cuerpo extraño.

TABLA 11-4 Evaluación del control del asma y ajuste del tratamiento en los niños

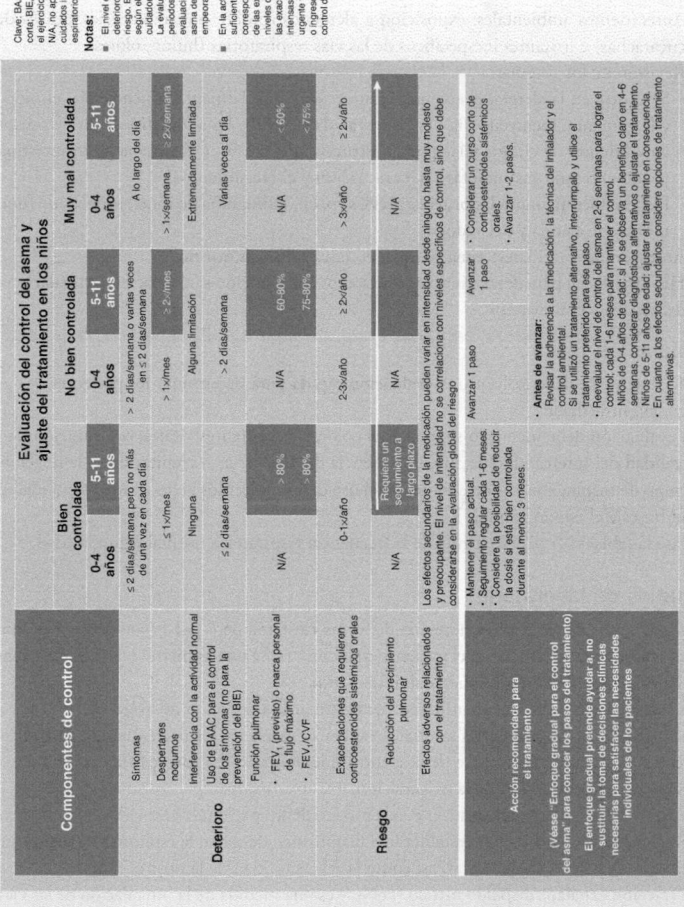

Componentes de control		Evaluación del control del asma y ajuste del tratamiento en los niños						
		Bien controlada		**No bien controlada**		**Muy mal controlada**		
		0-4 años	5-11 años	0-4 años	5-11 años	0-4 años	5-11 años	
Deterioro	Síntomas	≤ 2 días/semana pero no más de una vez en cada día	≤ 2 días/semana	> 2 días/semana o varias veces en ≤ 2 días/semana	> 2 días/semana	A lo largo del día	Varias veces al día	
	Despertares nocturnos	≤ 1/mes	≤ 1/mes	> 1/mes	≥ 2/mes	> 1x/semana	≥ 2/semana	
	Interferencia con la actividad normal	Ninguna	Ninguna	Alguna limitación	Alguna limitación	Extremadamente limitada	Extremadamente limitada	
	Uso de BAAC para el control de los síntomas (no para la prevención del BIE)	≤ 2 días/semana	≤ 2 días/semana	> 2 días/semana	> 2 días/semana	Varias veces al día	Varias veces al día	
	Función pulmonar							
	• FEV₁ (previsto) o marca personal de flujo máximo	N/A	> 80%	N/A	60-80%	N/A	< 60%	
	• FEV₁/CVF		> 80%		75-80%		< 75%	
Riesgo	Exacerbaciones que requieren corticoesteroides sistémicos orales	0-1x/año	2-3x/año	2-3x/año	≥ 2x/año	> 3x/año	≥ 2x/año	
	Reducción del crecimiento pulmonar	N/A	Requiere un seguimiento a largo plazo	N/A	N/A	N/A	N/A	
	Efectos adversos relacionados con el tratamiento	Los efectos secundarios de la medicación pueden variar en intensidad desde ninguno hasta muy molesto y preocupante. El nivel de intensidad no se correlaciona con niveles específicos de control, sino que debe considerarse en la evaluación global del riesgo						
	Acción recomendada para el tratamiento (Véase "Enfoque gradual para el control del asma" para conocer los pasos del tratamiento) El enfoque gradual pretende ayudar a, no sustituir, la toma de decisiones clínicas necesarias para satisfacer las necesidades individuales de los pacientes	• Mantener el paso actual. • Seguimiento regular cada 1-6 meses. • Considere la posibilidad de reducir la dosis si está bien controlada durante al menos 3 meses.		Avanzar 1 paso	Avanzar 1 paso	• Considerar un curso corto de corticoesteroides sistémicos orales. • Avanzar 1-2 pasos.		

Antes de avanzar:
• Revisar la adherencia a la medicación, la técnica del inhalador y el control ambiental.
• Si se utilizó un tratamiento alternativo, interrúmpalo y utilice el tratamiento preferido para esa paso.
• Reevaluar el nivel de control del asma en 2-6 semanas para lograr el control; cada 1-6 meses para mantener el control.
Niños de 0-4 años de edad: si no se observa un beneficio claro en 4-6 semanas, considerar diagnósticos alternativos o ajustar el tratamiento.
Niños de 5-11 años de edad: ajustar el tratamiento en consecuencia.
• En cuanto a los efectos secundarios, considere opciones de tratamiento alternativas.

Clave: BAAC, β₂-agonistas de acción corta; BIE, broncoespasmo inducido por el ejercicio; CVF, capacidad vital forzada; N/A, no aplicable; UCI, unidad de cuidados intensivos; FEV₁, volumen espiratorio forzado en 1 segundo.

Notas:

■ El nivel de control se basa en el deterioro más grave de la categoría de riesgo. Evaluar el dominio o el deterioro del paciente o del cuidador de las 2-4 semanas anteriores. La evaluación de los síntomas durante periodos más larga debe reflejar una evaluación global, por ejemplo, si el asma del paciente ha mejorado o empeorado desde la última visita.

■ En la actualidad, no hay datos suficientes para establecer una correspondencia entre las frecuencias de las exacerbaciones y los distintos niveles de control del asma. En general, las exacerbaciones más frecuentes e intensas (p. ej., que requieren atención urgente y no programada, hospitalización o ingreso en la UCI) indican un peor control de la enfermedad.

Clasificación del control del asma (≥ 12 años de edad)

Componentes de control		Bien controlada	No bien controlada	Muy mal controlada
Deterioro	Síntomas	≤ 2 días/semana	> 2 días/día	A lo largo del día
	Despertares nocturnos	≤ 2x/mes	1-3x/semana	≥ 4x/semana
	Interferencia con la actividad normal	Ninguna	Alguna limitación	Extremadamente limitada
	Uso de BAAC para el control de los síntomas (no para la prevención del BIE)	≤ 2 días/semana	> 2 días/semana	Varias veces al día
	FEV_1 o flujo máximo	> 80% previsto/marca personal	60-80% previsto/marca personal	< 60% previsto/marca personal
	Cuestionarios validados CETA CCA PCA	0 ≤ 0.75* ≥ 20	1-2 ≥ 1.5 16-19	3-4 N/A ≤ 15
Riesgo	Exacerbaciones que requieren corticoesteroides sistémicos orales	0-1/año	≥ 2/año (véase la nota)	
			Considerar la gravedad y el intervalo desde la última exacerbación	
	Pérdida progresiva de la función pulmonar	La evaluación requiere un seguimiento a largo plazo		
	Efectos adversos relacionados con el tratamiento	Los efectos secundarios de la medicación pueden variar en intensidad desde ninguno hasta muy molesto y preocupante. El nivel de intensidad no se correlaciona con los niveles específicos de control, pero debe considerarse en la evaluación general del riesgo		
Acción recomendada para el tratamiento (Véase "Enfoque gradual para la gestión del asma" para conocer los pasos del tratamiento)		• Mantener el paso actual. • Seguimiento regular cada 1-6 meses para mantener el control. • Considerar la posibilidad de bajar de categoría si está bien controlado durante al menos 3 meses.	• Avanzar 1 paso. • Reevaluar en 2-6 semanas. • En cuanto a los efectos secundarios, considere opciones de tratamiento alternativas.	• Considerar un curso corto de corticoesteroides sistémicos orales. • Subir 1-2 pasos. • Reevaluar en 2 semanas. • En cuanto a los efectos secundarios, considere opciones de tratamiento alternativas.

*Los valores del CCA de 0.76-1.4 son indeterminados respecto al asma bien controlada.

Clave: BAAC, β_2-agonistas de acción corta; BIE, broncoespasmo inducido por el ejercicio; UCI, unidad de cuidados intensivos.

Notas:

■ El enfoque gradual está destinado a ayudar a, no a sustituir, la toma de decisiones clínicas necesarias para satisfacer las necesidades individuales de los pacientes.

■ El nivel de control se basa en la categoría de deterioro o riesgo más grave. Evaluar el dominio de deterioro mediante el recuerdo del paciente de las 2-4 semanas anteriores y mediante espirometría o medidas de flujo máximo. La evaluación de los síntomas durante periodos más largos debe reflejar una evaluación global, por ejemplo, preguntar si el asma del paciente ha mejorado o empeorado desde la última visita.

■ En la actualidad, no hay datos suficientes para establecer una correspondencia entre las frecuencias de las exacerbaciones y los distintos niveles de control del asma. En general, las exacerbaciones más frecuentes e intensas (p. ej, que requieren atención urgente y no programada, hospitalización o ingreso en la UCI) indican un peor control de la enfermedad. A efectos de tratamiento, los pacientes que tuvieron ≥ 2 exacerbaciones que requirieron corticoesteroides sistémicos orales en el último año pueden considerarse igual que los pacientes que tienen asma no bien controlada, incluso en ausencia de niveles de deterioro compatibles con asma no bien controlada.

CETA = cuestionario de evaluación del tratamiento del asma
CCA = cuestionario de control del asma
PCA = prueba de control del asma
Mínimo importante
Diferencia: 1.0 para el CETA, 0.5 para el CCA, no se ha determinado para el PCA.

Antes de dar un paso adelante en el tratamiento:

— Revisar la adherencia a la medicación, la técnica del inhalador, el control ambiental y las condiciones comórbidas.

— Si se utilizó un tratamiento alternativo, interrúmpalo y utilice el tratamiento preferido para ese paso.

Del National Heart, Lung, and Blood Institute, National Institutes of Health. Guidelines for the diagnosis and management of asthma. Publicación de los NIH núm. 97-4051, julio de 1997.

TABLA 11-5	Frecuencia respiratoria de los niños por edad
Edad	**Tasa normal**
< 2 meses	60 rpm[a]
2-12 meses	50 rpm
1-5 años	40 rpm
6-11 años	30 rpm
12 años o más	20 rpm

[a]Respiraciones por minuto.

- El recuento de leucocitos, el potasio y los niveles de glucosa pueden verse afectados por los β-agonistas y los corticoesteroides orales (aumento de los leucocitos totales y de la glucosa en sangre, niveles bajos de potasio). Por lo tanto, es probable que estos estudios sean de poco valor durante una exacerbación aguda.
- Un hisopo o aspirado nasofaríngeo puede ser útil para identificar la infección viral y para orientar el establecimiento de cohortes de pacientes dentro del hospital.
- Se puede realizar una prueba de cloruro en el sudor para evaluar si la fibrosis quística es la causa de los síntomas crónicos.

Tratamiento durante el episodio agudo

- Debe administrarse oxígeno para mantener una saturación de oxígeno de 90% o superior.
  - Si es posible, obtenga una saturación de oxígeno de referencia en el aire ambiente antes de iniciar la administración de oxígeno. La saturación de oxígeno puede disminuir transitoriamente después de los tratamientos con salbutamol; esto se debe probablemente al desajuste ventilación-perfusión y suele resolverse en 15-30 minutos.
  - La oximetría continua no suele ser necesaria.
  - Comprobar la saturación de oxígeno (SpO_2) con cualquier cambio significativo en el estado respiratorio. A medida que los síntomas mejoren, reduzca el oxígeno según se tolere.
- Por lo general, el uso de β$_2$-agonistas inhalados ha sido el tratamiento preferido para los síntomas/la exacerbación del asma. Sin embargo, en 2020, tanto la Global Initiative for Asthma (GINA) como las directrices para el asma del National Heart, Lung, and Blood Institute (NHLBI) añadieron el uso de corticoesteroides inhalados (CEI) combinados con formoterol para revertir la obstrucción del flujo de aire rápidamente en ciertos pacientes. Es importante señalar que, si bien puede recomendarse el tratamiento de alivio con CEI/formoterol, actualmente no está aprobado por la Food and Drug Administration (FDA) para su uso de esta manera. El NHLBI distingue el uso de los β$_2$-agonistas inhalados frente a los CEI/formoterol de la siguiente manera:
  - En los niños de 0-4 años, el salbutamol es el único medicamento recomendado para aliviar los síntomas.
  - En niños de 5-11 años con asma intermitente o persistente leve, el salbutamol es la medicación de alivio a demanda preferida. En niños de 5-11 años con asma moderada persistente, CEI/formoterol de rescate hasta 8 inhalaciones/día es la medicación de alivio a demanda preferida. En los niños de 5-11 años con asma grave, el salbutamol es la medicación de alivio preferida.
  - En pacientes ≥ 12 años de edad, con asma intermitente o persistente leve, el salbutamol es la medicación de alivio a demanda preferida. En pacientes ≥ 12 años de edad con asma moderada, CEI/formoterol es la medicación de alivio a demanda preferida, hasta 12 inhalaciones/día. En pacientes ≥ 12 años de edad con asma persistente grave, el salbutamol es la medicación de alivio

a demanda preferida. Los CEI y el salbutamol concomitantes a demanda son una opción para pacientes ≥ 12 años de edad con asma persistente leve.

- Si la exacerbación es leve, pueden administrarse de dos a cuatro inhalaciones de salbutamol mediante un inhalador de dosis medida (IDM) con espaciador cada 20 minutos durante 1 h como tratamiento inicial. El salbutamol también puede administrarse por medio de un nebulizador.
- Durante la hospitalización, se proporcionan tratamientos de nebulización con salbutamol (2.5-5 mg) cada 1-2 h y se reducen gradualmente a cada 4 h a medida que mejoran los síntomas y el estado del paciente.
  - ○ El IDM con cámara de retención con válvula puede ser tan eficaz como el tratamiento de nebulización. Administrar 8 inhalaciones en lugar de 5 mg por nebulizador y 2-4 inhalaciones en lugar de 2.5 mg por nebulizador.
  - ○ Los pacientes cuyo estado clínico tolera los tratamientos con salbutamol cada 4 h suelen ser dados de alta a su domicilio.
- Los corticoesteroides sistémicos, normalmente prednisona/prednisolona 2 mg/kg/día (60 mg dosis máxima), se administran con prontitud en el momento de la presentación y suelen continuar diariamente durante 5 días, por lo general administrados por la mañana.
  - Se prefiere la dosis oral, pero el tratamiento intravenoso (IV) puede ser apropiado si el paciente tiene vómito o parece probable que reciba tratamiento de cuidados intensivos. Si es necesario administrar Solu-Medrol® por vía intravenosa, se recomienda dividir la dosis para ser administrada cada 6 h.
  - Se recomienda reducir los corticoesteroides durante un periodo más largo en el caso de las exacerbaciones graves o, si es reciente (< 1 mes), el curso de los corticoesteroides orales.
- El bromuro de ipratropio (Atrovent), 0.5 mg, puede proporcionar un efecto broncodilatador adicional cuando se añade a los tratamientos con salbutamol nebulizado durante las primeras 24 h de la exacerbación. No hay evidencia de que el uso después de las primeras 24 h proporcione un beneficio adicional.
- Considerar el magnesio 40 mg/kg/dosis (máximo 2 g) IV para niños mayores de 2 años de edad con episodio moderado o grave. Administrar un bolo NS de 20 mL/kg después del magnesio para prevenir la hipotensión.
- Los antibióticos no han demostrado ser eficaces cuando se administran de forma rutinaria para la exacerbación aguda del asma, pero pueden prescribirse para afecciones coexistentes, como neumonía o sinusitis bacteriana.
- La medicación prescrita previamente para el control del asma crónica debe continuar durante el episodio agudo para reforzar el horario y la técnica. Si el historial del asma indica falta de control con el régimen actual, véase la exposición posterior sobre el "Manejo diario del asma pediátrica" para conocer las opciones para optimizar el plan en casa para lograr un mejor control.
- Los tratamientos no recomendados en el ámbito hospitalario incluyen infusiones de metilxantina, hidratación agresiva, fisioterapia torácica, espirometría incentivada, mucolíticos y sedación.
- Plan de alta tras un episodio agudo.
  - Los pacientes dados de alta a casa desde el servicio de urgencias pueden recibir un "plan de acción contra el asma" a corto plazo con instrucciones para volver al proveedor de atención primaria en 3-5 días.
  - Los pacientes dados de alta a casa desde el área de hospitalización deben recibir un plan de manejo en casa que incluya un plan de acción contra el asma con medicamentos de alivio rápido y medicamentos de control si está indicado por la gravedad crónica y una cita con su médico de atención primaria (véase la figura 11-1).
  - Los pacientes y sus familias deben ser educados en el uso del plan de acción contra el asma y la administración de la medicación. Los pacientes pueden utilizar el IDM de salbutamol con

Children's
HOSPITAL · ST. LOUIS
BJC HealthCare

Plan de acción contra el asma

Zona verde: bien

- Sin señales de asma
- Capaz de realizar actividades normales
- No tiene problemas al dormir

- Flujo máximo superior _____
  (por encima de 80%)

* Enjuague la boca después de este medicamento

Administrar estos medicamentos cada día

MEDICAMENTO	CANTIDAD	CUANDO

Zona amarilla: ¡cuidado!

Signos tempranos de asma:
- Síntomas de resfriado
- Tos diurna o nocturna
- Sibilancias de día o de noche
- Sensación extraña en el pecho

- Mi primera señal _____

- Flujo máximo _____
  (50 a 80% del mejor)

Primero: dar
■ Albuterol   2 a 4 descargas o   1 a 3 veces en la
                1 nebulizador   primera hora

■ Llame a su doctor o enfermera si no está en la zona verde después de la primera hora.

Siguiente: si el asma está mejor después de la primera hora, puede administrar:
■ Albuterol   2 a 4 descargas o   cada 4 horas según
                1 nebulizador   sea necesario

Llame a su Médico o Enfermera si:
■ Necesita albuterol más constante que cada 4 horas
■ Necesita albuterol cada 4 horas durante más de un día

Siga tomando otros medicamentos de la zona verde.

Zona roja: ¡emergencia!

Signos tardíos de asma:
- Tensión torácica
- Respiración agitada o rápida
- Usar los músculos del cuello o del estómago para respirar
- Tos constante
- Dificultad para hablar o caminar
- Vómitos
- Labios o uñas azules

Flujo máximo por debajo de:_____
(Por debajo de 50% del mejor)

Primero: dar *ahora*
■ Albuterol   6 descargas o
                1 nebulizador

A continuación: si no puede localizar de inmediato a su médico o enfermera, déle
■ Albuterol   6 descargas o
                1 nebulizador
(Esteroide oral)

■ Y llamar a su Doctor o Enfermera

■ Y acuda al servicio de urgencias más cercano o llame al 911.

Firma de Paciente/Padre/Tutor   Fecha

Firma del E/Med   Fecha

Número de teléfono del Doctor o la Enfermera:
Día:_____
Noche:_____

Original 1995. Revised 10/12. Copyright © 2012

Figura 11-1. Plan de acción contra el asma del Hospital Infantil de San Luis. (Cortesía del St. Louis Children's Hospital).

espaciador el día del alta, y deben tener las prescripciones y todo el equipo (p. ej., espaciadores, nebulizador) antes del alta.
- Por lo general, se recomienda que el paciente reciba salbutamol cada 4-6 h durante una semana o hasta la cita de seguimiento.

Manejo diario del asma pediátrica

Control del asma

- El National Heart, Lung, and Blood Institute (NHLBI) ha establecido los siguientes objetivos terapéuticos.
  - Reducir el deterioro: la frecuencia e intensidad de los síntomas, así como el deterioro funcional que el paciente experimenta en la actualidad (o ha experimentado recientemente).
    - Prevenir los síntomas del asma.
    - Reducir la necesidad de β-agonistas de acción corta inhalados (≤ 2 días por semana).
    - Mantener una función pulmonar normal.
    - Hacer ejercicio e ir a la escuela con regularidad.
    - Cumplir las expectativas de los pacientes y sus familias en cuanto a la atención del asma y su satisfacción.
  - Reducir el riesgo: la probabilidad de exacerbaciones del asma, la disminución progresiva de la función pulmonar o del crecimiento, o el riesgo de efectos secundarios de los medicamentos.
    - Prevenir las exacerbaciones recurrentes y minimizar las visitas a urgencias o los ingresos hospitalarios.
    - Prevenir la pérdida de la función pulmonar y la reducción del crecimiento pulmonar.
    - Proporcionar una farmacoterapia óptima sin efectos secundarios de la medicación para el asma.
- El enfoque gradual para el control del asma del NHLBI debe servir de guía para la toma de decisiones que satisfagan las necesidades individuales del paciente (figura 11-2).
- Proporcione un plan de acción contra el asma por escrito que incluya los medicamentos utilizados diariamente para el control, así como los medicamentos de alivio rápido para los episodios agudos. Este plan sirve de guía para el autocontrol y la toma de decisiones por el paciente en el manejo ambulatorio (véase la figura 11-1).
- Las exacerbaciones graves pueden ocurrir en pacientes con cualquier nivel de gravedad o control del asma. Los pacientes con alto riesgo de muerte relacionada con el asma requieren una atención especial, que incluya educación, seguimiento y cuidados intensivos. Se debe alentar a estos pacientes a que busquen atención médica pronto durante una exacerbación. Los factores de riesgo de muerte relacionada con el asma incluyen:
  - Exacerbación grave anterior.
  - Dos o más hospitalizaciones o tres visitas a urgencias en el último año.
  - Uso de > 2 frascos de β-agonistas de acción corta (BAAC) al mes.
  - Mala percepción de la obstrucción de las vías respiratorias o empeoramiento del asma.
  - Nivel socioeconómico bajo o residencia en el centro de la ciudad.
  - Consumo de drogas ilícitas.
  - Problemas psicosociales importantes o enfermedad psiquiátrica.
  - Comorbilidades, como enfermedades cardiovasculares u otras enfermedades pulmonares crónicas.

Controlar los factores precipitantes (desencadenantes)

- Hacer el historial para identificar los factores que precipitan el asma y recomendar controles.
- Priorizar en función de la situación individual de la familia.
- Dar recomendaciones por escrito al paciente y a su familia.
- Alérgenos.
  - Para los pacientes que no tienen alergias a los alérgenos de interior, no se recomiendan las intervenciones ambientales.
  - Para los pacientes con asma con un alérgeno específico de interior, verificado por el historial clínico o las pruebas de alergia, se recomienda utilizar una intervención de mitigación multicomponente específica para el alérgeno.
  - Para los pacientes con asma que son alérgicos y están expuestos a las plagas (p. ej., cucarachas o roedores), se recomienda el control integral de plagas.
  - La inmunoterapia subcutánea (ITSC) se recomienda a los pacientes que tienen pruebas de alergia positivas, junto con un empeoramiento de los síntomas de asma con la exposición a

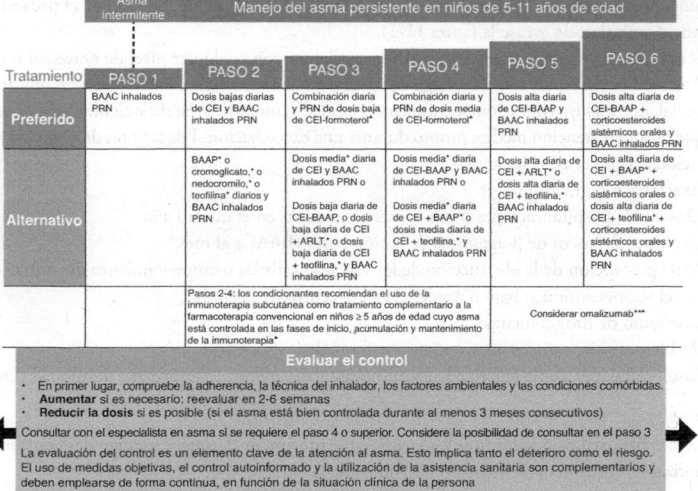

DE 0-4 AÑOS DE EDAD: ENFOQUE GRADUAL PARA EL CONTROL DEL ASMA

Tratamiento	Asma intermitente	Manejo del asma persistente en niños de 0-4 años de edad				
	PASO 1	PASO 2	PASO 3	PASO 4	PASO 5	PASO 6
Preferido	BAAC inhalados PRN Y Al inicio de la ITR: añadir un curso corto diario de CEI	Dosis bajas diarias de CEI y BAAC inhalados PRN	Dosis media diaria de CEI y BAAC inhalados PRN	Dosis media diaria de CEI-BAAP y BAAC inhalados PRN	Dosis alta diaria de CEI-BAAP y BAAC inhalados PRN	Dosis alta diaria de CEI-BAAP + corticoesteroides sistémicos orales y BAAC inhalados PRN
Alternativo		Montelukast* o cromoglicato* diarios y BAAC inhalados PRN		Dosis media diaria de CEI + montelukast* y BAAC inhalados PRN	Dosis alta diaria de CEI + montelukast* y BAAC inhalados PRN	Dosis alta diaria de CEI + montelukast* + corticoesteroides sistémicos orales y BAAC inhalados PRN
			Para los niños de 4 años de edad solamente, véase el diagrama de los pasos 3 y 4 sobre el manejo del asma persistente en niños de 5 a 11 años de edad			

Evaluar el control

- En primer lugar, compruebe la adherencia, la técnica del inhalador, los factores ambientales* y las condiciones comórbidas
- **Aumentar** si es necesario: reevaluar en 4-6 semanas
- **Reducir la dosis** si es posible (si el asma está bien controlada durante al menos 3 meses consecutivos)

Consultar con el especialista en asma si se requiere el paso 3 o superior. Considere la posibilidad de consultar en el paso 2

La evaluación del control es un elemento clave de la atención al asma. Esto implica tanto el deterioro como el riesgo. El uso de medidas objetivas, el control autoinformado y la utilización de la asistencia sanitaria son complementarios y deben emplearse de forma continua, en función de la situación clínica de la persona

Abreviaturas: BAAC, β_2-agonistas de acción corta; BAAP, β_2-agonistas de acción prolongada; CEI, corticoesteroides inhalados; ITR, infección del tracto respiratorio; PRN, por razón necesaria.

- Actualizado con base en las directrices de 2020.

* El cromoglicato y el montelukast no fueron considerados para esta actualización o tienen una disponibilidad limitada para su uso en EUA. La FDA emitió una advertencia sanitaria con un recuadro negro para el montelukast en marzo de 2020.

DE 5-11 AÑOS DE EDAD: ENFOQUE GRADUAL PARA EL CONTROL DEL ASMA

Tratamiento	Asma intermitente	Manejo del asma persistente en niños de 5 a 11 años de edad				
	PASO 1	PASO 2	PASO 3	PASO 4	PASO 5	PASO 6
Preferido	BAAC inhalados PRN	Dosis bajas diarias de CEI y BAAC inhalados PRN	Combinación diaria y PRN de dosis baja de CEI-formoterol*	Combinación diaria y PRN de dosis media de CEI-formoterol*	Dosis alta diaria de CEI-BAAP y BAAC inhalados PRN	Dosis alta diaria de CEI-BAAP + corticoesteroides sistémicos orales y BAAC inhalados PRN
Alternativo		BAAP* o cromoglicato,* o nedocromilo,* o teofilina* diarios y BAAC inhalados PRN	Dosis media* diaria de CEI y BAAC inhalados PRN o Dosis baja diaria de CEI-BAAP, o dosis baja de CEI + ARLT,* o dosis baja de CEI + teofilina,* y BAAC inhalados PRN	Dosis media* diaria de CEI-BAAP y BAAC inhalados PRN o Dosis media diaria de CEI + BAAP* o dosis media diaria de CEI + teofilina,* y BAAC inhalados PRN	Dosis alta diaria de CEI + ARLT* o dosis alta diaria de CEI + teofilina,* BAAC inhalados PRN	Dosis alta diaria de CEI + BAAP* + corticoesteroides sistémicos orales o dosis alta diaria de CEI + teofilina* + corticoesteroides sistémicos orales y BAAC inhalados PRN
		Pasos 2-4: los condicionantes recomiendan el uso de la inmunoterapia subcutánea como tratamiento complementario a la farmacoterapia convencional en niños ≥ 5 años de edad cuyo asma está controlada en las fases de inicio, acumulación y mantenimiento de la inmunoterapia*			Considerar omalizumab***	

Evaluar el control

- En primer lugar, compruebe la adherencia, la técnica del inhalador, los factores ambientales y las condiciones comórbidas.
- **Aumentar** si es necesario: reevaluar en 2-6 semanas
- **Reducir la dosis** si es posible (si el asma está bien controlada durante al menos 3 meses consecutivos)

Consultar con el especialista en asma si se requiere el paso 4 o superior. Considere la posibilidad de consultar en el paso 3

La evaluación del control es un elemento clave de la atención al asma. Esto implica tanto el deterioro como el riesgo. El uso de medidas objetivas, el control autoinformado y la utilización de la asistencia sanitaria son complementarios y deben emplearse de forma continua, en función de la situación clínica de la persona

Abreviaturas: ARLT, antagonistas de los receptores de leucotrienos; BAAC, β_2-agonistas de acción corta; BAAP, β_2-agonistas de acción prolongada; CEI, corticoesteroides inhalados.

* Actualizado con base en las directrices de 2020.

* El cromoglicato, el nedocromilo, los ARLT incluyendo el montelukast y la teofilina no se consideraron en esta actualización o tienen una disponibilidad limitada para su uso en EUA, o tienen un mayor riesgo de consecuencias adversas y necesidad de supervisión que hacen su uso menos deseable. La FDA emitió una advertencia de recuadro para el montelukast en marzo de 2020.

** El omalizumab es el único biológico para el asma actualmente aprobado por la FDA para este rango de edad.

Figura 11-2. Enfoque gradual para el control del asma en los niños. A. De 0-4 años de edad. **B.** De 5-11 años de edad. **C.** Mayores de 12 años de edad. (Reimpresa de Expert Panel Working Group of the National Heart, Lung, and Blood Institute (NHLBI) administered and coordinated National Asthma Education and Prevention Program Coordinating Committee (NAEPPCC); Cloutier MM, Baptist AP, Blake KV, et al. 2020 Focused updates to the asthma management guidelines: a report from the National Asthma Education and Prevention Program Coordinating Committee Expert Panel Working Group. *J Allergy Clin Immunol* 2020;146(6):1217-1270, con permiso de Elsevier).

MAYORES DE 12 AÑOS DE EDAD: ENFOQUE GRADUAL PARA EL CONTROL DEL ASMA

Tratamiento	Asma intermitente PASO 1	Tratamiento del asma persistente en niños mayores de 12 años de edad				
	PASO 1	PASO 2	PASO 3	PASO 4	PASO 5	PASO 6■
Preferido	BAAC inhalados PRN	Dosis baja diaria de CEI y BAAC inhalados PRN o CEI y BAAC inhalados concomitantes PRN▲	Combinación diaria y PRN de dosis bajas de CEI* formoterol▲	Combinación diaria y PRN de dosis media de CEI* formoterol▲	Dosis diaria media-alta de CEI-BAAL* LAMA y PRN SABA▲	Dosis alta diaria de corticoesteroides sistémicos orales* CEI-BAAP*y BAAC inhalados PRN
Alternativo		ARLT* diario y BAAC inhalados PRN o Cromoglicato,* o nedocromilo,* o zileutón,* o teofilina* y BAAC inhalados PRN	Dosis media-alta diaria de CEI y BAAC inhalados PRN o Dosis baja diaria de CEI-ARLT, o dosis baja diaria de CEI* AMAP, o dosis baja diaria de CEI* ARLT,* y BAAC inhalados PRN o Dosis baja diaria de CEI* teofilina* o zileutón* y BAAC inhalados PRN	Dosis media diaria de CEI-BAAP o dosis media diaria de CEI + AMAP y BAAC inhalados*PRN o Dosis media diaria de CEI + ARTL,* o dosis media diaria de CEI* teofilina,* o dosis media diaria de CFI + zileutón* y BAAC inhalados PRN	Dosis media-alta diaria de CEI-BAAP o dosis alta diaria de CEI + ARTL* y BAAC inhalados PRN	
		Pasos 2-4: los condicionantes recomiendan el uso de la inmunoterapia subcutánea como tratamiento complementario a la farmacoterapia convencional en niños ≥ 5 años de edad cuyo asma está controlada en las fases de inicio, acumulación y mantenimiento de la inmunoterapia▲			Considerar la posibilidad de añadir biológicos para el asma (p. ej., anti-IgE. anti-ILS. anti-ILSR. anti-IL4/IL13)**	

Evaluar el control

- En primer lugar, compruebe la adherencia, la técnica del inhalador, los factores ambientales y las condiciones comórbidas
- **Aumentar** si es necesario: reevaluar en 2-6 semanas
- **Reducir la dosis** si es posible (si el asma está bien controlada durante al menos 3 meses consecutivos)

Consultar con el especialista en asma si se requiere el paso 4 o superior. Considere la posibilidad de consultar en el paso 3

La evaluación del control es un elemento clave de la atención al asma. Esto implica tanto el deterioro como el riesgo. El uso de medidas objetivas, el control autoinformado y la utilización de la asistencia sanitaria son complementarios y deben emplearse de forma continua, en función de la situación clínica de la persona

Abreviaturas: AMAP, antagonistas muscarínicos de acción prolongada; ARLT, antagonistas de los receptores de leucotrienos; BAAC, β₂-agonistas de acción corta; BAAP, β₂-agonistas de acción prolongada; CEI, corticoesteroides inhalados

▲ Actualizado con base en las directrices de 2020.
* El cromoglicato, el nedocromilo, los ARLT incluyendo el zileutón y el montelukast, y la teofilina no fueron considerados en esta actualización o tienen una disponibilidad limitada para su uso en EUA, o tienen un mayor riesgo de consecuencias adversas y necesidad de supervisión que hacen que su uso sea menos deseable. La FDA emitió una advertencia sanitaria con un recuadro negro para el montelukast en marzo de 2020.
** Las revisiones sistemáticas de la AHRQ que sirvieron de base a este informe no incluyeron estudios que examinaran el papel de los productos biológicos para el asma (p. ej., anti-IgE, anti-IL5, anti-IL4/IL13). Por lo tanto, este informe no contiene recomendaciones específicas sobre el uso de biológicos en el asma en los pasos 5 y 6.
■ En la revisión sistemática de la AHRQ no se incluyeron datos sobre el uso del tratamiento con AMAP en personas con asma persistente grave (paso 6), por lo que no se hace ninguna recomendación.

Figura 11-2. (*Continuación*)

los alérgenos a los que están sensibilizados; la ITSC no debe administrarse a quienes tienen un asma mal controlada o grave.

- Clima. Permanezca en el interior si el clima es cambiante o la calidad del aire es mala.
- Resfriados y virus. Vacunación anual contra la influenza y COVID.
- Irritantes. No fume en la casa ni en el automóvil. Evite los perfumes y los olores fuertes.
- Ejercicio. Elabore un plan médico que le permita hacer ejercicio. Disponga de medicamentos de alivio rápido durante el ejercicio.

Educación del paciente

- La educación individualizada del paciente y su familia es crucial para el éxito del autocontrol del asma.
- La evaluación de la comprensión del plan de acción contra el asma (véase la figura 11-1), la técnica correcta de administración de la medicación y el uso correcto del medidor de flujo máximo (cuando corresponda) deben reforzarse en cada visita. Reeducar a la familia cuando sea necesario, especialmente cuando se realicen cambios en el plan de manejo.
- Deben abordarse las cuestiones psicosociales, y los pacientes y las familias deben ser remitidos a organismos de apoyo cuando sea necesario.

URICARIA Y ANGIOEDEMA

- La urticaria son lesiones cutáneas elevadas y pruriginosas con centros pálidos que palidecen con la presión y están rodeadas de eritema.
- Las lesiones individuales duran < 24 h y se resuelven sin dejar secuelas.
- La urticaria aguda afecta aproximadamente 15-25% de las personas a lo largo de su vida.
- El angioedema es una inflamación localizada, asimétrica, no punzante y sin eritema suprayacente.
- Las zonas comúnmente afectadas son los labios, los párpados, la lengua, las manos, los pies u otros tejidos muy vascularizados.
- El angioedema no suele ser pruriginoso, pero a veces causa dolor si la piel que lo recubre se estira.
- Tanto la urticaria como el angioedema pueden ser causados por la liberación de mediadores de los mastocitos en la piel y el tejido subcutáneo.

Urticaria aguda (con o sin angioedema)

Episodios de urticaria durante menos de 6 semanas.

Etiología
- Hay múltiples mecanismos que pueden activar los mastocitos. Los episodios pueden ser causados por mecanismos mediados por IgE, pero una proporción significativa no está mediada por IgE.
- Infecciones: en los niños, la urticaria aguda por lo general es causada por una etiología infecciosa, incluyendo los virus respiratorios o los enterovirus.
- Idiopática o espontánea: no se identifica ningún desencadenante.
- Alimentación: véase "Alergia alimentaria" más adelante.
- Picaduras o mordeduras de insectos: abeja, avispa, avispón, avispa chaqueta amarilla y hormiga de fuego. Los síntomas relacionados con las picaduras deben ser evaluados por un alergólogo.
- Medicamentos: mecanismos mediados, o no, por IgE. Los medicamentos más comunes son los antibióticos. Otros medicamentos que pueden causar una degranulación de mastocitos no mediada por IgE son los opiáceos y los antiinflamatorios no esteroides (AINE).
- Exposición a aeroalérgenos: contacto con caspa de animales, árboles, hierbas, maleza, e inhalación o contacto con látex.

Evaluación
- El paso más valioso es un historial clínico y una exploración física detallados.
- Las pruebas cutáneas percutáneas o de IgE específica solo están indicadas si el historial clínico sugiere una causa mediada por IgE. La mayoría de los casos de urticaria aguda en niños no presentan características que requieran la realización de pruebas.
- Las pruebas específicas para las etiologías infecciosas sugeridas por la historia clínica pueden completarse solo si cambiarán la gestión de las enfermedades infecciosas.

Tratamiento
- Se prefieren los antihistamínicos H_1 de segunda generación (cetirizina, desloratadina, fexofenadina, levocetirizina, loratadina).
- Los glucocorticoides no se utilizan de forma rutinaria. Sin embargo, se puede considerar un curso corto de glucocorticoides orales en episodios que no han respondido rápida o completamente a los antihistamínicos.
- Si se identifica una causa evitable de urticaria aguda, debe evitarse el desencadenante.
- Si hay preocupación por los síntomas sistémicos compatibles con la anafilaxia, por favor refiérase a la sección "Anafilaxia" más adelante.

Urticaria crónica (con o sin angioedema)

Episodios de urticaria durante más de 6 semanas.

Etiología

- En la mayoría de los pacientes con urticaria crónica no se puede determinar una causa identificable.
- La estimación de la prevalencia es de 0.5-5% en la población general (incluidos los adultos).
- Los tipos de urticaria crónica incluyen:
  - Urticaria crónica espontánea (idiopática): no se encuentra ningún desencadenante o causa secundaria identificable.
  - Urticaria crónica autoinmune: debido a la presencia de autoanticuerpos contra el receptor de IgE de alta afinidad en los mastocitos.
  - Urticaria papular: hipersensibilidad inmunológica a la saliva de los insectos que pican.
  - Urticaria física: los desencadenantes pueden ser mecánicos (dermografismo y urticaria por presión retardada), térmicos (urticaria inducida por frío y calor), ejercicio/sudoración (urticaria colinérgica), vibración, radiación UV (urticaria solar) y agua (urticaria acuagénica).
  - Otros: los síndromes de Muckle-Wells y autoinflamatorio familiar por frío pueden causar urticaria. Los trastornos autoinmunes, como el lupus eritematoso sistémico, deben considerarse cuando están presentes otras características.
- Otros trastornos urticarianos son:
  - Vasculitis urticarial: las lesiones pueden durar > 24 h, ser dolorosas o ardientes, no blanquear y dejar hematomas o hiperpigmentación.
  - Urticaria pigmentosa: esta erupción de la mastocitosis cutánea se caracteriza por máculas de color rojo-marrón que se urtican al rascarse.

Evaluación

- Un historial clínico y una exploración física detalladas son fundamentales para identificar una de las formas de enfermedad mencionadas.
- Debe prestarse especial atención a la duración de cada roncha específica. Las lesiones que duran más de 24 h podrían corresponder a una vasculitis urticarial o a una urticaria por presión retardada.
- Las pruebas de desafío para la urticaria física incluyen el dermografismo (una respuesta inmediata de ronchas y erupciones al acariciar la piel), la prueba del cubo de hielo (urticaria inducida por frío) o la prueba de presión.
- Consultar con dermatología para considerar la realización de una biopsia de piel si hay sospecha de vasculitis o mastocitosis.
- Las pruebas *in vitro* para los anticuerpos anti-FcɛRI y los ensayos de liberación de histamina para la urticaria autoinmune están disponibles de manera comercial. Las pruebas positivas identifican un diagnóstico pero no cambian el tratamiento clínico.
- En ausencia de características atípicas, es poco probable que las pruebas de laboratorio arrojen resultados clínicamente significativos en la mayoría de los pacientes.

Tratamiento

- Los antihistamínicos H_1 de segunda generación son el tratamiento de primera línea (véase "Urticaria aguda", tratamiento).
- Si no se controla con el tratamiento de antihistamínicos H_1 de segunda generación, deben considerarse las siguientes opciones:
  - Duplicar la dosis de antihistamínico H_1 de segunda generación mientras el paciente no esté sedado.
  - Añadir un antihistamínico H_1 de segunda generación adicional.
  - Añadir un antihistamínico H_2 (cimetidina, ranitidina).
  - Añadir un antagonista de los receptores de leucotrienos (montelukast: advertencia sanitaria con un recuadro negro para eventos neuropsiquiátricos como en la sección "Rinitis alérgica").

- El omalizumab (anticuerpo IgE humano) mensual está aprobado por la FDA para niños ≥ 12 años de edad con urticaria crónica que no responden al tratamiento con antihistamínicos.
- Los glucocorticoides orales deben reservarse para las personas que no pueden ser controladas con las combinaciones de los medicamentos anteriores y solamente se utilizan en cursos cortos para limitar los efectos secundarios.

Angioedema (sin urticaria)

- El angioedema que no va acompañado de urticaria o prurito y que no responde al tratamiento con antihistamínicos debe hacer que se evalúen las causas subyacentes específicas.
- El angioedema hereditario (AEH), o deficiencia del inhibidor de la C1-esterasa, es una enfermedad autosómica dominante. La causa es la deficiencia del inhibidor de la C1-esterasa en 85% y una proteína inhibidora de la C1-esterasa no funcional en 15% de los casos. Hay casos infrecuentes de AEH con un inhibidor de la C1-esterasa normal.
- La deficiencia adquirida del inhibidor de la C1-esterasa es muy rara en los niños y suele estar relacionada con trastornos de la proliferación de las células B. El nivel de C1q está reducido en las personas con deficiencia adquirida del inhibidor de la C1-esterasa, pero no en el AEH.
- Los síntomas incluyen episodios recurrentes de angioedema no pruriginoso. Los pacientes también pueden presentar episodios de dolor abdominal y edema laríngeo.
- En pacientes con baja sospecha clínica, el nivel de C4 es una buena prueba de detección. Si el nivel de C4 está reducido, debe realizarse una evaluación de los niveles de inhibidores de la esterasa-C1 y ensayos funcionales. Con una sospecha clínica alta, la combinación de pruebas de C4 e inhibidores de C1 es apropiada.
- Los inhibidores de la enzima convertidora de la angiotensina también pueden causar un angioedema aislado, y es necesario eliminar el fármaco agresor.

Tratamiento

- El tratamiento agudo de los episodios de AEH, adicionalmente las medidas de apoyo, incluye la administración de un inhibidor de la C1-esterasa derivado del plasma o recombinante y de inhibidores de la vía de la bradicinina (ecallantide, un inhibidor de la calicreína recombinante del plasma; icatibant, un antagonista sintético del receptor de la bradicinina).
- La profilaxis del AEH incluye el concentrado de inhibidores de la C1-esterasa de sustitución y los inhibidores de la calicreína (lanadelumab y berotralstat en pacientes ≥ 12 años de edad). Aunque están disponibles, los andrógenos atenuados no pueden utilizarse en niños prepúberes ni en el embarazo, y los efectos secundarios limitan su uso en otros pacientes.

ALERGIA ALIMENTARIA

Definición

- La alergia alimentaria describe una reacción de hipersensibilidad a una proteína alimentaria como resultado de un mecanismo inmunológico. El término reacción alimentaria adversa se refiere a cualquier reacción adversa a un alimento o componente alimentario, independientemente del mecanismo fisiopatológico implicado.
- Las reacciones inmunológicas adversas a los alimentos se clasifican como mediadas por IgE o no mediadas por IgE; la mayoría son mediadas por IgE.

Epidemiología

- La alergia a uno o más alimentos se da en aproximadamente 6-8% de los niños y 3-4% de los adultos en EUA. La mayoría de las reacciones alérgicas a alimentos se presenta antes de los 12 meses de edad.

TABLA 11-6	Alérgenos alimentarios comunes
Leche	
Huevo	
Cacahuates	
Soja	
Trigo	
Pescado	
Frutos secos	
Mariscos	

- Ocho alimentos son responsables de la mayor parte de la reactividad alimentaria documentada en EUA (tabla 11-6), aunque se ha demostrado que muchos otros alimentos desencadenan reacciones alérgicas.
- La alergia alimentaria sintomática se resuelve con el tiempo en la mayoría de los niños con alergia a la leche, el huevo, la soja y el trigo, y la mayoría de los pacientes puede tolerar estos alimentos en la edad escolar. En cambio, la alergia a los cacahuates, los frutos secos y los mariscos suele ser de por vida.

Introducción temprana

- En el pasado, se recomendaba retrasar la introducción de los alimentos alérgicos más comunes, lo que conducía a un aumento de la prevalencia de la alergia alimentaria, especialmente de la alergia al cacahuate. Ahora se recomienda la introducción temprana a los 4-6 meses de edad, que puede disminuir el riesgo de desarrollar alergia alimentaria.
- La hipótesis de la doble exposición a los alérgenos afirma que el lugar inicial de exposición al alérgeno desempeña un papel en la determinación de la tolerancia frente a la alergia alimentaria. La exposición transcutánea a los alérgenos alimentarios pasa por alto el tracto gastrointestinal y hay más probabilidad de que provoque alergia. La exposición inicial a través del tracto gastrointestinal ayuda a promover la tolerancia.
  - El estudio LEAP demostró una reducción significativa de la alergia al cacahuate en los lactantes con alto riesgo de desarrollar alergia al cacahuate en comparación con la introducción tardía. Los lactantes de alto riesgo son los que tienen dermatitis atópica moderada-grave o alergia al huevo. Con base en ese estudio, se recomienda la instrucción temprana del cacahuate en casa en los lactantes de 4-6 meses de edad que presentan un riesgo bajo. Se recomienda remitir a los lactantes de alto riesgo a un alergólogo para que les haga pruebas cutáneas.

Presentación clínica

Como se describe en la tabla 11-7, las manifestaciones clínicas de la alergia alimentaria pueden variar, dependiendo del proceso fisiopatológico subyacente.

Alergia alimentaria mediada por IgE

- Las alergias alimentarias típicas se producen como resultado de una reacción inmunológica debida a la presencia de anticuerpos IgE contra el alimento causante.
- Los síntomas de la alergia alimentaria mediada por IgE suelen aparecer a los 20 minutos de la ingestión/exposición, pero pueden aparecer hasta 2 h después.
  - Los síntomas cutáneos en forma de urticaria/erupción de inicio agudo o angioedema son las manifestaciones más comunes en las reacciones de hipersensibilidad alimentaria mediadas por IgE. Sin embargo, los síntomas cutáneos pueden estar ausentes, y su ausencia es un factor de riesgo para una reacción potencialmente mortal.

TABLA 11-7	Características de las reacciones alimentarias adversas con base en el mecanismo	
	Mediada por IgE	No mediada por IgE
Inicio	Inicio rápido, que se produce entre varios minutos y 2 h después de la ingestión	Síntomas agudos o crónicos. La reacción aguda se retrasa en 2-4 h (para SEIPA)
Mecanismo	Es el resultado de la liberación de mediadores de los mastocitos tisulares y de los basófilos circulantes	Múltiples mecanismos, incluidos los inmunológicos (p. ej., SEIPA, trastornos gastrointestinales eosinofílicos), farmacológicos (p. ej., cafeína, histamina), metabólicos (p. ej., fenilcetonuria, intolerancia a la lactosa), aditivos (p. ej., glutamato monosódico, tartrazina) y tóxicos (p. ej., intoxicación alimentaria por estafilococos)
Sistema(s) implicado(s)	Cutáneo, gastrointestinal, respiratorio, ocular, cardiovascular y multisistémico (anafilaxia)	Generalmente aislado en el tracto gastrointestinal

SEIPA, síndrome de enterocolitis inducida por proteínas alimentarias.

- Los síntomas gastrointestinales pueden incluir náusea, dolor abdominal, calambres abdominales, vómito y diarrea.
- Los síntomas respiratorios pueden incluir tos, rinorrea, estornudos, sibilancias y dificultad para respirar. La inhalación de alérgenos alimentarios a través de la cocción (p. ej., el pescado) o la exposición a partículas en el aire (p. ej., el polvo de los cacahuates) puede desencadenar un broncoespasmo agudo.
- La anafilaxia resultante de la exposición (casi exclusivamente por ingestión) a alérgenos alimentarios suele ser de aparición rápida y puede provocar la muerte. Hay una mayor incidencia de anafilaxia inducida por alimentos con cualquiera de los siguientes factores de riesgo: asma coexistente; reacción a cacahuates, frutos secos, pescado o mariscos; reacciones alérgicas anteriores con exposición a cantidades extremadamente pequeñas de alimentos, y antecedentes de un evento anafiláctico inducido por alimentos en el pasado. Hasta 20% de las reacciones anafilácticas dan lugar a una reacción bifásica, que conduce a la reaparición de los síntomas después de la resolución inicial, por lo general en las horas siguientes al episodio anafiláctico inicial, pero puede retrasarse hasta 72 h después.
- La dermatitis atópica puede exacerbarse por el consumo de alérgenos alimentarios.
  - Aproximadamente entre 30 y 60% de los lactantes con dermatitis atópica tienen alergia a los alimentos (véase el sección "Dermatitis atópica").
  - La eliminación del alimento sospechoso (tras una evaluación adecuada; véase la exposición posterior) suele mejorar los síntomas. Los pacientes suelen ser capaces de reintroducir estos alimentos con la edad y la mejora de la dermatitis atópica.
- El síndrome de alergia oral (SAO) o alergia alimentaria al polen se presenta como una aparición inmediata de prurito orofaríngeo y edema leve de los labios y la lengua en pacientes con alergia conocida al polen. Los síntomas se producen después de consumir proteínas de reacción cruzada en frutas y verduras frescas y sin cocinar o, con menor frecuencia, en cacahuates, almendras y avellanas. Cocinar, hornear e incluso calentar brevemente en el microondas los alimentos crudos altera la proteína lo suficiente como para eliminar los síntomas. La mayoría de los casos de SAO no conducen a la anafilaxia.

• La manzana, la pera, la cereza, la zanahoria, el apio y la papa tienen una reacción cruzada con el polen de abedul.

• El melón y el plátano tienen una reacción cruzada con el polen de ambrosía.

Hipersensibilidad alimentaria no mediada por IgE

• El síndrome de enterocolitis inducida por proteínas alimentarias (SEIPA) suele presentarse en la infancia, generalmente durante el primer año de vida.

• Los síntomas del SEIPA agudo incluyen vómito profuso y repetitivo, a menudo con diarrea, que puede conducir a la deshidratación y al letargo horas después de la ingestión de la sustancia culpable. La leche y la soja son los alimentos causantes más comunes, seguidos del arroz, la avena y el camote. Las heces contienen sangre oculta, neutrófilos, eosinófilos y sustancias reductoras. La tolerancia a los alimentos suele producirse a los 36 meses de edad.

• Los síntomas del SEIPA crónico incluyen vómito intermitente, diarrea acuosa crónica con sangre o mucosidad, pérdida de peso, dificultades de alimentación y retraso en el desarrollo. Estos síntomas suelen desencadenarse por la ingesta de leche o fórmula láctea a base de soja.

• El manejo de estos episodios implica la reanimación con líquidos y cuidados de apoyo. Por lo general se prescribe ondansetrón para tenerlo disponible en casa en caso de exposición accidental. La epinefrina no es eficaz.

• La colitis inducida por alimentos se presenta con una hemorragia rectal indolora, tal como ocurre en la enterocolitis inducida por alimentos, pero los pacientes no suelen estar tan enfermos y tienen un aumento de peso adecuado. La leche y la soja son los alimentos causantes más comunes. La tolerancia al alimento suele desarrollarse a los 12-18 meses de edad.

Diagnóstico: anamnesis

• El diagnóstico de una alergia alimentaria requiere un historial completo del evento, que debe incluir lo siguiente:

• El alimento o ingrediente específico que se cree que provoca la reacción.

• Todos los demás alimentos y medicamentos consumidos al mismo tiempo.

• Cantidad de alimentos consumidos.

• Método de preparación de los alimentos, incluida la posibilidad de contaminación cruzada con otros alimentos.

• Tiempo entre el consumo y la reacción.

• Síntomas que se produjeron en otras ocasiones en las que se consumió el alimento, tanto antes como después del suceso.

• Intervención administrada para resolver los síntomas.

• Tiempo hasta la resolución de los síntomas.

Diagnóstico: pruebas cutáneas y estudios de laboratorio (alergia alimentaria mediada por IgE)

• Una vez que se ha establecido un historial de reactividad mediada por IgE, deben utilizarse pruebas de diagnóstico para confirmar el diagnóstico. Las pruebas demuestran la capacidad de ser alérgico a una sustancia y solamente deben realizarse de acuerdo con un historial de alergia potencial. No hay pruebas para determinar la gravedad de una reacción alérgica, solo la probabilidad.

• Las pruebas cutáneas epicutáneas son una forma excelente de excluir las alergias alimentarias mediadas por IgE, ya que este método tiene un valor predictivo negativo > 95% para los alimentos alergénicos comunes. Sin embargo, las pruebas cutáneas positivas a los alimentos (sin antecedentes de reacción alimentaria típica mediada por IgE) tienen un valor predictivo positivo de aproximadamente 50%, lo que refleja una alta prevalencia de sensibilización alérgica asintomática.

• Los estudios de laboratorio pueden utilizarse junto con las pruebas cutáneas para confirmar un diagnóstico de alergia alimentaria. Las pruebas de IgE específica para alérgenos alimentarios utilizan pruebas *in vitro* (p. ej., el sistema ImmunoCAP™), que tienen una sensibilidad y especificidad comparables a las de las pruebas epicutáneas. Estas pruebas proporcionan una medida cuantitativa de la IgE específica del alérgeno y pueden orientar sobre el momento de realizar una prueba de desafío alimentario oral (véase la exposición posterior).

• Los paneles de alimentos (pruebas cutáneas y análisis de sangre) no se recomiendan para el cribado de la alergia alimentaria. Estas pruebas tienen un alto valor predictivo positivo, lo que refleja una alta prevalencia de sensibilización alérgica que puede no ser un reflejo de la alergia clínica. Los resultados positivos en los paneles de alimentos pueden hacer que los pacientes eviten alimentos innecesariamente. Los antecedentes que sugieren reacciones alimentarias mediadas por IgE deben guiar las pruebas alimentarias específicas. En consecuencia, el diagnóstico de alergia alimentaria mediada por IgE no debe basarse únicamente en la presencia de anticuerpos IgE específicos para alimentos (mediante pruebas cutáneas y análisis de sangre), ya que muchas personas presentan una sensibilización alérgica asintomática a alimentos sin importancia clínica (es decir, pueden consumir el alimento sin que se produzcan reacciones adversas).

• La medición de la IgE específica frente a componentes específicos de las proteínas alimentarias (es decir, las pruebas de diagnóstico resueltas por componentes [DRC]) hace posible aumentar la precisión del diagnóstico de la alergia alimentaria (en particular, de la alergia al cacahuate) en comparación con las pruebas tradicionales de IgE específica frente al alergeno del cacahuate entero, y da lugar a una discriminación más precisa entre la alergia alimentaria clínicamente significativa y la sensibilización subclínica al cacahuate en los niños que lo toleran.

• Se han caracterizado 11 componentes alergénicos en la proteína del cacahuate (Ara h 1-11).

• Ara h 1, 2 y 3 son los componentes más importantes relacionados con las reacciones clínicas al cacahuate. Entre ellos, el **Ara h-2** proporciona la mejor correlación con la alergia al cacahuate clínicamente significativa.

• El Ara h 8, que reacciona de forma cruzada con las proteínas vegetales, se asocia con la sensibilización subclínica en personas tolerantes al cacahuate o con el síndrome de alergia oral, pero raramente con la alergia al cacahuate clínicamente significativa.

Pruebas de desafío alimentario oral

• La confirmación de una alergia alimentaria puede requerir una prueba de desafío alimentario oral, durante la cual el paciente consume el alimento en cuestión bajo supervisión médica directa, comenzando con cantidades muy pequeñas y aumentando hacia una porción habitual del alimento.

• La prueba de desafío alimentario oral también se utiliza para determinar la resolución de la alergia alimentaria.

• Es posible guiar el momento de las pruebas orales por los niveles de IgE específica para alérgenos y los resultados de las pruebas cutáneas epicutáneas. Los niveles de IgE específica para alérgenos se miden a lo largo del tiempo. Si los niveles disminuyen por debajo de un umbral establecido para el alimento específico, se ofrece la prueba de desafío alimentario oral.

• Si está indicada una prueba de desafío alimentario oral, el método doble ciego controlado con placebo se considera el estándar de oro para el diagnóstico de la alergia alimentaria.

  • Una prueba de detección graduada a ciegas puede ser adecuada para confirmar o refutar los antecedentes que sugieren alergia alimentaria. Las pruebas de detección a ciegas son especialmente útiles en preescolares cuya respuesta no es influida por el conocimiento del consumo del presunto alérgeno alimentario.

• Todas las pruebas alimentarias deben ser realizadas por un alergólogo en un entorno con el personal y el equipo necesarios para el tratamiento de una posible reacción anafiláctica.

• Cuando un paciente supera una prueba de desafío alimentario oral, es importante que mantenga este alimento en su dieta con regularidad, ya que una evitación prolongada en un paciente previamente sensibilizado puede dar lugar a una reaparición de su alergia alimentaria mediada por IgE.

Tratamiento

• El tratamiento de la alergia alimentaria se basa en la evitación de los alérgenos alimentarios y la preparación para el tratamiento de las reacciones adversas.

  • Por lo general, es necesario evitar total y estrictamente todas las formas del alimento, tanto ingredientes principales como secundarios. Sin embargo, 60-70% de los pacientes alérgicos al huevo o a la leche pueden tolerar el consumo de productos horneados que contengan huevo o leche. La tolerancia potencial al huevo o la leche horneados debe establecerse mediante una prueba de desafío alimentario oral.

- La epinefrina por vía intramuscular es el tratamiento de primera línea para las reacciones alérgicas alimentarias agudas significativas mediadas por IgE. Este medicamento puede salvar la vida.
- La epinefrina autoinyectable inmediatamente disponible, como EpiPen® o Auvi-Q®, es obligatoria para los pacientes con alergia alimentaria mediada por IgE. Los pacientes deben llevar consigo dos autoinyectores de epinefrina en todo momento y deben tener dos autoinyectores en la escuela.
- En cada visita al consultorio debe proporcionarse una amplia formación sobre el uso de la epinefrina y ofrecerse a todos los cuidadores, incluidos los de la guardería y los profesores. Un plan de atención de emergencia para alergias alimentarias y anafilaxia debe estar disponible en el hogar, la guardería, la escuela, los campamentos o en cualquier momento en que el niño alérgico a los alimentos esté lejos de sus padres.
- Dosis de epinefrina: 0.01 mg/kg/dosis, dosis máxima, 0.5 mg/dosis.
  - Auvi-Q® infantil: 0.1 mg para pacientes < 15 kg.
  - EpiPen Jr® o Auvi-Q Jr®: 0.15 mg para pacientes < 30 kg.
  - EpiPen® o Auvi-Q® regular: 0.3 mg para pacientes > 30 kg.
- La epinefrina debe administrarse en la parte anterolateral del muslo; puede administrarse a través de la ropa.
- Puede ser necesario repetir las dosis de epinefrina cada 5-15 minutos.
- Otros tratamientos son los antihistamínicos, los corticoesteroides y los broncodilatadores.
- Deben ponerse a disposición recursos educativos, como instrucciones para leer las etiquetas de los ingredientes y grupos de apoyo para personas con alergias alimentarias. En EUA, la organización Food Allergy Research and Education (FARE) (www.foodallergy.org) es un recurso excelente.
- Se ha demostrado que los protocolos de desensibilización oral aumentan el umbral de alimentos ingeridos que provocan una reacción clínica. Palforzia es un producto de inmunoterapia oral con cacahuates y es la única inmunoterapia oral aprobada por la FDA para la alergia alimentaria. Actualmente se está desarrollando una inmunoterapia oral para otros alimentos alergénicos comunes.

ESOFAGITIS EOSINOFÍLICA

La esofagitis eosinofílica (EEo) es una enfermedad crónica caracterizada por síntomas de disfunción esofágica debidos a la inflamación y a los eosinófilos en el esófago.

Presentación clínica

- Los pacientes pueden presentar EoE a cualquier edad, aunque los síntomas de presentación varían según la edad.
  - Lactantes y preescolares: dificultades de alimentación, vómito y poco aumento de peso.
  - Niños en edad escolar: dolor abdominal, vómito, reflujo, disfagia, impactación alimentaria, anorexia y saciedad precoz.
  - Adolescentes: reflujo, dolor torácico, disfagia e impactación alimentaria.
- Por lo general, las conductas de afrontamiento se observan en niños en edad escolar y adolescentes e incluyen la masticación prolongada, el aumento de la ingesta de líquidos con las comidas, el corte de los alimentos en trozos muy pequeños y la lubricación de los alimentos con condimentos. Los pacientes también pueden evitar los alimentos con textura que suelen provocar la impactación alimentaria.
- Los pacientes con EEo tienen una mayor prevalencia de condiciones atópicas en comparación con la población general.

Diagnóstico

- Los criterios de diagnóstico son los siguientes:
  - Síntomas relacionados con la disfunción esofágica.

- Eosinofilia esofágica en la biopsia endoscópica que demuestra > 15 eosinófilos por campo de alta potencia.
- Exclusión de etiologías alternativas.
- Durante la endoscopia, se obtienen al menos dos biopsias del esófago distal y del esófago proximal o medio. La eosinofilia solo se requiere de un sitio de biopsia para el diagnóstico.
- Los hallazgos endoscópicos incluyen edema/disminución del patrón vascular, exudados, surcos lineales, anillos/traquealización y estenosis. Los anillos esofágicos y las estenosis se observan con más frecuencia en pacientes adolescentes de mayor edad o adultos.
- No existen pruebas de laboratorio específicas para el diagnóstico de la EEo. Aproximadamente 50% de los pacientes con EEo tendrán eosinofilia periférica o niveles elevados de IgE total.

Tratamiento

- La EEo es una enfermedad crónica que dura toda la vida. El tratamiento tiene como objetivo la mejora sintomática e histológica mediante la reducción de la eosinofilia y la inflamación esofágicas para prevenir la dismotilidad y la fibrosis esofágicas.
- El equipo de tratamiento debe ser multidisciplinario, incluyendo un alergólogo, un gastroenterólogo y un dietista.
- Los pacientes tienen tres opciones de tratamiento: dieta de eliminación de alimentos, inhibidores de la bomba de protones y corticosteroides ingeridos. En este momento, no hay medicamentos aprobados por la FDA para la EEo, y todos los medicamentos son de uso no autorizado.
- La mayoría de las veces, los síntomas pueden controlarse con una sola modalidad de tratamiento, aunque algunos pacientes necesitan una combinación de terapias. Los pacientes pueden cambiar las opciones de tratamiento en cualquier momento.
- Los objetivos del tratamiento incluyen tanto la mejora sintomática como la histológica. Se repiten las endoscopias tras el inicio del tratamiento o después de los cambios de tratamiento para supervisar la mejora histológica. Se considera que la EEo está bien controlada cuando las biopsias muestran < 15 eosinófilos por campo de alta potencia y los pacientes tienen un control sintomático. Cuando los pacientes alcanzan el control de los síntomas y el control histológico con < 15 eosinófilos por campo de alta potencia, se pueden realizar endoscopias anuales para el cribado de vigilancia, siempre que el paciente mantenga el mismo régimen de tratamiento. Las endoscopias deben realizarse antes si los síntomas reaparecen.

Dieta de eliminación de alimentos

- Muchas familias están interesadas en las dietas de eliminación de alimentos (DEA), ya que es la única opción de tratamiento no farmacológico. Es importante reconocer que las dietas de eliminación de alimentos suponen un cambio significativo en el estilo de vida y que algunos niños o adolescentes pueden no ser capaces de seguir una dieta de eliminación estricta.
- Las familias deben reunirse con un dietista cuando elijan la eliminación de alimentos para asegurarse de que los pacientes recibirán una nutrición adecuada de otras fuentes de alimentos y aprendan a leer las etiquetas de los alimentos.
- Lamentablemente, no existe ninguna prueba para determinar el desencadenante alimentario de un paciente. Se han evaluado las pruebas de alergia, incluidas las pruebas cutáneas epicutáneas y los niveles de IgE específica de los alimentos, pero los resultados no se correlacionan con los desencadenantes de la EEo. Las dietas de eliminación de alimentos se inician basándose en estudios que determinan los alimentos desencadenantes más comunes en todos los pacientes con EEo y se adaptan a los síntomas de la persona y a las endoscopias repetidas.
- Los pacientes pueden empezar con una dieta de eliminación de 1, 2, 4 o 6 alimentos, como se indica a continuación. También pueden añadir o eliminar alimentos según los síntomas y los resultados de la endoscopia. Cuanto mayor sea el número de alimentos eliminados al iniciar el tratamiento dietético, mayor será la probabilidad de remisión.

- 1-DEA: leche. Tasa de remisión histológica de 37% en niños.
- 2-DEA: leche y trigo. Tasa de remisión histológica de 40% en niños.
- 4-DEA: leche, trigo, huevo y soja. Tasa de remisión histológica de 64% en niños.
- 6-DEA: leche, trigo, huevo, soja, frutos secos (cacahuates y nueces) y mariscos (pescado y mariscos). Tasa de remisión histológica de 73% en niños.

Inhibidor de la bomba de protones
- Los inhibidores de la bomba de protones (IBP) son eficaces en la EEo porque reducen los síntomas de reflujo gastroesofágico que suelen experimentar los pacientes con esta enfermedad, reparan la barrera epitelial esofágica debido a la exposición al ácido y reducen la inflamación.
- Los estudios han demostrado una remisión clínica e histológica de 50-60% con el uso de IBP en niños.

Esteroides ingeridos
- Los CEI ingeridos se utilizan para recubrir el esófago y prevenir la inflamación esofágica.
- Los pacientes pueden utilizar IDM de fluticasona o budesonida para nebulizar. Con la fluticasona, los pacientes utilizan un inhalador de forma incorrecta para tragar la medicación. Con la budesonida, los viales se mezclan con agentes como miel, azúcar o jarabe de chocolate para hacer un líquido viscoso que los pacientes tragan.
- Los pacientes no deben comer ni beber durante los 30 minutos siguientes a la toma de la medicación.
- Los esteroides ingeridos son más eficaces si se administran dos veces al día.
- Los pacientes deben enjuagarse la boca después de su uso para prevenir la candidiasis oral, al igual que con los CEI para el asma.

ANAFILAXIA

La anafilaxia es una reacción alérgica sistémica aguda y potencialmente mortal que puede tener una amplia gama de presentaciones clínicas.

Etiología
- La prevalencia de la anafilaxia a lo largo de la vida se ha estimado en 1.6-5.1%. Los niños de 0-4 años tienen un riesgo de anafilaxia 3 veces superior al de otros grupos de edad.
- Las causas más comunes en niños y adolescentes son los alimentos y los insectos que pican. En los adultos, las causas más comunes son los medicamentos y los insectos que pican.
  - Alimentos más comunes: cacahuates, frutos secos, leche, huevos, pescado y mariscos.
  - Medicamentos más comunes: penicilina, cefalosporinas, sulfonamidas y AINE.
  - Otros medicamentos que han aumentado su frecuencia son los agentes de radiocontraste, los anestésicos y los quimioterapéuticos y biológicos.
- La atopia es un factor de riesgo de anafilaxia a los alimentos, pero no a otros agentes. Los antecedentes de asma mal controlada son un factor de riesgo de anafilaxia mortal. Se ha señalado el hecho de no inyectar epinefrina de forma adecuada o rápida en el curso inicial de una reacción como un factor de riesgo de anafilaxia mortal por alergia a los alimentos.

Fisiopatología
- El inicio de la anafilaxia se produce entre minutos y varias horas después de la exposición al alérgeno. La degranulación precipitada de los mastocitos y basófilos por el entrecruzamiento entre la IgE específica del alérgeno y el alérgeno libera mediadores bioquímicos como la histamina, los leucotrienos, la triptasa, las prostaglandinas y el factor liberador de histamina.
  - La activación de los receptores H_1 y H_2 de la histamina provoca rubor, cefalea e hipotensión. La activación de los receptores H_1 por sí sola contribuye a la rinorrea, la taquicardia, el prurito y el broncoespasmo.

- Puede producirse una anafilaxia retardada (de 4-12 h) debido a la sensibilización a la galactosa α-1,3 (alfa-gal). En las zonas donde la garrapata estrella solitaria es endémica, los pacientes se sensibilizan a la carne de mamífero.

Diagnóstico

- La anafilaxia es muy probable cuando se cumple alguno de los tres criterios siguientes:
  - (1) Inicio repentino de la enfermedad (de minutos a varias horas) con afectación de la piel, el tejido mucoso o de ambos (p. ej., urticaria generalizada, comezón o rubor, inflamación de la lengua-úvula) y al menos uno de los siguientes aspectos:
    - Síntomas y signos respiratorios repentinos (falta de aire, sibilancias, tos, estridor, hipoxemia).
    - Reducción repentina de la presión arterial (PA) o síntomas de disfunción de los órganos finales (p. ej., hipotonía [colapso], incontinencia).
  - (2) Dos o más de las siguientes situaciones que ocurren repentinamente después de la exposición a un probable alérgeno o desencadenante para ese paciente (de minutos a varias horas):
    - Síntomas y signos repentinos en la piel o en las mucosas.
    - Síntomas y signos respiratorios repentinos.
    - Reducción repentina de la PA o síntomas de disfunción de los órganos finales.
    - Síntomas gastrointestinales repentinos (p. ej., dolor abdominal tipo cólico, vómito).
  - (3) Reducción de la PA tras la exposición a un alérgeno conocido para ese paciente (de minutos a varias horas).
  - Las manifestaciones cutáneas son las más comunes y se dan en 80-90% de los casos.
- Un nivel de triptasa sérica puede ayudar al diagnóstico de la anafilaxia, especialmente si el paciente presenta sólo hipotensión.
  - Si hay anafilaxia, la triptasa sérica estará elevada y alcanzará su punto máximo 1-2 h después del inicio de la anafilaxia y permanecerá elevada durante 4-6 h.
- Las concentraciones séricas de triptasa pueden ser normales en las reacciones leves o en la anafilaxia inducida por alimentos.

Tratamiento

Tratamiento agudo

- Evaluar y mantener las vías respiratorias, la respiración y la circulación.
- Administrar epinefrina intramuscular (dilución 1:1 000) 0.01 mg/kg en niños (dosis máxima de 0.3 mg) en la cara anterolateral del muslo (preferentemente) o en el deltoides. Puede usarse un autoinyector de epinefrina (p. ej., EpiPen®, Auvi-Q® 0.3 mg para niños > 30 kg; EpiPen Jr®, Auvi-Q® 0.15 mg para niños de entre 15 y 30 kg, y Auvi-Q® 0.10 para niños de entre 7.5 y 15 kg) a través de la ropa en la cara anterolateral del muslo. Repetir cada 5 minutos según sea necesario.
- Coloque al paciente en posición supina con las extremidades inferiores elevadas (o en posición lateral izquierda para pacientes con vómito).
- Administrar oxígeno suplementario según sea necesario (6-8 L/min) por medio de mascarilla o vía aérea orofaríngea.
- Administrar suero salino IV 20 mL/kg en los primeros 5-10 minutos si hay hipotensión a pesar de la epinefrina.
  - Si la hipotensión persistente o grave continúa, se deben administrar múltiples bolos de líquido de 10-20 mL/kg hasta 50 mL/kg durante los primeros 30 minutos.
  - En caso de hipotensión refractaria tras la reanimación con líquidos y la administración de epinefrina, se puede administrar dopamina, noradrenalina o vasopresina para mantener una presión arterial sistólica > 90 mm Hg.

- Administrar difenhidramina a 1-2 mg/kg/dosis (hasta 50 mg) por vía oral o intravenosa. Los antihistamínicos no deben utilizarse sin epinefrina en el tratamiento de la anafilaxia.
- Se puede añadir ranitidina 1 mg/kg en niños (hasta 50 mg) por vía oral o intravenosa.
- Administrar un β_2-agonista inhalado (salbutamol o levosalbutamol) para el broncoespasmo resistente.
- En un paciente que recibe β-bloqueadores, considere el glucagón 20-30 µg/kg (hasta 1 mg en niños) inyectado en 5 minutos por vía intravenosa cada 20 minutos si la administración inicial de epinefrina es ineficaz. Seguir con una infusión de 5-15 µg/min.
- Los corticoesteroides no son útiles de forma aguda, y los datos actuales sugieren una utilidad limitada para inhibir una respuesta bifásica o prolongada.
  - Puede administrarse metilprednisolona 1-2 mg/kg (hasta 50 mg) por vía intravenosa.
  - También se puede considerar la prednisona oral de 1-2 mg/kg (hasta 60 mg).

Observación
- Aunque la mayoría de los pacientes que tienen eventos anafilácticos responden rápidamente al tratamiento y no recaen, se sugiere la observación durante 4-6 h después de la anafilaxia porque pueden producirse reacciones bifásicas o el efecto de la epinefrina puede disminuir. Las reacciones bifásicas varían de < 1 a 20% de los pacientes.
- La hospitalización en pacientes con síntomas moderados o graves es apropiada.

Alta y seguimiento
- Se deben prescribir autoinyectores de epinefrina (dosis descrita en la sección "Tratamiento") con instrucciones de administración a todos los pacientes que experimenten una reacción anafiláctica a un alérgeno presente en un entorno comunitario. Los medicamentos de alta como la difenhidramina y la prednisona oral pueden continuar durante 24-72 h.
- Se debe proporcionar material educativo a todos los pacientes antes de darles el alta y se les debe instruir sobre cómo evitar el alérgeno anafiláctico si se identifica, especialmente en la anafilaxia alimentaria (recursos disponibles en EUA en la organización FARE, www.foodallergy.org).
- Debe formularse un plan de acción contra la anafilaxia. Este plan debe incluir el nombre del niño, los alérgenos, la información de contacto de los padres, cuándo y cómo utilizar un autoinyector de epinefrina, la dosis de antihistamínico y cuándo buscar ayuda de emergencia.
- Se debe referir a un especialista en alergias para que realice una evaluación completa.

LECTURAS SUGERIDAS

Bernstein J, Lang DM, Khan DA, et al. The diagnosis and management of acute and chronic urticaria: 2014 update. *J Allergy Clin Immunol* 2014;133(5):1270–1277.

Bielory L, Delgado L, Katelaris CH, et al. Diagnosis and management of allergic conjunctivitis. *Ann Allergy Asthma Immunol* 2020;124:118–134.

Du Toit G, Roberts G, Sayre PH, et al. Randomized trial of peanut consumption in infants at risk for peanut allergy. *N Engl J Med* 2015;372(9):803–813.

Dykewicz M, Wallace DV, Amrol DJ, et al. Rhinitis 2020: a practice parameter update. *J Allergy Clin Immunol* 2020;146(4):721–767.

Expert Panel Working Group of the National Heart, Lung, and Blood Institute (NHLBI) administered and coordinated National Asthma Education and Prevention Program Coordinating Committee (NAEPPCC); Cloutier MM, Baptist AP, Blake KV, et al. 2020 Focused updates to the asthma management guidelines: a report from the National Asthma Education and Prevention Program Coordinating Committee Expert Panel Working Group. *J Allergy Clin Immunol* 2020;146:1217–1270.

12 Psiquiatría infantil
Andrea Giedinghagen

INTRODUCCIÓN

- Los trastornos psiquiátricos son los trastornos crónicos más comunes de la infancia: 1 de cada 5 niños estadounidenses sufrirá un trastorno psiquiátrico grave a los 18 años de edad.
- Muchos trastornos psiquiátricos leves responden a la psicoterapia (idealmente con la participación de los padres/tutores); en otros casos, está indicada una combinación de psicoterapia y medicación. Conocer a los proveedores de terapias basadas en la evidencia de la zona es muy valioso para remitir a los pacientes.
- No todas las psicoterapias son iguales. La terapia cognitivo-conductual (TCC) es una terapia estructurada, basada en la evidencia, para la depresión y la ansiedad en los niños. La terapia dia-léctico-conductual es una terapia estructurada, basada en la evidencia, que aborda las autolesiones recurrentes, la suicidalidad crónica y la desregulación emocional.

TRASTORNO POR DÉFICIT DE ATENCIÓN E HIPERACTIVIDAD

Definición y epidemiología

- El trastorno por déficit de atención e hiperactividad (TDAH) se caracteriza principalmente por difi-cultades de hiperactividad/impulsividad y de modulación de la atención. Existen tres tipos: predo-minantemente falta de atención, predominantemente hiperactivo/impulsivo y de tipo combinado.
- El TDAH es el tercer trastorno psiquiátrico diagnosticado con más frecuencia en los niños. Hasta 10% de los niños de Estados Unidos (EUA) están afectados. La edad media de diagnóstico es de 11 años; los niños más gravemente afectados pueden ser diagnosticados antes, y los afectados con menor gravedad, más tarde.
- Las niñas tienen más probabilidades de tener TDAH de tipo de falta de atención y, por lo tanto, es menos probable que se les diagnostique en comparación con los niños (cuyo comportamiento hiperactivo atrae la atención y les hace recibir tratamiento).

Síntomas

- Los síntomas deben estar presentes durante más de 6 meses, con algunos síntomas aparentes antes de los 12 años de edad. Estos deben estar presentes en al menos dos entornos (el hogar y la escuela; la escuela y la guardería), impactar negativamente en el funcionamiento del paciente y no ser atri-buibles a otra condición.
- **El TDAH de tipo falta de atención está marcado por seis o más de los siguientes aspectos:**
  - No presta atención a los detalles (se apresura en las tareas).
  - Se distrae con facilidad (por ruidos/distractores externos y por pensamientos internos).
  - No escucha ni siquiera cuando se le habla directamente (sueña despierto/se concentra en otra cosa).
  - No cumple las tareas o asignaciones (no por rebeldía o por no entender las instrucciones).
  - Dificultad para organizarse (un escritorio, una mochila o una habitación siempre desordenados).
  - Evita las tareas que requieren una concentración prolongada (procrastinación de proyectos, aplazamiento de los deberes).

- Pierde con frecuencia objetos necesarios (tarjetas de identificación, teléfono, tarea, ropa de gimnasia).
- Ovida a menudo (citas, tareas o deberes).
- **El TDAH de tipo hiperactivo/impulsivo está marcado por seis o más de los siguientes aspectos:**
- Inquietud (rebotar la pierna/patear la silla/golpear el lápiz, etcétera).
- Dificultad para permanecer sentado cuando se espera (se levanta constantemente en la escuela).
- Correr o trepar en situaciones inapropiadas (los adolescentes pueden sentirse simplemente inquietos).
- Actuar como si fuera impulsado por un motor (siempre en movimiento, siempre zumbando entre actividades).
- Dificultad para jugar en silencio (problemas para recordar el uso de la "voz interior").
- Hiperconversación (se mete en problemas por hablar demasiado en la escuela; es difícil de interrumpir a veces).
- Responder prematuramente o terminar las frases de los demás.
- Interrumpir a otros (problemas para esperar el turno de tomar la palabra, hablar por encima de los demás).
- Problemas para esperar turnos (en un juego, en la fila).
- **El TDAH combinado se diagnostica cuando un paciente cumple los criterios de las presentaciones de falta de atención e hiperactividad.**

Diagnóstico

- Los antecedentes de los síntomas anteriores deben estar respaldados por cuestionarios completados por los cuidadores y los profesores (de nuevo, en dos o más entornos).
- Las escalas de clasificación diagnóstica del TDAH de Vanderbilt y de Connors son ampliamente utilizadas, pero la escala de Vanderbilt tiene la ventaja de ser gratuita.

Tratamiento (véase la tabla 12-1)

- El entrenamiento de manejo de los padres para (EMP) por sí solo es el tratamiento preferido para todas las presentaciones del TDAH en niños menores de 6 años de edad; consiste en enseñar a los padres métodos para manejar las conductas disruptivas de los niños.
- Una estrategia de tratamiento combinada que consista en el EMP y medicación estimulante es lo mejor para los niños mayores de 6 años de edad.
- El metilfenidato es el estimulante preferido para los niños. Comience con una dosis baja de formulación de liberación inmediata después del desayuno y después del almuerzo (para minimizar las posibilidades de malestar estomacal).
- Valorar el efecto en incrementos de 5-10 mg/semana y luego elegir una formulación de liberación prolongada basada en el inicio y la duración de la acción deseada (véase la tabla 12-1).
- Pasar al preparado de anfetamina si el metilfenidato es ineficaz después de la titulación a la dosis casi máxima, o si los efectos secundarios son excesivos.
- La clonidina y la guanfacina también son opciones, ya sea en lugar del tratamiento con estimulantes o como complemento del mismo, especialmente en el TDAH de tipo hiperactivo/impulsivo.
- La clonidina puede ser en especial útil para el insomnio inicial cuando se administra por la noche.
- La atomoxetina es un inhibidor selectivo de la recaptación de noradrenalina ideal cuando otras opciones están contraindicadas/no son eficaces (especialmente útil cuando hay comorbilidad de abuso de sustancias).

Efectos secundarios y contraindicaciones del tratamiento

- Los efectos secundarios de los estimulantes incluyen la disminución del crecimiento, el aumento del ritmo cardiaco y la presión arterial, la disminución del apetito y el insomnio. A veces también se producen dolores de cabeza y de estómago.
- Los efectos secundarios de los α-agonistas incluyen hipotensión, sedación, fatiga y estreñimiento.

TABLA 12-1   Tratamiento farmacológico del trastorno por déficit de atención e hiperactividad (TDAH)

Medicación	Dosificación	Inicio	Duración
Estimulantes			
Metilfenidato de liberación inmediata (comprimidos, comprimidos masticables y solución oral)	Inicial: 5 mg 2 veces al día Promedio: 1-2 mg/kg Máxima: 60 mg/día	20-30 min	3-6 h
Metilfenidato de liberación prolongada Concerta®	Inicial: 18 mg Máxima: 54 mg (6-12 años) 72 mg (13-17 años)	60-90 min	10-12 h
Metilfenidato de liberación inmediata y prolongada (30/70%) Metadate CD®a	Inicial: 20 mg/día Máxima: 60 mg/día	20-30 min	8-10 h
Metilfenidato de liberación inmediata y prolongada (50/50%) Ritalin LA®a	Inicial: 20 mg/día Máxima: 60 mg/día	20-30 min	6-8 h
Metilfenidato de liberación prolongada (comprimidos masticables y solución oral) QuilliChew ER® y Quillivant ER®	Inicial: 20 mg/día Máxima: 60 mg/día	20-30 min	12 h
Sales anfetamínicas mixtas de liberación inmediata Adderall®	Inicial: 5 mg/día Promedio: 0.5-1 mg/kg Máxima: 30 mg/día	30-60 min	3-6 h

Medicamento	Dosis	Inicio de acción	Duración
Sales anfetamínicas mixtas de liberación prolongada Adderall XR®	Inicial: 10 mg/día Promedio: 0.5-1 mg/kg/día Máxima: 30 mg/día	60-90 min	10-12 h
Lisdexanfetamina Vyvanse®	Inicial: 30 mg/día Máxima: 70 mg/día	90 min	10-12 h
Alfa-agonistas			
Clonidina de liberación inmediata	Inicial: 0.05-0.1 mg todas las noches a la hora de dormir Máxima: 0.4 mg/día divididos	Pueden pasar días hasta que se aprecie completamente el efecto	
Clonidina de liberación prolongada Kapvay®	Inicial: 0.1 mg Máxima: 0.4 mg/día divididos	Pueden pasar días hasta que se aprecie completamente el efecto	
Guanfacina de liberación inmediata	Inicial: 0.5-1 mg/todas las noches a la hora de dormir Máxima: 4 mg/día divididos	Pueden pasar días hasta que se aprecie completamente el efecto	
Guanfacina de liberación prolongada Intuniv®	Inicial: 1 mg/todas las noches a la hora de dormir Máxima: 4 mg/día	Pueden pasar días hasta que se aprecie completamente el efecto	
Inhibidores selectivos de la recaptación de serotonina			
Atomoxetina Strattera®	Inicial: 0.5 mg/kg (< 70 kg) 40 mg (> 70 kg) Máxima: 1.2 mg/kg (< 70 kg) 100 mg/kg (> 70 kg)	Pueden pasar desde días hasta semanas hasta que se aprecie plenamente el efecto sobre los síntomas del TDAH	

[a] La cápsula se puede abrir y el contenido se puede espolvorear en el puré de manzana o en el pudín.

- Los efectos secundarios de la atomoxetina incluyen náusea, sequedad de boca, disminución del apetito y, con poca frecuencia, pensamientos suicidas.
- Controlar la presión arterial, el pulso, la estatura y el peso en cada visita, y ajustar el tratamiento si se produce una pérdida de peso o un retraso en el crecimiento significativos o si se producen signos vitales anormales.
- Antes de comenzar con los estimulantes, obtenga un historial personal y familiar centrado en los problemas cardiacos: muerte súbita cardiaca, arritmia, cardiomiopatía hipertrófica o enfermedad cardiaca estructural.
- Obtenga un historial personal de síncope, falta de aliento, dolor en el pecho (especialmente al hacer esfuerzo) o convulsiones; realice un examen cardiaco. La evaluación cardiaca y el diagnóstico están indicados si hay anomalías.
- Los antecedentes personales de psicosis o manía (trastorno bipolar) también son una contraindicación para iniciar un tratamiento con estimulantes o atomoxetina; consulte a un psiquiatra infantil.

TRASTORNO DEPRESIVO MAYOR

Definición y epidemiología

- El trastorno depresivo mayor (y los trastornos del estado de ánimo) es el segundo grupo de trastornos psiquiátricos más frecuentemente diagnosticado entre los niños de EUA.
- La edad media de aparición es de 13 años; aproximadamente 15% de los niños estadounidenses son diagnosticados de depresión u otro trastorno del estado de ánimo a los 18 años. Las niñas tienen el doble de probabilidades de sufrir depresión que los niños.
- Los trastornos depresivos se caracterizan por periodos de estado de ánimo decaído, irritabilidad, disminución del placer en las actividades y deterioro del funcionamiento.

Síntomas

- **Dos o más semanas de estado de ánimo decaído o irritable (la irritabilidad es más frecuente en niños y adolescentes) o disminución del interés por las actividades que habitualmente se disfrutan, y al menos cuatro de los siguientes síntomas:**
  - Disminución de la energía (sensación de apatía/fatiga).
  - Cambios en el sueño (demasiado o muy poco).
  - Cambios en el apetito (aumento o disminución significativa).
  - Agitación psicomotriz (inquietud) o retraso psicomotor (movimiento lo suficientemente lento como para que otros se den cuenta).
  - Sentirse inútil/despreciado (los niños más pequeños pueden hacer declaraciones como "no le gusto a nadie").
  - Dificultad de concentración/enfoque.
  - Pensamientos recurrentes de muerte, incluyendo pensamientos e intentos de suicidio.

Diagnóstico

- El United States Preventive Services Task Force recomienda examinar regularmente a TODOS los adolescentes para detectar la depresión.
- Utilizar un instrumento de cribado como el depresión-cuestionario de salud del paciente modificado para adolescentes (PHQ-A, por sus siglas en inglés).

Tratamiento (véase la tabla 12-2)

- El tratamiento convencional para la depresión de moderada a grave es una combinación de TCC e inhibidores selectivos de la recaptación de serotonina (ISRS).
- Se necesitan entre 4 y 6 semanas para apreciar una diferencia significativa en los síntomas de depresión/ansiedad con el tratamiento con ISRS; el hecho de que "no funcione" después de 2-3 semanas es, en realidad, que "todavía no funciona".
- Titular en incrementos de 2 a 4 semanas para el efecto.

TABLA 12-2	Inhibidores selectivos de la recaptación de serotonina			
Medicación	Dosis inicial (mg)	Dosis típica (mg)	Incrementos de titulación (mg)	Dosis máxima (mg)
Sertralina	12.5-25	50	25	200
Fluoxetina	10	20	10-20	80
Escitalopram	2.5-5	10	5	20
Citalopram	10	20	10	40
Fluvoxamina	25 (todas las noches a la hora de dormir)	100	25-50	300

Efectos secundarios y contraindicaciones del tratamiento
- Antes de iniciar el tratamiento con ISRS, se debe comprobar si hay antecedentes personales o familiares de trastorno bipolar (si los hay, remitir al psiquiatra infantil).
- Empezar con una dosis baja e ir poco a poco: en el caso de los preadolescentes, empezar con la dosis más baja.
- El malestar gastrointestinal es el efecto secundario temprano más común, incluyendo náusea y diarrea.
- En los primeros estudios, el uso de ISRS en personas menores de 18 años de edad se relacionó con un ligero aumento del riesgo de ideación suicida, pero NO se asoció con un mayor riesgo de suicidio consumado.
- Los pacientes y sus familias deben ser informados de la "advertencia sanitaria con un recuadro negro", teniendo en cuenta que LOS RIESGOS DE LA DEPRESIÓN NO TRATADA SON MUCHO MAYORES QUE LOS RIESGOS RELACIONADOS CON LOS ISRS.

TRASTORNOS DE ANSIEDAD

Definición y epidemiología
- Los trastornos de ansiedad son los trastornos psiquiátricos más diagnosticados en niños y adolescentes. Una parte de la ansiedad es adaptativa, pero se convierte en un trastorno cuando es excesiva e interfiere en el funcionamiento.
- Los trastornos de ansiedad tienen una edad media de inicio de 6 años, y 30% de los niños de EUA serán afectados por un trastorno de ansiedad a los 18 años.
- Los síntomas tempranos de ansiedad se relacionan con posteriores trastornos del estado de ánimo y con pensamientos/intentos de suicidio.

Trastorno de ansiedad generalizada
- Los síntomas incluyen la preocupación frecuente por una variedad de temas en el transcurso de al menos 6 meses. La preocupación es difícil de controlar y va acompañada de al menos uno de los siguientes aspectos:
  - Sentirse nervioso o inquieto (inquieto, con el paso del tiempo, con dificultad para quedarse quieto).
  - Sentirse cansado/fatigado (por estar tenso todo el tiempo).
  - Dificultad para concentrarse/sentir que la mente se queda en blanco.
  - Irritabilidad.
  - Tensión o dolor muscular (también son frecuentes los dolores de estómago y de cabeza).
  - Dificultad para dormir (la mente se acelera con las preocupaciones mientras se intenta conciliar el sueño).

Trastorno de ansiedad social

* Los síntomas incluyen un marcado temor o ansiedad en una o más situaciones en las que el niño puede ser observado por los demás, especialmente al actuar (hablar en público, tocar un instrumento), o durante las interacciones sociales (hablar con los compañeros en una fiesta). Además:
* La situación social siempre o casi siempre crea una gran angustia.
* El niño puede evitar la situación o soportarla con mucha ansiedad.
* Hay ataques de pánico, o en los niños más pequeños rabietas/llanto, relacionados con la situación.

Trastorno de ansiedad por separación

* La ansiedad por separación puede ser apropiada desde el punto de vista del desarrollo en los preescolares; sin embargo, es un signo de trastorno cuando es inapropiada desde el punto de vista del desarrollo (p. ej., en un niño en edad escolar), es excesiva y causa una angustia significativa o interfiere en el funcionamiento. Se caracteriza por la presencia de al menos tres de las siguientes situaciones durante un periodo de al menos un mes:
  * Angustia o síntomas físicos recurrentes y excesivos (dolor de cabeza, dolor de estómago) al anticipar o experimentar la separación de las figuras de apego.
  * Preocupación persistente y excesiva por la pérdida o el daño de las figuras de apego (muerte, enfermedad, accidente).
  * Preocupación persistente y excesiva por separarse de la figura de apego (secuestro, perderse).
  * Reticencia o rechazo a salir de casa por miedo a la separación.
  * Reticencia o miedo a estar solo en casa o en otro lugar sin figuras de apego.
  * Reticencia o miedo a dormir lejos de casa o de las figuras de apego.
  * Pesadillas repetidas con el tema de la separación.

Diagnóstico

* El diagnóstico de los trastornos de ansiedad puede hacerse sólo con los antecedentes o utilizando una herramienta como el HEADSS.
* Los cuestionarios de detección, como el de ansiedad-escala de 7 ítems del trastorno de ansiedad generalizada (GAD-7, por sus siglas en inglés) para adolescentes o el autoinforme de los trastornos emocionales relacionados con la ansiedad en la infancia (SCARED, por sus siglas en inglés) también pueden apoyar el diagnóstico.

Tratamiento

* La TCC estructurada es el tratamiento de elección para los trastornos de ansiedad de leves a moderados y para los niños más pequeños.
* Los niños con trastornos de ansiedad más graves se benefician de una combinación de TCC y medicación.
* Entre los niños diagnosticados con un trastorno de ansiedad, 55% de los tratados con ISRS, 60% de aquellos tratados con TCC y 80% de los niños tratados con una combinación experimentaron una mejora significativa de los síntomas a las 12 semanas de tratamiento.
* Una de las principales estrategias de tratamiento de la ansiedad es evitar la evitación: con apoyo, anime al niño o a los padres a enfrentarse a la fuente de ansiedad en lugar de permitir la evitación continua.
* Las dosis iniciales y los esquemas de titulación de los ISRS son los mismos para los trastornos de ansiedad que para los trastornos depresivos mayores, pero los trastornos de ansiedad requieren dosis más altas de ISRS que los trastornos depresivos.

SUICIDIO

Definición y epidemiología

* El suicidio es la segunda causa de muerte en los adolescentes estadounidenses.

- Alrededor de 90% de los adolescentes que intentan o completan el suicidio tienen un diagnóstico psiquiátrico.
- Otros factores de riesgo clave para el suicidio son el historial de impulsividad (especialmente la agresión impulsiva), los conflictos familiares, los antecedentes de malos tratos, la identidad LGBTQ+ y el estrés relacionado con las minorías, los antecedentes de intentos anteriores, el acceso a un arma (u otros medios letales), las autolesiones y el abuso de sustancias.

Evaluación

Utilice la escala de riesgo de gravedad del suicidio de Columbia (C-SSRS, por sus siglas en inglés) o las Ask Suicide Screening Questions (ASQ) para examinar a todos los pacientes. Ambas están disponibles sin costo alguno.

Tratamiento

- Cualquier persona que se clasifique como de "alto riesgo" o que revele pensamientos suicidas actuales (especialmente con un plan o deseo de actuar) debe ser trasladada en ambulancia a un servicio de urgencias para una evaluación psiquiátrica.
- Los pacientes de riesgo moderado también deben tomar parte en la planificación de la seguridad, con la participación de los padres/tutores; el plan de seguridad debe ser incluido en el historial clínico y enviarse a casa con el niño y los padres/tutores.
- Proporcionar recursos a todos los pacientes, independientemente de la detección, incluyendo la National Suicide Hotline and Textline (en EUA): 1-800-273-TALK.

CUÁNDO CONSULTAR AL PSIQUIATRA INFANTIL

Consulte a un psiquiatra de niños o adolescentes cuando haya:

- Preocupación por un trastorno bipolar, o antecedentes familiares de trastorno bipolar, y un niño necesite medicación para una condición psiquiátrica, ya que algunos medicamentos (ISRS, estimulantes) pueden potenciar la manía.
- Preocupación por la psicosis (pérdida de contacto con la realidad), o deterioro importante del funcionamiento, como evasión/fracaso escolar, rabietas frecuentes o graves sin causa evidente, o huir repetidamente.
- Un niño en riesgo de dañarse a sí mismo o a otros (agresividad grave, autolesiones o pensamientos suicidas).
- Un niño menor de 5 años de edad con síntomas conductuales que necesitan un tratamiento con medicamentos, como TDAH grave que no ha respondido al tratamiento conductual.
- Una respuesta parcial a la medicación, o si un niño está tomando más de dos medicamentos psiquiátricos.
- Una condición psiquiátrica que interfiere con el tratamiento de una condición médica (la depresión impide a un adolescente controlar la glucosa en sangre en la diabetes, o completar el aseo pulmonar para la fibrosis quística).

LECTURAS RECOMENDADAS

American Academy of Child & Adolescent Psychiatry. Recommendations for Pediatricians, Family Practitioners, Psychiatrists, and Non-physician Mental Health Practitioners: When to seek consultation or referral to a Child and Adolescent Psychiatrist. Disponible en: https://www. aacap.org/AACAP/Member_Resources/Practice_Information/When_to_Seek_Referral_or_ Consultation_with_a_CAP.aspx
American Psychiatric Association. Diagnostic and Statistical Manual of Mental Disorders. 5.ª ed. Arlington, VA: American Psychiatric Publishers, Inc., 2013.

Breslin K, Balaban J, Shubkin CD. Adolescent suicide: what can pediatricians do? *Curr Opin Pediatr* 2020;32(4):595–600.

Cohen E, Mackenzie RG, Yates GL. HEADSS, a psychosocial risk assessment instrument: implications for designing effective intervention programs for runaway youth. *J Adolesc Health* 1991;12(7):539–544.

Friedman, RA. Antidepressants' Black Box Warning: 10 years later. *N Engl J Med* 2014;371:1666–1668.

Merikangas K, Hep J, Burstein M, et al. Lifetime prevalence of mental disorders in U.S. adolescents: results from the National Comorbidity Survey Replication—Adolescent Supplement (NCS-A). *J Am Acad Child Adolesc Psychiatry* 2010;49(10):980–989.

Selph SS, McDonagh MS. Depression in children and adolescents: evaluation and treatment. *Am Fam Physician* 2019;100(10):609–617.

Siu AL, US Preventive Services Task Force. Screening for depression in children and adolescents: US Preventive Services Task Force Recommendation Statement. *Pediatrics* 2016;137(3):e20154467.

Southammakosane C, Schmitz K. Pediatric psychopharmacology for treatment of ADHD, depression, and anxiety. *Pediatrics* 2015;136(2):351–359.

Stanley B, Brown GK. Safety planning intervention: a brief intervention to mitigate suicide risk. *Cogn Behav Pract* 2012;19(2):256–264.

Walkup JT, Albano AM, Piacentini J, et al. Cognitive behavioral therapy, sertraline, or a combination in childhood anxiety. *N Engl J Med* 2008;359(26):2753–2766.

13 Pediatría del desarrollo y el comportamiento

Paul S. Simons y Abigail M. Kissel

Los trastornos del desarrollo y el comportamiento son los diagnósticos médicos crónicos más frecuentes con los que se encuentran los profesionales de la atención pediátrica primaria. Se calcula que 1 de cada 7 niños tiene una discapacidad del desarrollo.

La comprensión de los hitos normales del desarrollo es importante porque el espectro de los trastornos progresa de leve a grave en el caso de los trastornos motores, los cognitivos globales, los del lenguaje/comunicación y los sociales/conductuales.

Véase la tabla de los hitos normales del desarrollo en el Apéndice B.

PRINCIPIOS CLAVE PARA EL DIAGNÓSTICO DEL DESARROLLO CONDUCTUAL

- **Tres corrientes principales del desarrollo**
  - *Motor*
    - ○ Motricidad gruesa
      - – Dispraxia del desarrollo leve/"niño torpe"/trastorno del desarrollo de la coordinación
      - – Parálisis cerebral grave, trastorno neuromuscular
    - ○ Motricidad fina
      - – Disgrafía leve
      - – Parálisis cerebral grave, trastorno neuromuscular
    - ○ Motor oral
      - – Trastorno de la articulación del habla leve; babeo, traba fuerte de la lengua
      - – Disartria severa/disfagia
  - *Cognitivo (incluyendo el lenguaje y el procesamiento no verbal)*
    - ○ Aprendizaje leve (media baja): lento (CI 80-89)
    - ○ Moderado: fronterizo (CI 70-79)
    - ○ Discapacidad intelectual severa/anteriormente "retraso mental" (CI < 70)
  - *Social/conductual*
    - ○ Problemas de comportamiento social
      - – Variación normal/"problema": temperamento tímido/lento para comenzar a relacionarse o expectativas irreales de los padres
      - – Trastorno leve: comportamiento socialmente inapropiado; inmadurez social; ansiedad social
      - – Trastorno grave: falta de reciprocidad social; falta de atención conjunta; falta de empatía; falta de juego imaginativo
    - ○ Problemas de atención
      - – Variación/normal/problema: "problema de falta de atención" o "comportamiento inatento"
      - – Trastorno leve de atención con capacidad variable de reencuentro con la demanda
      - – Trastorno grave: atención atípica; contacto visual limitado; perseverancia; insistencia en lo mismo; intereses restringidos; juegos/rituales repetitivos; hipersensibilidad sensorial. Algunos de estos signos/síntomas pueden ser conductuales, además de atencionales.

- ○ Problemas de impulsividad/hiperactividad
  - – Variación/normal/problema: "problema de impulsividad/hiperactividad" o "comportamiento impulsivo o hiperactivo"
  - – Trastorno leve: impulsividad; hiperactividad
  - – Trastorno grave: desinhibición; manierismos motores estereotipados, comportamiento maniaco/manía
- El retraso, la disociación y la desviación de una trayectoria de desarrollo normal reflejan la disfunción subyacente del sistema nervioso central.
  - Cuanto más retrasado, disociado y desviado sea el desarrollo, más atípico deberá ser el comportamiento.
  - Existe un espectro de trastornos dentro de cada etapa de desarrollo.
  - Los trastornos leves predominan sobre los graves dentro de cada etapa.
  - Existe un continuo de trastornos del desarrollo conductual a través de las etapas.
    - La disfunción difusa/global del desarrollo conductual predomina sobre la disfunción más aislada o focal. Las comorbilidades son la regla más que la excepción.

DIFICULTADES DE APRENDIZAJE

Identificar a los niños con riesgo

- Los trastornos del aprendizaje tienen claros componentes familiares
  - Obtener un historial familiar detallado
- Circunstancias especiales que aumentan el riesgo de trastornos del aprendizaje
  - Exposiciones (consumo prenatal de drogas/alcohol, exposición posnatal a toxinas/plomo)
  - Bebés prematuros, especialmente < 32 semanas de gestación
  - Eventos hipóxicos o cardiopatía congénita cianótica
  - Experiencias adversas durante la infancia (especialmente cuatro o más, o la inclusión de la pobreza como una)
  - Trastornos genéticos específicos
    - ○ Ejemplos:
      - – Síndrome de Klinefelter
      - – Síndrome de Turner
      - – Síndrome velocardiofacial
      - – Espina bífida con hidrocefalia derivada

Categorías de problemas del neurodesarrollo que provocan dificultades de aprendizaje

- Problemas de motricidad fina/grafomotricidad
- Dificultades de procesamiento (habilidades cognitivas visoespaciales y rendimiento en matemáticas)
  - Procesamiento visual
  - Secuenciación
  - Lenguaje receptivo
  - Lenguaje expresivo
  - Formación de conceptos débiles
  - Ritmo de procesamiento lento
  - Capacidad de sujetar cosas pequeñas
- Dificultades de organización
- Dificultades de memoria
  - Memoria a corto plazo
  - Memoria de trabajo activa
  - Memoria a largo plazo

Subtipos de discapacidades de aprendizaje/comorbilidades
- Múltiples problemas de aprendizaje
  - Los niños que tienen problemas en un área del rendimiento académico suelen presentarlos también en otras áreas académicas, así como en los comportamientos sociales/emocionales.
    - Entre 35 y 56.7% de los niños con trastornos del aprendizaje de las matemáticas también muestran trastornos del aprendizaje de la lectura.
  - Problemas de aprendizaje y trastorno por déficit de atención e hiperactividad (TDAH).
    - Los problemas de aprendizaje comórbidos explican al menos parte del bajo rendimiento académico observado en los niños con TDAH.
    - Déficits de atención secundarios: problemas de atención secundarios al trastorno de aprendizaje subyacente.
      - Puede ser muy difícil para un estudiante mantener la concentración en tareas que le resultan difíciles de entender.
  - Trastornos del aprendizaje no verbal
    - Las medidas cognitivas no verbales son significativamente más bajas que las puntuaciones verbales
      - Las áreas problemáticas pueden incluir el cálculo matemático, las habilidades organizativas, las matemáticas de orden superior y los conceptos científicos
      - Los problemas de percepción e interacción social contribuyen a las experiencias negativas en los entornos educativos

Intervenciones y promoción

Leyes federales estadounidenses
IDEA-Individuals with Disabilities Education Act
(Ley de Educación para Personas con Discapacidades)
- Ley federal que garantiza que los niños que reúnen las condiciones necesarias dispongan de una educación pública gratuita y adecuada, y asegura que esta incluya la educación especial cuando sea necesaria.
  - 0-2: -IDEA Parte C (intervención temprana)
  - 3-21: -IDEA Parte B (educación especial)
- Es importante destacar que las adaptaciones suelen ser cambios realizados para un niño en el aula y están dentro de la sección 504, pero si se necesita educación especial fuera del aula, esto entrará en un Programa Educativo Individualizado (IEP, por sus siglas en inglés).

IEP
- Las áreas problemáticas se determinan mediante la realización de una evaluación completa e individual (ECI) por parte de la escuela, y las que reúnan los requisitos para la intervención se incluirán en un plan del Programa Educativo Individualizado con intervenciones establecidas y objetivos de medición de la mejora. Los programas deben proporcionarse en el entorno menos restrictivo (EMR). Tenga en cuenta que esto SÍ se aplica a las escuelas concertadas y NO necesariamente a las escuelas privadas.
  - Comprensión oral
  - Conocimientos básicos de lectura
  - Habilidades de fluidez en la lectura
  - Comprensión de lectura
  - Cálculo matemático
  - Resolución de problemas matemáticos

Módulos
- *Modelo de discrepancia*
  - Discrepancia entre el rendimiento académico y la capacidad intelectual (a menudo un punto de partida para la sospecha de una discapacidad de aprendizaje específica [DAE])

- *Modelo de respuesta a la intervención (MRI)*
  - TIER 1: Educación general o prevención primaria
    - ○ Administrado a todos los estudiantes
  - TIER 2: Prevención secundaria
    - ○ No va tan bien como la mayoría de sus compañeros y necesita ayuda adicional
    - ○ Tutoría en grupos reducidos
    - ○ Equipos escolares de resolución de problemas para la evaluación funcional y para manejar la intervención
  - TIER 3
    - ○ Una programación más intensiva e individual con seguimiento de los progresos
- Los servicios de MRI deben estar respaldados por "investigaciones con base científica... aceptadas por una revista revisada por pares o aprobadas por un panel de expertos independientes mediante una revisión comparativamente rigurosa, objetiva y científica".
- El hecho de no mostrar progresos con una MRI debería provocar el ECI y el desarrollo de un IEP más formal si es necesario.
- *Sección 504* de la Ley de Rehabilitación de 1973
  - Los alumnos que reciben estos servicios suelen tener problemas menos graves que los que pueden acogerse a la ley IDEA.
  - Los acuerdos pueden incluir:
    - ○ Tiempo extra para realizar los exámenes
    - ○ Preguntas o respuestas verbales o escritas
    - ○ Ajuste del nivel de lectura
    - ○ Grabación de conferencias
    - ○ Envío de tareas en línea
    - ○ Tutoría entre pares
    - ○ Preguntas de opción múltiple frente a las de redacción corta
    - ○ Tareas acortadas

DESARROLLO Y TRASTORNOS DEL HABLA Y DEL LENGUAJE

- Componentes del habla y el lenguaje (definición de términos) (tabla 13-1)
- Hitos del desarrollo del lenguaje (tabla 13-2)
  - Regla general para hablar con frases
    - ○ 90% de los niños utilizan
      - − Frases de dos palabras a los 2 años
      - − Frases de tres palabras a los 3 años
      - − Frases de cuatro palabras a los 4 años
- SIEMPRE que se consideren problemas del habla/lenguaje o sociales, debe tenerse en cuenta una evaluación automática de la audición.

Variaciones en el desarrollo

- Formas del lenguaje: el fonema (un sonido del habla), la morfología (cómo se forman las palabras), la sintaxis (las reglas para combinar las palabras en las frases)
- Contenido de la lengua: semántica (el significado de las palabras o combinaciones de palabras)
- Función del lenguaje: pragmática (las reglas más amplias del uso del lenguaje en las conversaciones y en la sociedad).

Trastornos de la comunicación

Trastornos funcionales del sonido del habla

- Trastorno fonológico (aspectos lingüísticos de la producción del habla) o de la articulación (aspecto motor)

TABLA 13-1	Componentes del habla y el lenguaje	

Término	Definición
Discurso	
Comprensibilidad	Capacidad de hablar para ser entendido por otros
Fluidez	Flujo del discurso
Voz y resonancia	Sonido del habla. Incorpora el paso del aire a través de la laringe, la boca y la nariz
Lenguaje	
Lenguaje receptivo	Capacidad de entender el lenguaje
Lenguaje expresivo	Capacidad de producir lenguaje
Fonema	Unidades de sonido más pequeñas que cambian el significado de una palabra, por ejemplo, "mapa" y "capa".
Morfema	La unidad más pequeña de significado en el lenguaje, por ejemplo, añadir -s al final de la palabra para hacerla plural.
Sintaxis	Conjunto de reglas para combinar morfemas y palabras en oraciones (gramática)
Semántica	El significado de las palabras y las frases
Pragmática	Los usos sociales del lenguaje, incluyendo las habilidades conversacionales, el discurso, el volumen del habla y el lenguaje corporal.

De Voigt R, et al. Developmental and Behavioral Pediatrics. Arlington: American Academy of Pediatrics, 2010:203.

- Errores basados en reglas (fonológicos) o sustitución, omisión, adición o distorsión de fonemas (articulación)
- Muchos sonidos más difíciles no se dominan hasta los 5-6 años
  - Consonantes: j, r, l, y
  - Combinaciones: br, pr, fl, gr, cr, dr,

Disartria

Trastornos que implican problemas de articulación, respiración, fonación o prosodia como resultado de una parálisis, debilidad muscular o mala coordinación (frecuentemente asociados a la parálisis cerebral).

Apraxia/dispraxia del habla

- Problemas en la articulación, la fonación, la respiración y la resonancia derivados de las dificultades en la planificación motora compleja y el movimiento.
  - No se debe a la debilidad de la musculatura oromotora, como se observa en la disartria
  - Falta de asociación con otras habilidades motoras orales, como masticar, tragar o escupir
- La apraxia del desarrollo del habla se diferencia de un retraso del lenguaje expresivo en que los niños con retraso en el lenguaje expresivo suelen seguir la trayectoria de un lenguaje normal, pero a un ritmo más lento.
- La apraxia/dispraxia adquirida suele ser consecuencia de un traumatismo craneal, un tumor, una enfermedad vascular cerebral u otros problemas que afectan a las partes del cerebro relacionadas con el habla y que implican la pérdida del habla previamente adquirida.

TABLA 13-2 Hitos del desarrollo del lenguaje

Edad	Lenguaje receptivo	Lenguaje expresivo
0-3 meses	Se alerta ante la voz	Llora, sonríe socialmente
		Se arrulla
4-6 meses	Responde a la voz, al nombre	Ríe a carcajadas
		Hace trompetillas, chasquea la lengua
		Comienza a balbucear
7-9 meses	Gira la cabeza hacia el sonido	Dice "mamá" y "papá" indistintamente
10-12 meses	Disfruta el juego "esconder el rostro"	Dice "mamá" y "papá" apropiadamente
	Entiende el "no"	Saluda, dice "adiós" con la mano
	Sigue instrucciones de un paso acompañadas de un gesto	Comienza a gesticular
		Mueve la cabeza indicando "no"
		Primera palabra distinta a "mamá"/"papá"
13-15 meses	Sigue instrucciones de un paso sin gestos	Jerga inmadura
		Hasta 5 palabras
16-18 meses	Señala una imagen	Jerga madura con palabras reales
	Señala tres partes del cuerpo y a sí mismo	Hasta 25 palabras
		Palabras largas: "se acabó, gracias"
19-24 meses	Empieza a entender los pronombres	Hasta 50 palabras
	Sigue instrucciones de dos pasos	Frases de dos palabras
	Señala de 5 a 10 imágenes	Discurso telegráfico temprano
25-30 meses	Entiende "solo uno"	Utiliza adecuadamente los pronombres
	Señala partes de las imágenes	Utiliza el plural
		El discurso es inteligible en 50%.
3 años	Conoce los opuestos	Más de 250 palabras
	Sigue dos preposiciones	Frases de tres palabras
		Responde a las preguntas "qué" y "dónde"
		El habla es inteligible en 75%.
4 años	Sigue instrucciones de tres pasos	Responde a preguntas de "cuándo"
	Señala a cuatro colores	Sabe su nombre completo, sexo y edad
		Cuenta historias
5 años	Empieza a entender la izquierda y la derecha	Responde a preguntas de "por qué"
	Entiende los adjetivos	Define palabras sencillas

De Voigt R, et al. Developmental and Behavioral Pediatrics. Arlington: American Academy of Pediatrics, 2010:204.

Trastornos de la voz

• Variaciones de tono, volumen, resonancias y calidad de voz.
• Puede observarse de forma aislada o en relación con un retraso del lenguaje.
• La modulación del tono y el volumen puede observarse en niños con trastornos del espectro autista, trastornos del aprendizaje no verbal y en algunos síndromes genéticos.
• La incompetencia velofaríngea del paladar puede causar un habla hipernasal y ser un marcador del síndrome velocardiofacial (deleción 22q11).

Trastornos de la fluidez

• Interrupciones en el flujo del habla
  • Ejemplos: pausas, vacilaciones, inyecciones, prolongaciones e interrupciones
• La fluidez deficiente es normal en la primera infancia (2.5 y 4 años) u ocasionalmente en niños mayores que están nerviosos o agitados.
• La alteración de la fluidez persistente o progresiva se describe como "tartamudez".
  • Ejemplos
    ○ Prolongaciones sonoras: "so-sooo-sooool"
    ○ Múltiples repeticiones de palabras parciales: "so-sooo-sooool"

Trastornos del lenguaje

Trastornos del lenguaje receptivo

• Déficit en la comprensión del lenguaje/procesamiento auditivo: reconocer y procesar la información verbal y los sonidos.
  • La falta de atención y la distracción en los niños con TDAH se superponen con los "trastornos del procesamiento auditivo"
  • Ambientes acústicos de mala calidad; funcionamiento del oído periférico; factores de comportamiento involucrados en la escucha; problemas con la cóclea, el nervio auditivo y el tronco cerebral, así como la corteza cerebral, pueden estar implicados en la causa de las dificultades de procesamiento auditivo.
  • Los problemas de lenguaje receptivo casi siempre se producen junto con el retraso expresivo

Trastorno del lenguaje expresivo

• Déficits en la expresión verbal y escrita: amplio espectro de retrasos, entre los que se encuentran la corta duración de los enunciados inapropiada para el desarrollo, la debilidad en la búsqueda de palabras, las sustituciones semánticas y la dificultad para dominar los morfemas gramaticales que contribuyen al plural o al tiempo.
  • Los signos de debilidad del lenguaje expresivo son los siguientes:
    ○ Circunloquios (usar muchas palabras para explicar una palabra en lugar de usar el término específico)
    ○ Uso excesivo de marcadores de posición
      – ("um", "uh")
      – Palabras inespecíficas ("cosas" o "como")
      – Uso excesivo de los gestos, o dificultad para generar una narración ordenada
    ○ Disminución de la producción del habla en un niño que sigue instrucciones de varios pasos

Trastorno mixto del lenguaje receptivo-expresivo

• Puede incluir características de
  • Agnosia auditiva verbal (dificultad para integrar la fenología de la información auditiva/comprensión limitada del lenguaje oral)
  • Disfunción fonológica: déficit sintáctico (dificultad extrema para producir el lenguaje con niveles variables de comprensión)
  • Déficit semántico-pragmático (fluidez expresiva con un uso sofisticado de las palabras, pero mala comprensión y uso superficial del discurso conversacional)
  • Déficit léxico-sintáctico (dificultad para hallar palabras y pocas habilidades expresivas de hiperorden)

Trastornos del lenguaje pragmático
- Incapacidad para utilizar el lenguaje de forma adecuada para la comunicación social
- Se observa con frecuencia en niños con trastornos del espectro autista (TEA) y con trastornos del aprendizaje no verbal
- Trastorno de la comunicación social (pragmática), que ahora se utiliza en aquellos con estas dificultades, pero que no tienen una causa subyacente identificable (como el TEA)

Temas relacionados
- *Dislexia*
  - Problemas de decodificación de la lectura con el problema central basado en la fonología (habla) y problemas de procesamiento (problemas a nivel de palabras)
- *Disgrafía*
  - Problemas de procesamiento grafomotor y ortográfico, problemas a nivel de subpalabras
- *Discalculia*
  - Si bien la discalculia es un déficit del aprendizaje matemático, tiene una gran comorbilidad con los trastornos de la lectura/lenguaje y los problemas visoespaciales

TRASTORNO POR DÉFICIT DE ATENCIÓN/HIPERACTIVIDAD

- Es el trastorno del comportamiento más común en la infancia, y afecta a 8-10% de los niños.
- Se caracteriza por hiperactividad, escaso control de los impulsos y falta de atención.
- Es dos veces más frecuente en los niños que en las niñas.
- Los niños con TDAH tienden a presentar problemas adicionales de EXTERNALIZACIÓN-trastorno negativista desafiante (TND), trastorno de conducta (TC).
- Las niñas con TDAH tienden a tener problemas adicionales de INTERNALIZACIÓN: ansiedad, depresión.
- El TDAH es una enfermedad crónica, con síntomas que pueden persistir hasta la edad adulta. Por ello es importante que los niños tengan un centro médico que pueda coordinar y aconsejar sobre su asistencia.
- Diagnóstico
  - Hiperactividad
    - Manos inquietas/se retuerce en el asiento
    - Se mueve sin parar/Actúa como impulsado por un motor
    - Habla en exceso
    - Dificultad para permanecer sentado en el aula
  - Impulsividad
    - A menudo interrumpe a los demás
    - Dificultad para tomar turnos en tareas o conversaciones
    - Dice o hace cosas sin pensar en las consecuencias
    - Invade el espacio personal de los demás
  - Falta de atención
    - A menudo pierde los detalles en las tareas escolares
    - Dificultad para mantener la atención en las tareas
    - Dificultad para la organización
    - Se distrae y olvida con facilidad
    - Parece olvidar los conceptos que ha dominado previamente
- Los síntomas deben aparecer antes de los 12 años de edad y causar una alteración significativa en dos o más ámbitos. Entre los ejemplos de ámbitos en los que se pueden observar alteraciones se encuentran los siguientes:
  - Logros académicos
  - Relaciones familiares
  - Relaciones con los compañeros

- ○ Autoestima y autopercepción
- ○ Lesiones accidentales
- ○ Funcionamiento adaptativo global
- Los síntomas tampoco deben explicarse por una variante del comportamiento normal del desarrollo o ser estrictamente atribuibles a otra causa; compruebe si hay ansiedad/depresión/uso de sustancias en los adolescentes y trauma/abuso en los niños pequeños.
- Tratamiento
  - Niños en edad preescolar: la primera línea de terapia es la conductual administrada por los padres o el profesor; se utilizan medicamentos solo si las intervenciones conductuales no tienen éxito o no están disponibles.
  - Niños y adolescentes de edad primaria: los medicamentos (específicamente los metilfenidatos) son la terapia de primera línea, que debe utilizarse junto con las intervenciones conductuales.
- Medicamentos
  - Tipos (fig. 13-1)
    - ○ Estimulantes (metilfenidatos, anfetamina)
    - ○ Agonista alfa 2 (guanfacina, clonidina)
    - ○ Atomoxetina
  - Por lo general, se comienza con metilfenidato a la dosis más baja. Se ajusta aproximadamente cada 1-2 semanas para conseguir una mejoría clínica sin efectos secundarios. Si los efectos secundarios interfieren en la consecución de la dosis óptima, se puede añadir un agonista alfa 2 o considerar el cambio de medicación.
  - Efectos secundarios
    - ○ Estimulantes
      - – Pérdida del apetito
      - – Dolor abdominal
      - – Cefaleas
      - – Alteraciones del sueño
      - – Inestabilidad emocional y disforia en preescolares, o cuando la medicación pierde su efecto en los niños mayores
      - – "Desconexión de la realidad)"
    - ○ Agonistas alfa 2
      - – Somnolencia
      - – Boca seca
    - ○ Atomoxetina
      - – Somnolencia
      - – Disminución del apetito
      - – Aumento de los pensamientos suicidas
      - – Anomalías reversibles de la función hepática
  - Puede controlar la mejora con formularios establecidos (p. ej., Vanderbilt, índice de TDAH, formularios del Supplemental Nutrition Assistance Program [SNAP])
  - El producto de metilfenidato o anfetamina que se debe utilizar está determinado por la preparación de la medicación y la duración de la acción.
  - Combinación de medicamentos: en algunas situaciones es mejor combinar diferentes clases de medicamentos. Así se consiguen dosis más bajas de los medicamentos individuales (lo que puede reducir los efectos secundarios) al tiempo que se abordan otras comorbilidades.
    - ○ Estimulantes y agonistas alfa 2: se utilizan mejor en pacientes con trastornos de la conducta (para más información, véase la sección "Trastornos de la conducta") o con problemas de sueño
    - ○ Estimulantes e ISRS: pueden utilizarse en pacientes con ansiedad, TOC o depresión

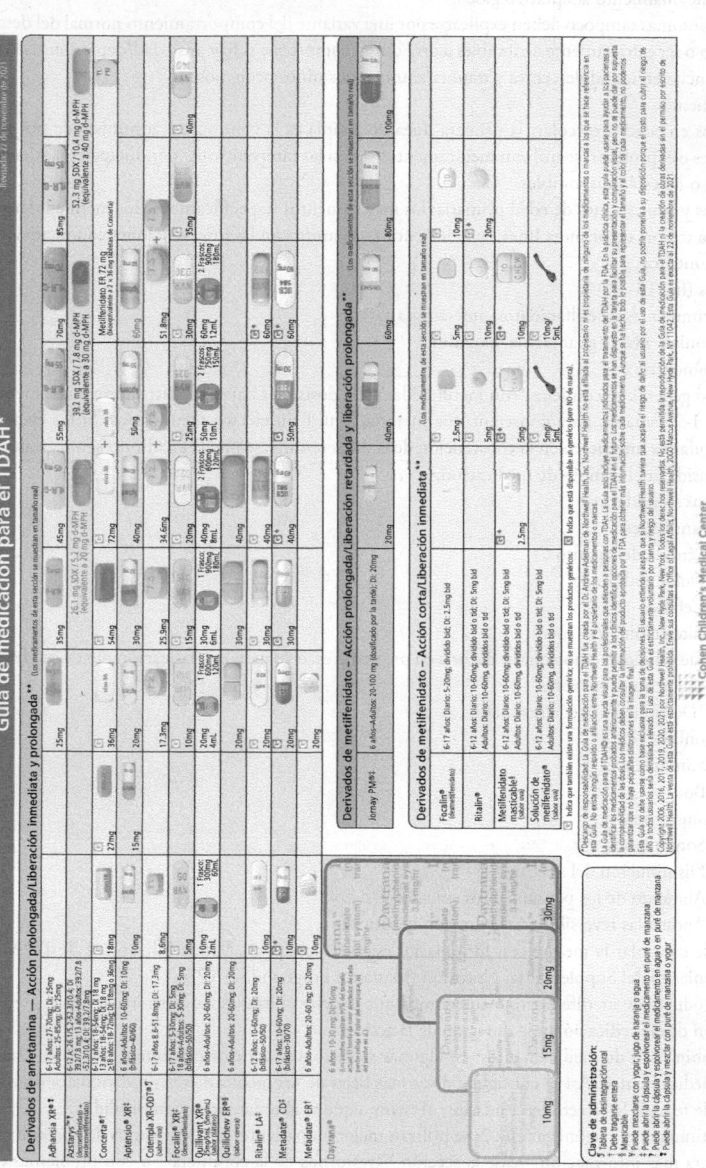

Figura 13-1. Guía de medicación para el TDAH. (Reimpresa con permiso del Cohen Children's Medical Center Northwell Health. Las imágenes no tienen el tamaño real debido a las limitaciones de impresión. http://ADHDMedicationGuide.com.)

Guía de medicación para el TDAH

(Los medicamentos de esta sección se muestran en tamaño real)

Derivados de anfetamina — Acción prolongada/Liberación prolongada

Derivados de anfetamina — Acción corta/Liberación inmediata (Los medicamentos de esta sección se muestran en tamaño real)

No estimulantes (Los medicamentos de esta sección se muestran en tamaño real)

Cohen Children's Medical Center
Northwell Health

- Las versiones actualizadas de la Guía de medicación para el TDAH pueden consultarse en: www.ADHDMedicationGuide.com.
- Pueden obtenerse copias plastificadas de la Guía de medicación para el TDAH en: www.ADHDwarehouse.com
- Si desea hacer algún comentario o sugerencia, póngase en contacto con el Dr. Andrew Adesman: ADHDMedGuide@Northwell.edu

Figura 13-1. (*Continuación*) (Reimpresa con permiso del Cohen Children's Medical Center Northwell Health. Las imágenes no tienen el tamaño real debido a las limitaciones de impresión. http://ADHDMedicationGuide.com.)

TRASTORNOS DE ANSIEDAD

La ansiedad y el miedo son respuestas normales ante amenazas reales o percibidas. Los desencadenantes típicos de la ansiedad y el miedo de un niño evolucionan a medida que este madura (tabla 13-3).

* **Puede haber un trastorno de ansiedad cuando esta**
  * Es inapropiada en cuanto al desarrollo del niño
  * Presenta niveles inadecuados de intensidad, duración o frecuencia.
  * Causa un deterioro clínicamente significativo en la vida personal, académica o la vida social.

* **Instrumentos de detección adecuados para la atención primaria**
  * SCARED (Screen for Child Anxiety Related Emotional Disorders) (disponible en línea)
  * PHQ-9 (Patient Health Questionnaire) (disponible en línea)

* **Descripción de los trastornos de ansiedad específicos de los jóvenes y de los componentes conductuales y cognitivos potencialmente asociados**
  * Trastorno de ansiedad por separación.
    ○ Desarrollo normal desde los 9 meses hasta los 3 años aproximadamente.
    ○ Ansiedad excesiva por estar separado de los cuidadores. Puede manifestarse como:
      – Reticencia/rechazo a ir a la escuela o a separarse del cuidador.
      – Pesadillas o querer dormir constantemente con los padres o ambos.
      – Diversas molestias somáticas cuando se queda solo.
      – Miedo a que el niño o los cuidadores sufran algún daño al separarse.
    ○ Los síntomas duran al menos 6 meses.
    ○ Las madres y otros cuidadores suelen tener un historial de ansiedad o depresión, y deben ser examinados y remitidos para su tratamiento si es necesario.
  * Trastorno de ansiedad generalizada
    ○ Ansiedad que se produce la mayoría de los días y que no responde a un estímulo específico.
    ○ Deben evitarse las actividades con posibles resultados negativos.
    ○ El paciente muestra inquietud o tensión muscular.
    ○ Los síntomas duran al menos 3 meses.
  * Fobias específicas
    ○ Miedo excesivo e irracional a un estímulo concreto (por ejemplo, a volar, a los animales, a la sangre, a las alturas).
    ○ La exposición al estímulo provoca síntomas de ansiedad.
    ○ El niño puede reconocer o no que la ansiedad no es razonable.
    ○ La fobia específica se evita o tolera con gran angustia.
    ○ Los síntomas causan un deterioro significativo en la vida social, académica o personal del niño.
    ○ Los síntomas duran al menos 6 meses.
  * Trastorno de ansiedad social

TABLA 13-3	Factores normales de ansiedad según el nivel de desarrollo
Edad	**Desencadenantes de la ansiedad**
Lactancia/niños pequeños	Miedo a la pérdida y a los extraños; ansiedad de separación
Primera infancia (preescolares)	Amenazas concretas (aunque no necesariamente racionales): meteoritos, fin del mundo, incendios, animales míticos, ser secuestrado
Edad escolar	Animales domésticos, muerte, enfermedad, ansiedad escolar
Adolescencia	Miedo al rechazo, rendimiento escolar

○ Miedo excesivo cuando se expone a personas o situaciones en las que es posible una evaluación negativa (p. ej, vergüenza o humillación).
○ Las personas y las situaciones pueden ser familiares o novedosas para el paciente.
○ Estas situaciones y personas se evitan de manera activa para reducir la ansiedad.
• **La primera línea de tratamiento para los trastornos de ansiedad es la terapia cognitivo-conductual, con la adición de un inhibidor selectivo de la recaptación de serotonina, si es necesario.**
• **Pautas de tratamiento para agentes antidepresivos (tabla 13-4)**
○ ISRS
  – Tratamiento de primera línea cuando se necesita una intervención de medicación psicotrópica (tabla 13-5) para el tratamiento de la ansiedad y los síntomas depresivos
  – Amplio margen de seguridad
  – Efectos secundarios
    - Irritabilidad
    - Cefaleas
    - Cambios en el apetito
    - Estreñimiento o diarrea
  – Debe tenerse en cuenta que la ideación suicida puede manifestarse durante el periodo inicial de la medicación en niños y adolescentes con un trastorno depresivo mayor. Los antidepresivos también pueden desenmascarar episodios maniacos cuando se administran en adolescentes con trastorno bipolar. Los pacientes deben ser vigilados estrechamente durante las primeras semanas de terapia.

TRASTORNOS DEL ESPECTRO AUTISTA

Definición

Condiciones definidas por el comportamiento que se caracterizan por deficiencias distintivas en la interacción social recíproca y la comunicación (que no reflejan simplemente una discapacidad intelectual asociada o una condición médica) y por la presencia de un repertorio conductual restringido y repetitivo.

Criterios diagnósticos (adaptados del DSM 5)

• Comunicación e interacción social: deben cumplirse todos los criterios
  • Déficit de reciprocidad socioemocional
    ○ Imposibilidad de mantener conversaciones normales de ida y vuelta
    ○ Dificultad para compartir intereses o mostrar emociones o afectos
    ○ No iniciar o responder a las interacciones sociales
  • Déficit de comunicación no verbal
    ○ Comunicación verbal y no verbal mal integrada
    ○ Poco contacto visual y uso del lenguaje corporal
    ○ Déficit en la comprensión y uso de gestos
    ○ Ausencia total de expresiones faciales y de comunicación no verbal
  • Déficit en el desarrollo, mantenimiento y comprensión de las relaciones
    ○ Dificultad para ajustar el comportamiento en diversos entornos sociales
    ○ Dificultad para hacer amigos y para el juego imaginativo cooperativo
    ○ Poco o ningún interés por los compañeros
• Comportamientos restringidos y repetitivos: deben cumplirse al menos dos de los cuatro criterios
  • Movimientos motores, uso de objetos o habla estereotipados o repetitivos
    ○ Estereotipias motrices sencillas: manoteo, manierismo de dedos, giros
    ○ Alinear juguetes o voltear objetos
    ○ Ecolalia
    ○ Frases idiosincrásicas

TABLA 13-4 Pautas de dosificación de los agentes antidepresivos

Tipo/clase	Fármaco	Dosis diaria inicial	Dosis diaria objetivo inicial (nivel sérico)[a]	Dosis máxima diaria (nivel sérico)[a]	Administración recomendada
ISRS	Citalopram	10-20 mg	20 mg	60 mg	Por la mañana
	Escitalopram	5-10 mg	10 mg	20 mg	Por la mañana
	Fluoxetina	10-20 mg	20 mg	40-80 mg	Por la mañana
	Paroxetina (i)	10-20 mg	20-30 mg	40-60 mg (ii)	Por la mañana o al acostarse
IRSN	Sertralina	25-50 mg	50-100 mg	150-200 mg	Por la mañana
	Duloxetina	20-30 mg	40-60 mg	120 mg (iii)	Diario o dos veces al día
	Venlafaxina	37.5-75 mg	150-225 mg	375 mg	Dos veces al día
	Venlafaxina XR	37.5-75 mg	75-225 mg	225 mg	Diario
Otros (iv)	Bupropión	75 mg	225-300 mg	450 mg	Tres veces al día ≤ 150 mg/dosis
	Bupropión SR	100-150 mg	200-300 mg	400 mg	Dos veces al día ≤ 200 mg/dosis
	Bupropión XL	150 mg	300 mg	450 mg	Diario
	Mirtazapina	7.5-15 mg	30 mg	60 mg (v)	Al acostarse

ATC					
Amitriptilina	25-50 mg	150-200 mg		300 mg	Al acostarse
Clomipramina	25 mg	100-150 mg		250 mg	Al acostarse
Desipramina	25-50 mg	150 mg (>ng/mL)		300 mg	Al acostarse
Imipramina	25-50 mg	150 mg (>ng/mL) ;(vi)		300 mg (200-400 ng/mL) (vi)	Al acostarse
Nortriptilina	25–50 mg	75-100 mg (50-150 ng/mL)		150 mg (50-150 ng/mL)	Al acostarse

ISRS: inhibidor selectivo de la recaptación de serotonina; IRSN: inhibidor de la recaptación de serotonina-norepinefrina; ATC: antidepresivo tricíclico; AM: por la mañana,

aLa dosis del antidepresivo puede aumentarse cada 2-3 semanas según se tolere, si no se ha producido la remisión: (i) paroxetina y paroxetina CR tienen perfiles de efectos secundarios similares, vidas medias comparables y alcanzan concentraciones plasmáticas en estado estable en intervalos de tiempo similares, (ii) la dosis máxima recomendada por el fabricante para el TDM es de 60 mg/día, y (iv) la trazodona no se incluye como opción de tratamiento para el TDM porque las dosis terapéuticas son difíciles de alcanzar debido a la excesiva sedación (dosis terapéutica 300-600 mg/día). La trazodona puede considerarse durante la fase aguda del tratamiento como terapia adicional cuando se desea la sedación. (v) El fabricante recomienda que la dosis máxima sea de 45 mg/día. (vi) La concentración sérica incluye el fármaco principal y el metabolito activo (imipramina y desipramina, respectivamente).

De Evidence-Based Best Practices for the Treatment of Major Depressive Disorder in South Carolina.pdf. Publicada en febrero de 2008. Disponible en http://www.sccp.sc.edu/centers/SCORxE © SCORxE Academic Detailing Service. Reproducida con permiso.

TABLA 13-5	Opciones de medicación psicotrópica para los síntomas más comunes
Síntomas objetivo	**Fármaco**
Comportamiento agresivo y autolesivo	Risperidona, aripiprazol, ziprasidona
Comportamientos repetitivos	Risperidona, aripiprazol
Hiperactividad, falta de atención	Estimulantes (metilfenidatos)
Alteraciones del sueño	Melatonina, clonidina, trazodona
Ansiedad o depresión	Sertralina, citalopram, escitalopram, fluoxetina

- Insistencia en la invariabilidad, la inflexibilidad y los patrones ritualizados
  - Angustia extrema ante pequeños cambios (en la rutina o en el entorno)
  - Dificultades con las transiciones
  - Patrones de pensamiento rígidos
  - Necesidad de tomar la misma ruta o comer la misma comida todos los días
- Intereses muy restringidos y obsesivos que son anormales en intensidad o enfoque
- Hiper o hiporreactividad a la entrada sensorial
  - Indiferencia aparente al dolor/la temperatura (indiferencia sensorial)
  - Respuesta adversa a sonidos o texturas específicas (evitación sensorial)
  - Oler o tocar excesivamente los objetos (búsqueda sensorial)
  - Fascinación visual por las luces o el movimiento (búsqueda sensorial)
- Los síntomas deben estar presentes en los primeros periodos de desarrollo.
- Los síntomas deben causar un deterioro clínicamente significativo en la vida social, académica o personal del niño.
- Los síntomas se clasifican en función de la gravedad.
- Los síntomas no se explican mejor por la discapacidad intelectual o el retraso en el desarrollo global.

Instrumentos de cribado para su uso y diagnóstico en atención primaria

- Lista de comprobación modificada para el autismo (M-CHAT)
- Prueba de detección de los trastornos generalizados del desarrollo-II Evaluación de atención primaria (PDDST-II PCS)
- Escala de respuesta social (SRS)
- Cuestionario de detección del espectro autista (ASSQ)
- Cuestionario de comunicación social (SCQ)
- Programa de Observación Diagnóstica del Autismo (ADOS2)
- Entrevista de Diagnóstico del Autismo-Revisada (ADI-R)
- Escala de valoración del autismo infantil (CARS)
- Escala de valoración del autismo de Gilliam-Segunda edición (GARS-2)

Pruebas genéticas

- Aproximadamente 80% de todos los casos de trastornos del espectro autista son idiopáticos, mientras que 20% tienen una etiología cromosómica, monogénica o metabólica conocida.
- De los niños con TEA, entre 1 y 3% se debe al síndrome del cromosoma X frágil, por lo que se recomienda realizar la prueba del cromosoma X frágil durante la evaluación de los TEA.
- Puede considerarse la posibilidad de realizar un análisis de micromatrices (*microarray*) cromosómicos si hay signos de deterioro cognitivo importante, rasgos dismórficos o una fuerte historia familiar de retraso en el desarrollo.
- En las niñas que tienen un historial de regresión del desarrollo, debe considerarse la posibilidad de realizar pruebas para el síndrome de Rett.

- En los pacientes en quienes hay evidencia de ataxia, convulsiones, debilidad muscular, hipotonía u otras alteraciones neurológicas, debe considerarse la realización de pruebas para detectar trastornos del metabolismo.
- Ejemplos de condiciones genéticas asociadas al autismo
  - Cromosoma X frágil
  - Neurofibromatosis
  - Síndrome de Angelman
  - Síndrome de deleción 22q11
  - Síndrome de Williams
  - Síndrome de Noonan
  - Síndrome de Cornelia de Lange
  - Síndrome de Down

Medicina complementaria y alternativa (tabla 13-6)

- Muchas familias recurren a terapias alternativas para sus hijos con autismo.
- Algunos ejemplos son los siguientes:
  - Quelación de presuntos metales pesados
  - Antifúngicos
  - Probióticos
  - Dietas sin gluten y sin caseína
  - Suplementos de vitamina B_6 y magnesio
  - Entrenamiento de integración auditiva y visual
  - Oxígeno hiperbárico
  - Manipulación quiropráctica
- En general, hay pocas pruebas que apoyen la eficacia de estas terapias, y algunas, como la quelación, pueden ser perjudiciales.
- Es importante familiarizarse con las terapias complementarias y alternativas, así como discutir sus posibles riesgos, beneficios y eficacia con las familias interesadas.

TRASTORNOS DEL COMPORTAMIENTO PERTURBADOR

Definición

Comportamiento socialmente perturbador que por lo general es más molesto para los demás que para la persona que lo inicia.

- Los problemas se producen en un continuo, con la resistencia y las rabietas normales de los niños pequeños en un extremo y los comportamientos más graves e inadaptados que justifican un diagnóstico médico en el otro.
- El tratamiento suele consistir en una intensa terapia conductual, en la que suelen participar tanto el niño como la familia.

Trastorno de oposición desafiante

- Un patrón de humor enojado/irritable, comportamiento argumentativo/desafiante o vengativo
  - Cuatro síntomas de cualquiera de las siguientes categorías:
    - ○ Estado de ánimo enojado/irritable
      - – A menudo pierde los estribos
      - – Suele ser susceptible o se molesta con facilidad
      - – Suele estar enfadado y resentido
    - ○ Comportamiento argumentativo/desafiante
      - – A menudo discute con las figuras de autoridad

Terapia	Beneficio terapéutico	Principales efectos secundarios
TABLA 13-6	**Resultados de los ensayos de terapias complementarias y alternativas**	
Dieta sin gluten/ caseína	Ninguno	Ninguno
Secretina	Ninguno	Ninguno, aunque se observaron efectos secundarios menores (enrojecimiento, vómitos, hiperactividad)
Oxígeno hiperbárico	Ninguno	No se ha observado ninguno, pero hay un riesgo teórico de barotrauma y de exacerbación de una enfermedad pulmonar previa
Vitamina B_6 y magnesio	Ninguno	Ninguno
Melatonina	Mejoras significativas en la duración del sueño y en la latencia de inicio	Ninguno

- Suele desafiar activamente o negarse a cumplir las peticiones de las figuras de autoridad o las normas
- Con frecuencia molesta de manera deliberada a los demás
- Suele culpar a los demás de sus errores o de su mal comportamiento
  ○ Reivindicación
    - Ha sido rencoroso o vengativo al menos dos veces en los últimos 6 meses
- Debe durar al menos 6 meses
- Debe exhibirse durante una interacción con al menos un individuo que no sea un hermano
- Debe estar asociada a la angustia en el individuo o en sus compañeros, o tiene un impacto negativo en las áreas sociales, educativas, ocupacionales u otras importantes del funcionamiento.
- Los comportamientos no se producen exclusivamente en el curso de un trastorno psicótico, de consumo de sustancias, depresivo o bipolar.

Trastorno explosivo intermitente

- Estallidos conductuales recurrentes que representan un fracaso en el control de los impulsos agresivos que se manifiestan por:
  - Agresión verbal o física a las pertenencias, los animales o las personas, que se produce al menos dos veces por semana, en promedio, durante 3 meses
  - Tres arrebatos con daños o destrucción de la propiedad y lesiones físicas, que se produzcan en un periodo de 12 meses
- Los arrebatos son muy desproporcionados con respecto a la provocación o a los factores de estrés psicosocial que los precipitan.
- Los arrebatos no son premeditados ni están comprometidos con la consecución de algún objetivo tangible.
- Deben causar angustia al individuo o deterioro en el funcionamiento ocupacional o interpersonal, o están asociados a consecuencias financieras o legales.
- La edad cronológica o de desarrollo debe ser de al menos 6 años.
- Los arrebatos recurrentes no se explican por otro trastorno mental.

Trastornos de la conducta

- Un patrón de comportamiento repetitivo y persistente en el que se violan los derechos básicos de los demás o las principales normas sociales apropiadas para la edad, manifestado por la presencia de al menos tres de los siguientes 15 criterios en los últimos 12 meses, con al menos uno en los últimos 6 meses.
  - A menudo acosa, amenaza o intimida a los demás
  - Con frecuencia inicia peleas físicas
  - Ha utilizado un arma que puede causar daños físicos graves a otras personas (pistola, cuchillo, bate, etc.)
  - Ha sido físicamente cruel con la gente
  - Ha sido físicamente cruel con los animales
  - Ha robado mientras se enfrentaba a una víctima (p. ej., un atraco)
  - Ha forzado a alguien a mantener relaciones sexuales
  - Ha provocado deliberadamente un incendio con la intención de causar daños graves
  - Ha destruido de manera deliberada la propiedad de otros
  - Ha entrado en la casa, el edificio o el automóvil de otra persona
  - A menudo miente para obtener bienes, favores o para evitar obligaciones ("estafa" a los demás)
  - Ha robado objetos de valor sin enfrentarse a la víctima (p. ej., hurto en tiendas)
  - A menudo permanece fuera de casa por la noche a pesar de las prohibiciones de los padres, desde antes de los 13 años
  - Se ha escapado de casa durante la noche al menos dos veces, o una vez sin volver durante un periodo prolongado
  - Suele faltar a la escuela, desde antes de los 13 años
- La alteración causa un deterioro clínicamente significativo en el funcionamiento social, académico o laboral.
- Subtipos
  - Tipo de inicio en la infancia: debe mostrar al menos un síntoma antes de los 10 años.
  - Tipo de inicio en la adolescencia: no presenta síntomas antes de los 10 años.
  - Inicio no especificado: no hay suficiente información para determinar si el primer síntoma se produjo antes o después de los 10 años.

PRUEBAS PSICOPEDAGÓGICAS

Pruebas de inteligencia

- **Prueba breve de inteligencia de Kaufman, segunda edición (KBIT-2)**
  - Coeficiente intelectual verbal, no verbal y compuesto
    - Subpruebas verbales
      - Conocimiento verbal
      - Adivinanzas (mide la comprensión verbal, el razonamiento, el conocimiento del vocabulario y el razonamiento deductivo)
    - Escalas-matrices no verbales
      - Estímulos significativos y abstractos
- **Stanford Binet para la primera infancia-5**
  - Coeficiente intelectual no verbal, coeficiente intelectual verbal y coeficiente intelectual completo
  - Subpruebas para las áreas no verbal y verbal
    - Razonamiento fluido no verbal
    - Conocimiento (inteligencia cristalizada)
    - Razonamiento cuantitativo
    - Procesamiento visual-espacial
    - Memoria de trabajo

- Puntuaciones totales del índice factorial: suma de las puntuaciones verbales y no verbales de cada una de las cinco áreas
- **Escalas de capacidad diferencial-II (DAS)**
  - Se utiliza con frecuencia en la edad infantil/preescolar
  - 11 subpruebas básicas y 10 de diagnóstico
    - ○ Los 11 reactivos principales contribuyen a la puntuación de la capacidad conceptual general
    - ○ Las subpruebas de diagnóstico miden la memoria a corto plazo, las capacidades de percepción y la velocidad de procesamiento
- **Batería de evaluación Kaufman para niños-segunda edición (KABC-11)**
  - Cinco áreas evaluadas
    - ○ Procesamiento simultáneo
    - ○ Procesamiento secuencial
    - ○ Planificación
    - ○ Aprendizaje
    - ○ Conocimiento
  - Puntuaciones generadas
    - ○ Índice de procesamiento mental (MPI, Mental Processing Index)
    - ○ Puntuación global
    - ○ Índice de cristalización de fluidos
    - ○ Índice no verbal
- **Escala de inteligencia preescolar y primaria de Wechsler-tercera Edición (WPPSI-III)**
  - Dos franjas de edad
    - ○ 2 años 6 meses a 3 años 11 meses
    - ○ 4 años a 7 años 3 meses
  - Las puntuaciones se presentan en forma de *CI de escala completa, CI verbal y CI de rendimiento*
    - ○ 4 subpruebas básicas para el grupo de jóvenes
    - ○ 7 subpruebas básicas para el grupo de mayor edad
- **Escala de inteligencia de Wechsler para niños-quinta edición (WISC-V)**
  - De 6 años a 16 años y 11 meses
    - ○ 11 subpruebas: puntuaciones del índice
      - – Comprensión verbal
      - – Espacio visual
      - – Razonamiento fluido
      - – Memoria de trabajo
      - – Velocidad de procesamiento
  - Se produce un *CI a escala completa*
  - El *índice de capacidad* general puede calcularse utilizando tres subpruebas de comprensión verbal y tres subpruebas de razonamiento perceptivo
- **Forma abreviada de la escala de inteligencia de Wechsler (WASI)**
  - Genera un *CI verbal, un CI de rendimiento y un CI de escala completa*
  - Las subpruebas incluyen vocabulario, matrices, diseño de bloques y similitudes
  - Útil como instrumento de detección y utilizado por muchos distritos escolares para detectar niños con altas capacidades

Pruebas cognitivas adicionales para evaluar habilidades no verbales

- **Leiter 3**
  - Para mayores de 3 años
  - Mide la inteligencia fluida
  - Orden secuencial
  - Se completa un formulario

- Clasificación y analogías
- Reconocimiento de figuras
- Patrones de coincidencia/repetición
- **Test de Inteligencia No Verbal-4 (TONI-4)**
- Para mayores de 6 años
- Prueba para niños que tienen problemas de lenguaje, audición o motricidad
  - Las respuestas requieren un simple señalamiento o gesto
- Mide la inteligencia, el razonamiento abstracto de aptitud y la resolución de problemas
- Se utiliza un libro de pruebas ilustrado
  - Escoge los elementos para completar las imágenes

Pruebas de lenguaje

- **Evaluación clínica de los fundamentos del lenguaje-5 (CELF-5)**
- Produce una puntuación de lengua básica a partir de las siguientes puntuaciones de índice:
  - Índice de lenguaje receptivo
  - Índice de lenguaje de expresión
  - Índice de contenidos lingüísticos
  - Índice de estructura lingüística
- **Escalas de lenguaje oral y escrito II (OWLS II)**
- Produce una puntuación compuesta de lenguaje oral con los siguientes componentes:
  - Comprensión oral
  - Expresión oral
- **Evaluación global del lenguaje hablado-2 (CASL-2)**
- Produce una puntuación de capacidad lingüística general a partir de las siguientes subpuntuaciones:
  - Vocabulario receptivo
  - Vocabulario expresivo
  - Expresión de la frase
  - Comprensión de la frase
  - Lenguaje pragmático
- **Prueba exhaustiva de procesamiento fonológico (CTOPP)**
- Ayuda a evaluar las capacidades de procesamiento fonológico como requisito previo a la fluidez lectora
  - Dislexia
  - Fluidez lectora
  - Su aplicación dura 40 minutos

LECTURAS RECOMENDADAS

American Academy of Pediatrics; Rosenblatt AI, Carbone PS. Autism Spectrum Disorders: What Every Parent Needs to Know. American Academy of Pediatrics, 2019.

American Academy of Pediatrics; Wolraich M, Wolraich ML, Hagan JF Jr, Hagan JF Jr. ADHD: What Every Parent Needs to Know. American Academy of Pediatrics, 2019.

American Psychiatric Association. Diagnostic and Statistical Manual of Mental Disorders. 5th Ed. American Psychiatric Publishers, Inc., 2013.

Augustyn M, et al. The Zuckerman Parker Handbook of Developmental and Behavioral Pediatrics for Primary Care. 3rd Ed. Philadelphia, PA: Lippincott Williams & Wilkins, 2010.

Korb D. Raising an Organized Child. American Academy of Pediatrics, 2019.

Voigt R, et al. Developmental and Behavioral Pediatrics. Arlington: American Academy of Pediatrics, 2010.

Wolraich M, et al. Developmental and Behavioral Pediatrics: Evidence and Practice. Philadelphia, PA: Mosby, Inc., 2007.

Cardiología

William B. Orr y Jennifer N. Avari Silva

EXAMEN CARDIACO

Signos vitales e inspección

- Frecuencia cardiaca: varía con la edad, pero en general, la frecuencia cardiaca en reposo disminuye con la edad.
  - En la tabla 14-1 se enlistan las frecuencias cardiacas normales.
- Presión arterial:
  - La presión arterial (PA) se suele medir mediante dispositivos auscultatorios (estetoscopio y esfigmomanómetro) u oscilométricos (p. ej., Dinamap®).
  - En comparación con los métodos auscultatorios, las mediciones de la PA obtenidas en los dispositivos oscilométricos son, en general, 10 mm Hg más altas para la presión sistólica y 5 mm Hg para la presión diastólica.
  - Véase el apéndice F para los niveles de PA de niños y niñas.
  - Las medidas de la presión arterial ortostática se obtienen tanto en posición supina como de pie.
  - La hipotensión ortostática es una caída de la PA sistólica/diastólica de más de 20/10 mm Hg a los 3 minutos de asumir la posición vertical.
  - El síndrome de taquicardia ortostática postural (STOP) se presenta con síntomas relacionados con un aumento de la frecuencia cardiaca $\geq$ 30 latidos por minuto que se produce en un intervalo de 10 minutos al ponerse de pie sin una disminución significativa de la PA.
  - En la coartación aórtica se produce una diferencia de PA entre las extremidades superiores e inferiores.
  - Un examen cardiaco completo implica la inspección del aspecto general, el color de la piel, el esfuerzo y la frecuencia respiratorios, y la inspección visual precordial.

TABLA 14-1	Frecuencia cardiaca normal en los niños[a]
Edad	**Frecuencia cardiaca (latidos/min)**
0-1 mes	145 (90-180)
6 meses	145 (105-185)
1 año	132 (105-170)
2 años	120 (90-150)
4 años	108 (72-135)
6 años	100 (65-135)
10 años	90 (65-130)
14 años	85 (60-120)

[a]Registrado en el electrocardiograma, con promedio y rangos.
Fuente: de Park MK, Guntheroth WG. *How to Read Pediatric ECGs,* 4.ª ed. Philadelphia: Mosby, 2006:46. Copyright Elsevier 2006.

Auscultación

- Anatomía del estetoscopio.
  - Diafragma: mejor para captar los sonidos relativamente agudos de S1 y S2, los soplos de insuficiencia aórtica y mitral, y los roces pericárdicos.
  - Campana: más sensible a los sonidos graves de S3 y S4 y al soplo de estenosis mitral.
- S1 se produce por el cierre de las válvulas mitral y tricúspide, en ese orden. S2 se produce por el cierre de las válvulas aórtica (A_2) y pulmonar (P_2).
- El desdoblamiento fisiológico de S2 es el ensanchamiento de A_2 y P_2 que se produce por la inspiración y desaparece al expirar.
- Otros ruidos cardiacos como los galopes (S3 o S4), clics, chasquidos y roces son patológicos y deberían justificar una evaluación adicional.
- Soplo: véase la siguiente sección.
- Ausculte los campos pulmonares.

Palpación

- Palpación de la región precordial.
  - Elevación del ventrículo derecho: sobrecarga de volumen (comunicación interauricular [CIA]) o sobrecarga de presión (comunicación interventricular [CIV] grande, hipertensión pulmonar y estenosis pulmonar).
  - Elevación del ventrículo izquierdo: estenosis aórtica.
  - Frémito (vibración) con soplo de grado 4+ que suele ser patológico.
- Palpar el abdomen. La hepatomegalia puede sugerir insuficiencia cardiaca congestiva.
- Palpar los pulsos periféricos. Los pulsos diferenciales se producen en la coartación aórtica.

SOPLOS CARDIACOS

Principios generales

- Los soplos cardiacos son frecuentes en los niños. Por lo menos 50% de los niños presentan un soplo en algún momento.
- Los soplos pueden producirse con antecedentes de mala alimentación en los lactantes, con intolerancia a la actividad o con un historial familiar de defectos cardiacos congénitos o miocardiopatía.
- Los soplos pueden ser inocentes o patológicos.
- Los soplos deben caracterizarse por el tiempo (sistólico/diastólico/continuo), la localización, la radiación, el tono, la calidad (soplo/áspero/retumbante/musical), la forma (*crescendo/decrescendo/ crescendo-decrescendo/*meseta) y la intensidad (por lo general, en una escala de seis puntos expresada como una fracción, $\geq$ 4 debe tener frémito palpable).
- La intensidad (volumen) de un soplo no está necesariamente relacionada con la gravedad de la enfermedad. El examen de un niño con un soplo debe ir más allá de escuchárselo.

Soplos inocentes

- La mayoría de los soplos cardiacos en la infancia son de naturaleza inocente o funcional.
- Estos soplos se producen en ausencia de anomalías anatómicas o fisiológicas del corazón y, por lo tanto, no tienen importancia clínica.
- La edad de aparición de los soplos inocentes es, con mayor frecuencia, de 3 a 8 años.
- Los soplos inocentes suelen producirse durante la sístole temprana o media (nunca son diastólicos), son de corta duración, tienen un contorno *crescendo-decrescendo* y suelen tener < 3/6 en intensidad.

| TABLA 14-2 | Características que pueden sugerir un soplo patológico |

- Todos los soplos diastólicos
- Todos los soplos holosistólicos
- Soplos sistólicos tardíos
- Presencia de frémito

- Los soplos inocentes suelen ser más fuertes en posición supina o con fiebre, anemia u otras condiciones que provocan un aumento del gasto cardiaco.
- El zumbido venoso es un soplo inocente continuo que se escucha mejor en la zona infraclavicular. Este zumbido debería desaparecer cuando el paciente está en posición supina o con la compresión de las venas del cuello.

Soplos patológicos

- Debe sospecharse la existencia de soplos patológicos cuando están presentes otros rasgos de cardiopatía, como un crecimiento deficiente o un retraso en el desarrollo, taquipnea/taquicardia y cianosis central.
- La tabla 14-2 incluye las características de los soplos que pueden ser patológicos.
- El momento y la localización de los soplos patológicos pueden ayudar a acotar el diagnóstico diferencial (tablas 14-3 a 14-8).

Tratamiento

- Los tratamientos varían en función de la enfermedad.
- Inicie el ABC si es necesario estabilizar al paciente.
- Si se sospecha cardiopatía con base en la evaluación inicial, solicite una consulta con cardiología antes de ordenar pruebas adicionales.

| TABLA 14-3 | Características de los soplos sistólicos a lo largo del borde superior derecho del esternón |

Lesión	Tiempo, calidad	Mejor escuchado en	Se transmite a	Comentarios
Estenosis de la válvula aórtica	Eyección	Segundo espacio intercostal izquierdo	Cuello, borde superior izquierdo del esternón, vértice	+/− frémito, clic de eyección, elevación del ventrículo izquierdo, posible S_2 único
Estenosis subaórtica	Eyección	—	—	Ningún clic
Estenosis aórtica supravalvular	Eyección	—	Espalda	No hay clic, +/− frémito, relacionada con el síndrome de Williams

TABLA 14-4	Características de los soplos sistólicos a lo largo del borde superior izquierdo del esternón			
Lesión	Tiempo, calidad	Mejor escuchado en	Se transmite a	Comentarios
Estenosis de la válvula pulmonar	Eyección	—	Espalda	+/– frémito, S_2 puede estar muy dividido si es leve, +/– clic de eyección variable en el 2.º espacio intercostal izquierdo
Comunicación interauricular (CIA)	Eyección, leve	Segundo espacio intercostal izquierdo	—	Ampliamente dividido, S_2 fijo, +/– soplo diastólico
Estenosis de la arteria pulmonar	Eyección	—	Espalda y ambos campos pulmonares	P_2 puede ser ruidoso
Tetralogía de Fallot	Soplo de eyección largo	Borde del esternón medio izquierdo o borde superior izquierdo del esternón	—	+/– frémito, S_2 simple
Coartación aórtica	Eyección	Zona interescapular izquierda	—	Disparidad del pulso y la presión arterial
Conducto arterioso persistente en neonatos	Frecuencia alta	Zona infraclavicular izquierda	—	Pulsos de contorno

TABLA 14-5	Características de los soplos sistólicos a lo largo del borde inferior izquierdo del esternón			
Lesión	Tiempo, calidad	Mejor escuchado en	Se transmite a	Comentarios
Comunicación interventricular (CIV)	Regurgitante, áspera, sistólica, puede ser holosistólica	Localizado y corto si es pequeño, muscular	Parte inferior derecha del esternón, parte superior izquierda si hay flujo de salida	Puede ser suave con P_2 fuerte y elevación del ventrículo derecho si es grande
Canal auriculoventricular (AV) completo	Similar a la CIV	—	Soplo apical con insuficiencia AV, estruendo diastólico, puede tener galope	

(Continúa)

TABLA 14-5	Características de los soplos sistólicos a lo largo del borde inferior izquierdo del esternón (*continuación*)			
Lesión	Tiempo, calidad	Mejor escuchado en	Se transmite a	Comentarios
Estenosis subaórtica con miocardiopatía hipertrófica	Eyección	Borde inferior izquierdo del esternón o vértice, paso medio	—	+/– frémito, la maniobra de Valsalva aumenta el soplo, la postura en cuclillas disminuye el soplo
Insuficiencia tricuspídea	Regurgitación sistólica	—	—	Sonidos múltiples: S_1 dividido, S_3/S_4 en la anomalía de Ebstein

TABLA 14-6	Características de los soplos sistólicos en el vértice			
Lesión	Tiempo, calidad	Mejor escuchado en	Se transmite a	Comentarios
Insuficiencia mitral	Soplo tipo meseta	Vértice en la región precordial media	Axila izquierda, espalda	Estruendo diastólico si es grave
Prolapso de la válvula mitral	Clic mesosistólico con soplo sistólico tardío si hay insuficiencia mitral	—		El clic se mueve hacia S_2 (en cuclillas) y hacia S_1 (de pie)

TABLA 14-7	Características de los soplos diastólicos			
Lesión	Tiempo, calidad	Mejor escuchado en	Se transmite a	Comentarios
Insuficiencia aórtica	Temprano, *decrescendo*, de tono agudo	Tercer espacio intercostal izquierdo	Vértice	Corto y fuerte si es grave
Insuficiencia pulmonar	Temprano, de tono medio	Segundo espacio intercostal izquierdo	A lo largo del borde izquierdo del esternón	Corto y fuerte si es grave
Estenosis mitral	Medio a tardío, estruendo de tono bajo *crescendo*	Vértice		S_2 suave o fuerte

TABLA 14-8	Características de los soplos continuos		
Lesión	Tiempo, calidad	Mejor escuchado en	Comentarios
Conducto arterioso persistente	Más fuerte en la sístole, sistolodisastólico	Borde medio a superior izquierdo del esternón	Pulso de contorno si es grande
Fístula de la coronaria al corazón derecho		Borde izquierdo del esternón	Causa poco frecuente de soplo
Fístula arteriovenosa cerebral	Más fuerte en la diástole	Infraclavicular	Soplo en la cabeza

HERRAMIENTAS DE DIAGNÓSTICO

• El campo de la cardiología emplea una multitud de herramientas de diagnóstico.
• En la tabla 14-9 se enlistan algunas de las herramientas más comunes utilizadas.

CARDIOPATÍAS CONGÉNITAS

• Las cardiopatías congénitas suelen dividirse en cuatro grandes grupos: lesiones acianóticas (derivaciones de izquierda a derecha), cianóticas (derivaciones de derecha a izquierda), obstructivas y misceláneas.

TABLA 14-9	Herramientas de diagnóstico e indicaciones	
Modalidad	Tipos	Descripción
Electrocardiograma (ECG)	De 12 y 15 cables	Grafica la actividad eléctrica (10 s) del corazón. Ayuda a detectar anomalías en la conducción, la despolarización, la repolarización, la hipertrofia/agrandamiento, la dilatación y el flujo sanguíneo coronario
Ecocardiograma	Transtorácico, transesofágico, fetal, intravascular, estrés/ejercicio	Utiliza las ecografías para visualizar las estructuras y funciones cardiacas en una, dos o tres dimensiones. También proporciona mediciones Doppler y mapeo en color del flujo sanguíneo
Radiografía simple de tórax	Vistas posteroanterior y lateral	Proporciona información sobre el tamaño del corazón, el agrandamiento de determinadas cámaras cardiacas, el flujo sanguíneo vascular pulmonar, el parénquima pulmonar y las anomalías óseas

(Continúa)

TABLA 14-9 Herramientas de diagnóstico e indicaciones (*continuación*)

Modalidad	Tipos	Descripción
Prueba de hiperoxia		Utiliza la PaO$_2$ a partir de una gasometría arterial para proporcionar información sobre la causa de la cianosis. Véase la sección "Neonato con cardiopatía"
Prueba de esfuerzo	Prueba de esfuerzo cardiopulmonar, ECG graduado, ecografía de esfuerzo, perfusión miocárdica	Mide parámetros de la función del ejercicio. Puede identificar qué sistema (cardiovascular, respiratorio, sanguíneo, muscular) provoca una limitación en el rendimiento del ejercicio. También puede identificar las arritmias, la isquemia y los cambios de gradiente valvular durante el ejercicio
Monitorización ambulatoria de la presión arterial (MAPA)		Obtiene múltiples mediciones de la presión arterial (despierto y dormido) a lo largo del día. Ayuda a diferenciar la hipertensión patológica de la hipertensión de "bata blanca"
Monitorización de electrocardiogramas a largo plazo	Holter, monitor de eventos (con y sin bucle), registrador de bucle implantable (RBI)	Documenta y cuantifica la actividad eléctrica del corazón durante periodos largos. Véase la sección "RBI" para obtener más información
Técnicas radiológicas	Imagen por resonancia magnética, tomografía computarizada	Pueden proveer imágenes de mejor calidad, diferenciación de tejidos y evaluación funcional de algunas estructuras cardiacas y extracardiacas. Pueden utilizar contraste
Cateterismo cardiaco	Diagnóstico, tratamiento	Evalúa directamente la hemodinámica al proporcionar la capacidad de calcular el gasto cardiaco, las derivaciones y las resistencias. Puede utilizar contraste para tomar imágenes angiográficas directas. Puede utilizarse para tratar ciertas anomalías de forma no quirúrgica
Estudio electrofisiológico		Proporciona un electrocardiograma intracardiaco que identifica las anomalías de conducción o las fuentes de arritmia. Puede ablacionar ciertas arritmias con métodos de radiofrecuencia o crioterapia

TABLA 14-10 Lesiones de la cardiopatía congénita

Acianótica (lesiones de derivación de izquierda a derecha)	Cianótica (lesión de derivación de derecha a izquierda)	Obstructiva	Misceláneas
Comunicación interauricular	Tronco arterioso	Estenosis aórtica	Origen anómalo de la arteria coronaria
Comunicación interventricular	Transposición de las grandes arterias	Estenosis pulmonar	Válvula mitral hendida
Conducto arterioso persistente	Atresia tricuspídea	Coartación aórtica	Cor triatriatum
Comunicación auriculoventricular (también conocida como canal auriculoventricular o defecto de cojín endocárdico)	Tetralogía de Fallot	Arco aórtico interrumpido	Válvula mitral en paracaídas
	Retorno venoso pulmonar anómalo total		Estenosis de la vena pulmonar
Retorno venoso pulmonar anómalo parcial	Anatomía del ventrículo único (véase la sección del ventrículo único)		

- Muchas lesiones tienen múltiples subtipos que pueden presentarse como cianóticos o acianóticos, lo que hace que el diagnóstico y el tratamiento sean únicos y desafiantes.
- En la tabla 14-10 se enumeran algunas de las lesiones cardiacas congénitas más comunes y sus clasificaciones.

LESIONES DE VENTRÍCULO ÚNICO (CORAZÓN UNIVENTRICULAR)

- Las lesiones de ventrículo único pueden ser cualquier lesión en la que no sea posible una reparación biventricular. Para realizar una reparación biventricular, un corazón debe tener dos ventrículos de tamaño relativamente normal y dos válvulas auriculoventriculares (AV).
- Algunas de las lesiones cardiacas más comunes que requieren la paliación de un solo ventrículo son el síndrome del corazón izquierdo hipoplásico (SCIH), la atresia mitral, la atresia tricuspídea, la doble entrada del ventrículo izquierdo (DEVI) y la doble salida del ventrículo derecho (DSVD) con CIV remota.
- Véase el capítulo 8, "Cuidados críticos".
- El tipo o las fases de la reparación paliativa pueden variar ligeramente en función del tipo de lesión cardiaca univentricular.
- Las cirugías paliativas más comunes son la derivación de Blalock-Taussig-Thomas modificada (BTTm) para proporcionar flujo sanguíneo pulmonar, la derivación de Glenn bidireccional (también conocida como anastomosis cavopulmonar superior) realizada alrededor de los 3-4 meses de edad y la Fontan (esto es, la anastomosis cavopulmonar inferior) que se lleva a cabo en infantes > 15 kg de peso y alrededor de los 3-4 años de edad. Véase la figura 14-1.

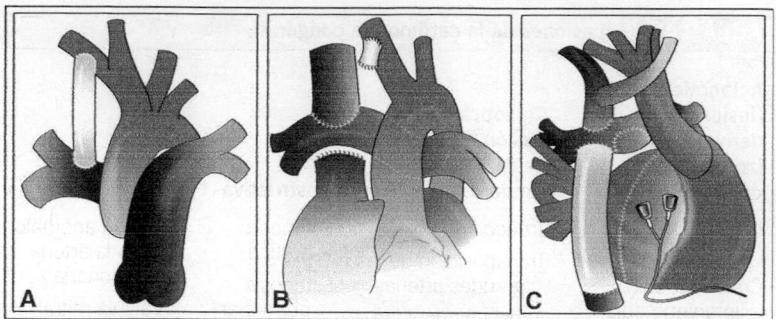

Figura 14-1. A. La derivación de Blalock-Taussig-Thomas modificada (BTTm) consiste en un injerto de tubo de interposición que conecta la arteria subclavia con la arteria pulmonar ipsilateral. **B.** La derivación de Glenn bidireccional consiste en una anastomosis de extremo a extremo de la vena cava superior dividida a la arteria pulmonar no dividida. La BTTm está sobredimensionada. **C.** La derivación Fontan extracardiaca con cables de marcapasos (que se lleva a cabo según según la necesidad individual). (Reimpresa de Khairy P, Poirier N, Mercier LA. Univentricular heart. *Circulation* 2007;115(6):800–812).

LESIONES CARDIACAS ADQUIRIDAS

- Las lesiones cardiacas adquiridas más comunes suelen ser secundarias a una infección o a un proceso reumatológico.
- En la tabla 14-11 se enlistan algunas lesiones cardiacas adquiridas comunes y dónde se puede encontrar más información.

ELECTROFISIOLOGÍA

Interpretación del electrocardiograma

- La electrocardiografía es fundamental en el diagnóstico de los trastornos eléctricos del corazón. Puede servir como una herramienta de cribado útil en la evaluación de pacientes con sospecha de defectos estructurales o anomalías del miocardio.
- Los neonatos presentan una gran variabilidad en los voltajes e intervalos del ECG, debido en gran parte a las adaptaciones hemodinámicas y miocárdicas necesarias una vez que la placenta deja de formar parte del sistema circulatorio.
- Los cambios continúan, aunque a un ritmo más lento, desde la infancia hasta la adolescencia.
- Los algoritmos utilizados para interpretar los ECG en adultos no pueden utilizarse en los niños. Esta sección es una guía básica, aunque incompleta, del ECG pediátrico.

Frecuencia

- La velocidad de grabación habitual es de 25 mm/s; cada cuadro pequeño (1 mm) es de 0.04 s y cada cuadro grande (5 mm) es de 0.2 s.
- Con una frecuencia cardiaca rápida, cuente los ciclos R-R en 6 cuadros grandes (1.2 s) y multiplique por 50.
- Con una frecuencia cardiaca lenta, cuente el número de cuadros grandes entre las ondas R y divídalo entre 300 (1 cuadro = 300.2 cuadros = 150.3 cuadros = 100.4 cuadros = 75.5 cuadros = 60).
- En la tabla 14-1 se enlistan las frecuencias cardiacas normales.

Ritmo

- ¿Las deflexiones del complejo QRS son regulares? La variación de la frecuencia cardiaca hacia arriba y hacia abajo, en conjunto con las respiraciones (arritmia sinusal), es normal y puede ser pronunciada en corazones jóvenes y sanos.

TABLA 14-11 Lesiones cardiacas adquiridas

Lesión	Historia	Examen físico	Resultados del ECG	Hallazgos de la ecografía	Tratamiento	Comentarios
Pericarditis aguda (viral)	Fiebre, enfermedad viral reciente y dolor que empeora en posición supina y que disminuye al inclinarse hacia delante	Roce por fricción	Elevación inicial del segmento ST, depresión del intervalo PR	Normal, derrame pericárdico	AINE, colchicina, glucocorticoides	Puede causar un derrame pericárdico
Derrame pericárdico/ taponamiento	Similar a la pericarditis	Taquicardia, hepatomegalia, tríada de Beck (ruidos cardiacos distantes, distención venosa yugular elevada, hipotensión con pulso paradójico)	QRS de bajo voltaje	Líquido entre los pericardios visceral y parietal Taponamiento: compresión de la cámara por líquido	Basado en la propia enfermedad (p. ej., uremia, enfermedad del colágeno) Taponamiento: pericardiocentesis	Es posible que haya que realizar estudios al líquido
Miocarditis	Antecedentes de infecciones urinarias, dolor torácico, síncope	Puede variar con la edad y la gravedad, signos de ICC en neonatos y lactantes, soplo, ritmo irregular, hepatomegalia	Voltajes de QRS bajos, cambios en el ST-T, prolongación de los intervalos PR y QT, y arritmias	Agrandamiento de la cámara cardiaca y deterioro de la función del ventrículo izquierdo	Reposo en cama, limitación de la actividad, cuidados de apoyo	Las concentraciones séricas de troponina cardiaca y de las enzimas miocárdicas (creatina-cinasa [CK], isoenzima MB de la CK [CK-MB]) pueden estar elevadas

(Continúa)

TABLA 14-11 Lesiones cardiacas adquiridas (*continuación*)

Lesión	Historia	Examen físico	Resultados del ECG	Hallazgos de la ecografía	Tratamiento	Comentarios
Endocarditis infecciosa	Antecedentes de defectos cardiacos o procedimientos dentales recientes, fiebre baja y quejas somáticas	Soplos, fiebre, esplenomegalia, manifestaciones cutáneas, embolismo o fenómenos inmunológicos	Puede ser normal	Masa intracardiaca, abscesos, nueva regurgitación valvular	En gran medida, con los especialistas en Infectología e incluso cirujanos cardiotorácicos	El diagnóstico sigue los criterios de Duke modificados
Enfermedad de Kawasaki	Véase el capítulo 30, "Enfermedades reumatológicas"					
Fiebre reumática	Véase el capítulo 30, "Enfermedades reumatológicas"					

AINE, antiinflamatorios no esteroides; ECG, electrocardiograma; ICC, insuficiencia cardiaca congestiva.

- Un patrón irregular QRS sugiere la posibilidad de una arritmia auricular. Con las pausas y el QRS estrecho, busque evidencias de contracciones auriculares prematuras con ondas P de aspecto o eje diferentes en comparación con los latidos sinusales. La onda P temprana puede no conducirse, lo que lleva a pausas más largas (contracciones auriculares prematuras bloqueadas).

- El QRS puede estar prolongado si la conducción por el nodo auriculoventricular (AV) está retrasada (conducción aberrante). Los complejos QRS amplios con pausas pueden representar contracciones prematuras de un foco ventricular, especialmente si la morfología de la onda T también está alterada con el eje opuesto.

- Busque una onda P antes de cada QRS en un intervalo esperado, por lo general entre 100 y 150 ms. La onda P debe ser vertical en I y aVF para la localización típica del nodo sinusal. La onda P sinusal es ascendente en las derivaciones I, II y aVF, puramente negativa en aVR, y usualmente bifásica en la derivación V1 –primero positiva y luego negativa:
  - Las ondas P invertidas (derivaciones II, III y aVF) con frecuencias cardiacas más lentas indican un ritmo auricular bajo y son un hallazgo normal.
  - Las ondas P invertidas relacionadas con taquicardias son anormales y pueden ser taquicardias auriculares ectópicas u otras formas de taquicardia supraventricular (TSV).

Eje

- El eje del QRS suele denominarse simplemente eje. Sin embargo, también hay un eje de la onda P y un eje de la onda T que tienen implicaciones importantes.
- El eje del QRS muestra la dirección de la despolarización ventricular y se evalúa utilizando las derivaciones I y aVF.
- En los niños > 3 años de edad, el QRS habitual está entre 20 y 120°.
- La desviación del eje hacia la izquierda puede sugerir hipertrofia ventricular izquierda o bloqueo de rama izquierda del haz de His (BRIHH).
- En el BRIHH, la despolarización tardía en el ventrículo izquierdo conduce a un eje del QRS hacia la izquierda y un QRS ensanchado con ondas R empastadas y anchas en I, aVL, V_5 y V_6. Se observan ondas S anchas en V_1 y V_2. Las ondas Q pueden estar ausentes en I, V_5 y V_6. (La última cámara activada es posterior y hacia la izquierda).
- La desviación del eje derecho puede sugerir hipertrofia ventricular derecha o bloqueo de rama derecha del haz de His (BRDHH).
- En el BRIHH, la despolarización tardía en el ventrículo derecho conduce a un eje QRS hacia la derecha, así como a un QRS ensanchado con una S ancha y empastada en I, V_5 y V_6. La R´ está empastada en aVR, V_1 y V_2. (La última cámara activada es anterior y hacia la derecha).
- En la tabla 14-12 se muestran los valores promedio del eje QRS por edad.

Intervalos y duraciones

- La duración de la onda P se prolonga > 0.1 s en el agrandamiento de la aurícula izquierda (AAI).
- El intervalo PR representa la despolarización auricular.
- En la tabla 14-13 se enlistan el promedio y los límites superiores de los intervalos PR normales de acuerdo con la edad y la frecuencia cardiaca.

TABLA 14-12 Rangos normales del eje QRS por edad

Edad	Valor promedio (rango)
0-1 mes	+110° (+30 a +180)
1-3 meses	+70° (+10 a +125)
3 meses a 3 años	+60° (+5 a +110)
> 3 años	+60° (+20 a +120)
Adulto	+50° (−30 a +105)

Fuente: de Park MK, Guntheroth WG. How to Read Pediatric ECGs, 4.ª ed. Philadelphia: Mosby, 2006:46. Copyright Elsevier 2006.

TABLA 14-13 Intervalos PR normales

Frecuencia cardiaca (latidos/min)	Edad							
	0-1 mes	1-6 meses	6-12 meses	1-3 años	3-8 años	8-12 años	12-16 años	Adulto
<60	—	—	—	—	—	0.16 (0.18)	0.16 (0.19)	0.17 (0.21)
60-80	—	—	—	—	0.15 (0.17)	0.15 (0.17)	0.15 (0.18)	0.16 (0.21)
80-100	0.10 (0.12)	—	—	—	0.14 (0.16)	0.15 (0.16)	0.15 (0.17)	0.15 (0.20)
100-120	0.10 (0.12)	—	—	(0.15)	0.13 (0.16)	0.14 (0.15)	0.15 (0.16)	0.15 (0.19)
120-140	0.10 (0.11)	0.11 (0.14)	0.11 (0.14)	0.12 (0.14)	0.13 (0.15)	0.14 (0.15)	—	0.15 (0.19)
140-160	0.09 (0.11)	0.10 (0.13)	0.11 (0.13)	0.11 (0.14)	0.12 (0.14)	—	—	0.15 (0.18)
160-180	0.10 (0.11)	0.10 (0.12)	0.10 (0.12)	0.10 (0.12)	—	—	—	(0.17)
>180	0.09	0.09 (0.11)	0.10 (0.11)	—	—	—	—	—

Fuente: de Park MK, Guntheroth WG. How to Read Pediatric ECGs, 4.ª ed. Philadelphia: Mosby, 2006:46. Copyright Elsevier 2006.

TABLA 14-14	Duración normal del QRS							
Edad	0-1 mes	1-6 meses	6-12 meses	1-3 años	3-8 años	8-12 años	12-16 años	Adulto
Normal (promedio en segundos)	0.05	0.055	0.055	0.055	0.06	0.06	0.07	0.08
Límite superior de la normalidad	0.07	0.075	0.075	0.075	0.075	0.085	0.085	0.10

Fuente: de Park MK, Guntheroth WG. How to Read Pediatric ECGs, 4.ª ed. Philadelphia: Mosby, 2006:46. Copyright Elsevier 2006.

- La duración del QRS representa la despolarización ventricular. Los tiempos normales de despolarización dependen de la edad. Un QRS prolongado puede indicar bloqueo de rama del haz de His, hipertrofia o arritmia.
- En la tabla 14-14 se enlistan las duraciones normales del QRS de acuerdo con la edad.
- Prolongación del intervalo QT.
  - El síndrome del QT largo es una causa importante de muerte súbita. La determinación del intervalo QT es importante, especialmente en pacientes con síncope o convulsiones (véase "Canalopatías" más adelante).
  - El intervalo QT se mide en milisegundos (por lo general, en las derivaciones II, V_5 o V_6; no utilice las derivaciones V_1-V_3 ya que a menudo tienen ondas U, lo que puede sesgar las mediciones) desde el inicio del complejo QRS hasta el final de la onda T.
  - La onda U, que puede producirse después de la onda T, debe incluirse solo si tiene al menos la mitad de la amplitud de la onda T.
  - El intervalo QT se ajusta a la frecuencia cardiaca (QTc) dividiendo el intervalo QT (en segundos) por la raíz cuadrada del intervalo RR *precedente* (en segundos):

    Fórmula de Bazett : $QTc = intervalo\ QT \sqrt{(intervalo\ RR)}$

  - El QTc suele ser < 0.44 s (percentil 95).
  - Los pacientes con síndrome del QT largo también pueden tener morfologías de onda T inusuales, incluyendo ondas T con muescas, bífidas o bifásicas.

Voltajes e hipertrofia

- Antes de evaluar los voltajes del ECG, asegúrese de que el ECG está configurado en el ajuste de ganancia convencional adecuado, que puede encontrarse en el extremo izquierdo del ECG impreso.
- El ECG es solo una herramienta de cribado de la hipertrofia, con altas tasas de falsos negativos y falsos positivos, especialmente en los lactantes. El eje del QRS se desplaza hacia el ventrículo hipertrofiado.
- El voltaje del QRS cambiará con la hipertrofia, aumentará en la misma dirección que la despolarización eléctrica y disminuirá en las derivaciones en la dirección opuesta.
- En la hipertrofia ventricular derecha, puede haber un aumento de las ondas R en V_1 con una relación R/S aumentada en V_1 y una relación R/S disminuida en V_6. Una onda T vertical en V_1 entre los 7 días y los 7 años de edad también sugiere hipertrofia ventricular derecha.

- En la hipertrofia ventricular izquierda, puede haber un aumento de las ondas R en V_5, V_6, I, II, III o aVF. La relación R/S puede estar disminuida en V_1 o V_2. Las ondas T invertidas en I, aVF, V_5 o V_6 sugieren un patrón de "tensión", que indica una repolarización anormal.
- En el contexto de los bloqueos de rama del haz de His, no se aplican los criterios habituales para la hipertrofia ventricular.

Cambios en las ondas ST y T
- La depresión del punto J y la pendiente ascendente del segmento ST son normales.
- El segmento ST plano o descendente con onda T invertida es anormal.
- El cambio patológico del ST está causado por la miocarditis, la pericarditis, la distensión/isquemia/infarto, la toxicidad de la digoxina y las anomalías electrolíticas.
- La hipocalcemia provoca una prolongación del QTc.
- La hiperpotasemia provoca ondas T altas y puntiagudas.

ARRITMIA

Principios generales
- Las arritmias distintas de las anomalías sinusales son poco frecuentes en los niños.
- Los niños con cardiopatías congénitas o con cirugía cardiaca son más propensos a tener arritmias.
- Esta sección muestra la presentación básica y el tratamiento de las arritmias en los niños, pero no es una descripción completa.

Diagnóstico

Presentación e historial clínicos
- Palpitaciones, síncope y choque.
- Quejas de aceleración o aleteo del corazón.
- El síncope se produce en medio del ejercicio.
- Síncope abrupto sin síntomas premonitorios.
- Antecedentes de cardiopatía congénita o cirugía cardiaca.
- Se provoca por un sobresalto repentino como el el que sucede con la alarma de un despertador, sin síntomas precedentes; pensar en el síndrome del QT largo u otras canalopatías.

Exploración física
- Posible soplo, ritmo irregular, taquicardia, hipotensión o mala saturación de oxígeno.
- Edema y mala perfusión en las extremidades si hay insuficiencia cardiaca o choque.
- Posible pérdida del estado de alerta.

Diagnóstico diferencial: hallazgos del ECG
- El diagnóstico diferencial de la taquicardia empieza por determinar si la taquicardia es regular o irregular y la anchura del QRS.
- Taquicardia regular de complejo estrecho.
  - P antes del QRS (también conocido como taquicardia de RP largo).
    ○ Taquicardia sinusal.
    ○ Taquicardia auricular ectópica (regular).
    ○ Taquicardia recíproca de unión persistente (una TSV lenta con ondas P invertidas en las derivaciones II, III y aVF).

- P dentro del QRS.
  - Taquicardia por reentrada del nodo AV: poco frecuente en niños < 2 años de edad pero común en adolescentes.
  - Taquicardia ectópica de la unión: suele producirse en el posoperatorio, después de una cirugía cardiaca congénita.
- P detrás del QRS: vía de reentrada.
  - Se produce especialmente con preexcitación cuando el paciente está en ritmo sinusal (síndrome de Wolff-Parkinson-White [WPW]).
  - Puede presentarse a cualquier edad.
- Más Ps que QRSs.
  - Aleteo auricular.
  - Taquicardia auricular ectópica (regular).
  - Fibrilación auricular gruesa ("aleteo falso").
- Taquicardia irregular de complejo estrecho.
  - Fibrilación auricular.
  - Taquicardia auricular ectópica (irregular).
  - Aleteo auricular con conducción AV variable.
- Taquicardia regular de complejo QRS ancho.
  - Generalmente taquicardia ventricular.
  - Despolarizaciones Ventriculares > Auriculares, las cuales son diagnósticas.
  - 1:1 despolarizaciones Ventriculares y Auriculares inusuales.
  - TSV (cualquier tipo) con aberrancia o bloqueo de rama del haz de His preexistente.
  - Vía de reentrada antidrómica (de aurícula a ventrículo por vía del síndrome WPW y de ventrículo a aurícula por el nodo AV).
- Taquicardia irregular de complejo ancho.
  - Fibrilación ventricular/taquicardia ventricular polimórfica rápida.
  - *Torsades de pointes.*
  - Fibrilación auricular con síndrome de WPW. Véase la figura 14-2A y B que muestra a un paciente con síndrome de WPW y fibrilación auricular preexcitada.
  - Taquicardia auricular ectópica, irregular, con aberración.

Tratamiento (agudo)

Tratamiento inicial
- No olvide el ABC.
- Evaluar el estado hemodinámico del paciente.
- Conecte los cables del monitor/desfibrilador.
- Proporcione oxígeno.

Tratamiento para finalizar con la arritmia
- Probable TSV regular de complejo estrecho (frecuencia cardiaca generalmente > 220 latidos por minuto en lactantes y > 180 latidos por minuto en niños):
  - Considere las maniobras vagales pero no retrase el tratamiento posterior.
  - Administrar una dosis rápida de adenosina por vía intravenosa de 0.1 mg/kg hasta 6 mg, seguida de una inyección rápida de NS.
    - Registrar el ECG en papel durante el bolo de fármacos.
  - Si la primera dosis no es efectiva, repetir utilizando dosis de 0.2 mg/kg hasta 12 mg (dosis máxima para adultos [adolescentes]).
- Taquicardia de complejo ancho: paciente inconsciente que está en choque.
  - Utilice la cardioversión sincronizada a 0.5-1 J/kg.

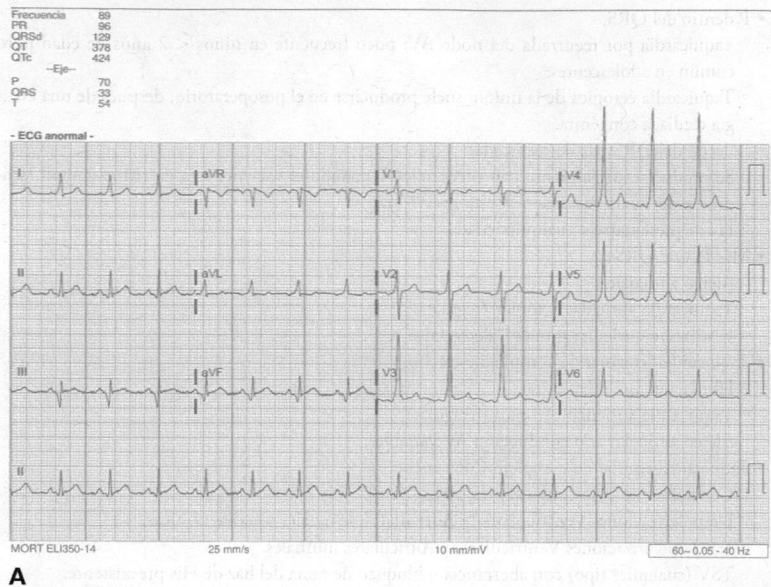

A

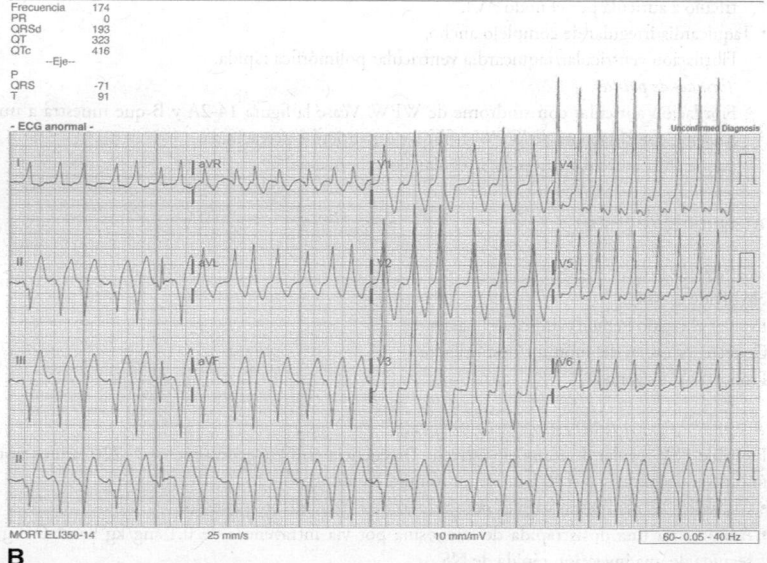

B

Figura 14-2. A. Wolff-Parkinson-White. Este es un ECG de un paciente con síndrome de WPW. Obsérvese el intervalo PR corto y el recorrido ascendente del complejo QRS. **B.** Fibrilación auricular preexcitada. Los pacientes con síndrome de WPW pueden desarrollar una fibrilación auricular que se conduce rápidamente desde las aurículas a los ventrículos a través de la vía accesoria. Esto da lugar a un ECG con una taquicardia irregular de complejo ancho que a menudo puede comprometer la hemodinámica.

- Si no es eficaz, repetir la cardioversión con 2-4 J/kg.
- Taquicardia regular de complejo ancho: paciente despierto pero inestable.
- Se puede considerar un ensayo de adenosina.

Si está hemodinámicamente inestable pero despierto, considere la sedación para la cardioversión sincronizada, pero no la retrase si el paciente se está deteriorando.

DISPOSITIVOS CARDIACOS IMPLANTABLES

Monitor cardiaco insertable

- Dispositivo que se implanta bajo la piel y que puede monitorizar y registrar los ritmos cardiacos.
- Se puede programar para autorregistrar tanto las bradicardias como las taquiarritmias. Además, el paciente dispone de un activador que se comunica con el dispositivo para registrar el ritmo durante un episodio sintomático.

Marcapasos

- Sistema que tiene la capacidad de estimular el corazón de los pacientes con disfunción del nodo sinoauricular (es decir, bradicardia sintomática) o disfunción del nodo auriculoventricular (es decir, bloqueo cardiaco).
- Los cables del marcapasos pueden colocarse en la aurícula derecha, en el ventrículo derecho o en ambos.
- Las derivaciones pueden colocarse por vía transvenosa, epicárdica o híbrida.

Desfibrilador intracardiaco

- Sistema que tiene las capacidades de un marcapasos pero que también puede desfibrilar a un paciente en taquicardia ventricular o fibrilación ventricular.
- Los sistemas tienen un cable desfibrilador que suele colocarse en el ventrículo derecho.
- Las derivaciones pueden colocarse por vía transvenosa, epicárdica o híbrida.

Terapia de resincronización cardiaca

- Sistema con tres derivaciones que rastrea tres cámaras del corazón: aurícula derecha, ventrículo derecho y ventrículo izquierdo.
- Las derivaciones pueden colocarse por vía transvenosa, epicárdica o híbrida.
- Puede ser solo un marcapasos o tener la capacidad adicional de un desfibrilador.
- Se utiliza para tratar a pacientes con insuficiencia cardiaca sintomática y un complejo QRS ancho (> 120 ms).

NEONATO CON CARDIOPATÍA

Principios generales

- La incidencia de las cardiopatías congénitas en los neonatos es de 5-9 por cada 1 000 nacidos vivos.
- El desarrollo de los síntomas a las 6-48 h de edad plantea la posibilidad de una cardiopatía dependiente de los conductos.
- Las lesiones ductales dependientes pueden dividirse a su vez en lesiones ductales dependientes de la circulación sistémica o lesiones ductales dependientes de la circulación pulmonar.

Diagnóstico

Presentación e historial clínicos

- Las presentaciones de la cardiopatía congénita en los neonatos se muestran en la tabla 14-15.

TABLA 14-15	Presentaciones clínicas de la cardiopatía congénita en los neonatos
Cianosis	Debido a las derivaciones de derecha a izquierda o a la mezcla inadecuada de las circulaciones sistémica y pulmonar
Choque	Por lo general, debido a la pérdida de flujo sanguíneo sistémico dependiente de los conductos en las lesiones cardiacas obstructivas izquierdas
Insuficiencia cardiaca congestiva	Se presenta en diferentes momentos, generalmente causado por grandes derivaciones de izquierda a derecha o por un mal funcionamiento de la bomba
Soplo	Interpretado en el contexto clínico
Arritmia	En general, insignificante, a menos que sea incesante (taquicardia supraventricular prolongada o bloqueo cardiaco completo congénito)

- Muchos lactantes con cardiopatía congénita se diagnostican prenatalmente con una ecocardiografía fetal.
  - Los neonatos sin diagnóstico prenatal pueden tener antecedentes de cianosis central, apnea, taquicardia, taquipnea, hepatomegalia, edema periférico o mala alimentación. Los síntomas de las derivaciones intracardiacas de izquierda a derecha suelen aparecer en el primer mes de vida.
  - El edema periférico o hidropesía es menos frecuente y sugiere insuficiencia cardiaca fetal de larga duración.
- La oximetría de pulso ha sido avalada como una herramienta de cribado válida en la guardería para identificar la cardiopatía congénita crítica. Las saturaciones repetidas < 90% o 90-95% con una diferencia > 3% entre el brazo y la pierna derecha merecen una evaluación adicional que incluya un ecocardiograma.

Exploración física

- Una exploración física básica y las pruebas disponibles deberían identificar a la mayoría de los neonatos con defectos cardiacos congénitos importantes. Este proceso de cribado permite instituir a tiempo un tratamiento antes de establecer un diagnóstico definitivo mediante una consulta con cardiología y ecocardiografía.
- Debe prestarse especial atención a la presencia o ausencia de soplos, a la naturaleza de los ruidos S2 (único y fuerte, desdoblamiento fijo, desdoblamiento fisiológico), al carácter y la amplitud de cuatro pulsos externos y a la perfusión, así como a la presencia de hepatoesplenomegalia.
- Resultados de la exploración.
  - Pulso braquial derecho circundante y no femoral: coartación aórtica.
  - Galope e hígado grande con soplo: derivación grande/insuficiencia cardiaca congestiva.
  - Sin soplo, pulsos simétricos disminuidos y choque: flujo sanguíneo sistémico dependiente de los conductos (p. ej., corazón izquierdo hipoplásico).
- Saturación de oxígeno en el brazo derecho en comparación con la pierna.
  - Normal: no hay diferencia.
  - Pierna más baja que el brazo derecho: cianosis diferencial.
    - Flujo sanguíneo sistémico dependiente de los conductos (coartación aórtica, arco aórtico interrumpido, estenosis aórtica crítica).
    - Hipertensión pulmonar con derivación de derecha a izquierda en el conducto arterioso persistente (CAP).

- Brazo derecho más bajo que la pierna: cianosis diferencial inversa.
  - Transposición de los grandes vasos (y del CAP) con obstrucción del arco o hipertensión pulmonar.
- La presencia de cianosis diferencial o diferencial inversa por oximetría es diagnóstica de derivación de derecha a izquierda. Sin embargo, debido a la alta afinidad de la hemoglobina fetal por el oxígeno, la falta de cianosis diferencial por oximetría no descarta la derivación de derecha a izquierda (es decir, es posible fallar una prueba de hiperoxia con PaO_2 = 90 mm Hg en la FiO_2 de 100% y aún tener una saturación de oxígeno > 95%).

Estudios de diagnóstico

- ECG.
- Arritmias primarias (rápidas o lentas): TSV o bloqueo cardiaco completo.
- Eje superior (negativo en aVF): canal AV o atresia tricuspídea.
- Prueba de hiperoxia: gasometría arterial (GA) posductal de referencia para PaO_2. Administrar FiO_2 de 100% durante 10 minutos. Repita la GA para determinar la PaO_2.
- PaO_2 > 200 mm Hg: normal.
- PaO_2 < 200 mm Hg y >150: enfermedad pulmonar.
- PaO_2 < 70 mm Hg: casi siempre cardiopatía.
- PaO_2 < 30 mm Hg: por lo general transposición de los grandes vasos.

Imágenes

- Radiografía de tórax (excluir enfermedad pulmonar importante).
- Reducción del flujo sanguíneo pulmonar: tetralogía de Fallot o atresia pulmonar.
- Aumento del flujo sanguíneo pulmonar: transposición de los grandes vasos o comunicación interventricular.
- Aspecto de la enfermedad de la membrana hialina en el neonato a término: conexión venosa pulmonar anómala total obstruida.
- Formas reconocibles (bota = tetralogía de Fallot; muñeco de nieve = conexión venosa pulmonar anómala total obstruida; huevo en una cuerda = transposición de los grandes vasos).
- Ecocardiografía.
- Proporciona con frecuencia un diagnóstico definitivo.
- Requiere habilidad y experiencia significativas en niños; puede no ser útil si se obtiene en un laboratorio que explora principalmente a adultos.

Tratamiento

- Véase el capítulo 8, "Cuidados críticos".
- El neonato con cianosis o choque con sospecha de cardiopatía puede estabilizarse y transportarse antes de elaborar un diagnóstico anatómico definitivo. No es necesario hacer un diagnóstico anatómico exacto antes de iniciar el tratamiento con prostaglandina E_1, solamente determinar que existe una alta probabilidad de cardiopatía congénita dependiente de los conductos.
- Está indicada la consulta urgente a cardiología.

Medicamentos

- El establecimiento de una infusión continua de prostaglandina E_1 (PGE1) suele ser beneficioso. Las dosis iniciales habituales son de 0.05-0.10 mcg/kg/min.

- Cuando se logren los efectos deseados, la dosis debe disminuir a 0.01 mcg/kg/min de forma escalonada.
- El oxígeno suplementario debe evitarse si las saturaciones de oxígeno son > 80-85%.
- El tratamiento con prostaglandinas debe evitarse en presencia de la obstrucción venosa pulmonar que puede producirse en la conexión venosa pulmonar anómala total. Esto último debe sospecharse si la radiografía de tórax tiene un patrón reticular difuso que se extiende desde el hilio y oscurece el borde del corazón. El aumento del flujo sanguíneo pulmonar debido al tratamiento con prostaglandinas puede empeorar el edema pulmonar en esta situación.

No operativo: ventilación mecánica

- Véase el capítulo 8, "Cuidados críticos".
- Se debe considerar la intubación con ventilación mecánica para el transporte de los neonatos en tratamiento con prostaglandinas, especialmente si se observa apnea.
- La ventilación mecánica también puede ser beneficiosa para los lactantes en estado de choque al disminuir el trabajo de la respiración y, por lo tanto, al reducir las demandas metabólicas.
- Debe evitarse la hiperventilación.

INSUFICIENCIA CARDIACA CONGESTIVA

Principios generales

- La insuficiencia cardiaca congestiva en pediatría se define como el suministro inadecuado de oxígeno y nutrientes a los tejidos para satisfacer las demandas metabólicas de un lactante o niño en crecimiento.
- Las causas más comunes de la insuficiencia cardiaca congestiva varían en función de la edad del paciente (tabla 14-16).

TABLA 14-16	Causas comunes de insuficiencia cardiaca congestiva por edad		
Feto	**Neonato**	**Lactante joven**	**Niño mayor**
Taquiarritmias	Cardiopatía estructural, especialmente corazón izquierdo hipoplásico, estenosis aórtica crítica y coartación, así como obstrucción del retorno venoso pulmonar (véase la sección "Neonato con cardiopatía")	Derivaciones de izquierda a derecha: comunicación interventricular	Miocardiopatía
Anemia: parvovirus	Conducto arterioso persistente en el neonato prematuro	Coartación aórtica	Miocarditis/ pericarditis con derrame pericárdico

Diagnóstico

Presentación e historial clínicos

• La taquipnea y la taquicardia son los principales síntomas de la insuficiencia cardiaca congestiva.
• Con la insuficiencia cardiaca crónica, los lactantes suelen tener una alimentación deficiente, un aumento de peso inadecuado e irritabilidad. Los niños mayores suelen tener una menor tolerancia al ejercicio, anorexia y vómito.

Exploración física

• Cicatriz quirúrgica, soplo, ritmo de galope, ruidos cardiacos apagados, taquicardia, taquipnea o hepatomegalia, que pueden sugerir una cardiopatía.
• Edema y mala perfusión en las extremidades.

Estudios de diagnóstico

• Estudios de laboratorio.
    • En los adultos, un valor de corte del péptido natriurético cerebral (PNC) de 100 pg/mL tiene 90% de sensibilidad y 76% de especificidad para identificar a las personas con insuficiencia cardiaca.
    • En los niños, los niveles de PNC pueden ser elevados si son pacientes con miocardiopatía, derivaciones de izquierda a derecha e hipertensión pulmonar.
• ECG.
    • Se utiliza principalmente para descartar una taquiarritmia.
    • Los voltajes QRS bajos y los cambios en la onda ST-T pueden sugerir una enfermedad miocárdica o pericárdica.
• Imágenes.
    • Radiografía de tórax: importante prueba inicial en el diagnóstico diferencial que incluye enfermedades cardiacas y respiratorias.
        ○ La cardiomegalia o el aumento de las marcas vasculares pulmonares sugieren una cardiopatía.
    • Ecocardiografía.
        ○ Por lo general proporciona un diagnóstico definitivo.
        ○ Requiere gran habilidad y experiencia en niños; puede no ser útil si se obtiene en un laboratorio que realiza pruebas principalmente a adultos.

Tratamiento

• Véase el capítulo 8, "Cuidados críticos".
• El manejo está guiado por la consulta con un cardiólogo pediátrico y depende de la etiología de la insuficiencia cardiaca, el estado hemodinámico y los síntomas clínicos. Las directrices específicas están fuera del alcance de este texto.
• La intervención quirúrgica o con catéteres suele realizarse en el caso de los defectos cardiacos estructurales.
• El tratamiento farmacológico puede incluir diuréticos, vasodilatadores sistémicos, β-bloqueadores y agentes inotrópicos.
• En el servicio de urgencias, para los pacientes con una probable nueva insuficiencia cardiaca congestiva y una marcada disnea, puede administrarse una dosis intravenosa de furosemida (Lasix®) de 1 mg/kg hasta 40 mg, mientras se organiza la consulta de cardiología pediátrica.

DOLOR TORÁCICO

• El dolor torácico es una queja común en la población pediátrica, pero la cardiopatía es una causa poco común de dolor torácico pediátrico (aproximadamente 4% de todos los pacientes pediátricos que acuden al servicio de urgencias con dolor torácico).
    • Los trastornos musculoesqueléticos son la causa identificable más común de dolor torácico en los niños.

- Las causas gastrointestinales se sugieren por una asociación con la alimentación o el vómito.
- Es muy probable que el dolor que despierta a un niño sea orgánico.
- Las causas cardiacas son especialmente improbables en un adolescente con una larga historia de dolor torácico.
- Debe considerarse el broncoespasmo inducido por el ejercicio o la disfunción de las cuerdas vocales cuando el dolor por esfuerzo se acompaña de dificultad para respirar, respiración ruidosa, sibilancias o tos.

DIAGNÓSTICO

Presentación e historial clínicos

- El dolor torácico que se observa en pacientes con cardiopatía congénita conocida o sospechada, el dolor principalmente por esfuerzo o el dolor intenso de inicio agudo requieren una evaluación más amplia.
- Historia: deben buscarse los siguientes antecedentes:
  - Antecedentes de cardiopatía estructural, en especial estenosis aórtica.
  - Miocardiopatía/miocarditis: intolerancia al ejercicio, antecedentes familiares de muerte súbita inesperada, soplo, ritmo de galope, hepatomegalia, taquicardia o taquipnea.
  - Taquiarritmia: taquicardia que precede al dolor, de rápida aparición y rápida resolución.
  - Pericarditis: fiebre, enfermedad viral reciente y dolor que empeora en posición supina y que disminuye al inclinarse hacia delante.

Exploración física

- Sensibilidad a la palpación o dolor acentuado por la inspiración, lo que sugiere una causa musculoesquelética.
- Cicatriz quirúrgica, soplo, ritmo de galope, ruidos cardiacos apagados, taquicardia, taquipnea o hepatomegalia que sugiera una cardiopatía.
- Estertores, sibilancias o ruidos respiratorios diferenciales con enfermedad pulmonar.

Estudios de diagnóstico

- La troponina rara vez está indicada.
  - La enfermedad arterial coronaria es poco frecuente en los niños.
  - Los niveles de troponina pueden ser elevados en la miocarditis.
- ECG.
  - La hipertrofia o los cambios en la onda T pueden observarse en la miocardiopatía hipertrófica o en la estenosis aórtica.
  - La preexcitación (síndrome de WPW) plantea la posibilidad de una TSV.
  - Los voltajes bajos o la elevación del ST se producen con la pericarditis.
- Radiografía de tórax: debe considerarse con una presentación más aguda o a un niño de aspecto enfermizo.
  - La cardiomegalia puede estar presente en la miocardiopatía, el derrame pericárdico o la cardiopatía estructural.
  - Los infiltrados, el derrame pleural o el neumotórax sugieren una enfermedad respiratoria.

Tratamiento

Medicamentos

- Para el dolor musculoesquelético se pueden utilizar cursos cortos de antiinflamatorios no esteroideos.
- Los β-agonistas y los esteroides pueden utilizarse para las sibilancias o el asma.

Remisiones

Si se sospecha cardiopatía con base en la evaluación inicial, solicite una consulta con cardiología antes de pedir pruebas adicionales.

SÍNCOPE

Definición y epidemiología

- El síncope, definido como la pérdida súbita de la conciencia y del tono postural, se produce al menos una vez en 15-25% de los niños y adolescentes.
- A pesar de su frecuencia, el síncope genera una gran ansiedad en las familias y los cuidadores.
- En un estudio de niños que acudieron a un centro de atención terciaria por un síncope en Estados Unidos (EUA), se obtuvo un promedio de cuatro pruebas diagnósticas con un costo medio de 1 055 dólares por paciente. Solo 3.9% de las pruebas fueron diagnósticas.
- La ansiedad y la depresión pueden estar relacionadas con los síncopes recurrentes.

Etiología
- Los mecanismos neurocardiogénicos (vasovagales) causan la mayoría de los síncopes en los niños.
- Las causas cardiacas son poco frecuentes.
- Los espasmos de la respiración se observan con frecuencia en la primera infancia y se suelen clasificar como pálidos o cianóticos (tabla 14-17).

Diagnóstico

Presentación e historial clínicos
- La historia antes, durante y después del evento es lo más importante. Buscar la historia de otros observadores, como amigos, profesores y entrenadores.
- Si el suceso se produjo en un evento deportivo, determine si el episodio o los síntomas se produjeron después de participar en una actividad (p. ej, estando en la banda) o mientras se realizaba una acción vigorosa (lo que sugiere una causa cardiaca).
- El síncope de origen vasovagal suele caracterizarse por síntomas presincopales, como mareo, "subidas de cabeza", diaforesis, visión borrosa, palidez facial, dolor abdominal/náusea, sensación de calor o frío y taquicardia, que duran de segundos a minutos.
- Suele haber antecedentes de síntomas presincopales posicionales.
- La pérdida de conciencia suele durar entre 5-20 segundos, pero puede haber entre 5 minutos y varias horas de fatiga, debilidad, mareo, dolor de cabeza o náusea.
- En la tabla 14-18 se enumeran las situaciones más comunes de síncope mediado por el sistema nervioso.
- Busque las señales de alerta que sugieran una convulsión cuando un niño presente un síncope (tabla 14-19).
- Busque las señales de alerta y los antecedentes familiares que sugieran una causa cardiaca (tablas 14-20 y 14-21).

TABLA 14-17	Espasmos de la respiración: pálidos *vs.* cianóticos
Pálidos	**Cianóticos**
Precipitados por un estímulo súbito, inesperado y desagradable, con frecuencia una lesión leve en la cabeza	Llanto violento (rabieta)
El llanto no es prominente	Retención de la respiración (apnea) en la espiración
La palidez y la diaforesis son comunes	
Bradicardia con excesivo tono vagal	

TABLA 14-18 Situaciones comunes del síncope de origen neuronal

- Estímulos nocivos como la extracción de sangre
- Peinado por otra persona
- Ducha, baño caliente, especialmente por la mañana, antes del desayuno
- Micción, defecación con maniobra de Valsalva
- Hiperventilación
- Hacer fila, arrodillarse en la iglesia

TABLA 14-19 Señales de alerta en el síncope que sugieren una convulsión

- Antecedentes de trastornos convulsivos
- Temblor de las extremidades durante un episodio sincopal
- Babeo, pérdida de control de esfínteres durante un episodio sincopal
- Ojos abiertos durante el episodio de falta de respuesta
- Confusión posictal prolongada (el estado mental se recupera rápidamente en el síncope pero puede ser anormal durante un tiempo en la convulsión)

TABLA 14-20 Señales de alerta que sugieren una causa cardiaca del síncope

- Ocurre en medio de un esfuerzo
- Síncope abrupto sin síntomas premonitorios
- Antecedentes de cardiopatía congénita o cirugía cardiaca, en especial estenosis aórtica o ventrículo único
- Provocado por un sobresalto repentino, como el de un despertador, sin síntomas precedentes: síndrome del QT largo
- Antecedentes agudos o subagudos de intolerancia al esfuerzo entre los episodios: miocardiopatía, miocarditis

TABLA 14-21 Antecedentes familiares que sugieren una causa cardiaca del síncope

- Muerte súbita prematura e inexplicable
- Miocardiopatía
- Arritmias, especialmente el síndrome del QT largo
- Desfibrilador implantable
- Sordera congénita (síndrome del QT largo), convulsiones

• La edad más común a la que se presenta el síncope vasovagal por primera vez es a los 13 años, y los pacientes siguen teniendo riesgo de síncope durante muchos años.

Exploración física

• Cambios ortostáticos en la frecuencia cardiaca y la presión arterial: síncope vasovagal.
• El ventrículo derecho se eleva o el segundo ruido cardiaco es fuerte en la hipertensión pulmonar.
• Soplo sistólico que obstruye el tracto de salida del ventrículo izquierdo. Ausculte el soplo en posición supina y de pie para buscar una obstrucción dinámica que sugiera una miocardiopatía hipertrófica.

Pruebas de diagnóstico

• Pruebas de laboratorio. No se requiere ninguna para las causas cardiacas o vasovagales del síncope. Si se teme que un episodio sincopal haya sido una convulsión, se debe comprobar el perfil de glucosa y electrolitos de cabecera, incluidos el magnesio y el fósforo.
• ECG. Realizarlo en todos los pacientes. No es caro y es un cribado razonable debido a la baja incidencia de cardiopatía en los niños con síncope.
    • Determinar el intervalo QT corregido: síndrome del QT largo.
    • Hipertrofia ventricular izquierda, anomalías de la onda T: anormal en 80% de los pacientes con miocardiopatía hipertrófica.
    • Hipertrofia ventricular derecha: hipertensión pulmonar.
    • Preexcitación: síndrome de WPW.
    • BRDHH con elevación del ST en las derivaciones V_1 -V_3 : síndrome de Brugada, una causa rara de arritmias ventriculares.
    • Bloqueo cardiaco completo: poco frecuente sin antecedentes de defecto cardiaco congénito.
• Ecocardiografía: con una historia atípica, una exploración cardiaca anormal o un ECG anormal, suele estar indicada después de consultar con cardiología.
• Prueba de la mesa inclinada: no es una buena prueba de cribado porque tiene 90% de especificidad pero solo 60% de sensibilidad para el síncope vasovagal.

Tratamiento

Comportamiento

• La educación y la tranquilidad suelen ser el único tratamiento necesario para los pacientes con síncope vasovagal. Hable con los pacientes y sus tutores sobre las situaciones en las que el síncope es habitual y aconséjeles que se sienten o se acuesten cuando experimenten síntomas presincopales.
• Un estudio aleatorizado en adultos demostró que el agua antes de la prueba de inclinación mejoraba la tolerancia a la posición vertical.
• El aumento de la ingesta de líquidos y sal (en función de la hipertensión en reposo), especialmente antes y durante la actividad física para mejorar la precarga es el tratamiento principal. Aconseje al paciente que beba suficientes líquidos para que la orina sea clara y que evite los líquidos con cafeína. Puede ser útil escribir una nota para permitir una botella de agua en la escuela y visitas más frecuentes al baño.
• Las maniobras isométricas, como tensar los músculos de los brazos o las piernas con síntomas prodrómicos, pueden disminuir la incidencia del síncope.

Medicamentos

• Se han utilizado varios fármacos en pacientes con síncope recurrente, pero los datos relativos a su eficacia son limitados.
    • La fludrocortisona se ha utilizado comúnmente en niños. Un pequeño ensayo doble ciego controlado con placebo en niños encontró que los pacientes con placebo tenían menos recurrencias en comparación con el grupo de tratamiento activo.

- Los β-bloqueadores han demostrado ser ineficaces en los ensayos aleatorizados controlados con placebo. Estudios más pequeños apoyan el uso de inhibidores selectivos de la recaptación de serotonina. La midodrina (vasoconstrictor directo) puede ser eficaz; sin embargo, puede provocar hipertensión (es decir, el tratamiento es peor que la enfermedad).

Remisiones

Si se sospecha cardiopatía con base en la evaluación inicial, solicite una consulta con cardiología antes de pedir pruebas adicionales.

MUERTE SÚBITA CARDIACA/PARO CARDIACO SÚBITO

Definición y epidemiología

- Por definición, los pacientes que sufren una muerte súbita cardiaca (MSC) mueren. Si sobreviven, se denomina MSC abortada o paro cardiaco súbito (PCS).
- La incidencia global del PCS entre las personas de 0 a 35 años de edad es alrededor de 2.28 por cada 100 000 personas-año.
- Las causas más comunes de la MSC son la miocardiopatía hipertrófica (MCH) o posible MCH (43%), la anomalía de las arterias coronarias (AAC) (17%), la miocarditis (6%), la canalopatía (3%), el infarto del miocardio (IM) (3%), otras miocardiopatías (6%) y otras causas (22%).

Diagnóstico

Presentación e historial clínicos

- Desafortunadamente, es posible que no haya señales de advertencia de que un paciente vaya a sufrir una MSC/PCS.
- Puede haber antecedentes familiares de MCH o arritmias hereditarias. Pregunte sobre los antecedentes familiares, incluidos la MSC, las cardiopatías congénitas, las miocardiopatías o las arritmias conocidas, los accidentes automovilísticos de un solo vehículo, la sordera congénita, el síndrome de muerte súbita del lactante (SMSL), los casos de ahogamiento o las convulsiones.
- MCH/obstrucción del tracto de salida del ventrículo izquierdo (OTSVI): los pacientes pueden presentar fatiga fácil; puede haber disnea, palpitaciones, mareo, síncope o dolor anginoso.
- AAC: puede ser un hallazgo incidental sin antecedentes, dolor anginoso.
- Miocarditis: véase la tabla 14-11, "Lesiones cardiacas adquiridas".
- Canalopatía: véase la sección "Canalopatías" más adelante.

Exploración física

- MCH/OTSVI: soplo sistólico de eyección, elevación del ventrículo izquierdo.
- AAC: lo más probable es que sea normal.
- Miocarditis: véase la tabla 14-11, "Lesiones cardiacas adquiridas".
- Canalopatía: véase la sección "Canalopatías" más adelante.

Estudios de diagnóstico

- MCH/OTSVI: el ECG puede mostrar hipertrofia del ventrículo izquierdo o cambios en el ST-T; el ecocardiograma suele ser diagnóstico.
- AAC: el ECG probablemente será normal si el paciente es asintomático; el ecocardiograma suele ser diagnóstico y puede necesitar una TC cardiaca.
- Miocarditis: véase la tabla 14-11, "Lesiones cardiacas adquiridas".
- Canalopatía: véase la sección "Canalopatías" más adelante.

Tratamiento

- El tratamiento del PCS suele seguir los algoritmos de soporte vital avanzado pediátrico (SVAP).

- El acceso y el uso temprano de los desfibriladores externos automáticos (DEA) han demostrado beneficios en los resultados de supervivencia de los paros cardiacos extrahospitalarios.
- MCH/OTSVI: restricción de la actividad, β-bloqueadores, miectomía del tabique, desfibrilador intracardiaco (DIC).
- AAC: casi todas las anomalías de la arteria coronaria izquierda se corrigen quirúrgicamente; las anomalías de la arteria coronaria derecha tienen una menor incidencia de MSC, por lo que el tratamiento es menos claro.
- Miocarditis: véase la tabla 14-11, "Lesiones cardiacas adquiridas".
- Canalopatía: véase la sección "Canalopatías" más adelante.

Canalopatías

- Las anomalías específicas de los canales iónicos cardiacos predisponen a los pacientes a sufrir arritmias y muerte súbita.
- Síndrome del QT largo.
  - Canalopatía heredada que prolonga la repolarización ventricular.
  - Tiene una prevalencia de 1:2 000 nacidos vivos.
  - Predispone a los pacientes a sufrir un síncope (especialmente con el estrés) o MSC.
  - Por lo general se manifiesta como QTc > 450 ms en los hombres y > 460 ms en las mujeres en el ECG.
  - Algunas formas relacionadas con la sordera congénita.
  - Tratamiento: β-bloqueadores, DIC o denervación simpática cardiaca izquierda.
  - La figura 14-3A y B muestra el ECG de un lactante con síndrome del QT largo.
- Síndrome del QT corto.
  - Canalopatía heredada que acorta la repolarización ventricular.
  - Incidencia baja: 0.02-0.1%.
  - Predispone a los pacientes a la fibrilación auricular y ventricular y a la MSC.
  - Por lo general se manifiesta como QTc < 350 ms para los hombres y < 360 ms para las mujeres.
  - Tratamiento: DIC.
- Síndrome de Brugada
  - Canalopatía heredada que se asocia con un retraso en la conducción del ventrículo derecho y con cambios del segmento ST en las derivaciones precordiales derechas (V_1 y V_2).
  - Representa hasta 20% de todas las MSC en pacientes con corazones estructuralmente normales.
  - La fiebre puede exacerbar las arritmias en pacientes predispuestos y puede desenmascarar los cambios del ECG.
  - Tratamiento: antipiréticos o DIC.
- Taquicardia ventricular polimórfica catecolaminérgica.
  - Canalopatía heredada relacionada con la desregulación del calcio.
  - Predispone a los pacientes a presentar síncopes y MSC.
  - Está relacionada con la taquicardia ventricular bidireccional, la taquicardia ventricular polimórfica y la fibrilación ventricular.
  - Los síntomas suelen aparecer con el esfuerzo.
  - Tratamiento: β-bloqueadores, DIC o denervación simpática cardiaca izquierda.

CARDIOLOGÍA PREVENTIVA

- El objetivo de la cardiología preventiva es intervenir y modificar los factores de riesgo y los comportamientos de la infancia que podrían conducir a una morbilidad y mortalidad tempranas mediante el asesoramiento, la intervención y el tratamiento siempre que sea posible.
- Algunos de los factores de riesgo más señalados son la hipercolesterolemia, la hipertensión, el tabaquismo y la obesidad/diabetes, así como intervenciones para reducirlos son las dietas bajas en calorías, la prevención del tabaquismo, el aumento de la actividad física y los programas de control de peso.

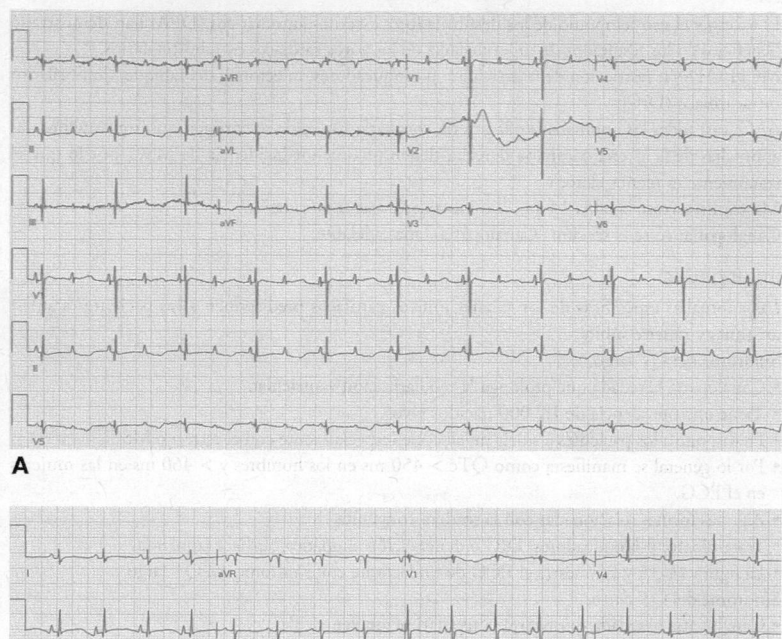

Figura 14-3. A. Síndrome del QT largo. En este lactante con síndrome del QT largo, el intervalo QT está tan prolongado (aproximadamente 700 ms) que hay una conducción resultante de 2:1. **B.** Cuando el intervalo QT se acorta ligeramente, la conducción vuelve a ser 1:1, aunque el QTc sigue siendo bastante largo, de casi 545 ms.

- La American Heart Association ha publicado directrices para la prevención de enfermedades cardiovasculares.
- Dislipidemia:
  - Colesterol total: > 170 mg/dL es el límite; > 200 mg/dL es elevado.
  - LDL-C: > 110 mg/dL es el límite; > 130 mg/dL es elevado.
  - Triglicéridos : > 100 mg/dL es elevado durante < 10 años; > 130 mg/dL es elevado durante >10 años.
  - HDL-C: < 40 mg/dL es bajo.

- Para más información sobre la obesidad: véase el capítulo 1, "Atención primaria y clínica continua".
- Para más información sobre la diabetes: véase el capítulo 18, "Endocrinología".
- Para más información sobre la hipertensión por obesidad: véase el capítulo 25, "Nefrología".

LECTURAS RECOMENDADAS

Bickley LS, Szilagyi PG, Hoffman RM, et al. Cardiovascular system. In: Bates' Guide to Physical Examination and History Taking. Lippincott Williams & Wilkins, 2020.

Chiabrando JG, Bonaventura A, Vecchié A, et al. Management of acute and recurrent pericarditis: JACC state-of-the-art review. *J Am Coll Cardiol* 2020;75(1):76–92.

Douglas PS, Garcia MJ, Haines DE, et al. ACCF/ASE/AHA/ASNC/HFSA/HRS/SCAI/SCCM/SCCT/SCMR 2011 appropriate use criteria for echocardiography... *J Am Coll Cardiol* 2011;57(9):1126–1166.

Eindhoven JA, et al. The usefulness of brain natriuretic peptide in simple congenital heart disease-a systematic review. *Cardiol Young* 2013;23:315–324.

Friedman KG, Kane DA, Rathod RH, et al. Management of pediatric chest pain using a standardized assessment and management plan. Pediatrics 2011;128(2):239–245.

Kemper AR, et al. Strategies for implementing screening for critical congenital heart disease. *Pediatrics* 2011;128:e1259.

Khairy P, Poirier N, Mercier L-A. Univentricular heart. *Circulation* 2007;115(6):800–812.

Maisel AS, et al. Rapid measurement of B-type natriuretic peptide in the emergency diagnosis of heart failure. *N Engl J Med* 2002;347:161–167.

Marino BS, Tabbutt S, MacLaren G, et al. Cardiopulmonary resuscitation in infants and children with cardiac disease: a scientific statement from the American Heart Association. *Circulation* 2018;137(22):e691–e782.

Newburger JW, et al. Noninvasive tests in the initial evaluation of heart murmurs in children. *N Engl J Med* 1983;308:61.

Park MK, Guntheroth WG. How to read pediatric ECGs. Vol. 847. Elsevier Health Sciences, 2006.

Park MK, Salamat M. Park's Pediatric Cardiology for Practitioners E-Book. Elsevier Health Sciences, 2020.

Romme JJCM, et al. Drugs and pacemakers for vasovagal, carotid sinus and situational syncope. Cochrane Database Syst Rev 2011;(10):CD004194.

Sheldon RS, Grubb BP, Olshansky B, et al. 2015 Heart Rhythm Society expert consensus statement on the diagnosis and treatment of postural tachycardia syndrome, inappropriate sinus tachycardia, and vasovagal syncope. *Heart Rhythm* 2015;12(6):e41–e63.

Silva JN, et al. Updates on the inherited cardiac ion channelopathies: from cell to clinical. *Curr Treat Options Cardiovasc Med* 2012;14:473–489.

Thompson T, Jantzen D, Hasselman T, et al. Comparison of appropriateness and cost of echocardiograms ordered by pediatric cardiologists and primary care providers for syncope." *Pediatrics* 2021;147:380.

15 Enfermedades dermatológicas

Lily Chen, Cynthia Wang y Leonid Shmuylovich

INTRODUCCIÓN

- Los trastornos cutáneos son uno de los problemas más frecuentes en pediatría.
- Nunca subestime la preocupación de los padres por la piel de sus hijos. A diferencia de muchos procesos patológicos, la piel es visible y perceptible para los padres y otras personas.
- La exploración de la piel requiere la observación y palpación de toda la superficie cutánea con buena luz. No olvide evaluar la boca y los ojos para detectar la afectación de las mucosas.
- La exploración debe incluir el inicio, la duración y la inspección de una lesión primaria. También es importante observar los cambios secundarios, la morfología y la distribución de las lesiones.

DERMATOSIS NEONATALES

Cutis marmorata

- Eritema jaspeado reticulado, blanqueable y transitorio que se produce en la piel expuesta a un ambiente frío.
- No es necesario ningún tratamiento. Por lo general, la enfermedad desaparece al año de edad.
- Si persiste, considere una evaluación de enfermedad sistémica como hipotiroidismo.

Eritema tóxico neonatal

- Erupción autolimitada de pápulas y pústulas eritematosas dispersas que aparecen generalmente en los primeros días de vida y se resuelven en varias semanas (fig. 15-1).
- Erupción pustulosa más común en recién nacidos. Por lo demás, los pacientes están sanos.
- Es más frecuente en niños nacidos a término.

Melanosis pustulosa neonatal transitoria

- Erupción presente al nacer y caracterizada por pústulas que se rompen con facilidad, dejando collaretes de escamas y máculas hiperpigmentadas en el cuello, la barbilla, la frente, la parte inferior de la espalda y las espinillas (fig. 15-2). Por lo general, no se forman nuevas pústulas después del nacimiento.
- Las pústulas se resuelven en unos días, pero la hiperpigmentación puede tardar meses en desaparecer.
- Más frecuente en lactantes de piel oscura.

Acné neonatal

- Comedones, pústulas y pápulas en la cara que se asemejan al acné común (fig. 15-3).
- Se desarrolla en torno a las 2-3 semanas de edad y se resuelve en 6 meses.
- No suele ser necesario ningún tratamiento; lavar la cara con jabón para bebés. En casos graves puede desarrollar cicatrices, lo cual justifica la remisión a un dermatólogo pediátrico.
- Es distinto de la pustulosis cefálica neonatal, que es una erupción acneiforme autolimitada **sin** comedones que suele responder rápidamente al ketoconazol tópico.

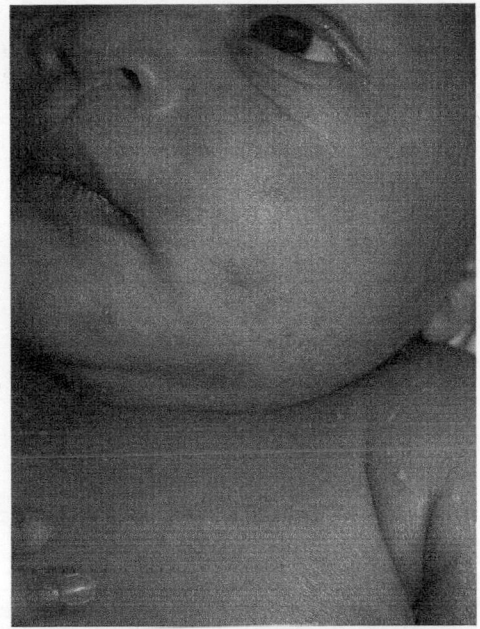

Figura 15-1. Eritema tóxico neonatal.

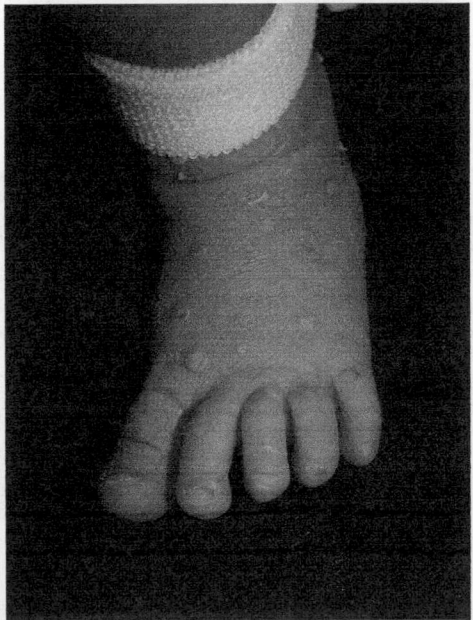

Figura 15-2. Melanosis pustulosa neonatal transitoria.

Milia o *milium* sebáceo

- Pápulas blancas, nacaradas, de 1-2 mm, preferentemente en la cara (fig. 15-4), pero pueden aparecer en cualquier parte. Cuando surgen en el paladar, se conocen como "perlas de Epstein".
- Pueden estar presentes al nacer.
- Suelen resolverse sin tratamiento a los 2-6 meses de edad.

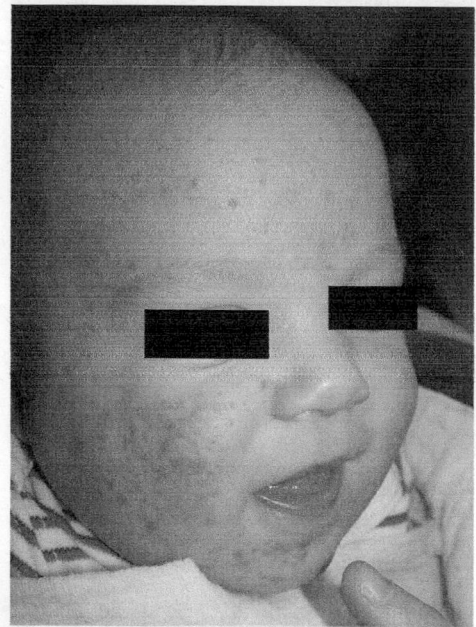

Figura 15-3. **Acné neonatal.**

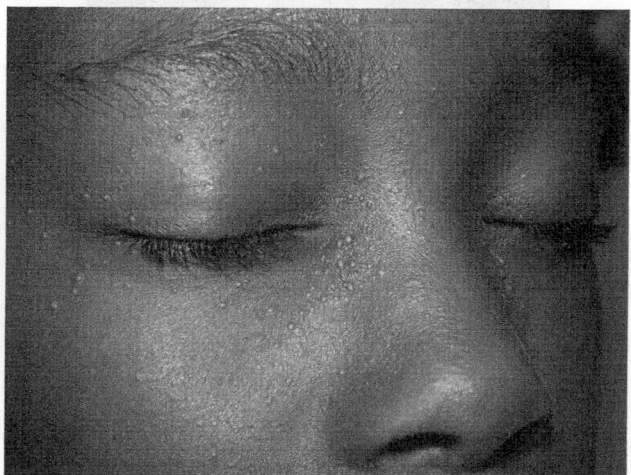

Figura 15-4. **Milia.**

Miliaria cristalina

- Vesículas diminutas y superficiales, como "gotas de rocío", en la frente, la parte superior del tronco y los brazos.
- Se presenta desde el nacimiento hasta la primera infancia.
- Secundaria a la obstrucción de los conductos sudoríparos ecrinos.
- Se resuelve sin tratamiento. La prevención consiste en evitar el sobrecalentamiento y limitar el exceso de pañales.
- La miliaria rubra consiste en pápulas eritematosas, papulovesículas y pústulas en la misma distribución después de la primera semana de vida, y también secundaria a la obstrucción de las glándulas sudoríparas más profundas.

Discromía en arlequín

- Eritema unilateral blanqueable y palidez contralateral transitoria y recurrente.
- Se presenta entre los 2 y 5 días de vida en 10% de los recién nacidos sanos.
- Se resuelve de manera espontánea. El cambio de color transitorio dura de 30 segundos a 20 minutos, y puede repetirse varias veces en un periodo de 24 horas.

Necrosis de la grasa subcutánea

- Nódulos rojos, circunscritos, firmes, gomosos y sensibles que pueden volverse fluctuantes; aparecen en la espalda, las nalgas, las mejillas y las extremidades.
- Se presentan en las primeras 4 semanas de vida, pero no suelen estar presentes al nacer.
- Se resuelve espontáneamente en meses, y puede asociarse a hipercalcemia precoz o retardada.
- Se recomienda vigilar la hipercalcemia durante 6 meses tras la aparición de lesiones extensas.

MANCHAS DE NACIMIENTO

Melanocitosis dérmica

- Estas máculas y manchas mal delimitadas de color gris azulado suelen aparecer en la zona lumbosacra o en las extremidades inferiores (fig. 15-5).
- Presente al nacer y más frecuente en pieles pigmentadas.

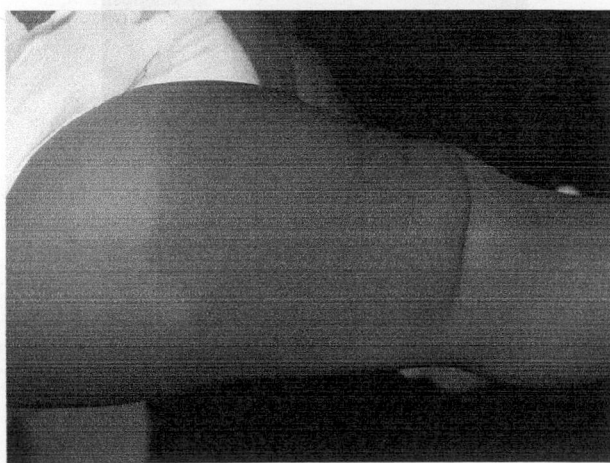

Figura 15-5. Manchas mongólicas (melanosis dérmica).

- Las lesiones lumbosacras tienden a desaparecer durante la infancia; sin embargo, las lesiones en otras localizaciones suelen persistir.
- Aunque suele ser un hallazgo aislado, se han descrito casos de melanosis dérmica extensa en trastornos por almacenamiento lisosómico. No hay relación con el melanoma u otros cánceres de piel.

Manchas café con leche

- Estas máculas o manchas de color marrón claro (fig. 15-6) pueden aparecer en cualquier parte del cuerpo.
- Lo más frecuente es que se produzcan de forma aislada, pero las lesiones múltiples pueden estar asociadas a un síndrome subyacente.
  - Presencia de seis o más máculas > 0.5 cm de diámetro en niños prepúberes o > 1.5 cm en pospúberes, así como pecas inguinales o axilares, es sugestivo de neurofibromatosis 1.
  - Las manchas troncales grandes e irregulares pueden asociarse al síndrome de McCune-Albright.

Nevos melanocíticos congénitos

- Estas máculas o placas pigmentadas de color marrón pueden presentar pápulas de color marrón oscuro o negro o alguna otra pigmentación irregular dentro de las lesiones (fig. 15-7). Pueden cubrir grandes áreas de piel y asociarse a numerosas lesiones satélites.
- Las lesiones están presentes al nacer, pero pueden hacerse más evidentes durante el primer año de vida.
- Categorizados por tamaño adulto previsto:
  - Pequeño (< 1.5 cm)
  - Mediana (1.5-20 cm)

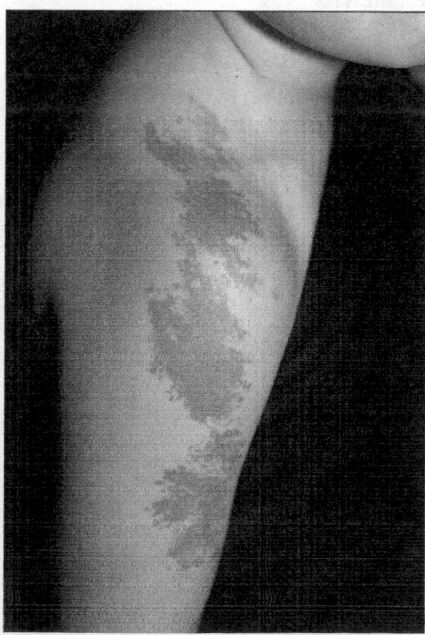

Figura 15-6. Manchas café con leche.

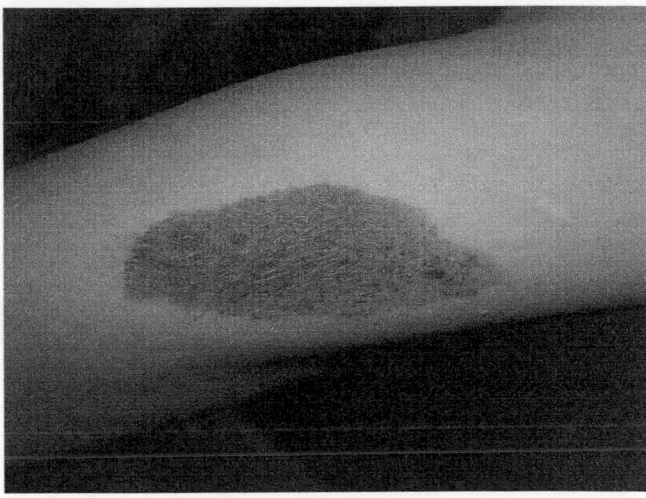

Figura 15-7. Nevo melanocítico congénito.

- Grande (20-40 cm)
- Gigante (> 40 cm)
- Los nevos melanocíticos congénitos pequeños y medianos tienen bajo riesgo de desarrollar melanoma (< 1%). Las lesiones grandes y gigantes tienen mayor riesgo de melanoma. Las lesiones grandes/gigantes en una localización axial posterior también se asocian a un riesgo de melanosis neurocutánea, que puede requerir una evaluación mediante IRM.
- Remitir a dermatología para la evaluación de lesiones preocupantes, como las que son más grandes, crecen/cambian o son sintomáticas.
- Los padres/pacientes deben vigilar regularmente la aparición de signos/síntomas preocupantes, como cambios focales de color, crecimiento de nódulos, hemorragias, dolor o picor.
- La mayoría de los nevos melanocíticos congénitos pueden tratarse con un estrecho seguimiento clínico. Las fotografías de referencia y de seguimiento pueden ser útiles. La escisión puede realizarse para un tratamiento definitivo.

Nevo sebáceo

- Esta placa sin pelo y de color amarillo suele tener una superficie irregular.
- Localizada con mayor frecuencia en el cuero cabelludo (fig. 15-8), se vuelve menos prominente después del periodo neonatal, pero más tarde crece y se vuelve más papulosa o verrugosa alrededor de la pubertad, cuando aumentan los niveles hormonales.
- El riesgo de aparición de tumores benignos es bajo, y el riesgo de tumores malignos dentro de las lesiones es mucho menor. Por lo general, las lesiones pueden controlarse, pero pueden extirparse (generalmente cuando los pacientes son mayores) para su tratamiento definitivo.

Aplasia cutis congénita

- Erosiones abiertas o cicatrices atróficas cicatrizadas que se encuentran con mayor frecuencia en el cuero cabelludo y se presentan al nacimiento (fig. 15-9).
- Considerar la realización de estudios de imagen para la evaluación del tejido neural ectópico si el defecto es grande, si hay una mancha vascular suprayacente o si hay presencia del "signo del collar de pelo" (hipertricosis de pelo grueso circunferencialmente en el borde de la lesión).

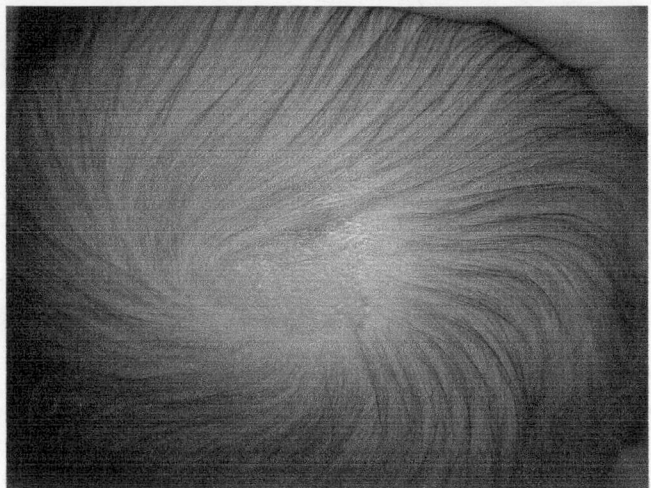

Figura 15-8. **Nevo sebáceo.**

- Los defectos pequeños suelen curarse por sí solos, dejando tejido cicatricial. Los defectos más grandes pueden requerir injertos de piel u otras intervenciones quirúrgicas.

Mancha en vino de Oporto

- Máculas y manchas bien delimitadas, en la cara de color rojo intenso o brillante, que clásicamente se describían con una distribución dermatómica V1/V2/V3; más recientemente se cree que la distribución sigue los placodos embriológicos faciales (fig. 15-10).
- Presente al nacer y persiste. Puede adquirir un tono rojo más intenso, engrosarse y volverse nodular.

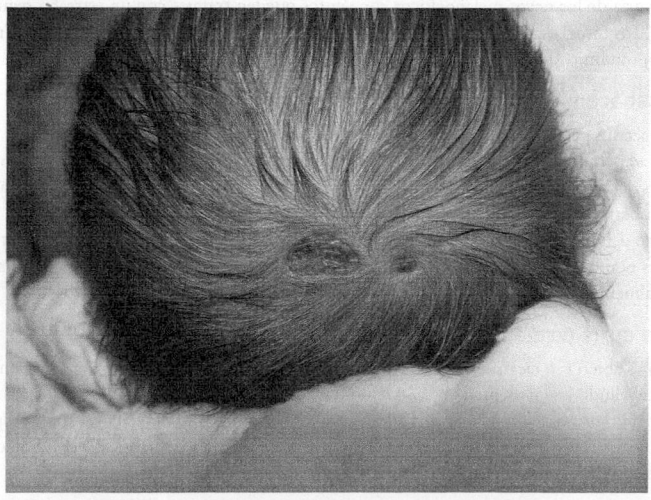

Figura 15-9. **Aplasia cutis congénita.**

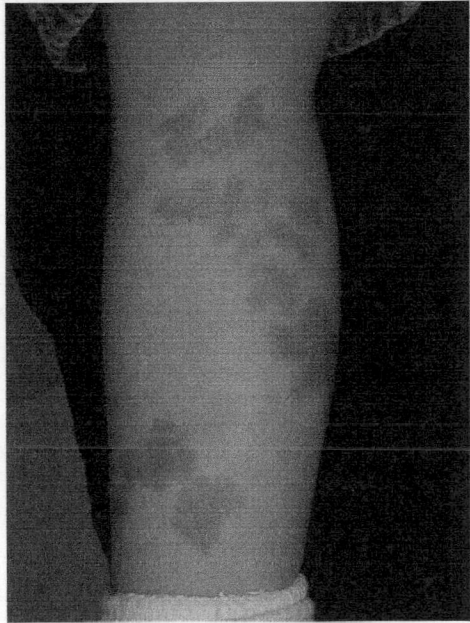

Figura 15-10. **Mancha en vino de Oporto.**

- Causado por mutación somática de GNAQ. Si el mosaicismo GNAQ afecta al ojo ipsilateral o al tejido cerebral leptomeníngeo, puede causar el síndrome de Sturge-Weber (SWS), un trastorno neurológico esporádico en el que un SWS facial se asocia a anomalías leptomeníngeas/cerebrales y vasculares oculares ipsilaterales.
- Las lesiones que afectan a la frente/párpado o hemifaz presentan mayor riesgo de SWS y deben ser evaluadas por oftalmología para detectar glaucoma poco después del nacimiento y por neurología dado el riesgo de convulsiones. La resonancia magnética para evaluar la afectación leptomeníngea suele ser de alto rendimiento a los 12 meses; su rendimiento es bajo y no se recomienda al nacer.
- Los tratamientos con láser de colorante pulsado pueden ayudar a aclarar la lesión; suele reaparecer después del tratamiento.

Nevo simple ("beso de ángel" o "picadura de cigüeña")

- Máculas y manchas de color rosa a rojo en la frente/glabela, párpados, surco nasolabial, occipucio y nuca (fig. 15-11).
- Malformación capilar que está presente al nacer y se encuentra en el 30-80% de los neonatos.
- Las lesiones de la cara se resuelven espontáneamente entre 1 y 3 años de edad. Las lesiones de la nuca tienden a persistir.

Hemangiomas

Apariencia

- Superficiales: pápulas, placas o nódulos vasculares de color rojo brillante.
- Profunda: placas o nódulos azulados, subcutáneos, vasculares, a veces con telangiectasias suprayacentes (fig. 15-12).

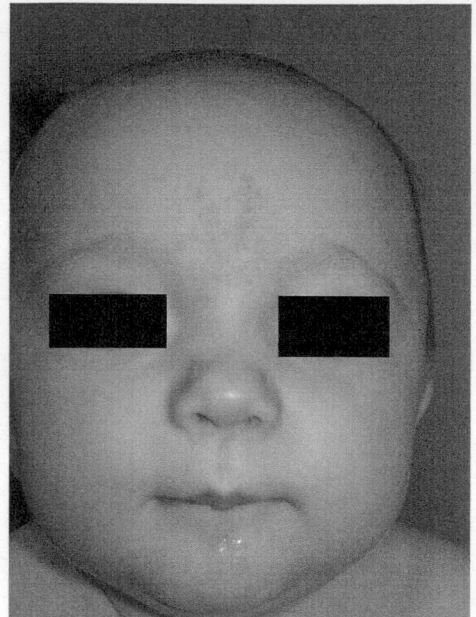

Figura 15-11. Nevo simple (beso de ángel).

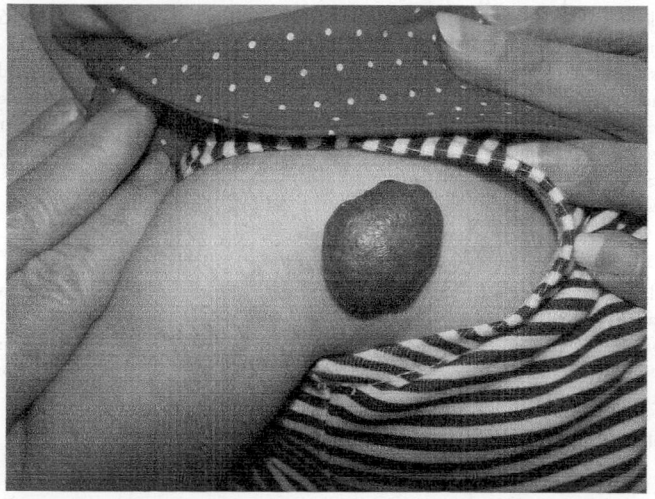

Figura 15-12. Hemangioma.

Evolución

- Las lesiones son mínimas al nacer, crecen más rápidamente durante los primeros 1 a 3 meses de vida, y más lentamente durante varios meses, y luego involucionan a lo largo de los años. La mayoría de las lesiones involucionan a la edad de 5-7 años.

Complicaciones y asociaciones

- Pueden alterar la anatomía normal cuando afectan a los labios/nariz, desfigurar estéticamente cuando son grandes en la cara, afectar a la visión cuando están cerca o en los párpados, e influir en el desarrollo mamario cuando son grandes y afectan a los botones mamarios.
- Puede producirse ulceración, más frecuente en las lesiones de la zona peribucal, el área del pañal, el cuero cabelludo o los pliegues cutáneos.
- La evaluación de los hemangiomas hepáticos debe basarse en los signos/síntomas de insuficiencia cardiaca, independientemente del número de hemangiomas infantiles cutáneos, como se pensaba anteriormente.
- Los hemangiomas de la parte inferior de la cara o "barbilla" pueden estar asociados a hemangiomas de las vías respiratorias. Si hay preocupación por la respiración ruidosa, puede necesitar evaluación por un otorrinolaringólogo.
- Los hemangiomas segmentarios faciales de gran tamaño pueden asociarse a un espectro de anomalías extracutáneas (el síndrome PHACES [malformaciones de la fosa **p**osterior, **h**emangiomas, **a**nomalías **a**rteriales, **c**oartación de aorta, anomalías oculares (*eye*) y hendidura **e**sternal]).
- Los hemangiomas segmentarios de gran tamaño de la parte inferior del cuerpo pueden asociarse a un espectro de anomalías extracutáneas (el síndrome LUMBAR [hemangiomas infantiles segmentarios de la parte inferior del cuerpo (*lower body*) con anomalías **u**rogenitales, **u**lceración, **m**ielopatía, deformidades **ó**seas (*bony deformities*), malformaciones **a**norrectales, anomalías **a**rteriales y anomalías **r**enales]).
- Los hemangiomas lumbosacros de la línea media pueden asociarse a disrafismo espinal oculto.

Tratamiento

- Las opciones de tratamiento incluyen la observación activa o los betabloqueadores tópicos (timolol) u orales (propranolol). La elección del tratamiento es un enfoque multifactorial, ya que los hemangiomas infantiles tienen un amplio espectro de presentaciones clínicas.
- Si se trata con betabloqueadores, mayor rendimiento para iniciar el tratamiento antes de los 6 meses de edad.
- Considerar la derivación a dermatología si el hemangioma supone una amenaza para funciones vitales como la visión o las vías respiratorias, tiene potencial de desfiguración (p. ej., punta nasal, labio, lesión de rápido crecimiento en la cara), tiene alto riesgo de ulceración o existe preocupación por afectación extracutánea.

ACNÉ COMÚN

La etiología del acné es multifactorial. Entre sus causas se encuentran la obstrucción folicular, el aumento de la producción de sebo, el crecimiento excesivo de *Cutibacterium acnes* y la inflamación.

Presentación clínica

- Comedoniano: comedones abiertos (puntos negros) y comedones cerrados (puntos blancos) (fig. 15-13 A)
- Inflamatorio: pápulas y pústulas eritematosas e inflamatorias
- Quística: nódulos cicatriciales y quistes (fig. 15-13 B)

Tratamiento

- Cuidados generales de la piel: lavar la cara con jabón o gel para el acné dos veces al día. Evitar frotar y lavar en exceso.
- Acné comedoniano
  - Un régimen de muestra para el acné comedoniano leve es el lavado con peróxido de benzoilo (PB) al 5%, la solución de clindamicina al 1% por la mañana y la crema de tretinoína al 0.1% por la noche.

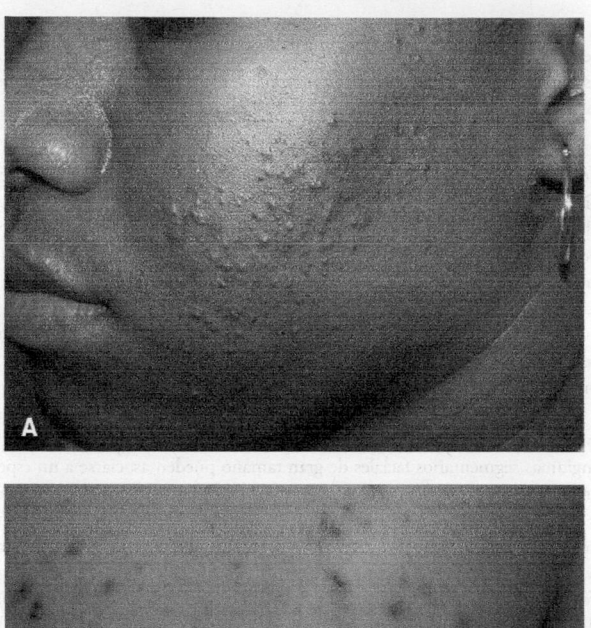

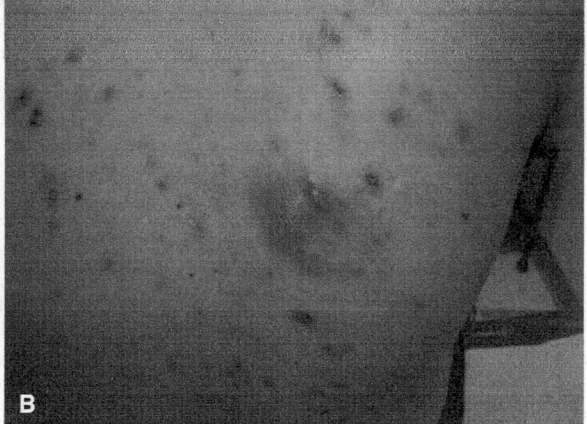

Figura 15-13. **Acné común. A.** Acné comedoniano. **B.** Acné quístico.

- El PB y los retinoides pueden ser irritantes. Aconsejar a los pacientes que utilicen solo una cantidad del tamaño de un guisante en todo el rostro. Utilizar en días alternos al principio si se producen rojeces o sequedad y luego aumentar a diario a medida que se desarrolle la tolerancia.
- Los productos con PB al 2.5 y 5% son tan eficaces como los preparados al 10%. No debe utilizarse productos con PB al mismo tiempo que un retinoide tópico.
- Los retinoides tópicos tienen distintas concentraciones. Empiece con el menos potente para los pacientes con piel seca o sensible y aumente según lo tolere.
- Acné inflamatorio
  - Considerar la posibilidad de añadir un antibiótico oral (doxiciclina) al régimen tópico. Los antibióticos orales deben continuarse durante 2-3 meses como mínimo.
  - Aconsejar a los pacientes que utilicen protección solar y que lo tomen con alimentos y un gran vaso de agua para minimizar los riesgos de fotosensibilidad, náuseas y esofagitis, respectivamente.
- Acné quístico/nodular o cicatricial

- Remitir al dermatólogo para un posible tratamiento sistémico con retinoides (isotretinoína) si la respuesta a lo anterior es inadecuada.
- Esto requiere una anticoncepción estricta en las mujeres porque el agente es teratogénico.
- En el caso de las mujeres, considere un estudio endocrino si la presentación temprana se acompaña de otros signos virilizantes para buscar un trastorno por exceso de andrógenos, o si se acompaña de hirsutismo y periodos irregulares para buscar un síndrome de ovario poliquístico.

DERMATITIS ATÓPICA

Definición

- Esta enfermedad se caracteriza por pápulas y placas eritematosas y pruriginosas.
- Los cambios secundarios incluyen liquenificación e hiperpigmentación o hipopigmentación posinflamatoria.

Epidemiología

- Fuerte asociación con antecedentes personales o familiares de asma y rinitis alérgica.
- La mayoría de los eccemas mejoran a los 10 años de edad.
- La dermatitis eccematosa grave y recalcitrante puede estar asociada a inmunodeficiencias, como el síndrome de hiper IgE, el síndrome de Wiskott-Aldrich y el síndrome de inmunodeficiencia combinada grave.
- Los niños con eccema son propensos a la sobreinfección vírica (p. ej., virus del herpes simple [VHS], molusco contagioso) y a la colonización por *Staphylococcus aureus*.

Subtipos

- Del lactante
  - De 2 meses a 2 años
  - Suele afectar a las mejillas (fig. 15-14 A), el cuero cabelludo, el tronco y las superficies extensoras de las extremidades.
- De la infancia
  - De los 2 años a la adolescencia
  - Suele afectar a las superficies de flexión, como las fosas antecubital y poplítea, el cuello, las muñecas y los pies (fig. 15-14 B y C).
- Adolescente/Adulto
  - Superficies flexibles; puede limitarse a las manos o la cara
- Numular
  - Placas eritematosas y supurantes en forma de moneda.
  - Suelen aparecer en manos, brazos o piernas (fig. 15-14 D)
- Dishidrótico
  - Dermatitis bilateral de manos o pies
  - Prurito intenso con pequeñas vesículas a lo largo de los dedos de manos y pies.

Tratamiento

- Cuidados generales de la piel
  - Limitar el baño a 5-10 minutos en agua tibia hasta una vez al día. Utilizar jabones suaves (Cetaphil®, jabón en pastilla Vanicream®) solo en pequeñas cantidades y en las zonas necesarias.
  - Aplique cremas hidratantes al menos dos veces al día, incluso inmediatamente después del baño. Las pomadas (p. ej., vaselina o Aquaphor®) o las cremas espesas (p. ej., Eucerin®) son más eficaces que las lociones.
  - Evite los productos con cocamidopropil betaína, un ingrediente habitual en los productos etiquetados como "para bebés", que puede empeorar el eccema.

- Hacer hincapié en la cronicidad de la enfermedad y en la necesidad de que una aplicación coherente del tratamiento prescrito puede mejorar el cumplimiento y los resultados.
- Esteroides tópicos
  - Puede utilizarse una pomada de baja potencia (p. ej., pomada de hidrocortisona al 1 o al 2.5%) para la enfermedad leve a moderada. Tratar dos veces al día las zonas afectadas hasta que desaparezcan.
  - Las pomadas de potencia media (p. ej., pomada de triamcinolona al 0.1%) pueden utilizarse durante un tiempo limitado en las zonas más graves y localizadas de la enfermedad.
  - Puede ser necesaria una pomada de alta potencia (p. ej., mometasona o clobetasol) para zonas graves de la enfermedad en piel más gruesa (p. ej., manos, tobillos). La remisión a un pediatra

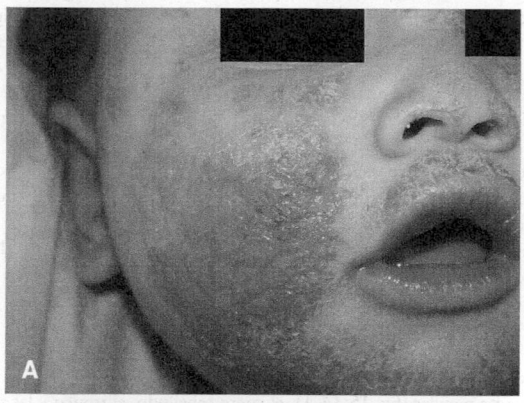

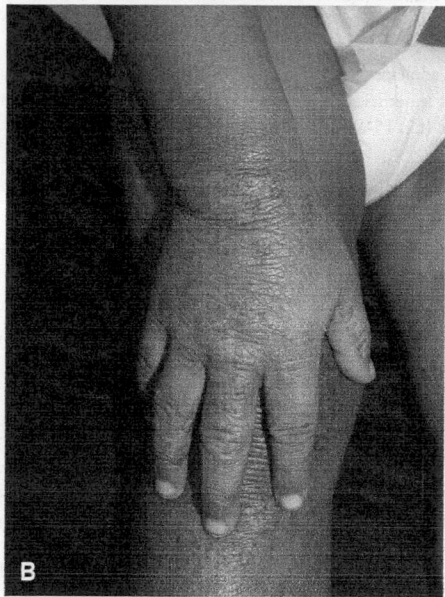

Figura 15-14. Dermatitis atópica. A. Eccema infantil con placas exudativas en las mejillas. **B.** Eccema infantil: placas liquenificadas con excoriaciones.

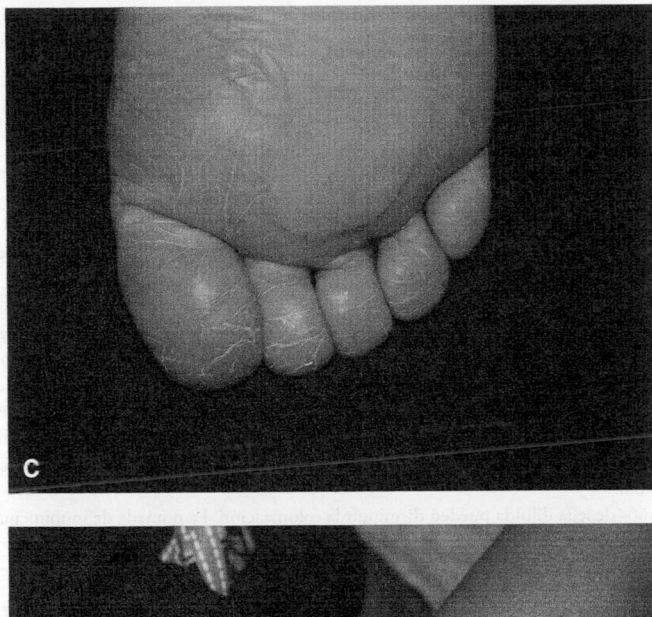

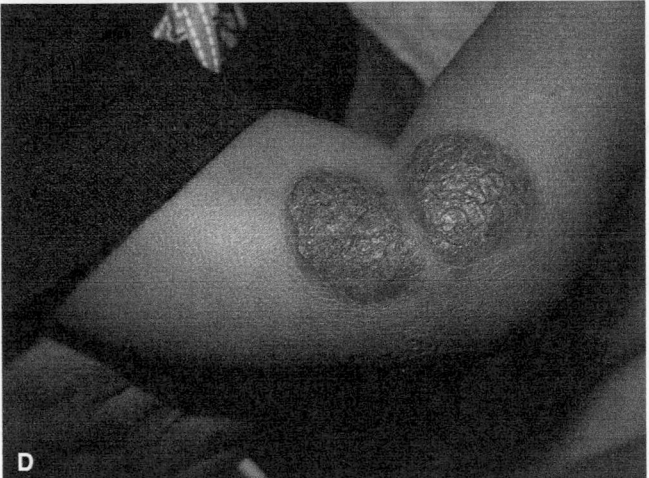

Figura 15-14. (*Continúa*) **C.** Dermatosis plantar juvenil (eccema del pie). **D.** Eccema numular.

dermatólogo puede ser apropiado si se requieren esteroides de alta potencia. Cuando la piel mejore, debe reducirse la dosis a un esteroide tópico de menor potencia.

- Evite el uso de corticoides tópicos en la cara y las zonas intertriginosas. Los riesgos de los esteroides tópicos incluyen atrofia cutánea, estrías e hipopigmentación (aunque lo más común es que la hipopigmentación sea secundaria al eccema y no al uso de esteroides tópicos).
- Inmunomoduladores tópicos
  - El tacrolimus tópico (0.03 o 0.1%) o el pimecrolimus tópico (1%) pueden ser útiles en zonas limitadas como la cara o los pliegues corporales, donde los corticoides tópicos pueden causar efectos secundarios indeseables con un uso prolongado.

- Antihistamínicos. La difenhidramina, la hidroxicina o la cetirizina orales suelen ser útiles para controlar el prurito. Estos agentes pueden causar sedación, lo que restringe su uso en la noche.
- Esteroides sistémicos
  - Se pueden utilizar en ráfagas cortas para las exacerbaciones graves.
  - No se recomienda su uso regular o prolongado.
- Terapia antiinflamatoria sistémica
  - Pueden estar justificados en niños con enfermedad refractaria a regímenes tópicos optimizados. Las opciones tradicionales incluyen ciclosporina, azatioprina, micofenolato mofetilo y metotrexato. Dupilumab, un fármaco biológico que inhibe la señalización de IL-4 e IL-13, es el único tratamiento sistémico aprobado por la FDA (aprobado a partir de los 6 años) y es eficaz para niños con dermatitis atópica moderada a grave no controlada.
- Antibióticos
  - La sobreinfección del eccema es frecuente, siendo *S. aureus* el patógeno más común, que a menudo requiere antibióticos orales. Considere la posibilidad de realizar un frotis cutáneo para un cultivo bacteriano y un tratamiento antibiótico adecuado cuando un paciente presente un brote con respecto a su estado basal, la enfermedad no mejore o cuando haya lesiones exudativas o exudativas. También puede producirse una sobreinfección por VHS y causar erosiones punzantes y síntomas constitucionales, por lo que en algunos casos puede estar justificado un frotis viral.
  - Los baños de lejía diluida pueden disminuir la colonización. La pomada de mupirocina al 2% puede utilizarse en lesiones sobreinfectadas y para descolonizar las narinas.
  - Evitar neomicina/polimixina/bacitracina (Neosporin) porque la neomicina y la bacitracina son una causa frecuente de dermatitis de contacto.

DERMATITIS DEL PAÑAL

- Manchas eritematosas erosionadas que aparecen en la zona del pañal debido a la humedad y la irritación.
- El tratamiento incluye el cambio frecuente de pañales, el uso de pomadas de barrera espesas (p. ej., pasta de óxido de zinc), evitar las toallitas húmedas para pañales con alérgenos de contacto frecuentes ("Water Wipes®" son una alternativa segura), esteroides tópicos de baja potencia y antifúngicos tópicos.

DERMATITIS SEBORREICA

- Se caracteriza por manchas eritematosas cubiertas de escamas gruesas y amarillas.
- La "costra láctea" aparece en el cuero cabelludo de los lactantes (fig. 15-15).
  - Es más frecuente a las 2-10 semanas y puede durar entre 8 y 12 meses.
  - El tratamiento consiste en una pomada de hidrocortisona al 1%. El champú de ketoconazol puede resecar demasiado el cuero cabelludo del lactante y no es el preferido.
- La forma adolescente/adulta se caracteriza por descamación grasa en el cuero cabelludo, las cejas, los pliegues nasolabiales y el pecho. El tratamiento consiste en lo siguiente:
  - Champús: azufre o ácido salicílico (T-gel), sulfuro de selenio al 2,5% (Selsun) o ketoconazol al 2% (Nizoral) sobre las zonas afectadas, incluidos cara y cuerpo. Dejar actuar durante varios minutos antes de aclarar. Alternar diferentes champús.
  - Esteroide tópico de baja potencia durante 5-7 días si es necesario.
- La blefaritis se caracteriza por la descamación a lo largo de los párpados. El tratamiento consiste en compresas de agua tibia y exfoliaciones de los párpados con champú para bebés.

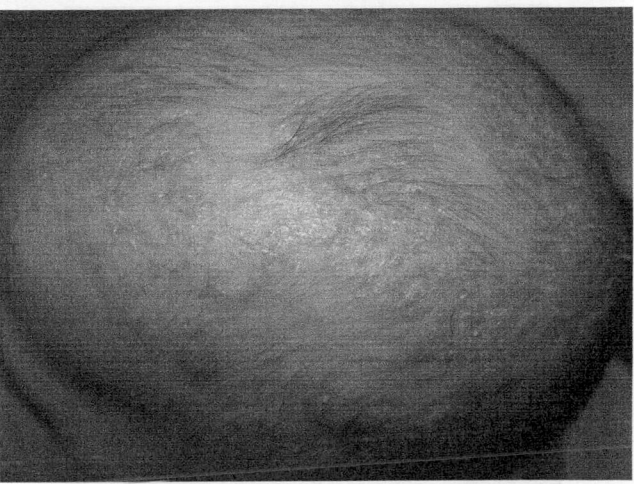

Figura 15-15. Dermatitis seborreica.

DERMATITIS DE CONTACTO

- Las lesiones de la dermatitis alérgica de contacto son pápulas eritematosas y vesículas con supuración y formación de costras. El prurito puede ser intenso. Se trata de una reacción de hipersensibilidad de tipo IV.
- Entre las causas más comunes se encuentran la hiedra venenosa, el níquel, los cosméticos y las fragancias, los medicamentos tópicos, las sustancias químicas de las toallitas húmedas de los pañales y la cinta adhesiva u otros adhesivos (fig. 15-16 A y B). La distribución suele dar pistas sobre el agente causal (p. ej., las zonas expuestas para la hiedra venenosa, el ombligo para el níquel, los párpados y la cara para el esmalte de uñas u otros cosméticos, los glúteos y la parte posterior del muslo para el asiento del inodoro).
- Esto puede ir acompañado de dermatitis eccematosa en lugares alejados de la exposición inicial.
- Tratamiento
  - Compresas de agua fría y antihistamínicos orales para el alivio sintomático
  - Esteroides tópicos de alta potencia bid durante 5-7 días (evitar cara, zonas intertriginosas)
  - Esteroides sistémicos: reducción de 2-3 semanas para erupciones graves
- Derivación a un dermatólogo para realizar pruebas de parches cutáneos si la afección es recurrente y no se puede identificar el agente causal.

IMPÉTIGO

- Vesículas y pústulas eritematosas que evolucionan a erosiones con costra "color miel", que afectan más frecuentemente a las regiones perioral y nasal.
- Infección cutánea superficial causada por *S. aureus* o estreptococos del grupo A.
- Tratar con pomada tópica de mupirocina al 2% o antibióticos orales si es extensa. Obtener una muestra de piel para un cultivo bacteriano y determinar la sensibilidad.

TIÑA (DERMATOFITOSIS)

- Infecciones fúngicas capaces de invadir y multiplicarse en el tejido queratinizado y que se denominan según la zona del cuerpo afectada, por ejemplo, cuero cabelludo (*tinea capitis*)

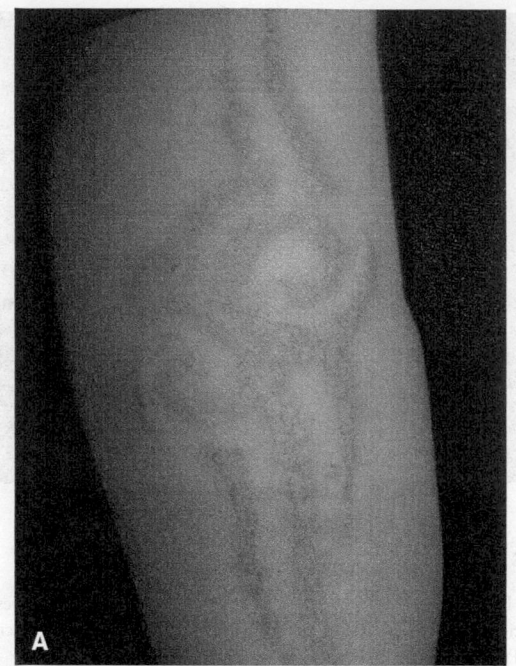

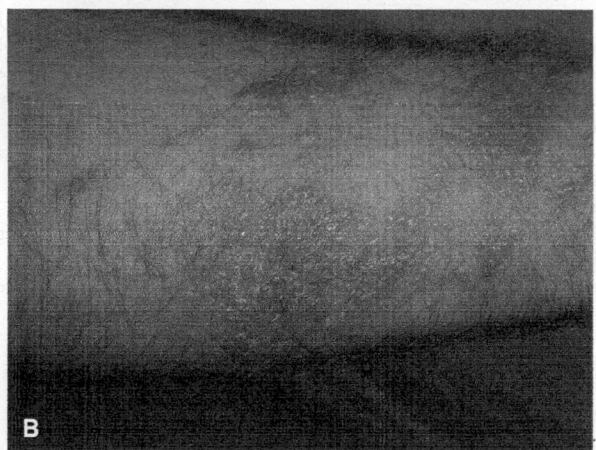

Figura 15-16. **Dermatitis de contacto. A.** Alergia al tatuaje de henna. **B.** Hiedra venenosa.

(fig. 15-17 A y B), cuerpo (*tinea corporis*) (fig. 15-18), pies (*tinea pedis*), ingle (*tinea cruris*) y uñas (onicomicosis).
- Ocurren con mayor frecuencia en huéspedes pospúberes, excepto en el caso de la tiña de la cabeza, que ocurre principalmente en niños.
- La presentación clínica varía en función del organismo causante.

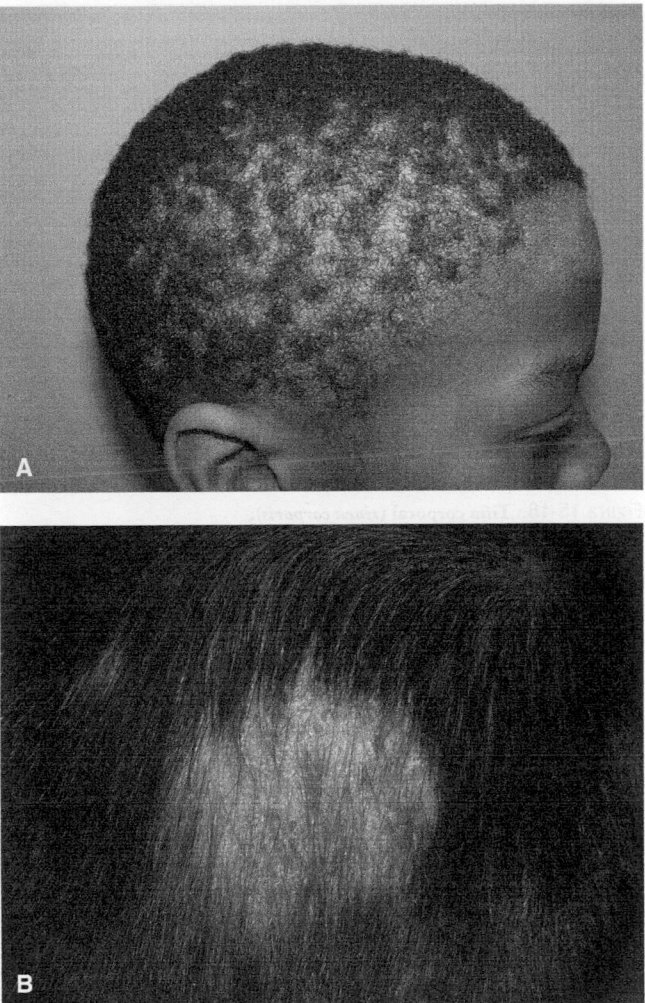

Figura 15-17. A, B. Tiña del cuero cabelludo (*tinea capitis*).

- Se transmite a través del suelo, los animales o el contacto humano.
- El diagnóstico puede realizarse por el aspecto clínico, raspado cutáneo tratado con hidróxido de potasio que muestre hifas ramificadas, o cultivo fúngico.

Presentación clínica

- *Tinea capitis*: alopecia con o sin escamas en el cuero cabelludo, pero también puede presentarse como puntos negros debido a la rotura del cabello cerca del cuero cabelludo o una reacción pustulosa grave con alopecia conocida como querion.
- Tiña corporal: lesiones eritematosas anulares de diferentes tamaños en el tronco con aclaramiento central a medida que la infección se extiende centrífugamente desde el punto de invasión cutánea.

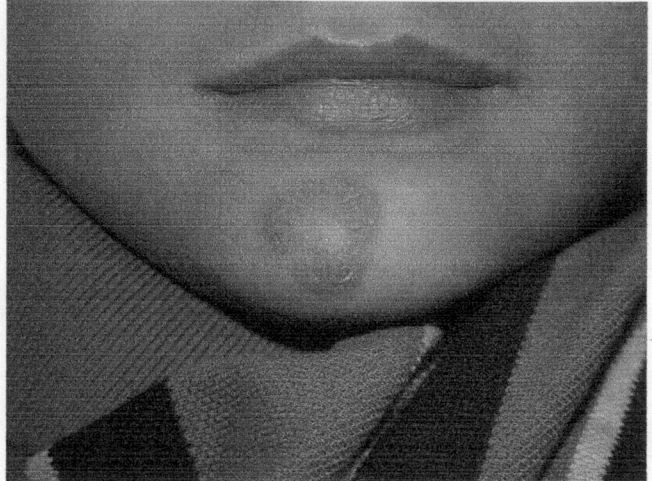

Figura 15-18. Tiña corporal (*tinea corporis*).

- *Tinea pedis*: eritema, hiperqueratosis, descamación y fisuras en la o las superficies plantares en una distribución en mocasín o eritema, así como descamación, fisuras y maceración en los espacios de la telaraña.

Tratamiento

- Infecciones del cuero cabelludo: es necesario un tratamiento sistémico oral como la griseofulvina o la terbinafina, ya que los tratamientos tópicos no pueden penetrar en el folículo piloso. Pueden utilizarse champús antimicóticos tópicos junto con el tratamiento sistémico para reducir la descamación y la cualidad de contagioso.
- Infecciones cutáneas: antifúngicos tópicos (p. ej., miconazol, clotrimazol) hasta que desaparezca la descamación, lo que suele requerir semanas de tratamiento.
- Infecciones de las uñas: pueden responder a los azoles tópicos o al ciclopirox, pero normalmente requieren varios meses de tratamiento con antifúngicos sistémicos orales (terbinafina).

VERRUGAS

La infección de los queratinocitos por el virus del papiloma humano (VPH) es frecuente en escolares y su prevalencia disminuye con la edad.

Presentación clínica

- Verrugas comunes: pápulas hiperqueratósicas, papilomatosas, exofíticas, en forma de cúpula, que interrumpen las líneas cutáneas y se encuentran con mayor frecuencia en los dedos y el dorso de las manos (fig. 15-19 A).
- Verrugas palmares y plantares: pápulas hiperqueratósicas, endofíticas, con depresión central y ocasionalmente puntos negros que representan capilares trombosados en palmas y plantas.
- Verrugas planas: pápulas del color de la piel al marrón rosado, con la parte superior plana y relativamente lisa, en la parte dorsal de las manos, el brazo o la cara.

Tratamiento

- Alrededor de 60% de las verrugas se resuelven espontáneamente en 2 años.
- Las opciones de tratamiento incluyen la observación activa, la terapia en casa con ácido salicílico de venta libre, la crioterapia, el ácido escuárico, el imiquimod y el antígeno candida intralesional.
- A veces se necesitan varios tratamientos diferentes para una resolución completa.
- Las verrugas anogenitales (fig. 15-19 C) requieren métodos de tratamiento diferentes. Estas pueden ser causadas por autoinoculación o transmisión vertical durante el parto, pero deben hacer considerar la detección de abuso sexual en un niño que no es sexualmente activo.

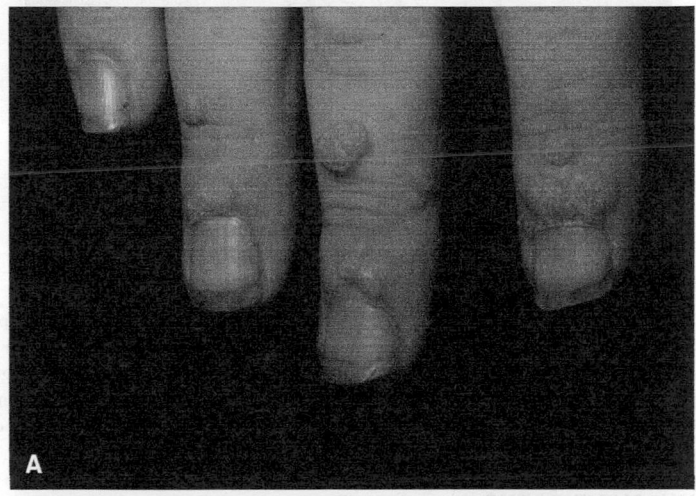

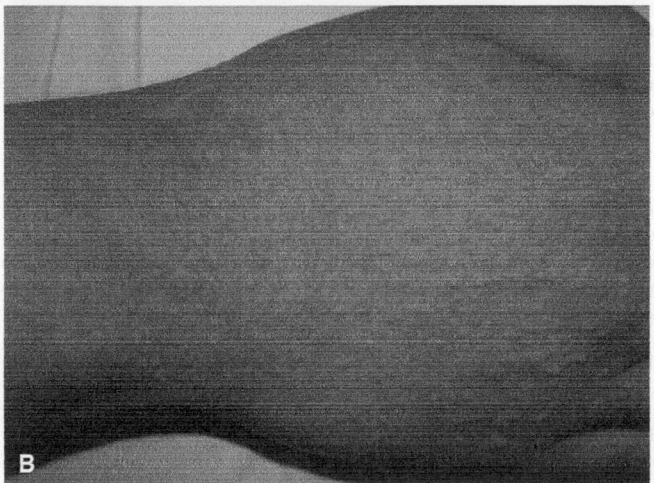

Figura 15-19. Verrugas. A. Verrugas comunes. **B.** Verrugas planas.

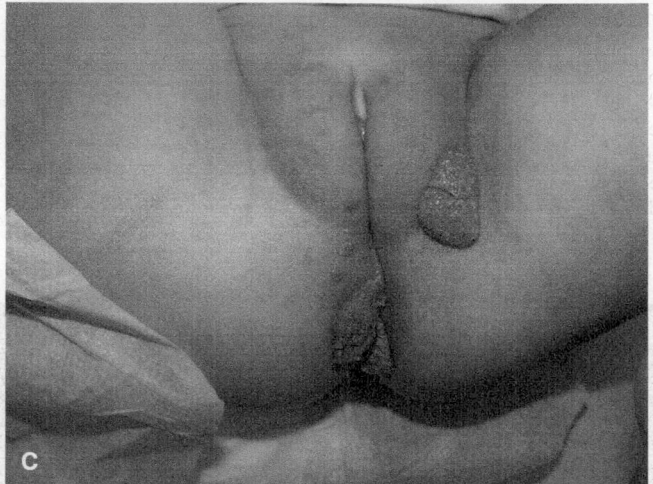

Figura 15-19. (*Continúa*) **C.** Verrugas genitales (condiloma acuminado).

MOLUSCO CONTAGIOSO

- Pápulas del color de la piel, lisas, en forma de cúpula con umbilicación central, causadas por un virus de la viruela. Pueden inflamarse, enrojecerse y agrandarse antes de resolverse (fig. 15-20).
- Se transmite por contacto con una persona infectada, y también se cree que viaja por el agua.
- Las lesiones suelen ser asintomáticas y generalmente se resuelven en 6-9 meses sin intervención.
- Las opciones de tratamiento incluyen la observación, la colocación de cinta adhesiva y la cantaridina (agente vesicante).

GRANULOMA PIÓGENO

- Pápula en forma de cúpula, de color rojo vivo y brillante, que sangra espontáneamente o tras un traumatismo favoreciendo la cara y los dedos.
- A menudo se trata con escisión por afeitado y electrocauterización de la base, pero pueden producirse recidivas a pesar del tratamiento.

NEVO DE SPITZ

- Pápula rosada, roja o pigmentada, bien circunscrita, en forma de cúpula, lisa, que favorece la cabeza, el cuello y las extremidades inferiores.
- Suele ser una entidad benigna, pero con menor frecuencia puede presentar características atípicas que requieran una extirpación con márgenes conservadores.
- Diagnóstico clínico o histológico mediante biopsia por un dermatólogo.

GRANULOMA ANULAR

- Placas dérmicas anulares o arqueadas, de color rosado o marrón rojizo, sin escamas suprayacentes, en el dorso de los dedos, las manos, los codos, los pies o los tobillos.
- Trastorno inflamatorio de la piel de etiología desconocida. Las opciones de tratamiento son limitadas.
- Se resuelve espontáneamente pero puede tener un curso prolongado de años.

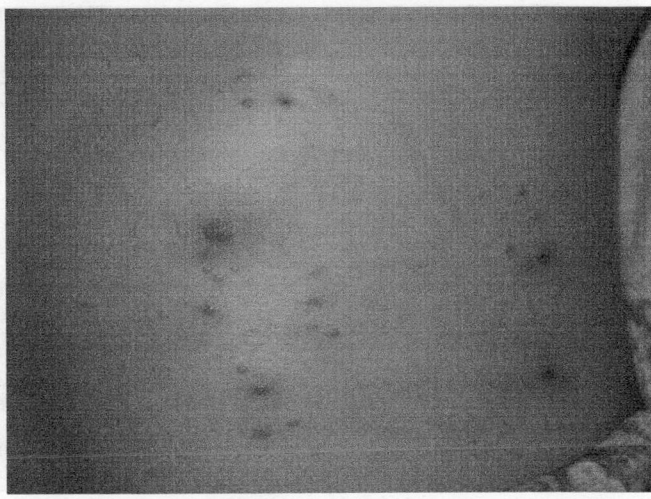

Figura 15-20. Molusco contagioso.

LIQUEN PLANO

- Pápulas violáceas, planas, poligonales, pruriginosas, preferentemente en muñecas, espalda y extremidades inferiores.
- En muchos casos se resuelve espontáneamente en 1-2 años.
- Las opciones de tratamiento para las lesiones focales incluyen esteroides tópicos o tacrolimus tópico.

URTICARIA

- Brote de habones eritematosos y elevados con lesiones individuales que duran < 24 horas.
- En la mayoría de los casos es idiopática, pero puede estar desencadenada por una infección de las vías respiratorias altas, medicamentos, alimentos u otras causas.
- Puede ser aguda (episodios recurrentes de menos de 6 semanas de duración) o, con menor frecuencia, crónica (> 6 semanas).
- Suele ser autolimitante. Tratar con antagonistas H1 no sedantes de primera línea (a menudo utilizando de una a dos dosis al día durante varios meses). Los AINE pueden exacerbar la enfermedad.
- Si se asocia a anafilaxia, los pacientes deben llevar un EpiPen®.
- Un subtipo morfológico de urticaria aguda es la urticaria multiforme, que es una reacción hipersensible que consiste en ronchas policíclicas anulares con centros oscuros que pueden parecerse visualmente al eritema multiforme pero que son clínicamente distintas.

ERITEMA MULTIFORME

Presentación clínica

- Reacción de hipersensibilidad caracterizada por la aparición aguda de pápulas eritematosas que evolucionan a lesiones blanquecinas con centros oscuros (fig. 15-21).
- Anteriormente se pensaba que estaba en un continuo con el síndrome de Stevens-Johnson y la necrosis epidérmica tóxica, pero más recientemente se ha entendido que es una presentación distinta que no progresa a estos procesos más graves de la enfermedad.
- La infección por VHS es el factor precipitante más frecuente, aunque también son posibles otros desencadenantes, como la exposición a fármacos.

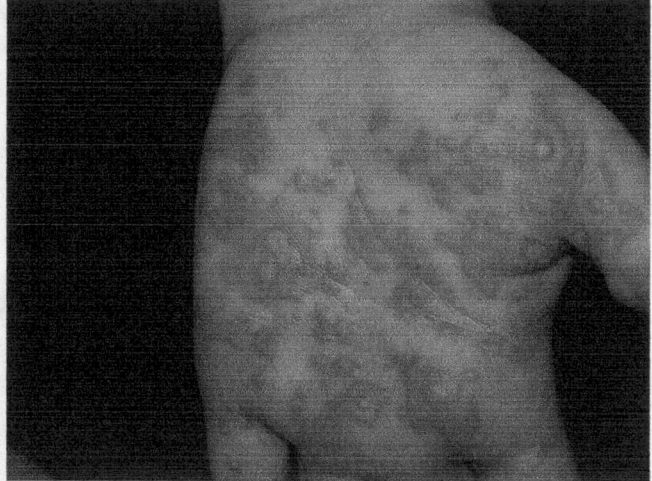

Figura 15-21. **Eritema multiforme con lesiones dianas en típicas.**

- Clasificación
  - Eritema multiforme menor: escasa o nula afectación de las mucosas y síntomas sistémicos.
  - Eritema multiforme mayor: afectación de varias mucosas y síntomas sistémicos (fiebre, artralgias, etcétera.)

Tratamiento

- Por lo general, la afección se resuelve por sí sola en varias semanas sin dejar secuelas.
- Los antihistamínicos y los esteroides tópicos pueden proporcionar alivio sintomático.
- En caso de eritema multiforme grave, puede considerarse el uso de corticoides sistémicos.
- El aciclovir profiláctico puede ser útil para prevenir la enfermedad recurrente relacionada con el virus del herpes simple.

SÍNDROME DE STEVENS-JOHNSON Y NECRÓLISIS EPIDÉRMICA TÓXICA

Presentación clínica

- El síndrome de Stevens-Johnson (SJS) y la necrólisis epidérmica tóxica (NET) representan una serie de reacciones adversas cutáneas graves, generalmente secundarias a un medicamento, que se cree que están causadas por la activación citotóxica de las células T que conduce a la apoptosis de los queratinocitos.
- Los síntomas prodrómicos (fiebre, malestar, irritación ocular, dolor al tragar) van seguidos unos días más tarde de una erupción de máculas eritematosas a oscuras que progresan a ampollas y descamación epidérmica en todo el espesor.
  - La afectación mucosa con erosiones y costras de la mucosa oral, ocular y genital es prominente.
  - Las manifestaciones sistémicas suelen estar presentes y pueden incluir fiebre, linfadenopatía, hepatitis y citopenias.
  - La mortalidad se ha estimado en 0-4% para el SJS y en 0-17% para el NET.
- Clínicamente distinta de RIME/MIRM (erupción mucocutánea infecciosa reactiva)/erupción y mucositis inducidas por *Mycoplasma*), que es secundaria de etiología infecciosa, puede provocar una afectación mucocutánea grave, pero suele tener una afectación cutánea limitada.

- Porcentaje de superficie corporal denudada:
  - < 10%: SJS
  - 10-30%: Solapamiento SJS/NET
  - > 30%: NET
- Casi siempre secundario a una exposición a fármacos. Busque fármacos iniciados 7-21 días antes de la aparición. Los fármacos más frecuentes son los antibióticos (penicilina, sulfamidas, doxiciclina, sulfonamidas, tetraciclina), los anticonvulsivantes y los antiinflamatorios no esteroideos.

Tratamiento

- La identificación rápida y la retirada de la medicación potencialmente agresora, así como los cuidados de apoyo, son los aspectos más críticos del tratamiento. Lo ideal es el traslado a una unidad de cuidados intensivos o de quemados.
- Reponer las pérdidas de líquidos y proporcionar una nutrición adecuada.
- Aplicar cuidados locales de la herida. No se recomienda el desbridamiento.
- Administrar antibióticos según sea necesario para la sobreinfección. Evitar los antibióticos profilácticos.
- Debe realizarse una consulta oftalmológica y una evaluación continua, ya que las secuelas oculares pueden provocar ceguera.
- Aparte de los cuidados de apoyo, se han probado muchos tratamientos inmunosupresores o inmunomoduladores sistémicos para el SJS y la NET. Aunque muchos centros han utilizado históricamente esteroides sistémicos e inmunoglobina intravenosa, en series de casos pediátricos y adultos se ha descrito la eficacia del tratamiento con ciclosporina y etanercept.

LECTURAS RECOMENDADAS

Canavan TN, Mathes EF, Frieden I, et al. Mycoplasma pneumoniae-induced rash and mucositis as a syndrome distinct from Stevens-Johnson syndrome and erythema multiforme: a systematic review. J Am Acad Dermatol 2015;72(2):239–245.

Conlon JD, Drolet BA. Skin lesions in the neonate. Pediatr Clin North Am 2004;51(4):863–888, vii–viii.

Eichenfield LF, Tom WL, Chamlin SL, et al. Guidelines of care for the management of atopic dermatitis: section 1. Diagnosis and assessment of atopic dermatitis. J Am Acad Dermatol 2014;70(2):338–351.

Hsu DY, Brieva J, Silverberg NB, et al. Pediatric Stevens-Johnson syndrome and toxic epidermal necrolysis in the United States. J Am Acad Dermatol 2017;76(5):811–817.e4.

Krowchuk DP, Frieden IJ, Mancini AJ, et al. Clinical practice guideline for the management of infantile hemangiomas. Pediatrics 2019;143(1):e20183475.

Mallory S, Bree AF, Chern P, et al. Illustrated Manual of Pediatric Dermatology. New York: Taylor & Francis, 2005.

Sabeti S, Ball KL, Burkhart C, et al. Consensus statement for the management and treatment of port-wine birthmarks in Sturge-Weber Syndrome. JAMA Dermatol 2021;157(1):98–104.

Sibbald C, Putterman E, Micheletti R, et al. Retrospective review of drug-induced Stevens-Johnson syndrome and toxic epidermal necrolysis cases at a pediatric tertiary care institution. Pediatr Dermatol 2020;37(3):461–466.

Simpson EL, Paller AS, Siegfried EC, et al. Efficacy and safety of dupilumab in adolescents with uncontrolled moderate to severe atopic dermatitis: a phase 3 randomized clinical trial. JAMA Dermatol 2020;156(1):44–56.

Waelchli R, Aylett SE, Robinson K, et al. New vascular classification of port-wine stains: Improving prediction of Sturge-Weber risk. Br J Dermatol 2014;171(4):861–867.

Zallmann M, Leventer RJ, Mackay MT, et al. Screening for Sturge-Weber syndrome: a state-of-the-art review. Pediatr Dermatol 2018;35(1):30–42.

Enfermedades genéticas

Katherine Abell King, Catherine Gooch
y Hoanh Nguyen

CARACTERÍSTICAS DISMÓRFICAS Y MALFORMACIONES

Definiciones y epidemiología

- Una *característica dismórfica* es cualquier alteración en la estructura física (morfología) de la anatomía de una persona.
- Una *malformación* es un tipo específico de anomalía estructural causada por un factor intrínseco (genético).
  - Las malformaciones importantes requieren intervención quirúrgica o tienen un impacto significativo en la salud del paciente.
    - Algunos ejemplos son la craneosinostosis, el labio leporino, el paladar hendido, la cardiopatía congénita y el onfalocele.
    - Se observan hasta en 3% de todos los recién nacidos vivos.
  - Las malformaciones menores no tienen un impacto significativo en la salud del paciente.
    - Algunos ejemplos son el hipertelorismo, la fosa o marca auricular, el surco nasolabial liso, el pliegue palmar transversal y la sindactilia leve de los tejidos blandos.
    - No son raras en la población general.
- Una *deformación* es una estructura anormal causada por una fuerza externa durante el desarrollo intrauterino que da lugar a un crecimiento o formación anormales.
- Una *displasia* es el resultado de una falla en el mantenimiento de la arquitectura celular intrínseca de un tejido a lo largo de su crecimiento y desarrollo.

Etiología

- El patrón de rasgos dismórficos en un solo individuo puede sugerir una condición genética determinada (véase la tabla 16-1), como fisuras palpebrales inclinadas hacia arriba, pliegues epicánticos y un único pliegue palmar en personas con síndrome de Down.
- También existen causas no genéticas de los rasgos dismórficos. Por ejemplo, los efectos teratogénicos del ácido valproico pueden causar una constelación específica de rasgos faciales.

Diagnóstico y evaluación

- Citogenética.
  - Si un paciente presenta al menos dos malformaciones mayores o una mayor y dos menores, está indicado un análisis cromosómico mediante micromatrices mutagénicas (CMA, por sus siglas en inglés). En algunos casos, un cariotipo puede ser beneficioso si existe preocupación por translocaciones cromosómicas, inversiones o reordenamientos.
  - Otras indicaciones para efectuar un CMA son el retraso del desarrollo o la discapacidad intelectual aparentemente no sindrómicos y los trastornos del espectro autista.
- Secuenciación molecular.
  - Si el CMA no revela la etiología de las diferencias del paciente, puede procederse a la secuenciación molecular. Dependiendo del fenotipo, esto puede variar desde la secuenciación de un solo gen hasta paneles, exoma o secuenciación del genoma.

TABLA 16-1	Trastornos genéticos frecuentes	
Trastorno	**Características**	**Pruebas**
Acondroplasia	Estatura baja desproporcionada, acortamiento rizomélico de las extremidades, macrocefalia, inestabilidad de la unión craneocervical, mano en tridente, hipotonía	Análisis del gen *FGFR3*
Neurofibromatosis tipo 1	Máculas café con leche, neurofibromas, neurofibromas plexiformes, pecas axilares o inguinales, glioma de la vía óptica, nódulos de Lisch, displasia esfenoidal	Análisis del gen *NF1*
Osteogénesis imperfecta	Huesos frágiles, escleróticas azules, dientes anormales; la presentación clínica y la gravedad son variables según el tipo	Análisis del panel de genes
Asociación VACTERL	Anomalías vertebrales, atresia anal, malformaciones cardiacas, fístula traqueoesofágica, anomalías renales y de las extremidades	Diagnóstico de exclusión, sin causa genética conocida
Síndrome de Alagille	Facies característica, ausencia de conductos biliares, embriotoxon posterior, cambios pigmentarios de la retina, vértebras en mariposa, tetralogía de Fallot	Análisis de los genes *JAG1, NOTCI I2* CMA con deleción 20p12
Síndrome de Angelman	Comportamiento alegre, ataxia, retraso del desarrollo, discapacidad intelectual, rasgos faciales dismórficos, microcefalia, pelo y piel claros en comparación con la familia	Metilación: pérdida de metilación materna en 15q11-13, DUP paterna del cromosoma 15 Análisis del gen *UBE3A* CMA con deleción materna 15p11.2
Síndrome de Beckwith-Wiedemann	Mayor crecimiento, hemihiperplasia, onfalocele, macroglosia, hipoglucemia neonatal, predisposición tumoral embrionaria	Metilación: pérdida de metilación materna c11p15.5, DUP paterna del cromosoma 15 Análisis del gen *CDKN1C* CMA con deleción materna 11p15.5
Síndrome de CHARGE	Colobomas, defectos cardiacos, atresia coanal, retraso del crecimiento, malformaciones genitourinarias, anomalías del oído, sordera, fístula traqueoesofágica, retraso del desarrollo, discapacidad intelectual	Análisis del gen *CHD7*

(Continúa)

TABLA 16-1 Trastornos genéticos frecuentes (*Continuación*)

Trastorno	Características	Pruebas
Síndrome de deleción 22q11.2 (también conocido como síndrome de DiGeorge o velocardiofacial)	Cardiopatía congénita, paladar hendido, rasgos faciales dismórficos, discapacidad intelectual, inmunodeficiencia, hipocalcemia, pérdida de audición, enfermedad psiquiátrica	FISH/CMA con deleción 22q11.2
Síndrome de Down (también conocido como trisomía 21)	Rasgos dismórficos característicos, cardiopatía congénita, hipotiroidismo, atresia duodenal, enfermedad de Hirschsprung, retraso del desarrollo, discapacidad intelectual Puede ser difícil de detectar en neonatos prematuros y recién nacidos	Cariotipo Cribado de aneuploidías PPNI
Síndrome de Ehlers-Danlos	Tipo hipermóvil: benigno, hipermovilidad articular generalizada, dolor articular y luxaciones, criterios diagnósticos clínicos establecidos Tipo clásico: articulaciones hipermóviles generalizadas, fragilidad cutánea, cicatrices distróficas Tipo vascular: hipermovilidad de las pequeñas articulaciones, fragilidad cutánea, cicatrices atróficas, predisposición a la ruptura de órganos huecos	Hipermóvil: sin causa genética conocida, criterios de diagnóstico clínico Tipo clásico: análisis de los genes *COL5A1, COL5A2* Tipo vascular: análisis del gen *COL3A1*
Síndrome de Klinefelter	Hombres con estatura alta, problemas de aprendizaje variables, testículos pequeños, ginecomastia, infertilidad	Cariotipo Cribado de aneuploidías PPNI
Síndrome de Marfan	Dilatación de la raíz aórtica, miopía, luxación del cristalino, complexión alta y delgada, deformidad del *pectus*, laxitud articular, dedos largos, pie plano, rasgos faciales característicos	Análisis del gen *FBN1*
Síndrome de Noonan	Estatura baja, cardiopatía congénita (estenosis pulmonar), rasgos faciales característicos, cuello ancho o palmeado, discapacidad intelectual leve	Análisis del panel de genes

TABLA 16-1 Trastornos genéticos frecuentes (*Continuación*)

Trastorno	Características	Pruebas
Síndrome de Prader-Willi	Neonatos: dificultad para alimentarse, hipotonía profunda Niños: comportamiento significativo de búsqueda de alimentos que conduce a la obesidad, retraso del desarrollo, anomalías del comportamiento, estatura baja, hipogonadismo	Metilación: pérdida de metilación paterna 15q11-13, DUP materna CMA con deleción 15q11-13
Síndrome de Rett	Niñas con desarrollo normal hasta cerca de los 18 meses de edad, después regresión del desarrollo, retorcimiento de la mano, autismo, microcefalia adquirida, convulsiones, hiperventilación intermitente Es raro que afecte a los hombres	Análisis del gen *MECP2*
Síndrome de Smith-Lemli-Opitz	Rasgos faciales dismórficos, microcefalia, paladar hendido, sindactilia de 2-3 dedos, polidactilia, defectos cardíacos, hipospadias, discapacidad intelectual, autismo, convulsiones	7-dehidrocolesterol Análisis del gen *DHCR7*
Síndrome de Stickler	Paladar hendido, secuencia de Robin, miopía, desprendimiento de retina, pérdida de audición, artritis	Análisis del panel de genes
Síndrome de Treacher Collins	Rasgos faciales dismórficos, micrognatia, pérdida de audición, inteligencia normal	Análisis del panel de genes
Síndrome de Turner	Mujeres con estatura baja, cuello palmeado, coartación aórtica, fallo ovárico prematuro e infertilidad	Cariotipo Cribado de aneuploidías PPNI
Síndrome de Waardenburg	Pérdida de audición, heterocromía, mechón blanco, ojos muy separados, algunos tipos incluyen anomalías de las extremidades o enfermedad de Hirschsprung	Análisis del panel de genes
Síndrome de Williams	Facies dismórfica, estenosis aórtica supravalvular, "personalidad de cóctel", hipertensión, hipercalcemia	CMA con deleción 7q11.2
Síndrome de Wolf-Hirschhorn	Microcefalia, rasgos faciales dismórficos con "casco de guerrero griego", crecimiento deficiente, retraso del desarrollo, discapacidad intelectual, hipotonía, pérdida de audición, convulsiones	CMA con deleción 4p

(*Continúa*)

TABLA 16-1	Trastornos genéticos frecuentes (*Continuación*)	
Trastorno	**Características**	**Pruebas**
Síndrome del cromosoma X frágil	Hombres con rasgos faciales dismórficos, macroorquidismo pospuberal, autismo, retraso del desarrollo, discapacidad intelectual, ataxia tardía, temblor. Las mujeres pueden estar afectadas de forma variable	Análisis del gen del cromosoma X frágil (*FRM1*) para detectar metilación anómala y expansión de tripletes de repetición
Síndrome *Cri du chat* (también conocido como síndrome de 5p menos)	Llanto agudo, microcefalia, discapacidad intelectual, hipotonía, rasgos faciales dismórficos	CMA con deleción 5p
Trastorno del espectro alcohólico fetal	Rasgos faciales característicos (fisuras palpebrales cortas, bermellón del labio superior fino, surco nasolabial liso), deficiencia de crecimiento (estatura, peso, < percentil 10), afectación del SNC (microcefalia, anomalías cerebrales estructurales); no se requiere confirmación de exposición prenatal al alcohol	Criterios de diagnóstico clínico
Trisomía 13 (también conocida como síndrome de Patau)	Defectos de la línea media, holoprosencefalia, microcefalia, labio leporino o paladar hendido, manos apretadas, polidactilia, cardiopatía congénita, hernias, coloboma, microftalmia, micrognatia	Cariotipo Cribado de aneuploidías PPNI
Trisomía 18 (también conocida como síndrome de Edwards)	RCIU, manos apretadas con dedos superpuestos, pies en mecedora, cardiopatía congénita, microcefalia, micrognatia	Cariotipo Cribado de aneuploidías PPNI

CMA, análisis cromosómico mediante micromatrices mutagénicas; DUP, disomía uniparental; FISH, hibridación fluorescente *in situ*; PPNI, prueba prenatal no invasiva; RCIU, retraso del crecimiento intrauterino.

- La secuenciación de un solo gen debe utilizarse cuando existe alta sospecha de un trastorno específico; es decir, la secuenciación de *CHD7* en caso de sospecha de síndrome de CHARGE.
- Los paneles son más útiles cuando hay múltiples genes que pueden causar el fenotipo de un paciente. Un ejemplo de ello es la epilepsia, en la que se conocen cientos de genes causantes.
- Cuando el fenotipo de un paciente es muy complejo y afecta a múltiples sistemas orgánicos (con un CMA normal), debe considerarse la secuenciación molecular avanzada con exoma o genoma. La secuenciación del exoma examina la secuencia molecular de genes codificadores

de proteínas y la secuenciación del genoma examina la secuenciación molecular de casi todos los genes. Cabe destacar que los trastornos por repetición de trinucleótidos y el análisis de metilación deben analizarse por separado, ya que los análisis del exoma y del genoma pueden fallar en encontrar repeticiones patogénicas o cambios de metilación.

- En un paciente con múltiples malformaciones, también es necesario considerar los siguientes estudios para detectar otras anomalías ocultas:
  - Ecocardiograma, ecografía abdominal (con imagen renal) y estudio de neuroimagen (imagen por resonancia magnética [IRM]).
  - Examen oftalmológico y prueba de audición (el cribado neonatal obligatorio es suficiente en recién nacidos o lactantes si no existe preocupación clínica por la pérdida de audición).
  - Estudio del esqueleto, en especial si el paciente tiene baja estatura o alteraciones óseas observables.
- En la tabla 16-2 se presentan las razones más comunes de derivación para evaluación por genética médica.

TABLA 16-2	Motivos frecuentes de derivación a genética médica

Neurológicos:

- Convulsiones
- Autismo
- Retraso del desarrollo/discapacidad intelectual/regresión del desarrollo

Oncológicos:

- Preocupación por el síndrome oncológico
- Edad temprana de aparición del cáncer
- Antecedentes familiares de cáncer

Endocrinológicos:

- Retraso del crecimiento/estatura baja

Musculoesqueléticos:

- Preocupación por el trastorno del tejido conjuntivo
- Displasia esquelética

Otorrinolaringológicos:

- Pérdida auditiva
- Hendiduras orofaciales
- Craneosinostosis

Cardiacos:

- Cardiopatías congénitas
- Miocardiopatía
- Aneurisma aórtico torácico

Genéticos:

- Diferencia cromosómica conocida o sospechada
- Trastorno metabólico conocido o sospechado
- Antecedentes familiares de enfermedades genéticas
- Anomalías congénitas

DESCOMPENSACIÓN METABÓLICA COMO EXPRESIÓN DE ERRORES CONGÉNITOS DEL METABOLISMO

Presentación clínica

• Los niños con una descompensación aguda por una enfermedad metabólica congénita pueden presentar síntomas variables y poco específicos, como cambios del estado mental que van desde la inquietud hasta el coma, mala alimentación, vómito, cambios en la respiración, movimientos anormales, convulsiones, enfermedades vasculares cerebrales o insuficiencia hepática. También pueden presentar afecciones crónicas, como hipotonía, retraso global del desarrollo, discapacidad intelectual, autismo o miocardiopatía.

• Los niños con una enfermedad metabólica subyacente y estrés metabólico agudo superpuesto, como una infección o un traumatismo, pueden presentar síntomas más graves de los esperados solamente con el factor estresante agudo.

• Los pacientes con una enfermedad metabólica subyacente también pueden tener dificultades para recuperarse de la cirugía.

• Los lactantes con sepsis bacteriana pueden tener una enfermedad metabólica congénita como factor predisponente, como la mayor incidencia de sepsis por *Escherichia coli* en pacientes con galactosemia. Asimismo, un neonato previamente sano que presente sintomatología séptica sin fiebre ni fuente evidente de infección debe someterse a una evaluación metabólica simultánea.

Estudios de laboratorio

• Para detectar una amplia gama de trastornos metabólicos, se recomiendan varias pruebas de laboratorio de cribado. Si se detectan anomalías, deben realizarse estudios más específicos.

• Para obtener el mayor rendimiento, las muestras deben obtenerse durante una enfermedad aguda. Las pruebas que deben solicitarse son las siguientes:
  • Análisis de sangre: glucosa en el punto de atención, panel metabólico completo, gasometría (arterial o capilar), amonio, hemograma completo con diferencial, lactato y piruvato, aminoácidos séricos/plasmáticos, perfil de acilcarnitina, carnitinas cuantitativas y muestra de suero de reserva.
  • Análisis de orina: análisis de orina (incluidas las cetonas), sustancias reductoras, ácidos orgánicos y muestra de orina de reserva.
  • Pruebas de líquido cefalorraquídeo (LCR): estudios de rutina (recuento celular, glucosa, proteínas), lactato y piruvato, aminoácidos y muestra de LCR de reserva.
  • En la tabla 16-3 se proporcionan los valores de laboratorio esperados y otras características de los trastornos metabólicos comunes. Además, en la tabla 16-4 se describen los trastornos metabólicos más frecuentes por categoría.

• Deben verificarse los resultados de las pruebas de cribado neonatal.

Tratamiento

• Si se considera el diagnóstico de una enfermedad metabólica congénita, el paciente no debe recibir proteínas enterales ni nutrición parenteral total (NPT). En su lugar, debe recibir líquidos intravenosos (IV) de dextrosa al 10% a 1.5-2 veces la tasa de mantenimiento.

• Si se establece un diagnóstico definitivo, puede instaurarse una terapia específica y dirigida.

• El tratamiento adecuado de una persona con una enfermedad metabólica conocida depende del trastorno subyacente.
  • Los pacientes o sus familias deben recibir una carta escrita por su genetista con instrucciones para el tratamiento de su trastorno específico cuando estén enfermos.
  • Póngase en contacto con el genetista de guardia para cualquier paciente que se presente enfermo en el servicio de urgencias, esté recibiendo sedación o vaya a someterse a un procedimiento.

TABLA 16-3	Trastornos metabólicos de presentación aguda en los primeros días de vida y sus principales características clínicas y de laboratorio							
Trastorno	pH en gasometría	Cetonas en orina	Amoníaco	Lactato	Glucosa	Insuficiencia hepática	Hallazgos significativos
AMM/AP	**Bajo**	**Altas**	Normal-alto	Normal-alto	Variable	Normal-hepatomegalia	**Pancitopenia**
AIV	**Bajo**	**Altas**	Normal-alto	Normal-alto	Variable	Variable	**Olor a pies sudorosos**
EOOJA	Bajo-normal	Normales-altas	Normal-alto	Normal-alto	Baja-normal	Normal	Olor a jarabe de arce
Deficiencia de OTC	**Alcalosis respiratoria**	**Normales**	**Alto**	Normal	Baja-normal	Variable	Hombres
Galactosemia	Normal	**Normales**	Normal	Normal-**alto**	**Baja-normal**	grave	Sepsis neonatal por *E. coli*
TOAG	Normal-bajo	**Ausentes-bajas**	Normal-alto	Normal-alto	**Baja**	A menudo normal	Síndrome de Reye-like
Defectos de la cadena respiratoria mitocondrial	Normal-bajo	Normales-altas	Normal	**Alto**	Normal	Hipoalbuminemia	Lactato elevado en LCR

Características clásicas en **negrita**.
AIV, acidemia isovalérica; AMM, acidemia metilmalónica; AP, acidemia propión ca; LCR, líquido cefalorraquídeo; EOOJA, enfermedad de la orina con olor a jarabe de arce; OTC, ornitina transcarbamilasa; TOAG, trastorno de la oxidación de los ácidos grasos.

TABLA 16-4	Características clínicas y pruebas recomendadas para los trastornos metabólicos hereditarios encontrados con más frecuencia	
Trastorno	**Características**	**Pruebas**
Acidurias orgánicas	Los más comunes: AG1, AIV, AMM, AP. Espectro de trastornos con riesgo vital/descompensación metabólica. Acidosis metabólica con brecha aniónica, hiperamonemia, cetosis, hiperglicinemia	Cribado neonatal, AAP, PAC, AOO, amoníaco, carnitinas cuantitativas, análisis genético
	AG1: macrocefalia, crisis encefalopáticas agudas que producen distonía (movimientos coreoatetósicos), eventos vasculares cerebrales de los ganglios basales, atrofia cortical, DI	
Citopatías mitocondriales (las más frecuentes son el síndrome de Leigh, los defectos de la cadena respiratoria y las deficiencias del complejo PDH)	Más frecuentes: síndrome de Leigh, deficiencias del complejo PDH, defectos de la cadena respiratoria	Lactato, piruvato (sangre y LCR), AAP, PAC, AOO
	Síntomas variables de miopatía esquelética, acidosis láctica, eventos vasculares cerebrales, leucodistrofia, retraso global del desarrollo/discapacidad intelectual, trastorno del movimiento, deficiencia visual/retinitis pigmentaria/atrofia óptica, hipoacusia, arritmias, miocardiopatía, disfunción hepatocelular, diabetes, otras endocrinopatías, estatura baja	Biopsia muscular con análisis enzimático. IRM/ERM cerebral Análisis genético (ADN mitocondrial, ADN nuclear)
	Aumento de la relación lactato:piruvato, aumento de la alanina, aumento del lactato en suero y LCR; ERM con pico de lactato; IRM con lesiones bilaterales de los ganglios basales y del tronco del encéfalo y atrofia cerebral	
Deficiencia de biotinidasa/ carboxilasa múltiple	Hipotonía, convulsiones, anomalías cutáneas (acrodermatitis enteropática), pérdida de audición, retraso del desarrollo	Cribado neonatal, pruebas enzimáticas, análisis genético
Deficiencia de fructuosa-1,6-bifosfatasa	Hipoglucemia, cetosis, acidosis láctica, disfunción hepática, cambios del estado mental, hipotonía, retraso del crecimiento. Puede presentarse sin exposición a la fructosa oral	Lactato, piruvato, AAP, AAO, ácido úrico Pruebas enzimáticas, análisis genético
Enfermedad de Wilson	Hallazgos neurológicos progresivos, trastornos psiquiátricos, disfunción tubular renal, hemólisis leve o aguda y anillo de Kayser-Fleischer en la córnea	Ceruloplasmina Cobre sérico Análisis de la mutación *ATP7B*

TABLA 16-4	Características clínicas y pruebas recomendadas para los trastornos metabólicos hereditarios encontrados con más frecuencia (*Continuación*)

Trastorno	Características	Pruebas
Enfermedades por almacenamiento de glucógeno	Hipoglucemia, acidemia láctica, retraso del crecimiento, hiperlipidemia, hiperuricemia EAG-I (enfermedad de von Gierke): Tipo 1a: hepatomegalia, renomegalia, estatura baja, sin respuesta al glucagón (predisposición a adenomas hepáticos); tipo 1b: igual al tipo 1a., también con neutropenia e infecciones crónicas, EII crónica EAG-II (enfermedad de Pompe): hipotonía, cardiomegalia (masiva), lengua grande, debilidad progresiva, CPK elevada. Cribado neonatal disponible. También es un trastorno por almacenamiento lisosómico. EAG-V (enfermedad de McArdle): debilidad muscular y calambres generalmente con el ejercicio. Fenómeno del segundo viento. Mioglobinuria, CPK elevada.	Ácido úrico, CPK, mioglobina en orina, lactato, piruvato, AAP, AAO, panel lipídico, análisis genético. EAG-II: cribado neonatal (algunos estados) EAG-V: la prueba de esfuerzo con el antebrazo es diagnóstica
Enfermedades por almacenamiento lisosómico	Gaucher: más común, tiene tres tipos; células espumosas en la médula ósea Fabry: ligada al cromosoma X, hombres con una edad promedio de aparición de 9 años, neuropatía periférica, acroparestesias, angioqueratomas, opacidades del cristalino o de la córnea, complicaciones renales y cardiacas posteriores a una enfermedad pulmonar crónica con fibrosis; mujeres edad promedio de aparición de 13 años, fatiga, eventos vasculares cerebrales, insuficiencia renal. MPS-I (Hurler): normal al nacer con ralentización gradual del desarrollo/regresión, opacidad corneal, disostosis múltiple, mano en garra, hipoacusia mixta, macrocefalia MPS-II (Hunter): ligada al cromosoma X, similar a la MPS-I pero sin opacidad corneal. Sordera, rasgos toscos	Cribado neonatal (algunos estados), mucopolisacárido de la orina Oligosacáridos de la orina Panel de enzimas lisosomales leucocitarias IRM cerebral Análisis genético (especialmente para mujeres con Fabry)

(*Continúa*)

TABLA 16-4	Características clínicas y pruebas recomendadas para los trastornos metabólicos hereditarios encontrados con más frecuencia (*Continuación*)

Trastorno	Características	Pruebas
	Tay-Sachs: regresión, aparición a los 6-12 meses, hiperacusia, mancha rojo cereza macular, convulsiones posteriores, ceguera	
Galactosemia	Hiperbilirrubinemia, hepatomegalia, insuficiencia hepática, hipoglucemia, diátesis hemorrágica, edema, ascitis y cataratas congénitas Potencialmente letal en el periodo neonatal	Cribado neonatal, nivel de galactosa-1-fosfato Enzima GALT, análisis genético
Intolerancia hereditaria a la fructosa	Requieren exposición a la fructosa oral. Síntomas de vómito, malestar abdominal, hipoglucemia, retraso del crecimiento, acidosis láctica, aversión a los dulces, ausencia de caries dental	Sustancias reductoras de la orina, actividad enzimática, análisis genético
Trastorno del ciclo de la urea	Deficiencia de OTC: la más común ligada al cromosoma X. Hombres con hiperamonemia, coma, alcalosis respiratoria al nacer. El pronóstico neurológico depende de la estatura y la duración de la hiperamonemia. Las mujeres portadoras pueden presentar episodios hiperamonémicos. Aumento del ácido orótico en orina. Cribado neonatal disponible en algunos estados	Cribado neonatal, AAP, PAC, AOO, carnitinas cuantitativas Análisis genético (detectable el 80-90% de las veces en OTC)
Trastornos congénitos de la glicosilación	PMM2-CDG: más común; pezones invertidos, lipodistrofia, hipoplasia cerebelosa, retinosis pigmentaria MPI-CDG: enteropatía con pérdida de proteínas (diarrea crónica/retraso del crecimiento) con afectación neurológica mínima. Tratamiento con manosa oral	Enfoque isoeléctrico para tipos específicos (trastornos ligados a N), perfil de polisacáridos glicanos ligados a O y N en suero; muchos falsos positivos Análisis del panel de genes

TABLA 16-4	Características clínicas y pruebas recomendadas para los trastornos metabólicos hereditarios encontrados con más frecuencia (*Continuación*)	

Trastorno	Características	Pruebas
Trastornos de la oxidación de los ácidos grasos	Más comunes: deficiencia de ADCM, deficiencia de ADCML, DCC, CPT II Puede presentarse después del ayuno con hipoglucemia hipocetósica, miocardiopatía, miopatía esquelética o el síndrome de Reye-like	Cribado neonatal, PAC, carnitinas cuantitativas, ácido úrico, amoníaco, creatina-cinasa Análisis genético
Trastornos de los aminoácidos	FCU: pelo y piel claros, DI, trastornos psiquiátricos, olor a ratón o a moho EOOJA: típicamente bien los primeros días, síntomas de intoxicación por leucina que progresan a coma, DI Homocistinuria: trombosis, luxación del cristalino, DI. Mal valorado en el cribado neonatal Tirosinemia I: insuficiencia hepática aguda de progresión rápida, anorexia, irritabilidad, hipotonía, anemia grave, trombocitopenia, acidosis tubular renal. Mayor detección mediante pruebas de cribado neonatal que incluyen succinilacetona	Cribado neonatal, AAP, AOO, AAO, análisis genético Homocistinuria: homocisteína total Tirosinemia I: succinilacetona en orina, AFP, prueba sintética de la función hepática
Trastornos peroxisomales (degradación de AGCML, ácido fitánico, otros, y pasos para la biosíntesis de plasmalógeno y colesterol)	XL-ALD: trastorno neurodegenerativo progresivo ligado al cromosoma X asociado con afectación suprarrenal. Cribado neonatal disponible Síndrome de Zellweger: facies dismórfica, fontanela grande, dificultades de alimentación, hipotonía, convulsiones, cataratas/glaucoma, quistes renales, calcificaciones epifisarias	AGCML Análisis genético (especialmente para mujeres portadoras de XL-ALD)

AAO, aminoácidos en orina; AAP, aminoácidos plasmáticos; ADCML, acil-CoA deshidrogenasa de cadena muy larga; ADCM, acil-CoA deshidrogenasa de cadena media; AFP, alfafetoproteína; AG, aciduria glutárica; AGCML, ácidos grasos de cadena muy larga; AIV, acidemia isovalérica; AMM, acidemia metilmalónica; AOO, ácidos orgánicos en orina; AP, acidemia propiónica; CPK, creatina-fosfocinasa; CPT, carnitina palmitoiltransferasa; DCC, deficiencia de captación de carnitina; DI, discapacidad intelectual; EAG, enfermedad por almacenamiento de glucógeno; EII, enfermedad inflamatoria intestinal; EOOJA, enfermedad de la orina con olor a jarabe de arce; ERM, espectroscopia por resonancia magnética; FCU, fenilcetonuria; IRM, imagen por resonancia magnética; MPS, mucopolisacaridosis; OTC, ornitina transcarbamilasa; PAC, perfil de acilcarnitina; PDH, piruvato-deshidrogenasa.

TRASTORNOS GENÉTICOS QUE SE PRESENTAN CON HIPOGLUCEMIA

Debido a que el metabolismo hepático es un importante regulador de la homeostasis de la glucosa, muchos síndromes que implican disfunción hepática, incluida la insuficiencia hepática aguda pediátrica, pueden presentarse con hipoglucemia. Los ejemplos incluyen defectos en la gluconeogénesis como la deficiencia de fructosa-1,6-bifosfatasa y la enfermedad por almacenamiento de glucógeno tipo 1 (véase la tabla 16-4). De forma similar, la hipoglucemia puede ser un hallazgo en afecciones que dan lugar a hiperamonemia, como los trastornos del metabolismo de los ácidos grasos y los ácidos orgánicos (véase la tabla 16-3). El hiperinsulinismo congénito también debe considerarse en neonatos con hipoglucemia persistente (véase el capítulo 18).

TRASTORNOS GENÉTICOS QUE SE PRESENTAN CON HIPERAMONEMIA

Estudios de laboratorio

- Se justifica una evaluación de hiperamonemia para amonio > 100 μmol/L en neonatos o para amonio > 50 μmol/L en niños mayores de 2 meses de edad. Un aumento de amonio debe confirmarse con una repetición de la muestra.
- Los niveles de amonio deben extraerse por vía arterial o como muestra venosa de flujo libre, colocarse en hielo húmedo y procesarse inmediatamente.
- Estudios complementarios: panel metabólico completo, análisis de orina (incluidas las cetonas), gasometría en caso de enfermedad aguda, aminoácidos séricos/plasmáticos, ácidos orgánicos y aminoácidos en orina, perfil de acilcarnitina, carnitinas cuantitativas, lactato y piruvato, y creatina-cinasa.

Tratamiento

- El tratamiento específico recomendado depende del tipo de trastorno. Si el paciente está gravemente enfermo y se desconoce el diagnóstico subyacente, elimine las fuentes orales y parenterales de proteínas y proporcione una cantidad adecuada de líquidos (1.5-2 veces la tasa de mantenimiento) y calorías (líquidos IV con dextrosa al 10%, intralípidos).
- Después de comenzar la evaluación recomendada para un niño con hiperamonemia, el plan para la evaluación adicional y el manejo debe discutirse con un genetista.
- Si los niveles son significativamente elevados o aumentan con rapidez, puede indicarse la administración IV de arginina y fármacos eliminadores de amonio, fenilacetato sódico/benzoato sódico (Ammonul®) y hemodiálisis.

CRIBADO NEONATAL

- La prueba de cribado neonatal obligatoria evalúa muchos trastornos; en www.newbornscreening.info encontrará información sobre los trastornos que se evalúan en cada estado (en Estados Unidos).
- En algunos trastornos, la sensibilidad depende de que el lactante ingiera proteínas, ya sea leche materna o fórmula láctea, antes de la prueba.
- Si un lactante está recibiendo nutrición parenteral total (NPT) en el momento de la prueba, el análisis de aminoácidos no puede interpretarse e invalida la prueba para determinados trastornos.
- Si un lactante recibe una transfusión de eritrocitos antes de obtener la muestra para el cribado neonatal, las pruebas de galactosemia, deficiencia de biotinidasa y hemoglobinopatía no son válidas.
- En el caso de algunos trastornos, los antecedentes de un resultado normal en el cribado neonatal no deben excluir el envío de pruebas definitivas si se sospecha clínicamente un trastorno específico.

Trastornos de la oxidación de los ácidos grasos

* Se trata de un grupo de afecciones hereditarias autosómicas recesivas, con actividad reducida de las enzimas necesarias para el metabolismo de los ácidos grasos.
* Los lactantes son especialmente susceptibles a un estado de ayuno, con la consiguiente hipoglucemia o acidosis. Los síntomas incluyen letargo, vómito, convulsiones o coma. Si no·se trata, los pacientes pueden desarrollar insuficiencia hepática, cardiaca, renal y muscular.
* Las afecciones específicas se diagnostican analizando la composición de acilcarnitina. El cribado neonatal permite una intervención temprana, incluido el tratamiento dietético, que puede prevenir complicaciones graves.

Trastornos de los aminoácidos y del ciclo de la urea

* Estos trastornos metabólicos están causados por la incapacidad de metabolizar determinados aminoácidos o por la incapacidad de completar el ciclo de la urea para desintoxicar el amoníaco, que es un subproducto del metabolismo de los aminoácidos. La acumulación de aminoácidos y subproductos del metabolismo de los aminoácidos puede causar complicaciones graves.
* Ejemplos de afecciones en el cribado neonatal son la fenilcetonuria (FCU), la enfermedad de la orina con olor a jarabe de arce, la tirosinemia, la homocistinuria y la citrulinemia. La deficiencia de ornitina transcarbamilasa (OTC) no se detecta mediante el cribado neonatal.

Acidemias orgánicas

* Este grupo de afecciones se debe a un metabolismo descendente defectuoso de los aminoácidos o los ácidos orgánicos de cadena impar, que da lugar a metabolitos tóxicos específicos que pueden encontrarse en la sangre o la orina. La presentación clásica es una encefalopatía tóxica, pero también existen formas más leves. Una intervención dietética temprana puede prevenir complicaciones graves.
* Algunos ejemplos son la acidemia metilmalónica, la acidemia glutárica tipo I y la acidemia propiónica.

TRASTORNOS GENÉTICOS QUE SE PRESENTAN CON HIPOTONÍA INFANTIL

Etiología

* La hipotonía es un signo inespecífico que puede estar causado por una gran variedad de etiologías.
* La disfunción de cualquier componente de los sistemas nervioso central o periférico puede causar hipotonía, incluidas las enfermedades de los músculos, la unión neuromuscular, los nervios, la médula espinal, el tronco encefálico, el cerebelo, los ganglios basales y el cerebro. La hipotonía central con hipertonía espástica periférica sugiere, con gran probabilidad, la afectación del sistema nervioso central (SNC).

Presentación clínica

* Las características históricas que apoyan una etiología genética incluyen antecedentes familiares de enfermedad neuromuscular, consanguinidad parental y un hermano anteriormente afectado. Sin embargo, la ausencia de estas características no descarta una causa genética.
* Las contracturas en el recién nacido indican un inicio prenatal, pero no sugieren un diagnóstico único y específico.
* Las características adicionales que pueden indicar un síndrome subyacente pueden no estar presentes a una edad temprana o ser difíciles de apreciar en el neonato o lactante.

Estudios de laboratorio

* Se recomiendan varias pruebas en la evaluación de un niño con hipotonía y preocupación por un trastorno genético.

- Análisis de sangre: estudios de metilación para los síndromes de Prader-Willi y Angelman, creatina-cinasa, aldolasa, lactato y piruvato, aminoácidos séricos/plasmáticos, panel metabólico completo, CMA y cariotipo reflejo, cuantificación de ácidos grasos de cadena muy larga, análisis molecular del gen *SMN1* (si no hay reflejos), análisis molecular de la distrofia miotónica y pruebas enzimáticas para la enfermedad de Pompe.
- Análisis de orina: ácidos orgánicos. Considérese el cribado de mucopolisacaridosis.
- Otras pruebas: electromiograma, estudios de conducción nerviosa, electrocardiograma, ecocardiograma, IRM cerebral y ecografía abdominal y pélvica.

Tratamiento

- La confirmación de un diagnóstico genético puede afectar al régimen de tratamiento y permitir a los padres comprender mejor la evolución clínica del niño.
- El tratamiento suele consistir en fisioterapia y en proporcionar métodos de apoyo al niño, como férulas, aparatos ortopédicos o dispositivos de asistencia. En pocas afecciones, como la enfermedad de Pompe, se utiliza la terapia de sustitución enzimática para tratar el trastorno subyacente y puede mejorar todos los síntomas del paciente.

TRASTORNOS GENÉTICOS QUE SE PRESENTAN CON DISCAPACIDAD INTELECTUAL O RETRASO GLOBAL DEL DESARROLLO

Definiciones

- El término *discapacidad intelectual* se aplica a los niños con un coeficiente intelectual < 70 evaluado en pruebas estandarizadas y limitaciones significativas tanto en el funcionamiento intelectual como en el comportamiento adaptativo.
- Para que la evaluación sea válida, el niño debe ser física y conductualmente capaz de participar en las pruebas. Por lo tanto, el diagnóstico de discapacidad intelectual no suele hacerse hasta que el niño tiene entre 4 y 6 años de edad, a menos que se haga un diagnóstico sindrómico en el que todas las personas afectadas tengan discapacidad intelectual (como el síndrome de Down).
- Muchas personas con discapacidad intelectual tienen autismo o rasgos autistas.
- El término *retraso del desarrollo* se utiliza para preescolares y lactantes que no alcanzan los hitos del desarrollo dentro del intervalo de edad previsto. Los dominios del desarrollo incluyen el lenguaje expresivo, el lenguaje receptivo, la motricidad gruesa, la motricidad fina/solución de problemas y las habilidades sociales y adaptativas.
- Si una persona presenta un retraso en uno de estos dominios, se trata de un retraso aislado en un solo dominio, y no está necesariamente indicada una evaluación genética.
- Si una persona presenta un retraso en más de un dominio, padece un retraso global del desarrollo mental, y debe considerarse con seriedad la posibilidad de evaluar si existe una etiología genética, a menos que se conozca la causa de los retrasos (infección neonatal, traumatismo).
- El grado de retraso, o cociente de desarrollo, se calcula dividiendo la edad de desarrollo del niño por la edad cronológica. Por ejemplo, si un lactante de 8 meses de edad rueda, no tiene agarre con la pinza y aún no balbucea, la edad de desarrollo es de 4 meses y el cociente de desarrollo del niño es de 50%. Puede calcularse un cociente de desarrollo para cada dominio individual, y los niños suelen presentar variaciones entre los distintos dominios. Una persona presenta un retraso global del desarrollo si tiene un cociente de desarrollo de 70% o menos en dos o más dominios.
- Por último, el diagnóstico de *regresión psicomotriz* se reserva a las personas que han perdido habilidades de desarrollo. La evaluación de la regresión psicomotriz queda fuera del ámbito de este capítulo.

Evaluación inicial

- En un niño con retraso del desarrollo, es esencial descartar un problema médico primario que pudiera explicar los retrasos. Por ejemplo, todo niño con retraso del lenguaje debe someterse a una evaluación audiológica para descartar que la patología subyacente sea una pérdida de audición.
- Un examen oftalmológico puede revelar anomalías retinianas, corneales o de otro tipo que podrían conducir a un diagnóstico aunque no haya preocupación por la agudeza visual.
- Existen muchas causas potenciales de retraso del desarrollo y problemas de aprendizaje, pero a menos que haya una causa evidente como la encefalopatía isquémica hipóxica o la exposición teratogénica, debe considerarse la posibilidad de realizar pruebas genéticas.
- La mayoría de los estudios genéticos del retraso del desarrollo comienzan con el CMA.
- En función de la presentación, puede considerarse la realización de estudios metabólicos.
- Debe recurrirse a la secuenciación molecular, especialmente en los casos con rasgos sindrómicos, cuando el CMA es normal. En los casos más sencillos pueden utilizarse paneles de genes específicos de discapacidad intelectual/retraso del desarrollo. En aquellos casos con un fenotipo más complejo, puede ser necesaria la secuenciación del exoma o del genoma para encontrar una causa genética de la enfermedad.

Tratamiento

- Independientemente de la etiología, es importante resaltar que deben proporcionarse intervenciones terapéuticas adecuadas (terapias físicas, ocupacionales, del habla y del desarrollo) para ayudar al niño a maximizar su potencial.
- En la mayoría de los pacientes, la identificación de una etiología genética subyacente no altera de manera significativa las intervenciones terapéuticas o el manejo sintomático que reciben.

TRASTORNOS GENÉTICOS RELACIONADOS CON LESIONES CARDIACAS CONGÉNITAS O MIOCARDIOPATÍA

- La mayoría de las lesiones cardiacas congénitas no son patognomónicas de un síndrome concreto, pero pueden proporcionar una pista sobre el diagnóstico genético subyacente. En algunos pacientes, la lesión cardiaca puede ser la única manifestación de un síndrome.
- Las miocardiopatías metabólicas afectan al miocardio pero no causan anomalías estructurales.
  - Cuando una miocardiopatía está causada por una enfermedad metabólica congénita, puede tener o no características sindrómicas asociadas.
- Muchas veces las características relacionadas, como la miopatía esquelética o la hepatomegalia, pueden desarrollarse con el tiempo; la ausencia de estas características no debe impedir la evaluación de una enfermedad concreta.
- Si el paciente se somete a una biopsia cardiaca, ésta puede mostrar indicios de almacenamiento intralisosómico de macromoléculas (enfermedad por almacenamiento lisosómico), lípidos microvesiculares (defecto de oxidación de los ácidos grasos) o un número o aspecto anormales de las mitocondrias (citopatía mitocondrial).

Diagnóstico y evaluación

- El CMA puede considerarse en una persona con una lesión cardiaca congénita aislada de etiología desconocida. Por ejemplo, esta prueba puede detectar el síndrome de deleción 22q11, que puede presentarse de esta forma.
- La secuenciación molecular puede considerarse en los casos con un CMA normal. Los paneles de genes para la cardiopatía congénita deben considerarse en todos los casos con antecedentes familiares positivos o sospecha de componente sindrómico.

• En los casos con un fenotipo complejo, especialmente con un panel negativo, puede ser necesaria la secuenciación del exoma o del genoma para encontrar una causa genética de la enfermedad.

• Los análisis de sangre recomendados para los niños que presentan miocardiopatía incluyen un panel metabólico completo, carnitinas cuantitativas, perfil de acilcarnitina, amonio, lactato, piruvato, aminoácidos séricos/plasmáticos, creatina-cinasa, aldolasa, panel lipídico, ácido úrico y análisis enzimático de la enfermedad de Pompe, así como análisis de orina para detectar mucopolisacaridosis.

TRASTORNOS GENÉTICOS QUE SE PRESENTAN CON RETRASO DEL CRECIMIENTO

• Existen muchas causas genéticas cuando los niños no crecen como se espera. Deben descartarse otras causas de retraso del crecimiento, como la mala nutrición, la baja estatura familiar y las endocrinopatías (véase la sección "Retraso del crecimiento" en el capítulo 1).

• Debe sospecharse la existencia de causas genéticas de retraso del crecimiento cuando los niños también presentan anomalías físicas, rasgos dismórficos o retraso del desarrollo/discapacidad intelectual.

Diagnóstico y evaluación

• EL CMA debe considerarse una prueba de primera línea en niños con retraso del crecimiento. Un gran porcentaje de deleciones y duplicaciones patogénicas pueden causar talla baja; un ejemplo clásico es el síndrome de deleción 22q.

• En algunos pacientes deben obtenerse estudios de metilación, ya que algunas condiciones epigenéticas, como los síndromes de Russell-Silver, Angelman y la disomía uniparental (DUP) 14, pueden presentar talla baja.

• La secuenciación molecular debe ofrecerse cuando hay sospecha de una causa genética de retraso del crecimiento pero el CMA es normal. Existen paneles de estatura baja que incluyen los genes de estatura baja más comunes. Para los casos con un fenotipo complejo, especialmente con un panel negativo, puede ser necesaria la secuenciación del exoma o del genoma para encontrar una causa genética de la enfermedad.

Tratamiento

• El tratamiento óptimo depende del trastorno específico. Algunos trastornos se adaptan mejor al tratamiento con hormona del crecimiento humano que otros.

• Muchos niños sindrómicos tendrán patrones de crecimiento variados, por lo que deben utilizarse tablas de crecimiento específicas para cada síndrome una vez realizado el diagnóstico.

RECURSOS GENÉTICOS EN LÍNEA

GeneReviews

http://www.ncbi.nlm.nih.gov/books/NBK1116/

GeneReviews proporciona información clínica sobre enfermedades genéticas seleccionadas, incluida su presentación, diagnóstico y tratamiento sugerido. El número de revisiones es limitado y no hay análisis de rasgos complejos, como la hipertensión. Existen algunos estudios generales, como una visión de conjunto de los trastornos del espectro autista.

MedlinePlus

http://medlineplus.gov

Este sitio está sostenido por la National Library of Medicine, que forma parte del National Institute of Health, y ofrece resúmenes de más de 1 300 trastornos tanto comunes como poco frecuentes con una base genética, así como información breve acerca de muchos genes. Los informes proporcionan traducciones de términos médicos, y el idioma podría ser un recurso apropiado para las familias.

Online Mendelian Inheritance in Man

http://www.ncbi.nlm.nih.gov/omim

Online Mendelian Inheritance in Man (OMIM) es una bibliografía comentada de la gran mayoría de publicaciones sobre afecciones genéticas y la contribución genética a las enfermedades. La base de datos permite realizar búsquedas por nombre de la enfermedad, gen o fenotipo. La información de la página principal es una lista acumulativa de los datos reportados. La pestaña de sinopsis clínica enlaza con un resumen de las características específicas de la enfermedad.

American Academy of Pediatrics Committee on Genetics

http://www.aap.org/en-us/about-the-aap/Committees-Councils-Sections/Pages/Committee-on-Genetics.aspx

La American Academy of Pediatrics (AAP) publicó directrices para el manejo de una serie de síndromes genéticos relativamente comunes para el médico general. Estas directrices incluyen las características más destacadas de la exploración física, los parámetros de cribado y las orientaciones anticipatorias según la edad para el trastorno concreto. Debido a que el campo de la genética evoluciona con rapidez, estas publicaciones pueden quedar obsoletas relativamente poco después de su publicación y no deben utilizarse como única herramienta para el tratamiento de los pacientes.

Hojas ACTion (ACT) de cribado neonatal del American College of Medical Genetics (ACMG)

http://www.acmg.net/Publications: hojas ACT y algoritmos de confirmación

Las hojas ACT y los algoritmos que las acompañan tienen por objetivo orientar al médico general en la evaluación de los resultados anormales del cribado neonatal. Estas hojas proporcionan una breve sinopsis del trastorno examinado y guían al médico a través de los procedimientos de seguimiento apropiados. Se recomienda mucho que los médicos generales se pongan también en contacto con el subespecialista adecuado para obtener ayuda.

LECTURAS RECOMENDADAS

Jones KL, Jones MC, del Campo M. Smith's Recognizable Patterns of Human Malformation. 7.ª ed. Philadelphia, PA: Elsevier, 2013.

Lee B, Scaglia F. Inborn Errors of Metabolism. New York: Oxford University Press, 2015.

Saudubray JM, Baumgartner MR, Walter J. Inborn Metabolic Diseases: Diagnosis and Treatment. Berlin-Heidelberg, Germany: Springer, 2016.

Spranger JW, Spranger JW, eds. Bone Dysplasias: An Atlas of Genetic Disorders of Skeletal Development. 3.ª ed. New York: Oxford University Press, 2012.

Zschocke J, Hoffman GF. Vademecum Metabolicum. 3.ª ed. Friedrichsdorf, Germany: Milupa Metabolics GmbH & Co, 2014.

Síntomas gastrointestinales y enfermedades asociadas

Elizabeth C. Utterson, Stefani Tica,
Robert J. Rothbaum y David A. Rudnick

INTRODUCCIÓN

Los neonatos, lactantes, niños pequeños, niños mayores y adolescentes suelen presentar síntomas que hacen pensar en trastornos gastroenterológicos y hepáticos. Algunos ejemplos son dolor abdominal, vómitos, diarrea, estreñimiento, hemorragia gastrointestinal e ictericia. En este capítulo se revisan consideraciones relevantes para la evaluación médica y el manejo de tales síntomas que los autores han encontrado útiles a lo largo de décadas de práctica clínica. La discusión exhaustiva de la presentación clínica, el diagnóstico diferencial, la evaluación y el manejo de estos síntomas excede las limitaciones de espacio de este capítulo. Por lo tanto, las consideraciones aquí expuestas deberían aumentar, aunque no sustituir, el juicio clínico de los profesionales sanitarios que tratan a pacientes individuales con síntomas específicos.

DOLOR ABDOMINAL

- En lactantes y niños pequeños, los cuidadores pueden atribuir el llanto a molestias abdominales. La flexión de las piernas, el enrojecimiento, la regurgitación y la expulsión de flatos pueden interpretarse como pruebas de apoyo. Sin embargo, el llanto excesivo en ausencia de otros síntomas o signos (como vómitos, distensión abdominal, hematemesis o hematoquecia, fiebre o mal aspecto general) no suele deberse a una causa intraabdominal.
- En los niños en edad escolar, el dolor abdominal funcional suele aparecer casi a diario durante al menos 3 meses, es periumbilical y puede acompañarse de náuseas o vómitos. La exploración física es repetidamente normal. La ansiedad es el síntoma concomitante más frecuente. Los criterios de Roma IV para los trastornos gastrointestinales funcionales apoyan el diagnóstico basado en los síntomas y permiten un uso juicioso de las pruebas de laboratorio. El tratamiento de los trastornos gastrointestinales funcionales funciona mejor cuando se aborda de forma multidisciplinaria. Las opciones de medicación incluyen antiespasmódicos, antidepresivos tricíclicos, inhibidores selectivos de la recaptación de serotonina y aceite de menta. Los tratamientos dietéticos incluyen una dieta baja en carbohidratos fermentables (FODMAP). La intervención psicológica en forma de terapia cognitivo-conductual suele ser eficaz para desarrollar o mejorar los mecanismos de afrontamiento. La intervención física en forma de ejercicio aeróbico y Pilates o yoga ha funcionado en algunos pacientes.
- En niños mayores y adolescentes el dolor abdominal suele estar localizado en una región anatómica específica, lo que facilita las consideraciones y evaluaciones diagnósticas. Las características del dolor, la frecuencia, la duración, la irradiación y los síntomas acompañantes son fácilmente definibles.
  - Dolor en el cuadrante superior derecho: el cólico biliar es episódico, a menudo nocturno, dura horas y luego remite; en ocasiones hay vómito.
  - Dolor epigástrico: el dolor de la úlcera duodenal y la pancreatitis se produce en esta región, puede aparecer después de las comidas y durar horas; en ocasiones hay vómito.

- Dolor en el cuadrante superior izquierdo: el dolor de la pancreatitis puede irradiarse a esta localización. Los trastornos esplénicos son infrecuentes en ausencia de esplenomegalia preexistente.
- Dolor en el cuadrante inferior derecho: es el foco de dolor de la apendicitis. Los quistes ováricos y la torsión producen dolor agudo. La enfermedad de Crohn ileal casi siempre causa molestias más crónicas.
- Dolor en el cuadrante inferior izquierdo: los trastornos colónicos u ováricos provocan dolor en esta región.
- Hallazgos asociados al dolor abdominal que aumentan la preocupación por trastornos graves:
- Historia
  - Inicio agudo, por ejemplo, duración < 1 semana
  - Dolor cólico con intervalos libres de síntomas intermedios
  - Dolor localizado distante de la región periumbilical
  - Síntomas asociados
    - Vómitos, especialmente emesis biliosa
    - Hematemesis, hematoquecia o melena
  - Fiebre
- Exploración física
  - Taquicardia con o sin hipotensión
  - Distensión abdominal con o sin timpanismo
  - Sensibilidad de rebote directa o indirecta
  - Dolor referido
  - Hepatoesplenomegalia
  - Masa abdominal
- Las recomendaciones exhaustivas sobre el tratamiento de apoyo y específico de la enfermedad del dolor abdominal exceden las limitaciones de espacio de este capítulo.

VÓMITO

- Definiciones
- Vómitos: expulsión enérgica del contenido gástrico por la boca.
- Regurgitación: salida sin esfuerzo del contenido gástrico por la boca (también denominado reflujo gastroesofágico infantil [RGE], escupir, regurgitar).
- El RGE fisiológico es frecuente en lactantes normales. Se presenta entre 1 y 2 meses de edad, aumenta en los meses siguientes y se resuelve espontáneamente. La emesis es contenido gástrico sin sangre ni bilis. El RGE no causa llanto excesivo, alimentación deficiente, aumento lento de peso, apnea ni acontecimientos aparentes que pongan en peligro la vida. Si se evalúan tales síntomas o signos, deben buscarse explicaciones alternativas. El RGE fisiológico no requiere ninguna intervención (es decir, ningún cambio dietético en el lactante o la madre, ninguna supresión del ácido gástrico, etc.). Múltiples estudios documentan la ausencia de esofagitis u otras complicaciones en estos lactantes. La supresión de la acidez puede aumentar el riesgo de neumonía o gastroenteritis.
- Enfermedades comunes del tracto gastrointestinal superior asociadas a vómitos:
- Estenosis pilórica: los lactantes afectados presentan emesis repetida del contenido gástrico y, ocasionalmente, pequeñas cantidades de hematemesis; quizá ocurra pérdida de peso. A menudo no es posible palpar el cartílago cricoides. El diagnóstico suele realizarse entre las 3 y las 12 semanas de edad.
- Trastornos esofágicos: en los niños pequeños afectados pueden producirse vómitos. Es posible que la esofagitis eosinofílica se presente con disfagia, vómitos o ambos. El estrechamiento anatómico se presenta con vómitos si los alimentos sólidos no pueden atravesar el estrechamiento. Una anamnesis cuidadosa permite diferenciar la disfagia y la regurgitación de la emesis del con-

tenido gástrico. Además de las infecciones entéricas, los trastornos gástricos y duodenales agudos son infrecuentes en niños sin anomalías anatómicas, cirugía previa o medicación en curso.

- La esofagitis por lesión ácida y péptica se manifiesta con mayor frecuencia como pirosis con o sin disfagia. La esofagitis infecciosa produce disfagia aguda y odinofagia. La infección herpética provoca fiebre. La infección por *Candida* suele producir odinofagia. Cualquiera de las dos infecciones puede producirse en pacientes inmunocompetentes e inmunodeficientes.
- Enfermedades menos comunes y graves que cursan con vómitos:
  - La obstrucción del intestino delgado debida a una anomalía anatómica o a una cirugía intestinal previa con adherencias se presenta con emesis biliosa repetida, dolor abdominal y, a menudo, distensión con timpanismo. Debe procederse a una evaluación urgente. La invaginación intestinal produce vómitos reflejos antes de evolucionar a obstrucción.
- Tumor de la fosa posterior: en todos los niños y adolescentes la aparición aguda de vómitos diarios con cualquier síntoma neurológico asociado (cefalea, irritabilidad, letargo, ataxia, disminución de la actividad, diplopía) debe motivar un examen neurológico cuidadoso en busca de signos cerebelosos de nistagmo, dismetría y ataxia. Se debe intentar realizar un examen fundoscópico y considerar la obtención de imágenes. Los tumores cerebrales de la fosa posterior producen vómitos con o sin aumento de la presión intracraneal.
- Ingestión cáustica: vómitos agudos, disfagia, rechazo a tragar y babeo caracterizan la lesión esofágica debida a ingestión cáustica. A menudo, pero no siempre, se producen quemaduras o erosiones orales. Normalmente, los cuidadores reconocen o presencian el suceso.
- El cuerpo extraño esofágico puede presentarse de forma similar a la ingestión cáustica, pero sin quemaduras ni erosiones evidentes. Una pila de disco retenida en el esófago es una urgencia médica.
- Trastornos importantes que cursan con vómitos según la edad:
  - Vómitos infantiles
    - Emesis biliosa
      - Malrotación intestinal con o sin vólvulo
        - La malrotación con o sin vólvulo se presenta de forma aguda en las primeras semanas de vida. Suele haber distensión y sensibilidad abdominal. Se produce una depleción del volumen intravascular por acumulación de líquido intraluminal. Las atresias o estenosis proximales del intestino delgado producen un cuadro clínico similar. Las series obstructivas pueden mostrar abdomen sin gas o asas de intestino delgado dilatadas. La radiografía superior GI es diagnóstica, demostrando mala posición del intestino delgado proximal a la derecha de la línea media y ausencia de unión clara del ligamento de Treitz. La consulta quirúrgica urgente es esencial.
      - Íleo meconial
        - Esta afección produce obstrucción distal del intestino delgado y casi siempre indica fibrosis quística (FQ) subyacente. La exploración muestra distensión abdominal, a veces con asas intestinales visibles. La serie obstructiva presenta múltiples asas de intestino delgado dilatadas con niveles de aire-líquido.
      - Enfermedad de Hirschsprung
        - Se trata de un trastorno obstructivo distal del colon. La distensión abdominal, el retraso en la expulsión de meconio y la emesis biliosa son características distintivas del trastorno. La serie obstructiva muestra una dilatación difusa del intestino delgado y, posiblemente, del colon proximal. El criterio de referencia para el diagnóstico es una biopsia rectal por aspiración que demuestre la ausencia de células ganglionares submucosas. El enema opaco puede ayudar a delinear la localización de la zona de transición y la longitud del colon aganglónico, pero también puede parecer normal, especialmente en el lactante < 3 meses de edad.

- ○ Emesis no biliosa: ocurre con la estenosis pilórica. La exploración física quizá no revele hallazgos específicos. La ecografía pilórica o la radiografía superior GI muestran un píloro engrosado y alargado. El tratamiento incluye rehidratación intravenosa y piloromiotomía.
- Vómitos infantiles
  - ○ Emesis biliosa
    - — Cirugía abdominal previa
      - - La historia de cirugía abdominal previa debe hacer considerar adherencias intraabdominales y obstrucción asociada. La exploración física muestra distensión abdominal y sensibilidad con timpanismo. La serie obstructiva presenta múltiples niveles de aire-líquido en el intestino delgado dilatado. El tratamiento incluye descompresión nasogástrica, hidratación intravenosa y exámenes clínicos y radiológicos seriados para evaluar la necesidad de adhesiolisis.
    - — Otras obstrucciones adquiridas del intestino delgado (p. ej., invaginación intestinal, púrpura de Henoch-Schonlein [PHS]).
  - ○ Emesis no biliosa: la gastroenteritis es la causa más común de emesis aguda no biliosa. Numerosas enfermedades gastrointestinales (p. ej., pancreatitis, colelitiasis, úlcera péptica y otras) tienen vómitos como componente.

DIARREA

- La diarrea aguda en un individuo por lo demás sano suele ser secundaria a una infección autolimitada. La persistencia también puede ser secundaria a una infección o a otros trastornos malabsortivos, inflamatorios o secretores. No existe una duración específica que distinga sistemáticamente la diarrea aguda de la crónica. La diarrea infecciosa aguda rara vez persiste más de 2 semanas.
- Diarrea infecciosa aguda
  - Las causas virales más frecuentes de diarrea infecciosa aguda no complicada en Estados Unidos son el rotavirus, el adenovirus entérico, el astrovirus y el norovirus. Los síntomas rara vez persisten más de 2 semanas en huéspedes inmunocompetentes, pero pueden durar más en niños inmunodeprimidos.
  - Las causas bacterianas en Estados Unidos incluyen *Campylobacter*, *Clostridioides difficile*, especies de *Escherichia coli* (enterotóxica, adherente a la mucosa, enterohemorrágica [p. ej, O157:H7]), *Salmonella*, *Shigella*, *Yersinia enterocolitica*, y *Aeromonas* y *Pleisiomonas*. La presentación con diarrea aguda sanguinolenta debe hacer pensar en una diarrea infecciosa bacteriana. Los síntomas suelen desaparecer en una semana.
  - La *E. coli* O157H7 enterohemorrágica productora de toxina Shiga causa síndrome urémico hemolítico (SUH). El tratamiento antibiótico empírico aumenta el riesgo de resultados adversos relacionados con el SUH. La hidratación agresiva con líquidos isotónicos intravenosos iniciada en el momento de la presentación clínica (es decir, antes del diagnóstico basado en cultivos) reduce dicho riesgo. Por lo tanto, los pacientes con diarrea sanguinolenta aguda deben 1) someterse a un cultivo de heces realizado por un laboratorio fiable capaz de identificar los patógenos bacterianos enumerados anteriormente; 2) en general, no recibir antibióticos empíricos hasta que se haya excluido la presencia de *E. coli* O157:H7; y 3) ser hidratado agresivamente con LIV isotónicos hasta que se excluya la presencia *de E. coli* O157:H7 o el curso clínico del paciente indique la resolución del riesgo de desarrollo o progresión del SUH.
  - En Estados Unidos, la diarrea infecciosa no viral y no bacteriana está causada por *Giardia lamblia*, *Cryptosporidium parvum*, *Cyclospora cayetanensis* y otros parásitos. Los síntomas pueden persistir durante semanas, meses o más tiempo. Las pruebas de diagnóstico de antígenos fecales para *Giardia* y *Cryptosporidia* están ampliamente disponibles.

- Consideraciones diagnósticas en lactantes con diarrea prolongada
  - Infección persistente (véase el apartado anterior).
  - La diarrea infantil intratable (DII) representa episodios recurrentes de diarrea y escaso aumento o pérdida de peso, generalmente en lactantes < 6 meses de edad. Por lo regular, la DII se produce en lactantes desnutridos que sufren enteritis aguda y luego no siguen el curso típico de recuperación espontánea. El diagnóstico se basa en el conocimiento del médico, la exclusión adecuada de explicaciones alternativas y la respuesta clínica a la terapia nutricional.
  - Inmunodeficiencia (p. ej., virus de la inmunodeficiencia humana [VIH], inmunodeficiencia combinada grave [IDCG], síndrome de inmunodisregulación-polielendocrinopatía-enteropatía ligada al X [IPEX], enfermedad granulomatosa crónica [EGC], y otros).
  - Anomalía anatómica (p. ej., malrotación).
  - Insuficiencia pancreática (p. ej., fibrosis quística, síndrome de Shwachman-Diamond, y otros).
  - Enfermedad celíaca.
  - Colestasis (es decir, esteatorrea; véase sección Ictericia).
  - Enfermedad de Hirschsprung.
  - Otras causas raras, por ejemplo, diarrea congénita por cloruro, diarrea congénita por sodio, tumores secretores de neuropéptidos, acrodermatitis enteropática, enteropatía autoinmune, enfermedad de inclusión de microvellosidades, enteropatía en penacho, abeta-lipo-proteinemia, y otras.
- Consideraciones diagnósticas en niños pequeños, niños mayores y adolescentes con diarrea crónica
  - Diarrea crónica inespecífica. La ingesta elevada de sorbitol (p. ej., zumo de manzana) o la ingesta elevada de líquidos orales puede exacerbarla
  - Deficiencia de lactasa
  - Síndrome del intestino irritable
  - Enfermedad celíaca
  - Enfermedad inflamatoria intestinal
  - Fibrosis quística
  - Hipertiroidismo
  - Facticia
- Evaluación inicial y tratamiento de la diarrea crónica en niños no tóxicos
  - Anamnesis y exploración física completas (cuidados de apoyo urgentes en caso necesario)
  - Revisar los registros de crecimiento
  - Examinar las heces
  - Pruebas de detección: hemograma y panel metabólico completo
  - Evaluación y tratamiento adicionales en función del estado, la evolución y los resultados.

ESTREÑIMIENTO

- El estreñimiento se refiere a una combinación variable de deposiciones voluminosas, duras, dolorosas o poco frecuentes.
- La disminución de la frecuencia de las deposiciones en la primera infancia, especialmente si se han utilizado supositorios o enemas para favorecer la evacuación, debe hacer pensar en enfermedad de Hirschsprung. El "estreñimiento funcional" (es decir, retención de las heces y encopresis) suele presentarse después de los 2 años de edad. En la población general, la enfermedad de Hirschsprung es poco frecuente y se estima que afecta a 1 de cada 5 000 personas. El estreñimiento es frecuente y afecta aproximadamente a 30% de los niños.

- Estreñimiento funcional, retención de heces y encopresis
  - Esta afección suele incluir un componente conductual con ciclos de defecación dolorosa y retención de las heces.
  - A pesar de la creencia común, no existen pruebas de que los suplementos orales de hierro provoquen estreñimiento funcional.
  - El diagnóstico lo sugieren las heces palpables (escíbala) en la exploración abdominal, el tacto rectal que muestra una masa de heces duras y la suciedad fecal evidente en la piel perianal o en la ropa interior. Las radiografías simples de abdomen son útiles en situaciones aisladas, como cuando el paciente no permite un tacto rectal. La evaluación de la retención fecal solo es fiable con un radiólogo pediatra experimentado que utilice un sistema de puntuación estructurado.
  - El tratamiento incluye la modificación del comportamiento, fomentando los movimientos intestinales regulares y los buenos hábitos de aseo, laxantes (con mayor frecuencia polietilenglicol 3350 [PEG]) y desimpactación. La desimpactación puede lograrse mediante enemas salinos seriados o una alta tasa de ingesta enteral de líquidos osmóticamente activos. Las soluciones de PEG 3350 pueden administrarse como mezcla oral, de forma similar a la preparación para la colonoscopia. La infusión nasogástrica de soluciones electrolíticas isotónicas también puede ser eficaz. En el paciente con distensión y estreñimiento marcado evidente en la exploración física puede ser prudente la monitorización hospitalaria del efecto. Se han descrito casos de morbilidad y mortalidad asociados a la retención rectal prolongada de enemas hipertónicos que contienen fosfatos (p. ej., Fleet®), por lo que actualmente desaconsejamos su uso.
  - Se ha estudiado con amplitud la eficacia y seguridad del PEG 3350 para el tratamiento del estreñimiento y la preparación para la colonoscopia en niños. En la actualidad no existen pruebas sistemáticas que demuestren que el PEG 3350 cause enfermedades infantiles. Anteriormente se realizó un estudio patrocinado por los NIH (1RO1FD005312-01) sobre la seguridad del uso de PEG 3350 en niños (los resultados se resumen brevemente en reporter.nih.gov).
- Enfermedad de Hirschsprung
  - Se trata de una enfermedad debilitante y potencialmente mortal. La obstrucción intestinal es resultado de la aganglionosis de una longitud variable del intestino que se extiende proximalmente desde el recto. El diagnóstico suele realizarse a los 6 meses de edad, pero se producen nuevos diagnósticos en niños mayores y adultos. Cerca de 30% de los niños con enfermedad de Hirschsprung presentan anomalías congénitas adicionales.
  - Las presentaciones clínicas típicas incluyen obstrucción intestinal neonatal, perforación intestinal neonatal, retraso en la expulsión del meconio, estreñimiento crónico grave, distensión abdominal aliviada por enema o estimulación rectal y enterocolitis.
  - La biopsia rectal por aspiración (BRA) es la prueba de referencia y debe realizarse en neonatos con distensión abdominal significativa, especialmente en combinación con vómitos biliosos, retraso en la expulsión del meconio o perforación intestinal. La biopsia también debe considerarse en otros contextos (p. ej., diarrea sanguinolenta neonatal, retraso en el paso del meconio [es decir, > 24-48 horas después del nacimiento], y en niños pequeños con estreñimiento refractario a la medicación oral). En algunos casos se requiere una biopsia completa para el diagnóstico.
  - El tratamiento de la enfermedad de Hirschsprung requiere cirugía. Antes de la intervención quirúrgica, el tratamiento médico incluye la descompresión rectal, por lo regular con irrigaciones salinas normales a través de una sonda rectal blanda, y otros apoyos indicados. El tratamiento quirúrgico consiste en una intervención "pull-through", generalmente con las técnicas de Swenson, Duhamel o Soave. No se ha establecido si los resultados son mejores con un procedimiento u otro. La pericia y experiencia de cada cirujano son factores determinantes.

- La enterocolitis asociada a la enfermedad de Hirschsprung es una complicación potencialmente mortal. Se produce antes o después de una intervención quirúrgica. Las características clínicas incluyen diarrea explosiva, maloliente o sanguinolenta, distensión abdominal, secreción explosiva de gases o heces en el tacto rectal, disminución de la perfusión periférica, letargia y fiebre. Las radiografías abdominales muestran múltiples niveles de líquido aéreo, asas intestinales distendidas, diente de sierra, revestimiento irregular de la mucosa, neumatosis o ausencia de aire en el intestino distal. El reconocimiento sigue siendo difícil. El tratamiento incluye reposo intestinal, drenaje por sonda nasogástrica, líquidos intravenosos, descompresión del intestino dilatado con irrigación rectal con solución salina normal y antibióticos intravenosos de amplio espectro.
- El estreñimiento también puede aparecer como efecto secundario de medicamentos, con el hipotiroidismo y en otros contextos clínicos. El hipotiroidismo rara vez se presenta como estreñimiento aislado en niños.

HEMORRAGIA GASTROINTESTINAL

- La hemorragia digestiva en pediatría es potencialmente grave. Deben realizarse pruebas químicas (p. ej., gastrocult, guayacol) para confirmar la presencia de sangre en el vómito o las heces, ya que diversas sustancias ingeridas podrían interpretarse erróneamente como sangre.
- La hemorragia digestiva alta (HDA) se refiere a una fuente proximal al ligamento de Treitz y se presenta típicamente como hematemesis, vómitos de café molido, melena o hematoquecia (por el tránsito rápido de sangre a través del tracto GI). La hemorragia digestiva baja (HDB), es decir, la hemorragia distal al ligamento de Treitz, se presenta con hematoquecia o melena. La hemorragia digestiva oculta puede cursar con palidez, fatiga o anemia microcítica (ferropénica).
- La evaluación y el tratamiento iniciales deben centrarse en la valoración y estabilización del estado hemodinámico y la evaluación de la magnitud de la hemorragia. Los cambios ortostáticos de las constantes vitales sugieren una pérdida significativa de sangre. Los pacientes con signos y síntomas de pérdida significativa de sangre deben ser hospitalizados. La estabilización clínica suele preceder a las evaluaciones diagnósticas específicas de la enfermedad y a las consideraciones terapéuticas. A los pacientes con sospecha de hemorragia digestiva grave se les debe asegurar un acceso intravenoso de gran calibre, iniciar la reanimación con líquidos y enviar sangre para determinar el tipo y la compatibilidad cruzada. Cuando sea posible, una anamnesis centrada en la enfermedad puede informar sobre las consideraciones etiológicas.
- Los análisis iniciales estiman la extensión de la hemorragia. El hematocrito en el hemograma inicial puede no reflejar la gravedad de una hemorragia aguda si aún no se ha producido una hemodilución compensatoria. La microcitosis sugiere una pérdida de sangre crónica. Debe obtenerse una evaluación del recuento de plaquetas y del TP/TTP para valorar la coagulopatía contribuyente. Junto con la edad y la forma de presentación (p. ej., HDA frente a HDB), los diagnósticos adicionales pueden informar sobre la etiología:
  - La exploración física que detecta hepatomegalia o esplenomegalia sugiere hipertensión portal y posibles varices esofágicas. Las pruebas de laboratorio pueden mostrar disfunción hepática y coagulopatía. Una albúmina sérica baja podría ser consecuencia de una enfermedad hepática o inflamatoria intestinal.
  - El nitrógeno ureico en sangre (NUS) y la creatinina pueden ayudar a evaluar la hidratación y considerar la posibilidad de que ocurra síndrome urémico hemolítico inducido por *E. coli* O157:H7.
  - Algunos clínicos recomiendan la colocación de una sonda nasogástrica para la evaluación y el tratamiento de la hemorragia digestiva alta. Dicha sonda debe ser del diámetro mayor tolerable. La irrigación inicial con solución salina normal detecta sangre roja u oscura. Las irrigaciones continuas con suero salino caliente o frío no reducen la hemorragia. El drenaje de la sonda nasogástrica con succión intermitente baja puede detectar una hemorragia en curso en el esófago o el estómago, pero puede no identificar una hemorragia duodenal.

- Las series obstructivas abdominales pueden sugerir obstrucción (asas intestinales dilatadas) o perforación (aire libre).
- Una vez estabilizado, se debe obtener una historia clínica y un examen físico completos, que (junto con la presentación, el curso y los hallazgos de las evaluaciones iniciales) deben informar la consideración de evaluaciones adicionales por imágenes, endoscópicas y de otro tipo.
- La supresión empírica de la acidez suele ser razonable en el contexto de una hemorragia digestiva alta aguda en niños o adolescentes. En caso de diarrea sanguinolenta aguda, debe realizarse un cultivo de heces (véase la sección Diarrea).
- Las consideraciones diagnósticas vienen sugeridas por la localización sospechosa, la gravedad de la presentación y la edad. Existe un solapamiento etiológico entre los grupos de edad.
- Hemorragia digestiva alta
  - Lactantes: las hemorragias de gran volumen se producen con gastritis aguda o úlcera gástrica, y coagulopatía (p. ej., deficiencia de vitamina K/enfermedad hemorrágica del recién nacido, otra coagulopatía). Las hemorragias son menores en caso de estenosis pilórica o esofagitis. Puede regurgitarse sangre tragada durante el parto o sangre materna.
  - Niño/adolescente: pueden producirse hemorragias de gran volumen con gastritis, úlcera gástrica, úlcera duodenal o varices esofágicas o gástricas. Son poco frecuentes las malformaciones vasculares (como los hemangiomas o la lesión de Dieulafoy), los tumores y otros. Las hemorragias agudas menores se producen con la esofagitis, la mayoría de los episodios de gastritis y tras emesis repetidas (gastritis emetógena). El vómito de sangre deglutida puede producirse con lesiones orales, epistaxis o hemorragia pulmonar.
- Hematoquecia
  - Lactantes: la fisura anal, la hiperplasia linfoide nodular o la colitis infantil pueden provocar pequeñas hemorragias en un lactante de buen aspecto. La fisura anal es visible en la exploración externa. La colitis infantil está relacionada con la intolerancia a las proteínas de la fórmula solo en 40% de los lactantes con heces con sangre. En un lactante de aspecto enfermizo, la hemorragia puede producirse con enterocolitis necrotizante, enfermedad de Hirschsprung, malrotación/vólvulo, intususcepción, colitis infecciosa y otras afecciones menos comunes y raras.
  - Niño/adolescente: el sangrado leve puede indicar fisura anal, hemorroide, infección perianal por estreptococo del grupo A, úlcera rectal solitaria y pólipo juvenil retenido o desprendido. En un niño más enfermo, considerar intususcepción, malrotación/vólvulo, púrpura de Henoch-Schonlein o isquemia intestinal. La intususcepción fuera del rango de edad típico justifica la consideración de un punto de plomo patológico. Otras afecciones importantes son la colitis infecciosa, la enfermedad inflamatoria intestinal (colitis ulcerosa o de Crohn), la irritación intestinal inducida por antiinflamatorios no esteroides, la fuente HDA con tránsito rápido, la malformación vascular y muchas otras. El divertículo de Meckel puede presentarse con hemorragia roja brillante o melena en el niño mayor.
- Pérdida de sangre gastrointestinal oculta con anemia microcítica. Las principales consideraciones incluyen enfermedad inflamatoria intestinal, enfermedad celíaca, múltiples pólipos juveniles, malformaciones vasculares y esofagitis.
- Comentarios adicionales
- La endoscopia o colonoscopia urgente es a menudo una consideración en el momento de la presentación de la hemorragia. El primer paso es asegurar la estabilidad hemodinámica. Se inicia la administración de líquidos intravenosos y la transfusión de concentrado de hematíes. La octeotida intravenosa es útil para la hemorragia varicosa. Los inhibidores de la bomba de protones suelen iniciarse para las hemorragias digestivas altas. Una endoscopia digestiva alta eficaz requiere una planificación de las posibles etiologías, una visualización clara de la mucosa y un paciente estable. Una colonoscopia eficaz requiere la preparación del colon. En el caso de la

hemorragia catastrófica, incontrolable y desestabilizadora, activar la consulta quirúrgica y considerar la arteriografía para ayudar a localizar el origen anatómico.

- Las exploraciones de eritrocitos marcados con radioisótopos pueden detectar la localización de hemorragias, pero dependen de una tasa elevada de las mismas.
- La cápsula endoscópica permite obtener imágenes (pero no biopsias) del intestino delgado entre el duodeno y el íleon terminal. Antes de realizar un estudio de este tipo, debe investigarse el riesgo de retención de la cápsula.

ICTERICIA (HIPERBILIRRUBINEMIA)

- La ictericia se refiere a la coloración amarilla de la piel, las escleróticas y otras membranas mucosas, y es resultado de una bilirrubina sérica elevada. La hiperbilirrubinemia puede ser conjugada/directa o no conjugada/indirecta. Los diagnósticos diferenciales de la hiperbilirrubinemia directa frente a la indirecta son distintos.
- A todos los lactantes ictéricos de más de 2 semanas de edad se les debe obtener una bilirrubina fraccionada para distinguir la hiperbilirrubinemia directa de la indirecta. La hiperbilirrubinemia conjugada en el periodo neonatal siempre requiere una evaluación adicional y debe remitirse a un gastroenterólogo pediatra. La hiperbilirrubinemia indirecta en el periodo neonatal a veces requiere una evaluación y tratamiento adicionales.
- La colestasis se refiere a la reducción del flujo biliar canalicular y se manifiesta principalmente como hiperbilirrubinemia directa. La pronta identificación y evaluación diagnóstica de la colestasis neonatal es imprescindible para el reconocimiento de trastornos susceptibles de intervención específica y la instauración de un tratamiento de apoyo adecuado. La evaluación sigue siendo un reto debido a la diversidad de síndromes colestásicos, la oscuridad de la patogénesis y la superposición de la apariencia clínica.
- Consideraciones diagnósticas
  - Hiperbilirrubinemia conjugada neonatal e infantil
    ○ Obstrucción de las vías biliares extrahepáticas
      – Atresia biliar (AB) extrahepática.
      – Otros (p. ej., estenosis ductal extrahepática, quiste o perforación espontánea, masa). Los cálculos biliares obstructivos son poco frecuentes.
    ○ Trastornos hepatocelulares y otros trastornos intrahepáticos (con algunos ejemplos)
      – Trastornos biliares (intrahepáticos, p. ej., síndrome de Alagille, fibrosis hepática congénita, insuficiencia de vías biliares no sindrómica)
      – Fármacos/toxinas (p. ej., asociados a la NPT, medicamentos)
      – Endocrino (p. ej., hipopituitarismo, displasia septo-óptica, hipotiroidismo)
      – Genéticos (p. ej., deficiencia de α1-antitripsina [α1AT], colestasis intrahepática familiar progresiva [CIFP: los tipos I y II se caracterizan por una γGT sérica baja o normal, el tipo 3 por una γGT alta], fibrosis quística)
      – Idiopática (hepatitis neonatal)
      – Infecciosas (p. ej., sepsis [p. ej., ITU por E. coli], TORCH, hepatitis B, VIH)
      – Metabólico (aminoácidos, hidratos de carbono, lípidos [ácidos biliares], metabolismo peroxisomal)
      – Choque-isquemia
      – Otras causas (menos comunes): trastornos del transporte de bilirrubina/ácidos biliares (p. ej., Dubin-Johnson, Rotor), hemocromatosis neonatal, anomalías vasculares.
  - Hiperbilirrubinemia conjugada: niños mayores y adolescentes
    ○ Trastornos de obstrucción de las vías biliares extrahepáticas: por ejemplo, coledocolitiasis, infección parasitaria, quiste coledociano, neoplasias

- Trastornos hepatocelulares y otros trastornos intrahepáticos (con algunos ejemplos)
  - Trastornos biliares (intrahepáticos, p. ej., síndrome de Alagille, fibrosis hepática congénita, insuficiencia de vías biliares no sindrómica)
  - Endocrino (hipotiroidismo)
  - Inmunes (p. ej., hepatitis autoinmune, colangitis esclerosante primaria, cirrosis biliar primaria)
  - Infecciosas (p. ej., sepsis, hepatitis A, B, C, E, VHS, VEB, VIH, no tipificable)
  - Medicación/toxina (p. ej., NPT [véase IV.D.4de la ley de seguridad social de EUA], medicamentos)
  - Metabólicas/genéticas (p. ej., deficiencia de α1-AT, enfermedad de Wilson, fibrosis quística, hemocromatosis, transporte de bilirrubina/ácidos biliares, oxidación de ácidos grasos, mitocondriales, anomalías cromosómicas, trisomías)
  - Varios (p. ej., isquemia de choque, anomalías vasculares)
- Hiperbilirrubinemia no conjugada
- Neonatal y lactante: fisiológico, leche materna, hemólisis, enfermedad no hemolítica (p. ej., hipotiroidismo congénito, hemorragia, estenosis pilórica hipertrófica, Crigler-Najjar).
- Niños mayores: enfermedad hemolítica, enfermedad no hemolítica (por ejemplo, Crigler-Najjar, Gilbert, enfermedad hepatocelular)
- Un comentario adicional sobre la colestasis asociada a la NPT: la NPT a largo plazo salva vidas en lactantes y niños con insuficiencia intestinal. Los esfuerzos para mitigar dicha colestasis incluyen la reducción del componente lipídico a base de soja, la sustitución de éste con lípidos basados en omega-3, y evitar la obesidad que se asocia con esteatosis hepática. Es necesario seguir investigando para definir el tratamiento óptimo. Las infecciones de la vía central también podrían contribuir a la disfunción hepática.
- Evaluación inicial de la hiperbilirrubinemia directa
- En primer lugar, establecer si la hiperbilirrubinemia es directa o indirecta:
  - Bilirrubina total y fraccionada
  - La bilirrubina detectada en la orina (es decir, en un análisis de orina) sugiere hiperbilirrubinemia directa.
- Con hiperbilirrubinemia directa, evaluar la gravedad de la lesión y disfunción hepática.
  - Marcadores de lesión: transaminasa sérica glutámico pirúvica/alanina transaminasa, transaminasa sérica glutámico oxalacética/alanina transaminasa, gamma glutamil transferasa, fosfatasa alcalina en suero.
  - Medidas de disfunción: TP/RNI, albúmina, bilirrubina, glucosa
- La disfunción sintética hepática grave, demostrada por coagulopatía, hipoglucemia o encefalopatía, suscita preocupación por la evolución de insuficiencia hepática aguda (IHA; véase la sección Insuficiencia hepática aguda).
  - Investigar primero los trastornos específicos de la edad y específicamente tratables. Por ejemplo, en lactantes considere lo siguiente:
  - Sangre, orina, otros cultivos para bacterias, VHS y enterovirus
  - Revisar/obtener pruebas de detección en recién nacidos (galactosa fosfato uridil transferasa [GFUT] para galactosemia, pruebas de función tiroidea); comprobar succinil acetona en orina (para tirosinemia hereditaria I).
- Considerar imagen y biopsia hepática
  - La ausencia de vesícula biliar en la ecografía es sugestiva pero no diagnóstica de atresia biliar (AB). Con AB, el sistema hepatobiliar no mostrará dilatación de componentes.
  - La excreción intestinal del trazador en la gammagrafía biliar puede descartar la AB, pero su ausencia no establece el diagnóstico. La colestasis grave se asocia a una captación hepática retardada del trazador.
  - La biopsia hepática percutánea o quirúrgica puede ayudar a confirmar las sospechas diagnósticas.

- Enfoque sistemático, organizado y exhaustivo del diagnóstico específico
  - ○ En los lactantes, ninguna prueba no invasiva es diagnóstica de AB. Por lo tanto, el diagnóstico se basa en la presencia de determinados hallazgos, por ejemplo, hiperbilirrubinemia directa, y la ausencia de otras explicaciones, por ejemplo, infección o deficiencia de alfa-1 antitripsina. Para avanzar hacia un diagnóstico más definitivo e iniciar el tratamiento de la colestasis neonatal/ infantil es importante investigar con prontitud las causas de colestasis específicamente tratables y otras causas comunes no relacionadas con la AB. Tras una hepatitis neonatal idiopática y AB, la deficiencia de α1-AT es el siguiente diagnóstico específico más común.
  - ○ Los errores congénitos del metabolismo suelen presentarse a una edad temprana y constituyen otra consideración importante.
  - ○ Se han desarrollado plataformas contemporáneas y exhaustivas de secuenciación del ADN de nueva generación y están disponibles para su incorporación a las evaluaciones de diagnóstico diferencial.
  - ○ Nuevas investigaciones basadas en el curso y los resultados.
- Tratamiento inicial de la hiperbilirrubinemia directa
- Terapia específica según el diagnóstico.
- Los cuidados de apoyo suelen incluir lo siguiente:
  - ○ Terapia empírica para optimizar el crecimiento y el desarrollo: suplementos de vitaminas liposolubles (y control de los niveles), fórmula con triglicéridos de cadena media (TCM) para lactantes.
  - ○ Tratamiento del prurito (que suele ser difícil)
  - ○ Control de la hipertensión portal (y riesgo de hemorragia varicosa)
  - ○ Control de la progresión de la enfermedad hepática (consideración de trasplante)
- Si no se identifica una etiología específica, continúe con la reevaluación clínica seriada del estado.
- Evaluación inicial y tratamiento de la hiperbilirrubinemia indirecta. Este tema ha sido objeto de revisiones publicadas anteriormente.

INSUFICIENCIA HEPÁTICA AGUDA

- La IHA es poco frecuente, grave y a veces mortal. La experiencia previa demostró que aproximadamente la mitad de los niños con IHA se recuperan sin trasplante hepático, y que la IHA es la indicación en 10% de todos los trasplantes hepáticos.
- La IHA en niños es causada por etiologías específicas infecciosas, tóxicas, metabólicas, inmuno-mediadas, metabólicas, isquémicas y otras, y las experiencias previas también han demostrado que aproximadamente la mitad de todos los casos pediátricos son idiopáticos.
- La presentación clínica puede incluir náuseas, vómitos, letargo, anorexia y fiebre, así como icte-ricia, prurito, púrpura y encefalopatía.
- El diagnóstico se basa en el reconocimiento de signos, síntomas y hallazgos de laboratorio de lesión hepática grave en pacientes sin enfermedad hepática conocida previamente. Estos hallaz-gos incluyen ictericia con hiperbilirrubinemia directa, coagulopatía con TP/RNI prolongado, encefalopatía e hipertransaminasemia hepática. La encefalopatía puede ser difícil de reconocer en lactantes y niños pequeños.
- Existen intervenciones específicas para algunas etiologías de IHA, como la sepsis, la inducida por paracetamol (véase VII.F de la ley de seguridad social de EUA), enfermedades metabólicas (p. ej., tirosinemia hereditaria tipo I) y genéticas (p. ej., Wilson), hemocromatosis neonatal, autoinmunes y algunas otras afecciones. Todos los pacientes afectados deben recibir cuidados de apoyo en un centro de cuidados terciarios o cuaternarios con capacidad para cuidados intensivos y trasplante hepático. Dichos cuidados incluyen evaluaciones clínicas y de laboratorio seriadas; esfuerzos para mantener la perfusión, la oxigenación y el equilibrio electrolítico; evitar medicamentos sedantes y

hepatotóxicos; evitar la interrupción de la infusión de dextrosa; monitorización de complicaciones cardiovasculares, respiratorias, neurológicas, hematológicas, renales e infecciosas, y consideración temprana del trasplante de hígado. Los resultados (es decir, recuperación sin trasplante, trasplante de hígado y muerte) son difíciles de predecir con fiabilidad y dependen en parte de la recuperación regenerativa del hígado. La disminución de las transaminasas séricas puede ser un signo prometedor en asociación con la mejora de la función sintética hepática, pero representa un hallazgo preocupante si se asocia con un aumento de la bilirrubina y un empeoramiento de la coagulopatía.

* La hepatotoxicidad inducida por paracetamol es la principal etiología específica de la IHA en niños (10-15%). Se producen tanto presentaciones agudas intencionadas como crónicas no intencionadas (contratiempo terapéutico). El nomograma de Rumack-Matthew estima el riesgo de hepatotoxicidad tras una única ingestión aguda. La hepatotoxicidad inducida por el paracetamol es el resultado del agotamiento de las reservas hepatocelulares de glutatión. La administración precoz de *N*-acetil-cisteína (NAC), que repone el glutatión, es muy eficaz para tratar la IHA aguda inducida por paracetamol cuando se administra a tiempo y debe administrarse a todos los pacientes con IHA inducida por paracetamol según los regímenes de dosificación establecidos.

* Un ensayo clínico controlado con placebo financiado por los NIH y publicado recientemente probó la NAC intravenosa en pacientes pediátricos con IHA no inducida por acetaminofeno. Los resultados no respaldaron el uso generalizado de NAC en la IHA pediátrica no inducida por acetaminofeno. Otro estudio del mismo grupo, también financiado por los NIH y publicado en tiempos recientes, descubrió que la incorporación de recomendaciones de pruebas diagnósticas en los conjuntos de órdenes de historias clínicas electrónicas disponibles en el momento del ingreso reducía el porcentaje de diagnósticos indeterminados y se correlacionaba con una reducción del trasplante de hígado sin aumento de la mortalidad en estos sujetos.

LECTURAS RECOMENDADAS

Apley J, Naish N. Recurrent abdominal pains: a field survey of 1,000 school children. *Arch Dis Child* 1958;33(168):165–170. doi: 10.1136/adc.33.168.165.

Boyle JT. Gastrointestinal bleeding in infants and children. *Pediatr Rev* 2008;29(2):39–52. doi: 10.1542/pir.29-2-39.

Fawaz R, Baumann U, Ekong U, et al. Guideline for the Evaluation of Cholestatic Jaundice in Infants: Joint Recommendations of the North American Society for Pediatric Gastroenterology, Hepatology, and Nutrition and the European Society for Pediatric Gastroenterology, Hepatology, and Nutrition. *J Pediatr Gastroenterol Nutr* 2017;64(1):154–168. doi: 10.1097/MPG.0000000000001334.

Gordon M, Naidoo K, Akobeng AK, et al. Cochrane review: osmotic and stimulant laxatives for the management of childhood constipation (Review). *Evid Based Child Health* 2013;8(1):57–109. doi: 10.1002/ebch.1893

Heuckeroth RO. Hirschsprung disease—integrating basic science-and clinical medicine to improve outcomes. *Nat Rev Gastroenterol Hepatol* 2018;15(3):152–167. doi: 10.1038/nrgastro.2017.149.

Holtz LR, Neill MA, Tarr PI. Acute bloody diarrhea: a medical emergency for patients of all ages. *Gastroenterology* 2009;136(6):1887–1898. doi: 10.1053/j.gastro.2009.02.059.

Hyams JS, Di Lorenzo C, Saps M, et al. Functional disorders: children and adolescents. *Gastroenterology* 2016;S0016-5085(16)00181-5. doi: 10.1053/j.gastro.2016.02.015.

Keating JP. Chronic diarrhea. *Pediatr Rev* 2005;26(1):5–14. doi: 10.1542/pir.26-1-5. Kleinman RE, Goulet OJ, Mieli-Vergani G, et al., eds. *Walker's Pediatric Gastrointestinal Disease: Physiology, Diagnosis, Management*. 6th Ed. Raleigh, NC: People's Medical Publishing House, 2018.

Kramer RE, Lerner DG, Lin T, et al.; North American Society for Pediatric Gastroenterology Hepatology, Nutrition Endoscopy Committee. Management of ingested foreign bodies in children: a clinical report of the NASPGHAN Endoscopy Committee. *J Pediatr Gastroenterol Nutr* 2015;60(4):562–574. doi: 10.1097/MPG.0000000000000729.

Lauer BJ, Spector ND. Hyperbilirubinemia in the newborn. *Pediatr Rev* 2011;32(8):341–349. doi: 10.1542/pir.32-8-341.

Lee WM, Squires RH Jr, Nyberg SL, et al. Acute liver failure: summary of a workshop. *Hepatology* 2008;47(4):1401–15. doi: 10.1002/hep.22177.

Narkewicz MR, Horslen S, Hardison RM, et al.; Pediatric Acute Liver Failure Study Group. A learning collaborative approach increases specificity of diagnosis of acute liver failure in pediatric patients. *Clin Gastroenterol Hepatol* 2018;16(11):1801–1810.e3. doi: 10.1016/j.cgh.2018.04.050.

Neidich GA, Cole SR. Gastrointestinal bleeding. *Pediatr Rev* 2014;35(6):243–253; quiz 54. doi: 10.1542/pir.35-6-243.

North American Society for Pediatric Gastroenterology, Hepatology & Nutrition. Clinical Guidelines & Position Statements. Available at https://naspghan.org/professional-resources/clinical-guidelines/. *(Este sitio web contiene enlaces a directrices clínicas y declaraciones de posición de la Sociedad Norteamericana de Gastroenterología, Hepatología y Nutrición Pediátricas (NASPGHAN), incluidas las mencionadas aquí, así como otros temas.)*

Pashankar D, Schreiber RA. Jaundice in older children and adolescents. *Pediatr Rev* 2001;22(7):219–226. doi: 10.1542/pir.22-7-219.

Rosen R, Vandenplas Y, Singendonk M, et al. Pediatric gastroesophageal reflux clinical practice guidelines: joint recommendations of the North American Society for Pediatric Gastroenterology, Hepatology, and Nutrition and the European Society for Pediatric Gastroenterology, Hepatology, and Nutrition. *J Pediatr Gastroenterol Nutr* 2018;66(3):516–554. doi: 10.1097/MPG.0000000000001889.

Rudolph JA, Squires R. Current concepts in the medical management of pediatric intestinal failure. *Curr Opin Organ Transplant* 2010;15(3):324–329. doi: 10.1097/MOT.0b013e32833948be. Smith CH, Israel DM, Schreiber R, et al. Proton pump inhibitors for irritable infants. *Can Fam Physician* 2013;59(2):153–156.

Squires RH Jr. Acute liver failure in children. *Semin Liver Dis* 2008;28(2):153–166.

Squires RH, Dhawan A, Alonso E, et al.; Pediatric Acute Liver Failure Study Group. Intravenous *N*-acetylcysteine in pediatric patients with nonacetaminophen acute liver failure: a placebo-controlled clinical trial. *Hepatology* 2013;57(4):1542–1549. doi: 10.1002/hep.26001.

Suchy FJ, Sokol RJ, Balistreri WF, et al., eds. *Liver Disease in Children*. 5th Ed. Cambridge, UK: Cambridge University Press, 2021.

Tabbers MM, DiLorenzo C, Berger MY, et al.; European Society for Pediatric Gastroenterology Hepatology, Nutrition, North American Society for Pediatric Gastroenterology. Evaluation and treatment of functional constipation in infants and children: evidence-based recommendations from ESPGHAN and NASPGHAN. *J Pediatr Gastroenterol Nutr* 2014;58(2):258–274. doi: 10.1097/MPG.0000000000000266.

18 Endocrinología

Ana María Arbeláez, Carine Anka, Katherine Burgener,
Samuel Cortez, Jennifer May y Stephen Stone

DIABETES MELLITUS

Definición

- Los criterios diagnósticos están basados en (1) mediciones de laboratorio, síntomas de diabetes mellitus (DM) y glucosa plasmática aleatoria $\geq$ 200 mg/dL, (2) glucosa plasmática en ayunas ($\geq$ 8 h) $\geq$ 126 mg/dL, (3) glucosa plasmática a las 2 h $\geq$ 200 mg/dL en una prueba de tolerancia oral a la glucosa en ausencia de enfermedad aguda, o (4) HbA$_{1c}$ $\geq$ 6.4%.
- Los niños asintomáticos deben recibir un diagnóstico provisional de diabetes y someterse a pruebas de confirmación con repetición de las pruebas en otro día.
- Los pacientes con glucemia en ayunas de 100-125 mg/dL con síntomas de diabetes deben someterse a una prueba de tolerancia oral a la glucosa (1.75 g/kg de glucosa, hasta un máximo de 75 g).
- Las formas más comunes de diabetes son la diabetes tipo 1 y tipo 2; sin embargo, existen otras formas, como las genéticas o las inducidas por fármacos o enfermedades.

Diabetes mellitus tipo 1

- Enfermedad autoinmune resultado de la destrucción de las células β pancreáticas.
- Se caracteriza por una deficiencia absoluta de insulina.
- Los síntomas clínicos clásicos son poliuria, polidipsia y pérdida de peso.
- Derivación urgente de todos los pacientes con diabetes tipo 1 de nueva aparición para el inicio del tratamiento con insulina y educación intensiva.
- Es importante que los pacientes con este diagnóstico lleven pulseras de alerta médica.
- Los pacientes con diabetes mellitus tipo 1 (DMT1) corren el riesgo de padecer otras enfermedades autoinmunes y requieren revisiones periódicas.

Diabetes mellitus tipo 2

- Se caracteriza por una resistencia periférica a la insulina, una regulación deficiente de la producción hepática de glucosa y una respuesta compensatoria inadecuada de la secreción de insulina, lo que finalmente conduce a una falla de las células β.
- Los factores de riesgo son la obesidad, los antecedentes familiares y el síndrome de ovario poliquístico (SOP).
- Mayor incidencia en niños nativos americanos, afroamericanos, hispanos y asiáticos con menor peso corporal.
- El cribado debe realizarse en niños con alto riesgo de diabetes tipo 2 con glucosa plasmática en ayunas y HbA$_{1c}$ cada 1-2 años a partir de los 10 años de edad o tras el inicio de la pubertad.

Tratamiento

Regímenes de insulina

- Existen diferentes tipos de preparados de insulina (tabla 18-1).
- La insulina es el tratamiento de primera línea para todos los pacientes con DMT1 y para aquellos con diabetes mellitus tipo 2 (DMT2) con hiperglucemia grave o HbA$_{1c}$ > 8.5% o cetosis.

TABLA 18-1	Tiempo de acción de los preparados de insulina humana			
Insulina	**Inicio**	**Pico**	**Máximo**	
Lispro (Humalog®)/aspart (Novolog®)/glulisina (Apidra®)	< 15 min	30-90 min	4-6 h	
Regular	30 min	2-3 h	6-8 h	
Insulina NPH	2-4 h	6-10 h	14-18 h	
70/30 70 NPH/30 regular	30-60 min	Doble	14-18 h	
Glargina U-100 (Lantus®/Basaglar®)	2 h	Ninguno	24 h	
Degludec (Tresiba®)	1-2 h	Ninguno	> 40 h	
Glargina U-300 (Toujeo®)	1.1 h	5 h y se mantiene estable	18-24 h	

- Dosis diarias iniciales sugeridas para la insulina subcutánea (SC) en el momento del diagnóstico, que se basan en las necesidades del paciente:
  - < 3 años = 0.3-0.4 U/kg/día
  - 3-6 años = 0.5 U/kg/día
  - 7-10 años = 0.6-0.8 U/kg/día
  - 11-14 años = 0.8-1 U/kg/día
  - > 14 años = 1-1.5 U/kg/día
- Régimen de bolo basal: régimen de insulina preferido en niños. Puede administrarse en inyecciones múltiples o mediante bomba:
  - Permite un mayor control glucémico y una mayor flexibilidad.
  - La dosis de insulina basal inicia como ½ de la dosis diaria total: una dosis diaria de glargina (Lantus® o Basaglar®) o dos dosis diarias de detemir (Levimir®).
  - Degludec (Tresiba®) es una insulina basal de acción más prolongada (aproximadamente 36 h); la conversión es de 80% de la dosis de glargina.
  - La dosis diaria total restante se administra con insulina de acción corta (lispro o aspart) con las comidas, en función de la ingesta de carbohidratos.
  - Infusión continua de insulina subcutánea (bomba de insulina): administrar 90% de la dosis de insulina basal utilizada en la inyección SC múltiple durante 24 h. Los bolos de insulina de acción corta a la hora de la comida se administran a través de la bomba en función de la ingesta de carbohidratos y de los valores de glucemia antes de las comidas. Con solo insulina de acción corta presente en la bomba, la interrupción de la administración de insulina puede relacionarse con cetosis e incluso con cetoacidosis diabética en un periodo de varias horas; puede obtenerse un control glucémico equivalente con insulina basal en bolo y bomba de insulina con una buena adherencia.
- Inyecciones dos veces al día: a tener en cuenta si el cumplimiento es deficiente o si no se pueden contar los carbohidratos. Los pacientes con este régimen deben tener horarios fijos para las comidas y la ingesta de carbohidratos. La dosis inicia como ⅔ de la dosis total administrada por la mañana: se reparte como ⅓ de la dosis calculada de lispro o aspart, y ⅓ de protamina neutra de Hagedorn (NPH, por sus siglas en inglés). El otro ⅓ de la dosis total se da por la noche: se reparte como ½ de la dosis calculada como lispro o aspart y ½ de NPH.

Bombas de insulina

- Las bombas de insulina son un método alternativo para administrar insulina a los pacientes en lugar de múltiples inyecciones diarias.
  - Las bombas de insulina administran insulina a través de una cánula que se introduce bajo la piel.
  - La mayoría de los pacientes que utilizan una bomba de insulina solo usan insulina de acción rápida (es decir, lispro o aspart).

- La bomba suministra un aporte constante de insulina de acción rápida (tasa basal).
- El usuario administra una dosis mayor (bolo) de insulina para cubrir las comidas y los tentempiés.
- Entre las ventajas de una bomba de insulina se incluyen la ayuda con el cálculo de la dosis, dosis de insulina más precisas, comodidad y disminución de las inyecciones de insulina.
- Las bombas de insulina pueden romperse o funcionar mal. Por ello, los pacientes deben recibir formación sobre el uso y la resolución de problemas de una bomba de insulina antes de empezar a utilizarla.
- Los pacientes que no controlan regularmente su glucemia no son aptos para una bomba de insulina.

Ajuste de la dosis de insulina

- Glargina o insulina basal.
  - El objetivo de la insulina basal es suprimir la gluconeogénesis hepática, manteniendo estable la glucemia en ayunas (es decir, durante la noche).
  - Comparar la glucemia al acostarse con la de antes del desayuno; si sube, aumentar la insulina basal; si baja, disminuir la insulina basal.
  - En general, son apropiados pequeños ajustes (5-15%).
- Relación insulina/carbohidratos (RIC).
  - La RIC especifica el número de gramos de carbohidratos que cubrirá una unidad de insulina de acción rápida.
  - Se puede calcular aproximadamente como 500/dosis diaria total de insulina.
  - Para calcular la dosis de carbohidratos, divida el total de carbohidratos consumidos por la RIC. Por ejemplo, una RIC de 10, o una proporción de 1:10, significa que una unidad de insulina cubrirá 10 g de carbohidratos. Por ejemplo, si una persona con una proporción de RIC de 1:10 ingiere 30 g de carbohidratos, necesitará tres unidades de insulina para cubrir esta comida.
  - Para ajustar la RIC, supervise la glucemia de una comida a la siguiente, o 4 h después de una comida. Si la glucemia prepandrial es alta después de comer, disminuya el número en la RIC; si es baja, aumente el número en la RIC. La relación es inversa.
  - Si la glucemia prepandrial sube después de comer, disminuya la RIC; si baja, aumente la RIC.
- Factor de sensibilidad a la insulina [FSI] (también conocido como factor de corrección).
  - El FSI especifica cuántos mg/dL bajará la glucemia en respuesta a 1 unidad de insulina de acción corta.
  - Puede calcularse aproximadamente como 1 800/dosis diaria total de insulina si se mide la glucemia en mg/dL.
  - Para calcular la dosis de corrección de la glucemia, reste la glucemia actual de la glucemia objetivo. Esto también tiene una relación inversa.
  - Para ajustar la RIC, supervise la glucemia. Si la glucosa en sangre está por encima del objetivo y se mantiene por encima del objetivo después de una corrección, baje el número en el FSI; si va de alto a bajo, entonces aumente el número en el FSI.
- Objetivo de glucosa en sangre.
  - Objetivo en el que se basa el cálculo del FSI de azúcar en sangre.
  - Este valor puede individualizarse en función de la edad del paciente y del riesgo de hipoglucemia. Muchos pacientes se fijan en 120 mg/dL. Los pacientes muy controlados pueden utilizar 100 mg/dL, mientras que los más jóvenes pueden llegar a 180 mg/dL.
- Alternativa (escala móvil).
  - Combina el FSI y el objetivo en un único cálculo basado en un intervalo. Sigue siendo necesario tener en cuenta la RIC. Por ejemplo, añada 1 unidad por cada 50 mg/dL > 150 mg/dL.

Metformina

- Tratamiento de primera línea para adolescentes con DMT2 sin cetosis.
- La mayoría de los pacientes comienzan con 500 mg una o dos veces al día y, según la tolerancia, pueden aumentar a 1 000 mg dos veces al día.

- El efecto secundario más común es el malestar estomacal; asegúrese de administrarlo con las comidas.
- Suspender en pacientes con acidosis láctica o que reciben contraste IV.

Control de la glucosa en sangre

Debe realizarse antes de las comidas, antes de dormir o si aparecen síntomas de hipoglucemia. Los niveles de glucosa a media noche (2 a. m.) deben obtenerse al inicio del tratamiento con cambios de dosis de insulina en la noche o basal.

Monitores continuos de glucosa

- Los monitores continuos de glucosa (MCG) son un método alternativo de control de la glucemia en comparación con las mediciones por punción digital.
- Funcionan insertando un pequeño sensor en el tejido subcutáneo.
- Envían información sobre la glucemia a un receptor cada 5-15 minutos, no solo muestran la glucemia sino que también proporcionan flechas de tendencia que indican si la glucemia está subiendo, bajando o se mantiene estable.
- Dependiendo de la marca y el modelo, algunos necesitan ser calibrados. Otros son tan precisos que pueden sustituir las lecturas por punción digital de las dosis de insulina.
- Se debe informar a los pacientes que hay un retraso de 15 a 20 minutos en la lectura del MCG respecto al estado real de la glucosa en sangre. Por lo tanto, se recomienda a los pacientes que comprueben los niveles bajos de azúcar en sangre con la medición por punción digital.
- Tecnología de bucle cerrado.
  - El último avance en tecnología de bombas de insulina y MCG consiste en integrar estos dispositivos, lo que permite ajustar la administración de insulina en tiempo real. Los modelos actuales ajustan activamente la administración de insulina basal. Sin embargo, el paciente sigue necesitando un bolo para las comidas. Es lo que se denomina bucle cerrado híbrido. Actualmente se están investigando sistemas de bucle cerrado más avanzados.

Recomendaciones dietéticas

- Necesidades calóricas:
  - Hasta los 10 años de edad: 1 000 kcal + 100 kcal/año
  - Después de los 10 años de edad: para las mujeres: 45 kcal/kg/día; para los hombres: 55 kcal/kg/día
- La mejor forma de conseguir un control estricto de la dieta es que los pacientes cuenten los carbohidratos.
  - 1 unidad de carbohidratos = 15 g de carbohidratos
- Objetivos de carbohidratos (directrices generales sobre gramos de carbohidratos por comida):
  - < 8 años de edad: 40-60 g
  - 9-12 años de edad: 60-80 g
  - > 12 años de edad: 80-100 g

Supervisión

- Si la glucosa en sangre ≥ 300 mg/dL o el paciente vomita, debe comprobar si hay cetonas en la orina.
- Los niveles de hemoglobina (Hgb) A_{1c} proporcionan una estimación promedio de los niveles de glucemia durante los 3 meses anteriores a la medición (tabla 18-2). Controlar cada 3-4 meses. El objetivo de HbA_{1c} en niños es ≤ 7.5%, pero puede individualizarse.
- En pacientes con diabetes tipo 1, el cribado de la enfermedad tiroidea autoinmune (TSH) y la enfermedad celíaca (TTG IgA, con IgA total) debe realizarse tras el diagnóstico y de nuevo aproximadamente cada 2 años.
- El examen de microalbúmina, el oftalmológico y el de monofilamento deben realizarse anualmente en pacientes con DMT1 con duración ≥ 5 años o una vez en la pubertad y en todas las personas con DMT2 a partir del diagnóstico.
- Lípidos:
  - DMT1: cada 5 años de 8-18 años de edad y anualmente después de los 18 años.
  - DMT2: anualmente tras el diagnóstico.
  - Objetivo de LDL < 130 mg/dL

TABLA 18-2	Valores de hemoglobina A_{1c} y niveles de glucemia correspondientes
Hemoglobina A_{1c} (%)	**Glucemia promedio (mg/dL)**
4-6	Sin diabetes
6	120
7	150
8	180
9	210
10	240

Hipoglucemia y diabetes

• La hipoglucemia es la complicación más frecuente del tratamiento de la diabetes y también es el factor limitante de un control glucémico adecuado.
• Los síntomas son temblores, sudoración, nerviosismo, dolor de cabeza, irritabilidad, confusión y convulsiones.
• Los pacientes con hipoglucemia recurrente son más propensos a experimentar hipoglucemia inconsciente y, por lo tanto, pueden requerir un ajuste de la dosis de insulina.
• Trate la hipoglucemia de leve a moderada con 15 g de azúcar de acción rápida, como 118 mL (4 oz) de jugo o comprimidos de glucosa. Vuelva a medir la glucemia 15 minutos después.
• Tratar la hipoglucemia grave (pérdida de conciencia o convulsiones) con 1 mg de glucagón por vía intramuscular (IM) (si < 20 kg, administrar 0.5 mg por vía IM) o administrar glucagón intranasal (Baqsimi®).
• El desconocimiento de la hipoglucemia es la falta de síntomas hipoglucémicos y de respuestas adecuadas a la condición. Puede aparecer en pacientes jóvenes o con hipoglucemia recurrente, o después de hacer ejercicio. Se resuelve evitando la hipoglucemia.

CETOACIDOSIS DIABÉTICA

La cetoacidosis diabética (CAD) se se caracteriza por una concentración sérica de glucosa > 200 mg/dL, cetonemia > 3 mmol/L) o cetonuria, deshidratación y pH sérico < 7.3 o bicarbonato sérico < 15 mEq/L.

Etiología

• DMT1: nueva aparición, omisión de insulina, enfermedad.
• DMT2: enfermedad grave, estrés traumático o uso de algunos agentes antipsicóticos.

Presentación clínica

• Pacientes con una serie de síntomas que pueden estar presentes en la CAD de leve a grave: vómito, respiración profunda (Kussmaul) con olor a acetona, dolor abdominal y somnolencia o pérdida de conciencia.
• Aquellos con DM de nueva aparición o mal control glucémico en curso, incluyendo antecedentes de poliuria, polidipsia, polifagia, nicturia y pérdida de peso.

Estudios de laboratorio

• Evaluación rápida: glucemia y cetonas en orina.
• Estudios iniciales: perfil metabólico básico (PMB), gasometría venosa, hemograma completo, Hgb A_{1c}, análisis de orina, electrocardiograma (ECG) si el potasio es anormal, hemocultivo y urocultivo si la temperatura es > 38.5 °C o hay signos de infección:

- Brecha aniónica (mEq): (Na − [Cl + HCO₃]); normal: 8-12
- Na corregido: Na + [(glucosa − 100)/100] × 1.6
- Osmolaridad plasmática: 2(Na) + glucosa/18 + nitrógeno ureico en sangre/2.8
  ○ Los pacientes con CAD tienen una hiperosmolaridad plasmática > 300 mOsm/L.

Tratamiento (figura 18-1; tabla 18-3)

Cetoacidosis diabética leve o cetosis

- Características: pH > 7.3, HCO₃ > 15 mmol/L, y cetonas de moderadas a altas.
- A menudo, el tratamiento ambulatorio es adecuado.
- Supervisar la glucemia y las cetonas cada 2 h a partir de la dosis de insulina. Repetir la dosis si las cetonas persisten moderadas o altas.

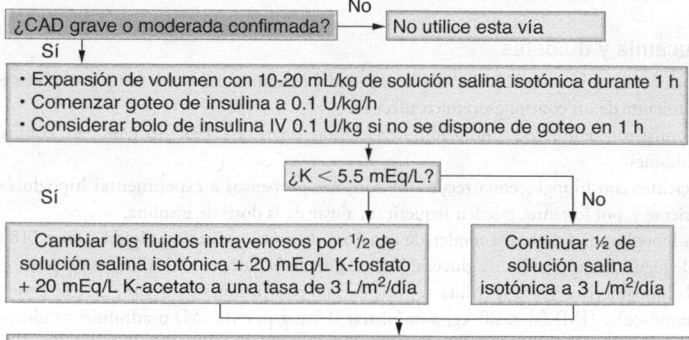

Figura 18-1. **Algoritmo que muestra el manejo de la cetoacidosis diabética (CAD).**

TABLA 18-3	Resumen del tratamiento de la CAD

1. Si el paciente parece deshidratado/vomita considere un bolo de solución salina isotónica (10 mL/kg iniciales)
2. Estudios de laboratorio
   a. Si pH > 7.3, bicarbonato > 15 mEq/L: considerar insulina s. c. (véase "Manejo del día de enfermedad")
   b. Si pH < 7.3, bicarbonato < 15 mEq/L, brecha aniónica > 12: insulina por goteo (véase más adelante)
3. Goteo de insulina
   a. Insulina regular: 0.1 U/kg/h (1 U/mL)
   b. Líquidos intravenosos: 2-3 L/m^2/día
      i. No administrar K hasta que el K sérico sea < 5.5 mEq/L y el paciente haya evacuado
      ii. ½ de solución salina isotónica + 20 mEq/L de $K_{acetato}$ + 20 mEq/L de $K_{fosfato}$ (sustituir por KCl si no se dispone de $K_{fosfato}$)
      iii. Dextrosa al 10% con ½ de solución salina isotónica + 20 mEq/L de $K_{acetato}$ + 20 mEq/L de $K_{fosfato}$ (sustituir por KCl si no se dispone de $K_{fosfato}$)
      iv. Comenzar con ½ de solución salina isotónica: cuando la glucemia sea < 250-300 mg/dL o disminuya > 100 mg/dL por hora entonces cambiar a 50% con ½ de solución salina isotónica + 50% de dextrosa al 10% con ½ de solución salina isotónica
      v. Objetivo de glucemia mientras se está en goteo de insulina: 150-250 mg/dL
4. Supervisión
   a. Punción digital, control neurológico cada hora
   b. Perfil metabólico básico cada 4 h
   c. Administrar Lantus® de forma anticipada (mientras todavía está en goteo de insulina)

Considerar ingreso en la UCI pediátrica para:

1. Gasometría venosa pH < 7.10
2. Bicarbonato < 5 mEq/L
3. K < 3.0 mEq/L
4. Edad < 3 años
5. Preocupación por edema cerebral (tabla 18-4)

Tratamiento inicial del edema cerebral:

1. Disminución de la tasa de líquidos intravenosos
2. Manitol 0.5-1 g/kg
3. TC craneal después del tratamiento

Signos de edema cerebral:

1. Cambios en el estado mental
2. Dolor de cabeza intenso
3. Recurrencia de vómito tras la mejoría inicial
4. Tríada de Cushing
5. Papiledema
6. Pupila(s) fija(s) o dilatada(s)
7. Signos neurológicos focales

Fórmulas de conversión rápida:

1. 1 kg = 2.2 lb
2. Superficie corporal = [4 × peso (kg) + 7]/[90 + peso (kg)]

- Administrar insulina adicional de acción corta (lispro y aspart) cada 2-3 h:
  - Cetonas moderadas: por lo general 5-10% de la dosis diaria total.
  - Cetonas altas: normalmente 10-20% de la dosis diaria total.
- Si la glucemia es < 150 mg/dL, puede ser necesario administrar bebidas azucaradas adicionales para elevar la glucosa en sangre antes de administrar insulina adicional.
- Aumentar la ingesta oral de líquidos para compensar el aumento de las pérdidas urinarias y ayudar a eliminar las cetonas.

- Si el paciente está conectado a una bomba de insulina y no puede eliminar las cetonas, administre un bolo adicional de insulina de acción corta mediante inyección SC y cambie el lugar de la bomba.
- Si la hipoglucemia concomitante es consecuencia de una enfermedad gastrointestinal (GI), considérese el tratamiento de rescate con 1 unidad (10 µg)/año de edad de glucagón SC, comenzando con 2 unidades y hasta 15 unidades (150 µg).
- Si el paciente es incapaz de eliminar las cetonas o presenta dificultad respiratoria, confusión o letargo, remítalo al servicio de urgencias.

Cetoacidosis diabética moderada

- Sus características incluyen vómito persistente, altos niveles de cetonas, pH de 7.2-7.3 y HCO₃ de 10-15 mEq/L.
- Los centros con experiencia pueden tratar la CAD moderada en el servicio de urgencias o en la unidad de corta estancia.
- A menudo es necesaria la hidratación intravenosa (IV).
- Inicie un goteo de insulina IV regular de 0.1 U/kg/h con supervisión horaria de la glucemia hasta que se cierre la brecha aniónica. Si no puede iniciar el goteo, considere administrar 0.1 U/kg de insulina de acción corta cada 2-3 h, o 10-20% de la dosis diaria total, o insulina regular cada 2-4 h o 2 veces la dosis habitual de corrección de la glucemia.
- Ingresar al paciente si no se resuelve después de 3-4 h (es decir, la brecha aniónica no se cierra o no puede tomar líquidos por vía oral), si se acaba de diagnosticar o si la capacidad de los cuidadores es cuestionable.

Cetoacidosis diabética grave

- Sus características incluyen altos niveles de cetonas, pH < 7.1, HCO₃ < 10 mEq/L, pH < 7.2 o CAD leve a moderada junto con deterioro de otros sistemas orgánicos, como alteración del estado mental, deterioro de la función renal o dificultad respiratoria.
- Ingreso para tratamiento y supervisión intensiva (glucemia con tira reactiva cada hora, PMB cada 4 h, tira reactiva de toda la orina en busca de cetonas, constantes vitales con presión arterial cada hora, controles neurológicos cada hora, entrada/salida estricta).
- Considérese el ingreso en la unidad de cuidados intensivos si el paciente presenta disminución del nivel de conciencia o signos neurológicos focales, edad < 24 meses o un nivel de potasio < 3.0 mg/dL.

Síndrome hiperglucémico hiperosmolar

- El síndrome hiperglucémico hiperosmolar (SHH) es una complicación aguda rara de la diabetes, más frecuente en la DMT2.
- Considere este diagnóstico si la glucosa está muy elevada, en ausencia de cetosis.
- El SHH tiene una alta incidencia o mortalidad.

Otras estrategias terapéuticas

Hidratación intravenosa

- La hidratación simple provoca con frecuencia un descenso de la glucosa de 180-240 mg/dL.
- Expansión de volumen (primera fase [si hay mala perfusión o hipotensión]): 10-20 mL/kg de solución salina isotónica durante 1 h y luego reevaluar el estado de volumen.
- Rehidratación (segunda fase): ½ de solución salina isotónica + acetato de potasio + fosfato de potasio (véase más adelante) a 3 L/m²/día:
  - Disminuir a 2.5 L/m²/día si existe preocupación por el riesgo de edema cerebral.
  - Cuando la glucemia sea < 250 mg/dL, cambiar a dextrosa al 5% en ½ de solución salina isotónica. (Disponga de dextrosa al 10% en ½ de solución salina isotónica + acetato de potasio + fosfato de potasio para utilizar cuando la glucemia sea < 250 mg/dL. Mantenga la tasa total igual y titule los dos líquidos para mantener la glucosa en sangre de 150 a 250 mg/dL).

Reposición de potasio

• Una vez establecida la diuresis y si el potasio es < 5.5 mEq/L, iniciar la administración de potasio.
• El nivel de potasio disminuye con la corrección de la acidosis, la disminución de la glucemia y el inicio de la insulina.
• Añadir 30-40 mEq/L de potasio a los líquidos IV como fosfato de potasio, acetato de potasio o cloruro de potasio (es decir, ½ de solución salina isotónica + 20 mEq/L de fosfato de potasio + 20 mEq/L de acetato de potasio a 3 L/m²/día).

Insulina intravenosa

• La expansión de volumen debe iniciar antes de la administración de insulina.
• Inicie el goteo de insulina a 0.1 U/kg/h.
• Si la glucemia es < 150 mg/dL y el paciente sigue acidótico, **no suspender el goteo de insulina, sino aumentar la dextrosa**. Si la acidosis se resuelve (pH > 7.3, HCO_3 > 15 mEq/L), la velocidad de infusión de insulina puede reducirse a 0.08 o 0.05 U/kg/h, en especial si se requiere dextrosa al 10% para mantener la glucosa por encima de 150 mg/dL.
• Cambiar a insulina s. c. cuando el paciente sea capaz de ingerir líquidos por vía oral, el pH sea > 7.25 o el HCO_3 sea > 15 mEq/L, y se haya cerrado la brecha aniónica. Considerar la administración de glargina por la noche noche durante el tratamiento de la CAD (mientras funciona el goteo de insulina) para facilitar la interrupción del goteo de insulina en el momento adecuado y garantizar la insulina basal, que debe administrarse al menos 1-2 h antes de interrumpir la infusión de insulina.

Edema cerebral

• Es la causa más frecuente de muerte durante la CAD en niños (0.4-1% de los casos).
• Anticipar el edema cerebral en las primeras 24 h después del inicio del tratamiento. Disponer siempre de manitol durante las primeras 24 h en pacientes con CAD grave.
• Los síntomas son cambios en el afecto, alteración del nivel de conciencia, irritabilidad, cefalea, pupilas igualmente dilatadas, delirio, incontinencia, vómito, bradicardia y papiledema (tabla 18-4).
• Tratamiento.
  • El edema cerebral es una emergencia médica y es necesaria una intervención inmediata.

TABLA 18-4 Criterios diagnósticos del edema cerebral

Criterios diagnósticos	Criterios principales	Criterios secundarios
Respuesta anormal al dolor	Estado mental alterado/pérdida de conciencia fluctuante	Vómito
Postura decorticada o descerebrada	Desaceleración sostenida de la frecuencia cardiaca (no debida al sueño o a la mejora del volumen intravascular)	Dolor de cabeza
Parálisis del nervio craneal		Letargo
Patrón respiratorio neurológico anormal (como Cheyne-Stokes)	Incontinencia inadecuada para la edad	Hipertensión, presión arterial diastólica > 90
		Edad < 5 años

Tomada de: Levin DL. Cerebral edema in diabetic ketoacidosis. *Pediatr Crit Care Med.* 2008;9(3):320-9.

- El edema cerebral es un diagnóstico clínico. La tomografía computarizada (TC) cerebral no está indicada antes del tratamiento o para establecer el diagnóstico; sin embargo, considere la TC para evaluar la trombosis o el infarto además del edema cerebral.
- Manitol 0.5-1 g/kg IV durante < 30 minutos.
- Disminuir la velocidad de infusión IV a 2-2.5 L/m²/día.
- Considere hiperventilación y dexametasona.

HIPOGLUCEMIA

- Durante el ayuno se produce un proceso normal para mantener el suministro de combustible al cerebro.
- La adaptación normal al ayuno incluye (1) glucogenólisis hepática (cuando se agotan las reservas de glucógeno: > 4-8 h de ayuno en lactantes y > 8-12 h de ayuno en niños), (2) gluconeogénesis hepática y (3) cetogénesis hepática.
- La hipoglucemia no representa una entidad única, sino un defecto en las vías adaptativas principales.

Definición

- La hipoglucemia clínica se define como la presencia de la tríada de Whipple: (1) signos y síntomas de hipoglucemia, (2) glucemia baja documentada y (3) resolución con la ingesta de carbohidratos.
- Un nivel de glucosa plasmática inferior a 50-60 mg/dL se reconoce como el umbral glucémico para la evaluación de la hipoglucemia después de 48 h de vida.

Presentación clínica

- Lactantes: episodios cianóticos, apnea, dificultad respiratoria, rechazo de la alimentación, temperatura subnormal, episodios de flacidez, sacudidas mioclónicas, somnolencia y convulsiones.
- Niños: taquicardia, ansiedad, irritabilidad, hambre, sudoración, temblores, terquedad, somnolencia y convulsiones.
- Con frecuencia los lactantes y los niños no pueden reconocer o comunicar los síntomas y la hipoglucemia recurrente puede atenuar los síntomas y las respuestas hormonales.

Anamnesis

- Lactantes considerados en riesgo de hipoglucemia y que requieren control de la glucosa: recién nacidos con hipoglucemia sintomática, neonatos con estrés perinatal, síndromes congénitos (como Beckwith-Wiedemann), malformaciones faciales anormales de la línea media o microfalo, antecedentes familiares de una forma genética de hipoglucemia, peso al nacer elevado para la edad de gestación, prematuridad o posmadurez, lactante de madre con diabetes.
- Una buena anamnesis es crucial al evaluar la hipoglucemia.
- Información clave: edad del paciente, edad de gestación y peso al nacer (para lactantes), duración del periodo de ayuno, acontecimiento desencadenante (p. ej., ingestión de fructosa), tasa de infusión de glucosa (TIG), antecedentes perinatales, comorbilidades (p. ej., enfermedad hepática, defectos de la línea media, etc.) y posible ingestión de medicamentos hipoglucemiantes.

Estudios de laboratorio

- A los neonatos con mayor riesgo de desarrollar hipoglucemia aguda o persistente se les debe realizar un cribado de glucosa al nacer y, a continuación, prealimentarlos durante 24-48 h hasta que la glucemia se estabilice (> 50 mg/dL a < 48 h de vida o > 60 mg/dL a > 48 h de vida).
- Es muy importante realizar una medición real de la glucemia en el laboratorio, no el resultado de un glucómetro, para confirmar una hipoglucemia real.
- La muestra crítica para diagnosticar la causa subyacente por lo general debe obtenerse durante un episodio hipoglucémico o durante un ayuno formal. Esta muestra se obtiene cuando los

niveles de glucosa en sangre caen por debajo de 50-60 mg/dL dependiendo de la edad del lactante:

- Se obtienen muestras de glucosa plasmática, insulina, péptido C, cetonas o β-hidroxibutirato, lactato, HCO_3 sérico, ácidos grasos libres, cortisol, hormona del crecimiento y amoníaco plasmático (utilice la nemotecnia: PICKLE).
- La orina para cetonas también se obtiene inmediatamente después de la hipoglucemia.
- En pacientes que están siendo tratados por hipoglucemia, conviene obtener también sangre para carnitina plasmática total y libre, perfil de ácidos orgánicos urinarios y perfil de acilcarnitina plasmática (hacerlo siempre antes de un ayuno diagnóstico).
- Durante una respuesta normal a un nivel de glucemia inferior a 50 mg/dL, el nivel de insulina debe ser indetectable (< 2 μU/mL), el β-hidroxibutirato aumentado (> 2 mmol/L), el lactato reducido (< 1.5 mM), los ácidos grasos libres aumentados (> 1.5 mmol/L) y las hormonas contrarreguladoras aumentadas.

Evaluación (figura 18-2)

Hipoglucemia transitoria de la infancia: hiperinsulinismo neonatal transitorio
- Lactantes de madres con diabetes.
  - Se presenta como una hipoglucemia transitoria resultado de una hiperinsulinemia tras una exposición crónica a una glucemia elevada en el útero. Los lactantes suelen ser macrosómicos y la hipoglucemia puede durar de 3-7 días.
  - El tratamiento consiste en tomas frecuentes o, si es necesario, glucosa IV suplementaria a 5-10 mg/kg/min.
- Retraso del crecimiento intrauterino y estrés perinatal
  - Esto puede presentarse como hipoglucemia y suele persistir durante > 5 días de vida. Los niveles de insulina pueden ser inadecuadamente elevados.
  - El tratamiento implica tomas frecuentes, o la mayoría de los lactantes responden al diazóxido (5-15 mg/kg/día).

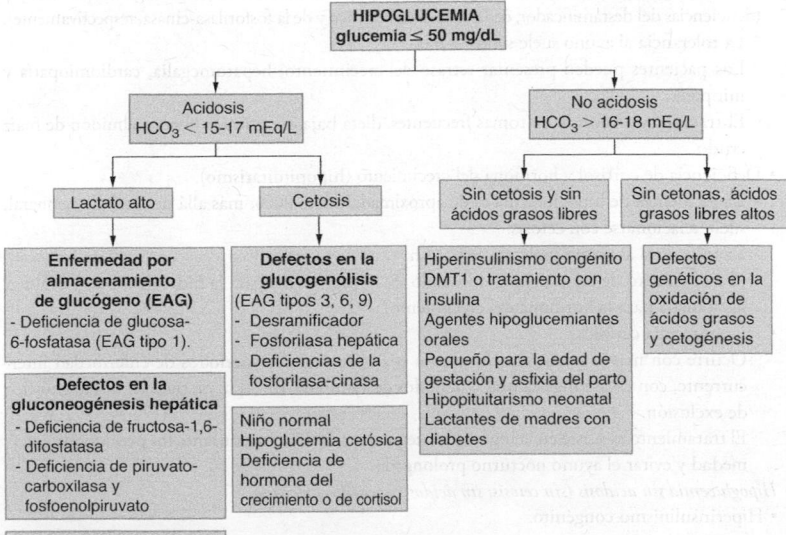

Figura 18-2. Algoritmo para el diagnóstico de la hipoglucemia.

- Lactantes que toman β-bloqueadores, que provocan hipoglucemia hipocetósica debido a la supresión de la lipólisis

Hipoglucemia persistente de la lactancia o la niñez

- *Hipoglucemia con acidosis láctica:* errores congénitos del metabolismo.
- Enfermedad por almacenamiento de glucógeno tipo 1 (deficiencia de glucosa-6-fosfatasa).
  - Los lactantes pueden desarrollar hipoglucemia el primer día de vida, aunque debido a la frecuencia de las tomas, puede no diagnosticarse durante meses. La tolerancia al ayuno suele ser muy corta (2-4 h).
  - Las afecciones asociadas incluyen acidemia láctica, taquipnea, hepatomegalia, hiperuricemia, retraso del crecimiento, hipertrigliceridemia y neutropenia.
  - El tratamiento consiste en una alimentación frecuente a base de carbohidratos, almidón de maíz crudo (> 1 año de edad), ingesta limitada de fructosa y galactosa, y factor estimulante de colonias de granulocitos-macrófagos.
- Defectos en la gluconeogénesis hepática (deficiencia de fructosa-1,6-difosfatasa).
  - Los pacientes suelen desarrollar hipoglucemia tras un ayuno de 8-10 h o tras la ingestión de fructosa.
  - Las afecciones asociadas incluyen la acidemia láctica y la hepatomegalia.
- Galactosemia (deficiencia de galactosa-1-fosfato uridiltransferasa).
  - Suele presentarse con ictericia sin hepatomegalia y sepsis neonatal relacionada con *Escherichia coli*.
  - Más adelante en la vida, los pacientes pueden desarrollar hepatomegalia, cataratas, retraso del desarrollo, insuficiencia ovárica y síndrome de Fanconi.
  - El tratamiento consiste en una dieta restringida en galactosa.
- Otras causas de hipoglucemia con acidosis láctica: ingestión de alcohol o alcohol para fricciones.
- Recién nacidos normales. Los lactantes tienen poca capacidad para producir cetonas y gluconeogénesis en las primeras 24 h de vida.
- *Hipoglucemia con cetosis*
  - Errores congénitos del metabolismo: enfermedad por almacenamiento de glucógeno tipos 3, 6 y 9 (deficiencias del desramificador, de la fosforilasa hepática y de la fosforilasa-cinasa, respectivamente).
    - La tolerancia al ayuno suele ser de 4-6 h.
    - Los pacientes pueden presentar retraso del crecimiento, hepatomegalia, cardiomiopatía y miopatía.
    - El tratamiento consiste en tomas frecuentes, dieta baja en azúcares libres y almidón de maíz crudo.
  - Deficiencia de cortisol y hormona del crecimiento (hipopituitarismo).
    - La incidencia de hipoglucemia es de aproximadamente 20%; más allá del periodo neonatal, suele relacionarse con cetosis.
    - La tolerancia al ayuno suele ser de 8-14 h.
    - El tratamiento de reposición es adecuado (8-12 mg/m²/día para la hidrocortisona y 0.3 mg/kg/semana para la hormona del crecimiento).
  - Hipoglucemia cetósica.
    - Ocurre con mayor frecuencia durante la edad preescolar en periodos de enfermedad intercurrente, con escasa ingesta oral o periodos de ayuno de 10-12 h. Se trata de un diagnóstico de exclusión.
    - El tratamiento consiste en la ingesta frecuente de carbohidratos durante los periodos de enfermedad y evitar el ayuno nocturno prolongado.
- *Hipoglucemia sin acidosis (sin cetosis; sin ácidos grasos libres elevados):*
  - Hiperinsulinismo congénito.

Criterios de diagnóstico del hiperinsulinismo (HI)

	Diagnóstico de HI[a]	Sugerencia de HI
Glucosa	< 50 mg/dL (tras las primeras 48 h de vida)	< 65 mg/dL (tras las primeras 48 h de vida)
β-hidroxibutirato	< 1.1 mmol/L	< 2 mmol/L
Ácidos grasos libres	< 0.5 mmol/L	< 1.5 mmol/L
Insulina[b]	Detectable	Detectable
Prueba de estimulación con glucagón (0.03 mg/kg hasta un máximo de 1 mg, IV o IM Medir la glucosa a los 0, 15 y 30 min)	Aumento de la glucemia de 30 mg/dL en 30 min	Aumento de la glucemia de 30 mg/dL en 30 min

- Es la causa más común de hipoglucemia persistente del neonato.
- El momento de aparición, las características clínicas, la tolerancia al ayuno (0-6 h) y el tratamiento dependen de la gravedad y del tipo de enfermedad o mutación. Los pacientes suelen ser grandes para la edad de gestación y no presentan retraso del crecimiento.
- Los pacientes suelen tener necesidades elevadas de glucosa (10-30 mg/kg/min).
- Los pacientes responden a la estimulación con glucagón (0.03 mg/kg hasta un máximo de 1 mg IV) con un aumento de la glucosa > 30 mg/dL en 15-30 minutos.
- Los distintos tipos incluyen los siguientes:
  - Mutaciones recesivas de los genes de los canales de potasio (SUR 1, Kir6.2). Los pacientes no responden al diazóxido. El tratamiento es la pancreatectomía subtotal (98%); si la hipoglucemia persiste después de la cirugía, considérese el tratamiento médico con octreotida o infusión enteral de dextrosa al 10-20%. Evitar la octreotida en el periodo neonatal por riesgo de enterocolitis necrosante.
- Mutación dominante de los genes de los canales de potasio. El tratamiento es la pancreatectomía subtotal (98%); si la hipoglucemia persiste después de la cirugía, considere el tratamiento médico descrito anteriormente. Aproximadamente 50% de los niños con hiperinsulinismo difuso requieren tratamiento médico adicional después de una pancreatectomía casi total.
  - Hiperinsulinismo focal: pérdida focal de heterocigosis para 11p materno y expresión de mutaciones del canal de potasio transmitidas paternalmente de SUR 1 o de Kir6.2. El tratamiento es una resección focal; los pacientes no responden al diazóxido. El tratamiento es la resección focal; los pacientes no responden al diazóxido.
  - Mutaciones dominantes de la glutamato deshidrogenasa: síndrome de hiperinsulinismo hiperamonemia. El tratamiento es diazóxido.
  - Mutaciones dominantes de la glucocinasa. El tratamiento es diazóxido.
  - Mutaciones recesivas de la acil-CoA deshidrogenasa de cadena corta (ADCC): metabolitos anormales en el perfil de acilcarnitina y ácidos orgánicos en orina. El tratamiento es diazóxido.
- Hipopituitarismo neonatal. Las características clínicas relacionadas con esta afección son defectos de la línea media, microfalo, disfunción hepática colestásica e ictericia.
- La administración cautelosa de insulina o secretagogos de insulina oral se caracteriza por hipoglucemia con niveles altos de insulina pero bajos de péptido C. Cuando existe sospecha, trabajo social debe participar en la evaluación del caso.
- El síndrome de *dumping* posNissen se produce en algunos lactantes tras una intervención quirúrgica por reflujo.
  - El tratamiento consiste en tomas frecuentes, y pueden ser útiles los inhibidores de la motilidad gástrica, así como la acarbosa.

- *Hipoglucemia sin acidosis (cetosis nula o anormalmente baja pero ácidos grasos libres elevados).*
- Defectos de la oxidación de los ácidos grasos y de la cetogénesis. Los pacientes no se presentan en el periodo neonatal porque la tolerancia al ayuno es de 12-16 h. El primer episodio suele desencadenarse por una enfermedad inespecífica.

Tratamiento

- El objetivo es mantener la glucemia por encima de 70 mg/dL después de un ayuno de 7 h y entre las comidas.
- Entre los tratamientos específicos se incluyen los siguientes:
  - Dextrosa: bolo IV de 0.2 g/kg (2 mL/kg de dextrosa al 10%), seguido de infusión continua de dextrosa al 10% (5 mL/kg/h de dextrosa al 10% es aproximadamente una TIG de 8 mg/kg/min en un neonato). Ajustar la velocidad para mantener la glucemia en 70-150 mg/dL.
  - Glucagón (sólo si está inducido por insulina): 0.5 mg SC o IV si < 20 kg o 1 mg SC o IV si > 20 kg. La náusea y el vómito son efectos secundarios frecuentes.
  - Diazóxido: 5-15 mg/kg/día divididos en 2-3 dosis. Empezar con 10 mg/kg/día. Efectos secundarios: retención de líquidos e insuficiencia cardiaca congestiva.
  - Octreotida: 5-15 µg/kg/día y puede aumentar hasta 50 µg/kg/día SC dividida en 2 dosis (8 a. m., 2 p. m. + dextrosa enteral). Por lo general, la segunda dosis debe ser mayor; o dosis equivalentes cada 6 h (+/− dextrosa enteral) o mediante infusión SC continua. La taquifilaxia es un problema frecuente. También puede causar supresión de otras hormonas como el glucagón, el cortisol, la hormona del crecimiento y la hormona estimulante de la tiroides.
  - Almidón de maíz crudo (enfermedad por almacenamiento de glucógeno tipo 1): 1-2 g/kg/dosis en lactantes mayores (> 6 meses de edad).
  - Carnitina (para el defecto CPT1): 100 mg/kg/día divididos en 3-4 dosis.

INSUFICIENCIA SUPRARRENAL

La insuficiencia suprarrenal puede ser primaria (como resultado de un trastorno de la glándula suprarrenal) o secundaria (como resultado de anomalías congénitas o lesiones adquiridas en el hipotálamo o la hipófisis).

Etiología

- Insuficiencia suprarrenal aguda primaria: síndrome de Waterhouse-Friderichsen (septicemia con infartos suprarrenales bilaterales subsiguientes), infección (tuberculosis, histoplasmosis, citomegalovirus, VIH), medicamentos (ketoconazol).
- Insuficiencia suprarrenal crónica primaria: autoinmune (síndrome poliglandular autoinmune, enfermedad de Addison), hiperplasia suprarrenal congénita (HSC), hipoplasia suprarrenal congénita, enfermedad de Wolman (enfermedad por almacenamiento lisosómico que incluye la calcificación de las glándulas suprarrenales), adrenoleucodistrofia, falta de respuesta congénita a la ACTH.
- Insuficiencia suprarrenal secundaria: deficiencia aislada de ACTH, radiación, craneofaringioma, displasia septo-óptica e iatrogenia (tratamiento crónico con esteroides). Traumática, hemorrágica o autoinmune.
- Las lesiones de la hipófisis se relacionan con la deficiencia de ACTH, así como con deficiencias de la hormona del crecimiento, hormona folículo estimulante, hormona luteinizante y Hormona estimulante de la tiroides.

Presentación clínica

- Signos.
  - Generales: pérdida de peso, hipotensión/choque, vitiligo.
  - Sólo insuficiencia suprarrenal primaria: hiperpigmentación de superficies extensoras, pliegues de las manos, encías, labios, areola, cicatrices.

- Síntomas: debilidad, fatiga, anorexia, náusea, vómito, ansia de sal, mareos posturales.
- Las anomalías de laboratorio incluyen hiponatremia (90%), hiperpotasemia (60%) si hay insuficiencia suprarrenal primaria; también puede haber hipercalcemia, acidosis metabólica, anemia, linfocitosis, eosinofilia y azoemia. La hiperpotasemia no es evidente en ninguna insuficiencia suprarrenal.

Detección y diagnóstico

- Los niveles aleatorios de cortisol en plasma no son muy útiles, excepto en lactantes, en pacientes en estado de choque o durante una crisis si el tratamiento es urgente.
- Los procedimientos diagnósticos iniciales podrían incluir cortisol sérico a las 8 a. m., ACTH y electrolitos.
- Un valor de cortisol sérico a primera hora de la mañana > 11 µg/dL (300 nmol/L) hace improbable que el paciente padezca una insuficiencia hipotálamo-hipofisario-suprarrenal clínicamente importante.
- Un valor de cortisol sérico a primera hora de la mañana < 3 µg/dL (80 nmol/L) hace muy probable una insuficiencia suprarrenal si el paciente tiene ritmicidad circadiana presumiblemente normal.
- El cortisol bajo con niveles altos de ACTH apoya la insuficiencia suprarrenal primaria.
- Si el estado del paciente permite esperar para iniciar el tratamiento, realizar una **prueba de estimulación con ACTH** con tetracosactida. Si sospecha insuficiencia suprarrenal primaria: 250 µg IV, y vigilar los niveles plasmáticos de cortisol a los 0, 30 y 60 minutos. Si sospecha insuficiencia suprarrenal secundaria, realizar una prueba de tetracosactida a dosis bajas de 1 µg. Un valor de cortisol sérico ≥ 18 µg/dL (497 nmol/L) a los 30 o 60 minutos indica una respuesta normal. Sin embargo, este valor puede variar dependiendo del ensayo de laboratorio utilizado.
- Se puede administrar dexametasona si es necesario un tratamiento de urgencia y realizar pruebas de estimulación con ACTH poco después.

Tratamiento

Crisis suprarrenal aguda

- Expansión rápida de volumen IV con 20 mL/kg de solución salina isotónica o dextrosa al 5% con solución salina isotónica si hay hipoglucemia concomitante.
- Control estricto de los electrolitos y la glucosa en sangre.
- Hidrocortisona a 50 mg/m² IV en bolo; después 50 mg/m²/día divididos cada 4-6 h.
- Si no es IV o diagnóstico establecido: 1 mg/m² de dexametasona IV o IM.

Insuficiencia suprarrenal crónica

- Reposición fisiológica (6-12 mg/m²/día de hidrocortisona por vía oral dividida cada 8 h; la mejor dosis es la más baja que el paciente pueda soportar sin síntomas).
- Si se sospecha deficiencia de mineralocorticoides, administrar 0.1 mg/día de fludrocortisona por vía oral en la insuficiencia suprarrenal primaria. Aumentar la dosis si es necesario.
- Dosis de estrés.
- Enfermedad leve (náusea, vómito, fiebre). Triplicar la dosis diaria total de corticoesteroides y dividirla tres veces al día o administrar 30-50 mg/m²/día de hidrocortisona IV durante 48 h o hasta que desaparezcan los síntomas. Los pacientes deben disponer de corticoesteroides inyectables y tener instrucción en el uso intramuscular para el vómito o las emergencias (1 mg/m²/día de dexametasona) o Solu-Cortef® (50 mg/m² por dosis).
- Estrés importante (enfermedad grave, anestesia general, fractura ósea). Administrar 50-100 mg/m²/día de hidrocortisona IV dividida cada 6-8 h.
- La disminución de las dosis de estrés a las fisiológicas puede hacerse a cualquier ritmo, seguida de una disminución lenta y cuidadosa de los esteroides por debajo de las dosis fisiológicas debido al riesgo de insuficiencia suprarrenal.

- El paciente debe recibir dosis de estrés durante los momentos de enfermedad si está por debajo de la dosis de estrés o libre de esteroides hasta que una prueba de ACTH/tetracosactida (Cortrosyn®) verifique la suficiencia suprarrenal.
- El paciente con este diagnóstico debe llevar una pulsera de alerta médica.
- Posoperatorio (para lesiones hipofisarias). Un valor de cortisol > 8 µg/dL 24 h después de suspender la dexametasona o la hidrocortisona es adecuado. El paciente seguirá necesitando una prueba de estimulación con ACTH/tetracosactida 1 mes después de la cirugía.

Potencias de corticoesteroides
Las potencias relativas de los corticoesteroides varían (véase la tabla 18-5).

HIPERPLASIA SUPRARRENAL CONGÉNITA

- La HSC es la causa más frecuente de ambigüedad genital en el recién nacido.
- Tiene herencia autosómica recesiva.
- Está causada por la deficiencia de una de las enzimas de la vía biosintética de los corticoesteroides (tabla 18-6).
  - La deficiencia enzimática más común es la 21-hidroxilasa.
  - El defecto primario es la incapacidad de sintetizar el cortisol adecuado, y los esteroides distales a la enzima faltante resultan en un exceso de hormona liberadora de corticotropina y ACTH, lo que causa que las glándulas suprarrenales se vuelvan hiperplásicas.
  - El aumento de la estimulación hormonal trófica conduce a una producción excesiva de andrógenos suprarrenales (androstenediona), que se convierten periféricamente en testosterona, lo que a su vez conduce a la virilización.
  - Los defectos esteroidogénicos que interrumpen la síntesis de aldosterona provocan incapacidad para mantener el equilibrio de sodio y, si no se diagnostican a tiempo, pueden conducir a deshidratación hiponatrémica, choque y muerte que suele presentarse a los 7-10 días de vida.
- El cribado neonatal está disponible para la deficiencia de 21-hidroxilasa (figura 18-3).
  - La mayoría de los estados (en Estados Unidos) realizan un cribado rutinario mediante análisis de 17-hidroxiprogesterona (17-OHP) que se obtiene por punción del talón a los 2-4 días de vida. El cribado antes de las 24 h de vida conlleva una elevada tasa de falsos positivos.
  - Los ensayos varían mucho, y los niveles de 17-OHP pueden verse afectados por la edad de gestación, las enfermedades graves y el estrés.
  - Si en el cribado se observan genitales ambiguos, disminución del estado de alerta, escaso aumento de peso o 17-OHP muy elevada, el lactante debe ser remitido inmediatamente a un endocrinólogo pediátrico e ingresado. Una 17-OHP elevada en el cribado debe confirmarse con una 17-OHP en suero de laboratorio, y debe realizarse un seguimiento de los electrolitos hasta que se excluya el diagnóstico de HSC.

TABLA 18-5	**Potencias relativas de los corticoesteroides sistémicos**		
Medicamento	Actividad glucocorticoide	Actividad mineralocorticoide	Vida media biológica (h)
Hidrocortisona	1	1	8-12
Prednisona/ prednisolona	4	0.3	18-36
Metilprednisolona	5	0	18-36
Dexametasona	25-40	0	36-54
Fludrocortisona	10-15	125	18-36

TABLA 18-6 Defectos enzimáticos y fenotipo de la hiperplasia suprarrenal congénita

Deficiencia enzimática	Fenotipo femenino	Fenotipo masculino	Tratamiento	Estudios de laboratorio			
				17-OHP	K	Na	Otros
Deficiencia de 21-OH (90%)							
Pérdida de sal clásica	Genitales virilizados/ambiguos	Genitales normales/crisis de pérdida de sal a las 1-2 semanas de edad	GC, MC; NaCl en lactantes	↑ (por lo general > 2 000 ng/dL)	↑	↓	Acidosis, disminución de la glucosa
Virilización simple clásica	Genitales virilizados/ambiguos	Fenotípicamente normal	GC, ±MC	↑ (por lo general > 2 000 ng/cL)	N	N	
No clásico	Adrenarquia prematura, menstruación irregular, edad ósea avanzada	Adrenarquia prematura, edad ósea avanzada	GC	↑ modesto en la estimulación de ACTH	N	N	
Deficiencia de 11β-OH (5%)	Hipertensión, hipopotasemia, virilización	Hipertensión, hipopotasemia (no como neonato)	GC, tratar la hipertensión		↓	N	↑ DOC
Deficiencia de 17α-OH (1%)	Hipertensión, ausencia de adrenarquia/pubertad	Hipertensión, genitales ambiguos	GC, esteroides sexuales, tratar la hipertensión		↓	N	↓ esteroides sexuales, cortisol, ↑ DOC

21-OH, 21-hidroxilasa; 17-OHP, 17-hidroxiprogesterona; 11β-OH, 11β-hidroxilasa; 17α-OH, 17α-hidroxilasa; DOC, desoxicorticosterona; GC, glucocorticoides (10-20 mg/m²/día de hidrocortisona divididos 3 veces al día); MC, mineralocorticoides (fludrocortisona, por lo general 0.1 mg al día); N, normal; NaCl, suplementos de cloruro de sodio, normalmente 1-2 g o 17-34 mEq de sodio al día.

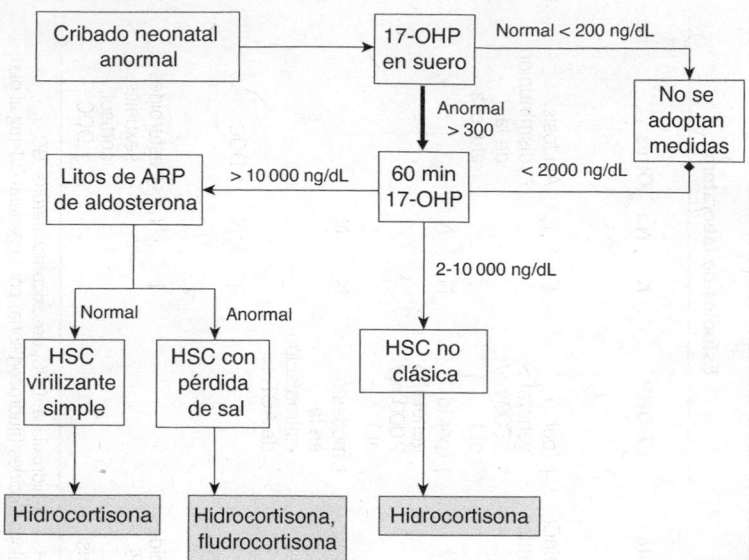

Figura 18-3. Algoritmo para el diagnóstico y el tratamiento de la HSC 21-OH.
(17-OHP, 17-hidroxiprogesterona; ARP, actividad de la renina plasmática; HSC, hiperplasia suprarrenal congénita).

- Seguimiento terapéutico.
  - Los pacientes deben tener un seguimiento estrecho con un equipo multidisciplinario.
  - Vigilancia continua de los niveles de 17-hidroxiprogesterona y androstenediona.

EXCESO DE GLUCOCORTICOIDES (FIGURA 18-4)

- La enfermedad de Cushing es la causa más frecuente de hipercortisolismo. Está causada por un adenoma secretor de ACTH o, en raras ocasiones, por un tumor ectópico secretor de ACTH, que impulsa la producción de cortisol suprarrenal.
- También puede deberse al síndrome de Cushing, que hace referencia a la secreción autónoma de cortisol o a la exposición exógena a corticoesteroides. Las etiologías incluyen adenoma corticosuprarrenal, carcinoma corticosuprarrenal, síndrome de McCune-Albright y neoplasia endocrina múltiple 1, o debido a la ingesta exógena de esteroides.
- Los indicadores más sensibles del exceso de glucocorticoides son el peso excesivo y la alteración del crecimiento lineal.
- Otras manifestaciones clínicas incluyen cara de luna, almohadilla de grasa dorsocervical ("joroba de búfalo"), obesidad, hipertensión, adelgazamiento de la piel, estrías violáceas, hematomas e hirsutismo.
- La evaluación inicial para confirmar el hipercortisolismo es cortisol libre en orina de 24 h (en exceso de 70-80 μg/m² en niños con sospecha de exceso de glucocorticoides) o cortisol salival a las 11:00 p. m. (la concentración normal es < 0.28 μg/dL) o también puede llevarse a cabo una prueba de supresión nocturna con 1 mg de dexametasona como estudio ambulatorio. La dosis debe administrarse por vía oral a las 11:00 p. m. y medir el cortisol sérico a las 08:00 a. m. Un nivel ≥ 1.8 mg/dL puede indicar hipercortisolismo.
- Repetir las pruebas *si* la sospecha clínica es alta y todas las pruebas son negativas.
- Tras confirmar el hipercortisolismo es importante detectar el origen.

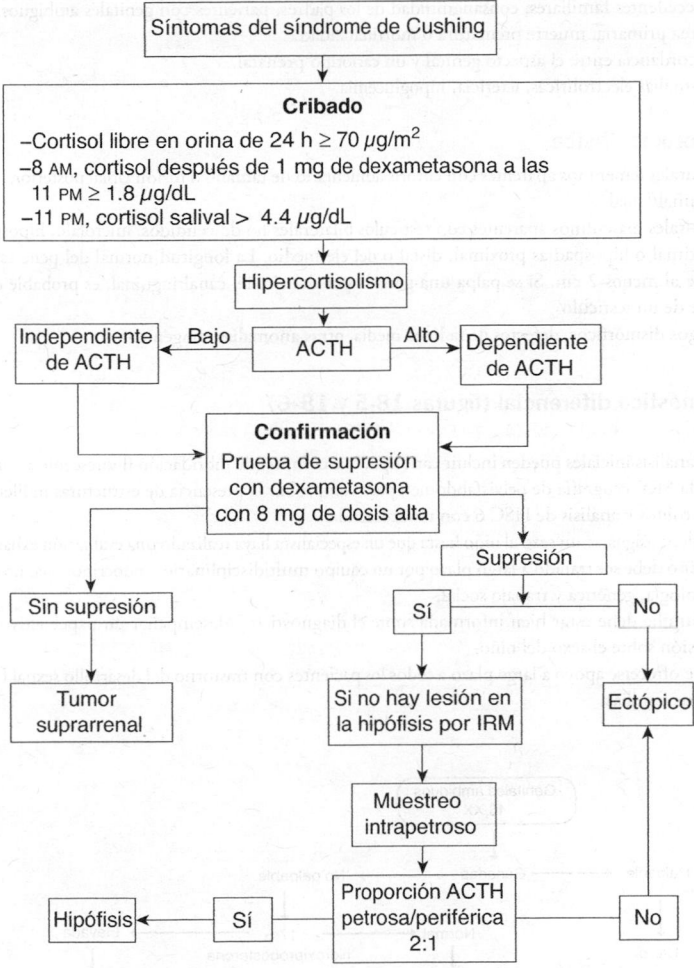

Figura 18-4. **Algoritmo para el diagnóstico del exceso de cortisol.**

GENITALES AMBIGUOS

Definición

- Trastorno del desarrollo sexual (TDS) que se produce cuando hay incongruencia entre los genitales externos de un niño, sus gónadas (ovarios o testículos) y su sexo cromosómico (XX-femenino o XY-masculino).
- Por lo general, esta incongruencia se expresa en forma de genitales externos que no son completamente masculinos ni femeninos, denominados genitales ambiguos.

Anamnesis

- Antecedentes maternos: virilización antes o durante el embarazo, resultados de la amniocentesis, medicamentos (andrógenos-progestágenos, disruptores endocrinos, fenitoína).

- Antecedentes familiares: consanguinidad de los padres, parientes con genitales ambiguos, amenorrea primaria, muerte prematura o mortinatalidad.
- Discordancia entre el aspecto genital y un cariotipo prenatal.
- Anomalías electrolíticas, ictericia, hipoglucemia.

Exploración física

- Genitales femeninos aparentes con clítoris aumentado de tamaño o fusión labial posterior, o masa inguinal/labial.
- Genitales masculinos aparentes con testículos bilaterales no descendidos, microfalo, hipospadias proximal o hipospadias proximal, distal o del eje medio. La longitud normal del pene estirado es de al menos 2 cm. Si se palpa una gónada por debajo del canal inguinal, es probable que se trate de un testículo.
- Rasgos dismórficos, defectos de la línea media, otras anomalías congénitas.

Diagnóstico diferencial (figuras 18-5 y 18-6)
Manejo

- Los análisis iniciales pueden incluir cariotipo, que comprende hibridación fluorescente *in situ* con sonda SRY, ecografía de pelvis/abdomen para comprobar la presencia de estructuras müllerianas, electrolitos y análisis de HSC 6 con tetracosactida.
- No debe asignarse un sexo al niño hasta que un especialista haya realizado una evaluación exhaustiva.
- El niño debe ser tratado a largo plazo por un equipo multidisciplinario: endocrinología, urología, psicología, genética y trabajo social.
- La familia debe estar bien informada sobre el diagnóstico y desempeñar un papel activo en la decisión sobre el sexo del niño.
- Debe ofrecerse apoyo a largo plazo a todos los pacientes con trastorno del desarrollo sexual (TDS) y a sus familias.

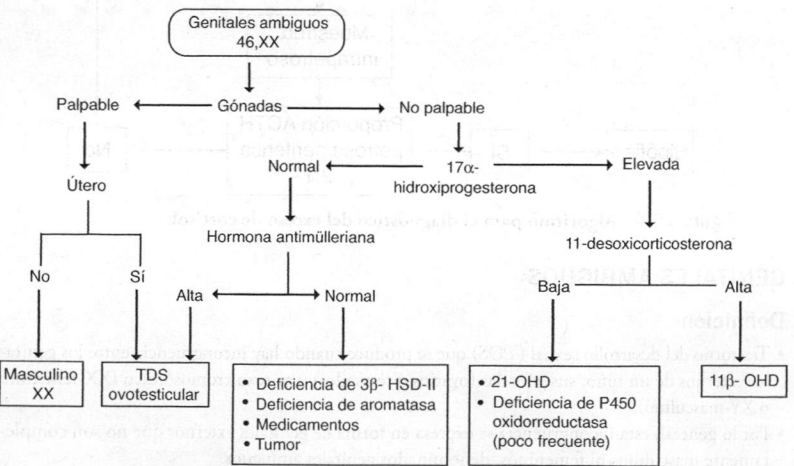

Figura 18-5. Algoritmo para el diagnóstico de los trastornos del desarrollo sexual (TDS) en 46,XX con genitales ambiguos. (3-HSD-II, deficiencia de 3b-hidroxiesteroide deshidrogenasa; 11β-OHD, deficiencia de 11β-hidroxilasa).

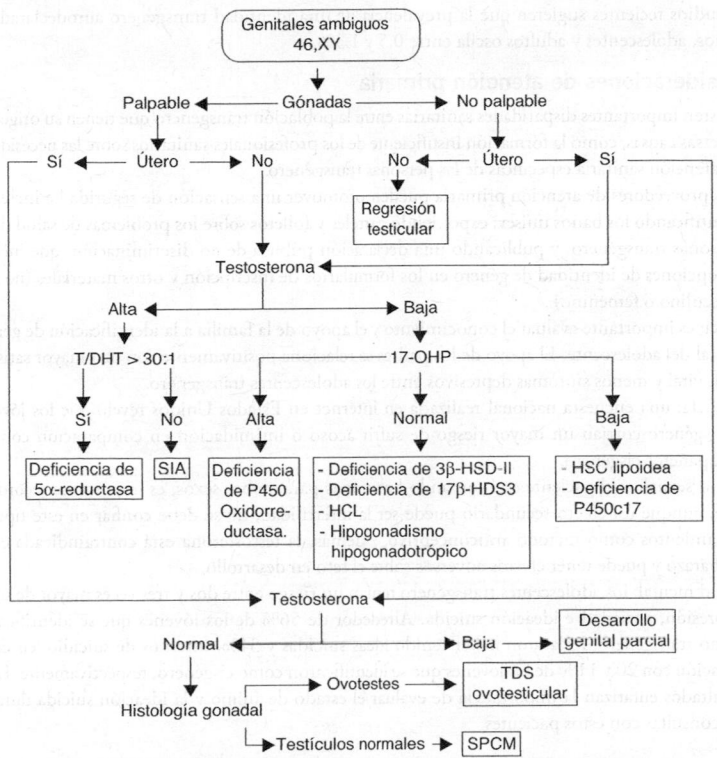

Figura 18-6. Algoritmo para el diagnóstico de los trastornos del desarrollo sexual (TDS) en 46,XY con genitales ambiguos. (HCL, histiocitosis de células de Langerhans; SIA, síndrome de insensibilidad a los andrógenos, SPCM, síndrome de persistencia de conductos de Müller).

SALUD TRANSGÉNERO

Definiciones

- Sexo: designación de una persona al nacer como "hombre" o "mujer" en función de su anatomía (órganos genitales y reproductores) y biología (cromosomas y hormonas).
- Identidad de género: el sentido interno que una persona tiene de sí misma. Puede ser masculina, femenina, intermedia, una combinación de ambas o ninguna.
- Expresión de género: se refiere a la manifestación externa de la identidad de género de una persona. Puede incluir la elección de la ropa, el peinado, la forma de hablar y los modales.
- Disforia de género: definida como malestar clínicamente significativo relacionado con una incongruencia entre la identidad de género de un individuo y el género asignado al nacer.
- Transgénero: persona cuya identidad de género difiere del sexo asignado al nacer.
- Cisgénero: personas cuya identidad de género y expresión de género coinciden con su sexo asignado al nacer.

Epidemiología

- Ha sido difícil obtener estimaciones precisas de la población transgénero de Estados Unidos debido a la falta de recolección de datos en las encuestas poblacionales.

• Estudios recientes sugieren que la prevalencia de una identidad transgénero autodeclarada en niños, adolescentes y adultos oscila entre 0.5 y 1.3%.

Consideraciones de atención primaria

• Existen importantes disparidades sanitarias entre la población transgénero que tienen su origen en diversas causas, como la formación insuficiente de los profesionales sanitarios sobre las necesidades de atención sanitaria específicas de las personas transgénero.
• Los proveedores de atención primaria pueden promover una sensación de seguridad e inclusión identificando los baños unisex; exponiendo carteles y folletos sobre los problemas de salud de las personas transgénero, y publicando una declaración pública de no discriminación, que incluya las opciones de identidad de género en los formularios de inscripción y otros materiales (no solo masculino o femenino).
• Casa: es importante evaluar el conocimiento y el apoyo de la familia a la identificación de género actual del adolescente. El apoyo de los padres se relaciona positivamente con una mayor satisfacción vital y menos síntomas depresivos entre los adolescentes transgénero.
• Escuela: una encuesta nacional realizada en internet en Estados Unidos reveló que los jóvenes transgénero corrían un mayor riesgo de sufrir acoso o intimidación en comparación con sus compañeros cisgénero.
• Salud sexual: si el paciente está tomando hormonas para ambos sexos, es importante recordarle que, aunque un efecto secundario puede ser la infertilidad, no se debe confiar en este tipo de tratamientos como método anticonceptivo. Además, la testosterona está contraindicada en el embarazo y puede tener efectos adversos sobre el feto en desarrollo.
• Salud mental: los adolescentes transgénero tenían un riesgo entre dos y tres veces mayor de sufrir depresión, ansiedad e ideación suicida. Alrededor de 56% de los jóvenes que se identificaron como transgénero declararon haber tenido ideas suicidas y 31%, intentos de suicidio, en comparación con 20 y 11% de los jóvenes que se identificaron como cisgénero, respectivamente. Estos resultados enfatizan la importancia de evaluar el estado de ánimo y la ideación suicida durante las consultas con estos pacientes.

Atención sanitaria con perspectiva de género

• La *afirmación social* incluye cambios reversibles de la propia expresión de género, como el cambio de nombre o de pronombre o el cambio de ropa o de aspecto.
• La *afirmación legal* incluye cambiar de manera reglamentaria el nombre y el identificador de género en todos los documentos de identidad y legales.
• La *afirmación médica* implica la administración de esteroides sexuales para inducir los cambios físicos deseados que coincidan con la identidad de género del paciente.
• La *afirmación quirúrgica (cirugía de afirmación de género)* implica procedimientos irreversibles para lograr los cambios físicos deseados que se ajusten a la identidad de género del paciente.

Afirmación médica

• Tanto la Endocrine Society como la World Professional Association for Transgender Health (WPATH) ofrecen recomendaciones sobre el tratamiento médico de los adolescentes transgénero.
• Los profesionales médicos tienen la responsabilidad ética de ayudar a los adolescentes a sopesar adecuadamente los pros y contras de las intervenciones médicas.
• Supresión de la pubertad.
  • El inicio de la pubertad, en particular, va acompañado de ansiedad y angustia intensas.
  • Los análogos de la hormona liberadora de gonadotropinas (GnRH) son medicamentos seguros y reversibles que pausan el desarrollo puberal.
  • La GnRH puede iniciarse cuando los pacientes alcanzan el estadio 2 de Tanner o en cualquier momento posterior a lo largo de la pubertad.
  • La GnRH alivia la angustia del desarrollo puberal en un adolescente que experimenta disforia de género.

- Terapia hormonal de reafirmación de género (THRG).
- De acuerdo con las directrices de la Endocrine Society, las hormonas sexuales cruzadas pueden iniciarse alrededor de los 16 años de edad.
- El tratamiento feminizante para las personas de sexo masculino consiste en utilizar un estrógeno o antiandrógeno solo o una combinación de ambos con un posible complemento de progestágeno.
- El tratamiento masculinizante consiste principalmente en testosterona. Existen varias formulaciones, como inyecciones intramusculares, parches transdérmicos y geles.
- No todos los pacientes desearán el mismo grado de transición, y su régimen de medicación debe reflejar los objetivos del paciente.

DIABETES INSÍPIDA

Definición

- La diabetes insípida central se debe a la insuficiencia de vasopresina (hormona antidiurética [ADH]). La diabetes insípida nefrogénica se debe a la falta de respuesta renal a la vasopresina.
- Esto provoca un síndrome de poliuria y polidipsia, y anomalías electrolíticas potenciales como la hipernatremia, características de la diabetes insípida (DI).
- Con un mecanismo de la sed intacto, beber abundante agua (> 2 L/m^2/día) puede mantener una osmolalidad normal. Sin embargo, los problemas con el mecanismo de la sed o una ingesta insuficiente de agua conducen a una deshidratación hipernatrémica.

Etiología (tabla 18-7)

Presentación clínica y estudios de laboratorio

- Características clínicas: poliuria, polidipsia (ingesta de agua > 2 L/m^2/día).
- Osmolalidad de la orina < 300 mOsm/kg y osmolalidad sérica > 300 mOsm/kg, gravedad específica de la orina < 1.005.
- El sodio sérico y la osmolalidad sérica suelen ser normales o estar ligeramente elevados en niños con DI sin complicaciones y acceso libre al agua.
- Prueba de privación de agua: se utiliza para confirmar el diagnóstico de DI (tabla 18-8).

TABLA 18-7	Etiología de la diabetes insípida

Causas centrales

Congénita: autosómica dominante, DIDMOAD

Traumatismo/lesión: lesión de la silla turca, hemorragia intraventricular

Cirugía: cirugía hipofisario-hipotalámica/neuroquirúrgica

Tumores: craneofaringioma, germinoma

Infección: tuberculosis, meningitis, listeria

Infiltraciones: sarcoidosis, histiocitosis de Langerhans

Síndrome de Wolfram: diabetes insípida, diabetes mellitus, atrofia óptica (*optic atrophy*), sordera (*deafness*) (DIDMOAD)

Causas nefrogénicas

Alteraciones electrolíticas; hipopotasemia, hipercalcemia

Nefrocalcinosis

Congénitas: herencia recesiva ligada al cromosoma X

Insuficiencia renal crónica, poliquistosis renal

Fármacos: demeclociclina, litio

TABLA 18-8	Prueba de privación de agua					
Condición	Osmolalidad de la orina (mOsm/kg)	Osmolalidad plasmática (mOsm/kg)	Gravedad específica	Relación orina: osmolalidad plasmática	Volumen de orina	Pérdida de peso
Polidipsia normal/ psicógena	500-1 400	288-291	1.010	>2	Disminución	Sin cambios
Diabetes insípida	< 300	> 300	< 1.005	—	Aumento	≥ 5%

- Comience la prueba por la mañana después de 24 h de hidratación adecuada y después de que el paciente vacíe su vejiga.
  - Pesar al paciente y no darle líquidos hasta que termine la prueba.
  - Medir el peso y el volumen de orina y la gravedad específica cada hora.
  - Comprobar la osmolalidad urinaria y sérica, así como el sodio sérico cada 2 h.
- Finalizar la prueba si la pérdida de peso se aproxima al 3-5% del peso corporal inicial o si se produce hipotensión ortostática, osmolalidad sérica > 300, sodio sérico > 145, o si la osmolalidad urinaria es > 600 ×2 o > 1 200.
- Prueba de vasopresina: se utiliza para diferenciar entre una etiología nefrogénica y una central (tabla 18-9).
  - Administrar vasopresina 0.05-0.1 U/kg por vía subcutánea al final de la prueba de privación de agua después de medir el nivel de vasopresina.
  - Monitorizar la diuresis, la concentración y la ingesta de agua (la ingesta de agua se limita a la diuresis documentada durante la prueba de privación) durante 2 h más.
  - Después de 2 h, un incremento de la osmolalidad de la orina de más de 50% por encima del valor basal da el diagnóstico de DI central, mientras que un aumento de < 10% por encima del valor basal da el diagnóstico de DI nefrogénica.
  - Si se confirma DI central, obtener RM de la hipófisis.

Tratamiento

Diabetes insípida central

- Proporcionar reposición de líquidos con soluciones hipotónicas para reducir el aumento de la diuresis.
- Un buen líquido de mantenimiento es 1/4 de solución salina isotónica.

TABLA 18-9	Prueba de vasopresina		
Condición	Osmolalidad de la orina	Volumen de orina	Ingesta de líquidos
Diabetes insípida central	> 600, o aumento de 50%.	Disminución	Disminución
Diabetes insípida nefrogénica	< 300, o ningún aumento	Sin cambios	Sin cambios

- Aquellos con mecanismos de la sed no intactos deben restringirse a aproximadamente 1 L/m²/día de líquido si están tomando desmopresina (DDAVP).
- Se puede corregir el déficit hídrico con agua enteral libre o dextrosa al 5% en agua por vía intravenosa.
- Vigilar el estado clínico.
- Fórmula para corregir el déficit de agua libre: si Na 145-170 mEq, 4 mL × (sodio actual − sodio deseado) × peso (kg) × 0.6/24 o 48 h; si Na ≥ 170 mEq, 3 mL × (sodio actual − sodio deseado) × peso (kg) × 0.6/24 o 48 h.
- Administrar el goteo de vasopresina después de la cirugía o si el paciente está en ayuno completo o clínicamente inestable.
- Empezar con 0.2 mU/kg/h y aumentar cada 30 minutos en función de la uresis o volumen urinario, la gravedad específica y el nivel de sodio sérico.
- 1.5 mU/kg/h suele alcanzar el doble de la vasopresina normal necesaria para un efecto antidiurético máximo.
- Tiene una vida media muy corta (5-10 minutos).
- Detener el goteo si Na < 140 mEq/L o uresis < 1 mL/kg/h.
- Es importante restringir al paciente a 1 L/m²/día de fluidos IV cuando se administra vasopresina continua para prevenir la hiponatremia.
- DDAVP: intentar mantener una concentración sérica de sodio de 140-150 mEq si la sed no está intacta y de 135-145 mEq si la sed está intacta. Titular para permitir 1-2 h de producción de orina (2-3 mL/kg/h) con gravedad específica < 1.005 por día. DDAVP está disponible en las siguientes formas:
  ○ Subcutánea: más potente (4 μg/mL).
  ○ Intranasal: 10 veces menos potente que por vía subcutánea (10 μg/mL).
  ○ Vía oral: de 100 a 200 veces menos potente que la vía subcutánea (comprimidos de 0.1 y de 0.2 mg).
  ○ Bucal: DDAVP inhalada diluida (1-5 μg por dosis), por lo general, utilizada en lactantes que requieren dosis mucho más pequeñas.
  ○ Los diuréticos tiazídicos son otra opción de tratamiento en los lactantes.

Diabetes insípida nefrogénica
- Diuréticos tiazídicos.
- Antiinflamatorios no esteroideos.
- Amilorida.

SÍNDROME DE SECRECIÓN INADECUADA DE LA HORMONA ANTIDIURÉTICA (SIADH)

El nivel de vasopresina (ADH) es inadecuadamente alto a pesar de que el sodio y la osmolalidad séricos son bajos.

Etiología
Meningitis, encefalitis, neumonía, tuberculosis, SIDA, ventilación mecánica, traumatismo cerebral, traumatismo craneal, neurocirugía, náusea prolongada, vómito, intoxicación por etanol, embarazo, efectos secundarios de la medicación.

Presentación clínica
- Hiponatremia (sodio sérico < 135), en el contexto de euvolemia o hipervolemia con disminución de la diuresis y orina inadecuadamente concentrada (Osm en orina > 100 mOsm/kg y sodio en orina > 30 mEq/L).
- El diagnóstico no puede realizarse en caso de hipotiroidismo, insuficiencia suprarrenal, insuficiencia renal o uso de diuréticos.

Tratamiento

- Restricción de líquidos a 0.8-1 L/m²/día.
- En casos especiales pueden probarse otros tratamientos como la demeclociclina o los antagonistas de los receptores de la vasopresina.

RESPUESTA TRIFÁSICA (DESPUÉS DE LA TRANSECCIÓN DEL TALLO HIPOFISARIO)

Generalmente después de una intervención quirúrgica en el sistema nervioso central (SNC) o un traumatismo craneoencefálico

- DI inicial (que se produce en las primeras horas) seguida de una fase de de síndrome de secreción inadecuada de hormona antidiurética o vasopresina (SIADH, por sus siglas en inglés) que dura hasta 5-10 días, seguida finalmente por un trastorno de DI central.
- Se produce tras una lesión aguda de la neurohipófisis sin transección del tabique (fractura basal de cráneo o transección del tallo durante una intervención quirúrgica del SNC).

Tratamiento

- Restringir los líquidos a 0.8-1 L/m²/día de ½ de solución salina isotónica más dextrosa al 5%.
- Reemplazar la salida superior a 40 mL/m²/h con mL/mL de dextrosa al 5% más agua, máximo 120 mL/m²/h.
- Supervisar de forma regular los estrictos gráficos de entrada/salida y los electrolitos.

PÉRDIDA DE SAL CEREBRAL

- Aumento de la pérdida de sal urinaria secundaria al aumento de la secreción de péptidos natriuréticos.
- Se produce en el contexto de una enfermedad del SNC.
- Es difícil de diferenciar del SIADH; sin embargo, los pacientes suelen presentar disminución de volumen intravascular.

Etiología

Tumores cerebrales, traumatismos craneales, hidrocefalia, neurocirugía, enfermedad vascular cerebral, muerte cerebral.

Presentación clínica

Hiponatremia (sodio sérico < 135) en caso de hipovolemia, diuresis excesiva, excreción urinaria de sodio elevada (con frecuencia > 150 mEq/L).

Tratamiento

Restablecer el volumen intravascular con cloruro de sodio, los pacientes por lo general necesitan infusión de solución salina hipertónica (3%) para corregir la hiponatremia.

HIPOTIROIDISMO

- Primario (disfunción de la glándula tiroides: hormona estimulante de la tiroides [TSH] elevada, tiroxina libre baja).
  - Congénito.
  - Tiroiditis autoinmune atrófica: positividad sérica de los anticuerpos antiperoxidasa tiroidea.
  - Tiroiditis de Hashimoto: bocio, positividad sérica de los anticuerpos antiperoxidasa tiroidea e inmunoglobulina inhibidora de la unión de la hormona estimulante de la tiroides (TBII), más frecuente en el síndrome de Turner.

- Familiar: el síndrome de Pendred, que consiste en bocio y sordera del octavo nervio craneal; es un trastorno autosómico recesivo en el gen *SLC26A4*.
- Deficiencia de yodo: se presenta con bocio.
- Tratamiento del hipertiroidismo o radioterapia del cuello por linfoma, leucemia.
- Fármacos: amiodarona, medicamentos que contengan yodo.
- Secundario (TSH baja y tiroxina libre normal o baja).
- Enfermedad hipofisaria o hipotalámica.

HIPOTIROIDISMO CONGÉNITO

Epidemiología y etiología

- Esta enfermedad se da en 1 de cada 4 000 nacimientos.
- Disgenesia/agenesia tiroidea, hipoplasia, presencia ectópica (75%).
- Dishormonogénesis (10%): puede resolverse; por lo general es un defecto de organificación.
- Hipotiroidismo transitorio (10%): anticuerpos tiroideos maternos, deficiencia/exceso de yodo.
- Deficiencia de TSH hipotalámica-hipofisaria (5%).

Presentación clínica

- Sin síntomas (en mayoría de los lactantes).
- Síntomas posibles.
- Sutura craneal ancha, maduración ósea retrasada.
- Hernia umbilical.
- Ictericia prolongada.
- Hipotonía, manos y pies inflamados, macroglosia.
- Llanto ronco.
- Bocio (dishormonogénesis; sólo transitorio).

Estudios de laboratorio

- Los protocolos de cribado neonatal deben realizarse a partir de las 24 h de vida.
- Si el cribado es anómalo, obtener TSH y tiroxina (T_4) libre en suero.
- Sospechar enfermedad si después de 2 días de vida la TSH sérica es > 20-25 mU/L en un neonato a término. La TSH alcanza su máximo en el momento del parto y permanece elevada durante 2-5 días, lo cual estimula el incremento de la T_4 de 2 a 6 veces. La T_4 permanece elevada durante varias semanas.
- Los neonatos enfermos o muy prematuros deben ser evaluados con T_4 libre y TSH.
- Para una T_4 baja y una TSH normal, considere la deficiencia de globulina fijadora de tiroides frente a una alteración hipotalámica/hipofisaria (deficiencia de TSH/hormona liberadora de tirotropina [TRH]).

Tratamiento

- Establecer un tratamiento en cuanto se confirme el diagnóstico para optimizar el desarrollo neurológico.
- Administrar tratamiento con tiroxina por vía oral 10-15 μg/kg/día (la dosis inicial suele ser de 37.5 μg una vez al día). Para neonatos a término con síndrome de Down, empezar con una dosis baja de 25 μg una vez al día.
- Supervisar la TSH y la T_4 libre 2 semanas después del inicio del tratamiento y después cada 2 semanas hasta que la TSH sea normal.
- Realizar pruebas cada 3 meses en el primer año de vida.
- Realizar pruebas cada 4 meses entre 1 y 3 años de edad.
- Realizar pruebas cada 6 meses hasta que se complete el crecimiento.
- Prueba 4-6 semanas después de cambiar la dosis.

- Objetivo para T$_4$ libre en el extremo superior de lo normal.
- Hay una disminución de la absorción de tiroxina con la fórmula de soja, los suplementos de hierro, los suplementos de calcio y los inhibidores de la bomba de protones.

HIPOTIROIDISMO ADQUIRIDO

Presentación clínica

- Desaceleración del crecimiento (uno de los marcadores anteriores).
- Osificación retardada.
- Piel seca; cabello seco, quebradizo y fino.
- Intolerancia al frío.
- Baja energía.
- Estreñimiento.
- Miopatía proximal, ataxia, reflejos lentos.
- Cefalea, pubertad precoz y galactorrea (observada en enfermedades hipofisarias).
- Posible hipercalcemia, hipercolesterolemia e hiperprolactinemia.

Estudios de laboratorio

- Hágase una prueba de la función tiroidea.
- Si la TSH es baja o normal a la luz de una T$_4$ libre baja, entonces investigue si hay enfermedad hipofisaria.

Tratamiento

- Para lactantes, utilizar 10-15 µg/kg/día de tiroxina por vía oral (la dosis inicial suele ser de 37.5 µg una vez al día).
- En 6-12 meses considerar dosis inicial de: 6-8 mcg/kg/dosis una vez al día; 1-5 años: 5-6 mcg/kg/dosis una vez al día; 6-12 años: 4-5 mcg/kg/dosis una vez al día; > 12 años con crecimiento y pubertad incompletos: 2-3 mcg/kg/dosis una vez al día; adolescentes con crecimiento y pubertad completos: 1.75 mcg/kg/dosis una vez al día.
- Para lactantes y niños con síndrome de Down, considere una dosis inicial de tiroxina de 25 µg una vez al día.
- Es necesario evaluar si un paciente está tomando sus medicamentos cuando se revisan las pruebas de función tiroidea anormal mientras está en tratamiento.
- Vigilar la TSH y la T$_4$ libre 4-6 semanas después de iniciar el tratamiento o ajustar la dosis en 12.5-25 mcg/día cada 4-6 semanas según sea necesario.

HIPERTIROIDISMO

Etiología

- Enfermedad de Graves (causa más frecuente de hipertiroidismo en la infancia).
  - Bocio tóxico difuso, proptosis y mixedema pretibial.
  - Mujer > hombre.
  - Se relaciona con los antígenos leucocitarios humanos (HLA-B8, por sus siglas en inglés), DW3.
  - Anticuerpo estimulante de la tiroides presente.
  - Puede tener otra asociación autoinmune: vitiligo, DM tipo 1, púrpura trombocitopénica idiopática, fiebre reumática, enfermedad de Addison.
- Nódulo/adenoma solitario (aspiración con aguja fina o biopsia justificada para descartar cáncer): enfermedad de Plummer, bocio tóxico uninodular.
- Tiroiditis de De Quervain: enfermedad aguda con bocio sensible y triyodotironina (T$_3$) total elevada.
- Tiroiditis subaguda: origen viral (parotiditis, virus Coxsackie, adenovirus).
- Tiroiditis de Riedel: fibrosis tiroidea densa, incluidos los vasos del cuello y la tráquea.

- Tumores: tumores ováricos, coriocarcinoma, mola hidatiforme.
- Neonatal transitorio: secundario a la transmisión de anticuerpos estimulantes en la enfermedad de Graves materna, dura de 6-12 semanas.

Presentación clínica

- Signos y síntomas generales.
- Aumento del apetito, poca capacidad de atención.
- Hiperactividad.
- Taquicardia, palpitaciones, disnea.
- Bocio.
- Piel lisa, aumento de la sudoración, temblor.
- Hipertensión, cardiomegalia, fibrilación auricular.
- Signos oculares: exoftalmos, retracción del párpado, retraso del párpado, alteración de la convergencia.
- Crisis hipertiroidea (tormenta tiroidea).
  - Inicio agudo.
  - Síntomas de presentación: taquicardia, fiebre alta, hipertensión, inquietud.
  - Progresión a delirio, coma y muerte si no se trata rápidamente.
- Hipertiroidismo neonatal.
  - De manera típica, nacen prematuros.
  - Retraso del crecimiento intrauterino.
  - Bocio, exoftalmos, microcefalia.
  - Irritable, hiperalerta, con posible taquicardia, taquipnea, hipertermia, hipertensión.

Estudios de laboratorio

- T_4 libre o total y T_3 elevadas.
- Disminución de TSH.
- Inmunoglobulina estimulante de la tiroides (TSI) o TBII positivas.
- Aumento de la captación de yodo radiactivo.

Tratamiento

Medicamentos

- Medicación antitiroidea.
  - El propiltiouracilo (PTU) actualmente tiene una advertencia de recuadro negro debido al aumento de la hepatotoxicidad. Solo se usa durante el embarazo y la crisis hipertiroidea.
  - Metimazol administrado una vez al día (dosis de 0.25-1.0 mg/kg/día). No usar en mujeres en edad fértil por teratogenicidad. Efectos secundarios: hepatotoxicidad, agranulocitosis, el paciente desarrolla fiebre, faringitis o ictericia. Suspender la medicación y medir leucocitos, aspartato transaminasa (AST), alanina trasaminasa (ALT). Estas pruebas de laboratorio también deben vigilarse de forma regular.
- Control sintomático con propranolol o atenolol.
- Ablación con yodo radiactivo (es necesario suspender la medicación antitiroidea 7-10 días antes).
- Crisis hipertiroidea: dosis altas de PTU, propranolol y yoduro de potasio si es necesario; antipiréticos.

Cirugía

- Tiroidectomía subtotal.

BOCIO

- Agrandamiento de la glándula tiroides.

Etiología

- Congénito.
- Bocio coloide (niñas prepúberes, eutiroideas).
- Deficiencia de yodo.
- Enfermedad de Graves o de Hashimoto.
- Tiroiditis.
- Multinodular (síndrome de McCune-Albright).
- Neoplasia tiroidea (rara en niños, la más frecuente es la papilar). Es importante excluir patologías coexistentes como el síndrome de neoplasia endocrina múltiple antes de una intervención quirúrgica, especialmente si se trata de un carcinoma medular.

Diagnóstico

- El niño puede ser hipo, hiper o eutiroideo.
- Evaluar el tamaño y la consistencia del bocio. Determinar si es difuso o nodular.
- Las investigaciones adicionales incluyen ecografía tiroidea, TC del cuello y aspiración con aguja fina de la glándula si hay un solo nódulo tiroideo prominente.

Tratamiento

- Vigilar de forma regular el estado del niño para la detección de síntomas de bocio.
- Si el bocio compromete las vías respiratorias o la alimentación, se debe considerar la extirpación quirúrgica.
- Algunos endocrinólogos prefieren utilizar medicación tiroidea en pacientes eutiroideos para reducir el tamaño del bocio.

TALLA BAJA

- Las alteraciones del crecimiento son las quejas más frecuentes en la clínica endocrina pediátrica.
  - El crecimiento fetal depende de factores maternos (suficiencia placentaria, nutrición materna, etc.), del factor de crecimiento similar a la insulina-2 (IGF-2) y de la insulina.
  - El crecimiento en la lactancia tardía y en la niñez depende del eje hormona del crecimiento/IGF-1 y de la hormona tiroidea. El crecimiento es más rápido durante la lactancia: hasta 20 cm al año en el primer año de vida, 12 cm al año en el segundo y 8 cm en el tercero. Es habitual observar cambios en la curva de crecimiento en los primeros 18 meses, cuando los niños se están adaptando a su isopleta de crecimiento del potencial genético. Durante la infancia, la velocidad de crecimiento es bastante constante, de aproximadamente 5 cm al año.
  - El crecimiento puberal depende de las hormonas sexuales, así como del eje hormona del crecimiento/IGF-1 y de la glándula tiroides. Hay una ligera desaceleración de la velocidad de crecimiento antes del inicio del estirón puberal.
- Crecimiento y estatura anormales: criterios.
  - La curva de crecimiento del niño cruza isopletas después de los 18 meses de edad.
  - La velocidad de crecimiento del niño es < 5-7 cm/año después de los 3 años de edad.
  - La estatura es < 2 desviaciones estándar (DE) (10 cm) por debajo de la estatura media de los padres.
  - La estatura es < 2 DE de la estatura media de los niños del mismo sexo y edad cronológica (p. ej., estatura < 3.er percentil en la tabla de crecimiento).
- Si el problema es el escaso aumento de peso y la falta de nutrición sin que afecte a la velocidad de crecimiento, es poco probable que se trate de una causa endocrina y el paciente puede justificar una evaluación gastrointestinal en su lugar.

Etiología (figura 18-7)

- Patrones de crecimiento normales que pueden parecer un trastorno del crecimiento.
  - Estatura baja genética (familiar). Los niños tienen una velocidad de crecimiento normal, un ritmo normal de desarrollo y pubertad, y sus huesos se fusionan a la edad adecuada. La estatura baja se debe a la estatura baja de la madre o del padre. Edad ósea (EO) = edad cronológica (EC).
  - Retraso constitucional del crecimiento y la pubertad. Los niños tienen una velocidad de crecimiento normal, retraso de la pubertad y retraso de la EO. Hay antecedentes familiares de retraso del crecimiento. Anticipa un crecimiento menos robusto EO < EC.
- Retraso del crecimiento primario.
  - Trastornos cromosómicos como los síndromes de Turner, Down, Noonan, Russell-Silver, Prader-Willi y seudohipoparatiroidismo.
  - Displasias óseas como hipocondroplasias, acondroplasias, osteogénesis imperfecta y osteodistrofia hereditaria de Albright.
- Retraso del crecimiento secundario.
  - Inicio prenatal.
    - Hipertensión materna, síndrome alcohólico fetal e infecciones congénitas.
    - Pequeño para la edad de gestación (PEG). Los lactantes nacen con un peso inferior al percentil 10 para su edad de gestación. El síndrome de Russell-Silver es uno de los muchos síndromes que incluyen PEG y retraso del crecimiento posnatal.

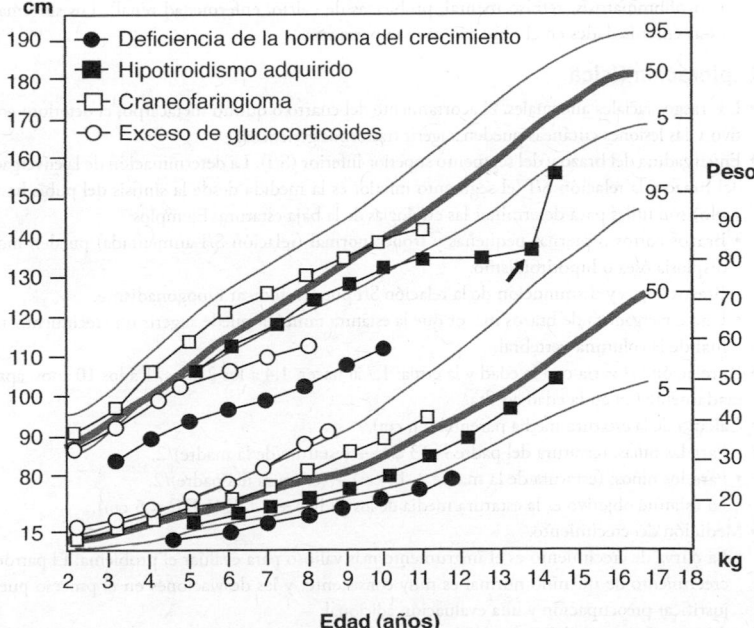

Figura 18-7. Patrones de diferentes causas endocrinas de anomalías del crecimiento. La flecha en la figura indica el momento de inicio del reemplazo de la hormona tiroidea.

- Inicio posnatal.
  - Endocrino, como hipotiroidismo, deficiencia de la hormona del crecimiento, resistencia a la hormona del crecimiento (enanismo de Laron) y exceso de glucocorticoides (iatrogénicos o endógenos).
  - No endocrino, como insuficiencia renal, acidosis tubular renal, malabsorción, fibrosis quística, celiaquía y enfermedad de Crohn.

Anamnesis

- Historia física.
- Antecedentes de cambios en el patrón de crecimiento e inicio de la pubertad.
- Historial de enfermedades crónicas.
- Exposiciones prenatales a toxinas, drogas o alcohol; uso de otros medicamentos (p. ej., esteroides, psicoestimulantes).
- Antecedentes de prematuridad; peso para la edad de gestación y crecimiento de recuperación.
- Historia social.
- Historial de adopción y origen étnico.
- Antecedentes de maltrato o abandono infantil, que pueden aportar información de apoyo al enanismo psicosocial.
- Historia familiar.
- Historial del desarrollo puberal. La edad de la menarquia en la madre y la edad de los cambios físicos o del cese del crecimiento en el padre pueden dar información que apoye el diagnóstico de retraso constitucional del crecimiento.
- Antecedentes familiares de enfermedades crónicas (p. ej., enfermedad inflamatoria intestinal, neurofibromatosis, retraso mental, problemas de calcio, enfermedad renal). Los síntomas de estas enfermedades en el niño son muy importantes.

Exploración física

- Los rasgos faciales anormales, el acortamiento del cuarto o quinto metacarpo, el deterioro cognitivo y las lesiones cutáneas pueden sugerir trastornos genéticos.
- Envergadura del brazo y del segmento superior-inferior (S/I). La determinación de la envergadura del brazo y la relación S/I (el segmento inferior es la medida desde la sínfisis del pubis hasta el suelo) son útiles para determinar las etiologías de la baja estatura. Ejemplos:
  - Brazos cortos o piernas pequeñas y tronco normal (relación S/I aumentada) pueden indicar displasia ósea o hipotiroidismo.
  - Brazos largos y disminución de la relación S/I pueden indicar hipogonadismo.
  - Una envergadura de brazos mayor que la estatura también puede sugerir un crecimiento anormal de la columna vertebral.
- La relación S/I varía con la edad y la etnia: 1.7 al nacer, 1.4 a los 2 años, 1 a los 10 años, aproximadamente 0.9 en la edad adulta.
- Cálculo de la estatura media parental (en cm).
  - Para las niñas: (estatura del padre − 13 cm) + (estatura de la madre)/2.
  - Para los niños: (estatura de la madre + 13 cm) + (estatura del padre)/2.
  - La estatura objetivo es la estatura media de los padres ± 2 DE (1 DE = 5 cm).
- Medición del crecimiento.
  - La curva de crecimiento es el instrumento más valioso para evaluar el problema. El patrón de crecimiento de un niño normal es muy consistente, y las desviaciones en el proceso pueden justificar preocupación y una evaluación adicional.
  - Obtener la longitud (recostado) hasta los 2 años de edad, y la estatura (de pie), de los 2 años en adelante.
  - Es importante ser coherente y sistemático en la obtención de la estatura. Mídala siempre sin zapatos y, al trazar la curva de crecimiento del paciente, sea lo más preciso posible en cuanto a

la edad real del niño. Asegúrese de corregir el *genu recurvatum* o las asimetrías en la longitud de las piernas al obtener las medidas. No olvide que los pacientes pediátricos no se encogen, por lo que si no está seguro de su medida, vuelva a medir al paciente.

- Se recomienda enfáticamente utilizar el sistema métrico decimal. La tendencia a redondear los números se vuelve problemática cuando la medida es una pulgada.
- Edad ósea: da un nivel de maduración ósea basado en los centros de osificación y cierre de las epífisis.
- Hasta los 2 años de edad, la edad ósea hemiesquelética (método de Elgenmark) es más precisa; a partir de esa edad, realice una radiografía de la mano y la muñeca izquierdas utilizando el método de Greulich y Pyle.

Estudios de laboratorio

- Pruebas generales de cribado: hemograma con diferencial, VSG/PCR, cribado celíaco, PMB, análisis de orina, edad ósea, T_4 libre y TSH, prolactina (pospubertad), IGF-BP3, IGF-1 (> 4 años de edad).
- Pruebas especializadas: cariotipo, prueba de estimulación de la hormona del crecimiento; prueba de supresión con dexametasona.
- Prueba de estimulación de la hormona del crecimiento.
  - ○ No existe una prueba de referencia para el diagnóstico de la deficiencia de la hormona del crecimiento.
  - ○ Las pruebas de estimulación de la hormona del crecimiento son necesarias debido a la naturaleza pulsátil de la liberación de la hormona del crecimiento. Un nivel de hormona del crecimiento por sí mismo no tiene sentido en la evaluación de la estatura baja. Los agentes provocadores incluyen clonidina, L-DOPA, arginina, insulina, glucagón y hormona liberadora de hormona del crecimiento.
  - ○ Hasta 25% de los niños normales fallan en cualquier prueba de estimulación, por lo que es importante tener en cuenta el resto del cuadro clínico y documentar los resultados anormales utilizando dos agentes diferentes para clasificar a un paciente como deficiente de hormona del crecimiento. Se considera aprobado si la prueba de estimulación tiene una respuesta máxima de la hormona del crecimiento > 7-10 ng/mL.

Tratamiento (con hormona del crecimiento)

- Indicaciones aprobadas por la Food and Drug Administration para el uso de la hormona del crecimiento.
- Deficiencia de hormona del crecimiento.
- Síndrome de Turner.
- Deficiencia de *SHOX*.
- Insuficiencia renal.
- Síndrome de Prader-Willi.
- PEG.
- Estatura baja idiopática (estatura objetivo prevista: niñas, < 4' 11"; niños, < 5' 3").
- Eficacia: mejor respuesta en el primer año de tratamiento.
- Administración y dosificación.
  - Administrar como inyección SC empezando con 0.3 mg/kg/semana, 6-7 días/semana.
  - En pacientes con síndrome de Turner, administrar 0.35 mg/kg/semana.
- Coste: caro (aproximadamente 52 000 dólares por pulgada de crecimiento).
- Efectos adversos potenciales: deslizamiento de la epífisis de la cabeza del fémur, intolerancia a la glucosa/diabetes, seudotumor cerebral, escoliosis. Algunas personas de estatura baja no responden a la hormona del crecimiento.

DESARROLLO PUBERAL

Definiciones

- La pubertad es la etapa en la que se desarrollan los caracteres sexuales primarios y secundarios y se completa el crecimiento. Los cambios puberales son consecuencia del aumento de la secreción de gonadotropinas y esteroides sexuales.
- Adrenarquia: aumento de andrógenos suprarrenales que provoca el vello sexual y suele producirse aproximadamente al mismo tiempo que la pubertad. Sin embargo, en algunos trastornos, esto puede ocurrir de forma prematura, independientemente de la pubertad.
- Gonadarquia: aumento de la actividad gonadal como resultado de una respuesta puberal a la hormona liberadora de gonadotropinas (GnRH)/estimulada por la hormona luteinizante (LH) o de estradiol elevado.
- Pubarquia: desarrollo del vello sexual.
- Telarquia: inicio del desarrollo mamario.
- Menarquia: aparición de la menstruación.
- Ginecomastia puberal: tejido mamario palpable o visible en al menos un tercio a la mitad de los hombres durante la pubertad. Puede coincidir con el inicio de la pubertad y presumiblemente se debe a un desequilibrio entre andrógenos y estrógenos; se produce antes de que los niveles de testosterona hayan alcanzado los niveles de los adultos. Dura entre 6 y 18 meses. El agrandamiento suele ser < 4 cm de diámetro.
- Secuencia típica de la pubertad.
  - Niñas: desarrollo de los senos, inicio del estirón, vello púbico y, por último, menarquia.
    - Alrededor de 15% de las niñas tienen la pubarquia antes de la telarquia.
  - Niños: crecimiento testicular, seguido del desarrollo del vello púbico y, por último, el pico de crecimiento.

Anamnesis

- Acceder al momento de inicio de los cambios puberales, como presencia de mamas; flujo vaginal; crecimiento de vello púbico, axilar o facial; y evidencia de un estirón.
- Otros signos y síntomas (neurológicos) para anomalías del SNC, cefaleas, cambios visuales.
- Historial de medicación o exposición.
- Edad de pubertad de los padres; estatura de los padres biológicos.

Exploración física

- Los estadios de Tanner se utilizan para calificar la progresión puberal, incluido el desarrollo mamario, el tamaño testicular y la progresión del vello púbico (véase el apéndice D). La progresión mamaria y del vello púbico se determina mediante un método de comparación con los estadios de Tanner.
- El tamaño de los testículos se determina utilizando un orquidómetro.
  - El orquidómetro de Prader consiste en un conjunto de elipsoides que abarcan el rango de volumen testicular desde la infancia hasta la edad adulta (1-25 mL) para su uso en comparación directa con los testículos del paciente.
  - Un volumen de 4 mL se correlaciona estrechamente con el inicio del desarrollo puberal. Un volumen de 4-6 mL corresponde a Tanner II, 8-10 mL a Tanner III, 12-15 mL a Tanner IV y 20-25 mL a Tanner V.
- En las niñas, evaluar la mucosa vaginal para detectar la exposición a estrógenos (color rosado, mucosa engrosada, secreciones mucoides).
- También es muy importante trazar la estatura y el peso del paciente en una curva de crecimiento para determinar cualquier grado de aceleración de dicho crecimiento y su potencial en el paciente.

PUBERTAD PRECOZ

- Se define de manera típica como el inicio prematuro y la progresión rápida del desarrollo sexual (es decir, desarrollo mamario, agrandamiento testicular), con niveles puberales concomitantes de hormonas y aceleración inapropiada de la edad ósea.
- Antes de los 8 años de edad en niñas caucásicas (antes de los 7 años en niñas afroamericanas o hispanas). Antes de los 9 años en los niños.

Etiología

- Pubertad precoz central (PPC) (dependiente de GnRH).
  - Idiopática (95% en niñas).
  - Anomalías del SNC (causa más frecuente en hombres).
  - Lesión (p. ej., hamartoma).
  - Trastorno (p. ej., parálisis cerebral).
  - Neurofibromatosis.
- Seudopubertad periférica-precoz (SPP) (independiente de GnRH).
  - Hiperplasia suprarrenal congénita virilizante.
  - Síndrome de McCune-Albright (precocidad periférica + displasia fibrosa ósca + máculas café con leche).
  - Tumores (p. ej., tumor de células de la granulosa ovárico, tumor de células de Leydig, adenoma/adenocarcinoma suprarrenal, tumor secretor de gonadotropina coriónica humana).
  - Quistes ováricos.
  - Esteroides sexuales exógenos (p. ej., crema de estrógeno o testosterona, anticonceptivos orales).
  - Hipotiroidismo primario.
  - Testotoxicosis familiar.

Diagnóstico

Pruebas iniciales

- El aumento de gonadotropinas con predominio de LH en el rango puberal es compatible con la pubertad precoz central.
- Los niveles plasmáticos ultrasensibles de estradiol y los niveles de testosterona en el momento de la obtención de gonadotropinas, respectivamente, en niñas y niños, son útiles para hacer este diagnóstico.
- Para diagnosticar la PPC puede utilizarse una prueba de estimulación con análogos de la GnRH (leuprolida) en la que se miden las gonadotropinas a intervalos tras la inyección de GnRH. Un pico de LH > 5 UI/L es consistente con una respuesta puberal.
- Con el tiempo, la edad ósea mostrará una aceleración.

Imágenes

- Debe realizarse una resonancia magnética (RM) cerebral en todos los niños con PPC o niñas en quienes la causa sea inexplicable.
- La ecografía pélvica proporciona información sobre el tamaño del útero y los ovarios y de la estimulación hormonal, así como sobre un posible quiste o tumor ovárico.

Tratamiento

- Tratar la causa subyacente si la hay (p. ej., tumor, hipotiroidismo, HSC).
- En otros casos, el tratamiento con GnRH puede utilizarse para detener el desarrollo puberal mediado centralmente, evitar el deterioro del crecimiento e intentar alcanzar el máximo potencial de crecimiento.
- Supervisar la respuesta al tratamiento con LH, FSH (testosterona o estradiol) varios meses después de su inicio.

- En afecciones con producción autónoma de esteroides gonadales, como el síndrome de McCune-Albright o la testotoxicosis, se ha utilizado un tratamiento complementario con inhibidores de la aromatasa, antagonistas de los receptores de estrógenos, espironolactona o ketoconazol.

ADRENARQUIA PREMATURA

- Presencia de adrenarquia antes de los 9 años de edad en los niños y de los 8 años en las niñas.
- Puede diferenciarse de la pubertad verdadera por la presencia de adrenarquia (vello sexual) sin la presencia de agrandamiento testicular ni desarrollo mamario.

Etiología

- Idiopática, benigna (la más común).
- Pubertad precoz central verdadera.
- Hiperplasia suprarrenal congénita.
- Tumores suprarrenales o gonadales secretores de andrógenos.
- Exposición a andrógenos exógenos.

Diagnóstico

- Edad ósea.
- Nivel de 17-OH progesterona (para descartar HSC).
- Sulfato de deshidroepiandrosterona (DHEAS) (para excluir un tumor suprarrenal).
- Testosterona libre y total.

Tratamiento

- El tratamiento se orienta a tratar el trastorno subyacente si está presente.
- Si no existe ningún trastorno subyacente, lo adecuado es tranquilizar al paciente.

Telarquia prematura benigna

- Desarrollo mamario bilateral o unilateral entre los 6 y 24 meses de vida.
- No se relaciona con otros signos de desarrollo sexual o avance de la edad ósea.
- Suele ser autolimitante y remitir al cabo de unos meses, por lo que conviene volver a evaluar y observar a los 6 meses.

PUBERTAD RETRASADA

- Se define como la ausencia de cambios puberales a los 13 años de edad en las niñas y a los 14 años en los niños.
- Los pacientes también deben someterse a una evaluación endocrina si han transcurrido más de 5 años entre los primeros signos de pubertad y la finalización del crecimiento genital en los niños o la menarquia en las niñas (o si no han tenido menarquia a los 16 años de edad).

Etiología

- Retraso.
  - Retraso constitucional del crecimiento y la maduración (causa más frecuente).
  - Hipotiroidismo.
  - Enfermedad crónica y malnutrición.
- Central (gonadotropinas bajas).
  - Patología intracraneal: craneofaringioma, prolactinoma, silla turca vacía.
  - Afecciones congénitas: síndromes genéticos como los de Kallmann (déficit aislado de gonadotropina con anosmia), Prader-Willi, Bardet-Biedl, CHARGE, displasia septo-óptica.
  - Afecciones adquiridas: radiación craneal, enfermedad autoinmune, drepanocitosis, hemosiderosis.

- Gonadal (gonadotropinas altas).
- Síndromes genéticos: Turner, Klinefelter, insensibilidad a los andrógenos, deficiencia de 5α-reductasa, disgenesia gonadal mixta, desaparición testicular.
- Afecciones adquiridas: enfermedad autoinmune, paperas, orquitis, quimioterapia, cirugía, torsión gonadal, radiación.

Diagnóstico

- No existe ninguna prueba confiable para diferenciar entre las personas con pubertad tardía normal (retraso constitucional del crecimiento y la maduración) y las que padecen trastornos reales que impiden la pubertad.
- Por lo tanto, todos los pacientes sin signos de pubertad a los 14 años de edad, sin antecedentes familiares de pubertad tardía, deben someterse a una evaluación, que incluya lo siguiente:
  - T_4 libre y TSH (para excluir hipotiroidismo).
  - LH y FSH (para excluir una falla gonadal primaria, el aumento de LH y FSH lo indicaría).
  - Prueba olfativa (para excluir el síndrome de Kallmann).
  - RM de la cabeza (para excluir patología intracraneal).
  - Nivel de testosterona o estradiol.
  - Prolactina (para excluir prolactinoma).
  - Edad ósea.

Tratamiento

- Hay que centrarse en tratar primero la causa subyacente si se identifica una.
- El tratamiento de la insuficiencia gonadal primaria como causa del retraso de la pubertad en los hombres suele consistir en la administración de inyecciones mensuales de testosterona IM (50-100 mg) a dosis gradualmente crecientes o en el reemplazo gradual de estrógenos orales en las niñas o mediante parches transdérmicos.
- Mídase la respuesta en los niños a través de los niveles de testosterona para determinar la dosis correcta.

METABOLISMO DEL CALCIO

- El calcio sérico circula en forma ionizada; representa 50% del calcio sérico total. El 40% restante circula unido a albúmina o globulina.
- El calcio sérico está regulado dentro de límites estrechos por varios factores:
  - Vitamina D [1,25 (OH)2-D]: inducida en respuesta a la PTH, la hipofosfatemia y la hipocalcemia.
    - Aumenta la absorción de calcio y fósforo en el intestino delgado.
    - Facilita la acción de la PTH en el tubo distal para aumentar la retención de calcio y disminuir la de fósforo.
  - PTH: secretada en respuesta a una disminución del calcio ionizado sérico o a una concentración elevada de fósforo; también en respuesta al calcitriol y al magnesio.
    - Aumenta la absorción renal de calcio y disminuye la reabsorción de fósforo.
    - Moviliza el calcio del esqueleto transformando el osteoblasto en osteoclasto.
    - Aumenta la 1α-hidroxilación renal de 25(OH)-D.
  - Calcitonina: secretada por las células parafoliculares de la médula de la glándula tiroides.
    - Disminuye el calcio sérico al inhibir la acción de los osteoclastos sobre el hueso y restablecer el calcio en el hueso.
    - Antagoniza el efecto de la PTH sobre el hueso y el riñón; sin efecto sobre el intestino.

- Magnesio.
  ○ Necesario para la secreción de PTH (en estados de hipomagnesemia, puede desarrollarse hipocalcemia).

HIPOCALCEMIA

Etiología

- Disfunción paratiroidea/hipoparatiroidismo:
  - Alteración en la detección de calcio.
    ○ Hipocalcemia autosómica dominante: mutación activadora del receptor de calcio.
  - Hipoparatiroidismo.
    ○ PTH inadecuadamente baja o normal en el contexto de un calcio bajo.
    ○ Agenesia/disfunción paratiroidea: familiar, enfermedad de Alzheimer, autosómica recesiva, recesiva ligada al cromosoma X (p. ej., Sanjad-Sakati, Barakat, Kenny-Caffey, Di-George).
    ○ Hipoparatiroidismo adquirido.
      – Autoinmune: poliendocrinopatía aislada o autoinmune.
      – Enfermedad mitocondrial: Kearns-Sayre.
      – Procesos infiltrativos: Wilson, hemocromatosis.
      – Trastornos granulomatosos.
      – Exposición a la radiación/posquirúrgica.
      – Idiopática.
    ○ Secreción anómala de PTH: hipomagnesemia o enfermedad crítica.
    ○ Resistencia periférica a la PTH: seudohipoparatiroidismo, seudoseudohipoparatiroidismo, mutación de pérdida de función en PTHR1: condroplasia de Blomstrand.
- Anomalías de la vitamina D.
  - Deficiencia de vitamina D: nivel de 25-hidroxivitamina D < 20 (deficiente), < 30 (insuficiente).
    ○ Etiología: deficiencia nutricional, exposición solar inadecuada, enfermedad hepática: producción de 25(OH)D alterada. Iatrogénica: es decir, fenobarbital: aumento del recambio a metabolitos inactivos.
  - Resistencia a la vitamina D:
    ○ Deficiencia de hidroxilasa o disfunción del receptor de vitamina D: VDDR tipos I y II.
- Alteración de los órganos implicados en la homeostasis del calcio.
  - La insuficiencia renal provoca hiperfosfatemia: el exceso de fosfato forma complejos con el calcio; o la falta de producción de calcitriol dificulta la absorción intestinal de calcio.
  - Malabsorción intestinal.
  - Síndrome del hueso hambriento.
- Otras causas.
  - Alta carga de fosfatos: lisis tumoral, rabdomiólisis, etc.
  - Enfermedad aguda: por ejemplo, pancreatitis.
  - Fármacos: furosemida, calcitonina, bisfosfonato.

Signos y síntomas

- Puede ser asintomática si es de larga duración.
- Irritabilidad neuromuscular, calambres musculares, debilidad, letargo, parestesia de las extremidades y, en una situación más grave, convulsiones o laringoespasmo.
- Alargamiento del intervalo QTc en el ECG.
- Hipocalcemia crónica: calcificación de los ganglios basales, formación de cataratas, mala formación del esmalte dental.

- Signo de Chvostek: fasciculaciones en el ángulo de la boca tras la punción del nervio facial por debajo del arco cigomático.
- Signo de Trousseau: espasmo carpopedal cuando el manguito de presión arterial se infla 15 mm Hg por encima de la presión arterial sistólica, durante 2-5 minutos.
- En el seudohipoparatiroidismo, existe resistencia periférica a la PTH a pesar del funcionamiento aparentemente normal de los receptores PTHR1, por lo que los pacientes presentarán hipocalcemia, hiperfosfatemia, niveles elevados de PTH, sin aumento concomitante del nivel de calcitriol o aumento de la fosfaturia renal. Algunos pacientes pueden presentar talla baja, obesidad, cara redonda, osificaciones subcutáneas y 4.º y 5.º huesos metacarpianos cortos, lo que se conoce como osteodistrofia hereditaria de Albright.

Evaluación bioquímica

Controlar el calcio sérico, la albúmina, el calcio ionizado (en caso de albúmina baja, acidosis, alcalosis), el magnesio, el fosfato, la PTH, la 25(OH)D, la 1,25(OH)2D, las mediciones de calcio, fosfato y creatinina en orina (junto con las mediciones séricas) (figura 18-8).

Tratamiento de la hipocalcemia aguda

En pacientes sintomáticos

- Vigilar el ECG.
- Gluconato de calcio al 10%: 2 mL/kg administrados lentamente durante 10 minutos para evitar problemas de conducción cardiaca.
- Repetir la dosis cada 6-8 h.
- Las infusiones de fosfato y bicarbonato nunca deben administrarse de forma concomitante para evitar la precipitación de las sales de calcio.
- Es preferible el acceso central IV ; la extravasación de calcio provoca quemaduras químicas graves y lesiones cutáneas.
- Para mantener la normocalcemia; infusión IV continua de calcio (20-80 mg Ca/kg/24 h).

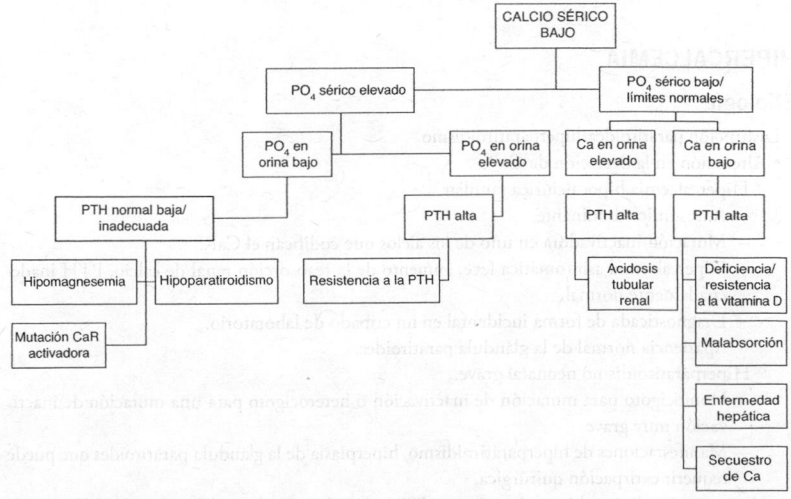

Figura 18-8. Algoritmo para el diagnóstico de la hipocalcemia.

- La infusión continua es preferible al bolo en casos de buen acceso IV; una gran fracción del contenido de calcio del bolo se pierde en la orina.
- Titular la infusión para alcanzar un nivel bajo de calcio sérico normal.
- Corregir la hipomagnesemia cuando esté presente: $MgSO_4$ (solución al 50%) 25-50 mg Mg/kg IV o IM cada 4-6 h. Dosis de mantenimiento de 30-60 mg Mg/kg/día oral o infusión continua si es necesario.

En pacientes asintomáticos
- Tratar la causa subyacente.
- La terapia oral debe ser la primera línea de tratamiento.
- Suplementos de calcio: carbonato de calcio (40% Ca), citrato de calcio (21% Ca), gluconato de calcio (9.4% Ca), glubionato de calcio (6.6% Ca).
- Dosis de calcio oral: 25-100 mg Ca/kg/día repartidos cada 4-6 h.
- Supervisión regular de calcio, fósforo y calcio/creatinina en orina.

Tratamiento de la hipocalcemia crónica
- Tratar la causa subyacente.
- Suplementos de calcio para conseguir un calcio sérico que no cause síntomas, evitar la hipercalcemia y la hipercalciuria excesiva.
- Intentar que los niveles de calcio sérico se sitúen en el intervalo normal bajo ~ 8.5-9 mg/dL para limitar la hipercalciuria.
- La adición de un diurético tiazídico limita la hipercalciuria.
- Corrección de la hipomagnesemia subyacente.
- Calcitriol: 10-50 ng/kg/día: hipoparatiroidismo, insuficiencia renal, enfermedad hepática, defectos de la función 1-α-hidroxilasa.
- En caso de malabsorción intestinal, considerar calcidiol 1-3 µg/kg/día.
- Por lo general no se requieren aglutinantes de fosfato.
- Control regular de calcio, fósforo y calcio/creatinina en orina.
- En caso de deficiencia de vitamina D: 1 000-4 000 unidades internacionales de vitamina D3 al día. Vigilar el nivel de 25-hidroxivitamina D 2-3 meses después de iniciar el tratamiento.

HIPERCALCEMIA

Etiología
- Disfunción paratiroidea/hiperparatiroidismo.
  - Alteración en la detección de Ca^{2+}.
    - Hipercalcemia hipocalciúrica familiar.
      - Autosómica dominante.
      - Mutación inactivadora en uno de los alelos que codifican el CaR.
      - Hipercalcemia asintomática leve, aumento de la reabsorción renal de calcio, PTH inadecuadamente normal.
      - Diagnosticada de forma incidental en un cribado de laboratorio.
      - Apariencia normal de la glándula paratiroides.
    - Hiperparatiroidismo neonatal grave.
      - Homocigoto para mutación de inactivación o heterocigoto para una mutación de inactivación muy grave.
      - Manifestaciones de hiperparatiroidismo, hiperplasia de la glándula paratiroides que puede requerir extirpación quirúrgica.
  - Hiperparatiroidismo: hipercalcemia con PTH elevada o inadecuadamente normal; 80% de cambios adenomatosos y otro subconjunto muestra hiperplasia generalizada.

- Hiperparatiroidismo primario.
  - Formas esporádicas.
  - Neoplasia endocrina múltiple tipos I y IIa.
  - La gammagrafía con Tc-99 (Sestamibi) confirma el diagnóstico.
- Hiperparatiroidismo secundario/terciario: estimulación de larga duración de la glándula paratiroides en respuesta a una hipocalcemia crónica en cambios hiperplásicos con aumento concomitante de la secreción de PTH.
  - Insuficiencia renal, acidosis tubular renal.
  - Tratamiento crónico del raquitismo hipofosfatémico.
- Actividad excesiva del receptor de la PTH.
  - Síndrome de Jansen.
    - Mutación del receptor de la PTH que provoca su actividad constitutiva.
    - Hipercalcemia, displasia metafisaria y otros hallazgos óseos compatibles con hiperparatiroidismo.
    - Niveles de PTH indetectables porque la paratiroides responde de forma adecuada a la hipercalcemia.
- Exceso de vitamina D.
- Nutricional o terapéutico: aumento de la absorción intestinal de calcio e hipercalcemia, aumento de la absorción de fosfato y supresión adecuada de la PTH.
- Trastornos granulomatosos: expresión no regulada de 1-α-hidroxilasa en células monocíticas que conduce a la producción de 1,25(OH)2D (p. ej., sarcoidosis, tuberculosis, lepra).
- Inmovilización.
- Prolongada durante más de 2 semanas provoca una disminución de la acumulación ósea y un aumento de la resorción, que se observa inicialmente como hipercalciuria cuando persiste una hipercalcemia franca.
- Malignidad.
- Rara en niños.
- Puede deberse a metástasis óseas con disolución concomitante del contenido mineral.
- Puede deberse a la producción de factores líticos por el tumor original que promueven la movilización del calcio (PTHrP, IL6, TNF, prostaglandinas).
- Exceso de hormona tiroidea: estimulación desproporcionada de la función osteoclástica que provoca resorción ósea e hipercalcemia.
- Otras causas.
- Fármacos (tiazida, litio).
- Exceso de vitamina A: resorción ósea mediada por osteoclastos.
- Alta carga de calcio: síndrome alcalino de la leche.
- Hipofosfatemia.
- Los mecanismos de la insuficiencia suprarrenal, el feocromocitoma y los tumores secretores de polipéptidos vasoactivos no están bien definidos.
- Lactantes y neonatos.
  - Síndrome de Williams.
    - Transitoriamente durante la infancia en 15%.
    - Etiología desconocida; se han descrito niveles ligeramente elevados de calcitriol y calcidiol.
    - Se resuelve antes del primer año de vida; persiste la hipercalciuria.
  - Necrosis grasa subcutánea.
    - Neonatos, por lo general prematuros con parto traumático o enfermedad crítica con mala perfusión.
    - La grasa subcutánea sufre necrosis, infiltración importante de células mononucleares.
    - Etiología desconocida, producción excesiva de prostaglandina E; el calcitriol mononuclear derivado está ligeramente elevado en algunos casos.

Signos y síntomas

- Asintomático.
- Retraso del crecimiento, detención del aumento de peso y del crecimiento lineal.
- Hipercalcemia leve (12-13.5 mg/dL).
- Debilidad generalizada, anorexia, estreñimiento y poliuria.
- Hipercalcemia grave (> 13.5 mg/dL).
- Náusea, vómito, deshidratación y rasgos encefalopáticos con coma y convulsiones.
- Dificultad respiratoria, apnea e hipotonía en neonatos.

Exploración física

- Típicamente normal.
- Cuando no está deshidratado, puede observarse hipertensión.
- Intervalo QTc acortado en el ECG.
- Hipercalcemia crónica: calcificación en piel, riñón, tejido subcutáneo, arterias cardiacas y mucosa gástrica.

Evaluación bioquímica

Similar a la evaluación de la hipocalcemia (figura 18-9).

Tratamiento de la hipercalcemia

Cuando la hipercalcemia es grave o el paciente está sintomático (insuficiencia cardiaca, gastrointestinal o del SNC).

- Proporcionar una hidratación adecuada, preferiblemente solución salina isotónica a 3 L/m² durante las primeras 24-48 h.
- Diurético del asa (furosemida) 1 mg/kg cada 6 h.
- Si no responde a estas medidas iniciales.
  - Calcitonina (bloquea la resorción ósea) 4 U/kg por vía SC cada 12 h; la eficacia disminuye con la administración continua debido a la taquifilaxia.
  - Bisfosfonato (inhibe la acción de los osteoclastos): 7.5 mg/kg/día de etidronato o 0.5-1 mg/kg/ dosis de pamidronato administrado en infusión IV de dosis única.
  Las opciones de tratamiento adicionales están determinadas por la etiología de la hipercalcemia.

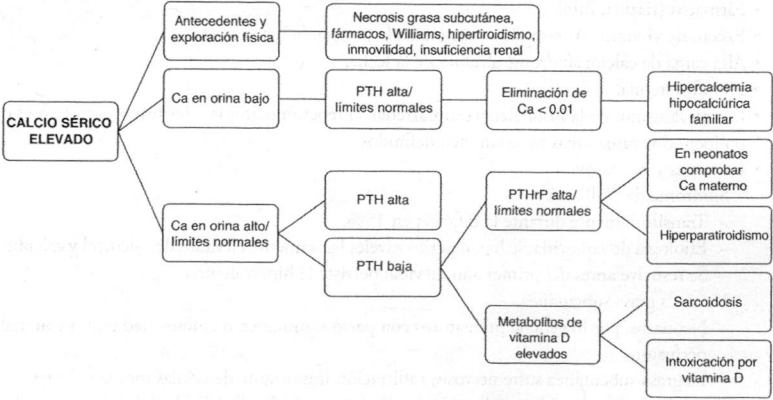

Figura 18-9. Algoritmo para el diagnóstico de la hipercalcemia.

- Glucocorticoides-prednisona: 1 mg/kg/día inhibe tanto la actividad de la 1-α-hidroxilasa como la absorción intestinal de Ca en casos de ingestión o actividad excesiva de vitamina D, y reduce la producción de interleucina-1-β en la artritis reumatoide juvenil.
- Resección quirúrgica.
  - De la glándula afectada en caso de adenoma.
  - Tres glándulas y media en casos de hiperplasia de 4 glándulas o hiperparatiroidismo secundario.
  - Paratiroidectomía total con autotrasplante de glándula paratiroides triturada para pacientes con neoplasia endocrina múltiple.

LECTURAS SUGERIDAS

American Diabetes Association. Standards of medical care in diabetes. Diabetes Care 2020;44(Suppl 1).

Brook C, Clayton P, Brown R. Clinical Paediatric Endocrinology. 7th Ed. Chichester, UK: Wiley Blackwell, 2019.

Guss C, Shumer D, Katz-Wise SL. Transgender and gender nonconforming adolescent care: psychosocial and medical considerations. Curr Opin Pediatr 2015;27(4):421–426.

Lifshitz F. Pediatric Endocrinology. 5th Ed. New York, NY: CRC Press, 2006. Link to Pediatric Endocrine Society Clinical Practice Guidelines. Diisponible en: https://pedsendo. org/society-topic/care-guidelines/Radovick S, MacGillivray MH. Pediatric Endocrinology: A Practical Clinical Guide. 3rd Ed.

New York, NY: Springer Science & Business Media, 2018. Sarafoglou K, Hoffmann G, Roth K. Pediatric Endocrinology and Inborn Errors of Metabolism.

2nd Ed. New York, NY: McGraw Hill Companies, 2017.

Sperling M, ed. Pediatric Endocrinology. 5th Ed. Elsevier Health Sciences, 2020.

Hembree WC, Cohen-Kettenis PT, Gooren L, et al. Endocrine treatment of gender-dysphoric/ gender-incongruent persons: an endocrine society clinical practice guideline. *J Clin Endocrinol Metab* 2017;102(11):3869–3903.

19 Hematología y oncología

Sima Bhatt y Melanie Fields

FIEBRE Y NEUTROPENIA

Principios generales

- El recuento absoluto de neutrófilos (RAN) < 1 500/µL se define como neutropenia.
  - El riesgo de infección aumenta drásticamente con la neutropenia grave (RAN < 500/µL).
- Diagnóstico diferencial
  - Neutropenia congénita: neutropenia congénita grave, neutropenia cíclica, neutropenia autoinmune, disgenesia reticular, síndrome de Shwachman-Diamond, anemia de Fanconi.
  - Neutropenia adquirida: neoplasia, quimioterapia, radioterapia, anemia aplásica (autoinmune), infección (sepsis viral, bacteriana) e hiperesplenismo.
- Evaluación de laboratorio: hemograma completo, hemocultivos (incluido cada lumen del dispositivo de acceso venoso)
- Sólo 30% de los pacientes tienen hemocultivos positivos.
  - Los organismos más comunes son *Streptococcus* spp., *Staphylococcus epidermidis, Pseudomonas aeruginosa, Escherichia coli, Klebsiella pneumoniae, Staphylococcus aureus, S. aureus* resistente a la meticilina, *Enterococcus faecalis, Campylobacter jejuni, Candida albicans* y *Enterococcus* resistente a la vancomicina.
- Obtener urocultivo si el paciente presenta hematuria o síntomas de infección del tracto urinario (ITU).
- Tratamiento: iniciar inmediatamente un antibiótico de amplio espectro, como la cefepima.
  - Alterne los lúmenes si hay más de uno.
  - Para los pacientes alérgicos a la penicilina/cefalosporinas, las alternativas incluyen meropenem, imipenem o aztreonam.
  - Añadir vancomicina (dosificación según edad y función renal) tras 48 h de fiebre persistente.
    - Iniciar vancomicina inmediatamente en pacientes inestables, en pacientes con leucemia mieloide aguda (LMA) en quimioterapia (con riesgo de sepsis por α-estreptococos), signos de infección sinusal (considerar también cobertura fúngica), descomposición cutánea o antecedentes de infección previa por grampositivos.
  - Añadir terapia antifúngica, anfotericina B o voriconazol, si la fiebre dura > 5 días.
  - En caso de signos de sepsis (p. ej., hipotensión), considere añadir un aminoglucósido.
  - Continuar la profilaxis con trimetoprima-sulfametoxazol (TMP-SMX).
  - Para los pacientes oncológicos con fiebre, neutropenia y hemocultivos negativos, continúe con el tratamiento antibiótico hasta que el paciente esté afebril durante 24 horas y tenga un aumento del RAN.
    - Si un paciente oncológico tiene un hemocultivo positivo, debe completar un ciclo de antibióticos de 7 a 10 días (la elección del antibiótico depende del análisis de sensibilidad del microorganismo aislado) después del primer hemocultivo negativo, y no debe ser dado de alta hasta que esté afebril durante un mínimo de 24 horas con un RAN en aumento.

○ Evaluar a los pacientes con taquipnea, baja saturación de O_2 y fiebre para detectar infección por *Pneumocystis jirovecii*.
  - Los signos pulmonares suelen ser mínimos.
  - La radiografía de tórax puede mostrar una enfermedad intersticial difusa.
  - Las pruebas definitivas incluyen el lavado broncoalveolar.
  - El tratamiento incluye pulsos de glucocorticoides y dosis altas de TMP-SMX.

URGENCIAS ONCOLÓGICAS

Síndrome de la vena cava superior/síndrome mediastínico superior

- Presentación clínica: tos, ronquera, disnea, ortopnea, sibilancias, estridor, dolor torácico, hinchazón de la parte superior del cuerpo o de la cara, plétora y cianosis de la cara y el cuello, y diaforesis.
- El diagnóstico diferencial depende de la localización de la masa causante del síndrome.
- Mediastino posterior: neuroblastoma, masas paraganglionares y tumor neuroectodérmico primitivo (TNEP).
- Mediastino anterior/superior: linfoma T, teratoma, timoma y masas tiroideas.
- Debido a los riesgos de la anestesia, el diagnóstico debe establecerse utilizando los medios menos invasivos posibles.
- Comprobar la α-fetoproteína sérica y la gonadotropina coriónica humana para diferenciar los tumores germinales de los linfomas.
- Utilizar la tomografía computarizada (TC) espiral para diferenciar la calcificación en el neuroblastoma.
- Utilizar frotis periférico en caso de linfomas linfoblásticos.
- Tratamientos
- Riesgo bajo: biopsia, luego tratamiento
  ○ Los pacientes sintomáticos deben ser monitorizados en la unidad de cuidados intensivos (UCI).
- Alto riesgo: debe administrarse una terapia empírica de prednisona 40 mg/m²/día dividida cuatro veces al día y radioterapia.
  ○ Tan pronto como se haya estabilizado al paciente, debe realizarse una biopsia de la lesión para mejorar el rendimiento diagnóstico.

Derrame pleural/pericárdico

- Toracocentesis: enviar para contenido proteico, gravedad específica, recuento celular, lactato deshidrogenasa (LDH), citología, cultivo y otros ensayos biológicos/inmunológicos.
- Taponamiento: la radiografía de tórax muestra sombra cardiaca en bolsa de agua y el electrocardiograma (ECG) muestra QRS de bajo voltaje.
- Tratamiento: la pericardiocentesis puede aliviar los síntomas cardiacos, pero en última instancia debe tratarse la etiología subyacente.

Hemoptisis masiva

- Diagnóstico diferencial: aspergilosis pulmonar invasiva (la incidencia con hemoptisis es de 2 a 26%), enfermedad metastásica, toxicidad del tratamiento, coagulopatía (coagulación intravascular diseminada [CID]) y trombocitopenia.
- El diagnóstico implica radiografía de tórax y TC de tórax tras la estabilización.
- El tratamiento consiste en acostarse del mismo lado que la hemorragia para evitar la acumulación en el pulmón normal, transfusión de plaquetas, eritrocitos, plasma fresco congelado (PFC) y crioprecipitado, según sea necesario, así como reanimación con volumen.

Enterocolitis neutropénica (tiflitis)

- Inflamación de la pared intestinal, con mayor frecuencia del íleon terminal y el ciego, en un paciente neutropénico.
- Los signos y síntomas son dolor abdominal en caso de neutropenia grave, fiebre y diarrea, o íleo paralítico.
  - Vigilar de cerca un abdomen agudo y quirúrgico, ya que estos pacientes tienen un alto riesgo de perforación.
- Diagnóstico con ecografía abdominal o TC.
- Tratamientos
  - Antibióticos de amplio espectro para cubrir entéricos gramnegativos y anaerobios.
  - Reposo intestinal/descompresión.
  - Considerar tratamiento con G-CSF y granulocitos irradiados.
  - La intervención quirúrgica se reserva para pacientes con perforación intestinal u otras complicaciones graves.

Cistitis hemorrágica

- Sangre indolora en la orina (microscópica más frecuente que macroscópica) secundaria a la quimioterapia (con mayor frecuencia ciclofosfamida o ifosfamida).
  - Prevención: hidratación vigorosa durante y después del tratamiento de quimioterapia, y sulfonato de mercaptoetano (Mesna).
- Diagnóstico: análisis de orina, ecografía (pared vesical empantanada y edematosa), cistoscopia.
  - La infección por virus BK o adenovirus debe considerarse en pacientes con trasplante de células madre hematopoyéticas (TCMH).
- Tratamiento
  - Detener la radioterapia/quimioterapia.
  - Hidratación.
  - Transfusión para corregir plaquetas bajas y coagulopatía.
  - Consulte con Urología para la irrigación de la vejiga con solución salina fría a través de catéter o cistoscopio para eliminar los coágulos de sangre.

Conciencia alterada

- Diagnóstico diferencial: enfermedad metastásica, sepsis/coagulación intravascular diseminada (CID), infección primaria del sistema nervioso central (SNC) (encefalitis fúngica, bacteriana o vírica), anomalía metabólica, leucoencefalopatía, hemorragia intracraneal, evento vascular cerebral (EVC), sobresedación, hipercalcemia, hiperamonemia por disfunción hepática.
  - Quimioterapia inducida
    - La ifosfamida puede causar síntomas de somnolencia aguda, deterioro neurológico, convulsiones y coma.
      - Los pacientes tienen mayor riesgo con un aclaramiento renal deficiente, lo que conduce a una acumulación del metabolito tóxico cloroacetaldehído.
    - Otros agentes terapéuticos a considerar: carmustina, cisplatino, tiotepa, citarabina a dosis altas (Ara-C), anfotericina, interleucina-2, ácido transretinoico.

Evento vascular cerebral (ictus)

- Diagnóstico diferencial: trombosis arterial/venosa cerebral como consecuencia de trombofilia hereditaria o quimioterapia (L-asparaginasa), hemorragia intracraneal, sepsis/CID y oclusiones vasculares inducidas por radioterapia.
  - La causa más frecuente de ictus en la población de pacientes de hematología/oncología es la enfermedad de células falciformes (ECF) (a la que se hace referencia más adelante).

- Diagnóstico por resonancia magnética (RM) y tomografía computarizada (de mayor utilidad en caso de hemorragia)
- Quizá sea necesario repetir la resonancia magnética en 7-10 días para evaluar la extensión completa del infarto.
- Tratamiento: considerar corticoesteroides, manitol, PFC (± concentrado de antitrombina III en pacientes con EVC inducido por L-asparaginasa) y plaquetas, dependiendo de la etiología y los síntomas.

Convulsiones

- Diagnóstico diferencial: enfermedad metastásica, EVC, infección, quimioterapia (metotrexato intratecal, Ara-C, busulfán, etc.), síndrome de secreción inapropiada de hormona antidiurética/hiponatremia (vincristina, ciclofosfamida, etc.).
- Evaluación de laboratorio: considerar evaluación electrolítica, niveles de fármacos anticonvulsivantes, EEG, TC con y sin contraste, RM y análisis de líquido cefalorraquídeo (LCR).
- Tratamiento
  - Precauciones de seguridad en caso de convulsiones (poner de costado al paciente en caso de vómitos, trasladarlo a un entorno seguro, retirar todos los objetos de la boca) y monitorizar las constantes vitales para proporcionar O_2 suplementaria según sea necesario.
  - Terapia anticonvulsiva para detener de manera enérgica la actividad convulsiva.
    ○ Lorazepam (Ativan®): 0.05-0.1 mg/kg IV durante 2 minutos (dosis máxima: 4 mg).
    ○ Diazepam (Valium®): administrar por vía rectal. La dosis depende de la edad y el peso.
  - Vigile de cerca la depresión respiratoria con estos medicamentos.
  - Abordar el problema subyacente (p. ej., una infección).

Compresión de la médula espinal

- Síntomas: en 80% de los casos se produce dolor de espalda (local o radicular).
  - Se debe considerar que cualquier paciente con cáncer y dolor de espalda tiene compresión medular hasta que se demuestre lo contrario.
- Evaluación: radiografías de la columna vertebral (diagnóstico confirmado por radiografías simples en < 50% de los casos), gammagrafía ósea y resonancia magnética (con y sin gadolinio).
  - Si los pacientes no son ambulatorios, deben someterse a una RM (o mielografía) urgente.
- Tratamiento: dosis en bolo de dexametasona de 1-2 mg/kg IV inmediatamente, seguida de resonancia magnética.

Hiperleucocitosis

- Recuento de leucocitos > 100 000/μL
- Signos y síntomas: hipoxia, disnea, visión borrosa, agitación, confusión, estupor, cianosis.
- Tratamiento: hidratación, alcalinización, alopurinol o urato oxidasa (rasburicasa), leucaféresis o hidroxiurea.
  - Transfundir eritrocitos con precaución (mantener la Hb < 10 g/dL para minimizar la viscosidad).
- Complicaciones: muerte, hemorragia del SNC, trombosis, leucostasis pulmonar, alteraciones metabólicas (hiperpotasemia, hipocalcemia/hiperfosfatemia), insuficiencia renal, hemorragia gastrointestinal.

Síndrome de lisis tumoral

- Lisis celular que da lugar a la tríada de hiperuricemia, hiperpotasemia e hiperfosfatemia, que puede causar insuficiencia renal secundaria e hipocalcemia sintomática.
  - Puede desencadenar CID, en especial en pacientes con alta carga tumoral.

* Factores de riesgo: tumores abdominales voluminosos (p. ej., linfoma de Burkitt), hiperleucocitosis, aumento de los niveles de ácido úrico y LDH, escasa diuresis.
* Estudios de laboratorio: hemograma, electrolitos séricos, calcio, fósforo, ácido úrico, análisis de orina, LDH, tiempo de protrombina/tiempo parcial de tromboplastina (TP/TPT).
* Considerar el dímero D, el fibrinógeno y el producto de la degradación de la fibrina (PDF) en caso de CID.
* Diagnóstico por imagen: ECG para hiperpotasemia, ecografía para descartar infiltraciones renales u obstrucción ureteral.
* Tratamiento
  * Hidratación: D_5W + 40 mEq/L $NaHCO_3$ a 3 000 mL/m² /día.
  * Evite el potasio en el fluido intravenoso.
  * Alopurinol: 10 mg/kg/día o 300 mg/m²/día (dividido en 3 v/d, máximo de 600 mg/día), o urato oxidasa (Rasburicase) 0.15 mg/kg IV una vez (la dosificación posterior depende de los niveles de ácido úrico).
    ○ Prueba de deficiencia de glucosa-6-fosfato deshidrogenasa (G6PD) antes de administrar urato oxidasa en varones de ascendencia africana o mediterránea.
  * Monitorizar electrolitos séricos, fósforo, calcio, ácido úrico y análisis de orina (perfil CID si es necesario) varias veces al día hasta que los valores de laboratorio se estabilicen.
  * Considerar la diálisis si el paciente presenta síntomas de alteraciones electrolíticas o no se pueden normalizar los electrolitos del paciente.
  * En caso de hiperpotasemia, suspender todas las infusiones de potasio, Kayexalate® (1 g/kg PO con sorbitol al 50%), gluconato cálcico solo para cardioprotección, insulina (0.1 unidad/kg + 2 mL/kg de glucosa al 25%) y terapia con nebulizador de albuterol para paliación temporal.

Hipercalcemia

* Síntomas: anorexia, náuseas, vómitos, poliuria, diarrea con deshidratación, alteración gastrointestinal/renal, letargo, depresión, hipotonía, estupor, coma, bradicardia y nicturia.
* Factores de riesgo: síndrome paraneoplásico, hiperleucocitosis y síndrome de lisis tumoral.
* Tratamiento: nótese que un nivel de calcio sérico < 14 mg/dL puede responder a diuréticos de asa solos (véase argumentación más adelante).
  * Pamidronato
* Hidratación con solución salina normal (tres veces la de mantenimiento) y diuréticos de asa.
* Glucocorticoides (prednisona 1.5-2 mg/kg/día): requiere 2-3 días para hacer efecto

PROBLEMAS DEL TRASPLANTE DE CÉLULAS MADRE HEMATOPOYÉTICAS

Síndrome obstructivo sinusoidal

* Inflamación endotelial capilar del hígado que da lugar a un tercer espaciamiento de los fluidos.
* La presentación clínica suele producirse en los primeros 30 días tras el TMO, mientras que el mayor riesgo se encuentra en los primeros 10 días tras el TMO.
  * Hepatomegalia con dolor en el cuadrante superior derecho, ictericia (generalmente hiperbilirrubinemia sin otras anomalías de la función hepática hasta la fase final), ascitis/aumento de peso y consumo de plaquetas.
* Factores de riesgo: hepatitis preexistente, uso de antibióticos antes del tratamiento (vancomicina, aciclovir), edad > 15 años, CMV seropositivo, sexo femenino, radiación previa al tratamiento en el abdomen, acondicionamiento intensivo (dosis única de irradiación corporal total, uso de busulfán) y segundo TMO.

- El tratamiento es principalmente de apoyo e incluye diuréticos, terapia renal sustitutiva y transfusiones de hemoderivados, según sea necesario (plaquetas, PFC, crioprecipitado).
- La defibrotida, un polideoxirribonucleótido monocatenario con propiedades antitrombóticas, es el único tratamiento farmacológico disponible.

Manejo de líquidos

A los pacientes de TMO se les restringen los líquidos a partir de las 12-24 h de infusión de células madre a $1\,500/m^2$ /día hasta que se produzca el injerto.

Infección

- El umbral para sospechar una infección en niños sometidos a trasplante es muy bajo. Cualquier cambio en el estado clínico debe alertar al proveedor sobre la posibilidad de infección.
- Pueden utilizarse antibióticos profilácticos cuando la RAN es $< 500/\mu L$, para pacientes en el postrasplante de progenitores hematopoyéticos (posTPH) temprano (primeros 100 días) o pacientes con enfermedad injerto contra huésped (EICH) activa.
- Considerar la adición de vancomicina y anfotericina, respectivamente, a las 24 y 48 h de fiebres continuadas.
- Debe tenerse en cuenta la interacción farmacológica de los antifúngicos, como el voriconazol, con los inmunosupresores, como la ciclosporina A y el tacrolimus, al añadir o ajustar medicamentos.

Vacunación

- Las vacunaciones se reanudan en los receptores de TCMH entre 6 y 12 meses después del trasplante.
- La vacuna antigripal inactivada puede ofrecerse a partir de los 4 meses tras el trasplante.
- Las vacunas vivas deben evitarse hasta que hayan transcurrido al menos 24 meses de haberse realizado el trasplante, que los pacientes hayan superado la inmunosupresión y no tengan EICH activa.

Enfermedad de injerto contra huésped

- La enfermedad de injerto contra huésped (EICH) se produce en receptores de trasplantes alogénicos cuando los linfocitos del donante reconocen y atacan a las células "extrañas" del huésped.
- La EICH aguda se produce entre 20 y 100 días después del TMO.
  - Síntomas: dermatitis (erupción cutánea), hepatitis, colestasis, colitis (diarrea).
  - La profilaxis para prevenir la EICH puede incluir un inhibidor de la calcineurina como la ciclosporina (intervalo objetivo de 250-350 ng/mL) o tacrolimus (intervalo objetivo de 8-14 ng/mL), y metotrexato o ciclofosfamida postrasplante.
  - Tratamiento: glucocorticoides (primera línea), EICH refractaria a esteroides (ruxolitinib para pacientes > 12 años)
- La EICH crónica se produce después de 100 días o más del TCMH.
  - Síntomas: síndrome sicca con piel engrosada, liquen plano o pápulas, ictericia colestásica, colitis (diarrea) y lesiones oculares (ojos secos).
  - Tratamiento: glucocorticoides, inhibidores de la calcineurina, ibrutinib, azatioprina, micofenolato, talidomida, psoraleno ultravioleta A (PUVA) (piel), hidroxicloroquina y pentostatina.

LEUCEMIA LINFOBLÁSTICA AGUDA

- Epidemiología: la leucemia linfoblástica aguda (LLA) es el cáncer más común en pediatría.
- Presentación clínica: la LLA se presenta con aumento o disminución del recuento de leucocitos con niveles bajos de plaquetas o hemoglobina (dos o más líneas celulares afectadas).

- Signos y síntomas: fiebre baja, fatiga, palidez, dolor óseo, sudores nocturnos, hemorragias mucosas, petequias, linfadenopatía generalizada, hepatomegalia o esplenomegalia.
  - En la fundoscopia pueden observarse hemorragias retinianas o infiltrados leucémicos.
- Evaluación del riesgo: edad < 1 año y > 10 años, sexo masculino, leucocitos > 50 000/μL en el momento del diagnóstico, enfermedad del SNC, citogenética desfavorable y tratamiento previo con glucocorticoides.
  - La presencia de trisomía +4, +10, +17 o t(12;21)(p13;q22) (*ETV6/RUNX1*) en las células leucémicas confiere un pronóstico favorable.
  - La presencia del cromosoma Filadelfia [t(9;22)(q34;q11)] (*BCR/ABL*), fusiones de tipo Ph (fusiones de tipo CRLF2/JAK y ABL), iAMP21, hipodiploidía (< 44 cromosomas) o translocaciones que afectan al gen de la leucemia de linaje mixto (*MLL*) en 11q23 confieren un mal pronóstico.
- Clasificación: los tipos de LLA se diferencian por los marcadores de superficie.
  - La LLA Precursora-B es la más común, y es CD19+ y CD20+, a menudo con CD10+.
  - Linfocitos T: CD4+, CD8+ y TdT+.
  - Células de Burkitt o célula B madura: inmunoglobulina de superficie y CD20+.
- El tratamiento dura aproximadamente 2 años
  - La terapia comienza con un ciclo de inducción de 28 días.
    - Prednisona, vincristina y asparaginasa
    - Se añade adriamicina o daunorrubicina para el tratamiento de inducción con cuatro fármacos en pacientes de alto riesgo.
  - Si el niño está en remisión al final de la inducción, recibe terapia de consolidación, mantenimiento provisional e intensificación retardada durante aproximadamente 24 semanas.
  - El tratamiento de mantenimiento consiste en 6-MP oral diario, metotrexato oral semanal y un pulso de corticosteroides orales, vincristina y metotrexato intratecal una vez cada 12 semanas.
  - Los niños con leucemia que afecta al SNC reciben terapia intratecal adicional y, en ocasiones, radioterapia.

LEUCEMIA MIELOBLÁSTICA AGUDA

- La leucemia mieloblástica aguda (LMA) tiene un mal pronóstico en comparación con la LLA.
- La clasificación de la LMA viene determinada por los marcadores de superficie (tabla 19-1).

TABLA 19-1	Marcadores de superficie de la leucemia mieloblástica aguda				
Marcador	M1/M2	M3	M4/M5	M6	M7
CD11b		+	++		
CD13		+	++	+	+
CD14			++		
CD15	+	++	++		
CD33	++	++	++	++	++
CD34	++	+	+	+	+
CD41					++
CD42					++

- La evaluación del riesgo viene determinada por la citogenética y la respuesta al tratamiento de inducción.
- La presencia de t(8;21)(q22;q22), inversión del cromosoma 16, mutación *NPM1* o mutación CEBPα confiere un pronóstico favorable.
- La presencia de t(15;17)(q22;q21), característica de la leucemia promielocítica aguda (LPA), confiere un pronóstico favorable.
- La presencia de mutaciones *FLT3*, monosomía 5, monosomía 7, anomalías 5q- o 11q23, confiere un peor pronóstico.
- La enfermedad residual (medular o extramedular) al final de la inducción confiere un peor pronóstico.
- El tratamiento es de menor duración (aproximadamente 6 meses), pero conlleva una quimioterapia más intensa en comparación con la LLA.
- Existen diversas combinaciones de quimioterapia, pero los pilares del tratamiento son las antraciclinas (p. ej., daunorrubicina, mitoxantrona o idarrubicina) y el Ara-C.
- A la inducción de la recuperación y la remisión clínica le siguen cursos de terapia de consolidación.
- Los hermanos se someten a pruebas de compatibilidad de antígenos leucocitarios humanos (HLA) para un posible TCMH alogénico de hermanos compatibles si un paciente tiene una respuesta deficiente al tratamiento de inducción o presenta una citogenética de alto riesgo.
  - A los pacientes sin hermanos compatibles se les suele ofrecer quimioterapia solo si presentan una remisión completa tras el tratamiento de inducción.
  - El trasplante de donante no emparentado compatible se considera en el momento de la recaída, o en el caso de leucemias resistentes, debido a los riesgos asociados al trasplante de donante no emparentado.
- El tratamiento de la LMA se asocia a una neutropenia prolongada y grave, y los pacientes con LMA tienen un alto riesgo de sepsis por grampositivos, como las infecciones por α-estreptococos y estafilococos. Por lo tanto, los pacientes requieren profilaxis antimicrobiana durante los periodos de neutropenia.

LINFOMA NO HODGKIN

- El linfoma no Hodgkin (LNH) engloba > 12 neoplasias.
- Es la neoplasia maligna más frecuente en niños con sida; por tanto, debe realizarse un cribado del VIH en todos los niños con LNH.
- La información sobre las categorías de linaje se presenta en la tabla 19-2.
- La presentación clínica depende de la clasificación y el grado.
  - Bajo grado: linfadenopatía periférica (LAD) indolora y difusa que se observa principalmente en adultos mayores.
  - Grado intermedio: la LAD periférica indolora es la más común, pero también se observa enfermedad extraganglionar localizada (p. ej., GI y ósea).
    - La mediana de edad es de 55 años, pero este tipo de LNH también es frecuente en niños y adultos jóvenes.
  - Los linfomas de alto grado son más frecuentes en niños y adultos jóvenes.
    - El linfoma linfoblástico se presenta con mayor frecuencia con afectación mediastínica, que se manifiesta como dificultad respiratoria, disnea, sibilancias, estridor, disfagia e hinchazón de cabeza/cuello.
    - Aproximadamente dos tercios de los pacientes con linfoma linfoblástico son varones.
  - El linfoma de células pequeñas no hendidas (de Burkitt/no de Burkitt también suele considerarse una enfermedad infantil, pero tiene un segundo pico después de los 50 años de edad.
    - El linfoma de Burkitt suele presentarse en el abdomen y el tubo digestivo (aproximadamente 80%).

TABLA 19-2	Clasificación del linfoma no Hodgkin

Linajes (inmunofenotipo/genotipo)	Mediana de supervivencia (años)
Linaje B (nodal)	
Grado bajo:	
Linfocítica pequeña	5.5-6
Linfoplasmocitario/linfoplasmocitoide	4
Célula folicular pequeña hendida	6.5-7
Folicular mixto de células pequeñas hendidas/grandes	4.5-5
Grado medio:	
Folicular de células grandes	2.5-3
Difusa pequeña hendida/mixta pequeña y grande	3-4
Linfocítica intermedia/célula molar	3-5
Alto grado:	
Linfoma difuso de células grandes	1-2
Inmunoblástica	0.5-1.5
Célula pequeña no hendida	0.5-1
Linaje T:	
Linfoblástica	0.5-2
Linfoma periférico de linfocitos T	1-2
Linfoma extraganglionar primario (clasificado por localización; la mayoría son linajes de células B y MALT)	

- ○ El linfoma no de Burkitt se presenta en la médula ósea y con LAD periférico.
- ○ La presentación en el cuadrante inferior derecho es frecuente y puede confundirse con apendicitis.
- Diagnóstico: exploración física, hemograma, electrolitos séricos con estudios de la función hepática, LDH, ácido úrico, radiografía de tórax, TC de tórax/abdomen/pelvis, aspiración/biopsia bilateral de médula ósea, análisis de LCR.
  - Considérese también una gammagrafía ósea, una resonancia magnética para la afectación de la médula ósea y una tomografía por emisión de positrones (TEP).
- El tratamiento del LNH depende del subtipo patológico y del estadio.
  - La terapia del linfoma de Burkitt suele ser breve (unos 4-6 meses), mientras que los linfomas de células T requieren un tratamiento durante un periodo de mayor duración, haciendo hincapié en la profilaxis del SNC.
    - ○ La adición de rituximab (anti-CD20) al protocolo terapéutico ha mejorado los resultados.
    - ○ Los pacientes con linfoma de Burkitt presentan un alto riesgo de síndrome de lisis tumoral.

LINFOMA DE HODGKIN

- El linfoma de Hodgkin (LH) se caracteriza por un infiltrado linfocítico pleomórfico.
  - Las células de Reed-Sternberg (RS) son células gigantes multinucleadas, que son las células malignas del linfoma de Hodgkin.

- Epidemiología: existe una distribución bimodal por edades, con un pico temprano a mediados-finales de los 20 años y un segundo pico después de los 50 años.
- La mayoría de los casos fuera de Estados Unidos, y aproximadamente un tercio de los casos en Estados Unidos, están asociados al virus de Epstein-Barr (VEB) en células RS.
- Presentación clínica: adenopatía indolora y firme que se extiende de manera contigua
  - La linfadenopatía supraclavicular y cervical es frecuente, con afectación mediastínica en aproximadamente dos tercios de los pacientes.
  - La enfermedad subdiafragmática primaria es rara (aproximadamente 3% de los pacientes).
  - Detectar síntomas sistémicos, como fiebre > 38 °C durante 3 días consecutivos, sudores nocturnos intensos o pérdida de peso inexplicable de 10% o más en los 6 meses anteriores al ingreso.
    - La "A" tras la designación del estadio denota la ausencia de síntomas sistémicos, mientras que la "B" denota la presencia de estos síntomas sistemáticos.
  - El prurito generalizado y el dolor inducido por alcohol etílico en los ganglios linfáticos son síntomas poco frecuentes, pero patognomónicos, de la enfermedad de Hodgkin.
- Diagnóstico: exploración física en busca de linfadenopatías y hepatoesplenomegalia, hemograma (la trombocitopenia autoinmune y la anemia hemolítica autoinmune suelen asociarse a la enfermedad de Hodgkin), LH, VSG, ácido úrico, pruebas de función renal y hepática, TC de cuello/pecho/abdomen/pélvico y TEIP (de uso más frecuente).
- El aspirado de médula ósea bilateral y la biopsia deben obtenerse en pacientes con enfermedad en estadio III-IV, con síntomas B y en la recaída.
- La terapia suele incluir ciclos de quimioterapia multiagente (adriamicina, bleomicina, vinblastina, dactinomicina, brentuximab, vedotin y otros). En algunos casos se utiliza radiación externa. Los inhibidores de los puntos de control, como el pembrolizumab, se utilizan cada vez más para el tratamiento del linfoma de Hodgkin.

TUMOR DE WILMS

- Es el tumor renal más frecuente en niños.
- La presentación primaria más frecuente es una masa abdominal que no cruza la línea media (en contraste con el neuroblastoma, que a menudo cruza la línea media).
  - Más comúnmente unilateral, pero puede ocurrir en ambos riñones
- Diagnóstico: TC de tórax (para evaluar la presencia de metástasis)/abdomen/pelvis, hemograma y evaluación de la función renal y hepática.
- La histología (embrionario frente a anaplásico) y la estadificación del tumor son importantes para determinar el régimen de tratamiento, que consiste en quimioterapia y radioterapia.
- El 10% de los tumores de Wilms están asociados a síndromes de malformación:
  - Síndrome de Denys-Drash (mutación *WT1* en el cromosoma 11): trastorno que afecta al riñón y a los genitales, a menudo con genitales ambiguos, nefropatía y tumor de Wilms.
  - Aniridia esporádica (región 11p13 → gen *PAX6*): ausencia del iris.
  - Síndrome WAGR (deleción de la región 11p13 producto del gen supresor *WT1* y del gen *PAX6*): tumor de Wilms, aniridia, anomalías genitourinarias, discapacidad (*retardation*) intelectual
  - Síndrome de Beckwith-Wiedemann (mutaciones *IGF2, CDKN1C, H19, KCNQ1, KCNQ1OT1* en el cromosoma 11): síndrome de predisposición al cáncer asociado a macroglosia, organomegalia, defectos abdominales de la línea media (p. ej., onfalocele, hernia umbilical, divaricación de los rectos), gigantismo, hipoglucemia neonatal y fosas o surcos auriculares.
  - Hemihipertrofia (puede ser una variante clínica del SBW como resultado de la penetrancia incompleta de las mutaciones epigenéticas *LIT1*): síndrome de sobrecrecimiento asimétrico.

NEUROBLASTOMA

• Tumores que surgen de las células ganglionares simpáticas primitivas y pueden segregar catecolaminas.

• El neuroblastoma se diagnostica con mayor frecuencia en niños menores de 5 años, con un pico alrededor de los 2 años.

• Presentación clínica: masa abdominal palpable, fiebre, anemia, diarrea, hipertensión, síndrome de Horner, ataxia cerebelosa y opsoclono/mioclono.

  • La enfermedad metastásica suele ser evidente en el momento de la presentación, que puede manifestarse como dolor óseo, proptosis y equimosis periorbitaria por metástasis retrobulbar, nódulos cutáneos o erupción en forma de magdalena de arándanos.

• Diagnóstico: TC de tórax/abdomen/pélvico, gammagrafía ósea, gammagrafía con metayodobencilguanidina (MIBG), aspiración/biopsia bilateral de médula ósea, ácido vanililmandélico (AVM) y ácido homovaníllico (AHV) en orina, LDH, examen histológico de los ganglios linfáticos palpables.

• El tratamiento depende de la edad del paciente, el estadio del tumor y otros factores, pero puede incluir una combinación de quimioterapia, escisión quirúrgica, radioterapia, TMO autólogo e inmunoterapia.

OSTEOSARCOMA

• Tumores que surgen del hueso y son capaces de producir hueso inmaduro u osteoide.

• Epidemiología: el pico de incidencia se sitúa en la segunda década de la vida, durante el estirón adolescente.

• Presentación clínica: dolor y masa palpable sobre el hueso afectado que ha estado presente durante muchos meses.

  • Se produce en la región metafisaria de los huesos largos, sobre todo en el fémur distal y la tibia proximal.

• Diagnóstico: radiografías simples y resonancia magnética de la zona afectada, tomografía computarizada del tórax, gammagrafía ósea para evaluar la presencia de enfermedad metastásica y biopsia realizada por un cirujano ortopédico especializado en oncología ortopédica.

  • Los hallazgos radiográficos son variables, pero suelen incluir la formación de hueso nuevo perióstico (elevación de la cortical para formar el triángulo de Codman), masas de tejido blando y osificación del tejido blando en un patrón radial o en "sol".

  • Las lesiones pueden ser osteoescleróticas (aproximadamente 45%), osteolíticas (alrededor de 30%) o mixtas escleróticas/osteolíticas (un 25%).

  • Entre 15 y 20% de los pacientes tienen enfermedad metastásica detectable (> 85% tienen metástasis pulmonares) en el momento de la presentación, lo que augura un mal pronóstico.

• Tratamiento: escisión quirúrgica con márgenes amplios, además de quimioterapia neoadyuvante pre y postoperatoria.

RABDOMIOSARCOMA

• Neoplasia maligna de tejidos blandos de origen musculoesquelético.

• Presentación clínica: las localizaciones primarias más frecuentes del rabdomiosarcoma son la cabeza y el cuello (p. ej., parameníngeo, órbita, faringe), el tracto genitourinario y las extremidades, pero también pueden aparecer masas en el tronco, el tracto intratorácico y el tracto gastrointestinal (hígado, vías biliares y perianal/anal).

• Diagnóstico: diagnóstico por imagen del tumor primario (la modalidad depende de la localización), evaluación de metástasis (gammagrafía ósea, TC de tórax o biopsia de médula ósea), hemograma, LDH, ácido úrico, evaluación de la función renal y hepática.

• Tratamiento: resección quirúrgica con quimioterapia y radioterapia.

SARCOMA DE EWING

- El sarcoma de Ewing se refiere a tumores óseos (tumor de Ewing óseo) o de partes blandas (Ewing extraóseo; "Ewing clásico"), derivados de células pluripotentes primitivas de origen de la cresta neural (sistema nervioso autónomo parasimpático postganglionar).
- El tumor neuroectodérmico primitivo se considera una forma más diferenciada de esta entidad y puede aparecer como tumor primario de hueso o tejido blando.
- Presentación clínica: dolor, masa palpable, fractura patológica y fiebre presentes desde hace meses.
- Diagnóstico: radiografía ósea, RM del tumor primario, gammagrafía ósea, TC del tórax para metástasis pulmonares, LDH, AVM/AHV en orina (para distinguir del neuroblastoma) y aspiración/biopsia bilateral de médula ósea.
- Los hallazgos radiográficos suelen mostrar una lesión destructiva de la diáfisis, con erosión de la cortical y reacción perióstica multilaminar (es decir, "piel de cebolla").
- Tratamiento: resección quirúrgica con quimioterapia y radioterapia.

RETINOBLASTOMA

Variante hereditaria

- Se encuentran antecedentes familiares positivos en 6 a 10% de los pacientes; sin embargo, 30 a 40% de los casos "esporádicos" pueden ser hereditarios.
- La edad media en el momento del diagnóstico es de 14-15 meses.
- La enfermedad suele ser bilateral/multifocal, distante del primer tumor, lo que contrasta con la creencia anterior de que estos segundos tumores primarios solo se desarrollan dentro del campo de radiación.
- Existe un alto riesgo de desarrollar tumores no oculares secundarios, como el osteosarcoma.
- El tratamiento es una combinación de crioterapia y quimioterapia.
- El asesoramiento genético de padres e hijos sobre el riesgo para la progenie es esencial.

Variante no hereditaria

- Antecedentes familiares negativos
- La edad media en el momento del diagnóstico es de 23-27 meses.
- La enfermedad es siempre unilateral/unifocal.
- Considere que 15% de los pacientes con tumores unilaterales pueden tener una enfermedad hereditaria.
- No existe un mayor riesgo de tumores no oculares secundarios.

ANEMIA

- Hay una disminución de la capacidad de transporte de oxígeno secundaria a una disminución de la cantidad de eritrocitos y hemoglobina.
  - La clasificación se basa en la producción disminuida o desordenada de eritrocitos, anomalías intrínsecas de los eritrocitos (hemoglobinopatías, deficiencia enzimática, defectos de membrana) o destrucción extrínseca (fig. 19-1).
- Los antecedentes del paciente y de la familia son esenciales para el diagnóstico.
  - Antecedentes médicos de infecciones recientes (p. ej., anemia aplásica inducida por hepatitis), traumatismo, transfusión, pérdida de sangre (p. ej., pérdida de sangre GI y ciclo menstrual), medicamentos (p. ej., medicamentos que causan supresión de la médula ósea, AINE que causan pérdida de sangre GI), y antecedentes neonatales de hiperbilirrubinemia (p. ej., anemia hemolítica congénita, como esferocitosis hereditaria [EH], eliptocitosis hereditaria [EpH], o deficiencia de G6PD).

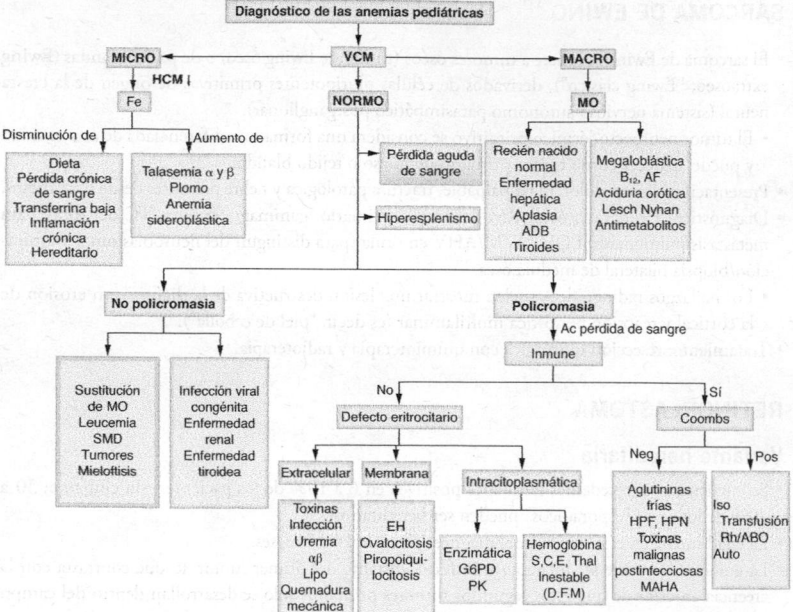

Figura 19-1. Diagnóstico de las anemias pediátricas. ADB, anemia de Diamond Blackfan; AF, anemia de Fanconi; AHMA, anemia hemolítica microangiopática; EH, esferocitosis hereditaria; G6PD, glucosa 6-fosfato deshidrogenasa; HCM, hemoglobina corpuscular media; HPF, hemoglobinuria paroxística por frío; HPN, Hemoglobinuria paroxística nocturna; MCHC, hemoglobina corpuscular media; MCO, microscopía de campo oscuro; MO, médula ósea; PK, deficiencia de piruvato cinasa; SM, síndrome mielodisplásico; VCM, volumen corpuscular medio.

- Historial dietético del paciente y de la madre (si el paciente es un lactante)
  - La cantidad de leche de vaca es esencial después de 1 año de edad si se está preocupado por la anemia ferropénica.
  - Determine si el paciente tiene algún síntoma de pica.
- El sexo debe tenerse en cuenta en el diagnóstico de enfermedades ligadas al cromosoma X, como la deficiencia de G6PD.
- Antecedentes familiares de anemia, ictericia, cálculos biliares, esplenomegalia, cirugías o transfusiones.
  - Tener en cuenta la raza y la herencia al evaluar las hemoglobinopatías (Hb S, Hb E, β-talasemia y α-talasemia).
- Evaluación de laboratorio: la evaluación inicial incluye un hemograma, recuento de reticulocitos y una evaluación del frotis periférico.
  - Disminución o alteración de la producción: panel de hierro sérico que contiene hierro sérico total, capacidad total de fijación del hierro y receptor de transferrina circulante, ferritina, plomo sérico, B_{12} sérico, folato eritrocitario, creatinina sérica, eritropoyetina, biopsia/aspirado de médula ósea y pruebas infecciosas.
  - Evaluación de hemoglobinopatías: electroforesis de hemoglobina
  - Deficiencia enzimática: deficiencia de G6PD, panel de enzimas eritrocitarias
  - Defectos de la membrana eritrocitaria: prueba de fragilidad osmótica
  - Destrucción extrínseca: Coombs directo, panel de bilirrubina, LDH y haptoglobina sérica.
- El tratamiento depende de la etiología:
  - Deficiencia de hierro: suplementación oral de hierro que debe continuarse durante 3 meses después de la normalización de la hemoglobina, o repleción IV de hierro.

- ○ Se está abandonando la administración de suplementos orales de hierro dos o tres veces al día, ya que los estudios más recientes muestran menor absorción de hierro con tales regímenes debido a los picos de hepcidina tras la dosis diaria inicial.
- G6PD: evitar fármacos oxidantes o exposición.
- Talasemia: terapia transfusional crónica o TCMH.
- Anemia aplásica: inmunosupresión o TCMH.

ENFERMEDAD DE CÉLULAS FALCIFORMES (DREPANOCITOSIS)

- Incluye múltiples genotipos, todos los cuales abarcan al menos una copia de HbS (sustitución del aminoácido glutamina por valina en la sexta posición del gen de la beta globina): los ejemplos incluyen Hb SS, Hb SC, Hb Sβ⁰-talasemia, Hb Sβ⁺-talasemia.
- La HbS se polimeriza patológicamente en cadenas en su estado desoxigenado, distorsionando la forma de los eritrocitos en una forma falciforme. Además de tener una reología alterada que obstruye la microcirculación, los eritrocitos falciformes se hemolizan, lo que provoca coagulación intravascular, activación endotelial e inflamación en todos los sistemas orgánicos.

Enfermedad febril en niños con ECF

- Debido a la asplenia funcional (o quirúrgica si el paciente se ha sometido a una esplenectomía), los pacientes con ECF presentan riesgo de sepsis y bacteriemia. En la mayoría de los casos el organismo causante es *Streptococcus pneumoniae*.
- Debido a este riesgo, a los niños con ECF se les prescribe profilaxis diaria con penicilina en el momento del diagnóstico. La profilaxis cesa a los 5 años, a menos que el paciente haya sido sometido a una esplenectomía o tenga antecedentes de infección neumocócica invasiva. Además, los pacientes con ECF se inmunizan con la vacuna conjugada 13-valente y la vacuna polisacárida 23-valente.
- La anamnesis y la exploración física deben incluir constantes vitales con saturación periférica de O_2, evaluación de signos de infección, exploración pulmonar en busca de crepitaciones, sibilancias o retracción, tamaño del bazo comparado con el valor basal, tal como se documenta en los registros ambulatorios, y exploración neurológica.
- Los estudios de laboratorio y de imagen a tener en cuenta incluyen hemograma con diferencial, recuento de reticulocitos, tipo y cribado, hemocultivo, hisopo nasofaríngeo para virus, radiografías simples de tórax, y análisis de orina y urocultivo (si es sintomático).
- Tratamiento: ceftriaxona.
- Sustituir por meropenem si el paciente es alérgico a las cefalosporinas.
- Observar al paciente durante 1 hora tras la administración de ceftriaxona, repitiendo los signos vitales y la evaluación si no se planea el ingreso, ya que hay informes de hemólisis grave inducida por ceftriaxona en pacientes con ECF.
- La presencia de un foco infeccioso (p. ej., otitis media) o de síntomas virales no modifica la urgencia de la administración de antibióticos parenterales, ni excluye la bacteriemia o la sepsis.
- Admitir para cualquiera de los siguientes:
  - Aspecto tóxico, incluyendo dificultad respiratoria.
  - Niños menores de 2 años
  - Antecedentes de bacteriemia o sepsis
  - Temperatura > 39 °C
  - Cuando el paciente presenta alguno de los siguientes parámetros de laboratorio: hemoglobina < 5 g/dL, recuento de reticulocitos < 5%, leucocitos > 30 000/µL o < 5 000/µL, recuento de plaquetas < 150 000/µL.

- Evidencia de dolor intenso, crisis aplásica, esplenomegalia o secuestro esplénico, síndrome torácico agudo, enfermedad vascular cerebral o priapismo.
- Imposibilidad de seguimiento en la clínica, problemas de comunicación (p. ej., falta de información de contacto/número de teléfono) o antecedentes de seguimiento ambulatorio deficiente.
- Tratamiento hospitalario de pacientes con ECF y fiebre
  - Los estudios de laboratorio e imagen incluyen hemograma y recuento de reticulocitos a diario hasta que el paciente se estabilice, hemocultivo cada 24h con fiebre, radiografías simples de tórax para cualquier empeoramiento del estado respiratorio, y un tipo activo y cribado con el banco de sangre.
    - ○ Considerar análisis de orina y urocultivo, ecografía abdominal, pruebas de función hepática, amilasa/lipasa, diagnóstico por imagen de huesos/articulaciones o punción lumbar (PL) si está indicado.
  - Tratamiento: cefotaxima o ampicilina y sulbactam
    - ○ Suspender la penicilina profiláctica mientras se administran antibióticos de amplio espectro.
    - ○ Manejo del dolor según necesidad con ibuprofeno y opioides PO/IV.
    - ○ Mantener la saturación de $O_2 \geq 92\%$ *o* en el valor basal del paciente (SpO_2 a menudo no se correlaciona con PO_2 y SaO_2 central en pacientes con ECF).

Síndrome torácico agudo

- El síndrome torácico agudo (STA) se define como un nuevo infiltrado en la radiografía de tórax, además de uno de los siguientes: dolor torácico, fiebre, tos, taquipnea o sibilancias. Para el diagnóstico de STA no se requiere oxígeno.
- La fisiopatología del STA sigue sin estar clara.
  - ○ *Chlamydia pneumoniae* y *Mycoplasma pneumoniae* son las causas infecciosas más frecuentes de STA.
  - ○ La embolia grasa pulmonar también se ha implicado como etiología.
- El STA es la causa más frecuente de muerte en pacientes con ECF.
- La evaluación de laboratorio incluye hemograma diario y recuento de reticulocitos hasta que el paciente se haya estabilizado clínicamente, y tipo y pantalla.
- Tratamiento: cefalosporina intravenosa (cefotaxima o ampicilina y sulbactam) y un antibiótico macrólido oral (azitromicina).
- Suplemento de O_2 para mantener saturaciones $\geq 92\%$ o al nivel basal.
- Espirometría incentivada q2h estando despierto, y considerar fuertemente una desobstrucción más agresiva de la vía aérea con terapia con presión positiva de la vía aérea (ezPAP®)
- Proporcionar un control adecuado del dolor con ibuprofeno y opiáceos VO/IV para limitar el entablillado.
- Considerar albuterol programado si el paciente tiene historia de asma o hay signos de enfermedad reactiva de las vías respiratorias o sibilancias en la exploración.
- Transfusión de 10 mL/kg de eritrocitos para mejorar la capacidad de transporte de oxígeno en pacientes con necesidad de oxígeno suplementario o hemoglobina por debajo del valor basal.
  - ○ Toda la sangre transfundida debe ser compatible para los antígenos C, E y K.
- Exanguinotransfusión por empeoramiento del estado clínico (p. ej., aumento de la dificultad respiratoria, empeoramiento de los hallazgos radiográficos, descenso continuado de la hemoglobina tras una transfusión simple).
- El pulso de glucocorticoides (prednisona) puede considerarse para aquellos con un componente reactivo de las vías respiratorias en su enfermedad.
  - ○ Considerar cuidadosamente los glucocorticoides, ya que existe un mayor riesgo de hemorragia intracraneal y dolor vasooclusivo en pacientes con ECF que reciben glucocorticoides.
- Líquidos IV de mantenimiento a 1 500 mL/m²/día.

Secuestro esplénico agudo

- Los eritrocitos quedan atrapados en el bazo, lo que provoca un agrandamiento agudo del bazo con un descenso de la hemoglobina de al menos 2 g/dL y un recuento de reticulocitos normal (o elevado) (considere una crisis aplásica si el recuento de reticulocitos está disminuido).
- A menudo asociada con trombocitopenia de leve a moderada.
- Puede progresar rápidamente, llevando a la muerte por choque hipovolémico en cuestión de horas.
- Debido a la naturaleza potencialmente mortal de esta complicación de la enfermedad, los padres reciben educación e instrucciones para controlar de manera regular el tamaño del bazo en el momento del diagnóstico de la ECF.
- La monitorización incluye constantes vitales con presión arterial cada 2 h, pulsioximetría y exploraciones abdominales seriadas cada 2 h (la localización del bazo debe marcarse en el abdomen del paciente en cada exploración).
- Evaluación de laboratorio: el hemograma puede obtenerse varias veces en un periodo de 24 horas dependiendo del estado clínico del paciente.
- Tratamiento
  - Transfusión de eritrocitos empaquetados de 5-10 mL/kg para Hb < 5-6 g/dL. En casos graves, el inicio urgente de la transfusión antes del ingreso hospitalario puede salvar la vida.
    - ○ La transfusión libera los eritrocitos secuestrados, lo que da a lugar a un aumento de la hemoglobina mayor de lo esperado tras una sola transfusión.
    - ○ Toda la sangre transfundida debe ser compatible para los antígenos C, E y K.
  - Antibióticos si es febril (como se describe en el tratamiento de las enfermedades febriles en la enfermedad de células falciformes.
  - O_2 para mantener la saturación $\geq$ 92% o en el valor basal del paciente.
  - Proporcionar un control adecuado del dolor con ibuprofeno y opioides VO/IV.
  - Espirometría incentiva cada 2h.

Crisis aplásica

- Enfermedad aguda asociada a una hemoglobina inferior a la basal del paciente y a una disminución sustancial del recuento de reticulocitos (a menudo < 1%).
  - La causa más frecuente es la infección por parvovirus B19, que infecta aproximadamente a 50% de los niños con ECF antes de los 10 años de edad.
- Evaluación de laboratorio: hemograma diario y recuento de reticulocitos hasta que el paciente se haya estabilizado clínicamente, tipo y cribado, y una PCR de parvovirus o pruebas serológicas.
- Tratamiento
  - Transfusiones de eritrocitos para la anemia sintomática o Hb < 5 g/dL sin evidencia de recuperación eritroide.
    - ○ Toda la sangre transfundida debe ser compatible para los antígenos C, E y K.
    - ○ Quizá sean necesarias múltiples transfusiones.
    - ○ Evitar la transfusión de Hb > 10 g/dL.
  - Aislamiento adecuado según las directrices del hospital por posible infección por parvovirus.

Ictus agudo

- Históricamente, cerca de 10% de los pacientes con Hb SS presentan un ictus manifiesto, definido como un déficit neurológico agudo y persistente asociado a un infarto en las imágenes, antes de los 20 años.
- Exploración: examen neurológico completo, incluida la escala de apoplejía del NIH.
- Evaluación de laboratorio: hemograma con diferencial, recuento de reticulocitos, tipo y criba, electroforesis de hemoglobina para determinar porcentaje de HbS, TP, TTP, electrolitos séricos, calcio sérico y glucosa.

- Evaluación por imagen: RM y angiografía por RM del cerebro sin sedación.
  - Si no se dispone inmediatamente de una RM cerebral, antes de la intervención debe realizarse una TC *sin* contraste para excluir una hemorragia intracraneal, y la RM después.
  - La sedación con fines de diagnóstico por imagen solo debe realizarse si los resultados del diagnóstico por imagen pueden alterar significativamente la intervención prevista.
- Tratamiento: si el paciente no recibe terapia transfusional crónica, debe someterse a una exanguinotransfusión emergente para disminuir el porcentaje de HbS < 30%, manteniendo la hemoglobina en aproximadamente 10 g/dL.
- Considerar una transfusión simple de GR de 10 mL/kg si la hemoglobina del paciente es ≤ 8.5 g/dL y el intercambio no está disponible en 2 horas.
- Si el paciente recibe terapia transfusional crónica, lo más probable es que su porcentaje de HbS sea < 50%. Consulte con un hematólogo la intervención adecuada.
- Toda la sangre transfundida debe ser compatible con los antígenos C, E y K.
- No se recomienda el activador tisular del plasminógeno (tPA) IV en niños con ECF < 18 años de edad.
- Monitorización: controles neurológicos cada hora y constantes vitales cada 15 minutos durante al menos la primera hora, incluyendo monitorización estrecha de la presión arterial y pulsioximetría continua. Estos pacientes suelen requerir ingreso en la UCI debido a su necesidad de monitorización estrecha.
- Terapia anticonvulsiva según sea necesario.

Dolor/crisis vasooclusivas

- Exploración física: se debe realizar una exploración completa haciendo hincapié en el estado de hidratación, la evidencia de infección, la exploración pulmonar (más de 50% de los pacientes con SCA ingresan inicialmente por una crisis vasooclusiva (VOC, por sus siglas en inglés) el tamaño del bazo y del pene, y una exploración neurológica completa.
- Evaluación de laboratorio: hemograma diario y recuento de reticulocitos hasta que el paciente se haya estabilizado clínicamente, y tipo y cribado, y creatinina al ingreso.
  - Considerar una radiografía de tórax si el paciente tiene fiebre, taquipnea, tos, dolor torácico o un examen pulmonar anormal.
  - Considerar transaminasas, amilasa, lipasa y ecografía abdominal para descartar colelitiasis, colecistitis, hepatopatía y pancreatitis en pacientes con dolor abdominal en cuadrante superior.
- Tratamiento: una combinación de líquidos intravenosos, AINE, opiáceos y cuidados de apoyo.
- Líquidos intravenosos: mantener la euvolemia.
- AINE
  - Puede considerar el uso de ketorolaco durante un máximo de 5 días consecutivos en lugar de ibuprofeno.
    - Recomendar asegurar una creatinina normal antes de iniciar el ketorolaco, y monitorizar estrechamente la diuresis y la función renal.
  - Ibuprofeno programado, o AINE domiciliario, tras completar 5 días de ketorolaco.
- Opioides
  - Los pacientes con ECF deben tener un plan domiciliario contra el dolor para tratar los episodios vasooclusivos, que incluya un AINE (con mayor frecuencia Ibuprofeno) y un opiáceo (con mayor frecuencia hidrocodona/acetaminofeno u oxicodona).
  - Si un paciente ingresa por una crisis vasooclusiva, entonces ese paciente ha fracasado con los opioides VO en casa o en urgencias, lo que apoya la necesidad de transición a un tratamiento con opioides IV para controlar el dolor en forma adecuada.

- Para pacientes menores de 7 años o incapaces de comprender la analgesia controlada por el paciente (ACP), considere la dosificación intermitente programada de morfina IV o una infusión continua de morfina sin la ACP. La dosificación debe ajustarse al estado clínico del paciente.
- Para pacientes ≥ 7 años y con capacidad de desarrollo para entender la ACP, considerar una infusión continua de morfina con una ACP. La dosis debe ajustarse al estado clínico del paciente.
- Considerar hidromorfona o fentanilo si el paciente es alérgico a la morfina o tiene dolor no controlado con morfina.
- Vigilar de manera estrecha a los pacientes que reciben tratamiento con opiáceos para detectar lo siguiente:
  - Depresión respiratoria con pulsioxímetro continuo.
  - Depresión del SNC con controles neurológicos programados.
  - Estreñimiento: tratar con ablandadores de heces según sea necesario.
  - Picor: tratar con clorhidrato de nalbufina o una infusión de naloxona a dosis bajas.
- Los opiáceos intravenosos deben reducirse cada día a medida que mejora la crisis de dolor, con el objetivo de pasar a un régimen analgésico oral. Los analgésicos orales deben administrarse entre 30 minutos y 1 h antes de suspender la medicación intravenosa. A continuación se da el alta al paciente para que continúe con su régimen analgésico oral (programado) durante las primeras 24 h tras el alta.
  ○ Considerar la consulta al servicio de anestesia/dolor para infusión de lidocaína como tratamiento complementario del dolor.
    - La infusión subanestésica de ketamina debe considerarse para pacientes hospitalizados con dolor vasooclusivo refractario a los opiáceos, siempre que se disponga de la experiencia y la infraestructura adecuadas.
  ○ Cuidados de apoyo: aplicación de calor en la zona afectada y actividad física para aumentar el flujo sanguíneo al hueso y los músculos afectados.
    - Fisioterapia diaria si es posible.
    - Las bolsas de hielo no deben utilizarse en pacientes con ECF.
    - Potenciar al máximo las terapias no farmacológicas, como el masaje, la estimulación nerviosa eléctrica transcutánea (ENET), el yoga, etc.
  ○ Todos los pacientes ingresados con dolor vasooclusivo deben realizar una espirometría incentivada durante la hospitalización para disminuir el riesgo de desarrollar un síndrome torácico agudo.
  ○ La transfusión de eritrocitos no debe utilizarse como tratamiento de una crisis vasooclusiva aguda, a menos que exista otra indicación de transfusión.

Priapismo

• Crisis vasooclusiva en el seno cavernoso del pene que provoca una erección prolongada y persistente en varones adolescentes jóvenes
  • Trate el dolor como se describió anteriormente.
  • Inicie con líquidos intravenosos.
  • Consultar urología para irrigación del seno cavernoso.
    ○ Se requerirá transfusión preoperatoria antes del procedimiento sedado.

Vacunas y medicamentos profilácticos

• Los pacientes con ECF son funcionalmente asplénicos debido a episodios vasooclusivos recurrentes en los sinusoides esplénicos que provocan isquemia, fibrosis y atrofia del bazo. Este proceso provoca una mayor susceptibilidad a los organismos encapsulados (*Streptococcus* spp., neumococo, *Salmonella* y *Meningococo*).

- La profilaxis con penicilina se administra para prevenir la infección y se mantiene hasta que el niño tiene al menos 5 años. La profilaxis con penicilina se continúa indefinidamente si el paciente se somete a una esplenectomía quirúrgica o tiene antecedentes de infección neumocócica invasiva.
  - Niños < 3 años de edad: penicilina VK 125 mg VO dos veces al día
  - Niños > 3 años: penicilina VK 250 mg VO dos veces al día
- Vacunación según directrices para pacientes con asplenia funcional
- Los niños mayores de 6 años deben haber recibido al menos una dosis de PCV13 (vacuna antineumocócica conjugada trecevalente).
- Recomendar la vacunación con PPSV23 (vacuna antineumocócica polisacárida 23-valente) y vacunas antimeningocócicas (incluido el serogrupo B) según las directrices actuales.

Modificación primaria de la enfermedad de células falciformes

- La hidroxiurea es un inhibidor oral de la ribonucleótido reductasa que se administra una vez al día y que provoca un aumento de la hemoglobina fetal en pacientes con ECF, al tiempo que disminuye la inflamación y la activación endotelial al reducir el número de leucocitos y la expresión de moléculas de adhesión.
- Debe considerarse la hidroxiurea como modificación primaria de la enfermedad en todos los pacientes con Hb SS o Hb Sβ°-talasemia que tengan > 9 meses de edad, con el objetivo último de reducir las complicaciones de la enfermedad a largo plazo.
- La hidroxiurea suele continuarse durante la hospitalización a menos que existan pruebas de toxicidad del fármaco, como neutropenia, trombocitopenia o reticulocitopenia.
- La terapia transfusional crónica puede utilizarse para suprimir la hemoglobina S y aumentar al mismo tiempo la hemoglobina total y la capacidad de transporte de oxígeno. Las transfusiones pueden realizarse como transfusiones simples programadas, exanguinotransfusiones manuales o eritrocitoaféresis. La prevención primaria y secundaria del ictus son las indicaciones más comunes para la terapia transfusional crónica.
- Se recomienda de manera encarecida el perfil extendido de antígenos de eritrocitos por encima de la tipificación ABO/RhD, como mínimo el perfil C/c, E/d, K, Jkª/Jkᵇ, Fyª/Fyᵇ, M/N y S/s.
- Las complicaciones de la terapia transfusional crónica que deben tenerse en cuenta y vigilarse incluyen hemosiderosis/sobrecarga de hierro que requiere terapia de quelación, aloinmunización, reacciones hemolíticas retardadas a la transfusión e infección y trombosis con catéteres venosos centrales.
- Crizalizumab es un anticuerpo monoclonal dirigido contra la p-selectina que se administra en infusión mensual ambulatoria.
- Aprobado para su uso en niños a partir de 16 años para reducir las crisis vasooclusivas.
- Voxelotor es un medicamento oral de administración diaria que se une de forma reversible a la hemoglobina, estabilizándola en estado oxigenado e inhibiendo su polimerización.
- Aprobado en niños con ECF a partir de 4 años.
- La L-glutamina es un aminoácido esencial que interviene en la reducción del estrés oxidativo en los glóbulos rojos. La formulación Endari ha sido aprobada por la FDA para su administración oral dos veces al día con el fin de reducir los episodios vasooclusivos en la ECF.

ANÁLISIS DE HEMORRAGIAS

- Pruebas de cribado: hemograma con recuento de plaquetas, análisis de la función plaquetaria (PFA-100), tiempo de protrombina (TP), tiempo de tromboplastina parcial activada (TTPa), tiempo de trombina (TT), nivel de fibrinógeno y productos de la degradación de la fibrina (PDF).

TABLA 19-3	Pruebas de cribado anormales en diversos trastornos hemorrágicos					
Desorden	Recuento de plaquetas	PDF-100	TTPa	TP	TT	Fibrinógeno
Trombocitopenia	X					
Disfunción plaquetaria		X				
Hemofilia			X			
Deficiencia de factor VII				X		
Disfibrinogenemia					X	
Hipofibrinogenemia					X	X
CID	X		X	X	X	X

- Número anormal de plaquetas: púrpura trombocitopénica inmune (PTI), supresión de la médula ósea (p. ej., secundaria a medicación o infección), sustitución de la médula ósea (p. ej., leucemia), insuficiencia de la médula ósea, enfermedad de von Willebrand tipo IIb.
- Número normal de plaquetas, pero TP o TTP anormales: deficiencia de factor (tabla 19-3).
  ○ Considerar estudios de mezcla
    - Se añade plasma normal de control al plasma de un paciente y se incuba.
    - La corrección de TP o TTP prolongados sugiere deficiencia del factor de coagulación.
    - La no corrección de TP o TTP sugiere la presencia de inhibidores de la coagulación.
- Número de plaquetas normal y TT anormal: disfibrinogenemia
- Número de plaquetas y TP/TTP normales, PFA-100 anormal: disfunción plaquetaria (adquirida o congénita), (tabla 19-4) o enfermedad de von Willebrand.
- Plaquetas, TP, TTP, fibrinógeno, TT anormales: CID, enfermedad hepática.
- Plaquetas, TP o TTPa normales: posiblemente deficiencia de FXIII, α_2-antiplasmina

COAGULACIÓN INTRAVASCULAR DISEMINADA

- La exposición del factor tisular provoca la activación concomitante de las cascadas de coagulación y fibrinolítica con las consiguientes trombosis microvasculares, coagulopatía consuntiva y anemia hemolítica microangiopática. Por consiguiente, los pacientes pueden sufrir hemorragias, trombosis, o ambas.

TABLA 19-4	Respuestas de agregación plaquetaria en trastornos hereditarios de la función plaquetaria		
	Enfermedad de la cisterna de almacenamiento	Trombastenia de Glanzmann	Enfermedad de Bernard Soulier
Colágeno	↓	↓↓	N
ADP	↓	↓↓	N
Epinefrina	↓	↓↓	N
Ácido araquidónico	N	↓↓	N
Ristocetina	N	N	↓↓

- La CID es siempre secundaria a otro proceso que causa daño endotelial y exposición del factor tisular, como la sepsis o una neoplasia.
- Evaluación de laboratorio: el recuento de plaquetas es bajo; el TP y el TTP están prolongados; el fibrinógeno es < 100 mg/dL; el dímero D es > 2 μg/mL; los factores de coagulación II, V, VIII, la antitrombina III y la proteína C suelen estar bajos; y se observa anemia hemolítica microangiopática en el frotis periférico.
- Tratamiento
- Tratar la causa subyacente.
- Cuidados de apoyo con transfusión de plaquetas, PFC y crioprecipitado según sea necesario. Para las dosis véase la sección Principios de transfusión.
- La terapia con heparina no ha mostrado ningún beneficio.

HEMOFILIA Y DEFICIENCIAS DE LOS FACTORES DE COAGULACIÓN

- Deficiencia de factor VIII (hemofilia A) y de factor IX (hemofilia B)
- Los estudios de laboratorio muestran un TTPa prolongado que se corrige con la mezcla 50:50 y un TP normal. El factor VIII o IX estará disminuido.
  - Los niveles basales del factor dictan principalmente la gravedad de la enfermedad
    - Hemofilia grave: < 1% de actividad del factor.
    - Hemofilia moderada: entre 1 y 5% de actividad del factor.
    - Hemofilia leve: > 5% de actividad del factor.
    - Cabe destacar que el factor IX disminuye al nacer. Los niveles de actividad del factor deben interpretarse teniendo en cuenta los valores normales para la edad.
  - Enviar hemograma, TP, TTP, factor VIII y factor IX de la sangre del cordón umbilical en un bebé con sospecha de hemofilia (la madre es portadora conocida) e intentar evitar el pinchazo en el talón. No realice una punción arterial.
  - Considere una ecografía craneal después del parto si los valores de laboratorio sugieren hemofilia.
- Aplazar la circuncisión y los procedimientos no esenciales en recién nacidos con hemofilia hasta que se pueda organizar la sustitución adecuada del factor.
- Los pacientes con hemofilia deben seguir recibiendo vitamina K en el momento del parto y todas las vacunas normalmente programadas. Debe aplicarse presión durante 5 minutos después de cada inyección.
- Tratamiento de la deficiencia de factor VIII
  - Cada unidad de factor VIII por kilogramo eleva el nivel de actividad del factor sanguíneo aproximadamente 2%.
  - Dosis factor VIII (unidades) = U/dL aumento deseado de fVIII plasmático × Peso (kg) × 0.5.
  - La semivida del factor VIII es de 12 horas. La frecuencia y duración de las dosis repetidas dependen de la localización y gravedad de la hemorragia.
  - Hemorragia leve a moderada: factor VIII 25-30 U/kg IV
    - La desmopresina (DDAVP) puede utilizarse en lugar de la infusión de factor VIII en pacientes con hemofilia leve si han respondido previamente a la DDAVP.
      - IV-0.3 μg/kg IV una vez
      - Pulverización nasal: 150 μg/pulverización: < 50 kg: una pulverización; > 50 kg: una pulverización en cada fosa nasal.
  - Grave, potencialmente mortal: factor VIII 50 U/kg IV, seguido de infusiones repetidas de 20-25 U/kg IV q12h o una infusión continua de factor.
  - Pacientes quirúrgicos: 50 U/kg IV; suele ser necesario repetir la administración cada 6-12h durante un total de 10-14 días o hasta la curación.
  - Tratamiento de la hemorragia oral: ácido aminocaproico (Amicar®) 100 mg/kg PO cada 6h o ácido tranexámico (agentes antifibrinolíticos).

– Son insuficientes para tratar la hemartrosis o la hematuria.
* Tratamiento de la deficiencia de factor IX
  ○ Cada unidad de factor IX por kilogramo eleva el nivel de actividad del factor sanguíneo aproximadamente 1%.
  ○ Dosis factor IX (unidades) = U/dL aumento deseado del fVIII plasmático × Peso (kg) × 1.5.
  ○ La semivida del factor IX es de 18-24 h. La frecuencia y duración de las dosis repetidas dependen de la localización y gravedad de la hemorragia.
  ○ Hemorragia leve a moderada: factor IX 40 U/kg IV.
  ○ Grave, potencialmente mortal: factor IX 80 U/kg, seguido de 40 U/kg cada 24h o una infusión continua de factor.
  ○ Tratamiento de las hemorragias orales: ácido aminocaproico o ácido transexámico (agentes antifibrinolíticos).
  – Son insuficientes para tratar la hemartrosis o la hematuria.
* Deficiencia del factor XI (hemofilia C)
  * Trastorno autosómico recesivo poco frecuente (p. ej., judíos asquenazíes, síndrome de Noonan).
  * Tratamiento: sustitución con concentrado de factor XI o infusión de PFC
* Deficiencia de factor XIII
  * Herencia autosómica recesiva
  * A menudo se presenta con hemorragia del cordón umbilical (80% con deficiencia homocigota) y hemorragia intracraneal (33%).
  * Diagnóstico: medición de la actividad del factor XIII o prueba de solubilidad en urea, en la que se evalúa la estabilidad del coágulo en 5 M de urea.
    ○ TP y TTP serán normales
  * Tratamiento: sustitución por factor XIII recombinante o concentrado de factor XIII derivado de plasma purificado.
    ○ Pueden utilizarse infusiones de crioprecipitado o de PFC si no se dispone de uno de los productos de factor XIII.

ENFERMEDAD DE VON WILLEBRAND

* Herencia autosómica dominante para los subtipos de tipo 1 y 2
* Presenta síntomas de hemorragia mucosa, como hematomas y epistaxis recurrente.
* Evaluación de laboratorio: PFA-100, TP, TTPa, antígeno del factor von Wildebrand (fVW) y actividad del cofactor de la ristocetina, niveles del multímero del fVW, niveles del factor VIII y grupo sanguíneo.
* Tipo 1 (70 a 80% de los pacientes con fVW): deficiencia cuantitativa
  * Reducción de la actividad del antígeno del fVW y del cofactor ristocetina con una relación actividad del vWF dependiente de las plaquetas/fVW: antígeno > 0.7.
    ○ Multímeros normales de fVW y factor VIII.
  * Tratamiento: DDAVP (0.3 µg/kg IV o 150 µg/nostril cada 12-24h) o concentrado de fVW (p. ej., Humate-P®, Alphanate®, Vonvendi®).
* Tipo 2A (10 a 12% de los pacientes con enfermedad de von Willebrand): defecto cualitativo
  * Reducción de la actividad del antígeno del fVW y del cofactor ristocetina con una relación actividad del fVW dependiente de las plaquetas/fVW: antígeno < 0.7 y un número reducido de multímeros de alto peso molecular que resulta en una deficiencia grave de la actividad del cofactor.
    ○ Factor VIII normal
  * Tratamiento: concentrado de factor VIII/fVW (p. ej., Humate-P®, Alphanate®, Vonvendi®).
* Tipo 2B (3 a 5%)
  * Una mutación de ganancia de función en el fVW que da lugar a una mayor unión del fVW a las plaquetas, formando agregados con un mayor aclaramiento.

- Reducción de la actividad del antígeno del fVW y del cofactor ristocetina con una relación actividad del fVW dependiente de las plaquetas/fVW: antígeno < 0.7 con un recuento plaquetario reducido (la gravedad de la hemorragia suele correlacionarse con la gravedad de la trombocitopenia).
  - Número posiblemente reducido de multímeros de alto peso molecular.
  - Factor VIII normal
- Se recomienda el diagnóstico con pruebas genéticas específicas
  - El aumento de la agregación plaquetaria inducida por ristocetina con la estimulación de dosis bajas de ristocetina debido a la mutación de ganancia de función se utilizó históricamente para el diagnóstico.
- Tratamiento: concentrado de factor VIII/fVW (p. ej., Humate-P®, Alphanate®, Vonvendi®).
  - La desmopresina está contraindicada en la enfermedad de von Willebrand tipo 2B.
- Tipo 2N (1 a 2%)
- El fVW no puede unirse al factor VIII, lo que conduce a un aclaramiento acelerado del factor VIII.
- Actividad reducida del antígeno fVW y del cofactor ristocetina con niveles bajos de factor VIII.
  - Niveles normales de multímeros de alto peso molecular.
  - Considere este diagnóstico si un paciente tiene "hemofilia leve" y antecedentes familiares con varones y mujeres afectados.
- Diagnóstico con un ensayo de unión fVW: factor VIII (que evalúa la capacidad del fVW para unirse al factor VIII recombinante *in vitro*) o pruebas genéticas específicas.
- Este subtipo tiene una herencia autosómica recesiva, lo que hace que el diagnóstico adecuado sea aún más esencial para garantizar un asesoramiento genético apropiado.
- Los tipos 2M y 3 son poco frecuentes y requieren la atención de un hematólogo.

TROMBOCITOPENIAS

- Diagnóstico diferencial según la edad de presentación
  - En recién nacidos
    - Trastornos genéticos: trombocitopenia con ausencia de radios (TAR), síndrome de Wiskott-Aldrich, osteopetrosis o errores innatos del metabolismo.
    - Destrucción inmunomediada de las plaquetas: trombocitopenia aloinmune neonatal, PTI materna, lupus eritematoso sistémico (LES) materno, hipertiroidismo materno, fármacos maternos, preeclampsia materna, trombocitopenia aloinmune neonatal.
    - No inmunomediados (probablemente relacionados con la CID): asfixia, aspiración, enterocolitis necrotizante, hemangiomas (síndrome de Kasabach-Merritt), trombosis, síndrome de dificultad respiratoria, síndrome urémico hemolítico, cardiopatía (congénita/adquirida).
    - Hiperesplenismo
  - En niños mayores
    - Disminución de la producción: trombocitopenia amegacariocítica, mielodisplasia, anemia aplásica, leucemia.
    - Aumento de la destrucción: PTI, CID, sepsis, síndrome hemolítico urémico, hiperesplenismo, fármacos.

Púrpura trombocitopénica idiopática (inmune)

- Destrucción inmunomediada de plaquetas y alteración de la producción con una edad máxima de diagnóstico de 2-4 años de edad.
  - La PTI puede ser un trastorno primario o secundario a otra afección (p. ej., inmunodeficiencias primarias, síndrome de Evan, trastornos autoinmunológicos como el LES).

- La PTI aguda es, en la mayoría de los casos, una enfermedad autolimitada que suele resolverse en cuestión de meses, independientemente de que se administre o no tratamiento, en > 60% de los pacientes menores de 20 años.
- La PTI crónica se define como la enfermedad que persiste durante más de 12 meses.
- En la exploración física, el niño está clínicamente bien con hematomas y petequias
- Las hemorragias mucosas son más frecuentes en la PTI. Las hemorragias graves son infrecuentes y ocurren en aproximadamente 20% de los niños. Menos de 1% de los niños presentan hemorragia intracraneal.
- Se aprecia un bazo palpable en aproximadamente 10% de los casos.
- Tratamiento
- PTI aguda
   ○ Observación sola para aquellos sin hemorragia.
   ○ Para los pacientes con hemorragias que no pongan en peligro la vida, las directrices recomiendan prednisona durante 5-7 días en lugar de globulina anti-D (WinRho®, utilizada solo en pacientes Rh+) o inmunoglobulina intravenosa.
- PTI crónica: se recomiendan agonistas de receptores trombopoyéticos antes de rituximab o esplenectomía, según las directrices actuales. Se recomienda probar rituximab antes de la esplenectomía. Se requiere inmunización antes de la esplenectomía con profilaxis antibiótica postesplenectomía.

TROMBOCITOSIS

- Las plaquetas son reactantes de fase aguda.
- La mayoría de los casos de trombocitosis son secundarios (p. ej., infección aguda, asplenia).
- La trombocitosis primaria (p. ej., la trombocitemia esencial) es poco frecuente en la población pediátrica.

HIPERCOAGULOPATÍA

- Aparte de los coágulos asociados a catéteres venosos centrales, los coágulos espontáneos en venas y arterias pueden aparecer en niños con cáncer, cardiopatías congénitas, infecciones, síndrome nefrótico, tras una intervención quirúrgica o NPT, obesidad, LES, hepatopatía, ECF, enfermedad crítica, o en aquellos con predisposición genética a la trombosis.
- Evaluación de laboratorio: hemograma, TP, TTPa, antitrombina III, proteínas C y S, mutación del gen del factor V de Leiden, mutación del gen 20210 de la protrombina, nivel de factor VIII y niveles de lipoproteína A. La medición de la antitrombina III, la proteína C y la proteína S no debe realizarse con una trombosis aguda, ya que los niveles pueden ser falsamente anormales (bajos). La mutación del gen *MTHFR* y los niveles de homocisteína rara vez se analizan. Debe consultarse a hematología para ayudar a determinar la necesidad de evaluación de una predisposición subyacente a la formación de coágulos sanguíneos.
- El diagnóstico por imagen (ecografía, venografía por RM, angiografía por TC, etc.) es necesario para el diagnóstico y el seguimiento del coágulo.
- Tratamiento: la trombosis se trata más comúnmente con heparina de bajo peso molecular (HBPM) a 1 mg/kg SC cada 12h en pediatría.
- Los niveles de factor Xa activado deben comprobarse 4 h después de la segunda dosis.
- El nivel terapéutico deseado para el tratamiento de una trombosis es de 0.6-1 U/mL.
- Las infusiones intravenosas de heparina no fraccionada pueden utilizarse en pacientes críticos con un estado clínico que cambia rápidamente o con posible necesidad de intervención quirúrgica.
- Los anticoagulantes orales, como la warfarina y los anticoagulantes orales directos (ACOD, p. ej., dabigatrán, rivaroxabán) pueden utilizarse en determinados pacientes. La consulta con

un hematólogo puede orientar la elección del anticoagulante más adecuado y la mejor forma de supervisar el tratamiento.

- El tratamiento trombolítico con activador tisular del plasminógeno, que convierte el plasminógeno en plasmina, y la trombectomía se consideran para las trombosis graves que ponen en peligro la vida o las extremidades.

PRINCIPIOS DE TRANSFUSIÓN

Eritrocitos empaquetados

- Tras considerar la etiología de las anemias y el estado clínico, transfundir para hemoglobina (Hb) ≤ 7 g/dL o anemia sintomática.
- Transfundir 10-15 mL/kg de eritrocitos empaquetados a lo largo de 2-4 horas con la expectativa de que la hemoglobina aumente aproximadamente 1-1.5 g/dL si no hay pérdidas continuas (tabla 19-5).

Plaquetas

- Transfundir en caso de plaquetas ≤ 10 000/μL o trombocitopenia sintomática en caso de disminución de la producción.
  - No transfundir en caso de trombocitopenia idiopática o destrucción autoinmune, a menos que se requiera una intervención quirúrgica urgente.
- Transfundir 10-20 mL/kg de plaquetas (tabla 19-6).
  - Redondear a la unidad de volumen para minimizar el desperdicio.
  - Hay pocas indicaciones (p. ej., traumatismo, hemorragia aguda en quirófano, protocolo de transfusión masiva) que requieran la transfusión de más de una unidad de plaquetas. Considere la posibilidad de consultarlo con hematología o medicina transfusional si requiere varias unidades al día.
  - La fiebre, la sepsis, la administración de anfotericina, la esplenomegalia, los aloanticuerpos, la pérdida continua de sangre, el síndrome urémico hemolítico, la púrpura trombótica trombocitopénica, la formación de coágulos y la enterocolitis necrotizante pueden explicar una mala respuesta a la transfusión.

Plasma fresco congelado

- El PFC contiene factores de coagulación, inmunoglobulina y albúmina.
- Transfundir 10-20 mL/kg.
  - No es necesario someter el PFC a pruebas de detección del CMV.
- El paciente también puede necesitar vitamina K parental para la producción de sus propios factores de coagulación

Crioprecipitado

- Contiene fibrinógeno, fVW y otros factores de alto peso molecular
- Una unidad equivale a 10-15 mL
- Transfundir aproximadamente 1 U/5 kg

Reacciones transfusionales

- Las reacciones alérgicas se caracterizan por urticaria, angioedema, broncoespasmo, hipotensión y anafilaxia que se producen durante o en las 4 horas siguientes a una transfusión.
  - **Detener la infusión** y administrar
    - Difenhidramina para el tratamiento del prurito y la urticaria
    - Epinefrina para reacciones graves (anafilaxia, broncoespasmo, hipotensión, choque)
    - Líquidos para la hipotensión
    - Albuterol para la broncodilatación

TABLA 19-5	Recomendaciones para la transfusión de eritrocitos					
	Leucorreducción	Irradiado	CMV negativo	CMV no testado	Sickledex negativo	Antígeno menor compatible
Pacientes de la UCIN	X	X	X[a]			
Inmunodeprimidos	X	X		X		
Trasplante de órganos sólidos	X	X		X		
TMO alogénico	X	X	X[b]			
TMO autólogo	X	X		X		
ECF	X			X	X	X

[a]Productos CMV seronegativos administrados si el paciente tiene < 4 meses de edad y pesaba ≤ 1 500 g al nacer.

[b]El paciente debe recibir productos no testados para CMV si es seropositivo para CMV.

ECF, enfermedad de células falciformes; TMO, trasplante de médula ósea; UCIN, unidad de cuidados intensivos neonatales.

	Leucorreducción	Irradiado	CMV negativo	CMV no testado
TABLA 19-6 Recomendaciones para la transfusión de plaquetas				
Trasplante de órganos sólidos	X	X		X
TMO alogénico	X	X	X[a]	
TMO autólogo	X	X		X

[a]El paciente debe recibir productos no probados para CMV si es seropositivo para CMV.

- ○ Narcóticos (meperidina) para los calambres
- ○ Paracetamol para la fiebre
- ○ Glucocorticoides para reacciones moderadas a graves (urticaria, fiebre, escalofríos, diaforesis y palidez).
- • Considerar excluir la deficiencia de IgA en pacientes con antecedentes de reacciones transfusionales anafilácticas.
- • Reacción hemolítica aguda
  - • En la mayoría de los casos se trata de reacciones inmunomediadas (principalmente por incompatibilidad ABO) que provocan una hemólisis intra o extravascular caracterizada por un espectro de síntomas que van desde fiebre, escalofríos, diaforesis, dolor abdominal y hemoglobinuria, hasta hipotensión, lesión renal aguda/insuficiencia renal, CID o choque.
  - • **Interrumpir la infusión con cambios en las constantes vitales y vigilar de manera estrecha al paciente para detectar la evolución de estos síntomas.**
  - • Enviar la muestra de sangre del paciente y la bolsa de transfusión al banco de sangre para tipificarla y realizar pruebas cruzadas para determinar si existe incompatibilidad serológica.
  - • El tratamiento es de apoyo.
  - • La reacción transfusional retardada se caracteriza por anemia, hiperbilirrubinemia y dolor abdominal que se produce entre 3 y 10 días después de la transfusión.
  - • El riesgo de que se produzca este tipo de reacción es mayor en las personas con antecedentes de transfusión de hematíes que haya dado lugar a una aloinmunización; sin embargo, el anticuerpo se ha vuelto indetectable desde entonces. El paciente presenta una respuesta inmunológica amnésica y hemólisis de los hematíes incompatibles.
  - • Los síntomas incluyen ictericia, fiebre, escalofríos, dolor, hipertensión y hemoglobinuria.
  - • Confírmese con la prueba de Coombs.
  - • El tratamiento consiste en cuidados de apoyo y evitar nuevas transfusiones.
- • Las reacciones febriles no hemolíticas se caracterizan por fiebre, escalofríos, diaforesis y calambres.
  - • Estas reacciones están causadas por citocinas proinflamatorias por la interacción entre los anticuerpos del paciente y el antígeno del donante en las células transfundidas.
  - • **Detenga la infusión.**
  - • Se trata de un diagnóstico de exclusión, por lo que deben enviarse muestras del paciente para realizar pruebas de Coombs y considerar una reacción transfusional séptica.
  - • Tratar con paracetamol y narcóticos (meperidina) para los calambres.
  - • Los glucocorticoides también pueden ayudar.

LECTURAS RECOMENDADAS

Orkin SH. Nathan and Oski's Hematology and Oncology of Infancy and Childhood. 8th Ed. Philadelphia, PA: Elsevier Saunders, 2015.

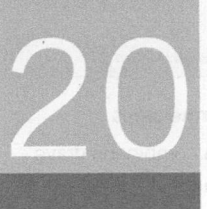

20 Inmunodeficiencias primarias

Maleewan Kitcharoensakkul

DEFINICIÓN

Las inmunodeficiencias primarias (IP) son enfermedades heterogéneas caracterizadas por alteraciones en el desarrollo y la función del sistema inmunológico. Las personas con IP pueden presentar infecciones graves o recurrentes o una desregulación inmunológica que conduce a la atopia, la autoinmunidad, la linfoproliferación o la malignidad.

CLASIFICACIÓN

- En la clasificación fenotípica de 2019 de la International Union of Immunological Societies (IUIS) figuran al menos 400 IP distintas identificadas genéticamente.
- Las IP pueden clasificarse en 10 grupos de trastornos basados en las partes del sistema inmunológico principalmente implicadas. En la tabla 20-1 se enumeran ejemplos de enfermedades de cada grupo.
- Este capítulo se centra en las IP que se presentan típicamente con susceptibilidad a la infección. Otras IP enumeradas en la tabla 20-1 por lo general presentan manifestaciones autoinmunes/autoinflamatorias o están asociadas con síndromes de insuficiencia de la médula ósea.

PREVALENCIA

- La prevalencia de las IP varía geográficamente y se cree que está infravalorada.
- Aproximadamente 1 de cada 500 personas está afectada por una de las IP conocidas.
- Las deficiencias primarias de anticuerpos y las inmunodeficiencias combinadas (IDC) son las IP más comunes diagnosticadas tanto en niños como en adultos.

SIGNOS DE ADVERTENCIA DE IP EN NIÑOS

La Jeffrey Modell Foundation (JMF) ha elaborado una lista de signos de advertencia de IP. La presencia de dos o más de estos signos debería desencadenar una evaluación de la IP.

- Cuatro o más nuevas infecciones de oído en 1 año.
- Dos o más infecciones sinusales graves en 1 año.
- Dos o más meses con antibióticos con poco efecto.
- Dos o más neumonías en 1 año.
- El lactante no aumenta de peso o no crece con normalidad.
- Abscesos cutáneos u orgánicos profundos recurrentes.
- Candidiasis oral persistente o infección cutánea por hongos.
- Necesidad de antibióticos intravenosos para eliminar las infecciones.
- Dos o más infecciones profundas, como septicemia.
- Antecedentes familiares de inmunodeficiencias primarias.

TABLA 20-1	Grupos de inmunodeficiencias primarias (IP)
Grupo de trastornos	**Ejemplos de enfermedades**
Inmunodeficiencia que afecta a la inmunidad celular y humoral	Inmunodeficiencia combinada grave
	Inmunodeficiencia combinada
Inmunodeficiencias celulares sindrómicas	Síndrome de deleción 22q11 (DiGeorge)
	Síndrome de Wiskott-Aldrich
	Ataxia-telangiectasia
	Síndrome de deficiencia de NEMO
	Síndromes de hiper-IgE
Deficiencias predominantes de anticuerpos	Agammaglobulinemia
	Inmunodeficiencia común variable
	Deficiencia de anticuerpos específicos
	Deficiencia selectiva de IgA
Defectos congénitos del número y la función de los fagocitos	Síndromes de neutropenia congénita
	Enfermedad granulomatosa crónica
	Deficiencia de adhesión leucocitaria
Deficiencias del complemento	Deficiencia de C1q, C1r, C1s, C2-C9
Defectos en la inmunidad intrínseca e inespecífica	Susceptibilidad mendeliana a la enfermedad micobacteriana (MSMD)
	Defectos en los receptores tipo Toll y sus vías
Enfermedades de desregulación inmunológica	Síndrome de inmunodesregulación, poliendocrinopatía, enteropatía ligada al cromosoma X (IPEX)
	Ganancia de función en STAT3
	Poliendocrinopatía autoinmune, candidiasis, distrofia ectodérmica (APECED)
	Síndrome linfoproliferativo autoinmune (SLPA)
Trastornos autoinflamatorios	Causas monogénicas de los síndromes febriles periódicos
	Interferonopatías tipo I
Insuficiencia de la médula ósea	Anemia de Fanconi
	Disqueratosis congénita
Fenocopias de errores congénitos de inmunidad (Afecciones parecidas a las IP y no debidas a mutaciones de la línea germinal)	Enfermedades relacionadas con mutaciones somáticas o con autoanticuerpos

NEMO, Factor nuclear Kappa B (*Nuclear factor-kappa B Essential Modulator*).

Otros signos de advertencia de IP en niños:

* Infección por micobacterias atípicas.
* Complicaciones de una vacuna viva.
* Heridas que no cicatrizan.
* Granulomas.
* Fiebres inexplicables.
* Autoinmunidad de inicio precoz, como la enfermedad inflamatoria intestinal (EII).
* Autoinmunidad con afectación multiorgánica.
* Dermatitis persistente en lactantes.
* Síndrome de Evans (combinación de anemia hemolítica autoinmune y trombocitopenia inmune).
* Linfohistiocitosis hemofagocítica de inicio temprano o recurrente.

ABORDAJE DEL PACIENTE CON UNA POSIBLE IP

La mayoría de los pacientes con IP presentan infecciones recurrentes o crónicas. La anamnesis y la exploración específica pueden orientar la evaluación y el diagnóstico.

Historia clínica

* Antecedentes de infección, que incluyen la edad al inicio de la infección, el tipo de agentes infecciosos, los focos de infección, la gravedad, la necesidad de antibióticos intravenosos para eliminar la infección, sus complicaciones, la frecuencia y el episodio más reciente. Cabe destacar que los profesionales deben reconocer que los niños pequeños inmunocompetentes pueden tener hasta 8 episodios al año de infecciones del tracto respiratorio superior.
* Antecedentes que pueden sugerir una desregulación inmunológica.
    * Trastornos autoinmunes, incluyendo citopenias, hepatitis y enteropatías.
    * Enfermedades pulmonares crónicas.
    * Trastornos endocrinos, como diabetes tipo I, insuficiencia suprarrenal y trastornos tiroideos.
    * Afecciones cutáneas; por ejemplo, vasculitis, psoriasis, eccema, vitiligo, urticaria, sabañones y granulomas.
    * Trastornos alérgicos, incluida la dermatitis atópica.
    * Síntomas articulares crónicos.
    * Afectación ocular, como uveítis.
    * Antecedentes de linfohistiocitosis hemofagocítica, trastornos linfoproliferativos o neoplasias malignas de inicio en la infancia.
* Historial médico anterior.
    * Problemas médicos previos o tratamientos que puedan afectar al sistema inmunológico, como la quimioterapia, el uso de esteroides y las enfermedades crónicas.
    * Otros factores de riesgo relacionados con enfermedades recurrentes, como la asistencia a guarderías, la exposición pasiva al humo, el asma, la fibrosis quística, la asplenia y la desnutrición.
* Historia del desarrollo.
    * Los retrasos del desarrollo, incluido el retraso del habla, se asocian con algunas IP.
* Historial de vacunación.
    * Complicaciones de las vacunas vivas.
    * El tipo de vacuna antineumocócica (vacuna antineumocócica conjugada trecevalente o Prevnar® vs. vacuna antineumocócica polisacárida o Pneumovax®) es necesario para interpretar el resultado de los títulos vacunales.
* Historial familiar.

- Familiares con diagnóstico de IP, muerte infantil, infecciones recurrentes/graves/atípicas, autoinmunidad, trastornos linfoproliferativos, trastornos alérgicos o neoplasias malignas.
- Historia de la consanguinidad.
- Medicamentos.
- Los medicamentos inmunosupresores pueden asociarse con inmunodeficiencias adquiridas y afectar la interpretación de los resultados de las pruebas de laboratorio.

Exploración física

La exploración física de estos niños es necesaria para identificar las fuentes de infección, la afectación de órganos y los rasgos dismórficos asociados con síndromes genéticos y determinadas IP.

- Hallazgos de la exploración que pueden sugerir IP:
- Poco aumento de peso.
- Rasgos dismórficos.
- Piel: erupciones, eritrodermia, petequias, mala cicatrización de heridas, telangiectasias, granulomas.
- Anomalías del cabello.
- Cabeza y cuello: pólipos nasales, ausencia de amígdalas, gingivitis, dientes cónicos, candidiasis, ganglios linfáticos agrandados.
- Respiratorios: sibilancias u otros signos de asma o enfermedad pulmonar crónica.
- Abdomen: hepatoesplenomegalia.
- Neurológicos: ataxia, neuropatía.
- Extremidades: artritis, anomalías de las extremidades, dedos en palillo de tambor.

Detección inicial de IP en el laboratorio

Las pruebas de laboratorio para las IP dependen de la sospecha clínica y por lo general pueden guiarse por el tipo y la gravedad de las infecciones y la presencia/ausencia de desregulación inmunológica (véanse las tablas 20-2 y 20-3). La medición de los niveles de subclases de IgG **no** se recomienda de forma rutinaria como parte de una evaluación inicial de IP, ya que estos niveles cambian con el tiempo y el tratamiento depende de la presencia o ausencia de respuestas específicas de anticuerpos a antígenos. Las pruebas de detección de mutaciones genéticas no se incluyen en los análisis de cribado típicos solicitados por los médicos generales, pero las pruebas genéticas pueden ser útiles en pacientes complejos o después de que se haya realizado un diagnóstico de IP mediante pruebas clínicas; estos resultados son necesarios para el asesoramiento genético y pueden identificar de forma potencial tratamientos dirigidos a determinadas IP. Los pacientes con análisis de laboratorio anormales o que sigan presentando infecciones recurrentes/graves/atípicas u otros síntomas relacionados con una desregulación inmunológica deben ser remitidos a un inmunólogo para una evaluación más exhaustiva.

PRESENTACIÓN, EVALUACIÓN Y TRATAMIENTO DE LAS IP

Las IP que por lo general se presentan con susceptibilidad a las infecciones discutidas en este capítulo incluyen (1) inmunodeficiencias que afectan a la inmunidad celular y humoral (IDC), (2) inmunodeficiencias celulares sindrómicas, (3) deficiencias predominantes de anticuerpos, (4) trastornos fagocíticos, (5) deficiencia del complemento, (6) defectos en la inmunidad intrínseca e inespecífica, y (7) enfermedades de desregulación inmunológica.

TABLA 20-2 Características clínicas de las IP comunes

Trastorno	Infecciones virales	Infecciones bacterianas	Infecciones fúngicas	Complicaciones inflamatorias
Inmunodeficiencia combinada	Adenovirus, CMV, VEB, rotavirus, norovirus, etc.	Cualquiera	Candida NPJ	Inflamación cutánea y GI en el síndrome de Omenn
Deficiencias primarias de anticuerpos	Enterovirus en ALX	Bacterias encapsuladas, S. aureus, Mycoplasma	—	Autoinmunidad hematológica y órgano-específica en la IDCV y la ALX
Trastornos fagocíticos	—	S. aureus, Serratia, Klebsiella, E. coli, Burkholderia, Salmonella	Aspergillus Candida Nocardia	Inflamación GI y GU en la EGC
Deficiencias del complemento	—	Neisseria Otras bacterias encapsuladas	—	Mayor riesgo de enfermedad autoinmune en la deficiencia del componente temprano del complemento

ALX, agammaglobulinemia ligada al cromosoma X; CMV, citomegalovirus; EGC, enfermedad granulomatosa crónica; GI, gastrointestinal; GU, genitourinaria; IDCV, inmunodeficiencia común variable; NPJ, neumonía por Pneumocystis jiroveci; VEB, virus de Epstein-Barr.

TABLA 20-3	Pruebas de detección inicial de IP

Sospechas de IP	Pruebas de laboratorio iniciales
Inmunodeficiencia combinada	Hemograma completo y diferencial
	Citometría de flujo para enumerar las células T, B y NK
	Concentraciones séricas de inmunoglobulinas (IgG, IgA, IgM, IgE)
	Niveles de anticuerpos específicos frente a antígenos proteicos y polisacáridos
	Si las pruebas de laboratorio iniciales son anormales o existe un alto índice de sospecha de inmunodeficiencia combinada, considerar ensayos de proliferación a mitógenos y antígenos, así como un ensayo de proliferación a anti-CD3
Deficiencia primaria de anticuerpos	Concentraciones séricas de inmunoglobulinas (IgG, IgA, IgM, IgE)
	Concentraciones séricas de anticuerpos específicos frente a antígenos proteicos y polisacáridos
	Hemograma completo y diferencial
	Si las pruebas de laboratorio iniciales son anormales, considerar el envío de citometría de flujo para enumerar las células B y sus subconjuntos, y comprobar el nivel de albúmina para evaluar la pérdida de proteínas
Trastornos fagocíticos	Hemograma completo y diferencial
	Examen del frotis sanguíneo para evaluar la morfología
	Medición de la función oxidasa de los neutrófilos mediante citometría de flujo de DHR
	Citometría de flujo para moléculas de adhesión
	La biopsia de médula ósea puede estar indicada en pacientes seleccionados
Deficiencias del complemento	CH50 y AH 50 (si es anormal, debe repetirse, ya que la precisión de las pruebas depende de la calidad de las muestras)
	Concentración sérica o función de los componentes individuales del complemento

Inmunodeficiencia que afecta a la inmunidad celular y humoral (inmunodeficiencia combinada)

Este grupo de IP afecta principalmente a las células T. Sin embargo, la función de las células B también se ve afectada porque éstas necesitan señales accesorias de las células T auxiliares para inducir respuestas de anticuerpos específicos.

Inmunodeficiencia combinada grave

• La inmunodeficiencia combinada grave (IDCG) se caracteriza por una ausencia total de inmunidad específica debida a una disfunción grave de las células T con una función variable de las células B y NK. Si no se trata, la mayoría de los pacientes sucumben a infecciones potencialmente mortales en los 2 primeros años de vida.
• Causas: varias mutaciones genéticas diferentes, incluidas *IL2RG, ADA, RAG1, RAG2* e *IL7R*.

- Manifestaciones clínicas: antes de la implementación del cribado neonatal, los pacientes con IDCG solían presentar complicaciones potencialmente mortales por patógenos virales comunes, candidiasis mucocutánea persistente, infecciones oportunistas, diarrea crónica o complicaciones graves debidas a vacunas vivas.
- El síndrome de Omenn es una manifestación clínica única de la IDCG que incluye eritrodermia difusa, hepatoesplenomegalia, recuento elevado de eosinófilos y concentraciones séricas altas de IgE.
- Pruebas de laboratorio: desde 2019, todos los recién nacidos en Estados Unidos han sido cribados para IDCG mediante el ensayo del círculo de escisión del receptor de células T (TREC, por sus siglas en inglés). El TREC es un marcador de producción tímica que es muy bajo o ausente en todos los pacientes con IDCG independientemente de sus genotipos. Es una prueba muy sensible. Pueden observarse resultados falsos positivos en pacientes con defectos tímicos primarios o adquiridos, enfermedades asociadas con la pérdida de células T o defectos cardiacos congénitos.
- Cuando el cribado neonatal es positivo para una posible IDCG o los pacientes presentan síntomas clínicos relacionados con la IDCG, debe considerarse la realización de un hemograma completo (que puede mostrar linfopenia, aunque un recuento absoluto de linfocitos normal no excluye la IDCG), un recuento de subconjuntos linfocitarios mediante citometría de flujo (por lo general linfocitos T CD4+ vírgenes < 200 células/mcl) y radiografías simples de tórax (que pueden mostrar una sombra tímica ausente). Una vez confirmado el diagnóstico de IDCG mediante citometría de flujo de los subconjuntos linfocitarios, es necesario realizar pruebas genéticas.
- Tratamiento: la IDCG se considera una urgencia médica debido a la susceptibilidad de los pacientes a infecciones potencialmente mortales. El trasplante de células madre hematopoyéticas (TCMH) puede ser un tratamiento curativo para los pacientes con IDCG, y los resultados dependen de la edad del paciente y del estado de la infección en el momento del trasplante. Mientras esperan el trasplante, los pacientes deben recibir profilaxis antimicrobiana y tratamiento de reposición con inmunoglobulinas y deben evitar recibir vacunas vivas.
- Otras opciones de tratamiento disponibles para la IDCG dependen del defecto genético causante, incluyendo el tratamiento de reposición enzimática para la deficiencia de adenosina-desaminasa (ADA), la terapia génica (a través de ensayos clínicos) para la deficiencia de ADA y la IDCG ligada al cromosoma X, o el trasplante de timo.

Inmunodeficiencias combinadas

- Las inmunodeficiencias combinadas (IDC) se caracterizan por defectos en las células T que son menos graves que en las IDCG y, por lo tanto, pueden presentarse más tarde en la infancia. Este grupo de trastornos incluye los síndromes de hiper-IgM y de fosfoinosítida 3-cinasa δ activada (APDS), que se comentan con más detalle a continuación, así como varios otros. El tratamiento con TCMH puede no estar indicado en algunos pacientes, dependiendo de los defectos y de sus manifestaciones clínicas.
- **Inmunodeficiencia con síndrome de hiper-IgM (HIGM)**
  - El síndrome HIGM se caracteriza por la incapacidad para cambiar la producción del isotipo IgM a los isotipos IgG, IgA o IgE.
  - Causas: defectos en los genes implicados en la recombinación del interruptor de clase de la inmunoglobulina o hipermutación somática. Se han descrito defectos recesivos ligados al cromosoma X (CD40L) y autosómicos recesivos (CD40).
  - Manifestaciones clínicas: los pacientes suelen presentar infecciones bacterianas recurrentes, neumonía por *Pneumocystis jirovecii* (NPJ) o infecciones por especies de *Cryptosporidium*. Un subgrupo de pacientes también desarrolla citopenia autoinmune (por lo general neutropenia) o autoinmunidad órgano-específica.
  - Laboratorio: nivel sérico de IgM normal a aumentado con niveles disminuidos de IgG, IgA e IgE.
  - Tratamiento: el TCMH es el único tratamiento curativo para el síndrome HIGM.

* **Síndrome de fosfoinositida 3-cinasa δ activada (APDS)**
  * APDS se caracteriza por mutaciones autosómicas dominantes que aumentan la actividad de la vía PI3Kδ dando lugar a infecciones recurrentes del tracto respiratorio y linfoproliferación.
  * Causas: mutaciones heterocigotas de ganancia de función en PI3KCD o PI3KR1.
  * Manifestaciones clínicas: infecciones bacterianas recurrentes, infecciones graves/persistentes por virus del herpes y linfoproliferación. También se observa autoinmunidad en 20-30% de los pacientes.
  * Pruebas de laboratorio: linfopenia progresiva de células T y B, disminución del número de células T vírgenes e hipogammaglobulinemia.
  * Tratamiento: de reposición con inmunoglobulinas, profilaxis antimicrobiana y consideración de inhibidores de *mTOR* o inhibidores selectivos de PI3Kδ para el tratamiento de la desregulación inmunológica.

Inmunodeficiencias combinadas con características asociadas o sindrómicas

* Este grupo engloba las IP asociadas con características clínicas distintivas que podrían influir o guiar el enfoque diagnóstico. Estas enfermedades incluyen el síndrome de DiGeorge, la ataxia telangiectasia el síndrome de Wiskott-Aldrich, y otros defectos de reparación del ADN, el síndrome de deficiencia de NEMO y los síndromes de hiper-IgE.
* **Síndrome de DiGeorge (SDG)**
  * El SDG se caracteriza por defectos cardiacos, hipoplasia tímica e hipocalcemia. Los pacientes con SDG suelen presentar inmunodeficiencia de leve a moderada, rasgos faciales característicos y retraso del lenguaje.
  * Causas: la microdeleción del cromosoma 22q11.2 es la principal causa de SDG (casi 90% de los casos).
  * Manifestaciones clínicas: los pacientes con SDG pueden presentar enfermedades recurrentes de las vías respiratorias derivadas de sus déficits de células T o anomalías estructurales. También tienen una mayor incidencia de ciertas enfermedades autoinmunes, como la artritis idiopática juvenil y la citopenia autoinmune.
  * Pruebas de laboratorio: por lo general, linfopenia de células T de leve a moderada (recuento de células T de 500-1 500 células/μL), hipogammaglobulinemia y respuesta de anticuerpos escasa.
  * Tratamiento de la inmunodeficiencia: el recuento de células T suele mejorar durante el primer año de vida, y un tercio de los pacientes con SDG producen un número normal de células T totales al final de su primer año de vida. Por lo general, los pacientes con fenotipo DiGeorge completo con linfocitos T CD3+ < 50 células/μL requieren trasplante de timo, profilaxis antimicrobiana y evitar las vacunas vivas. Para el síndrome de DiGeorge parcial, las vacunas vivas se permiten generalmente después de 1 año de edad si los análisis muestran linfocitos T CD8+ > 300 células/μL, linfocitos T CD4+ > 500 células/μL, respuesta proliferativa normal o casi normal al mitógeno y al tétanos, y presencia de anticuerpos frente a antígenos vacunales muertos.
* **Síndrome de Wiskott-Aldrich (SWA)**
  * El SWA se caracteriza por inmunodeficiencia, microtrombocitopenia y eccema grave. Los pacientes con SWA también tienen un mayor riesgo de padecer trastornos autoinmunes y neoplasias linfoides.
  * Causas: variante patógena ligada al cromosoma X del gen *WASP*.
  * Manifestaciones clínicas: los pacientes presentan una mayor susceptibilidad a diversos patógenos, como el virus del herpes, las bacterias, los hongos y la NPJ. El sangrado excesivo tras la circuncisión puede ser un signo diagnóstico precoz de síndrome de Wiskott-Aldrich.

- Pruebas de laboratorio: puede haber trombocitopenia relacionada con pequeños volúmenes de plaquetas, linfopenia de células T y niveles bajos de IgM (con niveles altos de IgA e IgE). Por lo general, los pacientes presentan respuestas deficientes a los antígenos polisacáridos.
- Tratamiento de la inmunodeficiencia: el TCMH es el tratamiento curativo más apropiado para el SWA. La esplenectomía puede estar indicada en pacientes con trombocitopenia refractaria; sin embargo, se asocia con un mayor riesgo de septicemia. Se ha descrito con éxito la terapia génica para el SWA, pero se desconocen los resultados a largo plazo.
- **Ataxia telangiectasia (A-T)**
  - A-T es un raro trastorno autosómico recesivo caracterizado por un deterioro neurológico progresivo, telangiectasias oculocutáneas, inmunodeficiencia, hipersensibilidad a la radiación, predisposición a neoplasias malignas y envejecimiento prematuro.
  - Causas: variantes bialélicas de los genes *ATM*.
  - Manifestaciones clínicas: la ataxia suele ser la manifestación clínica más temprana de la A-T y se hace evidente a partir de los 5 años de edad. Los pacientes con A-T pueden presentar infecciones recurrentes de las vías respiratorias superiores e inferiores, pero las infecciones virales y bacterianas sistémicas graves son poco frecuentes. Los pacientes pueden desarrollar granulomas cutáneos no infecciosos tras la aplicación de la vacuna triple viral.
  - Pruebas de laboratorio: niveles elevados de alfafetoproteína, linfopenia moderada, niveles bajos de inmunoglobulinas (especialmente IgA), y alteración de las respuestas de anticuerpos y linfoproliferativas a mitógenos y antígenos.
  - Tratamiento de la inmunodeficiencia: algunos pacientes pueden beneficiarse de antibióticos profilácticos o tratamiento de reposición con inmunoglobulinas. Se recomienda un seguimiento cuidadoso y la gestión de otros factores de riesgo de infecciones (como la aspiración).
- **Síndrome de deficiencia de NEMO**
  - El síndrome de deficiencia de NEMO se caracteriza por defectos de activación de factor nuclear kappa B (NF-κB) que conducen a displasia ectodérmica e inmunodeficiencia.
  - Causas: la variante hipomórfica en el gen *IKBKG* causa displasia ectodérmica anhidrótica ligada al cromosoma X con inmunodeficiencia en hombres. La forma autosómica dominante está causada por una variante de ganancia de función en el gen *IKBA*.
  - Manifestaciones clínicas: los pacientes son susceptibles a infecciones piógenas, micobacterianas y virales graves recurrentes. Un subgrupo de pacientes también desarrolla afecciones inflamatorias y autoinmunes como colitis, AHAI y artritis.
  - Pruebas de laboratorio: puede haber niveles elevados de IgM o IgA y niveles bajos de IgG e IgE. Los pacientes con síndrome de NEMO no suelen responder a la vacuna antineumocócica conjugada o polisacárida.
  - Tratamiento de la inmunodeficiencia: debe considerarse la reposición de inmunoglobulinas y antibióticos profilácticos, así como el TCMH en pacientes con un fenotipo clínico grave. La inmunización con la vacuna BCG está contraindicada.
- **Síndromes de hiper-IgE (SHIE)**
  - Los SHIE se caracterizan por niveles séricos elevados de IgE, eccema e infecciones recurrentes.
  - Causas: además de la mutación de pérdida de función de *STAT3* (síndrome de Job) y la deficiencia de DOCK8, existen al menos otros seis defectos genéticos que pueden dar lugar a características de SHIE.
  - *Mutaciones dominantes negativas en STAT3 (STAT3 LOF, o síndrome de Job)*
    - Manifestaciones clínicas: neumonía recurrente, eccema, furúnculos, candidiasis mucocutánea crónica, facies dismórfica, anomalías del tejido conjuntivo y del esqueleto, vasculopatía y altas concentraciones séricas de IgE.
    - Tratamiento: se recomienda la profilaxis antimicrobiana contra las infecciones estafilocócicas y el tratamiento de las complicaciones asociadas con la enfermedad en pacientes con

deficiencia de STAT3. El TCMH puede reducir la frecuencia y gravedad de las infecciones y complicaciones pulmonares en pacientes seleccionados.

- **Deficiencia de DOCK8**
  - Manifestaciones clínicas: eccema, neumonía bacteriana recurrente e infecciones cutáneas, infecciones virales cutáneas por virus del papiloma humano (VPH), virus del herpes simple, herpes zóster y molusco, infección crónica por *Cryptosporidium*, vasculitis y neoplasia. La deficiencia de DOCK8 se considera una inmunodeficiencia combinada que afecta a las funciones de las células T y B.
  - Tratamiento: el TCMH puede ser curativo en pacientes con deficiencia de DOCK8.

Deficiencias predominantes de anticuerpos

- Las deficiencias predominantes de anticuerpos pueden clasificarse a grandes rasgos en seis fenotipos diferentes basados en la presencia o ausencia de hipogammaglobulinemia, respuestas de anticuerpos a las vacunas y recuentos de células B (tabla 20-4). Estos trastornos tienen ciertas características en común:
  - Los pacientes suelen desarrollar infecciones recurrentes a los 6-9 meses de edad, que coinciden con un periodo nadir de inmunoglobulinas adquiridas prenatalmente, pero algunos pacientes presentan inicio de síntomas a una edad más tardía.
  - Las infecciones incluyen infecciones recurrentes del tracto respiratorio agudo, infecciones bacterianas por organismos encapsulados e infecciones bacterianas graves como artritis séptica, osteomielitis, meningitis, septicemia y enterocolitis.
  - Los pacientes pueden presentar desregulación inmunológica, como citopenias autoinmunes, EII, inflamación granulomatosa, enfermedades pulmonares crónicas, bronquiectasias, tiroiditis autoinmune y vitiligo.
  - La evaluación de los pacientes con sospecha de deficiencias primarias de anticuerpos debe incluir las concentraciones de inmunoglobulinas (IgG, IgA, IgM e IgE) y los títulos de vacunas (antígenos proteicos como el tétanos y la difteria, así como antígenos polisacáridos como el neumococo).
  - La terapéutica suele incluir la educación del paciente y la familia, el inicio de la profilaxis antibiótica o el tratamiento de reposición con inmunoglobulinas, y una respuesta rápida a las infecciones agudas. El tratamiento inmunosupresor crónico puede estar indicado para tratar las complicaciones no infecciosas.

Agammaglobulinemia

- La agammaglobulinemia se caracteriza por una reducción grave de todos los isotipos de inmunoglobulinas séricas con ausencia de células B circulantes.
- Causas: se han descrito formas de la enfermedad ligadas al cromosoma X (*BTK*), autosómicas recesivas (*IGHM, IGLL1, CD79a, CD79b, BLNK, PIK3R, PIK3CD, TCF3* y *SLC39A7*) y, con poca frecuencia, autosómicas dominantes (*TCF3* y *TOP2B*).
- Manifestaciones clínicas: los pacientes suelen volverse sintomáticos a los 6-12 meses de edad, con una mayor susceptibilidad a las infecciones, como se describió antes. También pueden desarrollar meningoencefalitis por enterovirus y complicaciones por vacunas vivas contra la poliomielitis.
- Tratamiento: además del tratamiento convencional con reposición de inmunoglobulinas, se ha intentado el trasplante de células hematopoyéticas y la terapia génica en pacientes con agammaglobulinemia ligada al cromosoma X.

Inmunodeficiencia común variable

- La inmunodeficiencia común variable (IDCV) se caracteriza por una reducción significativa de IgG, IgA o IgM, junto con una escasa o nula respuesta a las vacunas. El recuento de células B puede ser bajo o normal. La IDCV es una de las IP sintomáticas más comunes, pero deben excluirse otras IP antes de hacer el diagnóstico.

TABLA 20-4 Resultados de las pruebas de laboratorio en las deficiencias predominantes de anticuerpos

| Enfermedad | Concentraciones séricas de inmunoglobulina | | | Respuesta a la vacuna | Recuento de células B |
	IgG	IgA	IgM		
Agammaglobulinemia	Ausente	Ausente	Ausente	Ausente	Muy bajo-ausente
Inmunodeficiencia común variable	Bajo	Normal o bajo	Normal o bajo	Bajo	Normal o bajo
Hipogammaglobulinemia	Bajo	Normal	Normal	Normal	Normal
Deficiencia de anticuerpos específicos	Normal	Normal	Normal	Bajo a vacunas polisacáridas	Normal
Deficiencia selectiva de IgA	Normal	Ausente	Normal	Normal	Normal
Hipogammaglobulinemia transitoria de la infancia	Bajo	Normal o bajo	Normal o bajo	Normal	Normal

- Causas: la mayoría de los casos de IDCV no tienen defectos genéticos identificados.
- Manifestaciones clínicas: infecciones recurrentes, así como características autoinmunes/inflamatorias como enteropatía, enfermedad pulmonar inmunomediada, inflamación granulomatosa, bronquiectasias, disfunción hepática y organomegalia.
- Tratamiento: reposición con inmunoglobulinas, antibióticos profilácticos y seguimiento y tratamiento cuidadosos de las complicaciones asociadas con la enfermedad.

Deficiencia de anticuerpos específicos

- La deficiencia de anticuerpos específicos (DAE) se caracteriza por infecciones recurrentes y una respuesta deficiente de anticuerpos frente a antígenos polisacáridos con una respuesta intacta de anticuerpos proteicos, así como valores normales de inmunoglobulinas y subclases de IgG en pacientes mayores de 2 años de edad.
- Causas: se desconocen los defectos genéticos de la DAE.
- Manifestaciones clínicas: los pacientes suelen presentar infecciones bacterianas recurrentes del tracto respiratorio superior e inferior. También pueden aumentar las enfermedades atópicas.
- Pruebas de laboratorio: para establecer el diagnóstico de DAE es necesario evaluar la respuesta de anticuerpos a la vacuna antineumocócica de polisacáridos. (Una respuesta normal a las vacunas antineumocócicas es una respuesta al 50% o más de los serotipos para los pacientes menores de 6 años de edad, y una respuesta al 70% o más de los serotipos para los pacientes mayores de 6 años. Por lo general, los títulos posvacunación $\geq$ 1.3 µg/mL, o un aumento de dos veces en comparación con los títulos prevacunación, se consideran una respuesta adecuada).
- Tratamiento: se recomienda la profilaxis antibiótica para los pacientes con fenotipo clínico leve, y pueden beneficiarse de la inmunización adicional con vacunas antineumocócicas conjugadas. En pacientes con fenotipo grave o que no responden a la profilaxis antibiótica, es necesario considerar la reposición con inmunoglobulinas.

Deficiencia selectiva de IgA (deficiencia sIgA)

- La deficiencia selectiva de IgA se caracteriza por un nivel sérico de IgA < 7 mg/dL y valores normales de IgG e IgM en pacientes mayores de 4 años de edad. Es la deficiencia primaria de anticuerpos más común, pero al menos dos tercios de los pacientes con deficiencia sIgA son asintomáticos.
- Causas: se desconocen los defectos genéticos de la deficiencia sIgA.
- Manifestaciones clínicas: los pacientes sintomáticos suelen presentar infecciones sinopulmonares recurrentes o enfermedades gastrointestinales. Un subgrupo de pacientes puede evolucionar a IDCV, y hay informes de una mayor prevalencia de enfermedades autoinmunes y alérgicas. También se han notificado reacciones anafilácticas a productos sanguíneos en pacientes con deficiencia sIgA, pero la mayoría puede recibir productos sanguíneos sin reacciones.
- Tratamiento: los médicos deben tranquilizar a los pacientes diciéndoles que la mayoría de las personas con deficiencia sIgA están sanas y llevan una vida normal. La profilaxis antibiótica solo se considera en pacientes con infecciones continuas a pesar del tratamiento de las enfermedades subyacentes. El tratamiento con inmunoglobulinas no sustituye a la IgA, y rara vez está indicado en la deficiencia sIgA.

Hipogammaglobulinemia transitoria de la infancia

- La hipogammaglobulinemia transitoria de la infancia (HTI) está caracterizada por valores de IgG < 2 desviaciones estándar por debajo de la media de los controles emparejados por edad, con posible afectación de IgA y, con menos frecuencia, de IgM. Los niveles vuelven espontáneamente a la normalidad, por lo general a los 2-3 años de edad.
- Causas: desconocidas.
- Manifestaciones clínicas: la mayoría de los pacientes con HTI son asintomáticos.
- Pruebas de laboratorio: los clínicos deben asegurarse de que los pacientes tienen una respuesta normal de anticuerpos específicos y subconjuntos normales de linfocitos.

• Tratamiento: observación y tranquilización. Un pequeño subgrupo de pacientes puede requerir profilaxis antibiótica para infecciones recurrentes de las vías respiratorias; pocas veces está indicada la reposición con inmunoglobulinas.

Trastornos fagocíticos

• Los defectos fagocíticos pueden provocar neutropenia o una función deficiente de los neutrófilos.

• La neutropenia puede clasificarse como primaria o adquirida (véase la revisión en el capítulo 19). Los síndromes de neutropenia congénita son un grupo de trastornos genéticos raros que están presentes desde el nacimiento y se caracterizan por una neutropenia grave y una mayor susceptibilidad a las infecciones.

• La función anómala de los neutrófilos puede deberse a defectos en el estallido oxidativo respiratorio (como se observa en la enfermedad granulomatosa crónica), a una motilidad anómala de los neutrófilos (como se observa en el trastorno de adhesión leucocitaria) o a defectos en las vías del interferón gamma y la IL-12. Estos diversos trastornos provocan susceptibilidad a las infecciones y, en ocasiones, desregulación inmunológica.

• **Enfermedad granulomatosa crónica (EGC)**
  • La EGC se caracteriza por defectos hereditarios de la actividad de la forma oxidada de la nicotinamida adenina dinucleótido fosfato (NAPDH) oxidasa de los neutrófilos que conducen a una susceptibilidad a las infecciones bacterianas y fúngicas y a la inflamación granulomatosa.
  • Causas: se han identificado modos de herencia recesivos ligados al cromosoma X (gen *CYBB*, dos tercios de los casos de EGC en Estados Unidos) y autosómicos recesivos (*CYBA*, *NCF1*, *NCF2* y *NCF4*).
  • Manifestaciones clínicas: infecciones recurrentes de las vías respiratorias, retraso del crecimiento, abscesos cutáneos u orgánicos, celulitis, linfadenitis e inflamaciones granulomatosas de órganos viscerales y ganglios linfáticos. Los patógenos más comunes son *Staphylococcus aureus*, complejo *Burkholderia cepacia*, *Serratia marcescens*, especies de *Nocardia*, de *Aspergillus* y de *Actinomyces*. En los pacientes con EGC pueden aparecer afecciones inflamatorias, como la EII y granulomas del tracto genitourinario. Estos pacientes también tienden a desarrollar reacciones localizadas graves a la vacuna BCG.
  • Pruebas de laboratorio: alteración de la explosión oxidativa de neutrófilos mediante ensayo de dihidrorodamina (DHR) o prueba de reducción de nitroazul de tetrazolio. Si los pacientes presentan una alteración del estallido oxidativo de los neutrófilos, debe realizarse una secuenciación genética específica de los cinco genes responsables de la EGC para el diagnóstico molecular.
  • Tratamiento: antimicrobianos profilácticos (trimetoprim-sulfametoxazol e itraconazol), terapia con interferón-gamma y agentes inmunosupresores para las complicaciones inflamatorias. El TCMH es la única opción de tratamiento curativo para la EGC.

• **Deficiencia de adhesión leucocitaria (DAL)**
  • La DAL se caracteriza por defectos en la adhesión de los neutrófilos al endotelio de los vasos, un paso importante necesario para eliminar los microbios.
  • Causas: existen tres tipos diferentes de DAL. El tipo más común es la DAL 1, que es un trastorno autosómico recesivo causado por variantes en el gen *ITGB2* que dan lugar a una integrina beta 2 (CD18) defectuosa.
  • Manifestaciones clínicas: infecciones bacterianas recurrentes (onfalitis, neumonía, gingivitis y peritonitis) con aparición en las primeras semanas de vida, mala cicatrización de las heridas, piodermia gangrenosa, ausencia de formación de pus y retraso en la separación del cordón umbilical.
  • Pruebas de laboratorio: la leucocitosis, incluso en ausencia de infección, es frecuente. Una reducción o ausencia de la expresión de CD18 por citometría de flujo es diagnóstica de DAL 1 y la ausencia de CD15a por citometría de flujo es diagnóstica de DAL tipo 2.
  • Tratamiento: el TCMH es el tratamiento definitivo para la DAL 1. La terapia génica también está disponible para la DAL 1 a través de ensayos clínicos. En pacientes con fenotipos más leves, están indicados los antibióticos profilácticos y el tratamiento agresivo de las infecciones bacterianas.

Deficiencias del complemento

- Las deficiencias del complemento son IP muy raras, y los pacientes pueden presentar infecciones bacterianas recurrentes o lupus eritematoso sistémico, dependiendo del defecto.
- Causas: función ausente o subóptima en cualquier componente del sistema del complemento.
- Manifestaciones clínicas: la mayoría de los defectos tempranos de la vía clásica y alternativa del complemento se presentan con una enfermedad similar al lupus o con infecciones recurrentes de las vías respiratorias. Las deficiencias de los componentes terminales pueden relacionarse con una mayor susceptibilidad a las bacterias encapsuladas, especialmente las especies de *Neisseria*. Además, las anomalías en las proteínas reguladoras del complemento pueden dar lugar a un síndrome urémico hemolítico atípico.
- Pruebas de laboratorio: ensayo CH50 para la detección de defectos de la vía clásica y AH50 para la detección de defectos de la vía alternativa. Cabe destacar que, si bien la lectina de unión a manosa (MBL) forma parte de la vía de la lectina del sistema del complemento, la mayoría de las personas con deficiencia de MBL no presentan una mayor incidencia de infecciones, por lo que los valores séricos de MBL no deben enviarse de forma rutinaria.
- Tratamiento: profilaxis antibiótica e inmunización contra el meningococo y el neumococo; tratamiento eficaz de las infecciones agudas.

Defectos en la inmunidad intrínseca e inespecífica

- El alcance y el tipo de infecciones de los defectos de la inmunidad inespecífica dependen del gen mutado y de otros factores. Además de las enfermedades descritas a continuación, también se incluyen en este grupo de IP la deficiencia de GATA2, los trastornos genéticos asociados con la encefalitis por herpes simple y los trastornos con mayor riesgo de candidiasis mucocutánea crónica.
- **Deficiencias de la cinasa 4 asociada al receptor de IL-1 (IRAK-4) y de la respuesta primaria 88 de diferenciación mieloide (MyD88)**
  - Las deficiencias de IRAK-4 y MyD88 son IP poco frecuentes que se caracterizan por infecciones invasivas recurrentes. La presentación clínica de estos dos trastornos es idéntica y solo pueden distinguirse mediante pruebas genéticas.
  - Causas: mutación autosómica recesiva en el gen *IRAK4* para la deficiencia de IRAK4 y en el gen *MyD88* para la deficiencia de MyD88.
  - Manifestaciones clínicas: infecciones invasivas recurrentes por bacterias (*S. aureus, S. pneumoniae* y *P. aeruginosa*) y pruebas normales de defectos en la producción/función de anticuerpos, complemento y fagocitos. Los pacientes suelen estar afebriles con marcadores inflamatorios normales a pesar de las infecciones agudas graves.
  - Pruebas de laboratorio: las pruebas rutinarias de cribado de las IP suelen estar dentro de los límites normales, con la posible excepción de la respuesta vacunal a los antígenos polisacáridos neumocócicos. Los defectos de señalización del receptor tipo Toll (TLR) se pueden detectar midiendo la respuesta del TLR *in vitro*. La ausencia de producción de citocinas inducida por el TLR debe seguirse mediante secuenciación genética dirigida.
  - Tratamiento: profilaxis antibiótica o tratamiento de reposición con inmunoglobulinas.
- **Síndrome de verrugas (warts), hipogammaglobulinemia, inmunodeficiencia y mielopatía (WHIM)**
  - El síndrome WHIM es una IP rara caracterizada por una mayor susceptibilidad a los virus del papiloma, linfopenia con un recuento de células B de memoria marcadamente disminuido, hipogammaglobulinemia y neutropenia.
  - Causas: la mayoría de los casos son propiciados por una mutación de ganancia de función autosómica dominante en CXCR4.

- Manifestaciones clínicas: pabellones recalcitrantes generalizados, condilomas acuminados con riesgo de transformación maligna e infecciones bacterianas recurrentes en varios sistemas orgánicos.
- Pruebas de laboratorio: neutropenia, linfopenia, niveles bajos de IgG y posiblemente concentraciones séricas bajas de IgA. Se requieren pruebas genéticas para un diagnóstico definitivo.
- Tratamiento: reposición con inmunoglobulinas o terapia con G-CSF. Debe considerarse la vacunación contra el VPH. Raramente se ha descrito un TCMH para WHIM.

Enfermedades de la desregulación inmunológica

- Se trata de un grupo de IP cuya característica definitoria es la autoinmunidad; los pacientes pueden tener un historial limitado de infección.
- **Síndrome de inmunodesregulación, poliendocrinopatía, enteropatía ligada al cromosoma X (IPEX)**
  - El síndrome de IPEX se caracteriza por infecciones graves y potencialmente mortales debidas a la pérdida de diferenciación de las células T reguladoras (Treg).
  - Causas: defecto recesivo ligado al cromosoma X en el gen que codifica FOXP3, un factor de transcripción maestro responsable del desarrollo y la función de las Treg.
  - Manifestaciones clínicas: enteropatía grave de inicio en la infancia, diabetes mellitus insulino-dependiente y dermatitis. Otras características autoinmunes incluyen citopenias, enfermedad tiroidea, enfermedad renal y hepatitis.
  - Pruebas de laboratorio: eosinofilia, hipergammaglobulinemia incluyendo niveles elevados de IgE, y la presencia de una variedad de autoanticuerpos.
  - Tratamiento: el tratamiento agresivo con agentes inmunosupresores es necesario en pacientes sintomáticos. El TCMH puede proporcionar una reconstitución inmune curativa y debe iniciarse lo antes posible. A pesar de estos tratamientos, el síndrome de IPEX tiene una alta tasa de mortalidad.
- **Ganancia de función en STAT3**
  - La ganancia de función en STAT3 se caracteriza por poliautoinmunidad de inicio temprano con una amplia gama de manifestaciones. La susceptibilidad a diversas infecciones se encuentra en un subgrupo de pacientes, pero no siempre es una característica predominante.
  - Causas: variante de ganancia de función heterocigota en el gen *STAT3*.
  - Manifestaciones clínicas: citopenias autoinmunes, linfoproliferación, enteropatía, hepatitis autoinmune, enfermedad pulmonar intersticial, tiroiditis, artritis y retraso del crecimiento.
  - Pruebas de laboratorio: en algunos pacientes puede observarse hipogammaglobulinemia y linfopenia.
  - Tratamiento: la inmunosupresión crónica con terapia dirigida es necesaria para la mayoría de los pacientes sintomáticos. Se ha descrito un TCMH en un pequeño número de pacientes con complicaciones potencialmente mortales, pero los datos son limitados.
- **Poliendocrinopatía autoinmune-candidiasis-distrofia ectodérmica (APECED)**
  - La APECED (por sus siglas en inglés) está caracterizada por una tríada clásica de candidiasis mucocutánea crónica, hipoparatiroidismo e insuficiencia suprarrenal. En los pacientes con APECED también pueden aparecer otras autoinmunidades endocrinas, cutáneas y de otros órganos específicos.
  - Causas: se trata de un trastorno autosómico recesivo causado por mutaciones en el gen *AIRE*.
  - Pruebas de laboratorio: no se dispone de pruebas serológicas específicas para el diagnóstico de la APECED. Se requieren pruebas genéticas para un diagnóstico definitivo.
  - Tratamiento: profilaxis antifúngica de por vida para prevenir la candidiasis recurrente, tratamiento de reposición para las anomalías endocrinas, esteroides y agentes ahorradores de esteroides para la autoinmunidad, y tratamiento de reposición con inmunoglobulinas para la deficiencia de anticuerpos.

* **Síndrome linfoproliferativo autoinmune (SLPA)**
  * El SLPA se caracteriza por una apoptosis anormal de los linfocitos que conduce a linfadenopatía, hepatoesplenomegalia, citopenias autoinmunes (con frecuencia síndrome de Evans), enfermedad de órganos autoinmunes y mayor riesgo de linfoma.
  * Causas: se han descrito las herencias autosómica dominante (*TNFRSF6, TNFSF6, CASP10* y *CASP8*) y autosómica recesiva (*TNFRSF6* y *TNFSF6*) de genes causantes de SLPA. Puede tratarse de mutaciones somáticas o de la línea germinal.
  * Pruebas de laboratorio: aumento de células alfa-beta doble negativas (DNT) en sangre periférica, aumento de los niveles plasmáticos de FASL soluble, valores séricos elevados de IL-10 o vitamina B_{12}, y apoptosis defectuosa mediada por FAS en ensayo *in vitro*. La secuenciación genética de los genes asociados al SLPA debe enviarse para confirmar el diagnóstico.
  * Tratamiento: el tratamiento del SLPA se centra en el manejo de las manifestaciones autoinmunes con agentes inmunosupresores. La esplenectomía puede estar indicada para la trombocitopenia/hemólisis refractaria. Debe considerarse el TCMH en pacientes con manifestaciones graves.

RESUMEN

Los clínicos deben preocuparse por las IP en pacientes que tienen infecciones graves recurrentes con patógenos comunes, infecciones graves con patógenos inusuales, un historial familiar positivo de IP o características sindrómicas que pueden estar relacionadas con IP. Ciertas inmunodeficiencias primarias tienen como característica principal la desregulación inmunológica con antecedentes limitados de infección. La anamnesis y la exploración detallada son valiosas para orientar la evaluación de laboratorio inicial. El diagnóstico genético es esencial en muchas IP con el fin de proporcionar un tratamiento específico y asesoramiento genético. La terapéutica consiste en el tratamiento eficaz de las infecciones agudas, medidas para prevenir las infecciones, manejo de las complicaciones, terapia de reconstitución inmune si es posible y apoyo psicosocial.

LECTURAS RECOMENDADAS

Abolhassani H, Azizi G, Sharifi L, et al. Global systematic review of primary immunodeficiency registries. *Expert Rev Clin Immunol* 2020;16:717–732.

Bonilla FA, Khan DA, Ballas ZK, et al. Practice parameter for the diagnosis and management of primary immunodeficiency. *J Allergy Clin Immunol* 2015;136:1186–205.e1-78.

Bousfiha A, Jeddane L, Picard C, et al. Human inborn errors of immunity: 2019 update of the IUIS phenotypical classification. *J Clin Immunol* 2020;40:66–81.

Dorsey MJ, Puck JM. Newborn screening for severe combined immunodeficiency in the United States: lessons learned. *Immunol Allergy Clin North Am* 2019;39:1–11.

Kitcharoensakkul M, Cooper MA. Rheumatologic and autoimmune manifestations in primary immune deficiency. *Curr Opin Allergy Clin Immunol* 2019;19:545–552.

Ochs HD, Hagin D, eds. Primary immunodeficiency disorders: general classification, new molecular insights, and practical approach to diagnosis and treatment. *Ann Allergy Asthma Immunol* 2014;112:489–495.

Perez EE, Ballow M. Diagnosis and management of specific antibody deficiency. *Immunol Allergy Clin North Am* 2020;40:499–510.

Rezaei N, Aghamohammadi A, Notarangelo LD. Primary Immunodeficiency Diseases: Definition, Diagnosis, and Management. 2nd Ed. Berlin: Springer, 2016.

Rose NR, Mackay IR, eds. The Autoimmune Diseases. 6th Ed. London: Academic Press, 2020.

Smith T, Cunningham-Rundles C. Primary B-cell immunodeficiencies. *Hum Immunol* 2019;80:351–362.

Enfermedades infecciosas

Andrew B. Janowski, Carol M. Kao yd Alexis Elward

INFECCIONES PEDIÁTRICAS COMUNES

Otitis media aguda

Epidemiología y etiología

- La otitis media aguda (OMA) provoca la acumulación de líquido detrás del oído medio con la consiguiente inflamación.
- Es una de las infecciones más comunes para las que se prescriben antibióticos a los niños; algunos calculan que se recetan entre 8 y 12 millones de recetas al año, aunque su incidencia ha disminuido en la última década.
- Se observa con mayor frecuencia junto con infecciones virales de las vías respiratorias, como el virus respiratorio sincitial (VRS), la parainfluenza, la gripe, el rinovirus, el enterovirus o el adenovirus.
- La mayoría de los casos de OMA son virales, sin presencia de bacterias.
- Entre los patógenos bacterianos comunes se encuentran *Streptococcus pneumoniae*, *Haemophilus influenzae*, *Moraxella catarrhalis*, estreptococos de los grupos A y B y, en raras ocasiones, *Staphylococcus aureus*.

Presentación clínica

- Los niños presentan fiebre, dolor de oído, inquietud y problemas de audición.
- Los lactantes más pequeños pueden presentar molestias inespecíficas como tirones de orejas, malestar, vómitos, congestión, tos, inquietud o fiebre sin síntomas localizados.
- La OMA debe diferenciarse de la otitis media con derrame (OMD), ya que la OMD no justifica un tratamiento antimicrobiano.
  - La otoscopia es esencial para el diagnóstico. El mejor hallazgo y el más reproducible de la OMA es el abombamiento de la membrana timpánica (MT). Otros hallazgos menos específicos son la retracción, la opacificación y la disminución de la movilidad de la MT. La presencia de líquido de aspecto purulento o burbujas de aire también puede ser útil. También puede haber eritema, pero puede ser inespecífico e inducido por otras causas, incluido el llanto.
  - La OMD es la presencia de un derrame en el oído medio sin signos de inflamación; los las MT no están abultadas ni eritematosas.

Tratamiento

- El control del dolor es una parte esencial de la terapia, ya que los AINE o el paracetamol proporcionan alivio sintomático.
- La American Academy of Pediatrics y la American Academy of Family Physicians elaboraron en 2013 una guía de tratamiento de la OMA.
  - Los niños menores de 6 meses con OMA deben ser tratados con antibióticos. Para los niños de 6 a 23 meses con OMA unilateral no grave (otalgia leve, otalgia durante < 48 horas (h) o temperatura inferior a 39 °C) puede ofrecerse un periodo de observación vigilante. En cuanto a los niños de 6 a 23 meses con OMA bilateral, incluso con síntomas leves, debe prescribirse un tratamiento con antibióticos. Puede ofrecerse un periodo de observación para todas las situaciones de OMA en niños mayores de 24 meses. Los metaanálisis demuestran que el tratamiento de la OMA con antibióticos solo produce una modesta mejoría de los síntomas y que muchos casos son autorresolutivos o están causados por patógenos virales. .

- En caso de que deba iniciarse la terapia antibiótica, la terapia de primera línea debe ser amoxicilina 80-90 mg/kg/día en dos dosis divididas. Si el niño no mejora, el tratamiento de segunda línea es amoxicilina/ácido clavulánico en dosis de 90 mg/kg/día (del componente amoxicilina) divididas dos veces al día. El fundamento de esta elección es que los patógenos pueden ser resistentes a la beta lactamasa de la amoxicilina, y el uso de ácido clavulánico puede restaurar la susceptibilidad.
- La duración del tratamiento suele ser de 10 días para los niños < 2 años de edad y de 5-7 días para los niños mayores de 2 años.
- Si la infección continúa, considere la administración de ceftriaxona IM para mejorar la actividad contra patógenos potencialmente resistentes. Puede estar indicada la derivación a un otorrinolaringólogo para una timpanocentesis.
- Si un niño tiene múltiples episodios de OMA (al menos tres episodios en 6 meses o cuatro episodios en 1 año), puede ser una indicación para remitirlo a Otorrinolaringología para la colocación de un tubo de miringotomía. Si hay antecedentes de otras infecciones frecuentes, infecciones graves que requieren hospitalización o escaso aumento de peso, también puede considerarse la posibilidad de una inmunodeficiencia subyacente.

Bronquiolitis

Epidemiología y etiología

- Es una de las causas más frecuentes de hospitalización pediátrica.
- Suele afectar a niños menores de 2 años, con una incidencia máxima entre los 2 y los 6 meses de edad.
- Causada por una infección viral, los agentes más comunes son el VSR, el metapneumovirus humano, la parainfluenza, el rinovirus, la gripe, los adenovirus y los coronavirus. También se asocia a *Bordetella pertussis* y *Mycoplasma pneumoniae*.
- La incidencia corresponde a los picos de actividad viral, predominantemente durante los meses de invierno, aunque esta afección puede observarse en todas las épocas del año.

Presentación clínica

- Los síntomas iniciales incluyen congestión y secreción nasal. También puede observarse fiebre
  - La progresión de la enfermedad afecta a las vías respiratorias inferiores, provocando tos, taquipnea y dificultad respiratoria.
- El examen clínico puede ser muy variable, pero por lo regular se asocia a crepitaciones o sibilancias difusas, asociadas a signos de dificultad respiratoria que incluyen aleteo nasal, gruñidos y retracciones.
  - La hipoxemia es una indicación frecuente de hospitalización.
- El curso clínico es variable, pero los lactantes más pequeños, los antecedentes de prematuridad, inmunodeficiencia o enfermedad pulmonar crónica pueden prolongar la duración de la enfermedad.

Estudios de laboratorio e imagen

- La bronquiolitis es un diagnóstico clínico; no se requieren pruebas adicionales.
- La gasometría puede ser útil para determinar qué lactantes quizá requieran intervenciones respiratorias más intensivas.
- La radiografía de tórax (RxT) suele mostrar atelectasia, hiperexpansión o infiltrados peribronquiolares difusos.
- La atelectasia derivada de la bronquiolitis viral puede confundirse con la consolidación lobar observada en la neumonía bacteriana.
- Las pruebas virales no se recomiendan habitualmente, aunque pueden ser beneficiosas para el control de infecciones y la cohorte de pacientes. Las pruebas de la gripe permiten identificar a los lactantes que serían candidatos al tratamiento con oseltamivir y a la profilaxis de los contactos cercanos.

Tratamiento y prevención
- Las recomendaciones son cuidados de apoyo, incluyendo oxígeno según sea necesario, succión nasal e hidratación.
  - La terapia broncodilatadora, en general, no es beneficiosa. Otras intervenciones como la solución salina hipertónica nebulizada pueden conllevar un beneficio potencial, pero su impacto es variable.
- No hay pruebas claras de un beneficio significativo de los antivirales o los corticoides en la bronquiolitis, por lo que no se recomiendan.
- Se recomienda el tratamiento con oseltamivir para los lactantes con influenza.
- Las infecciones graves pueden beneficiarse de intervenciones como la cánula nasal de alto flujo (CNAF) humidificada y calentada, la presión positiva continua en las vías respiratorias (CPAP), la ventilación mecánica o, en raras ocasiones, la oxigenación por membrana extracorpórea (OMEC).
- Los hallazgos focales en la auscultación torácica o la persistencia de los síntomas más allá de la duración prevista de la enfermedad deben hacer considerar el tratamiento de la neumonía bacteriana.
- Se dispone de palivizumab (Synagis®) para la profilaxis de la infección por VRS en lactantes seleccionados (tabla 21-1).
- La bronquiolitis se asocia a una futura enfermedad reactiva de las vías respiratorias (ERA), pero no está claro si esta asociación se debe a que la bronquiolitis aumenta el riesgo de ERA o a que los lactantes que tienen riesgos subyacentes de ERA tienen un mayor riesgo de desarrollar bronquiolitis.

Neumonía

Epidemiología y etiología
- Este padecimiento constituye una de las principales causas de muerte pediátrica en todo el mundo.
- Cada vez hay más datos que sugieren que los patógenos virales son la causa más frecuente de neumonía, ya que hasta 80% de las neumonías adquiridas en la comunidad en niños menores de dos años son causadas por algún virus. Entre los patógenos virales se encuentran el VRS, la parainfluenza, la gripe, los metaneumovirus humanos, los adenovirus, los coronavirus, los enterovirus y los rinovirus.
- Entre los patógenos bacterianos comunes se encuentran *S. pneumoniae*, *H. influenzae*, *S. aureus*, *M. pneumoniae* y *B. pertussis*. En los recién nacidos se deben tener en cuenta otros patógenos, como los estreptococos del grupo B, los gramnegativos entéricos, la *Chlamydia trachomatis* o el *Treponema pallidum*.
  - Dependiendo del huésped, la inmunosupresión y los antecedentes de exposición, otros agentes infecciosos pueden ser *Chlamydophila pneumoniae*, *Chlamydophila psittaci*, *Legionella pneumophila*, *Histoplasma capsulatum*, *Blastomyces dermatitidis*, *Coccidioides immitis*, *Cryptococcus* species, *Francisella tularensis*, citomegalovirus (CMV), virus del herpes simple (VHS) o *Mycobacterium* sp. (incluido *M. tuberculosis*).
- Existe una incidencia significativa de neumonía por *S. aureus* resistente a la meticilina (SARM) asociada a enfermedad necrotizante grave.

Presentación clínica
- Los niños suelen presentar fiebre, tos y taquipnea, y con menos frecuencia fatiga, dolor torácico o dolor abdominal.
- La exploración física a menudo revela hallazgos focales de disminución de los ruidos respiratorios, sibilancias, crepitaciones o egofonía.
- La pulsioximetría debe realizarse en todos los niños con sospecha clínica de neumonía.

Estudios de laboratorio e imagen
- Las pruebas virales pueden ayudar a determinar el tratamiento con antibióticos o terapia contra la gripe, pero existe una tasa significativa de falsos positivos para otros virus y casos de coinfección con sobreinfección bacteriana.

TABLA 21-1 Profilaxis con palivizumab para el virus respiratorio sincitial (incluida la actualización de 2014)

Lactantes subvencionables durante el primer año de vida

- Todos los niños prematuros nacidos a las 29 semanas y 0 días de gestación o antes que tengan menos de 12 meses al inicio de la temporada del VSR.

- Prematuros con enfermedad pulmonar crónica del prematuro (nacidos antes de las 32 semanas y 0 días y que requirieron oxígeno suplementario por encima de 21% durante al menos los primeros 28 días tras el nacimiento).

- Lactantes con una cardiopatía congénita hemodinámicamente significativa, lo que incluye a los lactantes que reciben medicación para la insuficiencia cardiaca y requerirán una intervención quirúrgica, o aquellos con hipertensión pulmonar de moderada a grave.[a]

- Lactantes menores de 12 meses que requieran tratamiento médico por cardiopatía congénita

- Determinados lactantes con enfermedades neuromusculares o anomalías congénitas de las vías respiratorias

Lactantes subvencionables hasta el segundo año de vida

- Prematuros con enfermedad pulmonar crónica del prematuro (nacidos antes de las 32 semanas y 0 días y que requirieron oxígeno suplementario por encima de 21% durante al menos los primeros 28 días tras el nacimiento) que siguen requiriendo oxígeno suplementario, tratamiento diurético o uso de corticosteroides sistémicos.

- Niños menores de 2 años que reciben un trasplante cardiaco durante la temporada del VRS

- Inmunosupresión profunda

El inicio de la temporada del VRS depende de la ubicación: sureste de Florida, 1 de julio; centro-norte y suroeste de Florida, 15 de septiembre; la mayoría de las demás zonas de Estados Unidos, 1 de noviembre.
[a]Se recomienda consultar a un cardiólogo. Las cardiopatías congénitas con lesiones hemodinámicamente insignificantes que pueden no requerir profilaxis incluyen la comunicación interventricular, la comunicación interauricular, la estenosis aórtica, la estenosis pulmonar, el conducto arterioso persistente, la coartación leve de la aorta, las lesiones que se han reparado con cirugía y no requieren medicación para la insuficiencia cardiaca congestiva o la miocardiopatía leve.
Adaptada de Committee on Infectious Diseases and Bronchiolitis Guidelines Committee. Updated guidance for palivizumab prophylaxis among infants and young children at increased risk of hospitalization for respiratory syncytial virus infection. *Pediatrics* 2014;134:415-420; American Academy of Pediatrics. En: Kimberlin DW, Barnett ED, Lynfield R, Sawyer MH, eds. *Red Book*: 2021 Report of the Committee of Infectious Diseases. 32nd ed. *American Academy of Pediatrics*, 2021.

- Existen pruebas adicionales para otras etiologías de la neumonía, como la serología, las pruebas de antígenos o la reacción en cadena de la polimerasa (PCR).
- La RxT mostrará habitualmente una consolidación lobar con una neumonía bacteriana típica. En el caso de la neumonía por SARM, también pueden observarse abscesos pulmonares o neumonía necrotizante.
  - La American Academy of Pediatrics (AAP), la Infectious Diseases Society of America (IDSA) y la Pediatric Infectious Diseases Society (PIDS) no recomiendan la realización rutinaria de RxT

en pacientes que van a ser tratados de forma ambulatoria. Los estudios han demostrado que los hallazgos de la RxT no suelen cambiar la atención clínica en ese escenario. La RxT debe realizarse en niños hospitalizados o en la evaluación de niños que no han respondido a la terapia para evaluar la formación de derrame o empiema.

- *M. pneumoniae* suele aparecer clásicamente como una neumonía difusa en la RxT; sin embargo, puede observarse consolidación lobar.
- Los hemocultivos con poca frecuencia son positivos (1-8.2%).

Tratamiento y prevención

- En los niños en edad preescolar con enfermedad leve y seguimiento estrecho, tanto la IDSA como la PIDS recomiendan no administrar antimicrobianos de forma sistemática, ya que la neumonía suele ser de etiología viral y solo es necesario un tratamiento de apoyo.
- Si se sospecha una neumonía bacteriana y deben iniciarse antibióticos, la terapia de primera línea que debe utilizarse es amoxicilina (90 mg/kg/día divididos 2 veces al día) o ampicilina (150-200 mg/kg/día divididos cada 6h).
- La azitromicina debe considerarse si existe riesgo elevado de neumonía *por Mycoplasma* o *Chlamydophila*.
- Puede considerarse un tratamiento adicional con cefalosporinas de tercera generación, clindamicina o vancomicina en caso de neumonía grave, o en niños que no respondan al tratamiento inicial.
- La mayoría de los regímenes de tratamiento tienen una duración de 7 a 10 días, más prolongados en caso de neumonía complicada.
- La neumonía recurrente debe motivar una evaluación de inmunodeficiencia, fibrosis quística, discinesia ciliar o defecto estructural.
- Las complicaciones más frecuentes son derrame pleural, empiema o formación de abscesos. En los niños con fiebres prolongadas u otros síntomas a pesar de los antibióticos apropiados, se justifica el diagnóstico por imagen para evaluar estas complicaciones.

Infección urinaria

Epidemiología y etiología

- La infección del tracto urinario (ITU) es la causa más frecuente de daño del parénquima renal.
- Durante el primer año de vida, los varones se ven más afectados que las mujeres, pero después del primer año, las mujeres tienen más probabilidades de desarrollar ITU.
- Entre los patógenos bacterianos más comunes se encuentran *Escherichia coli*, otras bacterias gramnegativas (p. ej., *Klebsiella* y *Proteus*), enterococos, *Staphylococcus saprophyticus* y estreptococos del grupo B.

Presentación clínica

- Los síntomas típicos son disuria, urgencia o frecuencia urinaria, dolor suprapúbico, dolor abdominal y fiebre.
- Otros síntomas menos frecuentes son náuseas, vómitos o inquietud.

Estudios de laboratorio e imagen

- El diagnóstico en pacientes inmunocompetentes requiere la presencia de 1) piuria y 2) aislamiento de un patógeno bacteriano clínicamente relevante en cantidad suficiente. La ausencia de uno de estos factores desaconsejaría el diagnóstico de ITU.
  - La detección de piuria en el análisis de orina se basa en la presencia de > 5 leucocitos /campo de alta potencia (HPF). Si no se dispone de microscopía de orina, puede sustituirse por la presencia de esterasa leucocitaria.
  - Los nitritos urinarios solo se observan con determinados patógenos (organismos gramnegativos) y si la orina ha tenido suficiente tiempo de permanencia en la vejiga urinaria. En los lactantes

más pequeños que no tienen un tiempo de permanencia en la vejiga urinaria prolongado, es frecuente que no se detecten nitritos aunque haya un patógeno gramnegativo. Los nitritos urinarios positivos tienen una alta especificidad para la ITU.

- Los resultados significativos de los cultivos urinarios dependen de la fuente de la muestra. Se han utilizado umbrales de > 50 000 o > 100 000 unidades formadoras de colonias (UFC)/mL para muestras de catéter o de captura limpia de bacterias clínicamente relevantes.

- Los especímenes urinarios embolsados son propensos a la contaminación por organismos perineales, y los cultivos de especímenes embolsados no deben utilizarse para establecer el diagnóstico de ITU. Sin embargo, una muestra embolsada negativa elimina la posibilidad de ITU.

- Si una muestra de orina tiene un resultado de cultivo positivo, pero no hay evidencia de piuria, esto puede reflejar tres posibilidades: 1) ITU temprana sin una respuesta inflamatoria significativa, 2) bacteriuria asintomática, o 3) contaminación de la muestra. Debe repetirse la toma de la muestra más de 24 h después, aunque el niño esté tomando antibióticos, ya que la presencia de piuria indicaría que la muestra anterior en efecto correspondía a una ITU temprana. Si la piuria permanece ausente, esto sugeriría bacteriuria asintomática o contaminación, y ninguna de las dos condiciones requeriría tratamiento.

- La ecografía debe considerarse en lactantes febriles, niños con ITU recurrentes o niños que no responden al tratamiento.

- Debe considerarse la posibilidad de realizar una cistouretrografía miccional (CUM) en niños con anomalías detectadas en la ecografía o en aquellos con episodios recurrentes de ITU febril. La CUM no debe realizarse durante la fase aguda de la ITU.

Tratamiento

- El tratamiento puede orientarse hacia los patógenos urinarios comunes, ya que los antimicrobianos como la cefalexina, la ceftriaxona, la trimetoprima-sulfametoxazol y la nitrofurantoína proporcionan una excelente cobertura empírica mientras se finalizan los resultados de los cultivos. La nitrofurantoína debe evitarse en caso de sospecha de pielonefritis.

- Con base en las susceptibilidades locales de nuestro centro, utilizamos cefalexina como antibiótico de primera línea.

- La duración del tratamiento oscila entre 3 y 5 días para la cistitis, 7 días para la pielonefritis y 14 días para la pielonefritis complicada.

- En algunos niños con anomalías estructurales o ITU recurrentes puede considerarse la profilaxis diaria con trimetoprima-sulfametoxazol, nitrofurantoína o amoxicilina. El uso de profilaxis en el reflujo urinario es controvertido, con algunas pruebas que no demuestran ningún beneficio, y otros estudios que indican una menor incidencia de ITU pero mayores tasas de resistencia a los antibióticos entre los patógenos urinarios.

- Los niños con anomalías estructurales detectadas en la ecografía deben ser remitidos a Urología.

- Al menos entre 1 y 3% de los niños desarrollan una carga bacteriana asintomática en el tracto urinario, que no está asociada con el desarrollo futuro de ITU o cicatrices renales, y no debe tratarse rutinariamente con antibióticos.

Abordaje del lactante febril menor de 90 días de vida

- La fiebre en lactantes < 90 días de vida se define como una temperatura ≥ 38 °C.

- Los lactantes con fiebre representan un reto y merecen consideración especial. Los lactantes menores de 90 días de vida carecen de un sistema inmunitario bien desarrollado, están expuestos a un grupo único de patógenos bacterianos y a menudo no localizan una fuente de infección.

- Debido a estos factores de riesgo, los lactantes corren un riesgo importante de contraer infecciones bacterianas graves (IBG), como ITU, bacteriemia, meningitis, neumonía e infecciones de la piel y los tejidos blandos. En un estudio, hasta 13.5% de los lactantes febriles presentaban una infección bacteriana grave identificada. Las ITU son la infección identificada con mayor frecuencia, representando hasta 92% de todos los casos de IBG. La meningitis representa alrededor de 1% de todos los casos febriles, con un riesgo mayor para los lactantes menores de 30 días de vida.

• Muchos estudios han evaluado herramientas de cribado para identificar a los lactantes febriles con más probabilidades de tener una IBG. Un enfoque utilizado por varios centros consiste en realizar estudios de sangre, orina y líquido cefalorraquídeo (LCR) a todos los lactantes menores de 60 días de vida, independientemente de la exploración física y los resultados de laboratorio. Hay casos de lactantes con exploración física y estudios de laboratorio iniciales normales en los que se descubre meningitis. Como alternativa, algunos centros toman la decisión clínica de realizar una punción lumbar (PL) a los lactantes de 30-90 días de vida. Véase la tabla 21-2, que presenta un abordaje del lactante febril. Recuerde que aunque las directrices y los diagramas de flujo pueden ser útiles en el manejo de determinadas clases de pacientes, las pruebas diagnósticas y las decisiones de manejo deben incorporar siempre el juicio clínico.

TABLA 21-2 Abordaje del neonato febril

Edad	Evaluación[a]	Manejo
0-28 días	1. Anamnesis detallada y exploración física completa 2. Evaluación de laboratorio para sepsis: • Sangre: hemograma con diferencial y cultivo • Orina: análisis de orina por sondaje y cultivo • LCR: recuento celular, proteínas, glucosa y cultivo • Considerar la reacción en cadena de la polimerasa del virus del herpes simple, enterovirus y parechovirus del LCR. • Considerar radiografía de tórax • Considerar multiplex viral respiratorio	1. Admitir, y considerar antibióticos IV/IM hasta que los resultados del cultivo estén disponibles: **Ampicilina:** Edad posmenstrual ≥ 35 semanas, edad posnatal < 1 semana, 100 mg/kg/dosis cada 8 h. Edad > 1 semana, 75 mg/kg/dosis cada 6h **Más** **Ceftazidima:** Edad posmenstrual ≥ 35 semanas, edad posnatal < 1 semana, 50 mg/kg/dosis cada 12h. Edad > 1 semana, 50 mg/kg/dosis cada 8h **O** **Ceftriaxona:** Edad posmenstrual ≥ 35 semanas, de edad posnatal > 1 semana y sin contraindicaciones como hiperbilirrubinemia o recibir soluciones que contengan calcio incluyendo nutrición parental, 50 mg/kg/dosis cada 12h. **O** **Gentamicina:** Edad posmenstrual ≥ 35 semanas: 5 mg/kg/día cada 24 h 2. **Si se sospecha herpes, añadir aciclovir:** 20 mg/kg/dosis cada 8 h

(Continúa)

TABLA 21-2 Abordaje del neonato febril *(continuación)*

Edad	Evaluación[a]	Manejo
29-60 días	1. **Anamnesis detallada y exploración física completa** 2. **Evaluación de laboratorio para sepsis:** Igual que 0-28 días 3. **Los pacientes que cumplen todos estos criterios pueden tener un menor riesgo de infección bacteriana grave:** • Aspecto no tóxico • Ningún foco de infección en el examen (excepto otitis media) • Ninguna inmunodeficiencia conocida • Recuento normal de leucocitos (5 000-15 000 células/µL) • Recuento de bandas < 1 500 células/µL • Análisis de orina normal (< 10 leucocitos/HPF en orina centrifugada) • LCR < 10 leucocitos/µL, tinción de Gram negativa, glucosa o proteínas normales. • Radiografía de tórax normal (si se ha realizado)	1. **Si aparece tóxico o es de alto riesgo, hospitalizar para antibióticos IV/IM hasta que se disponga de los resultados del cultivo:** **Ceftriaxona** 50 mg/kg/dosis cada 12h (dosis meningitis) **Más:** **Vancomicina** 15 mg/kg/dosis cada 8h, si el lactante presenta tóxicos o alta sospecha de meningitis bacteriana 2. **Si se sospecha herpes, añadir aciclovir:** 20 mg/kg/dosis cada 8h 3. **Si el riesgo es bajo, elija una opción después de hablar con el adjunto y/o el médico de atención primaria:** **Ceftriaxona**: 50 mg/kg IV/IM una vez y reexaminar en 24 y 48 h (debe tener PL) **O** No antibióticos y reexaminar en 24 y 48 horas
61-90 días	1. **Historial detallado y completo examen físico** 2. **Evaluación de laboratorio limitada para sepsis:** • Sangre: BH con diferencial y cultivo • Orina: análisis de orina por sondaje y cultivo • PL si hay preocupación clínica por meningitis • Radiografía de tórax (si está indicada) • Heces para hemoanálisis y cultivo (si está indicado) • Considerar multiplex viral respiratorio	1. **Si aparece tóxico, hospitalizar para antibióticos IV/IM hasta que estén disponibles los resultados del cultivo:** **Ceftriaxona** 50 mg/kg/dosis cada 12h **Más** **Vancomicina** 15 mg/kg/dosis cada 8h, si el lactante presenta tóxicos o alta sospecha de meningitis bacteriana 2. **Si aparece no tóxico:** No antibióticos y reexaminar en 24 y 48 h

[a]La evaluación también puede incluir estudios de otras infecciones (p. ej., virales) según lo indiquen los signos y síntomas clínicos y los patrones estacionales y geográficos. BH, biometría hemática; HPF, campo de alta potencia (por sus siglas en inglés); LCR, líquido cefalorraquídeo; PL, punción lumbar.

- Aunque algunos clínicos realizarían una radiografía de tórax a todos los lactantes febriles, otros consideran este examen solo en lactantes con signos de dificultad respiratoria, como taquipnea, aleteo nasal, retracciones, gruñidos, crepitaciones, roncus, sibilancias, tos o rinitis.
- La bronquiolitis clínica o las pruebas positivas para VRS o gripe reducen significativamente el riesgo de IBG. En varios ensayos de tamaño medio, no se han registrado casos de meningitis en lactantes con bronquiolitis o pruebas positivas para el VRS o la gripe, pero hay informes de casos aislados de meningitis con bronquiolitis. La incidencia de ITU y bacteriemia también se reduce, pero sigue siendo significativa.
- Indicaciones de pruebas de detección del VHS y tratamiento empírico con aciclovir en neonatos con fiebre
  - No existen criterios publicados para decidir qué neonatos febriles deben ser evaluados y tratados empíricamente para la infección por VHS. Las decisiones pueden guiarse por los hallazgos físicos (p. ej., lesiones cutáneas), los síntomas de presentación (p. ej., letargo o convulsiones) o los patrones de práctica locales.
  - Además, se han descrito casos de neonatos con meningitis por VHS que carecen de pleocitosis en el LCR; por tanto, la ausencia de pleocitosis en el LCR no puede utilizarse para descartar la posibilidad de enfermedad por VHS.
  - Puede estar justificada la consulta con un especialista en enfermedades infecciosas.

Meningitis

Presentación clínica
- Los lactantes pequeños pueden presentar solo fiebre o inestabilidad térmica, irritabilidad, somnolencia, mala alimentación, vómitos y convulsiones.
- Los niños mayores pueden experimentar fiebre, cefalea, dolor o rigidez de cuello, náuseas y vómitos, fotofobia e irritabilidad.
- El síndrome de secreción inapropiada de hormona antidiurética (SIADH) se produce en 30-60% de los niños con meningitis bacteriana.

Exploración física
- En los lactantes el examen puede revelar una fontanela abombada.
- Los hallazgos físicos comunes incluyen letargo, somnolencia, meningismo, erupción cutánea (incluyendo petequias o púrpura) e inestabilidad hemodinámica. Los signos de Kernig y Brudzinski pueden observarse en niños mayores, pero no suelen aparecer en lactantes.
- Pueden producirse convulsiones en 20 a 30% de los pacientes en los 3 primeros días de evolución de la meningitis, como consecuencia de la inflamación. Sin embargo, las convulsiones son más frecuentes con la encefalitis. En muchos niños la fiebre puede persistir durante 5 días tras el inicio de la terapia antibiótica.

Estudios de laboratorio
- El diagnóstico se realiza sobre la base de los hallazgos en el LCR tras la PL. Los hallazgos del LCR en la meningitis se presentan en la tabla 21-3.
- En caso de PL traumática, algunos clínicos utilizan un factor de corrección para ayudar a discernir qué pacientes tienen pocas probabilidades de padecer meningitis y, por lo tanto, no necesitan ser ingresados en el hospital.
  - En un estudio reciente se descubrió que una proporción de glóbulos blancos en el LCR con respecto a los eritrocitos de $\leq$ 1:100 (0.01) y una proporción entre el recuento de leucocitos observado y el previsto en el LCR de $\leq$ 0.01 tienen un alto valor predictivo positivo para determinar la ausencia de meningitis, donde el recuento de leucocitos previsto en el LCR = glóbulos rojos en el LCR $\times$ (leucocitos en sangre periférica/eritrocitos en sangre periférica).
  - Sin embargo, estos coeficientes deben interpretarse en el contexto de otros parámetros, como la fórmula leucocitaria diferencial del LCR, la glucosa y la tinción de Gram, así como el aspecto clínico del paciente y si ha recibido tratamiento antibiótico previo.

TABLA 21-3	Parámetros del líquido cefalorraquídeo en la sospecha de meningitis			
	Leucocitos/ μL	Neutrófilos (%)	Glucosa (mg/dL)	Proteína (mg/dL)
Niños normales	0-6	0	40-80	20-30
Recién nacido normal (menos de 28 días de vida)	0-18	2-3	32-121	19-149
Meningitis bacteriana	> 1 000	> 50	< 30	> 100
Meningitis viral	100-500	< 40	> 30	50-100
Meningitis herpética	10-1 000	< 50	> 30	> 75
Meningitis tuberculosa	10-500	Los neutrófilos polimorfonucleares pueden predominar al principio, pero normalmente hay un predominio linfocítico.	20-40	> 400

Adaptada de Wubbel L, McCracken GH Jr. Management of bacterial meningitis: 1998. *Pediatr Rev* 1998;19:78-84; Jacobs RF, Starke JR. Mycobacterium tuberculosis. En: Kliegman R, St. Geme J, eds. *Nelson Textbook of Pediatrics.* 21st ed. Philadelphia, PA: Elsevier, 2020; Byington CL, Kendrick J, Sheng X. Normative cerebrospinal fluid profiles in febrile infants. *J Pediatr* 2011;158(1):130-134.

Tratamiento

- Administrar terapia antibiótica empírica como se presenta en la tabla 21-4.
- La duración de la terapia varía según la etiología, como se muestra en la tabla 21-5.
- Los corticosteroides se han administrado a pacientes con meningitis bacteriana con el propósito de disminuir la inflamación y reducir así el riesgo de pérdida de audición. Sin embargo, existe bibliografía contradictoria acerca del beneficio de los corticosteroides para mejorar las secuelas neurológicas o reducir la pérdida de audición.
  - Las directrices actuales de la American Academy of Pediatrics (AAP) indican que la dexametasona debe recomendarse junto con antibióticos para los niños con meningitis por *H. influenzae* tipo b. Dichas directrices también establecen que el tratamiento con dexametasona debe considerarse para lactantes y niños con meningitis neumocócica que tengan al menos 6 semanas de edad.
  - Si se utiliza dexametasona, debe administrarse antes o simultáneamente con la primera dosis de antibiótico.

Seguimiento

- Las consideraciones para la repetición de la PL incluyen lo siguiente:
  - Meningitis causada por cepas resistentes de *S. pneumoniae*
  - Meningitis causada por bacilos gramnegativos
  - Falta de mejoría clínica 24-36 h después del inicio de la terapia
  - Fiebre prolongada (> 5 días) o secundaria

TABLA 21-4	Etiologías comunes y antibióticos empíricos para la meningitis	
Grupo de edad	**Organismos comunes**	**Terapia empírica sugerida**
0-3 meses	*Escherichia coli* Estreptococos del grupo B *Listeria monocytogenes* Virus (VHS, enterovirus, parechovirus)	0-1 mes: ampicilina más ceftazidima o ceftriaxona o gentamicina; aciclovir si se sospecha VHS 1-3 meses: ceftriaxona y vancomicina; aciclovir si se sospecha VHS
De 3 meses a 18 años	*S. pneumoniae* *Neisseria meningitidis* Tuberculosis Virus (enterovirus, VHS, VVZ, VNO, otros arbovirus) Transmitidas por garrapatas: *Ehrlichia, Anaplasma, Rickettsia* (fiebre maculosa de las Montañas Rocosas), enfermedad de Lyme	Ceftriaxona y vancomicina; aciclovir si se sospecha encefalitis por VHS
Inmunocomprometidos	*S. pneumoniae, N. meningitidis* Hongos (*Aspergillus, Cryptococcus, Blastomicosis, Histoplasmosis*) Virus *Toxoplasma gondii* Tuberculosis	Antimicrobianos adaptados a la presunta etiología

Nota: *Haemophilus influenzae* ya no es un patógeno frecuente en los lugares donde se administra de manera sistemática la vacuna conjugada contra Hib.
VHS, virus del herpes simple; VNO, virus del Nilo Occidental; VVZ, virus varicela-zóster.

- Meningitis recurrente
- Huésped inmunocomprometido
- Todos los niños con meningitis bacteriana requieren una evaluación auditiva. La pérdida de audición neurosensorial se produce en aproximadamente 30% de los niños con meningitis neumocócica y en 5 a 10% de los niños con meningitis meningocócica y por *H. influenzae*.

Encefalitis por el virus del herpes simple

Presentación clínica

- Los signos y síntomas incluyen fiebre, convulsiones, alteración del estado mental, cambios de personalidad y hallazgos neurológicos focales.

TABLA 21-5	Duración de la terapia antimicrobiana en niños con meningitis[a]
Etiología	**Duración típica de la terapia**
Bacilos gramnegativos entéricos	21 días o más después de la documentación de la esterilización del líquido cefalorraquídeo
Estreptococos del grupo B	14 días o más
Herpes simplex virus	21 días
Haemophilus influenzae	7 días
Listeria monocytogenes	21 días o más
Neisseria meningitidis	5-7 días
Streptococcus pneumoniae	10-14 días

[a]La duración de la terapia debe considerarse de forma individual. Los pacientes con complicaciones como absceso cerebral, empiema subdural, retraso en la esterilización del líquido cefalorraquídeo o fiebre prolongada pueden necesitar un tratamiento prolongado.

- El inicio es agudo.
- Si no se trata, la enfermedad evoluciona hacia el coma y la muerte.

Estudios de laboratorio
- El LCR revela un recuento elevado de leucocitos (25-1 000/µL) con predominio de linfocitos.
- El VHS-1 o el VHS-2 pueden detectarse en el LCR mediante PCR.
- La PCR para VHS en el LCR puede ser negativa al inicio de la enfermedad.
- Los cultivos virales suelen ser negativos en pacientes con encefalitis causada por VHS.

Estudios de diagnóstico
- La electroencefalografía puede revelar un patrón específico de descargas epileptiformes periódicas lateralizantes (PLED).
- La resonancia magnética (RM) es significativamente más sensible que la tomografía computarizada (TC) en la encefalitis por VHS. Los hallazgos típicos de la RM incluyen edema anormal o necrosis hemorrágica que afecta a la sustancia blanca de la región del lóbulo temporal (fig. 21-1), aunque la afectación en niños con encefalitis por VHS-1 puede ser más multifocal.

Tratamiento
- El aciclovir IV debe administrarse 60 mg/kg/día divididos cada 8 h, normalmente durante 21 días.
- La terapia supresora oral durante 6 meses tras el tratamiento de la infección aguda se ha asociado a una mejora de los resultados del neurodesarrollo en casos de encefalitis neonatal por VHS.

Mononucleosis infecciosa

Epidemiología y etiología
- La mononucleosis infecciosa suele estar causada por el virus de Epstein-Barr (VEB) y se transmite por contacto personal estrecho o por compartir utensilios para comer y beber.
- Otras causas de enfermedad similar a la mononucleosis infecciosa son el CMV, la toxoplasmosis, el virus de la inmunodeficiencia humana (VIH), la rubeola, el virus de la hepatitis A (VHA), el herpesvirus humano 6 (VHH-6) y el adenovirus.

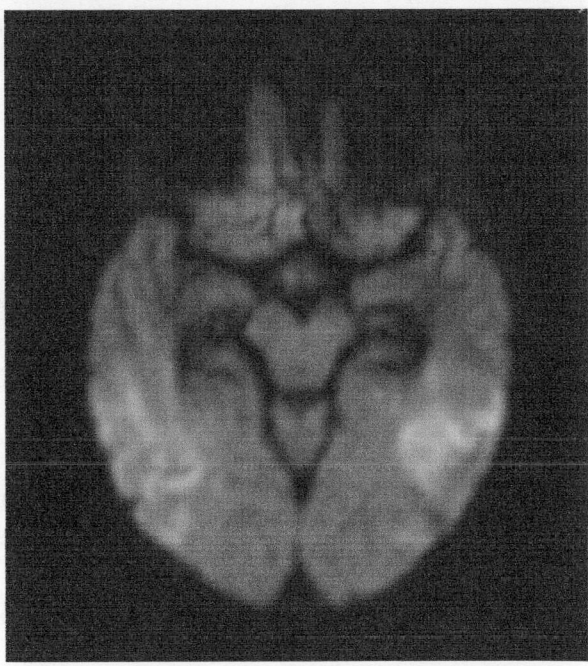

Figura 21-1. **Cambios en la sustancia blanca del lóbulo temporal en una imagen de resonancia magnética de un paciente con encefalitis por virus del herpes simple.**

Presentación clínica

- Los signos y síntomas incluyen fiebre, faringitis exudativa, cefalea, linfadenopatía generalizada, malestar general y hepatoesplenomegalia. En ocasiones se observa una erupción morbiliforme en pacientes con infección por VEB tratados con antibióticos penicilínicos, especialmente ampicilina.
- Los síntomas suelen durar entre 1 semana y 1 mes, y la fatiga puede persistir durante varios meses.
- Las complicaciones inusuales incluyen manifestaciones del sistema nervioso central (SNC) (meningitis aséptica, encefalitis, síndrome de Guillain-Barré, neuropatías craneales o periféricas), rotura esplénica, trombocitopenia, agranulocitosis, anemia hemolítica, síndrome hemofagocítico, orquitis y miocarditis.

Estudios de laboratorio

- Aunque la prueba de anticuerpos heterófilos (Monospot) suele ser negativa en niños < 4 años, puede identificar 85% de los casos en niños mayores y adultos.
  - El diagnóstico también puede realizarse con pruebas de anticuerpos del VEB, que incluyen IgM e IgG frente al antígeno de la cápside viral (ACV), anticuerpos frente al componente difuso del complejo del antígeno temprano (EA) y anticuerpos frente al antígeno nuclear asociado al VEB (ANEB).
  - Todas las pruebas de anticuerpos pueden ser negativas en pacientes que se presentan en sus primeros días de enfermedad.
  - El ADN del VEB puede detectarse a menudo por PCR en la sangre durante la mononucleosis aguda, pero esta prueba no se recomienda en la evaluación de casos rutinarios. La reactivación viral durante otras enfermedades es un hecho frecuente.

TABLA 21-6	Anticuerpos séricos contra el virus de Epstein-Barr (VEB) en la infección por VEB		
Infección	**ACV IgG**	**ACV IgM**	**ANEB**
Ninguna infección previa	–	–	–
Infección aguda	+	+	–
Infección reciente	+	±	±
Infección pasada	+	–	+

ANEB, antígeno nuclear del VEB; Ig, inmunoglobulina; ACV, antígeno de la cápside viral (p. ej., ACV IgG, anticuerpo de clase IgG frente al ACV).

Reimpresa de American Academy of Pediatrics. En: Kimberlin DW, Barnett ED, Lynfield R, Sawyer MH, eds. *Red Book*: 2021 Report of the Committee on Infectious Diseases, 32nd ed. *American Academy of Pediatrics*; 2021.

- La tabla 21-6 muestra información sobre la interpretación de los anticuerpos VEB en la mononucleosis infecciosa.
- Los pacientes con infección activa pueden presentar transaminasas séricas elevadas.
- Un aumento de la proporción de linfocitos atípicos en el frotis periférico, a menudo > 10%, suele producirse durante la 2.ª semana de enfermedad. Sin embargo, este hallazgo es menos frecuente en niños pequeños.

Tratamiento
- Los cuidados de apoyo son apropiados.
- Los corticosteroides pueden utilizarse en pacientes con inflamación amigdalar marcada con obstrucción inminente de las vías respiratorias, esplenomegalia masiva, miocarditis, anemia hemolítica, anemia aplásica, síndrome hemofagocítico o enfermedad neurológica.
- Deben evitarse las actividades extenuantes y los deportes de contacto durante al menos 21 días tras la aparición de los síntomas.
- Después de 21 días, se puede permitir una actividad aeróbica limitada sin contacto si los síntomas se han resuelto y no hay esplenomegalia.
- La autorización para participar en deportes de contacto quizá sea apropiada después de 4-7 semanas si los síntomas del paciente se han resuelto y no hay esplenomegalia.
- Los pacientes deben evitar los deportes de contacto hasta que estén totalmente recuperados y el bazo ya no sea palpable.

SARPULLIDOS INFANTILES

Los exantemas numerados
Para más información, consulte la tabla 21-7.

Eritema multiforme
- Entidad benigna y autolimitada que consiste en máculas eritematosas agudas, fijas, que evolucionan a pápulas y lesiones diana en las que la parte central de la lesión se vuelve oscura o necrótica rodeada de anillos concéntricos de eritema. Estas lesiones en diana pueden unirse y formar placas.

TABLA 21-7 Los exantemas de la infancia numerados

Entidad	Etiología	Manifestaciones clínicas	Erupción
Primera enfermedad: sarampión (rubeola)	Paramixovirus	Síndrome: 2-4 días con fiebre alta, tos, coriza y conjuntivitis	Manchas de Koplik: Pueden aparecer elevaciones de 1-3 mm en la mucosa bucal; pueden ser de color blanco, azul o gris con una base eritematosa. Unas 48 h después, aparece una erupción maculopapular, eritematosa y blanquecina, que comienza en la cabeza y se extiende hacia abajo; la erupción puede volverse confluente, pero no afecta a las palmas de las manos ni a las plantas de los pies (fig. 20-2). Al cabo de 2-3 días, la erupción empieza a desaparecer y el paciente experimenta descamación.
Segunda enfermedad: escarlatina	Exotoxina pirogénica A de *Streptococcus pyogenes*	Aparición repentina de fiebre y dolor de garganta acompañados de malestar general, cefalea, dolor abdominal y náuseas y vómitos	Erupción cutánea fina, difusa, de color rojo blanquecino, que se siente como papel de lija. La erupción comienza en la cara y en 24 h se generaliza. Los pliegues cutáneos de las superficies flexoras muestran un eritema intensificado, signo conocido como "líneas de Pastia". La descamación se produce una semana después de la aparición de la erupción, comenzando en la cara y progresando hacia abajo.
Tercera enfermedad: rubéola (sarampión alemán)	*Rubivirus*	Síndrome: linfadenopatía sensible con síntomas catarrales leves y fiebre, dolor ocular, artralgia, dolor de garganta y náuseas y vómitos	Las máculas eritematosas blanquecinas de 1-4 mm comienzan en la cara y se extienden al tronco y las extremidades. A continuación, la erupción se desvanece a un color parduzco no blanquecino en el orden de su aparición, presentándose luego descamación.
Cuarta enfermedad: enfermedad de Filatov-Dukes	Este término ya no se utiliza, pero inicialmente se pensó que la entidad era una "variedad escarlatiniforme" de la rubéola. Más recientemente, se cree que concuerda con la enfermedad por exotoxinas estafilocócicas (p. ej., el síndrome de la piel escaldada estafilocócica).		

(Continúa)

TABLA 21-7 Los exantemas de la infancia numerados *(continuación)*

Entidad	Etiología	Manifestaciones clínicas	Erupción
Quinta enfermedad: eritema infeccioso	Parvovirus B19	Síndrome: fiebre baja, cefalea, malestar general y coriza. Estos síntomas pueden ir acompañados de faringitis, mialgias, artralgias, artritis, tos, conjuntivitis, náuseas y diarrea	Aparición brusca de eritema facial unos 7-10 días después de los síntomas iniciales, con aspecto de "mejillas abofeteadas" y palidez circumoral. A continuación aparece una erupción eritematosa en encaje en el tronco y las extremidades. La erupción puede exacerbarse con los baños calientes, la emoción, la luz solar o el ejercicio.
Sexta enfermedad: roséola infantil (exantema súbito)	VHH-6 y VHH-7	Fiebre alta intermitente durante 1-8 días acompañada de síntomas leves de las vías respiratorias superiores, adenopatías y vómitos y diarrea. Ocasionalmente, el niño puede presentar síntomas neurológicos como fontanela anterior abombada, convulsiones o encefalopatía. En la exploración física, el niño puede presentar faringitis o inflamación de las membranas timpánicas	En los 2 días siguientes a la defervescencia se desarrolla la erupción, que consiste en máculas y pápulas blanquecinas de 2-3 mm, de color rosado y rodeadas de un halo blanco, que comienzan en el tronco y se extienden a la cara, el cuello y las extremidades.

VHH, virus del herpes humano.

Datos de Wolfrey JD, et al. Pediatric exanthems. *Clin Fam Pract* 2003;5:557-588; Tanz RR, Shulman ST. Pharyngitis. En: Long SS, Prober CG, Fischer M, eds. *Principles and Practice of Pediatric Infectious Diseases*, 5a. Ed. Philadelphia, PA: Elsevier Saunders, 2018; Weisse ME. The fourth disease, 1900-2000. *Lancet* 2001;357:299-301.

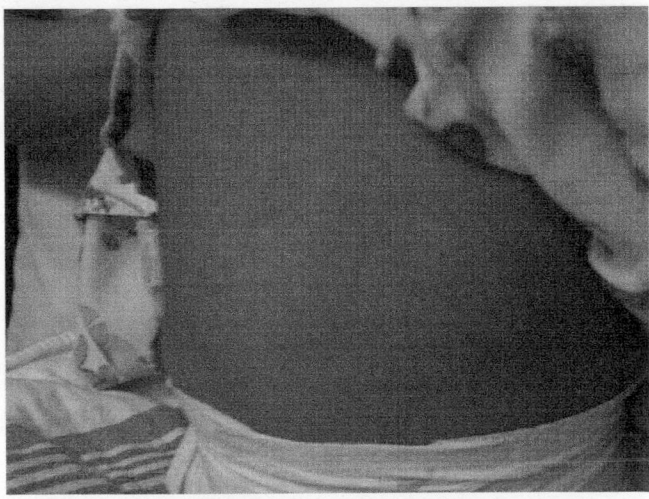

Figura 21-2. Erupción eritematosa causada por el sarampión. (Fotografía de Stephanie A. Fritz, MD.)

- En muchos casos no se identifica una causa definitiva. Las causas infecciosas más frecuentes son el VHS, el *M. pneumoniae* y el estreptococo del grupo A.
- El eritema blanquecino circundante inicial puede parecerse a una urticaria o a una picadura de insecto; en ocasiones se observan lesiones en diferentes estadios al mismo tiempo. Con la resolución de las lesiones puede producirse descamación, hiperpigmentación o hipopigmentación.
- La erupción suele ser simétrica y afecta las manos, la boca, la cara, las palmas de las manos, las plantas de los pies y las superficies extensoras de las extremidades. También puede afectar a la conjuntiva, el tracto genital o las vías respiratorias superiores.

Erupciones petequiales

- Las erupciones petequiales requieren una evaluación rápida para descartar una enfermedad grave y potencialmente mortal.
- Las causas infecciosas más frecuentes de las petequias son:
  - Meningococcemia (*Neisseria meningitidis*) (fig. 21-3)
  - Síndrome: tos, cefalea, dolor de garganta, náuseas y vómitos.
  - Enfermedad aguda: erupción petequial, fiebre alta en picos, taquipnea, taquicardia e hipotensión.
- Otras causas bacterianas son: *Rickettsia rickettsii* (fiebre maculosa de las Montañas Rocosas) (fig. 21-4), *Rickettsia prowazekii* (tifus endémico), *N. gonorrhoeae*, *Pseudomonas aeruginosa*, *Streptococcus pyogenes* y *Capnocytophaga canimorsus*.
- Causas virales: enterovirus (especialmente coxsackievirus A4, A9 y B2-B5, y ecovirus 3, 4, 7, 9 y 18), VEB, CMV, parvovirus B19, virus de la hepatitis B y C, virus de la rubeola (sarampión típico y atípico), y fiebres hemorrágicas virales causadas por arbovirus y arenavirus.

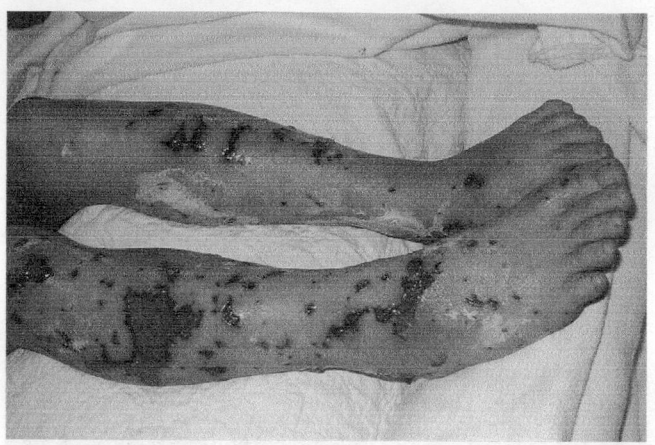

Figura 21-3. **Lesiones purpúricas en un paciente con meningococcemia.** (Fotografía de David A. Hunstad, MD.)

INFECCIONES CONGÉNITAS (TABLA 21-8)

Toxoplasmosis

Epidemiología y etiología

- La infección congénita se produce cuando *Toxoplasma gondii* atraviesa la placenta e invade el tejido fetal.
  - Se calcula que la incidencia de la toxoplasmosis congénita es de 0.2-1.1/1 000 nacidos vivos en Estados Unidos (EUA).

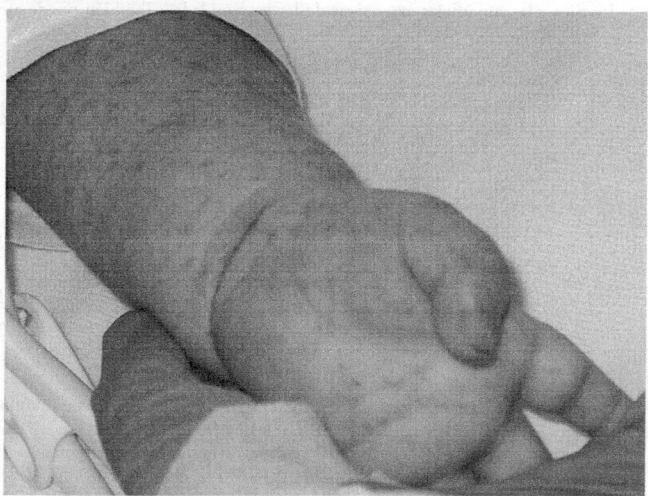

Figura 21-4. **Erupción petequial en un paciente con fiebre maculosa de las Montañas Rocosas.** (Fotografía de Celeste Morley, MD, PhD.)

TABLA 21-8	Abordaje diagnóstico del recién nacido con sospecha de infección congénita

Pruebas inespecíficas	Pruebas específicas
Hemograma completo	PCR para CMV en saliva, orina o sangre
Punción lumbar	PCR para VVZ
Radiografía de huesos largos	PCR-ADN para VIH en sangre
Tomografía computarizada craneal	PCR para VHS en ojos, boca, nasofaringe, recto, sangre y LCR
Evaluación oftalmológica	
Evaluación audiológica	Serología:
	Rubeola
	Toxoplasma gondii
	Sífilis

- La gravedad de la enfermedad es peor con una infección en el primer o segundo trimestre, pero el riesgo de transmisión vertical aumenta a medida que avanza el embarazo (15% a las 13 semanas, 44% a las 26 semanas, 71% a las 37 semanas).
- La infección materna se adquiere con mayor frecuencia por la ingestión de quistes en carne poco cocinada o cruda; otras fuentes de infección incluyen la recepción de productos sanguíneos, médula ósea, un órgano de un donante con infección latente o la ingestión inadvertida de quistes procedentes de arena para gatos contaminada.
- La evaluación del lactante con sospecha de toxoplasmosis debe incluir exámenes oftalmológicos, neurológicos y auditivos.

Presentación clínica
- Hasta 50% de los lactantes son asintomáticos.
- Los lactantes sintomáticos pueden presentar hepatoesplenomegalia, ictericia, linfadenopatía, trombocitopenia, erupción cutánea y meningoencefalitis con hidrocefalia, convulsiones, calcificaciones, coriorretinitis, microftalmia y microcefalia. Las secuelas tardías incluyen coriorretinitis que provoca discapacidad visual, así como problemas de aprendizaje, discapacidad intelectual y pérdida de audición.

Estudios de laboratorio e imagen
- El diagnóstico postnatal incluye lo siguiente:
  - Detección de ADN de *Toxoplasma* en sangre o LCR mediante PCR
  - Inmunoglobulina M (IgM) e IgA específicas de *Toxoplasma*
  - IgG específica de *Toxoplasma* que persiste después de 1 año de edad
  - En caso de sospecha de toxoplasmosis, está indicado el diagnóstico por imagen de la cabeza.

Tratamiento y prevención
- El tratamiento para los lactantes sintomáticos y asintomáticos con enfermedad congénita es pirimetamina más sulfadiazina y ácido folínico para minimizar la toxicidad de la pirimetamina durante un periodo prolongado. En caso de coriorretinitis grave (que ponga en peligro la visión) puede utilizarse prednisona o si la proteína del LCR es $\geq$ 1 g/dL.
- Las embarazadas deben lavar bien las frutas y verduras, no consumir carne mal cocinada y evitar el contacto con las heces y las cajas de arena de los gatos.

* Se puede administrar espiramicina (< 18 semanas) o pirimetamina, sulfadiazina y ácido folínico (≥ 18 semanas) a las mujeres embarazadas con infección primaria *por Toxoplasma* presunta o confirmada para prevenir la transmisión fetal. El tratamiento anteparto puede reducir el riesgo de toxoplasmosis congénita sintomática y puede ser más eficaz si se inicia en las 3 semanas siguientes a la seroconversión materna. Se recomienda consultar con Enfermedades infecciosas y Medicina materno fetal.

Rubeola

* La infección congénita se produce a través de la viremia materna con siembra placentaria que conduce a la infección fetal.
* La infección que se produce durante las primeras 8 semanas de gestación conlleva el peor pronóstico.

Presentación clínica

* Más de la mitad de los lactantes infectados son asintomáticos al nacer, pero pueden desarrollar síntomas en los primeros 5 años de vida.
* Las anomalías más frecuentes son la persistencia del conducto arterioso o la estenosis de la arteria pulmonar periférica, cataratas, retinopatía, glaucoma congénito o hipoacusia neurosensorial, así como retraso mental, problemas de comportamiento o meningoencefalitis.
* Otras manifestaciones incluyen enfermedad ósea radiolúcida, lesiones en forma de "magdalena de arándanos" (que reflejan hematopoyesis extramedular), retraso del crecimiento, hepatoesplenomegalia y trombocitopenia.

Estudios de laboratorio

* Uno de los siguientes:
    * Detección viral en secreciones nasofaríngeas, garganta, sangre, orina, LCR o heces.
    * Anticuerpos IgG o IgM específicos de la rubéola persistentes o en aumento en el lactante.

Tratamiento y prevención

* No existe un tratamiento específico para la rubéola.
* La prevención implica la inmunización de todas las mujeres susceptibles antes del embarazo, con inmunización posparto de las mujeres no inmunes.

Citomegalovirus

* El CMV es la infección congénita más frecuente y se presenta en 1-2% de todos los nacidos vivos.
* El virus establece una infección crónica en el SNC, los ojos, el VIII par craneal y el hígado.
* El CMV se transmite por vía transplacentaria tras la infección primaria materna o la reactivación de la infección. El mayor riesgo de infección congénita con enfermedad sintomática se produce tras la infección primaria materna. El CMV también puede transmitirse después del nacimiento por contacto con secreciones cervicales o leche materna, y ocasionalmente por contacto con saliva u orina.

Presentación clínica

* La mayoría de los niños infectados (85-90%) son asintomáticos al nacer. Hasta 15% de los niños asintomáticos al nacer y hasta 50% de los niños sintomáticos al nacer pueden desarrollar pérdida de audición o problemas de aprendizaje más adelante.
* Una minoría de lactantes (5%) están gravemente afectados, con retraso del crecimiento intrauterino, ictericia, púrpura, hepatoesplenomegalia, microcefalia, secuelas en el SNC, calcificaciones periventriculares, coriorretinitis e hipoacusia neurosensorial.

Estudios de laboratorio

- El diagnóstico puede realizarse mediante la detección del virus en la orina, la saliva, las secreciones respiratorias, la sangre o el LCR del lactante obtenidos en las 3 semanas siguientes al nacimiento.
- La PCR de la saliva de recién nacidos obtenida en las 3 primeras semanas de vida es > 97% sensible y específica para la infección congénita.
- La sensibilidad de la PCR en manchas de sangre seca es baja.

Tratamiento

- Los niños con infección sintomática o asintomática deben someterse a controles periódicos de la audición.
- Existen pruebas de que el tratamiento oral con valganciclovir puede mejorar los resultados auditivos y neurocognitivos a la edad de 2 años en lactantes con enfermedad por CMV sintomática con o sin afectación del SNC.
  - El valganciclovir oral (16 mg/kg/dosis dos veces al día) es equivalente al ganciclovir IV en lactantes con absorción intestinal intacta.
  - El valganciclovir oral puede utilizarse durante todo el tratamiento.
  - El ganciclovir IV se asocia con una mayor incidencia de neutropenia grave en comparación con el valganciclovir oral.
  - Se recomiendan 6 meses de tratamiento.
  - Durante el tratamiento deben controlarse los recuentos absolutos de neutrófilos y la concentración sérica de alanina transaminasa.
  - Los lactantes con hipoacusia neurosensorial aislada sin otros síntomas y aquellos con enfermedad sintomática leve no deben recibir tratamiento rutinario con antivirales, ya que no hay suficientes datos que demuestren su beneficio.

Infección por el virus del herpes simple

Epidemiología y etiología

- El VHS infecta a 25-60% de los lactantes expuestos nacidos por vía vaginal de madres con infecciones genitales primarias adquiridas cerca del momento del parto. El riesgo de transmisión a un lactante nacido de una madre con reactivación del VHS es mucho menor (< 2%). Más de 75% de los lactantes que adquieren el VHS perinatal nacen de mujeres sin signos ni síntomas de infección por VHS antes o durante el embarazo.
- La transmisión posnatal puede producirse a partir de un cuidador con lesiones bucales o en las manos.

Presentación clínica

- Las infecciones neonatales por VHS suelen presentarse entre los 5 y los 21 días de vida, oscilan entre el nacimiento y las 6 semanas y presentan tres tipos de manifestaciones.
- Aproximadamente dos tercios de los lactantes con enfermedad del SNC o enfermedad diseminada presentan lesiones cutáneas, pero estas pueden no ser visibles al inicio de los síntomas.
  - Enfermedad diseminada: 25% de todos los casos
    - Inicio a las 1-2 semanas de edad
    - Afecta a múltiples órganos, predominantemente el hígado y los pulmones; puede incluir afectación del SNC.
    - Signos y síntomas: sepsis, disfunción hepática, coagulopatía y dificultad respiratoria.
  - Enfermedad limitada a la piel, los ojos y las mucosas (POM) (fig. 21-5): 45% de todos los casos
    - Inicio a las 1-2 semanas de edad
    - Signos y síntomas: lesiones cutáneas o mucosas y queratitis
    - Progresa a una enfermedad más grave si no se trata

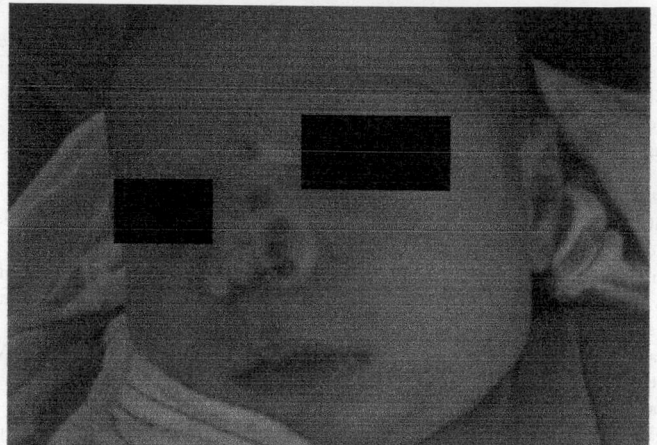

Figura 21-5. Lesiones en un neonato con enfermedad de piel, ojos y mucosas por virus del herpes simple (VHS). (Fotografía de Indi Trehan, MD.)

- Enfermedad del SNC: 30% de todos los casos
  - Inicio a las 2-3 semanas de edad
  - Signos y síntomas: letargo, irritabilidad, fiebre y convulsiones.

Estudios de laboratorio

El ADN del VHS puede detectarse mediante PCR a partir de LCR, sangre o hisopos de lesiones cutáneas o superficies mucosas.

Tratamiento

- El aciclovir IV debe administrarse a razón de 60 mg/kg/día divididos cada 8 h, normalmente durante 14 días (enfermedad POM) o 21 días (enfermedad diseminada y del SNC).
- El aciclovir puede causar neutropenia y toxicidad renal.
- Por tanto, el recuento de glóbulos blancos debe controlarse 1-2 veces por semana durante el tratamiento, y se requiere una buena hidratación y control de la función renal.
- A los lactantes con enfermedad del SNC se les debe repetir una punción lumbar cerca del final del tratamiento (día 19) para confirmar la eliminación del virus mediante PCR, ya que muchos profesionales del cuidado de la salud prolongarían el tratamiento con aciclovir IV hasta que la PCR fuera negativa.
- Los neonatos deben ser tratados con 6 meses de supresión con aciclovir oral (300 mg/m²/dosis, tres veces al día) después de completar su tratamiento inicial con aciclovir IV.

Prevención

- El American College of Obstetricians and Gynecologists (ACOG) recomienda que a las mujeres con herpes genital recurrente se les ofrezca terapia viral supresora a las 36 semanas de gestación o más, y que se considere la continuación de la terapia antiviral hasta el parto en mujeres embarazadas con brotes primarios que ocurran en el tercer trimestre.
- Los neonatos expuestos al VHS en el momento del parto deben ser vigilados cuidadosamente para detectar indicios de infección por VHS. En la actualidad, la mayoría de los expertos recomiendan realizar pruebas adicionales y profilaxis del lactante cuando la madre tiene lesiones activas y da a luz por vía vaginal. Cualquier caso en el que se detecten lesiones maternas en el momento del parto debe consultarse con un especialista en enfermedades infecciosas.

Virus de la inmunodeficiencia humana

• Véase la sección "Virus de la inmunodeficiencia humana".

Sífilis

• La sífilis congénita se transmite principalmente por vía transplacentaria y, con menor frecuencia, intraparto.
• La transmisión puede producirse con la enfermedad materna primaria, secundaria, latente temprana o tardía, pero es mayor con la sífilis materna primaria y secundaria.

Presentación clínica

• La sífilis puede provocar mortinatalidad, hidropesía fetal o prematuridad.
• Los lactantes sintomáticos al nacer pueden presentar erupción cutánea o lesiones mucocutáneas, linfadenopatía, hepatoesplenomegalia, anemia hemolítica, trombocitopenia, osteocondritis y rinitis (mocos).
• Algunas manifestaciones tardías afectan la piel, los ojos, los oídos, los dientes, los huesos o el SNC.

Estudios de laboratorio e imagen

• Prueba no treponémica cuantitativa (RPR); confirmación de los resultados positivos con una prueba específica de anticuerpos treponémicos (p. ej., absorción fluorescente de anticuerpos treponémicos).
• Evaluación del LCR: recuento celular, proteínas y prueba de detección de enfermedades venéreas (VDRL, Venereal Disease Research Laboratory Test).
• Radiografías de huesos largos para detectar osteocondritis

Tratamiento y prevención

• La administración de penicilina G cristalina acuosa por vía intravenosa es eficaz.
• La prevención pasa por el cribado serológico de las mujeres embarazadas y el tratamiento de las mujeres infectadas durante el embarazo con penicilina G. Las mujeres infectadas que tienen alergia a la penicilina deben ser desensibilizadas y recibir penicilina G, ya que es la única terapia eficaz documentada para tratar tanto a la madre como al feto.

Virus varicela-zóster

• La infección congénita por el virus de la varicela-zóster (VVZ) se produce por transmisión transplacentaria durante la viremia materna.
• El síndrome variceloso congénito se produce en 0.4-2.2% de los recién nacidos de madres infectadas, y es más frecuente cuando la infección materna se produce en las primeras 20 semanas de gestación.

Presentación clínica

• Las anomalías incluyen atrofia de las extremidades, cicatrices en las extremidades SNC y manifestaciones oculares.
• La varicela neonatal se desarrolla cuando la infección materna se produce durante las últimas semanas del embarazo.

Pruebas de laboratorio

PCR para VVZ realizada en líquido de la lesión, sangre o LCR

Tratamiento y prevención

• El tratamiento con aciclovir no suele estar indicado en niños sanos.
• Los recién nacidos de madres que desarrollen una infección clínica por varicela entre 5 días antes y 2 días después del parto deben recibir VariZIG® o inmunoglobulina intravenosa.
• Las mujeres susceptibles deben vacunarse antes del embarazo.

Virus Zika

- La infección congénita por el virus Zika se produce por transmisión transplacentaria durante la viremia materna.
- Transmitida principalmente a los humanos por el mosquito *Aedes aegypti*.
- Los seres humanos y los primates no humanos son los principales reservorios del virus.

Presentación clínica

Microcefalia, anomalías cerebrales, anomalías oculares, pie equino varo, artrogriposis, hipertonía, hipotonía, irritabilidad, temblores, disfunción de la deglución, pérdida auditiva, discapacidad visual.

Pruebas de laboratorio

- Se recomiendan pruebas para:
  - Lactantes con posible exposición materna al virus del Zika durante el embarazo y con hallazgos clínicos compatibles con infección por dicho virus.
  - Lactantes sin hallazgos clínicos nacidos de mujeres con pruebas de laboratorio de posible infección durante el embarazo.
- RT-PCR de ARN para virus del Zika en suero y orina de lactantes.
- Anticuerpos IgM del Zika en suero.
- RT-PCR y anticuerpos IgM del LCR (si están disponibles, pero no son necesarios para el diagnóstico).
- La prueba de neutralización por reducción de placas (mide los anticuerpos neutralizantes específicos del virus) se puede utilizar para confirmar o descartar la infección congénita por el virus del Zika a una edad ≥ 18 meses en bebés con hallazgos clínicos de infección por Zika que no se sometieron a la prueba en el periodo neonatal; también llega a ser útil en el periodo neonatal para identificar resultados falsos positivos de la serología.

Tratamiento y prevención

- No se dispone de una terapia antiviral específica.
- Se recomienda ecografía craneal, evaluación oftalmológica y seguimiento, y pruebas de audición.
- Se recomienda la derivación a neurología, especialistas en desarrollo y genética.
- Las mujeres embarazadas deben posponer los viajes a zonas con transmisión local de Zika en curso.

HEPATITIS

Virus de la hepatitis A

Epidemiología y etiología

- Modo de transmisión: fecal-oral
- Fuentes comunes de infección:
  - Contacto personal estrecho con una persona infectada con VHA
  - Guarderías
  - Viajes internacionales
  - Brote reconocido transmitido por los alimentos o el agua
  - Actividad homosexual masculina
  - Consumo de drogas intravenosas

Presentación clínica

- Enfermedad aguda y autolimitada asociada a fiebre, malestar, ictericia, anorexia y náuseas
- En ocasiones es asintomática en lactantes
- Puede causar hepatitis fulminante en niños con enfermedad hepática subyacente

Estudios de laboratorio
Inmunoglobulina total específica del VHA y anticuerpo IgM del VHA

Tratamiento y prevención
- Los cuidados de apoyo son apropiados.
- La inmunoglobulina intramuscular (IGIM) puede ser eficaz para prevenir la infección sintomática si se administra en las 2 semanas siguientes a la exposición.
- La vacuna contra la hepatitis A está disponible para todos los niños ≥ 1 año de edad. La vacuna puede administrarse a los lactantes de 6 a 11 meses de edad que viajen a regiones endémicas de hepatitis A, pero no contará para su serie sistemática de dos dosis. Debe considerarse la profilaxis preexposición con inmunoglobulina para los niños < 6 meses de edad o los que no puedan recibir la vacuna.

Virus de la hepatitis B

Epidemiología y etiología
- Modo de transmisión: sangre o fluidos corporales.
- Entre los modos de transmisión más comunes se encuentran la exposición percutánea y permucosa; compartir o utilizar agujas, jeringuillas o equipos o dispositivos de monitorización de la glucosa no esterilizados; contacto sexual con una persona infectada y exposición doméstica a una persona con infección crónica por VHB.
- La transmisión perinatal del VHB es muy eficaz, sobre todo en ausencia de profilaxis posexposición.

Presentación clínica
Va desde una enfermedad subaguda con síntomas inespecíficos como anorexia, malestar y náuseas, hasta una hepatitis clínica con ictericia, pasando por una hepatitis fulminante mortal.

Estudios de laboratorio
- Existen pruebas serológicas de antígenos y anticuerpos para diagnosticar la hepatitis B (tabla 21-9). Además, la prueba de ADN del VHB tiene una alta sensibilidad a niveles bajos.
- El cribado recomendado de la infección por hepatitis B incluye el antígeno de superficie de la hepatitis B (HBsAg) y el anticuerpo de superficie de la hepatitis B (anti-HBs). Si el HBsAg es positivo, se recomienda realizar más pruebas serológicas y de antígenos.
- La infección crónica por VHB se define como la presencia de HBsAg, ADN del VHB o antígeno e de la hepatitis B (HBeAg) en suero durante al menos 6 meses, y es probable en presencia de pruebas positivas en una persona con pruebas negativas del anticuerpo IgM frente al antígeno del núcleo de la hepatitis B (anti-HBc) (tabla 21-9).
- La edad al momento de la infección es el principal determinante del riesgo de progresión a infección crónica por VHB. Hasta 90% de las infecciones perinatales desembocan en una infección crónica por VHB, mientras que solo 5 a 10% de los niños mayores de 5 años o adultos infectados de forma aguda desarrollan infección crónica por VHB.

Tratamiento y prevención
- No se recomienda ningún tratamiento específico para la infección aguda por VHB no complicada.
- Se recomienda el tratamiento del VHB crónico si hay pruebas de replicación vírica del VHB en curso y concentraciones séricas de ALT elevadas o pruebas de hepatitis crónica en la biopsia hepática.
  - La terapia con interferón-α-2b puede conducir a una remisión a largo plazo.
  - Tenofovir, entecavir y telbivudina son antivirales aprobados para su uso en niños con infección crónica por VHB, pero requieren una administración a largo plazo.
  - Encontrará orientaciones actualizadas sobre el tratamiento del VHB en http://aasld.org/publications/practice-guidelines.

TABLA 21-9	Pruebas de diagnóstico de antígenos y anticuerpos del virus de la hepatitis B (VHB)	
Factor que debe comprobarse	**Antígeno o anticuerpo del VHB**	**Empleo**
Antígeno de superficie de la hepatitis B (HBsAg)	HBsAg	Detección de personas infectadas de forma aguda o crónica; el antígeno utilizado en la vacuna contra la hepatitis B raramente puede detectarse hasta 3 semanas después de la vacunación.
Anti-HBs	Anticuerpo contra el HBsAg	Identificación de personas que han resuelto infecciones por el VHB; determinación de la inmunidad tras la inmunización.
Antígeno temprano de la hepatitis B (HBeAg)	HBeAg	Identificación de personas con mayor riesgo de transmitir el VHB
Anti-HBe	Anticuerpo contra el HBeAg	Identificación de personas infectadas con menor riesgo de transmitir el VHB
Anti-HBc	Anticuerpo contra el antígeno del núcleo de la hepatitis B (HBcAg)[a]	Identificación de personas con infección aguda, resuelta o crónica por VHB (no presente tras la inmunización).
IgM anti-HBc	Anticuerpo IgM frente al HBcAg	Identificación de personas con infecciones agudas o recientes por VHB (incluidas las personas HBsAg-negativas durante la fase "ventana" de la infección).

[a]No existe ninguna prueba comercial para medir el antígeno central de la hepatitis B (HBcAg). IgM, inmunoglobulina M.
Adaptada de American Academy of Pediatrics. En: Kimberlin DW, Barnett ED, Lynfield R, Sawyer MH, eds. *Red Book*: 2021 Report of the Committee on Infectious Diseases, 32nd ed. *American Academy of Pediatrics*; 2021.

- Se recomienda la vacuna recombinante contra el VHB para todos los lactantes. Existe profilaxis postexposición con inmunoglobulina de la hepatitis B (HBIG).
- Los recién nacidos de madres seropositivas a la hepatitis B deben recibir la vacuna contra el VHB y la IGHB en las 12 h siguientes al nacimiento para reducir la transmisión. Si se desconoce el estado serológico de la madre respecto al VHB, debe realizársele la prueba del HBsAg y administrar al lactante la vacuna contra el VHB en las 12 h siguientes al nacimiento. La IGHB debe administrarse en un plazo de 7 días a los lactantes que pesen ≥ 2 kg si se confirma que la madre es positiva, o en un plazo de 12 h a los lactantes < 2 kg, a menos que se confirme que la madre es negativa.
- La lactancia de niños de madres HBsAg-positivas no supone un riesgo adicional de adquisición del VHB.

Virus de la hepatitis C

Epidemiología y etiología

* Modo de transmisión: exposición parenteral a sangre de personas infectadas por el virus de la hepatitis C (VHC).
* Grupos de mayor riesgo
  * Usuarios de drogas intravenosas
  * Personas con prácticas sexuales de alto riesgo
  * Profesionales sanitarios debido a exposiciones percutáneas esporádicas
* Transmisión perinatal
  * La coinfección materna con el VIH se ha asociado a un mayor riesgo de transmisión perinatal del VHC.
  * Aproximadamente 5-6% de los niños nacidos de mujeres infectadas por el VHC lo adquieren.
  * El método de parto no parece afectar la tasa de transmisión vertical.
  * Los bebés de madres infectadas por el VHC deben someterse a pruebas de detección de anticuerpos del VHC a los 18 meses de vida, y las pruebas de enzimas hepáticas pueden realizarse a intervalos de 6 meses. La detección del ARN del VHC puede enviarse entre los 2 y los 6 meses de edad; sin embargo, las pruebas serológicas también deben realizarse a los 18 meses de edad para su confirmación.
  * No se ha demostrado la transmisión del VHC por medio de la lactancia, por lo que las madres seropositivas al VHC pueden amamantar a su hijo. Sin embargo, las madres deben abstenerse de amamantar si los pezones están agrietados o sangran.

Presentación clínica

* La mayoría de las infecciones son asintomáticas. La ictericia se produce en < 20% de los pacientes.
* La infección persistente por VHC se da en 80% de los niños infectados.

Estudios de laboratorio

* La Ig anti-VHC puede detectarse en las 15 semanas siguientes a la exposición y en las 5-6 semanas posteriores a la aparición de la hepatitis.
* La transcripción inversa-PCR puede detectar el ARN del VHC en un plazo de 1 a 2 semanas tras la exposición al virus.

Tratamiento

Existen varios regímenes aprobados para el tratamiento del VHC en niños de tan solo 3 años de edad. El tratamiento y el seguimiento deben remitirse a un especialista en enfermedades infecciosas pediátricas o a un gastroenterólogo. Existen antivirales más recientes. Se pueden encontrar orientaciones actualizadas en https://www.hcvguidelines.org/.

Virus de la hepatitis E

* La transmisión se produce por vía fecal-oral, y los brotes suelen estar asociados al agua contaminada.
* La infección por el virus de la hepatitis E (VHE) puede ser asintomática o causar una enfermedad aguda con fiebre, ictericia, anorexia, dolor abdominal, malestar general y artralgia.
* Las mujeres embarazadas infectadas por el VHE presentan una elevada tasa de mortalidad.

VIRUS DE LA INMUNODEFICIENCIA HUMANA

Infección materna

* Factores de riesgo de transmisión perinatal del VIH
  * La carga viral materna es el determinante crítico que afecta la probabilidad de transmisión del VIH de madre a hijo.
  * Rotura de membranas > 4 horas.

- Lactancia materna.
- En general, la transmisión materno infantil del VIH se ha reducido de manera drástica debido a la mejora de la capacidad para identificar rápidamente a las madres seropositivas, la disponibilidad de regímenes de terapia antirretroviral de gran actividad (TARGA) y la realización de cesáreas antes del parto y de la rotura de membranas a las 38 semanas de gestación para las madres con una carga vírica ≥ 1 000 copias/mL, o con una carga vírica desconocida cerca del momento del parto.

Tratamiento
- Manejo intraparto
  - Las madres con carga viral detectable o desconocida cerca del parto deben recibir zidovudina (AZT) IV periparto.
  - Cuando sea posible, deben evitarse los procedimientos invasivos (p. ej., monitor del cuero cabelludo fetal, rotura artificial de membranas, vacío, fórceps o episiotomía).
  - Se recomienda realizar cesárea a las mujeres con carga viral del VIH ≥ 1 000 copias/mL.
  - Dado que el VIH puede transmitirse a través de la leche materna, debe evitarse la lactancia cuando se disponga de fórmulas alternativas.
  - Encontrará recomendaciones detalladas en http://clinicalinfo.hiv.gov.
- Tratamiento del recién nacido expuesto al VIH
  - El tratamiento de los lactantes expuestos se basa en el riesgo de transmisión perinatal. Para los lactantes de bajo riesgo, obtener hemograma completo con diferencial y pruebas virológicas del VIH (PCR de ARN o ADN) a partir de los 14-21 días de vida. Nuestra práctica local es comprobar la PCR del VIH al momento del nacimiento.
  - Administrar AZT a todos los recién nacidos tan cerca del nacimiento como sea posible, preferiblemente dentro de las primeras 6-12 h de vida y continuar según la tabla 21-10.

TABLA 21-10	Dosificación de AZT en neonatos		
	< 30 semanas de edad de gestación al nacer	30-34 6/7 semanas de edad de gestación al nacer	≥ 35 semanas de edad de gestación al nacer
0-2 semanas de edad	2 mg/kg/dosis VO cada 12h o 1.5 mg/kg/dosis IV cada 12h	2 mg/kg/dosis VO cada 12h o 1.5 mg/kg/dosis IV cada 12h	4 mg/kg/dosis PO cada 12h o 3 mg/kg/dosis IV cada 12h
2-4 semanas de edad	2 mg/kg/dosis VO cada 12h o 1.5 mg/kg/dosis IV cada 12h	3 mg/kg/dosis VO cada 12h o 2.3 mg/kg/dosis IV cada 12h	
4-6 semanas de edad	3 mg/kg/dosis VO cada 12h o 2.3 mg/kg/dosis IV cada 12h	3 mg/kg/dosis VO cada 12h o 2.3 mg/kg/dosis IV cada 12h	

Nota: Algunos centros todavía dosifican AZT a 2 mg/kg/dosis VO cada 6h.

TABLA 21-11	Seguimiento sugerido en un lactante de bajo riesgo expuesto a VIH[a]

Edad de la visita	Prueba del ácido nucleico del VIH (PAN)	Hemograma completo con diferencial	Medicamentos
Ambulatorio 2-3 semanas	ARN o ADN		AZT (véase tabla 20-10 para la dosificación)
6 semanas	ARN o ADN	X	Suspender el AZT a las 4 semanas en lactantes de bajo riesgo. El TMP/SMX no es necesario si el lactante es de bajo riesgo, tiene un examen normal y un PAN negativo a las 2 semanas y a las 6-8 semanas. Repetir el PAN 2 semanas después de finalizar la profilaxis (es decir, 6 semanas para los lactantes de bajo riesgo que reciben 4 semanas de AZT).
4-6 meses	ARN o ADN		

[a] Bajo riesgo definido como madres que recibieron AZT durante el embarazo y tuvieron supresión viral cerca del parto (nivel de ARN del VIH < 50 copias/mL) y para quienes la adherencia materna no es motivo de preocupación.

- En los recién nacidos de alto riesgo es necesario considerarse un régimen de tres fármacos (AZT + lamivudina + raltegravir o nevirapina) durante un máximo de 6 semanas. Debido a la resistencia y a otros factores, el régimen antiviral del recién nacido debe considerarse de manera individual y discutirse siempre con un especialista en enfermedades infecciosas.
- El seguimiento sugerido para el lactante expuesto al VIH sin complicaciones se demuestra en la tabla 21-11. Para descartar la infección se requieren dos pruebas virológicas negativas, una a ≥ 1 mes de edad y otra repetida a ≥ 4 meses de edad, o dos pruebas de anticuerpos contra el VIH negativas a partir de muestras separadas a la edad de ≥ 6 meses. La prueba ELISA del VIH puede comprobarse a los 12-18 meses de edad para documentar la pérdida de anticuerpos maternos contra el VIH. Nuestra práctica local es comprobar el ELISA del VIH una vez a los 2 años de edad para documentar la serorreversión al estado negativo de anticuerpos del VIH.
- Las recomendaciones completas pueden consultarse en http://clinicalinfo.hiv.gov/en/guidelines/perinatal/whats-new-guidelines.

Exposición a patógenos de transmisión hemática

Exposición no profesional al VIH
- El VIH no es un virus resistente en el medio ambiente; solo sobrevive algunas horas.
- En caso de inyección directa de sangre de un paciente diagnosticado con VIH, el riesgo de transmisión del VIH es de 0.3%.
- Nunca se ha documentado un caso de transmisión del VIH por lesión accidental con una aguja encontrada en el entorno comunitario.
- En caso de exposiciones significativas en las que pueda estar indicada la profilaxis postexposición al VIH, se debe contactar a un especialista en enfermedades infecciosas pediátricas. La profilaxis debe iniciarse en las 72 h siguientes a la exposición.

- Se recomienda la profilaxis postexposición durante 28 días. Dada la duración y las toxicidades, es conveniente considerar el riesgo/beneficio de la profilaxis.
- Se sugiere realizar pruebas de seguimiento del VIH en el momento de la exposición, 4-6 semanas, 3 meses y 6 meses después de la exposición.

Exposición a la hepatitis B

- El VHB puede sobrevivir en superficies ambientales a temperatura ambiente durante al menos 7 días, lo que lo convierte en el patógeno más probablemente encontrado en objetos contaminados en el ambiente.
- En el caso de niños que hayan completado una serie completa de vacunas contra la hepatitis B, no es necesaria ninguna otra intervención en caso de exposición a una fuente con estado de HBsAg desconocido o a un miembro de la familia HBsAg-positivo; sin embargo, debe administrarse una dosis de refuerzo de la vacuna contra la hepatitis B en situaciones de alto riesgo (exposición percutánea o mucosa, contacto sexual o con agujas compartidas, agresión sexual de una fuente HBsAg-positiva).
- En el caso de niños parcialmente inmunizados o no inmunizados con una exposición significativa a una fuente conocida de hepatitis B, la IGHB debe administrarse junto con la serie completa de vacunas. Para obtener orientación adicional, consulte las directrices detalladas para escenarios específicos.

Exposición a la hepatitis C

- La hepatitis C puede sobrevivir en el medio ambiente hasta algunos días.
- No existe profilaxis postexposición ni vacunación.
- Los anticuerpos contra el VHC pueden detectarse 8-11 semanas después de la exposición, y el ARN del VHC tan pronto como 1-2 semanas después de la exposición.

INFECCIONES ASOCIADAS CON ANIMALES

- Organismos patógenos comunes en heridas por mordedura
  - Humanos: especies de *Streptococcus, S. aureus, Eikenella corrodens* y anaerobios. Entre 5% y 15% de las picaduras se infectan.
  - Perro o gato: Especies de *Pasteurella, S. aureus, Moraxella, Streptococcus, Neisseria, Corynebacterium, C. canimorsus* (especialmente en pacientes esplenectomizados) y anaerobios. En el caso de los gatos, hasta 50% de las mordeduras se infectan, mientras que entre 5 y 15% de las mordeduras de perro se infectan.
  - Reptil: bacterias entéricas gramnegativas, anaerobios.
- Debe considerarse un tratamiento profiláctico de 3 a 5 días con antibióticos (p. ej., amoxicilina-clavulanato o clindamicina más trimetoprima-sulfametoxazol para los pacientes alérgicos a la penicilina) para las heridas de "alto riesgo", como las mordeduras de gato y humanas; las mordeduras en la cara, la zona genital, las manos, los pies o las articulaciones; las heridas punzantes; las heridas de más de 8 h de antigüedad; o las heridas en personas inmunodeprimidas y asplénicas. En el caso de heridas infectadas, el tratamiento antibiótico debe adaptarse en función de los resultados del cultivo.

Rabia

Epidemiología

- Los animales más comúnmente asociados a la transmisión de la rabia son los murciélagos, las mofetas, los mapaches y los zorros.
- La rabia rara vez o nunca es transmitida por ardillas, ardillas listadas, ratas, ratones, cobayos, jerbos, hámsters o conejos, ya que estos animales suelen morir si son mordidos por un animal más grande infectado por la rabia. Sin embargo, todas las mordeduras de animales silvestres deben considerarse una posible exposición.

Presentación clínica

- Fase prodrómica (2-10 días): fiebre, cefalea, fotofobia, anorexia, dolor de garganta, dolor muscu-loesquelético, picor, dolor y hormigueo en el lugar de la picadura.
- Fase neurológica aguda (2-30 días): delirio, parálisis, hidrofobia, coma y paro respiratorio.

Estudios de laboratorio

- El virus puede aislarse de la saliva y el ácido nucleico viral puede detectarse en los tejidos infectados.
- Los anticuerpos pueden detectarse en el suero o en el LCR.
- El diagnóstico también puede basarse en la microscopía fluorescente de una muestra de biopsia de piel de la nuca.

Tratamiento

- Los arañazos o mordeduras deben lavarse a fondo con agua y jabón.
- Lo ideal es que la profilaxis posterior a la exposición se administre lo antes posible.
  - La vacuna antirrábica se administra por vía intramuscular (1.0 mL) en la zona deltoidea o en la cara anterolateral del muslo el día 0, y se repite los días 3, 7 y 14.
  - La inmunoglobulina antirrábica (IGR) debe administrarse simultáneamente con la primera dosis de vacuna. La dosis recomendada es de 20 UI/kg; debe utilizarse la mayor cantidad posible de la dosis para infiltrar la herida, y el resto administrarse por vía intramuscular.
  - La vacuna antirrábica no debe administrarse en la misma parte del cuerpo utilizada para administrar la IGR.
- Si se descubre un murciélago en una habitación con una persona dormida, intoxicada o muy joven, se recomienda la profilaxis antirrábica aunque la persona no recuerde haber sido mordida. Del mismo modo, el contacto directo con un murciélago al que no se le puede realizar la prueba de la rabia es otra indicación para la profilaxis, ya que las mordeduras de murciélago son difíciles de encontrar en el examen.
- Los perros y gatos domésticos capturados deben ser observados de cerca por los funcionarios locales de control de animales durante 10 días para detectar indicios de rabia. No se ha atribuido ningún caso de rabia humana cuando un animal permaneció sano durante todo este periodo de confinamiento. Sin embargo, las mordeduras de animales en la cara en ocasiones requieren profilaxis inmediata, que puede suspenderse una vez que las pruebas de detección de la rabia en el animal resulten negativas.
- Los animales silvestres deben ser sacrificados de inmediato para que las autoridades sanitarias locales examinen el cerebro.

Enfermedad por arañazo de gato

Epidemiología y etiología

- Los gatos son el reservorio común de esta infección, y los niños suelen ser infectados por los gatitos mediante arañazos, lametones y mordeduras.
- La bacteria causante es *Bartonella henselae*.
- Se trata de una de las etiologías identificadas con mayor frecuencia en la fiebre pediátrica de origen desconocido.

Presentación clínica

- La linfadenopatía regional (que suele afectar a los ganglios que drenan el lugar de la inoculación) (fig. 21-6) se acompaña de fiebre y síntomas sistémicos leves como malestar, anorexia y cefalea.
  - Los ganglios linfáticos afectados con mayor frecuencia son los axilares, cervicales, epitrocleares e inguinales.

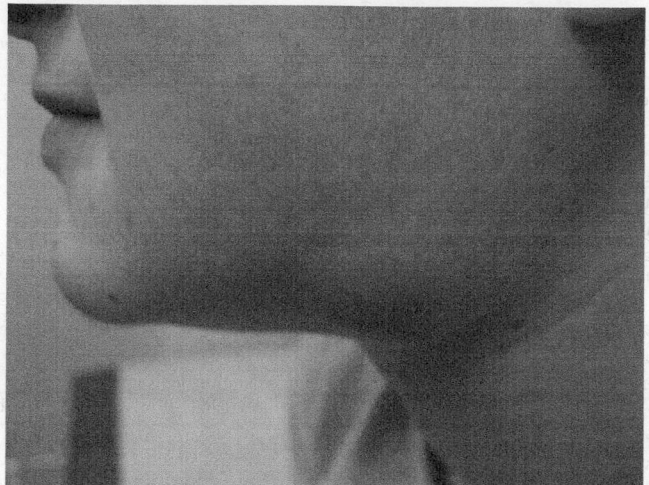

Figura 21-6. Linfadenopatía causada por infección por *Bartonella hense-lae* (enfermedad por arañazo de gato). (Fotografía de David Hunstad, MD.)

- La piel que recubre los ganglios linfáticos afectados puede ser normal o estar caliente, eritematosa e indurada.
- Otras manifestaciones menos frecuentes son el síndrome oculoglandular de Parinaud (la inoculación de la conjuntiva provoca linfadenopatía preauricular o submandibular), encefalopatía/encefalitis, meningitis aséptica, enfermedad granulomatosa del hígado y el bazo, endocarditis, neurorretinitis, lesiones osteolíticas, hepatitis, neumonía, púrpura trombocitopénica y eritema nodoso.

Estudios de laboratorio

Se dispone de un ensayo de anticuerpos en suero para la detección. Si se presenta una muestra de tejido (p. ej., un ganglio linfático), en algunos laboratorios se puede realizar la PCR para *Bartonella*.

Tratamiento

- Las adenopatías localizadas suelen ser autolimitadas y se resuelven de manera espontánea en 2-4 meses. En individuos inmunocompetentes, la terapia antibiótica no se recomienda en la mayoría de los casos. Algunos expertos recomiendan antibióticos para pacientes inmunodeprimidos aguda o gravemente enfermos. Los agentes con actividad *in vitro* son azitromicina, doxiciclina, trimetoprima-sulfametoxazol, ciprofloxacina y rifampicina.
- Los síndromes sistémicos *de Bartonella* deben tratarse conjuntamente con un especialista en enfermedades infecciosas.

Fiebre Q

Epidemiología y etiología

- *Coxiella burnetii* es el agente causal.
- La transmisión se produce a través de aerosoles inhalados durante el parto de mamíferos domésticos, incluidas ovejas, cabras y vacas, por exposición a materiales contaminados como ropa de cama, paja, lana o ropa sucia o productos lácteos no pasteurizados.

Presentación clínica

• El 50% de las infecciones son asintomáticas.

• La infección aguda sigue a la exposición inicial y provoca fiebre, escalofríos, tos, cefalea, anorexia, neumonía, diarrea, vómitos, dolor abdominal, erupción cutánea y hepatitis. En raras ocasiones se produce meningoencefalitis y miocarditis. La enfermedad suele durar de 1 a 4 semanas y se resuelve de forma gradual. En los niños se ha observado una enfermedad recidivante con fiebre.

• La infección crónica se produce años después de la exposición y se manifiesta como fiebre de origen desconocido, osteomielitis crónica recidivante o multifocal, hepatitis crónica y endocarditis. Puede haber un mayor riesgo de fiebre Q localizada persistente en pacientes con cardiopatías subyacentes o prótesis valvulares, aneurismas o injertos vasculares, y en los inmunodeprimidos.

• La fiebre Q durante el embarazo está asociada con abortos, partos prematuros y bajo peso al nacer.

Estudios de laboratorio

• El diagnóstico se establece por un cambio de cuatro veces en los anticuerpos de *C. burnetii* entre muestras obtenidas con 2-3 semanas de diferencia mediante fijación del complemento, prueba de inmunofluorescencia de anticuerpos o ELISA, o inmunotinción o PCR positivas para el organismo en tejido (por ejemplo, válvula cardiaca). La PCR llega a ser negativa hasta en 66% de los pacientes con endocarditis por fiebre Q. Se requiere un laboratorio de bioseguridad de nivel 3 para el cultivo, dado que el organismo es un peligro potencial para los trabajadores de laboratorio.

• Un único título elevado de IgG de fase II ≥ 1:128 en suero convaleciente puede considerarse una prueba de infección.

Tratamiento

• La doxiciclina es el fármaco de elección para la fiebre Q aguda. El tratamiento alternativo para los pacientes alérgicos a la doxiciclina es trimetoprima-sulfametoxazol.

• La endocarditis crónica por fiebre Q en adultos se trata con doxiciclina e hidroxicloroquina durante 18 meses. Los datos sobre el tratamiento en niños son limitados. En algunos pacientes es necesario el desbridamiento quirúrgico o la sustitución del tejido infectado.

Brucelosis

Epidemiología y etiología

• Los seres humanos se infectan por contacto directo con animales infectados, sus cadáveres o por la ingestión de leche o productos lácteos no pasteurizados. La inoculación puede producirse mediante cortes y abrasiones en la piel, por inhalación de aerosoles contaminados, por contacto con la mucosa conjuntival y por ingestión oral.

• Los agentes causales son las especies *Brucella Brucella abortus*, *Brucella melitensis*, *Brucella suis* y *Brucella canis*.

Presentación clínica

• En los niños, la brucelosis suele ser una enfermedad leve y autolimitada.

• Sin embargo, las infecciones por la especie *B. melitensis* pueden ser graves y manifestarse con fiebre, sudores nocturnos, cefalea, dolor abdominal, debilidad, malestar general, artralgias, mialgias, anorexia y pérdida de peso.

• Los hallazgos de la exploración física pueden incluir linfadenopatía, hepatoesplenomegalia o artritis.

• Las complicaciones incluyen abscesos de hígado/bazo, meningitis, endocarditis y osteomielitis.

Estudios de laboratorio

- *Brucella* puede cultivarse a partir de sangre, médula ósea u otros tejidos; los cultivos deben incubarse un mínimo de 4 semanas si se sospecha de brucelosis. Los sistemas BACTEC más recientes pueden detectar *Brucella* en un plazo de 7 días, lo que hace innecesaria la incubación prolongada del cultivo.
- El diagnóstico también puede realizarse mediante pruebas serológicas (prueba de aglutinación del suero) con un aumento de cuatro veces en los títulos de anticuerpos recogidos con un intervalo de al menos 2 semanas.
- Las pruebas disponibles en el mercado no detectarán una respuesta serológica a la cepa RB51 de *B. canis* y *B. abortus*.
- En los hemogramas completos pueden observarse pancitopenia, anemia o trombocitopenia.

Tratamiento

- Tratamiento combinado durante 6 semanas con doxiciclina y rifampicina, o con trimetoprima-sulfametoxazol y rifampicina en niños < 8 años.
- La monoterapia y los ciclos más cortos de antibióticos se asocian a altas tasas de recaída.

Psitacosis

Epidemiología y etiología

- Las aves son el principal reservorio, y el organismo se transmite por inhalación de polvo fecal o secreciones respiratorias.
- El agente causal es *Chlamydia psittaci*.

Presentación clínica

- Los signos y síntomas incluyen fiebre, escalofríos, tos no productiva, dolor de garganta, cefalea y malestar general.
- Puede desarrollarse una neumonía intersticial extensa.
- Las complicaciones poco frecuentes incluyen pericarditis, miocarditis, endocarditis, tromboflebitis superficial, hepatitis y encefalopatía.

Estudios de laboratorio

- Un aumento de cuatro veces en el título de anticuerpos por microinmunofluorescencia de muestras recogidas con 2-4 semanas de diferencia es consistente con el diagnóstico de psitacosis.
- Los laboratorios especializados ofrecen pruebas de amplificación de ácidos nucleicos.

Tratamiento

- La doxiciclina es el medicamento de elección, pero la eritromicina, la azitromicina y la claritromicina también son eficaces.
- Los pacientes deben ser tratados durante 10-14 días después de la defervescencia.

Fiebre por mordedura de rata

Epidemiología y etiología

- El agente causal, *Streptobacillus moniliformis*, forma parte de la microbiota oral normal de las ratas y puede excretarse en su orina. Cabe señalar que la enfermedad también es causada por *Spirillum minus* en Asia.
- La fiebre por mordedura de rata también puede ser transmitida por ardillas, ratones, jerbos, gatos y comadrejas; por ingestión de leche o alimentos contaminados o por contacto con un animal infectado.

Presentación clínica

- La enfermedad cursa con la aparición brusca de fiebre, escalofríos y erupción macular o petequial localizada predominantemente en las extremidades (incluidas las palmas de las manos y las plantas de los pies), mialgias, vómitos, cefalea y adenopatías.

- Este curso puede ir seguido de poliartritis migratoria o artralgia.
- Las complicaciones incluyen enfermedad recidivante, neumonía, formación de abscesos, artritis séptica, miocarditis, endocarditis o meningitis.

Estudios de laboratorio

- *S. moniliformis* puede aislarse a partir de sangre, material de lesiones por mordedura, aspirados de abscesos o líquido articular; es indispensable notificar al personal de laboratorio acerca de la sospecha de este organismo, ya que los cultivos deben conservarse durante al menos 1 semana.
- También debe realizarse la tinción de Giemsa o Wright en las muestras de sangre.
- La secuenciación del gen ribosómico 16S y la espectrometría de masas MALDI-TOF pueden utilizarse como complemento del cultivo.

Tratamiento

- La penicilina G procaína IV durante 7-10 días es el fármaco de elección.
- La experiencia con ampicilina, cefuroxima, ceftriaxona y cefotaxima es limitada.
- La doxiciclina o la estreptomicina pueden utilizarse en pacientes alérgicos a la penicilina.

Leptospirosis

Epidemiología y etiología

- El organismo causal, *Leptospira*, es excretado por los animales en la orina, el líquido amniótico o la placenta, y permanece viable en el agua o el suelo durante semanas o meses. El contacto de superficies cutáneas o mucosas erosionadas con agua, tierra o materia animal contaminada facilita la infección humana.
- Los brotes de la enfermedad se han asociado con la práctica recreativa de vadear, nadar o navegar en aguas contaminadas.

Presentación clínica

- Una enfermedad febril aguda puede ir acompañada de una vasculitis generalizada.
- El inicio de la infección se caracteriza por fiebre, escalofríos, erupción cutánea transitoria, náuseas, vómitos y cefalea.
- Otros rasgos notables son la conjuntivitis sin secreción y las mialgias en la región lumbar y la parte inferior de la pierna.
- En 5-10% de los pacientes infectados se produce una enfermedad grave, que incluye ictericia, disfunción renal, arritmias cardiacas, neumonitis hemorrágica o insuficiencia circulatoria.

Estudios de laboratorio

- El organismo puede recuperarse de la sangre, la orina o el LCR; debe notificarse al personal del laboratorio la sospecha de infección *por Leptospira*.
- Algunos laboratorios disponen de pruebas serológicas de anticuerpos, inmunohistoquímica y PCR.

Tratamiento

- Los pacientes con enfermedad grave que requieran hospitalización deben ser tratados con penicilina G intravenosa. Existen pruebas procedentes de ensayos controlados aleatorizados de que la ceftriaxona y la doxiciclina intravenosas tienen la misma eficacia que la penicilina G.
- Las infecciones leves pueden tratarse con doxiciclina.

Yersiniosis

Epidemiología y etiología

- El patógeno causal es *Yersinia enterocolitica*.
- El principal reservorio es el cerdo y, por lo tanto, la infección se produce probablemente por la ingestión de alimentos contaminados, incluidos productos porcinos crudos o mal cocinados,

leche no pasteurizada o agua contaminada, o por el contacto con animales. Los lactantes pueden ser infectados por cuidadores que manipulen intestinos de cerdo crudos.

Presentación clínica
* El hallazgo más común en niños pequeños es enterocolitis con fiebre y diarrea, en la que las heces contienen moco, sangre y leucocitos.

* Los niños mayores y los adultos jóvenes pueden presentar síndrome de seudoapendicitis con fiebre, sensibilidad en el cuadrante inferior derecho y leucocitosis.

Estudios de laboratorio
El organismo puede cultivarse a partir de las heces, la garganta, los ganglios linfáticos mesentéricos, el líquido peritoneal y la sangre durante las 2 primeras semanas de la enfermedad.

Tratamiento
* Los pacientes con sepsis, manifestaciones extraintestinales, neonatos y pacientes inmunodeprimidos deben ser tratados con antibióticos. Los aislados suelen ser sensibles a cefalosporinas de tercera generación, aminoglucósidos, trimetoprima-sulfametoxazol, fluoroquinolonas y tetraciclina o doxiciclina.

* No está claro el beneficio de la terapia antibiótica para pacientes por lo demás sanos con enterocolitis, adenitis mesentérica o síndrome de pseudoapendicitis, pero puede considerarse el tratamiento dado que la terapia antibiótica disminuye la excreción intestinal.

INFECCIONES TRANSMITIDAS POR GARRAPATAS

* La prevención de las enfermedades transmitidas por garrapatas implica lo siguiente:
  * Evite las zonas infestadas de garrapatas (bosques).
  * Si entra en una zona infestada de garrapatas, lleve ropa de color claro que cubra los brazos, las piernas y otras zonas expuestas.
  * Utilice repelente de garrapatas e insectos. El mejor repelente de insectos de uso general es la *N,N-dietilm*-toluamida (DEET). En los repelentes, las concentraciones de DEET entre 10 y 30% pueden utilizarse con seguridad en la piel de los niños. No se recomienda el uso de DEET en niños menores de 2 meses.
  * Tras una posible exposición a garrapatas, inspeccione la ropa y el cuerpo de los niños (especialmente las zonas con vello, como la cabeza y el cuello, donde suelen adherirse estos insectos).
  * Si se encuentra una garrapata, se puede extraer con pinzas, sacando con fuerza toda la garrapata con la boca intacta. Las garrapatas nunca deben cortarse, quemarse ni extraerse en trozos.
* Para más detalles acerca de enfermedades específicas transmitidas por garrapatas y su tratamiento, consulte la tabla 21-12.

ENFERMEDADES INFECCIOSAS Y ADOPCIÓN INTERNACIONAL DE NIÑOS

* Cada año, familias de EUA adoptan muchos niños de otros países. Estos niños merecen una consideración especial porque muchos proceden de países con recursos limitados con condiciones de vida menos que óptimas y suelen tener historiales médicos desconocidos.
* En la última década, la adopción internacional ha disminuido, de un máximo de 22 991 en 2004 a 2 971 en 2019, probablemente debido a los cambios en las políticas de adopción de países extranjeros hacia EUA. Los países de origen más comunes para la adopción en 2019 fueron China, India, Colombia y Ucrania.
* En los niños adoptados internacionalmente deben realizarse varias pruebas de cribado (véase tabla 21-13). Además, los niños con evidencia serológica de sífilis deben someterse a evaluación radiológica y PL. Otras pruebas que pueden estar indicadas son el cribado neonatal, la concentración sérica de plomo, el análisis de orina, la hormona estimulante de la tiroides y la tiroxina, la alanina transferasa y la aspartato transferasa, la bilirrubina y la fosfatasa alcalina, así como el cribado visual y auditivo y las pruebas de desarrollo.

TABLA 21-12 Descripción y tratamiento de las enfermedades transmitidas por garrapatas

Enfermedad	Organismo	Distribución geográfica	Hospedero	Síntomas de presentación comunes	Erupción	Resultados iniciales de laboratorio y pruebas diagnósticas	Tratamiento
Enfermedad de Lyme	*Borrelia burgdorferi, Borrelia mayonii*	Zonas del Noreste y el Medio Oeste de Estados Unidos, además de estados de la Costa oeste	Ratón de patas blancas	Fiebre, escalofríos, cefalea, mialgias, artralgias. Complicaciones: carditis y manifestaciones neurológicas (parálisis del nervio facial, meningitis). Secuelas de la enfermedad tardía: artritis crónica, encefalopatía subaguda, neuritis óptica	Eritema migrans (fig. 21-7)	Tratamiento basado en el diagnóstico clínico sin pruebas serológicas si el eritema migratorio está presente sin signos o síntomas extracutáneos; ELISA es negativo en la infección aguda. ELISA o EIA; si es positivo, confirmar por Western blot	Doxiciclina[a] o amoxicilina o cefuroxima para el eritema migrans; doxiciclina para la parálisis del nervio facial; ceftriaxona IV o doxiciclina VO para la meningitis; amoxicilina o doxiciclina para la artritis
Tularemia	*Francisella tularensis*	Sur, Sureste y Medio Oeste de Estados Unidos	Conejos, liebres, roedores (ratas almizcleras, topillos, castores, perros de las praderas), raramente gatos domésticos	Depende de la vía de adquisición. Fiebre, escalofríos, adenopatías, cefalea, fatiga, tos, faringitis, mialgias, vómitos, dolor abdominal, diarrea, úlceras cutáneas, neumonía		Recuento de leucocitos y VSG normales o ligeramente elevados. La serología puede confirmar en 1-2 semanas	Gentamicina, estreptomicina o fluoroquinolonas para la enfermedad leve

(Continúa)

Enfermedad	Organismo	Distribución geográfica	Hospedero	Síntomas de presentación comunes	Erupción	Resultados iniciales de laboratorio y pruebas diagnósticas	Tratamiento
Fiebre maculosa de las Montañas Rocosas	*Rickettsia rickettsii*	Sureste y Medio Oeste de Estados Unidos	Perros, gatos, roedores, conejos	Aparición brusca de fiebre, cefalea, mialgias, malestar general y vómitos Enfermedad grave: corazón (miocarditis, arritmias, ICC), pulmones (neumonitis, edema, SDRA), sistema nervioso central (meningismo, alteración del estado mental, ataxia, convulsiones)	Comienza como máculas rojas blanquecinas que evolucionan a petequias Erupción que comienza en muñecas y tobillos y se extiende a extremidades y tronco; incluye palmas y plantas (ver fig. 21-4); en la enfermedad grave implica necrosis cutánea	Leucopenia, trombocitopenia, elevación de transaminasas, bilirrubina y nitrógeno ureico en sangre; hiponatremia Posibilidad de diagnóstico mediante serología aguda y de convalecencia o biopsia cutánea	Doxiciclina[a]

Ehrlichiosis	Ehrlichiosis monocítica humana (EMH): *Ehrlichia chaffeensis*: *Ehrlichia phagocyto-philum*; Ehrlichiosis: *Ehrlichia ewingii*	Sur, Sureste y Medio Oeste de Estados Unidos	Perros, roedores	Fiebre, escalofríos, mialgias, cefalea, vómitos, anorexia, hepatoespleno-megalia	Petequias o lesiones maculopapulares eritematosas que afectan al tronco y no afectan a manos y pies	Leucopenia, trombocitopenia, anemia, transaminasas elevadas, anomalías del líquido cefalorraquídeo (pleocitosis linfocítica, proteínas elevadas) Tinción de Wright del frotis sanguíneo: posibles mórulas La serología puede confirmar a las 1-2 semanas PCR sanguínea	Doxiciclina[a]
Fiebre recurrente	*Borrelia recurrentis* (fiebre recurrente epidémica: transmitida por piojos y garrapatas), *Borrelia hermsii* y *Borrelia turicatae*	Transmitida por piojos: *B. recurrentis*; *B. recurrentis*: África; transmitida por garrapatas: *B. hermsii*: Zonas montañosas occidentales; *B. turicatae*: Texas	*B. recurrentis*: sin reservorio animal *B. hermsii* y *B. turicatae*: roedores	Aparición súbita de fiebre alta, sudores, escalofríos, cefalea, artralgias, mialgias y debilidad Posibles complicaciones: tos, dolor pleurítico, neumonitis, miocarditis, meningitis, hepatoespleno-megalia, ictericia, epistaxis e iridociclitis	Posible erupción maculopapular transitoria del tronco y petequias de la piel y las mucosas	Algunas pruebas serológicas comerciales disponibles; las pruebas de anticuerpos no están estandarizadas Contacte a los CDC si tiene preguntas sobre las pruebas de laboratorio	Penicilina o doxiciclina[a] o eritromicina

(Continúa)

TABLA 21-12 Descripción y tratamiento de las enfermedades transmitidas por garrapatas *(continuación)*

Enfermedad	Organismo	Distribución geográfica	Hospedero	Síntomas de presentación comunes	Erupción	Resultados iniciales de laboratorio y pruebas diagnósticas	Tratamiento
	(fiebre recurrente endémica: transmitida por garrapatas), y otras especies de *Borrelia*			El episodio febril inicial dura de 3 a 7 días, y va seguido de un periodo afebril que dura de días a semanas, seguido de una o más recaídas			
Babesiosis	*Babesia microti, Babesia divergens, Babesia bovis*	Zonas costeras e islas de Connecticut, Massachusetts, Rhode Island y Nueva York	Roedores	Enfermedad palúdica con fiebre alta, debilidad, cefalea, mialgias, náuseas, vómitos, artralgias, pérdida de peso, tos, disnea, insuficiencia renal Complicaciones: insuficiencia renal, SDRA, ICC, coagulación intravascular diseminada, hipotensión y choque, e infarto de miocardio	El sarpullido es infrecuente	Anemia hemolítica de leve a grave; recuento de leucocitos ligeramente disminuido El diagnóstico suele basarse en la morfología típica del frotis sanguíneo Un frotis teñido con Giemsa o Wright demuestra la presencia de parásitos intraeritrocíticos	El tratamiento de elección es atovacuona más azitromicina; clindamicina más quinina para los pacientes que no responden a atovacuona y azitromicina

Anaplasmosis	*Anaplasma phagocytophilum*	Estados del Noreste y alto Medio Oeste, Norte de California, Europa, Asia		Fiebre, escalofríos, mialgias, cefalea, vómitos, anorexia, hepatoesplenomegalia	Erupción menos frecuente que con *Ehrlichia*	PCR en sangre total; ocasionalmente puede observarse en frotis de sangre periférica teñidos con Giemsa o Wright	Doxiciclina
Virus Heartland	Virus Heartland	Medio Oeste y Sur de Estados Unidos		Fiebre, fatiga, anorexia, mialgias, cefalea, náuseas, diarrea, artralgias		ARN, IgM e IgG del virus Heartland	Cuidados de apoyo
Fiebre Powassan	Virus Powassan	Regiones del Noreste y de los Grandes Lagos	Ratones de patas blancas	Fiebre, cefalea, vómitos debilidad generalizada, encefalitis, meningitis		IgM del virus Powassan en suero y LCR, PCR en suero, LCR, tejido, inmunohistoquímica en tejido fijado con formol	Cuidados de apoyo
Virus Bourbon	Virus Bourbon	Medio Oeste y Sur de Estados Unidos		Fiebre, fatiga, anorexia, náuseas, vómitos, erupción maculopapular	Trombocitopenia, leucopenia	Pruebas disponibles a través del departamento de salud	Cuidados de apoyo

[a] Aunque la doxiciclina no suele recomendarse en niños menores de 8 años debido a las tinciones dentales que provocan las tetraciclinas más antiguas, se han utilizado con seguridad tratamientos de corta duración y es el agente de elección para las infecciones por *Ehrlichia* y Rickettsias en todos los grupos de edad. La doxiciclina se asocia a mayores tasas de recaída en el tratamiento de la tularemia.

ELISA, ensayo inmunoenzimático; ICC, insuficiencia cardiaca congestiva; VSG, velocidad de sedimentación globular; SDRA, síndrome de distrés respiratorio agudo; PCR, reacción en cadena de la polimerasa; CDC, Centros para el Control y la Prevención de Enfermedades de EUA.

Adaptado de Jacobs RF. Tick exposure and related infections. *Pediatr Infect Dis J* 1988;7:612-614; Gayle A, Ringdahl E. Tick-borne diseases. *Am Fam Physician* 2001;64:461-466.

Información adicional disponible en: www.cdc.gov/heartland-virus; www.cdc.gov/ncezid/dvbd/bourbon

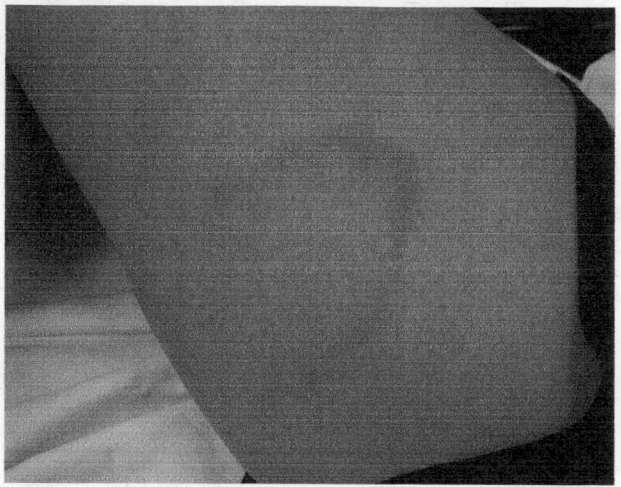

Figura 21-7. **Eritema migrans en un paciente con enfermedad de Lyme.** (Fotografía de Indi Trehan, MD.)

TABLA 21-13	Pruebas de detección de enfermedades infecciosas en niños adoptados internacionalmente

Hemograma completo de células sanguíneas con índices eritrocitarios

Considerar las pruebas serológicas de la hepatitis A, aunque no se recomiendan de forma rutinaria

Antígeno de superficie de la hepatitis B (HBsAg); algunos expertos también incluyen el anticuerpo de superficie de la hepatitis B (anti-HBs) y el anticuerpo central de la hepatitis B (anti-HBc)

Pruebas serológicas del virus de la hepatitis C (véase texto)

Pruebas serológicas de sífilis

Prueba no treponémica (RPR, VDRL, ART)

Prueba treponémica (MHA-TP, FTA-ABS)

Pruebas serológicas del virus de la inmunodeficiencia humana 1 y 2 (repetir 6 meses después de la llegada si inicialmente son negativas)

Considerar la prueba PCR de ADN o ARN del VIH en lactantes < 18 meses de edad con dos muestras separadas por al menos 1 mes y una muestra después de los 4 meses de edad

Prueba cutánea de la tuberculina (TST; si es menor de 2 años)

IGRA preferible en niños de > 2 años que hayan recibido la vacuna BCG

Deben repetirse las pruebas entre 3 y 6 meses después de la llegada si inicialmente son negativas

Serología de la enfermedad de Chagas en niños > 12 meses de edad (si inmigran de un país endémico)

Examen de heces en busca de huevos y parásitos (tres muestras) o algunos médicos recomiendan el tratamiento presuntivo con albendazol

TABLA 21-13	Pruebas de detección de enfermedades infecciosas en niños adoptados internacionalmente (*continuación*)

Examen de heces para *Giardia lamblia* y antígeno *de Cryptosporidium* (una muestra)

Para niños con eosinofilia (recuento absoluto de eosinófilos > 450 células/µL) y estudios de huevos y parásitos en heces negativos, considerar:

Serología de *Toxocara canis* y serología de *Schistosoma* para niños procedentes del África subsahariana, el sudeste asiático y algunos países latinoamericanos. También puede solicitarse la serología de *Strongyloides*, aunque algunos clínicos considerarán el tratamiento presuntivo con ivermectina

Serología de filariasis linfática en niños > 2 años (si inmigran de un país endémico)

Pruebas de gonorrea y clamidia en orina si hay antecedentes de abuso sexual

hCG en orina para todas las mujeres púberes

Electroforesis de hemoglobina y actividad de la G6PD en poblaciones de alto riesgo

Nivel de plomo

Hormona estimulante de la tiroides, nivel de T4 libre

ART, prueba de reagina automatizada; BCG, vacuna contra el bacilo Calmette-Guérin; FTA-ABS, absorción fluorescente de anticuerpos treponémicos; IGRA, ensayo de liberación de interferón-gamma; MHA-TP, prueba de microhemaglutinación para *Treponema pallidum*; RPR, reagina plasmática rápida; VDRL, prueba de detección de enfermedades venéreas. Reimpresa de American Academy of Pediatrics. En: Kimberlin DW, Barnett ED, Lynfield R, Sawyer MH, eds. *Red Book*: 2021 Report of the Committee on Infectious Diseases, 32nd ed. *American Academy of Pediatrics*; 2021.

- Entre las infecciones cutáneas más comunes en los menores adoptados de diferentes países figuran el impétigo, las infecciones fúngicas, el molusco contagioso y la sarna.

Vacunas

- Muchos menores adoptados de otros países tienen inmunizaciones deficientes o tienen registros de inmunización previos a la adopción inexactos, incompletos o inexistentes. Para resolver estos problemas, pueden medirse las concentraciones séricas de anticuerpos para verificar la inmunidad o repetir la serie de inmunizaciones.
- El protocolo de vacunación recomendado para estos niños se presenta en la tabla 21-14.

Parásitos intestinales

- Los parásitos y otros patógenos intestinales son frecuentes en los niños que inmigran o regresan de viajar a países extranjeros.
- Estos niños sintomáticos (p. ej., con signos de gastroenteritis o malnutrición) deben someterse a las siguientes pruebas:
  - Tres muestras deben ser analizadas en busca de huevos y parásitos.
  - Debe analizarse una muestra de manera específica para detectar antígenos de *Giardia lamblia* y *Cryptosporidium parvum.*
- Además, los niños con diarrea activa (en especial los que presentan heces sanguinolentas) deben someterse a cultivos de heces para *Salmonella, Shigella, Campylobacter* y E. *coli* O157:H7. También es conveniente realizar análisis de heces para toxinas *Shiga* (producidas por O157:H7 y otros serotipos de *E. coli* diarreagénica).

TABLA 21-14	Enfoques para la evaluación e inmunización de niños adoptados internacionalmente

Vacuna	Enfoque recomendado	Enfoque alternativo
Haemophilus influenzae tipo b (Hib)	Vacunación adecuada a la edad	—
Hepatitis A	Serología de la hepatitis A	No es necesaria la vacunación si el niño tiene serología positiva contra la hepatitis A
Hepatitis B	Realizar panel de hepatitis B	—
Influenza	Vacunación adecuada a la edad	—
Sarampión-paperas-rubéola (SPR)	Inmunizar con la vacuna triple viral u obtener anticuerpos contra el sarampión, y si son positivos, administrar la vacuna triple viral para la protección contra las paperas y la rubéola	Pruebas serológicas de detección de anticuerpos de inmunoglobulina G (IgG) contra los virus vacunados indicados en la cartilla de vacunación
Tos ferina (DTaP, Tdap)	No se dispone de ninguna prueba serológica de rutina. Puede utilizarse anticuerpos contra los toxoides diftérico o tetánico como marcador de la recepción de la vacuna contra la difteria, el tétanos y la tos ferina	—
Neumococo	Vacunación adecuada a la edad	—
Poliovirus	Inmunizar con la vacuna antipoliomielítica inactivada (IPV)	Pruebas serológicas para la detección de anticuerpos neutralizantes frente a los tipos 1, 2 y 3 del poliovirus o administración de una dosis única de IPV, seguida de pruebas serológicas para la detección de anticuerpos neutralizantes frente a los tipos 1, 2 y 3 del poliovirus
Rotavirus	Vacunación adecuada a la edad	—

TABLA 21-14	Enfoques para la evaluación e inmunización de niños adoptados internacionalmente *(continuación)*	
Toxoides diftérico y tetánico (DTaP, DT, Td, Tdap)	Inmunizar con una vacuna que contenga difteria y tétanos adecuada para la edad; realizar pruebas serológicas de anticuerpos antitoxoides 4 semanas después de la dosis 1 si se produce una reacción local grave	Niños cuyos registros indiquen la recepción de ≥ 3 dosis: pruebas serológicas de detección de anticuerpos antitoxoides frente a las toxinas de la difteria y el tétanos antes de administrar dosis adicionales o administrar una única dosis de refuerzo de vacuna que contenga difteria y tétanos, seguida de pruebas serológicas al cabo de 1 mes de detección de anticuerpos antitoxoides frente a las toxinas de la difteria y el tétanos con reinmunización según proceda
Varicela	Inmunización adecuada a la edad de los niños que carecen de antecedentes fiables de varicela previa o de pruebas serológicas de protección	—

Reimpresa de la American Academy of Pediatrics. En: Kimberlin DW, Barnett ED, Lynfield R, Sawyer MH, eds. *Red Book*: 2021 Report of the Committee on Infectious Diseases, 32nd ed. *American Academy of Pediatrics*; 2021.

- Muchos parásitos intestinales no se consideran patógenos. Sin embargo, su presencia sugiere que el paciente también puede estar infectado por otros parásitos patógenos. Algunos ejemplos de estos parásitos no patógenos son *Trichomonas hominis*, *Endolimax nana*, *Entamoeba coli* y *Entamoeba dispar*.
- El tratamiento de los parásitos intestinales patógenos se presenta en la tabla 21-15.

TUBERCULOSIS

Presentación clínica

- Aunque la infección *por Mycobacterium tuberculosis* (tuberculosis [TB]) suele ser asintomática en niños y adolescentes, los pacientes suelen presentar fiebre, retraso del crecimiento o pérdida de peso, sudores nocturnos, escalofríos, tos, producción de esputo o hemoptisis.
- Las manifestaciones extrapulmonares incluyen meningitis y afectación del oído medio, mastoides, ganglios linfáticos, huesos, articulaciones y piel.
- La infección tuberculosa de las vértebras (conocida como enfermedad de Pott) se manifiesta con fiebre baja, irritabilidad e inquietud, rechazo a caminar y dolor de espalda sin sensibilidad significativa.
- Entre las poblaciones de alto riesgo se encuentran los inmigrantes procedentes de regiones de alta prevalencia, las personas sin hogar y los residentes en centros penitenciarios.

Estudios de laboratorio

- El diagnóstico se establece mediante tinción acidorresistente y cultivo de muestras de aspirados gástricos, esputo, lavados bronquiales, líquido pleural, LCR, orina u otros fluidos corporales, o

TABLA 21-15	Tratamiento de parásitos intestinales comúnmente identificados en adoptados internacionales
Parásito	**Tratamiento de elección**
Giardia lamblia	Tinidazol, nitazoxanida o metronidazol
Especie *Hymenolepis* (tenia enana)	Praziquantel, nitazoxanida o niclosamida
Especies de *Taenia* (tenias de la carne de vacuno y cerdo)	Praziquantel o niclosamida
Ascaris lumbricoides (ascáride)	Albendazol, mebendazol, ivermectina, pamoato de pirantel o nitazoxanida
Trichuris trichiura (tricocéfalo)	Albendazol o mebendazol, o ivermectina
Strongyloides stercoralis	Ivermectina o albendazol
Entamoeba histolytica	Asintomáticos: yodoquinol, paromomicina o furoato de diloxanida
	Enfermedad intestinal o extraintestinal: metronidazol o tinidazol seguido de yodoquinol o paromomicina
Anquilostoma	Albendazol, mebendazol o pamoato de pirantel

Reimpresa de la American Academy of Pediatrics. En: Kimberlin DW, Barnett ED, Lynfield R, Sawyer MH, eds. *Red Book*: 2021 Report of the Committee on Infectious Diseases, 32nd ed. *American Academy of Pediatrics*; 2021.

muestras de biopsia. La mejor muestra en niños pequeños son tres aspirados gástricos consecutivos a primera hora de la mañana.

- La prueba cutánea de la tuberculina (TST) se vuelve positiva entre 2 y 12 semanas después de la infección inicial (tabla 21-16). Como alternativa, también se dispone de pruebas de liberación de interferón-gamma (IGRA) en sangre. La TST es preferible para niños menores de 2 años, mientras que ambas pruebas pueden utilizarse en niños mayores de 2 años. La prueba IGRA es preferible en niños que han recibido la vacuna bacilo de Calmette-Guérin (BCG), ya que puede dar un resultado falso positivo en la TST. Sin embargo, a IGRA pueden dar resultados falsos positivos y falsos negativos, por lo que se debe tener cuidado al interpretar los resultados de las pruebas a la luz de los antecedentes y las exposiciones del paciente. A menudo, en situaciones complejas, se solicitan tanto la prueba TST como el IGRA en un niño.

Imágenes

La Rx de tórax puede mostrar linfadenopatía hiliar, subcarinal o mediastínica; derrame pleural; atelectasia lobar segmentaria o infiltrado; lesión cavitaria, especialmente en los campos pulmonares superiores o enfermedad miliar.

Tratamiento

- Se recomienda consultar a las autoridades sanitarias locales o de enfermedades infecciosas, ya que los regímenes de tratamiento incluyen varios medicamentos, y la farmacorresistencia es una preocupación creciente.

TABLA 21-16	Definiciones de los resultados positivos de la prueba cutánea de la tuberculina en lactantes, niños y adolescentes[a]

Induración ≥ 5 mm

Niños en estrecho contacto con casos conocidos o sospechosos de TB contagiosa

Niños con sospecha de TB:

- Hallazgos en la radiografía de tórax compatibles con TB activa o previamente activa
- Evidencia clínica de enfermedad tuberculosa[b]

Niños que reciben terapia inmunosupresora[c] o con afecciones inmunosupresoras, incluida la infección por VIH

Induración ≥ 10 mm

Niños con mayor riesgo de tuberculosis diseminada:

- Los menores de 4 años
- Aquellos con otras afecciones médicas, como enfermedad de Hodgkin, linfoma, diabetes mellitus, insuficiencia renal crónica o desnutrición

Niños con mayor exposición a la tuberculosis:

- Los nacidos, o cuyos padres nacieron, en regiones del mundo con alta prevalencia
- Los que viajan mucho a regiones del mundo con alta prevalencia[d]
- Los expuestos con frecuencia a adultos con VIH, en situación de calle, encarcelados o internados en instituciones, personas que se inyectan/consumen drogas o que padecen un trastorno por consumo de alcohol

Induración ≥ 15 mm

Niños de 4 años o más sin factores de riesgo de TB

---

[a]Estas definiciones se aplican independientemente de la inmunización previa con bacilo de Calmette-Guérin (BCG); el eritema en el lugar de la prueba cutánea de la tuberculina (TST) no indica un resultado positivo de la prueba. Las TST deben leerse a las 48-72 h de su colocación.

[b]Evidencia mediante examen físico o evaluación de laboratorio que incluiría la TB en el diagnóstico diferencial de trabajo (p. ej., meningitis).

[c]Esto incluye dosis inmunosupresoras de corticosteroides, antagonistas/bloqueadores del factor de necrosis tumoral alfa o fármacos inmunosupresores utilizados en receptores de trasplantes.

[d]Algunos expertos definen los viajes significativos como viajes o residencia en un país con una tasa elevada de TB durante al menos 1 mes.

TB, tuberculosis.

Reimpresa de American Academy of Pediatrics. En: Kimberlin DW, Barnett ED, Lynfield R, Sawyer MH, eds. *Red Book*: 2021 Report of the Committee on Infectious Diseases, 32nd ed. *American Academy of Pediatrics*; 2021.

- Los niños ingresados con TB deben ser colocados en una sala de aislamiento de presión negativa, y el personal del hospital debe llevar máscaras respiratorias de partículas adecuadas, sobre todo porque los miembros adultos de la familia (si están infectados) pueden ser contagiosos.

OTRAS INFECCIONES PEDIÁTRICAS

En la tabla 21-17 se describen otras infecciones comunes de la infancia.

TABLA 21-17 Otras infecciones infantiles comunes

Infección	Etiologías comunes	Terapia inicial[a]
Faringitis estreptocócica	Streptococcus pyogenes	No hay resistencia documentada a los antibióticos betalactámicos; utilizar penicilina o amoxicilina; en caso de alergia a la penicilina, considerar cefalexina o clindamicina
Sinusitis aguda (poco frecuente en niños pequeños debido a la inmadurez de los senos paranasales)	Virus Streptococcus pneumoniae Haemophilus influenzae Moraxella catarrhalis	Amoxicilina (dosis altas) o amoxicilina-clavulanato (dosis altas); en caso de alergia a la penicilina, considerar cefdinir más clindamicina
Infección de piel y partes blandas	Staphylococcus aureus Estreptococos del grupo A	Depende de los patrones locales de resistencia y de la gravedad de la infección, pero puede incluir cefalexina, clindamicina, trimetoprima-sulfametoxazol, oxacilina o vancomicina
Osteomielitis	Staphylococcus aureus Kingella kingae (niños pequeños)	Cefazolina Si es probable SARM: clindamicina Si es tóxico o tiene bacteriemia: vancomicina más cefalosporina de tercera generación
Artritis infecciosa	S. aureus Streptococcus pyogenes S. pneumoniae Bacilos gramnegativos Neisseria gonorrhoeae Kingella kingae (niños pequeños)	Cefazolina Si es probable SARM: clindamicina Si tóxico o bacteriémico: vancomicina más cefalosporina de tercera generación Si hay sospecha de por infección gramnegativa o gonorrea: ceftriaxona
Endocarditis	Estreptococos viridans Streptococcus bovis Enterococos S. aureus Estafilococos coagulasa negativos	El tratamiento depende de los resultados del hemocultivo y de la naturaleza de la válvula afectada; consulte la Declaración científica sobre endocarditis infecciosa de la American Heart Association para conocer los regímenes de tratamiento específicos

TABLA 21-17	Otras infecciones infantiles comunes *(continuación)*	
Tiña de la cabeza	*Trichophyton tonsurans* *Microsporum canis*	Terbinafina o griseofulvina
Linfadenitis	*Staphylococcus aureus* *Streptococcus pyogenes*	Clindamicina, ampicilina/ sulbactam, cefazolina (si hay baja sospecha de SARM)
Conjuntivitis	Oftalmia neonatal	Ninguno
	Inicio en el primer día de vida: irritación química debida a la profilaxis con nitrato de plata.	
	Inicio a los 2-4 días de vida: *N. gonorrhoeae*	Ceftriaxona
	Inicio a los 3-7 días de vida: *C. trachomatis*	Azitromicina o eritromicina
	Inicio a los 2-16 días de vida: virus del herpes simple	Considerar aciclovir IV
	Viral: adenovirus	Ninguno
	Conjuntivitis supurativa no monocócica, no clamidial: *S. aureus, S. pneumoniae, H. influenzae*	Gatifloxacina tópica, levofloxacino, moxifloxacino, o polimixina B más trimetoprima solución

[a]Deberá modificarse cuando se disponga de los resultados de los cultivos.
SARM, *Staphylococcus aureus* resistente a la meticilina; VRS, virus respiratorio sincitial.

LECTURAS RECOMENDADAS

American Academy of Pediatrics; Kimberlin DW, Barnett ED, Lynfield R, Sawyer MH, eds. *Red Book*: 2021 Report of the Committee on Infectious Diseases. 32nd Ed. Itasca, IL: *American Academy of Pediatrics*, 2021.

American Association for the Study of Liver Diseases and the Infectious Diseases Society for America. HCV Guidance: Recommendations for Testing, Managing, and Treating Hepatitis C-HCV in Children. 2021. Disponible en www.hcvguidelines.org. Última consulta 3/16/ 2021.

American College of Obstetricians and Gynecologists. Management of genital herpes in pregnancy. ACOG Practice Bulletin 2020;220:e193–e202.

Avner JR, Baker MD. Management of fever in infants and children. *Emerg Med Clin North Am* 2002;20:49–67.

Baltimore RS, Gewitz M, Baddour LM, et al. Infective endocarditis in childhood: 2015 update: a scientific statement from the American Heart Association. Circulation 2015;132:1487.

Bradley JS, Byington CL, Shah SS, et al.; Pediatric Infectious Diseases Society and the Infectious Diseases Society of America. The management of community-acquired pneumonia in infants and children older than 3 months of age: clinical practice guidelines by the Pediatric Infectious Diseases Society and the Infectious Diseases Society of America. *Clin Infect Dis* 2011;53(7):e25–e76.

Brouwer MC, McIntyre P, Prasad K, et al. Corticosteroids for acute bacterial meningitis. Cochrane Database Syst Rev 2015;2015(9):CD004405.

Byington CL, et al. Serious bacterial infections in febrile infants 1–90 days old with and without viral infection. Pediatrics 2004;113:1662–1665.

Byington CL, Kendrick J, Sheng X. Normative cerebrospinal fluid profiles in febrile infants. *J Pediatr* 2011;158(1):130–134.

Centers for Disease Control and Prevention. CDC Yellow Book 2020: Health Information for International Travel. New York: Oxford University Press, 2017.

Chen LH, Wilson ME. Zika circulation, congenital syndrome, and current guidelines: making sense of it all for the traveler. www.co-infectiousdiseases.com. 2019:381–389.

Gayle A, Ringdahl E. Tick-borne diseases. *Am Fam Physician* 2001;64:461–466.

Gilbert DN, Chambers HF, Saag MS, et al. The Sanford Guide to Antimicrobial Therapy 2020. Sperryville, VA: Antimicrobial Therapy, Inc., 2020.

Greenhow TL, Hung YY, Herz AM, et al. The changing epidemiology of serious bacterial infections in young infants. *Pediatr Infect Dis J* 2014;33(6):595–599.

Jain S, Williams DJ, Arnold SR, et al. Community-acquired pneumonia requiring hospitalization among U.S. children. New Engl J Med 2015;371:835–845.

Kimberlin DW, Baley J; Committee on Infectious Diseases; Committee on Fetus and Newborn. Guidance on management of asymptomatic neonates born to women with active genital herpes lesions. *Pediatrics* 2013;131(2):e635–e646.

Kliegman R, St. Geme J. Nelson Textbook of Pediatrics. 21st Ed. Philadelphia, PA: Elsevier, 2020.

Kuhar DT, Henderson DK, Struble KA, et al. Updated US Public Health Service Guidelines for the management of occupational exposures to human immunodeficiency virus and recommendations for postexposure prophylaxis. Infect Control Hosp Epidemiol 2013; 34(9):875–892.

Lantos PM, Rumbaugh J, Bockenstedt LK, et al. Clinical Practice Guidelines by the Infectious Diseases Society of America, American Academy of Neurology, and American College of Rheumatology: 2020 guidelines for the prevention, diagnosis, and treatment of Lyme disease. *Neurology* 2021;96:262–273.

Lieberthal AS, Carroll AE, Chonmaitree T, et al. The diagnosis and management of acute otitis media. *Pediatrics* 2013;131(3):e964–e999.

Litwin CM. Pet-transmitted infections: diagnosis by microbiologic and immunologic methods. *Pediatr Infect Dis J* 2003;22:768–777.

Long SS, Prober CG, Fischer M. Principles and Practice of Pediatric Infectious Diseases. 5th Ed. Philadelphia, PA: Elsevier Saunders, 2018.

Maldonado YA, Read JS. Diagnosis, treatment, and prevention of congenital toxoplasmosis in the United States. *Pediatrics* 2017;139:e20163860.

Mazor SS, et al. Interpretation of traumatic lumbar punctures: who can go home? *Pediatrics* 2003;111:525–528.

McKinnon HD Jr, Howard T. Evaluating the febrile patient with a rash. *Am Fam Physician* 2000;62:804–816.

National HIV/AIDS Clinician's Consulting Center at 888-448-4911. Available at www.hopkins- hivguide.org

Panel on Treatment of Pregnant women with HIV Infection and Prevention of Perinatal Transmission. Recommendations for Use of Antiretroviral Drugs in Transmission in the United States. Disponible en http://clinicalinfo.hiv.gov/en/guidelines. Consultado el 3/12/2021.

Parola P, Raoult D. Ticks and tickborne bacterial diseases in humans: an emerging infectious threat. Clin Infect Dis 2001;32(6):897–928.

Ralston SL, Lieberthal AS, Meissner HC, et al. Clinical practice guideline: the diagnosis, management, and prevention of bronchiolitis. *Pediatrics* 2014;134(5):e1474–e1502.

Ramilo O. Global impact of the HIV/AIDS pandemic. 26th Annual National Pediatric Infectious Disease Seminar, San Francisco, April 20, 2006.

Rawlinson WD, Boppana SB, Fowler KB, et al. Congenital cytomegalovirus infection in pregnancy and the neonate: consensus recommendations for prevention, diagnosis, and therapy. *Lancet Infect Dis* 2017;17:e177–e188.

Razzaq S, Schutze GE. Rocky Mountain spotted fever: a physician's challenge. *Pediatr Rev* 2005;26:125–129.

Shulman ST, Bisno AL, Clegg HW, et al. Clinical practice guideline for the diagnosis and management of group A streptococcal pharyngitis: 2012 update by the Infectious Diseases Society of America. *Clin Infect Dis* 2012;55(10):1279–1282.

Subcommittee on Urinary Tract Infection, Steering Committee on Quality Improvement and Management; Roberts KB. Urinary tract infection: clinical practice guideline for the diagnosis and management of the initial UTI in febrile infants and children 2 to 24 months. *Pediatrics* 2011;128(3):595–610.

Talan DA, et al. Bacteriologic analysis of infected dog and cat bites. *New Engl J Med* 1999;340:85–92.

The International Perinatal HIV Group. The mode of delivery and the risk of vertical transmission of human immunodeficiency virus type 1. *N Engl J Med* 1999;40:977–987.

Tunkel AR, Hartman BJ, Kaplan SL, et al. Practice guidelines for the management of bacterial meningitis. *Clin Infect Dis* 2004;39(9):1267–1284.

Waggoner-Fountain LA, Grossman LB. Herpes simplex virus. *Pediatr Rev* 2004;25:86–93.

Weisse ME. The fourth disease, 1900–2000. Lancet 2001;357:299–301.

Wolfrey JD, et al. Pediatric exanthems. *Clin Fam Pract* 2003;5:557–588.

Wormser GP, Dattwyler RJ, Shapiro ED, et al. The clinical assessment, treatment, and prevention of lyme disease, human granulocytic anaplasmosis, and babesiosis: clinical practice guidelines by the Infectious Diseases Society of America. *Clin Infect Dis* 2006;43(9):1089–1134.

22 Prevención de infecciones

Patti Kieffer y Patrick J. Reich

INTRODUCCIÓN

Los objetivos generales de un programa de prevención de infecciones (PI) son:

- Mantener la seguridad del personal sanitario y del paciente durante la atención al paciente.
- Prevenir las infecciones relacionadas con la atención sanitaria (IRAS), incluidas las infecciones del sitio quirúrgico (ISQ), las infecciones del torrente sanguíneo asociadas al catéter venoso central (ITS-CVC), las infecciones virales nosocomiales, los patógenos resistentes a los antibióticos, etc.

PRECAUCIONES ESTÁNDAR

Las precauciones habituales (PH) son prácticas de trabajo necesarias para alcanzar un nivel básico de PI que proteja a los pacientes y a los trabajadores sanitarios. Las PH se basan en el principio de que toda la sangre, fluidos corporales, secreciones, excreciones (excepto el sudor), piel no intacta y membranas mucosas pueden contener agentes infecciosos transmisibles. Las PH se aplican a todos los encuentros de atención al paciente independientemente del diagnóstico sospechado o confirmado o del presunto estado de infección e incluyen:

- **Higiene de las manos (HM):** limpiarse las manos es la medida más básica para prevenir las IRAS.
  - En general, se prefiere utilizar un desinfectante de manos a base de alcohol porque es más eficaz para eliminar organismos, es más fácil de usar durante la atención clínica y causa menos irritación y sequedad de la piel que el agua y el jabón.
  - Cuando las manos estén visiblemente sucias, deben lavarse con agua y jabón durante al menos 15 segundos.
  - Una técnica adecuada incluye el uso de la cantidad apropiada de jabón o desinfectante de manos a base de alcohol y asegurarse de cubrir todas las manos, incluidos los pulgares, las yemas de los dedos y las áreas entre los dedos.
  - Los guantes deben cambiarse si están dañados o sucios, y al pasar de una zona corporal contaminada (p. ej., al cambiar un pañal, al evaluar una herida) a una limpia.
  - Históricamente, la atención se ha centrado en realizar HM al entrar y salir de la habitación de un paciente, pero existen múltiples oportunidades para realizar HM mientras se presta atención. Los 5 momentos para la higiene de las manos de la Organización Mundial de la Salud (OMS) (fig. 22-1) son un resumen de los momentos cruciales de la higiene de manos.
- **Higiene respiratoria/etiqueta para la tos:**
  - Tápese la boca y la nariz con un pañuelo al toser o estornudar.
  - Realizar HM después de tener contacto con cualquier secreción respiratoria u objeto contaminado.
- **Equipo de protección personal (EPP):**
  - Usar bata y guantes si existe riesgo de contacto con sangre u otros líquidos corporales.
  - Portar una mascarilla de aislamiento y protección ocular si existe riesgo de exposición a gotitas respiratorias, salpicaduras u otra exposición a líquidos corporales.

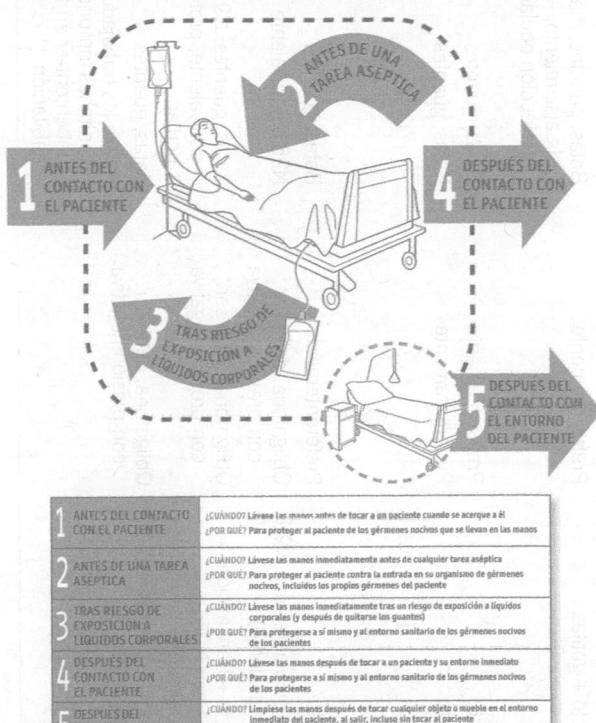

Sus 5 momentos para la HIGIENE DE LAS MANOS

		¿CUÁNDO? Lávese las manos antes de tocar a un paciente cuando se acerque a él
1	ANTES DEL CONTACTO CON EL PACIENTE	¿POR QUÉ? Para proteger al paciente de los gérmenes nocivos que se llevan en las manos
2	ANTES DE UNA TAREA ASÉPTICA	¿CUÁNDO? Lávese las manos inmediatamente antes de cualquier tarea aséptica
		¿POR QUÉ? Para proteger al paciente contra la entrada en su organismo de gérmenes nocivos, incluidos los propios gérmenes del paciente
3	TRAS RIESGO DE EXPOSICIÓN A LÍQUIDOS CORPORALES	¿CUÁNDO? Lávese las manos inmediatamente tras un riesgo de exposición a líquidos corporales (y después de quitarse los guantes)
		¿POR QUÉ? Para protegerse a sí mismo y al entorno sanitario de los gérmenes nocivos de los pacientes
4	DESPUÉS DEL CONTACTO CON EL PACIENTE	¿CUÁNDO? Lávese las manos después de tocar a un paciente y su entorno inmediato
		¿POR QUÉ? Para protegerse a sí mismo y al entorno sanitario de los gérmenes nocivos de los pacientes
5	DESPUÉS DEL CONTACTO CON EL ENTORNO DEL PACIENTE	¿CUÁNDO? Limpiese las manos después de tocar cualquier objeto o mueble en el entorno inmediato del paciente, al salir, incluso sin tocar al paciente
		¿POR QUÉ? Para protegerse a sí mismo y al entorno sanitario de los gérmenes nocivos de los pacientes

Figura 22-1. Los 5 momentos para la higiene de las manos de la Organización Mundial de la Salud. (Reimpresa de World Health Organization. Your 5 Moments for Hand Hygiene . Octubre de 2006. Disponible en https://www.who.int/gpsc/tools/5momentsHandHygiene_A3.pdf?ua=1)

- Limpiar y desinfectar adecuadamente el equipo de atención al paciente, los instrumentos/dispositivos y las superficies de alto contacto siguiendo las recomendaciones del fabricante.
- **Uso y eliminación seguros de agujas y otros objetos punzantes**, seguir prácticas de inyección seguras.

PRECAUCIONES BASADAS EN LA TRANSMISIÓN

Las **precauciones basadas en la transmisión** son el segundo nivel de PI básicas y deben utilizarse junto con las PH para pacientes que puedan estar infectados o colonizados por determinados agentes infecciosos. En el apéndice A de la tabla de aislamiento del St' Louis Children's Hospital y de los CDC figura una lista detallada de patógenos específicos y las precauciones de aislamiento correspondientes; en la tabla 22-1 se presenta un resumen de los patógenos más comunes.

TABLA 22-1 Patógenos comunes y recomendaciones de aislamiento

Enfermedad	Categoría	¿Habitación individual?	EPP
Infecciones virales respiratorias (p. ej., influenza, adenovirus, coronavirus estacionales, parainfluenza, rinovirus/enterovirus, metapneumovirus, etc.)	Contacto + gotitas	Preferentemente	Batas, guantes, mascarilla de aislamiento, protección ocular
Infección activa por SARM	Contacto	Preferentemente	Batas, guantes
Gramnegativos multirresistentes (p. ej., gramnegativos productores de betalactamasas de espectro ampliado, gramnegativos resistentes a carbapenem)	Contacto	Preferentemente	Batas, guantes
C. difficile	Contacto	Preferentemente	Batas, guantes
Tuberculosis pulmonar	Transmisión aérea con N95 (o equivalente)	Obligatoria, debe ser con presión negativa	N95 o equivalente
Sarampión	Contacto + transmisión aérea con N95 (o equivalente)	Obligatoria, debe ser con presión negativa	Batas, guantes, N95 o equivalente, protección ocular
Varicela	Contacto + transmisión aérea sin N95	Obligatoria, debe ser con presión negativa	Batas, guantes **Solo los trabajadores sanitarios inmunes deben entrar en la habitación**

SARM, S. aureus resistente a la meticilina.

• Las **precauciones de contacto** deben aplicarse a los pacientes con infecciones conocidas o presuntas que se transmiten por contacto directo con personas o superficies ambientales contaminadas. Se requieren batas y guantes. El paciente debe disponer de un estetoscopio específico.

• Las **precauciones contra las gotitas** tienen por objeto evitar la transmisión de patógenos que se propagan a través de un estrecho contacto respiratorio o de las mucosas con secreciones respiratorias. Por lo general se requiere un contacto estrecho (entre 90 y 180 cm [3 y 6 pies]) para la transmisión. Al entrar en la sala se debe llevar una mascarilla de aislamiento y protección ocular. No se requiere un tratamiento especial del aire ni ventilación para evitar la transmisión por gotitas.

• Las **precauciones contra la transmisión aérea** están indicadas para prevenir la transmisión de agentes infecciosos que permanecen infecciosos a larga distancia cuando están suspendidos en el aire (tuberculosis, sarampión, varicela, etc.). Se requiere una mascarilla de respiración N95 (o equivalente) correctamente ajustada al entrar en la sala. Todas las personas que lleven mascarillas de este tipo deben someterse a una prueba de ajuste. Los pacientes deben ingresar en una habitación privada con ventilación con presión negativa (VPN). Las puertas deben permanecer cerradas y el tránsito de entrada y salida debe ser limitado.

• Las relaciones entre el rango de la presión del aire van desde la VPN hasta la ventilación con presión positiva (VPP) o neutra. En general:

  • Las habitaciones con VPN están indicadas para pacientes con infecciones transmitidas por el aire (p. ej., tuberculosis, sarampión, varicela, COVID-19 sometidos a procedimientos que generan aerosoles, etcétera).

  • Las habitaciones con VPP se utilizan en el quirófano para disminuir el riesgo de ISQ y para pacientes con inmunodepresión grave (p. ej., pacientes con trasplante de médula ósea o leucemia mieloide aguda) para minimizar el riesgo de exposición general.

GESTIÓN DE BROTES, CONGLOMERADOS Y PATÓGENOS EMERGENTES

• Los brotes de enfermedades pueden producirse a escala local, nacional y mundial. Los programas de vigilancia y las medidas de preparación ante emergencias son necesarios para detectar, contener e, idealmente, prevenir estos brotes.

  • El brote del síndrome respiratorio agudo grave (SARS) de 2003, los brotes de ébola en África Occidental a partir de 2013 y la nueva pandemia de coronavirus (COVID-19) de 2019 son ejemplos de brotes locales que se convirtieron en epidemias regionales y, en última instancia, mundiales.

• El rastreo de contactos y la investigación de la exposición son componentes importantes de la investigación y el control de brotes. En función de las características de transmisión de la enfermedad específica, puede estar indicada la cuarentena de los individuos expuestos y la profilaxis posexposición.

ASPECTOS ÚNICOS EN LA PREVENCIÓN DE INFECCIONES PEDIÁTRICAS

• Los lactantes y los preescolares plantean retos únicos a la PI. El personal sanitario desempeña un papel importante al proporcionar un ambiente seguro y libre de infecciones en el entorno pediátrico. Es vital que los programas de PI que atienden a pacientes pediátricos se adapten para satisfacer las necesidades de esta población especializada, teniendo en cuenta los factores relacionados con la edad que crean desafíos para el trabajador de la salud, así como impiden que el niño se adhiera a las normas de PI. Los procesos de PI establecidos deben satisfacer las necesidades de crecimiento y desarrollo del niño.

• Los neonatos, en particular los prematuros, plantean retos únicos para la PI debido a su pequeño tamaño y a la inmadurez de la piel, el desarrollo pulmonar, la integridad intestinal y la función del sistema inmunológico. Las medidas de prevención estándar utilizadas en pacientes adultos

(p. ej., el cambio semanal de los apósitos de la vía central, el baño diario con clorhexidina, etc.) pueden no adaptarse fácilmente a esta población.

- Los padres y otros cuidadores proporcionan componentes esenciales de la atención al paciente y apoyo emocional, por lo que su presencia junto a la cama debe fomentarse y proporcionársele alojamiento siempre que sea posible.
  - Esto incluye situaciones en las que las visitas de pacientes adultos pueden no ser recomendables (p. ej., paciente con una enfermedad contagiosa como COVID-19).

PREGUNTAS Y RESPUESTAS FRECUENTES SOBRE PREVENCIÓN DE INFECCIONES

- *¿Cuándo puede mi paciente abandonar las precauciones basadas en la transmisión para SARM, adenovirus, norovirus,* Clostridium difficile, *etcétera?*

  Cada caso es único y los criterios para el término del aislamiento varían en función del organismo y de los factores del paciente (p. ej., las precauciones de aislamiento suelen ampliarse en los pacientes inmunodeprimidos en comparación con los inmunocompetentes). En el apéndice A de la tabla de aislamiento del St' Louis Children's Hospital y de los CDC se ofrece información específica sobre el retiro de las precauciones de aislamiento.

- *Tengo fiebre, tos, diarrea u otros síntomas. ¿Debo ir a trabajar hoy?*

  Es imperativo que los empleados no acudan a trabajar cuando presenten síntomas de infecciones virales u otras afecciones contagiosas (p. ej., fiebre, diarrea, conjuntivitis, etc.). Las áreas de Salud Laboral pueden responder sus preguntas sobre cuándo quedarse en casa y cuándo volver al trabajo.

- *He estado expuesto a un paciente con tosferina. ¿Necesito profilaxis posexposición?*

  Existen indicaciones específicas para la profilaxis antibiótica posexposición tras una exposición a la tosferina, incluido el contacto directo con secreciones respiratorias, orales o nasales de un paciente sintomático. Si cree que ha estado expuesto a la tosferina, póngase en contacto con el área de Salud Laboral para obtener más orientación.

- *¿Qué criterios se utilizan para decidir si es apropiado agrupar a dos pacientes en una habitación semiprivada?*

  Las directrices sobre agrupamiento son muy específicas. Por lo general, es aceptable agrupar pacientes con la misma enfermedad (p. ej., influenza A con influenza A, virus respiratorio sincitial [VRS] con VRS, etcétera), pero se tienen en cuenta muchos factores al tomar estas decisiones. Lo mejor es discutir las opciones de agrupamiento con la enfermera a cargo del piso y los supervisores administrativos, quienes pueden ayudar a tomar las mejores decisiones posibles con respecto al agrupamiento.

LECTURAS SUGERIDAS

Kimberlin DW, Barnett ED, Lynfield R, Sawyer MH, eds. *Red Book: 2021 Report of the Committee on Infectious Diseases.* Itaska, IL: American Academy of Pediatrics: 2021.

Centers for Disease Control and Prevention. Type and Duration of Precautions Recommended for Selected Infections and Conditions. Disponible en https://www.cdc.gov/infectioncontrol/guidelines/isolation/appendix/type-duration-precautions.html

Centers for Disease Control and Prevention. Disponible en https://www.cdc.gov/infectioncontrol/ basics/standard-precautions.html

Centers for Disease Control and Prevention. Disponible en https://www.cdc.gov/infectioncontrol/ basics/transmission-based-precautions.html

Centers for Disease Control and Prevention. Disponible en https://www.cdc.gov/csels/dsepd/ss1978/lesson6/index.html

Centers for Disease Control and Prevention. Disponible en https://www.cdc.gov/infectioncontrol/ pdf/guidelines/isolation-guidelines-H.pdf

Solutions for Patient Safety Prevention Bundles. Disponible en https://www.solutionsforpatientsafety.org/wp-content/uploads/SPS-Prevention-Bundles_FEB-2021.pdf

St. Louis Children's Hospital Isolation Table Appendix A. Disponible en https://www.stlouischildrens.org/sites/default/files/pdfs/Copy%20of%20SLCH_Appendix.A.IsolationTable.final.1.2019.pdf

The Society for Healthcare Epidemiology of America. The Society for Healthcare Epidemiology of America Compendium of Strategies to Prevent Healthcare-Associated Infections in Acute Care Hospitals. Disponible en https://shea-online.org/index.php/practice-resources/prioritytop- ics/compendium-of-strategies-to-prevent-hais

World Health Organization. World Health Organization 5 Moments of Hand Hygiene. Disponible en https://www.who.int/docs/default-source/save-lives---clean-your-hands/5may-advo- cacy-toolkit.pdf?sfvrsn=8301e563_2

23

Programa operativo nocturno para cobertura cruzada

Amanda Reis Dube y Chrissy Hrach

PROBLEMAS DE GUARDIA

En este capítulo se describen los problemas médicos más frecuentes que surgen durante la noche en las salas de pediatría general, con sugerencias para un diagnóstico y tratamiento rápidos. Las situaciones clínicas y las directrices institucionales pueden variar y el tratamiento debe modificarse en función de estos factores.

DIFICULTAD RESPIRATORIA

- Preguntas inmediatas
  - ¿Cuáles son las constantes vitales del paciente y son adecuadas para su edad?
  - ¿Cuál es el grado de dificultad respiratoria?
  - ¿Necesita el paciente una intensificación de los cuidados que usted no puede proporcionar en la unidad pediátrica general de hospitalización?
- Contenido clave
  - Exploración específica: incluye una evaluación rápida y una determinación rápida de la gravedad de la afección respiratoria incluyendo ABC (vía aérea, respiración [*breathing*] y circulación).
    - ○ Vía aérea: ¿está libre y se sostiene por sí misma?
      - – ¿Necesita el paciente apoyo o un desplazamiento del maxilar?
      - – ¿Necesita el paciente succión o reposicionamiento?
    - ○ Respiración: frecuencia, esfuerzo y mecánica, gruñidos, aleteo nasal.
      - – Entrada de aire: ¿hay estridor o sibilancias?
  - Identificar a los niños con alto riesgo de insuficiencia respiratoria:
    - ○ Aumento de la frecuencia o del esfuerzo respiratorio, o disminución de los ruidos respiratorios.
    - ○ Deterioro del estado de alerta
    - ○ Falta de tono muscular
    - ○ Cianosis
  - Puntuación: utilizar la puntuación CAB (Children's Asthma/Bronchiolitis), por ejemplo, como parte de la evaluación (tabla 23-1). Esta puntuación es una forma de comunicar una medida objetiva de los hallazgos de la exploración y comparar los cambios a lo largo del tiempo y en respuesta al tratamiento. Tenga en cuenta que esta puntuación aún no está validada.
    - ○ Existen otras herramientas de puntuación de la bronquiolitis publicadas, como la herramienta WARM, así como otras herramientas de puntuación del asma, como la puntuación de la gravedad del asma pediátrica (PASS, *pediatric asthma severity score*) y la medida de evaluación respiratoria pediátrica (PRAM, *pediatric respiratory assessment measure*). Ninguna herramienta ha sido adoptada universalmente.
  - Manejo inicial
    - ○ Permita que el niño adopte una posición cómoda.
    - ○ Considere la posibilidad de colocar al niño un monitor de pulsioximetría y ECG.
    - ○ Administrar oxígeno según sea necesario y tolerado.

TABLA 23-1 Puntuación de asma/bronquiolitis infantil (CAB)

Puntuación	Frecuencia respiratoria				Sibilancias	Uso de músculos accesorios
	1-12 meses	1-5 años	6-11 años	≥ 12 años		
0	≤50	≤ 40	≤ 30	≤ 20	Ninguno	Sin actividad aparente
1	51-60	41-50	31-40	21-25	Expiración terminal con buena aireación	Aumento leve (retracciones subcostales)
2	61-75	51-60	41-45	26-30	Expiración completa	Aumento moderado (retracciones subcostales e intercostales)
3	>75	> 60	> 45	> 30	Inspiración y espiración O sibilancias ausentes debidas a una mala aireación	Aumento máximo (retracciones subcostales, intercostales y supraclaviculares)

Cortesía de Anne E. Borgmeyer, DNP, RN, CPNP-PC, AE-C.

- ○ Determinar si el paciente merece ser derivado a un nivel asistencial superior, como una UCI, teniendo en cuenta las políticas locales y el grado de asistencia respiratoria necesario.
- • Estudios iniciales
  - ○ Considerar la obtención de una radiografía simple de tórax en pacientes con una exploración pulmonar focal o un cambio súbito o para buscar neumonía, derrame, neumotórax, cardiomegalia o evidencia de aspiración de un cuerpo extraño.
  - ○ Considerar gasometría o glucemia, o toxicología en orina si el paciente presenta alteración del estado mental.
  - ○ En general, estabilizar al paciente primero, luego obtener laboratorios e imágenes.
- • Diagnóstico diferencial
  - ○ Obstrucción de las vías respiratorias superiores: los síntomas son más evidentes durante la inspiración que durante la espiración.
    - – Con una obstrucción parcial puede haber estridor, asfixia, náuseas.
    - – Con una obstrucción completa, sin habla audible, llanto o tos.
  - ○ Obstrucción de las vías respiratorias inferiores: los síntomas son más evidentes durante la espiración que durante la inspiración.
  - ○ Enfermedad pulmonar parenquimatosa: hipoxemia, taquipnea, aumento del trabajo respiratorio.
  - ○ Trastorno del control de la respiración-apnea o ritmo anormal.
- • Poco común pero importante para no dejarlo pasar
  - ○ Neumotórax a tensión
  - ○ Embolia pulmonar
  - ○ Insuficiencia cardiaca

- Terapia empírica
  ○ Obstrucción de las vías respiratorias superiores: el crup y la anafilaxia son ejemplos comunes.
    - Tratamiento del crup: epinefrina racémica nebulizada y corticosteroides. La práctica común es la dexametasona IM o VO, dependiendo del grado de dificultad respiratoria.
    - Anafilaxia: el primer paso es eliminar el agente causante (si se conoce). Luego epinefrina IM, broncodilatador inhalado si hay sibilancias, y tratar la hipotensión si la hay. Se puede considerar el uso de bloqueantes H1 y H2 una vez estabilizado el paciente, si se desea.
  ○ Obstrucción de las vías respiratorias inferiores: la bronquiolitis y el asma son ejemplos que resultan comunes.
    - Bronquiolitis: succión, oxígeno según sea necesario.
      - Terapia con cánula nasal de alto flujo (CNAF): esta intervención se utiliza habitualmente en pacientes con bronquiolitis, y también puede ser útil en pacientes con otras etiologías de dificultad respiratoria. La CNAF suministra oxígeno humidificado y calentado a velocidades ajustables.
    - Asma: corticosteroides orales, broncodilatadores inhalados; considerar sulfato de magnesio y oxígeno.
  ○ Enfermedad pulmonar parenquimatosa: el tratamiento principal es la administración de oxígeno. Puede beneficiarse además de presión positiva (p. ej., CNAF, CPAP o BiPAP), antibióticos para la neumonía y diuréticos en caso de sobrecarga de volumen.
  ○ Trastorno del control de la respiración: determinar la etiología subyacente, como deterioro en el estado de alerta o enfermedad neuromuscular. Apoyar la oxigenación y la ventilación.

ESTADO DEL VOLUMEN/CHOQUE

- Preguntas inmediatas
  - ¿Cuál es el estado de líquidos del paciente?
  - ¿Cuáles son las constantes vitales más recientes?
- Contenido clave
  - ¿Qué es el choque?
    ○ Cuando la perfusión de los órganos vitales es inadecuada para satisfacer las demandas de los tejidos orgánicos.
      - Esto puede provocar la acumulación de ácido láctico y daños celulares irreversibles.
- Principales categorías de choque
  ○ Choque hipovolémico: volumen intravascular inadecuado en relación con el espacio vascular. Es el tipo de choque más frecuente en pacientes pediátricos y suele estar relacionado con la deshidratación o la hemorragia.
  ○ Choque cardiogénico: disfunción miocárdica. Una función miocárdica inadecuada limita el volumen sistólico y el gasto cardiaco. El gran tamaño del corazón en las radiografías simples de tórax en un niño con evidencia de choque y bajo gasto cardico es el sello distintivo.
  ○ Choque distributivo: distribución inadecuada del flujo sanguíneo. Este tipo de choque se observa en casos de anafilaxia y sepsis, debido a la vasodilatación periférica.
  ○ Choque obstructivo: el flujo de salida del lado izquierdo o derecho del corazón está físicamente alterado. Puede deberse a una embolia pulmonar de gran tamaño, un neumotórax a tensión o un derrame pericárdico.
  ○ Choque neurogénico: los niños suelen presentar hipotensión, bradicardia y, en ocasiones, hipotermia.
- Choque compensado frente a choque hipotensivo
  ○ Choque compensado: la presión arterial sistólica está dentro de los límites normales para la edad.
  ○ Hipotenso (descompensado) = tensión arterial sistólica < 5° percentil para la edad.

- Evaluación del choque
  - Frecuencia cardiaca: la taquicardia sinusal suele observarse como signo inicial de choque en niños. La mejoría de la frecuencia cardiaca en respuesta a las intervenciones es una indicación importante de éxito, mientras que el empeoramiento de la frecuencia cardiaca es una indicación preocupante de deterioro.
  - Tensión arterial: en un paciente con posible choque debe evaluarse con frecuencia tanto la tensión arterial sistólica como la diastólica. La hipotensión es un signo tardío y a menudo repentino de descompensación cardiovascular. Por lo tanto, incluso una hipotensión leve debe tratarse de manera urgente. Se considera que hay hipotensión si la presión arterial sistólica es < 70 mm Hg + (2 × edad en años) para niños de 1 a 10 años.
  - Perfusión sistémica: la evaluación de estos indicadores del flujo sanguíneo y de la resistencia vascular sistémica es muy importante para determinar el tipo y la gravedad del choque.
    - Localización del pulso: ¿puede palpar los pulsos en sitios centrales y periféricos? Si los pulsos periféricos son débiles o ausentes, entonces el paciente está en choque descompensado.
    - Intensidad del pulso: los pulsos son filiformes o saltones. Los pulsos filiformes indican vasoconstricción periférica, como suele ocurrir en el choque hipovolémico, mientras que los pulsos periféricos saltones indican vasodilatación periférica, como en el caso de choque distributivo.
    - Temperatura de la piel: observe el color y el llenado capilar.
    - Función del SNC: la evaluación del estado mental alterado es fundamental. Para los niños más pequeños que podrían no responder a las preguntas habituales al inicio, evalúe la respuesta al entorno. Una opción para categorizar el estado de alerta en niños pequeños es la escala AVDI:
      - **A**lerta
      - Respuesta a la **V**oz
      - Respuesta al **D**olor
      - **I**nconsciente (no responde)
    - La diuresis: la monitorización de la diuresis refleja directamente el flujo sanguíneo renal y la tasa de filtración glomerular. La diuresis normal es una media de 1-2 mL/kg/hora en niños.
- Tratamiento inicial del choque
  - Evaluación cardiopulmonar rápida: está contemplada en los algoritmos básicos de soporte vital avanzado pediátrico (SVAP) e incluye la evaluación de las vías respiratorias, la respiración y la circulación. Tras la evaluación inicial, puede clasificar al paciente como estable, con dificultad e insuficiencia respiratorias, en choque (compensado o no compensado) o con insuficiencia cardiopulmonar.
  - El objetivo general es normalizar la presión arterial y la perfusión tisular.
  - Objetivos de los indicadores fisiológicos
    - Presión arterial: normal
    - Perfusión cutánea: caliente, con relleno capilar 1-2 segundos
    - Estado mental: normal, o "despierto" en la escala AVDI
    - Producción de orina: al menos 1 mL/kg/hora
  - Una vez identificado el choque, se requiere una actuación rápida para una evolución óptima del paciente
    - Primeros 15 minutos
      - Reconocer la disminución del estado mental y de la perfusión.
      - Establecer acceso intravenoso.
      - Mantener la vía aérea según las directrices de SVAP.
      - Administrar bolos de 20 mL/kg de suero salino isotónico o coloide mediante bolo Push-Pull* hasta y por encima de 60 mL/kg.

- Si hay preocupación por choque cardiogénico, puede ser razonable empezar con solo 10 mL/kg. En cualquier paciente es imprescindible volver a evaluar después de cada bolo para valorar la mejoría frente al deterioro debido a la sobrecarga de volumen.
  - Evaluar y corregir la hipoglucemia y la hipocalcemia.
  - Después de administrar líquidos, es importante determinar si el paciente responde a los estos; es decir, si la administración de líquidos ha sido suficiente para estabilizarlo.
  - Choque con respuesta a fluidos: continuar con el tratamiento actual.
  - Choque refractario a líquidos: iniciar terapia presora, establecer acceso venoso central y trasladar a UCI.
- Recuerde pedir ayuda pronto cuando tenga un paciente en choque, cuya pronta reversión se asocia a una disminución de la mortalidad y la morbilidad, independientemente de la etiología subyacente.

FIEBRE

- Preguntas iniciales
  - ¿Es una fiebre nueva?
  - ¿Qué edad tiene el paciente?
  - ¿Está el paciente inmunodeprimido?
  - ¿Tiene el paciente algún dispositivo implantado?
  - En la exploración, ¿tiene el paciente una perfusión y un estado mental normales?
- Contenido clave
  - ¿Cómo define la fiebre?
    - ≥ 38.0 para los lactantes < 6 meses, y los inmunodeprimidos.
    - ≥ 38.5 para otros pacientes.
    - La gravedad de la enfermedad no se corresponde con el grado de fiebre
  - ¿Cuáles son las principales categorías de enfermedades que pueden causar fiebre?
    - Infecciosas
      - Infecciones bacterianas sistémicas, como bacteriemia, sepsis, meningitis o endocarditis.
      - Infecciones virales sistémicas, como el virus de Epstein-Barr (VEB), el citomegalovirus (CMV) o el virus del herpes simple (VHS) diseminado.
      - Infecciones respiratorias, como las de las vías respiratorias altas, otitis media aguda, faringitis, neumonía o bronquiolitis.
      - Infecciones de piel y tejidos blandos, como celulitis o abscesos.
      - Infecciones abdominales/pélvicas, como apendicitis, abscesos, pielonefritis o infecciones urinarias.
      - Infecciones óseas o articulares, como artritis séptica u osteomielitis.
      - Infecciones de dispositivos, como las asociadas a la vía central o al catéter urinario.
    - Inflamatorias: por ejemplo, Kawasaki, artritis idiopática juvenil (AIJ), lupus, enfermedad inflamatoria intestinal (EII) o púrpura de Henoch-Schonlein (PHS).
    - Malignidad: por ejemplo, leucemia, linfoma, neuroblastoma o tumor de Wilms.
    - Otros: considerar fiebres medicamentosas o disfunción del sistema nervioso central (SNC).
- Consideraciones clave en la evaluación del niño con fiebre
  - Signos vitales
  - Exploración física, incluyendo aspecto general, estado mental, perfusión, esfuerzo respiratorio, vías y herrajes, heridas.
  - La repetición de exámenes y evaluaciones a lo largo del tiempo es clave
- Evaluación de laboratorio: no todos los pacientes necesitarán análisis de laboratorio, pero algunos sí.
  - Lactantes < 2 meses de edad: considerar hemograma completo con diferencial, hemocultivo, análisis de orina/cultivo de orina y punción lumbar (consultar directrices AAP 2021 [véase

Pantell y otros (2021), en las Lecturas recomendadas], directrices REVISE [véase Biondi y otros (2019) en las Lecturas recomendadas], o sus directrices institucionales para situación particular).

- ○ Pacientes con dispositivos: hemograma, hemocultivo; considerar análisis de orina si el paciente tiene catéter permanente o intermitente; considerar punción lumbar si el paciente tiene derivación ventriculoperitoneal.
- ○ Otros pacientes de alto riesgo: considerar hemograma, hemocultivo, análisis de orina.
- ○ Otros análisis que deben tenerse en cuenta: velocidad de sedimentación globular (VSG), proteína C reactiva (PCR), radiografías simples de tórax, panel viral respiratorio y pruebas de imagen abdominales o de otro tipo, en función de la situación clínica.
- Antipiréticos
  - ○ La fiebre en sí no es peligrosa, pero puede haber algunas situaciones en las que administrar antitérmicos podría ser ventajoso.
    - – Examen más preciso del estado mental: si un niño pequeño parece irritable y tiene fiebre, la reevaluación después del tratamiento antipirético puede ayudar a distinguir el malestar esperado de la fiebre de la irritabilidad patológica.
    - – Disminución de las pérdidas insensibles de agua: el tratamiento con antipiréticos puede reducir las pérdidas insensibles de agua, lo que puede ser beneficioso en niños que padecen deshidratación o tienen riesgo de padecerla.
    - – Mejora de la capacidad de hidratación: los niños con fiebre pueden sentirse incómodos y, por tanto, menos dispuestos a tomar líquidos por vía oral. Los antipiréticos pueden mejorar su capacidad para mantenerse hidratados.
    - – Antecedentes conocidos de convulsiones febriles: la administración de antipiréticos a niños con antecedentes de convulsiones febriles no previene las convulsiones febriles durante futuros episodios de fiebre, aunque existen algunas pruebas de que pueden ayudar a prevenir las convulsiones febriles recurrentes durante el mismo episodio de fiebre.
- Terapia empírica
  - ○ Las poblaciones de pacientes de alto riesgo que quizá requieran antibióticos empíricos son las siguientes:
    - – Pacientes con vía central
    - – Lactantes < 2 meses
    - – Pacientes neutropénicos
    - – Algunos pacientes inmunocomprometidos/inmunosuprimidos

MANEJO DE CRISIS CONVULSIVAS AGUDAS

- Preguntas clave
  - ¿Tiene el paciente antecedentes de convulsiones?
  - ¿Cuándo empezó el episodio actual?
  - ¿Qué medicamentos está tomando el paciente? ¿Olvidó alguna toma o quizás haya sobredosis?
  - ¿Hay algunas anomalías o factores de riesgo en los resultados de laboratorio (especialmente glucosa y sodio)?
- Contenido clave
  - Pasos iniciales en el manejo de un paciente con convulsiones:
    - ○ Si no se encuentra en un lugar seguro, colóquese en la cama del hospital, tumbado, y retire los objetos afilados/duros que estén cerca.
    - ○ Coloque monitores; en concreto, un sensor para medir la SpO_2 e, idealmente, cables para un monitor de frecuencia cardíaca (FC) y un manguito de presión arterial.
    - ○ Inicie un temporizador para cronometrar el ataque.
    - ○ Controle la glucemia con una punción en el dedo y administre glucosa si está baja.
    - ○ Solicite ayuda adicional (apoyo de enfermería, respuesta rápida, terapia respiratoria).

○ Considere las causas potenciales de la convulsión.
- El diagnóstico diferencial puede incluir convulsión febril, ingestión tóxica, hipoglucemia, hipernatremia hipotónica, abstinencia de medicación o medicamentos, infección del SNC, traumatismo craneal, hipoxia o enfermedad vascular cerebral.
○ Tratamiento de las convulsiones: en general, deben administrarse benzodiazepinas a partir de los 3-5 minutos si la convulsión no se ha resuelto por sí misma. Si el paciente dispone de una vía intravenosa, el lorazepam intravenoso es la medicación inicial preferida. Si el paciente no dispone de una vía intravenosa, el midazolam intramuscular o intranasal o el diazepam rectal son alternativas razonables. Si las benzodiazepinas no consiguen poner fin a la crisis después de dos dosis a intervalos de 5 minutos, el tratamiento preferido de segunda línea suele ser la administración de un medicamento antiepiléptico.
○ Estado epiléptico: suele definirse como una convulsión que dura más de 30 minutos, o convulsiones consecutivas sin retorno al estado mental basal que duran más de 30 minutos. El estado epiléptico tiene una elevada morbimortalidad.
○ La monitorización continua de las constantes vitales es fundamental, sobre todo porque las benzodiazepinas y los antiepilépticos pueden provocar depresión respiratoria. Si se produce hipoxia, considere la posibilidad de cambiar la posición de la cabeza del paciente a una de "olfateo", la administración de oxígeno a través de una cánula nasal o no respiratoria, y la intubación si es necesario.
○ Una vez que el paciente esté estable, iniciar los estudios.
- Los análisis iniciales pueden incluir hemograma, PCR, calcio, magnesio y análisis de drogas en orina. La neuroimagen, la punción lumbar y los niveles de fármacos específicos (p. ej., para comprobar las concentraciones en sangre adecuadas de fármacos antiepilépticos en pacientes con epilepsia conocida) deben considerarse en función del paciente y la situación particulares.
• Convulsión febril
○ Edades: De 6 meses a 5 años
○ Fiebre: ≥ 100.4 °F o 38 °C; puede ocurrir antes o después de la convulsión.
○ Prevalencia: entre 2 y 5% de los niños experimentarán una convulsión febril. Aproximadamente 30% de los niños que experimentan una convulsión febril simple tendrán otra.
○ Simple frente a complejo
- Simple: generalizado, dura menos de 15 minutos, sin recurrencia en 24 horas.
- Complejo: focal, dura más de 15 minutos o reaparece en 24 horas.
○ Manejo: para las convulsiones febriles que duran más de cinco minutos, el manejo agudo es el mismo que para otros tipos de convulsiones (véase arriba).
○ Estudio
- Convulsión febril simple: si el paciente está sano, vuelve a la normalidad espontáneamente y no hay riesgo de infección bacteriana grave, no es necesario ningún estudio.
- El abordaje de un paciente con una convulsión febril compleja depende de las circunstancias particulares del paciente. Considerar biometría hemática (BH), panel metabolico básico (PMB), punción lumbar (PL), neuroimagen o EEG.
- Si hay signos/síntomas meníngeos, obtenga punción lumbar.
- Si el paciente es < 12 meses de edad y está subinmunizado, considere obtener PL.

HEMOCULTIVOS POSITIVOS

• Preguntas inmediatas
• ¿Se realizó una técnica estéril al obtener el hemocultivo?
• ¿Cuál es el organismo que está creciendo?
• ¿Ese organismo es real o contaminante?
• ¿Está estable el paciente?

- ¿Cuál es el tiempo hasta la positividad del hemocultivo?
- ¿Necesita el paciente empezar a tomar antibióticos o cambiar el régimen antibiótico actual?
- Contenido clave
  - Técnica de recolección
    - Deben obtenerse hemocultivos antes de iniciar la terapia antibiótica.
    - Es preferible obtener dos series de hemocultivos de puntos de venopunción separados. A menudo, en pediatría solo se obtiene un conjunto de hemocultivos debido a que los volúmenes de sangre son menores y a que hay menos opciones de lugares de venopunción.
    - Para disminuir las posibilidades de contaminación, los hemocultivos deben obtenerse por venopunción y no desde catéteres venosos.
  - Volumen: el volumen de sangre es un factor clave para maximizar el rendimiento de los patógenos verdaderos.
    - En pediatría, los volúmenes de sangre a extraer se guían por el peso corporal y oscilan entre los 2 mL para los prematuros y los 20-30 mL para los adolescentes.
    - Un juego de hemocultivos suele consistir en un frasco de bacterias aerobias y otro de bacterias anaerobias; sin embargo, en el caso de pacientes pediátricos por lo demás sanos sin dispositivos permanentes, suele ser aconsejable inocular dos frascos de bacterias aerobias, ya que las bacterias anaerobias son una verdadera fuente de infección mucho menos frecuente.
  - Momento de recolección
    - Habitualmente, los hemocultivos se obtienen cuando se detecta fiebre. Sin embargo, los estudios han demostrado que el momento de los hemocultivos en relación con la fiebre no predice la positividad real.
  - Interpretación de los resultados
    - Existen múltiples consideraciones al determinar la importancia clínica de un hemocultivo positivo, incluido el número de cultivos positivos del total obtenido; qué microorganismo se recuperó; el tiempo transcurrido hasta la positividad; el lugar de recolección del cultivo (vía intravenosa periférica frente a vía central frente a venopunción); y la probabilidad de bacteriemia basada en el cuadro clínico general del paciente.
      - Organismos que suelen ser verdaderos patógenos: *Staphylococcus aureus*; *Streptococcus pneumonia*; *Streptococcus* del grupo A; Enterobacteriaceae; *Haemophilus influenzae*; *Pseudomonas aeruginosa*; Bacteroidaceae; especies de *Candida*.
      - Organismos más comúnmente contaminantes: estafilococos coagulasa negativos; especies de *Corynebacterium; C.* (antes *Propionibacterium*) *acnes*; especies de *Bacillus;* especies de *Micrococcus.*
    - Tiempo para la positividad
      - Según un amplio estudio multicéntrico realizado por Biondi y colaboradores en 2014, 91% de los hemocultivos verdaderos positivos lo son a las 24 horas. El rendimiento aumenta a 96% y 99% a las 36 y 48 horas, respectivamente. Esto, combinado con los datos de Lefebvre y colaboradores de 2017, que encontraron que el tiempo medio hasta la positividad fue de 14.4 horas para patógenos verdaderos y 23.1 horas para contaminantes, ha llevado a muchas instituciones a acortar el periodo de observación requerido después de los cultivos de sangre a 24-36 horas para algunas poblaciones de pacientes.
- Sistemas de hemocultivos hospitalarios: la mayoría de los laboratorios modernos de microbiología clínica utilizan un sistema automatizado de hemocultivos de monitorización continua para detectar bacteriemias.
  - La mayoría de los sistemas incluyen un periodo de incubación de 5 días.
  - Las bacteriemias clínicamente significativas suelen detectarse en 48 horas.
- Terapia empírica: si se determina que el paciente tiene un resultado de hemocultivo positivo clínicamente significativo y aún no está recibiendo antibióticos, estos deben iniciarse sin demora. La edad y el cuadro clínico del paciente, así como sus antibiogramas locales, permiten determinar la elección de antibiótico empírico más adecuada.

ANOMALÍAS DEL SODIO

- Preguntas clave
  - ¿Cómo se extrajo la muestra?
  - ¿Qué problemas médicos subyacentes tiene el paciente?
  - ¿Qué medicamentos toma el paciente?
  - ¿Cuál es el estado de volumen del paciente?
  - ¿Cuál es el estado mental del paciente?
- Contenido clave
  - Hipernatremia: concentración sérica de sodio > 145 mEq/L
    - Causas
      - La hipernatremia debe considerarse como una deficiencia de agua más que como un exceso de sodio.
      - Disminución de la ingesta de líquidos
        - Restricción de líquidos, alimentación ineficaz/insuficiente del lactante.
      - Pérdida de agua
        - Renal: diabetes insípida (central o nefrogénica), diuréticos, hiperglucemia, alteración tubular.
        - GI: gastroenteritis, diarrea osmótica, ostomía, malabsorción
      - Ingesta excesiva de sodio
        - Administración de suero salino normal, suero salino hipertónico o hemoderivados; mezcla inadecuada de preparados para lactantes.
    - Importancia: la hipernatremia puede provocar la contracción de las neuronas cerebrales, lo que puede conducir a hemorragia intracraneal o intracerebral secundaria al daño de las venas puente; la hipernatremia también puede predisponer a la trombosis del seno venoso. La corrección rápida de la hipernatremia puede provocar un edema cerebral.
    - Investigación
      - El medio más importante de investigación es una historia clínica exhaustiva para identificar posibles factores de riesgo.
      - La exploración física debe centrarse en la evaluación de los signos de alteración del estado mental, que a menudo se manifiesta inicialmente como agitación e irritabilidad, progresando a letargo. El tono también puede aumentar al inicio y pueden observarse convulsiones.
      - Asegurarse de que, si la muestra de sangre se extrajo por vía intravenosa, se desechó suficiente sangre para evitar la contaminación por líquidos intravenosos.
    - Manejo: las intervenciones se centran en la administración de líquidos adicionales, cuyo tipo exacto puede depender de la causa específica de la hipernatremia.
      - La estimación del déficit total de agua libre se realiza con el siguiente cálculo: 4 mL × peso corporal × cambio deseado de sodio. La forma en que esto se relaciona con el volumen total de líquido a administrar depende del tipo de líquido elegido. Por ejemplo, el cloruro sódico al 0.45% contiene aproximadamente 50% de agua libre.
      - Asegúrese también de tener en cuenta las necesidades de fluidos de mantenimiento y las pérdidas continuas de fluidos.
      - La tasa de corrección objetivo es de 0.5 mEq/L/h.
      - El traslado a una UCI para una vigilancia más estrecha suele ser apropiado.
  - Hiponatremia: concentración sérica de sodio < 135 mEq/L
    - Causas
      - La hiponatremia debe considerarse como un exceso de agua y no como una carencia de sodio.
      - Ingesta excesiva de agua +/− disminución de la capacidad de secreción de agua libre.
    - Importancia: si no se trata adecuadamente, la hiponatremia puede provocar edema cerebral y, en última instancia, herniación. La corrección demasiado rápida de la hiponatremia puede provocar mielinolisis pontina central.

○ Investigación
  – Historial detallado, incluido el equilibrio de líquidos, cambios de peso, medicación (p. ej., diuréticos) y otros trastornos médicos.
  – Exploración física, centrada en el estado mental/neurológico: los primeros síntomas de encefalopatía hiponatrémica pueden incluir cefalea, náuseas/vómitos y debilidad, que probablemente evolucionen a cambios de comportamiento, latencia para responder a estímulos verbales/táctiles y, en última instancia, convulsiones, cambios pupilares y actitud.
  – Evaluación de la osmolalidad sérica y urinaria
    - Osmolalidad sérica: una osm sérica > 280 sugiere pseudohiponatremia (p. ej., por hiperglucemia o manitol).
    - Osmolalidad de la orina: una osm de la orina < 100 indica una ingesta excesiva de agua (p. ej., por polidipsia psicógena o intoxicación hídrica).
    - Si la osm en orina > 100 y el paciente es normovolémico, la hiponatremia podría deberse a hipotiroidismo, hiponatremia postoperatoria, insuficiencia de glucocorticoides o secreción inadecuada de la hormona antidiurética.
    - Si la osm en orina es > 100 y el paciente es hipovolémico, las causas de hiponatremia incluyen edema, hipoalbuminemia, deficiencia de mineralocorticoides o pérdida cerebral de sal.
    - Los electrolitos en orina también pueden ser útiles en algunas situaciones
○ Tratamiento
  – Hiponatremia asintomática
    - El tratamiento depende de la causa, pero en muchos casos puede comenzar con la restricción de líquidos o abordando los factores de riesgo subyacentes.
  – Hiponatremia sintomática
    - La administración de solución salina hipertónica al 3% es el pilar del tratamiento.
    - Convulsiones: el objetivo es aumentar de manera suficiente el sodio sérico a fin de detener la convulsión, en un máximo de 4-8 mEq/L en la primera hora. Una buena dosis inicial suele ser 1 mL/kg de solución salina hipertónica al 3%.
    - Si no hay convulsiones o una vez que estas cesan, el objetivo es aumentar la concentración de sodio plasmático en 0.5-1 mEq/L por hora hasta que se resuelvan los cambios del estado mental, sin exceder 12 mEq/L por 24 horas.
    - El traslado a una UCI para una vigilancia más estrecha suele ser apropiado.

ANOMALÍAS DEL POTASIO

• Preguntas inmediatas
  • ¿Cómo se recolectó la muestra?
  • ¿Qué otras enfermedades subyacentes padece el paciente?
  • ¿Está recibiendo el paciente algún suplemento de potasio?
  • ¿Qué medicación recibe el paciente?
  • ¿Hay cambios en el electrocardiograma?
• Contenido clave
  • El potasio es importante para mantener el potencial de membrana en reposo en neuronas, células musculares y células cardiacas.
    ○ La hipo o hiperpotasemia aumenta el riesgo de arritmias. Los cambios agudos son más peligrosos que la depleción crónica o el exceso.
    ○ En condiciones basales, aproximadamente 98% del potasio corporal total se localiza dentro de las células. El potasio puede desviarse hacia el medio intracelular o extracelular, por lo que la concentración sérica de potasio no siempre refleja el potasio corporal total.
    ○ El nivel de potasio sérico se regula principalmente por intercambio con el sodio mediante una bomba sodio-potasio ATPasa.

- Hipopotasemia: definición: < 3.5 mEq/L. Hipopotasemia grave < 2.5 mEq/L.
  ○ Causas comunes: por disminución de la ingesta, aumento de la excreción o desplazamiento intracelular.
    − Disminución de la ingesta: causa poco frecuente; el potasio está presente en diversos grupos de alimentos, y los riñones sanos reabsorben eficazmente el potasio.
    − Causas de aumento de la excreción de potasio: diarrea, vómitos, diuresis osmótica, diuréticos perdedores de potasio (p. ej., furosemida, diálisis, magnesio bajo, corticosteroides, síndrome de Cushing, cetoacidosis diabética).
    − Causas de desplazamiento a potasio intracelular: alcalosis metabólica, agonistas β-adrenérgicos (p. ej., insulina, albuterol, epinefrina), hipertiroidismo.
    − Seudohipopotasemia: puede ocurrir con la manipulación tardía de la muestra de sangre.
  ○ Manifestaciones
    − Debilidad, dolor y calambres musculares, que pueden evolucionar a hiporreflexia, parálisis flácida y depresión respiratoria.
    − Cambios en el electrocardiograma: aumento de la amplitud de la onda P, prolongación del intervalo PR, depresión del ST, prolongación del QT, reducción de la amplitud de la onda T, inversión de la onda T y ondas U.
  ○ Manejo
    − En caso de hipopotasemia sintomática, es poco probable que la adición de alimentos ricos en potasio a la dieta del paciente sea suficiente para reponer este mineral.
    − Puede administrarse cloruro potásico por vía oral a pacientes con síntomas de leves a moderados.
    − El cloruro potásico intravenoso debe utilizarse en pacientes con síntomas graves o cambios en el electrocardiograma.
    − Muchos pacientes con hipopotasemia tienen hipomagnesemia concurrente; es importante evaluarla y debe corregirse si está presente, ya que la hipomagnesemia continua interferirá con la repleción de potasio.
- Hiperpotasemia: > 5.5 mEq/L en niños y adultos; > 6.0 mEq/L en recién nacidos; la hiperpotasemia grave (> 7 mEq/L) puede poner en peligro la vida.
  ○ Causas comunes
    − El aumento de la carga de potasio puede presentarse en cualquier momento en que se produzca una lisis celular importante. Algunos ejemplos incluyen quemaduras, traumatismos, hemólisis, rabdomiólisis, síndrome de lisis tumoral, necrosis tisular, transfusión de sangre, hemorragia gastrointestinal.
    − Causas de disminución de la excreción: insuficiencia renal (aguda o crónica), deficiencia de aldosterona o de mineralocorticoides (p. ej., enfermedad de Addison), acidosis tubular renal de tipo IV, diuréticos ahorradores de potasio (p. ej., espironolactona), inhibidores de la ECA, AINE, trimetoprima.
    − Causas de desplazamiento al espacio extracelular: acidosis metabólica, catecolaminas, β agonistas, hiperglucemia.
    − Pseudohiperpotasemia: las mediciones de potasio sérico falsamente elevadas suelen estar causadas por la lisis celular, que libera potasio intracelular en el suero. Esto es particularmente común en muestras extraídas a través de vías intravenosas pequeñas, obtenidas por punción en el talón u obtenidas con el uso de un torniquete. Si existe preocupación por una pseudohiperpotasemia, asegúrese de obtener una muestra venosa de flujo libre antes de tomar decisiones de tratamiento.
  ○ Manifestaciones: debilidad, confusión y cambios en el electrocardiograma.
    − Cambios en el electrocardiograma: picos en las ondas T, disminución de la amplitud de la onda R, QRS ensanchado, intervalo PR prolongado. Puede evolucionar a bloqueo cardiaco completo, arritmias ventriculares y paro cardiaco.
    − En general, el tratamiento se justifica cuando el nivel de potasio es > 6-6.5 mEq/L, o siempre que se presenten cambios en el electrocardiograma.

- ○ Manejo
  - Disminuir/eliminar las fuentes orales (alimentos, suplementos) y parenterales (líquidos intravenosos, nutrición parenteral total [NPT]) de potasio.
  - Evalúe la lista de medicamentos para ver si el paciente está tomando algún fármaco que pudiera aumentar los niveles de potasio; si es así, elimínelo o redúzcalo.
  - Administrar calcio para estabilizar los miocitos cardiacos si hay cambios en el electrocardiograma.
  - Utilizar medicamentos (p. ej., insulina + glucosa, bicarbonato sódico, albuterol) para desplazar el potasio intracelularmente de manera temporal.
  - Utilizar resinas de intercambio (lento), diuréticos (medio) o diálisis (rápido) para disminuir el potasio corporal total.
- • Poblaciones de alto riesgo
  - ○ Cetoacidosis diabética (CAD): los pacientes con CAD a menudo presentan potasio sérico elevado debido a desplazamientos extracelulares, pero tienen potasio corporal total bajo debido a la diuresis osmótica. Se debe controlar estrechamente y añadir potasio a los líquidos intravenosos una vez que los niveles séricos de potasio desciendan por debajo de 5.5 mmol/L.
  - ○ SHU: síndrome hemolítico urémico tanto la hemólisis como la insuficiencia renal aguda ponen a estos pacientes en alto riesgo de hiperpotasemia, la cual debe controlarse manteniendo el potasio fuera de los líquidos intravenosos e iniciando diálisis de ser necesario.
  - ○ Pacientes desnutridos sometidos a realimentación: estos pacientes a menudo presentan un riesgo especialmente elevado, ya que una ingesta calórica insuficiente o la inanición suelen asociarse a una disminución de la ingesta de potasio, y la realimentación provoca afluencia de glucosa e insulina, que pueden desplazar el potasio de manera intracelular.

DOLOR

- • Preguntas clave
  - • ¿Cómo se evalúa, o cómo puede evaluarse, el nivel de dolor?
  - • ¿Cuál es la causa subyacente probable del dolor del paciente?
  - • ¿Qué métodos farmacológicos y no farmacológicos ya se emplean para controlar el dolor?
  - • ¿Cuándo fue la última dosis de analgésicos del paciente?
- • Contenido clave
  - • Evaluación del dolor
    - ○ Lactantes, niños pequeños y niños con retraso neurocognitivo: las escalas conductuales, como la escala *Cara, Piernas, Actividad, Llanto, Consolabilidad* (FLACC, *Legs, Activity, Cry, Consolability*), el *Perfil de Dolor del Lactante Prematuro* (PIPP, *Premature Infants Pain Profile*) o la puntuación *Llanto, Requiere O₂, Aumento de las constantes vitales, Expresión, Insomnio* (CRIES, *Crying, Requires O₂, Increased vital signs, Expression, Sleepless*), pueden proporcionar una evaluación visual del dolor y la angustia cuantificando la evaluación de la expresión facial, las respuesta motora/tono muscular, las constantes vitales y las respuestas verbales.
    - ○ Edad preescolar a escolar: para niños de 3 a 7 años aproximadamente, puede utilizarse una escala de caras (dibujos o fotos de caras que muestren grados crecientes de angustia) o escalas de intensidad de color.
    - ○ Edad escolar: las escalas del 1 al 10 suelen ser adecuadas para niños mayores de 8 años.
  - • Opciones no farmacológicas
    - ○ La fisioterapia (FT) y la terapia ocupacional (TO) han demostrado ser muy beneficiosas para los pacientes con dolor crónico.
    - ○ La arteterapia, la musicoterapia o la terapia de juego proporcionan beneficios en algunas circunstancias.
    - ○ Distracción o visualización guiada: pueden ser útiles para el dolor agudo/de procedimiento y la ansiedad. Los terapeutas de vida infantil, cuando estén disponibles, ayudan con estas y otras técnicas no farmacológicas de tratamiento del dolor.

○ Terapia de calor o frío: el calor puede ser una técnica complementaria útil para el dolor abdominal, sobre todo cuando es de tipo cólico. El calor o el frío suelen ser útiles para disminuir el dolor de las lesiones musculoesqueléticas.

○ En el caso de los lactantes, envolverlos, ofrecerles un chupete y administrarles una solución oral de sacarosa en ocasiones disminuye la angustia en respuesta a procedimientos dolorosos.

• Analgésicos no opioides
  ○ Ibuprofeno: analgésico antiinflamatorio no esteroide (AINE) más utilizado.
    – Especialmente útil en casos de inflamación de los tejidos.
    – Precauciones
      - Sólo aprobado por la FDA para pacientes ≥ 6 meses de edad.
      - Evitar en situaciones de mayor riesgo de hemorragia, como después de una amigdalectomía.
      - Evitar en pacientes con úlceras gástricas o hemorragias digestivas graves.
      - A menudo no son apropiados para el dolor abdominal crónico, la gastritis o el reflujo, porque los AINE favorecen la irritación gástrica.
  ○ Ketorolaco: AINE que, a diferencia del ibuprofeno, se presenta en forma intravenosa.
    – Útil para el dolor moderado a intenso, como el posquirúrgico, la migraña grave, el cálculo renal o el episodio vasooclusivo en un paciente con anemia falciforme.
    – Hasta 5 días de uso programado se considera seguro en niños que no tienen otras contraindicaciones para los AINE.
  ○ Paracetamol
    – Útil en niños que tienen contraindicaciones o contraindicaciones relativas a los AINE.
      - Puede administrarse por vía rectal a los niños que no estén preparados o que no puedan o no quieran tomar medicamentos por vía oral.
      - En algunos hospitales existe un formulario intravenoso.
    – Precauciones: insuficiencia hepática, uso con medicamentos hepatotóxicos.
  ○ Antidepresivos tricíclicos e inhibidores selectivos de la recaptación de norepinefrina: considerar para el dolor neuropático.
  ○ Gabapentina: útil en algunos casos de dolor neuropático o crónico; puede causar sedación y aturdimiento. Su uso debe graduarse; no es apropiado como medicación PRN.
  ○ Lidocaína: para anestesia local antes de procedimientos (p. ej., punción lumbar, sutura, incisión y desbridamiento). También puede utilizarse una formulación tópica (p. ej., EMLA® o LMX®) sobre la piel intacta para reducir el dolor del pinchazo con aguja, como durante la colocación de una vía intravenosa o las extracciones de sangre para el laboratorio.

• Opiáceos
  ○ Algunas situaciones apropiadas para el uso de opiáceos en niños incluyen: dolor postoperatorio, traumatismo agudo, analgesia preprocedimiento, apendicitis, episodios vasooclusivos en niños con anemia falciforme, dolor oncológico y disnea al final de la vida.
  ○ Considerar la coadministración con un AINE para disminuir la cantidad de opiáceo necesaria.
  ○ Garantizar una monitorización adecuada (p. ej., pulsioximetría continua, junto con evaluaciones periódicas de la tensión arterial y el nivel de conciencia).
  ○ Ventajas e inconvenientes de los opiáceos específicos
    – Morfina: a menudo es un medicamento intravenoso de primera línea para el dolor abdominal agudo traumático o quirúrgico. Puede causar prurito; considerar la coadministración de nalbufina si el paciente refiere este efecto secundario. Evitar la morfina en pacientes con enfermedad renal crónica (eliminación retardada debido al aclaramiento renal).
    – Oxicodona: opción oral para algunos pacientes postoperatorios o postraumáticos.

- Fentanilo: 100 veces más potente que la morfina pero con una vida media corta; puede utilizarse para la analgesia breve de procedimientos.
- Tramadol: opiáceo moderado/débil con menor riesgo de efectos secundarios graves (menos sedación, depresión respiratoria y riesgo de dependencia en comparación con los opiáceos más fuertes). Puede causar prurito, náuseas y estreñimiento. Evitar en pacientes con antecedentes convulsivos de lesión cerebral traumática reciente.
- La analgesia controlada por el paciente (ACP) con una combinación de narcóticos continuos y en bolo puede ser la forma más eficaz de controlar el dolor en pacientes con anemia falciforme, algunos pacientes postoperatorios y algunos con dolor oncológico. Esta estrategia suele tener éxito solo en niños mayores, a menudo a partir de los 7 años, aunque puede considerarse en niños de tan solo 5 años.
  - ○ Efectos secundarios
    - Depresión respiratoria: todos los niños que reciban opiáceos deben ser monitorizados mediante pulsioximetría continua, y debe prestarse especial atención al uso de la dosis efectiva más baja. En caso de sobredosis, administrar naloxona para revertir el efecto de los opiáceos.
    - Estreñimiento: considere iniciar un régimen intestinal simultáneamente con el inicio de opiáceos para prevenir el estreñimiento inducido por narcóticos.
- • Circunstancias especiales
  - ○ Migrañas: una combinación de AINE (p. ej., ibuprofeno o ketorolaco) + antieméticos (p. ej., compazina u ondansetrón) + bolo de líquido +/– difenhidramina puede utilizarse como "cóctel" para el tratamiento inicial de la migraña grave.
  - ○ Dolor abdominal funcional: pueden considerarse de forma preferente las compresas calientes, la difenhidramina, los bolos de líquido, el paracetamol y la distracción. Para el tratamiento a medio y largo plazos deben intervenir el fisioterapeuta, el obstetra y el psicólogo. Si su institución cuenta con profesionales para atender el dolor, consultarlos es lo conducente para los pacientes con dolor complejo.
  - ○ Dolor de procedimiento (p. ej., PL): lidocaína tamponada inyectada al 1% en el lugar de inserción de la aguja. Considerar también solución oral de sacarosa + succión no nutritiva en lactantes.

COMPORTAMIENTO

- • Preguntas inmediatas
  - • ¿Cuál es la causa de la exacerbación en este paciente?
  - • ¿Qué factores subyacentes podrían estar contribuyendo?
  - • ¿Qué medidas deben tomarse para facilitar que el paciente agitado se tranquilice?
  - • ¿Es este paciente un peligro para sí mismo o para los demás?
- • Contenido clave
  - • Evaluación del suicidio
    - ○ Según el Departamento de Salud y Servicios Humanos y los Centros para el Control y la Prevención de Enfermedades de Estados Unidos, el suicidio es la segunda causa de muerte entre los jóvenes de 14 a 18 años en edad de asistir al bachillerato, después de las lesiones no intencionales en 2019.
    - ○ Existen múltiples evaluaciones para detectar la propensión al suicidio:
      - Suicidal Ideation Questionnaire: esta evaluación de 30 preguntas es un valioso componente de la salud mental de los adolescentes. Es apropiado para adolescentes de 15 a 18 años.
      - Ask-Suicide Screening Questions (ASQ): para situaciones en las que una evaluación de 30 preguntas no es factible, el ASQ, que consta de solo cuatro reactivos, ha demostrado tener una sensibilidad aceptable en urgencias (tabla 23-2).

TABLA 23-2	Preguntas de detección ASQ

Las Ask-Suicide Screening Questions (ASQ, Preguntas de detección del suicidio)

1. En las últimas semanas, ¿has sentido alguna vez que tu familia estaría mejor si estuvieras muerto?
2. En las últimas semanas, ¿has deseado estar muerto?
3. En la última semana, ¿has pensado en suicidarte?
4. ¿Has intentado suicidarte alguna vez?

Adaptada de Horowitz LM, Bridge JA, Teach SJ, et al. Ask suicide-screening questions (ASQ): a brief instrument for the pediatric emergency department. *Arch Pediatr Adolesc Med* 2012;166(12):1170-1176.

- Columbia-Suicide Severity Rating Scale (C-SSRS) (COLUMBIA-SUICIDE SEVERITY RATING SCALE (C-SSRS) Posner, Brent, Lucas, Gould, Stanley, Brown, Fisher, Zelazny, Burke, Oquendo, & Mann © 2008 The Research Foundation for Mental Hygiene, Inc.) es un cuestionario utilizado para la evaluación del suicidio desarrollado por múltiples instituciones, incluyendo la Columbia University, y el apoyo del NIMH. Dicha escala está respaldada por la evidencia y forma parte de una iniciativa estadounidense e internacional de salud pública. La evaluación del riesgo tiene tres páginas y su objetivo es ayudar a establecer el riesgo inmediato de suicidio de una persona, y se utiliza en entornos de cuidados intensivos.
- Otras herramientas de detección incluyen el Patient Health Questionnaire for Adolescents (PHQ-A), el Inventario de Depresión de Beck-Versión de Atención Primaria (BDIPC), el Cuestionario de Estado de Ánimo y Sentimientos, la Escala de Depresión para Niños del Centro de Estudios Epidemiológicos y el PRIME MD-PHQ2.
  ○ Temas clave a tratar durante la detección de la propensión al suicidio:
    - Presencia y frecuencia de pensamientos suicidas
    - Motivos de la ideación
    - Intensidad, duración y controlabilidad de estos pensamientos
    - Medidas disuasorias contra el suicidio
    - Accesibilidad de los medios para el suicidio
  ○ Evaluar los factores de riesgo a distintos niveles, como el individual, el familiar, el social y el sistémico.
  ○ Evaluar factores psicológicos tales como la desesperanza, el pensamiento blanco/negro, el sesgo de pensamiento negativo, la escasa resolución de problemas sociales, el deterioro de la toma de decisiones, el desánimo y sentirse una carga para los demás.
- Precauciones para el suicidio en pacientes hospitalizados: estas directrices pretenden tanto mantener seguro al paciente como proporcionarle distancia de los factores estresantes de su entorno habitual.
  ○ Preparación de la sala: retire todos los objetos punzantes, cables telefónicos e innecesarios, cordones, cordones de zapatos y equipos. Limite la ropa de cama. Nada de efectos personales, salvo artículos de calidad de vida como gafas.
  ○ Cuidador 1:1 en todo momento. Observación visual constante.
  ○ Sin acceso a teléfono personal o aparatos electrónicos.
  ○ Las pertenencias de los visitantes deben guardarse fuera de la habitación, nada junto a la cama.
- Técnicas de mitigación: los hospitales pediátricos utilizan diversas estrategias de desescalada. Algunos ejemplos son la respuesta Safe Training and Responsible Restraints (STARR) o la formación del Crisis Prevention Institute (CPI). Se ha seleccionado la formación CPI para utilizarla en el hospital de los autores de este capítulo. Presta una mayor atención a la prevención a

a través de un enfoque en el trauma, la desescalada y la comprensión de cómo los propios comportamientos influyen en los comportamientos de los demás.

- ○ Su seguridad es primordial: no deje que el paciente se interponga entre usted y la salida. Nunca dé la espalda al paciente. Colóquese cerca de la puerta, pero sin bloquearla.
- Manejo de la agitación
  - ○ La agitación es un síntoma.
  - ○ Lo ideal es identificar la causa de la agitación para ayudar a mitigarla.
  - ○ La agitación puede ser verbal o física.
    - – Como primer paso, pregunte a la familia qué ha funcionado en el pasado con el paciente (p. ej., intervenciones farmacológicas o conductuales específicas).
    - – La agitación es una emergencia psiquiátrica: debe haber una persona a cargo, solo una persona hablando, y esa persona debe bajar el volumen de su voz para ayudar a calmar la habitación. Limitar el personal en la habitación, con solo el suficiente para la seguridad.
    - – Mantenga una postura de apoyo y una ubicación segura.
    - – Ofrezca opciones seguras al paciente (p. ej., comida o distracciones como una actividad preferida).
      - - Dar mensajes claros.
    - – ¿Por qué se agitan los pacientes?
      - - El miedo, la ira, la impotencia y la incapacidad para controlar su entorno son desencadenantes habituales.
      - - Las personas, los lugares o las palabras extrañas, los sentimientos de enfermedad o vulnerabilidad y los padres asustados o que ejercen una crianza inconsistente también pueden ser desencadenantes.
      - - La violencia se convierte en una defensa contra una abrumadora sensación de fragilidad e impotencia.
    - – Puntos clave de la mitigación: según una declaración de consenso de Richmond y colaboradores, hay 10 dominios de desescalada:
      - - Respetar el espacio personal
      - - No ser provocador
      - - Establecer contacto verbal
      - - Ser conciso
      - - Identificar deseos y sentimientos
      - - Escuchar atentamente lo que dice el paciente
      - - Estar de acuerdo o acordar que existe una diferencia de opinión
      - - Sentar las reglas y fijar límites claros
      - - Ofrecer opciones y optimismo
      - - Informar al paciente y al personal
    - – La Modified Overt Aggression Scale (MOAS, Escala Modificada de Agresión Abierta) es una escala de valoración ampliamente utilizada que consta de cuatro categorías: agresión verbal, agresión contra objetos, agresión contra sí mismo y agresión contra otros. Las respuestas en cada categoría pueden utilizarse como una medida objetiva para seguir el comportamiento del paciente a lo largo del tiempo.
    - – Manejo farmacológico de la agitación
      - - Debería ser un enfoque gradual.
      - - La redirección es siempre la primera línea.
      - - Utilizar primero lo que ha funcionado bien en el pasado. La respuesta pasada predice la respuesta futura.
      - - Cabe considerar una dosis adicional de un medicamento permanente.
      - - Trate de limitar el número de agentes.
      - - Lo ideal es ofrecer primero medicamentos orales.
      - - Recuerde que los medicamentos PRN requieren cierto tiempo para hacer efecto.
      - - Intentar utilizar un enfoque "informado del trauma".

LECTURAS RECOMENDADAS

American Heart Association, Subcommittee on Pediatric Resuscitation. *Pediatric Advanced Life Support Provider Manual*. 2016.

American Heart Association, Subcommittee on Pediatric Resuscitation. *Pediatric Advanced Life Support Provider Manual*. 2016.

Aquino J. Abnormal Sodium National Pediatric Nighttime Curriculum. Floating Hospital for Children at Tufts Medical Center.

Bandstra NF, Skinner L, LeBlanc C, et al. The role of child life in pediatric pain management: a survey of child life specialists. J Pain 2008;9(4):320–329. https://doi.org/10.1016/j.jpain.2007.11.004

Barbance O, De Bels D, Honoré PM, et al. Potassium disorders in pediatric emergency department: clinical spectrum and management. Arch Pediatr 2020;27(3):146–151. https://doi. org/10.1016/j.arcped.2019.12.003

Berde CB, Sethna NF. Analgesics for the treatment of pain in children. *N Engl J Med* 2002;347(14):1094–1103. https://doi.org/10.1056/nejmra012626

Biondi EA, McCulloh R, Staggs VS, et al. Reducing variability in the infant sepsis evaluation (revise): A national quality initiative. *Pediatrics* 2019;144(3):e20182201. https://doi.org/10.1542/peds.2018-2201

Biondi EA, Mischler M, Jerardi KE, et al. Blood culture time to positivity in febrile infants with bacteremia. JAMA Pediatr 2014;168(9):844–849. doi:10.1001/jamapediatrics.2014.895

Byrnes MC, Stangenes J. Refeeding in the ICU: an adult and pediatric problem. *Curr Opin Clin Nutr Metab Care* 2011;14(2):186–192. https://doi.org/10.1097/MCO.0b013e328341ed93

Campbell L. Respiratory Distress National Pediatric Nighttime Curriculum. Lucile Packard Children's Hospital, Stanford University.

Carcillo JA, Fields AI. Clinical practice parameters for hemodynamic support of pediatric and neonatal patients in septic shock. *Crit Care Med* 2002;30:1365.

Chow A, Robinson JL. Fever of unknown origin in children: a systematic review. World J Pediatr 2011;7(1):5–10. https://doi.org/10.1007/s12519-011-0240-5

Daly K, Farrington E. Hypokalemia and hyperkalemia in infants and children: pathophysiology and treatment. *J Pediatr Health Care* 2013;27(6):486–496. https://doi.org/10.1016/j.pedhc.2013.08.003

Debbie S. Fever. National Pediatric Nighttime Curriculum. Lucille Packard Children's Hospital.

Duffner PK, Berman PH, Baumann RJ, et al. Clinical practice guideline—neurodiagnostic evaluation of the child with a simple febrile seizure. *Pediatrics* 2011;127(2):389–394. https://doi. org/10.1542/peds.2010-3318

Farrell C, Del Rio M. Hyponatremia. *Pediatr Rev* 2007;28(11):426–428. https://doi.org/10.1542/pir.28-11-426

Fein JA, Zempsky WT, Cravero JP, et al. Relief of pain and anxiety in pediatric patients in emergency medical systems. *Pediatrics* 2012;130(5):e1391–e1405. https://doi.org/10.1542/peds.2012-2536

Gabhart JM. Pediatric Shock. National Pediatric Nighttime curriculum. Lucile Packard Children's Hospital at Stanford.

Gary D. Detection of Bacteremia: Blood Cultures and Other Diagnostic Tests. Up to Date. 2020. Disponible en: https://www.uptodate.com/contents/detection-of-bacteremia-blood-cultures-and-other-diagnostic-tests. Última consulta el 4/12/2021.

Gershel J, Rauch D, eds. Caring for the Hospitalized Child: A Handbook of Inpatient Pediatrics. 2nd Ed. 2018.

Hampers LC, Spina LA. Evaluation and management of pediatric febrile seizures in the emergency department. *Emerg Med Clin North Am* 2011;29(1):83–93. https://doi.org/10.1016/j.emc.2010.08.008

Horowitz LM, Bridge JA, Teach SJ, et al. Ask suicide-screening questions (ASQ): a brief instrument for the pediatric emergency department. *Arch Pediatr Adolesc Med* 2012;166(12), 1170–1176. https://doi.org/10.1001/archpediatrics.2012.1276

Howard RF. Current status of pain management in children. *JAMA* 2003;290(18):2464–2469. https://doi.org/10.1001/JAMA.290.18.2464

Ivey-Stephenson AZ, Demissie Z, Crosby AE, et al. Suicidal ideation and behaviors among high school students—youth risk behavior survey, United States, 2019. *MMWR Suppl* 2020;69(1):47–55. https://doi.org/10.15585/mmwr.su6901a6

Jackson JM, Williams DM. Chasing fevers: an interactive exercise for pediatrics residents on triaging and assessing in patients with fever. MedEdPORTAL 2020;16:10907. https://doi.org/10.15766/mep_2374-8265.10907

Jannuzzi RG. Nalbuphine for treatment of opioid-induced pruritus. *Clin J Pain* 2016;32(1): 87–93. https://doi.org/10.1097/AJP.0000000000000211

Kazl C, LaJoie J. Emergency seizure management. *Curr Probl Pediatr Adolesc Health Care* 2020;50(11):100892. https://doi.org/10.1016/j.cppeds.2020.100892

Kee PPL, Chinnappan M, Nair A, et al. Diagnostic yield of timing blood culture collection relative to fever. *Pediatr Infect Dis J* 2016;35(8):846–850.

Kraemer FW, Rose JB. Pharmacologic management of acute pediatric pain. *Anesthesiol Clin* 2009;27(2):241–268. https://doi.org/10.1016/j.anclin.2009.07.002

Laino D, Mencaroni E, Esposito S. Management of pediatric febrile seizures. *Int J Environ Res Public Health* 2018;15(10):2232. https://doi.org/10.3390/ijerph15102232

Lefebvre CE, Renaud C, Chartrand C. Time to positivity of blood cultures in infants 0 to 90 days old presenting to the emergency department: is 36 hours enough? *J Pediatric Infect Dis Soc* 2017;6(1):28–32. https://doi.org/10.1093/jpids/piv078

Maslow GR, Dunlap K, Chung RJ. Depression and suicide in children and adolescents. *Pediatr Rev* 2015;36(7):299–310. https://doi.org/10.1542/pir.36-7-299

McClain BC, Ennevor S. The use of gabapentin in pediatric patients with neuropathic pain. *Semin Anesth* 2000;19(2):83–87. https://doi.org/10.1053/sa.2000.6788

Michael C. Intravascular Non-Hemodialysis Catheter-Related Infection: Clinical Manifestations and Diagnosis. Up to Date. 2021. Available at https://www.uptodate.com/contents/intravascular-non-hemodialysis-catheter-related-infection-clinical-manifestations-and-diagnosis. Última consulta el 4/12/2021.

Moritz ML, Ayus JC. Disorders of water metabolism in children: hyponatremia and hypernatremia. *Pediatr Rev* 2002;23(11):371–380. https://doi.org/10.1542/pir.23-11-371

Murata S, Okasora K, Tanabe T, et al. Acetaminophen and febrile seizure recurrences during the same fever episode. *Pediatrics* 2018;142(5):e20181009. https://doi.org/10.1542/peds.2018-1009

Pantell RH, Roberts KB, Adams WG, et al. Evaluation and management of well-appearing febrile infants 8 to 60 days old. *Pediatrics* 2021;148(2):e2021052228. doi:10.1542/peds.2021- 052228

Rabin J, Brown M, Alexander S. Update in the treatment of chronic pain within pediatric patients. *Curr Probl Pediatr Adolesc Health Care* 2017;47(7):167–172. https://doi.org/10.1016/j.cppeds.2017.06.006

Richmond JS, Berlin JS, Fishkind AB, et al. Verbal de-escalation of the agitated patient: Consensus statement of the American Association for emergency psychiatry project BETA De-escalation workgroup. *West J Emerg Med* 2012;13(1):17–25. https://doi.org/10.5811/westjem.2011.9.6864

Rosenbloom E, Finkelstein Y, Adams-Webber T, et al. Do antipyretics prevent the recurrence of febrile seizures in children? A systematic review of randomized controlled trials and meta-analysis. *Eur J Paediatr Neurol* 2013;17(6):585–588. https://doi.org/10.1016/j.ejpn.2013.04.008

Section on Clinical Pharmacology, Committee on Drugs, Sullivan JE, Farrar HC. Fever and antipyretic use in children. *Pediatrics* 2011;127(3):580–587. https://doi.org/10.1542/peds.2010-3852

Shastri N. Intravenous acetaminophen use in pediatrics. *Pediatr Emerg Care* 2015;31(6): 444–448. https://doi.org/10.1097/PEC.0000000000000463

Sherman JM, Sood SK. Current challenges in the diagnosis and management of fever. *Curr Opin Pediatr* 2012;24(3):400–406. https://doi.org/10.1097/MOP.0b013e32835333e3

Short S, Pace G, Birnbaum C. Nonpharmacologic techniques to assist in pediatric pain management. *Clin Pediatr Emerg Med* 2017;18(4):256–260. https://doi.org/10.1016/j. cpem.2017.09.006

Singh RK, Gaillard WD. Status epilepticus in children. *Curr Neurol Neurosci Rep* 2009;9(2):137– 144. https://doi.org/10.1007/s11910-009-0022-9

Singh RK, Gaillard WD. Status epilepticus in children. Curr Neurol Neurosci Rep 2009;9(2):137–144. https://doi.org/10.1007/s11910-009-0022-9

24 Neurología

Cameron Crockett, Sarah Dixon, Cristina M. Gaudioso
y Jennifer L. Griffith

EXAMEN NEUROLÓGICO

Circunferencia cefálica

- Documente siempre la circunferencia frontal occipital (CFO) en los niños < 2 años de edad y en los que vea por primera vez. La "regla de los 3 y los 9" (nacimiento: 35 cm; 3 meses: 40 cm; 9 meses: 45 cm; 3 años: 50 cm; de 9 años a adulto: 55 cm) es útil para recordar la CFO aproximada adecuada para la edad.
- Documentar las CFO de los padres si existe preocupación por macrocefalia o microcefalia; la macrocefalia familiar benigna es una de las principales causas de macrocefalia.
- La fontanela posterior se cierra 1-3 meses después del nacimiento. La fontanela anterior se cierra entre los 7-19 meses posnatales en la mayoría de los niños. Las fontanelas pueden estar agrandadas o tener un cierre retardado en la trisomía 21, el hipotiroidismo y la acondroplasia.

Exploración general

Asegúrese de evaluar lo siguiente: signos vitales, incluido el patrón respiratorio; rasgos dismórficos, incluidos genitales ambiguos y anomalías sacras; los sistemas pulmonar, cardiaco y gastrointestinal; manifestaciones cutáneas (busque rasgos como máculas café con leche, neurofibromas, manchas en forma de hojas de fresno, máculas hipomelanóticas, líneas verticiladas); columna vertebral, y extremidades.

Estado mental

- Nivel de conciencia y respuesta al estímulo (p. ej., despierto, dormido, abre los ojos a la voz, hace muecas al roce esternal, no responde).
- En lactantes, evaluar fijación visual/seguimiento, y si están irritables, si se consuelan con chupete, pañales, etcétera.
- Lenguaje: evaluar el lenguaje expresivo (fluidez), el lenguaje receptivo (seguimiento de órdenes) y la capacidad de repetición.
- Orientación a la persona, lugar, tiempo (año, mes, día), situación.
- La evaluación de las funciones cognitivas superiores debe adaptarse al nivel de desarrollo del paciente.
  - Registro y recuerdo de tres palabras (silla, vela, perro).
  - Capacidad para nombrar colores, animales.
  - Contar o realizar cálculos básicos, leer.

Nervios craneales (NC)

- Nervio olfativo (NC I): no se comprueba de forma rutinaria, pero en casos de traumatismo facial, se evalúa utilizando estímulos no nocivos, como café o vainilla.
- Nervio óptico (NC II)
  - Examen pupilar: documentar el tamaño de las pupilas, la simetría y la reactividad a la luz.
  - Examen fundoscópico: evaluar lo siguiente:
    ○ Papiledema (puede tardar 24 h o más en desarrollarse tras un aumento agudo de la presión intracraneal [PIC]).

- ○ Hemorragia (indicador clínico más sensible de hemorragia subaracnoidea, más fácil de demostrar con dilatación pupilar).
- ○ Pulsaciones venosas (presentes cuando la PIC es inferior a 180 mm H_2O; tenga en cuenta que aproximadamente 20% de las personas comunes no tienen pulsaciones venosas).
- Campos visuales, agudeza visual: esto ayuda a diferenciar entre neuritis óptica y papiledema porque hay pocos cambios en los campos o en la agudeza con el papiledema. La desaturación roja se produce a menudo en la neuritis óptica y puede comprobarse comparando la intensidad de un objeto rojo entre los dos ojos, o usando placas de color de Ishihara. La hemianopsia bitemporal indica una lesión quiasmática; la hemianopsia homónima o la cuadrantanopsia indican una lesión de las radiaciones ópticas o de la corteza occipital.
- Defecto pupilar aferente relativo: se pone de manifiesto mediante la prueba de la linterna oscilante, la cual documenta una anomalía en el arco aferente de la respuesta pupilar a la luz proximal al mesencéfalo dorsal (es decir, lesión en mácula, retina, nervio o tracto óptico, tronco del encéfalo).
- Reflejo rojo: sostenga el oftalmoscopio a la distancia del brazo en una habitación oscura y examine la equivalencia en color, intensidad, claridad y ausencia de opacidades o manchas blancas. En un lactante con retinoblastoma, el reflejo rojo estará ausente. Si es anormal, examinar las pupilas dilatadas o remitir a oftalmología.
- Nervios oculomotor, troclear y *abducens* (NC III, IV y VI).
- Movimientos extraoculares: utilizar el trayecto en H para aislar los músculos. Las parálisis del NC VI (recto lateral) o del NC III (que afectan a la pupila) suelen ser signos precoces de aumento de la PIC. Evaluar el nistagmo (el nistagmo de fin de mirada que se extingue es normal, suele ser indicativo de miopía).
- Conjugar la mirada: examinar si la luz se refleja de forma idéntica en cada iris; ¿la prueba de la cubierta alternante descubre una esoforia latente (desviación hacia dentro) o una exoforia (desviación hacia fuera)? La parálisis del NC IV provoca hipertropía (elevación) y exciclotorsión del ojo afectado, y el paciente puede inclinar la cabeza alejándola del ojo afectado para compensar.
- Nervio facial (NC VII): evaluar la simetría de los movimientos faciales superiores e inferiores. Si toda la cara está débil, entonces la lesión es de la neurona motora inferior (NMI), pero si solo la parte inferior de la cara está débil, entonces se trata de la neurona motora superior (NMS) debido a la entrada cortical bilateral a la frente.
- Nervio vestibulococlear (NC VIII): la prueba del impulso cefálico y la maniobra de Dix-Hallpike indican lesión periférica si son positivas; pueden ayudar a excluir una lesión central. Audición: prueba de Weber y Rinne (diapasón de 512 Hz) para distinguir entre hipoacusia conductiva y neurosensorial.
- Nervios glosofaríngeo y vago (NC IX y X): preguntar si hay cambios en la voz y evaluar la simetría de la elevación del paladar. En personas que no responden, comprobar el reflejo nauseoso.
- Nervio accesorio (NC XI): prueba de fuerza de encogimiento de hombros y rotación de la cabeza.
- Nervio hipogloso (NC XII): comprobar los movimientos de la lengua y buscar atrofias o fasciculaciones.

Examen motor

- Evaluar la masa muscular, el tono (apendicular y axial) y la fuerza según la escala del Medical Research Council (MRC) (0: sin contracción; 1: parpadeo o rastro de contracción; 2: movimiento a través de la articulación sin gravedad; 3: movimiento contra la gravedad; 4: movimiento contra la gravedad y resistencia; 5: fuerza normal). En lactantes, sujetar por debajo de los brazos y en suspensión ventral para evaluar el tono axial.
- Observar si hay movimientos adventicios (p. ej., tics, corea, distonía).

Examen sensorial

Comprobación de cuatro modalidades (tacto ligero, temperatura/pinchazo, vibración, sentido de la posición articular) y evaluación de la discriminación hemisensorial con estimulación bilateral simultánea. Maniobra de Romberg para detectar ataxia sensorial.

Reflejos tendinosos profundos

- Comprobar reflejos en bíceps, tríceps, rótula y tobillo. La prueba del reflejo plantar puede revelar el signo de Babinski (dedo gordo hacia arriba cuando se acaricia la planta del pie) en pacientes con lesiones de la NMS. Sin embargo, el signo de Babinski en un lactante se considera normal.
- Escala de graduación: 0: ningún reflejo (la pérdida de reflejos se produce con más rapidez en la neuropatía en comparación con la miopatía); 1+: reflejo mínimo; 2+: reflejo normal; 3+: muy rápido; 4+: hiperreflexia con clono.
- Realice reflejos especiales (sacudida mandibular, trapecio, pectoral, abdominal, cremastérico) según sea necesario.

Reflejos primitivos

- Agarre palmar: presente desde el nacimiento hasta los 2-4 meses.
- Agarre plantar: presente desde el nacimiento hasta los 8 meses.
- Reflejo de Moro: desde el nacimiento hasta los 4-6 meses.
- Cuello tónico: desde el nacimiento hasta que puede darse la vuelta (3-6 meses).
- Reflejo de Galant (curvatura ipsilateral del tronco cuando se hacen caricias a lo largo de la columna vertebral): desde el nacimiento hasta los 2-3 meses.

Coordinación

- Es posible que los niños pequeños no cooperen con las órdenes, por lo que como sustituto hay que observar la velocidad y la precisión al alcanzar objetos.
- Utiliza movimientos sacádicos (puede extralimitarse o ir menos allá), golpes rápidos con los dedos de las manos o de los pies, movimientos dedo-nariz-dedo de la mano y movimientos talón-rodilla-espinilla.

Marcha

- Observe la postura, el balanceo de las piernas y el balanceo de los brazos en busca de indicios de marcha hemipléjica o dipléjica.
- Caminar con talones y de puntillas, correr y andar en tándem pueden ayudar a poner de manifiesto una debilidad sutil u otras anomalías de la marcha que son menos evidentes durante la marcha normal.

Examen del coma

- Crítico en todos los pacientes con alteración del nivel de conciencia. Localizar la patología en el sistema activador bihemisférico, bitalámico o reticular (tronco del encéfalo).
- Estado mental: documentar nivel de alerta, respuesta a órdenes, mirada y habla.
- Patrón respiratorio: si está intubado, determinar si el paciente respira a una frecuencia superior a la establecida por el ventilador y si el patrón respiratorio es regular o irregular.
- Reactividad pupilar.
  - Evaluar el tamaño, la simetría y la reactividad de las pupilas.
  - La respuesta es resistente a las alteraciones metabólicas con las siguientes excepciones:
    - Opiáceos: precisas.
    - Anticolinérgicos y simpaticomiméticos: fijas y dilatadas.
    - Colinérgicos: precisas.
    - Hipoxia o hipotermia: punto medio y fijas.

• Movimientos extraoculares.
• Calóricos de agua fría (20 mL en cada oído) para activar el reflejo vestibuloocular. Asegúrese de que no hay cera en los oídos y de que la membrana timpánica está intacta. El examen de los ojos de muñeca (reflejo oculocefálico) puede utilizarse si la columna cervical está estable.
• Reflejo corneal: examinar el NC V aferente y el NC VII eferente.
• Mueca facial ante estímulos nocivos: la presión del lecho ungueal, el hisopo nasal o el tirón mandibular son preferibles al roce esternal.
• Reflejo nauseoso/tusígeno.
• Respuesta al dolor.
  • Compruebe si hay retiro intencional, triple flexión (respuesta estereotipada), postura descerebrada (extensora) o decorticada (flexora), o ninguna respuesta.
  • La asimetría o gradiente entre las extremidades superiores e inferiores ayudará a la localización.
• Notar temblores, mioclonías u otros movimientos involuntarios.
• Reflejos.
  • La hiperreflexia suele indicar lesión del sistema nervioso central (SNC), mientras que la hiporreflexia sugiere lesión metabólica o de la médula espinal (de forma aguda). Sin embargo, la uremia, la hipo/hiperglucemia y el coma hepático pueden dar signos focales con hiperreflexia.

Localización de la lesión

Los patrones de anomalías motoras, sensoriales y reflejas pueden indicar qué parte del sistema nervioso está afectada por la lesión o el proceso patológico y, por lo tanto, pueden orientar las pruebas. Véase la tabla 24-1.

ENFERMEDAD VASCULAR CEREBRAL

Principios generales

Aunque tiene menos frecuencia que en los pacientes adultos, la enfermedad vascular cerebral (EVC) debe considerarse como etiología de cualquier cambio neurológico agudo en los pacientes pediátricos, en quienes suele estar infravalorado.

Enfermedad vascular cerebral isquémica

• En la población pediátrica puede presentarse como déficits focales (debilidad, alteraciones del habla, alteraciones visuales, ataxia) o síntomas generalizados (cefalea, atrofia multisistémica, vómito).
• Más probabilidades de presentar convulsiones o cefalea que la población adulta.

Enfermedad vascular cerebral hemorrágica

Puede presentarse de forma similar al EVC isquémico; mejor diferenciado por imagen (véase más adelante).

Trombosis del seno venoso cerebral (TSVC)

• Presentación variable, que puede ser de naturaleza aguda, subaguda o crónica.
• La cefalea es el síntoma más frecuente y puede ir acompañada de vómito, papiledema, síntomas visuales, déficits neurológicos focales o generalizados.

Anamnesis y exploración física

• La evaluación inicial debe centrarse en diferenciar entre EVC e imitaciones de EVC, y determinar si el paciente es candidato a una intervención hiperaguda (es decir, tPA o trombectomía).
• La presentación más común es la debilidad motora, pero un EVC puede incluir la pérdida de cualquier otra función neurológica, incluidas las capacidades sensoriales, el lenguaje o la visión.
• Por lo general se produce una pérdida de función, no una ganancia. Sin embargo, hasta un tercio de los EVC pediátricos cursan con convulsiones y más de la mitad pueden presentar dolor de cabeza al inicio del enfermedad vascular cerebral.

TABLA 24-1 Localización de la lesión

	Cerebro	Médula espinal	Neurona motora	Nervio periférico	Unión neuromuscular	Músculo
Patrón de deterioro motor	Piramidal (extensores de las ES, flexores de las EI), generalmente asimétrico, múltiples NC	Con frecuencia bilateral, piramidal	Proximal > distal	Distal > proximal	Ptosis, oftalmoplejía, proximal > distal	Proximal > distal, simétrico
Cambios sensoriales	Todas las modalidades, NC afectado	Nivel sensorial	Ninguno (calambres)	Generalmente, distal > proximal	Ninguno	Ninguno (mialgias)
Reflejos	Aumentado	Aumentada (puede disminuir antes)	Disminuida	Disminuidos/ausentes	Normales hasta debilidad grave	Normales hasta debilidad grave
Otras características	Afasia, alteración del estado mental, desconexión de la realidad	Intestino/vejiga, disminución del tono rectal	Fasciculaciones, atrofia	Síntomas autonómicos, pie cavo, dedos en martillo	Agotamiento, mejora con hielo (MG)	Miotonía, mioquimia, seudohipertrofia

EI, extremidades inferiores; ES, extremidades superiores; MG, miastenia grave; NC, nervio craneal.

Diagnóstico diferencial

• Imitaciones de EVC: convulsiones con parálisis posictal (de Todd), migraña, parálisis de Bell, síndrome de encefalopatía posterior reversible (SEPR), encefalomielitis diseminada aguda (EMDA) y otros.

• Etiologías del EVC: traumatismos, arteriopatías, vasoespasmos, vasculitis, enfermedades vasculares sistémicas, trastornos hematológicos, incluidas las neoplasias, estados protrombóticos (adquiridos y congénitos), trastornos metabólicos y cardiopatías congénitas y adquiridas.

• Precaución: hasta 15% de los niños que tienen defectos cardiacos congénitos conocidos y EVC presentan también otros factores de riesgo definibles, como un estado protrombótico.

Evaluación

• Resonancia magnética (RM) con secuencias de difusión y angiografía por RM para evaluar la presencia de disección, vasculopatía u oclusión de los grandes vasos.

• Considerar la flebografía por RM con contraste cuando hay signos de PIC elevada, factores de riesgo de hipercoagulabilidad; espectroscopia por RM si hay sospecha de trastorno mitocondrial.

Tratamiento

• Las intervenciones hiperagudas para el EVC isquémico incluyen el activador tisular del plasminógeno (tPA) intravenoso (IV) y la trombectomía mecánica endovascular. El tPA IV puede administrarse a los adolescentes que se presenten en las 4 horas siguientes a la última vez que se supo que estaban bien.

• La trombectomía mecánica puede considerarse en pacientes con evidencia de oclusión de los grandes vasos en las imágenes vasculares. La trombectomía puede realizarse en pacientes que no son candidatos a tPA IV debido a criterios de exclusión, o en los que los síntomas no mejoran rápidamente tras la administración de tPA IV.

• Considerar el ingreso en la unidad de cuidados intensivos (UCI), una hipertensión permisiva que permita elevar moderadamente la presión arterial poco después del EVC agudo, la prevención de la hipoglucemia, el tratamiento agresivo de la fiebre, el uso de líquidos isotónicos (para evitar el empeoramiento del edema cerebral) y una estrecha vigilancia. Coloque la cabecera de la cama en posición horizontal a menos que exista preocupación por un aumento de la PIC.

• No existen ensayos controlados aleatorizados en niños en relación con la anticoagulación o el tratamiento antiplaquetario. Sin embargo, los neonatos con EVC tienen un riesgo bajo de recurrencia, por lo que no se recomienda la aspirina de forma rutinaria. Los niños mayores tienen un riesgo de recurrencia de 7-20%, por lo que debe considerarse el uso de aspirina.

• En pacientes falciformes con EVC, consultar con Hematología para una exanguinotransfusión urgente.

• Los pacientes con evidencia de TSVC deben comenzar inmediatamente con anticoagulación, con un tratamiento inicial habitual con infusión continua de heparina.

• Los pacientes con hemorragia intracraneal deben recibir una consulta neuroquirúrgica.

CONVULSIONES

Definición y clasificación

• Las convulsiones se producen con una descarga eléctrica anormal excesiva o sincrónica de las neuronas cerebrales, que se manifiesta como una alteración transitoria de la función de la región o regiones implicadas: motora, sensorial, cognitiva (lenguaje), visual o auditiva.

• Muchos trastornos pueden simular convulsiones (véase la sección "Eventos paroxísticos no epilépticos"). Debe obtenerse de los observadores una historia detallada de las características clínicas tempranas/aura, cualquier característica focal y nivel de conciencia durante el evento y curso postictal.

- De acuerdo con la clasificación revisada de convulsiones de la International League Against Epilepsy de 2017, las convulsiones se clasifican principalmente por su localización de inicio:
  - Las convulsiones focales pueden clasificarse en función de los síntomas de conciencia (intacta o alterada), motores (clónicos, hipercinéticos o automatismos) o no motores (detención del comportamiento, sensoriales, emocionales) en el momento del inicio.
  - Las convulsiones generalizadas se clasifican en motoras (clónicas, tonicoclónicas, mioclónicas, atónicas) o no motoras (ausencia).

Etiología

- Las convulsiones pueden ser sintomáticas agudas (se producen en estrecha asociación temporal con estrés/enfermedad del SNC o sistémica) o no provocadas (sin un factor desencadenante claro).
- La epilepsia se define como dos o más convulsiones no provocadas que ocurren con más de 24 horas de diferencia o una convulsión no provocada con alta probabilidad de más convulsiones con base en el electroencefalograma (EEG), la RM u otras pruebas.
- Las etiologías de la epilepsia son genéticas, estructurales, metabólicas, inmunes, infecciosas y desconocidas.
- También es importante obtener los antecedentes de nacimiento, desarrollo y familiares.
- En un paciente con epilepsia conocida, pueden producirse convulsiones por omisión de dosis de medicación anticonvulsiva, enfermedad concurrente, privación del sueño o un factor desconocido.

Tratamiento de la primera convulsión no provocada

- Exploración física y neurológica completas, especialmente en busca de anomalías neurológicas focales.
- Evaluar los posibles factores desencadenantes: fiebre/enfermedad, traumatismo craneal, infección del SNC, tumor, ingestión/intoxicación y alteración electrolítica.
- Pruebas de laboratorio clínicas: glucosa, electrolitos, hemograma completo, prueba de drogas en orina (PDO) y electrocardiograma. Considerar la evaluación de infección con base en el historial. Considerar pruebas metabólicas si hay sospecha clínica de error congénito del metabolismo (retraso global del desarrollo, regresión, organomegalia, alteración del estado mental, vómito o disfunción multiorgánica).
- EEG: puede identificar anomalías focales de fondo, descargas epileptiformes, convulsiones sutiles u otras anomalías compatibles con un síndrome epiléptico conocido. Nótese que un EEG normal no descarta las convulsiones o la epilepsia.
- Deben obtenerse estudios de imagen urgentes (TC o RM) de cualquier paciente en el que se sospeche un EVC, una infección del SNC, una hemorragia o un tumor.
- La RM cerebral debe considerarse para la mayoría de las convulsiones de nueva aparición, pero puede no ser necesaria en un niño de desarrollo típico con síndrome epiléptico generalizado (p. ej., epilepsia de ausencia infantil).
- Si la convulsión es breve y se resuelve por sí sola, hay que esperar a realizar un EEG, una RM y estudios de laboratorio antes de determinar el tratamiento. Si no se encuentra ninguna causa, la mayoría de las primeras convulsiones no se trata con medicación anticonvulsiva.
- Considerar medicación de rescate como diazepam rectal (para niños > 6 meses) o midazolam intranasal (para niños < 6 meses o > 12 años de edad) para uso domiciliario en cualquier niño con antecedentes de estado epiléptico.
- Precauciones de seguridad en caso de convulsión: observación estrecha en el agua (fomentar las duchas en lugar de los baños, requiere supervisión 1:1 al nadar), no realizar actividades que impliquen alturas o fogatas, y no conducir hasta que el paciente esté libre de convulsiones durante al menos 6 meses (esto varía de un estado a otro en Estados Unidos).

ESTADO EPILÉPTICO

Principios generales

• Aunque se define como cualquier convulsión (o grupo de convulsiones sin recuperación al estado inicial) de duración > 30 minutos, el tratamiento farmacológico de las convulsiones suele ser necesario para cualquier convulsión de duración > 5 minutos.
• El estado epiléptico es una emergencia. Todos los medicamentos son más eficaces si se utilizan pronto. Pida la siguiente medicación prevista inmediatamente después de administrar la primera.
• El pronóstico suele estar relacionado con el diagnóstico médico subyacente. La mortalidad global es de 1-3%.

Tratamiento

• Primeros 5 minutos.
  • Vía aérea, respiración, circulación (ABC), colocarse de lado, no introducir nada en la boca y cronometrar la convulsión.
  • Establecer acceso intravenoso.
  • Comprobar glucosa en el punto de atención, electrolitos, hemograma completo, PDO y niveles de fármacos antiepilépticos (si es necesario).
  • Administrar lorazepam IV (0.1 mg/kg; dosis máxima 4 mg) en 2-4 minutos.
  • Si no hay acceso IV, administrar diazepam rectal (edad 6 meses-5 años: 0.5 mg/kg; 6-11 años: 0.3 mg/kg; 12+ años: 0.2 mg/kg, máx. 20 mg). También puede utilizarse midazolam intranasal, 0.2 mg/kg (máx. 10 mg), sobre todo en edades < 6 meses.
• 6-10 minutos.
  • Reevalúe el ABC y aborde cualquier problema. Solicite ayuda adicional y asigne funciones al equipo.
  • Cinco minutos después de la primera dosis, administre una segunda dosis de lorazepam IV, 0.1 mg/kg (máx. 4 mg), O diazepam rectal, O midazolam intranasal, 0.2 mg/kg (máx. 10 mg).
  • Si se han administrado 2 dosis de benzodiacepina en las últimas 6 h, se puede pasar a un tratamiento de 11-20 minutos.
• 11-20 minutos.
  • Reevalúe el ABC y aborde cualquier problema. Solicite ayuda adicional y asigne funciones al equipo.
  • Administrar medicación anticonvulsiva de acción prolongada (fosfenitoína, 20 mg/kg en 7-10 minutos, o fenobarbital, 20 mg/kg en 20 minutos).
  • Reexamine al paciente, vigile la depresión respiratoria y la hipotensión.
• 21 o más minutos.
  • Si la convulsión continúa después de completar la carga de fármacos antiepilépticos de acción prolongada, administrar la medicación indicada en la etapa de 11-20 minutos que no se haya utilizado ya.
  • Si la convulsión ha cesado clínicamente, considere la posibilidad de un estado epiléptico no convulsivo si el paciente no está despierto.
• Después de 30 minutos.
  • Plan de ingreso en la UCI.
  • Considerar intubación y vías centrales.
  • Administrar fosfenitoína adicional, 10 mg/kg, o fenobarbital, 10 mg/kg.
  • Considerar tratamiento con infusión de midazolam u otro agente para inducir coma farmacológico.
• Consideraciones particulares.
  • Si el paciente tiene síndrome de Dravet o epilepsia mioclónica juvenil (EMJ), no administrar fosfenitoína. Considerar valproato IV, 40 mg/kg después de la benzodiacepina inicial para estos

pacientes. Evitar el valproato en niños < 2 años de edad y si hay sospecha de trastorno mitocondrial. También puede usarse levetiracetam IV, 60 mg/kg, para el estado epiléptico.

• El estado epiléptico refractario suele tener una etiología subyacente que debe abordarse: busque electrolitos anormales, infección, hemorragia, EVC, síndrome genético o metabólico.

CONVULSIONES FEBRILES

Definición

• Las convulsiones febriles son convulsiones que se producen en niños de 6 a 60 meses de edad y están relacionadas con una enfermedad febril (T $\geq$ 38 °C [100.4 °F]) no causada por una infección del SNC. Las convulsiones no deben cumplir los criterios de otras convulsiones sintomáticas agudas y los pacientes no deben tener antecedentes de convulsiones previas no provocadas.

• Las convulsiones febriles simples son de inicio generalizado, duran menos de 15 minutos y no se repiten en 24 horas. Constituyen 85% de todas las convulsiones febriles.

• Las convulsiones febriles complejas son de naturaleza focal, duran más de 15 minutos o reaparecen en 24 horas.

• El estado epiléptico febril se define como una crisis convulsiva que dura 30 minutos o más.

Epidemiología

• La edad más común para las convulsiones febriles es de 6 meses a 3 años; son raras después de los 6 años de edad.

• El riesgo global en niños es de 2-5%; si el padre o el hermano han tenido convulsiones febriles, el riesgo es de 10-20%.

• Las convulsiones pueden producirse al principio de la enfermedad, al subir la temperatura o incluso antes de que se reconozca la fiebre o la enfermedad.

• El riesgo de recurrencia de las convulsiones febriles es de 25-30%. Los factores de riesgo de recurrencia son:
  • Primera convulsión febril antes de 1 año.
  • Convulsiones febriles tras fiebres de bajo grado.
  • Antecedentes familiares de convulsiones febriles.
  • Epilepsia en familiares de primer grado, convulsiones febriles complejas o anomalías del neurodesarrollo.

• El riesgo de epilepsia más adelante en la vida después de una convulsión febril es de alrededor de 2-4% en general. Los factores de riesgo de una eventual epilepsia son:
  • Convulsiones febriles complejas (multiplican por dos el riesgo de recurrencia).
  • Anomalías del desarrollo neurológico, incluyendo exámenes anormales.
  • Convulsiones afebriles en familiares de primer grado.
  • Convulsiones febriles recurrentes.

Evaluación

• Si la convulsión dura más de 5 minutos, trátelo como estado epiléptico.

• Pueden realizarse análisis de rutina para evaluar la infección subyacente.

• Recomendar la PL a todos los lactantes < 6 meses de edad. Considerar firmemente la punción lumbar para lactantes < 12 meses si no están vacunados o pretratados con antibióticos y para cualquier niño con signos meníngeos.

• Considerar la realización urgente de pruebas de imagen (TC o RM) si hay características focales o si la convulsión es prolongada.

• El EEG se recomienda para pacientes con más de una característica compleja a convulsión febril o si el paciente tiene un desarrollo anormal.

Tratamiento

- El tratamiento profiláctico no suele recomendarse porque la mayoría de las convulsiones febriles son autolimitadas.
- El diazepam rectal para convulsiones de más de 5 minutos debe prescribirse a niños con antecedentes de convulsiones prolongadas o múltiples.

ESPASMOS INFANTILES

Definición y clasificación

- Los espasmos infantiles (síndrome de West) son una encefalopatía epiléptica infantil con una incidencia máxima entre los 3 y 7 meses de edad. Se define por espasmos epilépticos, hipsarritmia en el EEG y detención/regresión del desarrollo.
- Los espasmos epilépticos clínicos consisten en contracciones breves, simétricas y sincrónicas de la cabeza, el cuello, el tronco y la extensión de los brazos/piernas. Tienden a agruparse y se producen con mayor frecuencia en las transiciones sueño-vigilia.
- Las etiologías pueden ser sintomáticas (lesión cerebral asociada con prematuridad o infección, lesión hipóxico-isquémica, malformación cortical, esclerosis tuberosa, trisomía 21, otras afecciones genéticas) o criptogénicas (sin etiología identificada).

Evaluación/tratamiento

- Puede considerarse el ingreso hospitalario para acelerar el diagnóstico e iniciar el tratamiento. La identificación y el tratamiento tempranos de los espasmos infantiles se relacionan con un mejor pronóstico.
- La exploración física debe incluir un examen detallado de la piel con lámpara de Wood para evaluar la presencia de manchas en forma de hojas de fresno relacionadas con la esclerosis tuberosa.
- La evaluación incluye EEG que capta los estados de vigilia y sueño, RM cerebral con protocolo de epilepsia, estudios metabólicos y genéticos.
- El tratamiento de primera línea para los pacientes con espasmos infantiles debidos a esclerosis tuberosa es la vigabatrina.
- Para todos los demás pacientes, el tratamiento de primera línea es ACTH o corticoides orales a dosis altas.
- Los pacientes con inicio rápido del tratamiento, desarrollo normal antes del inicio de los espasmos y sin causa subyacente identificada pueden tener un mejor pronóstico.
- Muchos pacientes desarrollarán otros tipos de convulsiones y pueden evolucionar hacia el síndrome de Lennox-Gastaut.

EVENTOS PAROXÍSTICOS NO EPILÉPTICOS

Imitadores habituales de las convulsiones

El historial es la herramienta diagnóstica más importante para distinguir una convulsión de un evento no epiléptico. También puede ser muy útil que los observadores obtengan un video de los acontecimientos. Hay varios imitadores de las convulsiones que tienden a producirse en distintas etapas del desarrollo.

Imitadores comunes de las convulsiones en la infancia

- Mioclonía benigna del sueño: movimiento espasmódico rápido de una extremidad o de la cara que dura segundos y que solo se produce durante el sueño en un lactante por lo general sano.
- Nerviosismo: afecta a una o más extremidades, con frecuencia cambia de lado de un acontecimiento a otro. Aumenta con la desvinculación, la estimulación, el sobresalto y el llanto, pero suprime con la estimulación táctil.
- Hiperekplexia: sobresalto excesivo que se produce con el ruido o el tacto. Puede provocarse golpeando suavemente la glabela, lo que desencadena un sobresalto excesivo que no se acostumbra con golpes repetidos.

- Mioclonía benigna de la infancia: movimientos espasmódicos rápidos de las extremidades sin alteración de la conciencia, se producen durante el sueño y la vigilia, y son suprimibles.
- Ataques de escalofríos: movimientos breves de rigidez y escalofríos con consciencia preservada. Suelen ocurrir en la lactancia tardía y son provocados por excitación o frustración.
- Síndrome de Sandifer: arqueamiento de la espalda, rigidez de las extremidades y giro/inclinación de la cabeza, que se produce debido al reflujo. Con frecuencia es provocado por la alimentación o por estar acostado.

Imitadores comunes de las convulsiones en la primera infancia

- Espasmos del llanto: por lo general desencadenados por llanto, dolor o emociones fuertes que hacen que el niño llore, contenga la respiración al final de la espiración y se vuelva brevemente tónico. Se relaciona con un cambio de color cianótico o pálido. Es importante comprobar la ferritina en estos pacientes, ya que los espasmos del llanto se asocian con anemia ferropénica y pueden mejorar con suplementos de hierro.
- Estereotipias: manierismos simples (balanceo del cuerpo, golpes de cabeza) o complejos (aleteo de la muñeca, sacudidas de cabeza) que se interrumpen por estimulación táctil o verbal. Son más frecuentes en personas con autismo o discapacidad intelectual, pero también pueden darse en niños neurotípicos.
- Soñar despierto: la mirada perdida puede parecerse a una crisis de ausencia, pero puede interrumpirse con estimulación verbal o táctil. Suele ocurrir cuando se realizan actividades tranquilas.
- Parasomnias: los terrores nocturnos, los despertares confusos y el sonambulismo ocurren en las primeras horas de sueño y suelen durar más de 3-5 minutos. Pueden confundirse con convulsiones nocturnas del lóbulo frontal, que suelen ser breves (< 2 minutos) y ocurrir varias veces por noche.

Imitadores comunes de las convulsiones en la adolescencia

- Síncope vasovagal: la pérdida de tono puede ir seguida de convulsiones postsincopales. Los síntomas prodrómicos preceden al síncope (mareo, visión borrosa, acúfenos, palidez, diaforesis). A menudo ocasionados por permanecer de pie durante mucho tiempo, deshidratación, cambios ortostáticos, exposición al calor o emociones fuertes. Vuelven rápidamente a la situación inicial tras el episodio.
- Síncope cardiaco: pérdida repentina del conocimiento sin previo aviso, puede ocurrir con el esfuerzo.
- Movimientos periódicos de las extremidades durante el sueño: movimientos espasmódicos repetitivos de las extremidades inferiores que solo se producen durante el sueño.
- Ataque de pánico: aparición súbita de miedo intenso, palpitaciones, disnea, diaforesis, dolor torácico, parestesia, mareo y temblor con consciencia preservada, que puede durar de 10 a 30 minutos. No hay confusión postictal.
- Narcolepsia/cataplejía: pérdida repentina y breve del tono muscular voluntario en respuesta a una emoción fuerte. Ocurre debido a un sueño MOR intrusivo durante el día.
- Trastorno neurológico funcional/espasmos no epilépticos: las semiologías comunes incluyen alteración del estado mental con o sin fenómenos motores. Las características que favorecen los episodios no epilépticos incluyen movimientos espasmódicos irregulares y no rítmicos, sacudidas de cabeza de lado a lado y ojos cerrados durante el episodio.

TRASTORNOS DEL MOVIMIENTO

Principios generales

- Los movimientos hipercinéticos son movimientos no deseados y excesivos e incluyen distonía, corea, atetosis, mioclonía, temblor, tics y estereotipias.
- Pueden distinguirse unos de otros en función de la ritmicidad, la postura, si el movimiento es estereotipado o suprimible (tabla 24-2).

Estado distónico

- Emergencia neurológica caracterizada por episodios cada vez más graves/frecuentes de distonía generalizada.

TABLA 24-2 Clasificación de los movimientos anormales

Movimiento	Descripción	Ejemplo
Distonía	Contracciones musculares involuntarias que provocan posturas anormales. La postura puede ser sostenida o breve y puede desencadenarse por un movimiento o posición voluntaria específica	Reacción distónica por medicación, distonía focal de la mano (calambre del escritor) o distonía generalizada debida a una enfermedad neurodegenerativa como la PKAN (neurodegeneración asociada a la pantotenato cinasa)
Corea	Movimientos involuntarios continuos de apariencia aleatoria	Corea de Sydenham como secuela de infección por estreptococos del grupo A
Atetosis	Movimientos lentos, continuos y de contorsión que impiden mantener una postura estable	Puede coocurrir con corea formando coreoatetosis, una secuela de lesión de los ganglios basales por kernícterus
Mioclonía	Movimiento espasmódico breve, similar a una descarga. Puede ser repetido pero a menudo no rítmico	Las sacudidas mioclónicas, observadas en pacientes con epilepsia mioclónica juvenil, se producen por lo general a primera hora de la mañana. También pueden observarse mioclonías postanóxicas después de un paro cardiaco
Temblor	Movimientos involuntarios rítmicos y oscilantes con velocidad simétrica en todas las direcciones	El temblor intencional se produce cuando el temblor empeora al acercarse a un objetivo (se localiza en el cerebelo). Otras causas potenciales: temblor esencial, hipertiroidismo, enfermedad de Wilson, medicamentos (ácido valproico), psicógeno o aumento del temblor fisiológico
Tics	Movimientos intermitentes, rápidos, recurrentes, no rítmicos, estereotipados, suprimibles al menos de forma breve y precedidos de un impulso premonitorio	Tic motor simple: parpadeo, encogimiento de hombros, mueca facial Tic motor complejo: serie de movimientos que implican varios grupos musculares Tics fónicos: zumbido, carraspeo, olfateo, gruñido, coprolalia
Estereotipias	Movimientos repetitivos, a menudo rítmicos, que pueden suprimirse voluntariamente, pero carecen de impulso premonitorio. Suelen ocurrir cuando se está excitado, estresado, distraído o muy ocupado en una actividad	Batir las manos, agitar las manos y balancear el cuerpo

- El diagnóstico diferencial incluye el estado epiléptico, el síndrome neuroléptico maligno o el síndrome serotoninérgico.
- El tratamiento incluye medicación específica para la distonía (benzodiacepinas, infusiones sedantes, baclofeno, trihexifenidilo), tratamiento de los factores precipitantes (dolor, infección, angustia), cuidados de apoyo (líquidos intravenosos) y monitorización cardiorrespiratoria, probablemente en la unidad de cuidados intensivos.

Tics

- Los tics son movimientos intermitentes, recurrentes, no rítmicos, estereotipados, suprimibles al menos de forma breve y precedidos de un impulso premonitorio.
- Los tics están presentes en hasta 5% de la población.
- La edad típica de aparición es entre los 4 y 15 años (mediana de 7 años), con un pico de gravedad entre los 9 y 11 años.
- Los tics individuales pueden aumentar y disminuir a lo largo de meses o años, y suelen empeorar con el estrés físico o emocional.
- Rara vez es un signo de patología estructural del SNC. Si se acompaña de otras anomalías del movimiento/neurológicas, considere una patología de los ganglios basales.
- Por lo general no se tratan a menos que los tics sean molestos para el niño, le causen daño o interfieran en sus actividades escolares o cotidianas.
- Las opciones de tratamiento de primera línea incluyen terapia de reversión del hábito, agonistas α2-adrenérgicos (clonidina, guanfacina) y antipsicóticos atípicos (risperidona, ziprasidona).

Tic nervioso provisional

Criterios diagnósticos: inicio < 18 años, uno o más tics motores o vocales presentes durante < 1 año.

Trastorno crónico de tics motores o vocales

Criterios diagnósticos: inicio < 18 años, uno o más tics motores o vocales pero NO ambos de más de 1 año de duración.

Síndrome de Tourette

- Criterios diagnósticos: inicio < 18 años, dos o más tics motores Y uno o tics vocales motores durante al menos 1 año.
- Afecta a 1-3% de los niños en Estados Unidos. Afecta más a los niños que a las niñas.
- Alta comorbilidad de trastorno por déficit de atención, ansiedad y trastorno obsesivo-compulsivo.
- En general, buen pronóstico: la mayoría presenta una mejoría de los tics al final de la adolescencia/principios de la edad adulta. Las afecciones comórbidas pueden ser más duraderas.

SÍNDROME DE ENCEFALOPATÍA POSTERIOR REVERSIBLE (SEPR)

Principios generales

Síndrome clínico radiográfico caracterizado por alteración de la conciencia, cefalea, síntomas visuales y convulsiones, así como hallazgos en la RM de edema vasogénico, predominantemente en los hemisferios cerebrales posteriores. Los factores de riesgo incluyen hipertensión, enfermedad renal, tratamiento inmunosupresor y trastornos autoinmunes.

Historia y exploración física

Aparición rápida (de horas a días) de alteración de la conciencia, cefalea, síntomas visuales y convulsiones (típicamente tonicoclónicas generalizadas). Con frecuencia se relaciona con hipertensión.

Diagnóstico diferencial

La alteración aguda del estado mental tiene un amplio diferencial. Véase la tabla 24-3.

TABLA 24-3	Evaluación del estado mental alterado

Categoría de la enfermedad	Ejemplos	Pruebas diagnósticas
Ingestión/tóxica	Drogas ilícitas, sobredosis de medicamentos con receta, síndrome serotoninérgico, síndrome neuroléptico maligno, mal funcionamiento de la bomba de baclofeno	Análisis de drogas en orina y suero
Metabólica	Hipo e hiperglucemia, hipo e hipernatremia, hipercalcemia, hipertermia/hipotermia, defectos mitocondriales, del ciclo de la urea, aminoacidopatías	Glucosa sérica, electrolitos, lactato/piruvato, aminoácidos séricos/ LCR, ácidos orgánicos en orina, amoníaco, perfil de acilcarnitina
Endocrina	Crisis hipertiroidea (tormenta tiroidea), cetoacidosis diabética	TSH, T_4 libre, gasometría, análisis de orina
Vascular	Lesión cerebral hipóxico-isquémica (posretención), infarto bitalámico/trombosis del seno venoso, vasculitis	RM cerebral, considerar angiografía por RM o flebografía con contraste
Convulsión	Estado epiléptico subclínico, estado postictal	EEG
Infección	Sepsis, meningitis, encefalitis	Cultivo de LCR, PCR para VHH-1,2, MVE, CMV, VVZ; VIH; títulos de arbovirus/rickettsia
Autoinmune/ posinfecciosa	EMDA, encefalitis por receptores NMDA, encefalopatía de Hashimoto	RM, PL, anticuerpos paraneoplásicos, anticuerpos antitiroideos
Malignidad	Linfoma, síndrome paraneoplásico, lesión masiva, tromboembolismo	RM encefálica con/sin contraste, citología LCR y citometría de flujo, Ac paraneoplásicos, TEP
Traumatismo	Edema cerebral, lesión axonal difusa, hemorragia subaracnoidea, hematoma epidural o subdural	TC de cráneo, RM Precaución con la PL en caso de posible aumento de la PIC
Hidrocefalia	Mal funcionamiento de la derivación ventriculoperitoneal, lesión masiva, postraumática	TC de cráneo, serie de derivaciones, RM cerebral
Psiquiátrica	Trastorno de conversión, convulsión no epiléptica/ espectro disociativo, catatonía	Video EEG

CMV, citomegalovirus; CSF, factor estimulante de colonias; EEG, electroencefalograma; EMDA, encefalomielitis diseminada aguda; LCR, líquido cefalorraquídeo; MVE, morbilivirus equino; NMDA, receptor de N-metil-D-aspartato; PIC, presión intracraneal; PL, punción lumbar; RCP, reacción en cadena de la polimerasa; RM, resonancia magnética; TC, tomografía computarizada; TEP, tomografía por emisión de positrones; TSH, hormona estimulante de la tiroides; VHH, virus del herpes humano; VIH, virus de la inmunodeficiencia humana; VVZ, virus de la varicela-zóster.

Evaluación

• La RM cerebral sin contraste es esencial en todos los pacientes con sospecha de SEPR. Los hallazgos característicos de la RM incluyen edema vasogénico simétrico en los lóbulos occipital y parietal. Sin embargo, el edema puede afectar a regiones no posteriores (principalmente en las cuencas).

• Además de las pruebas de imagen, deben realizarse hemograma, panel metabólico completo (PMC) y toxicología. Debe realizarse una punción lumbar en los pacientes en los que se sospeche meningitis o encefalitis. Debe considerarse seriamente la realización de un EEG dado el alto riesgo de convulsiones.

Tratamiento

El tratamiento de la hipertensión y la interrupción de los agentes inmunosupresores, cuando proceda, son los pilares del tratamiento. La interrupción de la inmunosupresión debe discutirse con el médico prescriptor. Las personas con convulsiones deben ser tratadas con una medicación anticonvulsiva adecuada.

ATAXIA CEREBELOSA AGUDA

Definición

Síndrome de disfunción cerebelosa de inicio agudo que se presenta en niños previamente sanos, generalmente menores de 6 años. Con frecuencia se relaciona con una enfermedad prodrómica.

Historial

Inicio rápido (de horas a días) de la disfunción cerebelosa. La marcha anormal es el síntoma de presentación más común, aunque los niños también pueden presentar nistagmo, problemas del habla, problemas de motricidad fina e irritabilidad.

Examen

Debe realizarse un examen neurológico completo prestando especial atención a los signos cerebelosos. Los hallazgos incluyen marcha atáxica (de base ancha e inestable), habla atáxica (exploración con fluctuaciones de ritmo/tono/volumen), dismetría (como se observa en la prueba dedo-nariz), disdiadococinesia (como se observa en la prueba de movimientos rápidos alternantes), temblor de acción y nistagmo.

Diagnóstico diferencial

Véase la tabla 24-4.

Pruebas diagnósticas

Obtener análisis de rutina (hemograma, PMC, Mg, fósforo) y un examen toxicológico. La neuroimagen aguda no suele estar justificada, a menos que se sospeche otro proceso neurológico. Puede considerarse una RM cerebral con y sin contraste.

Tratamiento

El tratamiento es sólo de apoyo. Puede ser beneficiosa una evaluación fisioterapéutica antes del alta. Los síntomas se resolverán gradualmente en 2-3 semanas.

TRASTORNOS DESMIELINIZANTES

Categorías

• Neuritis óptica.
• La neuritis óptica es una enfermedad inflamatoria y desmielinizante del nervio óptico que provoca una pérdida aguda de visión. Está muy relacionada con la esclerosis múltiple (EM), pero también puede aparecer en otros trastornos autoinmunes, como el trastorno del espectro de la neuromielitis óptica (TENMO), la enfermedad por anticuerpos contra la glicoproteína de mielina y oligodendrocitos (MOGAD, *por sus siglas en inglés*) y la *encefalomielitis diseminada aguda* (EMDA).

TABLA 24-4 — Diagnóstico diferencial de la ataxia

Categoría de la enfermedad	Ejemplos	Pruebas diagnósticas
Ingestión/tóxica	Antiepilépticos, sedantes	Análisis de drogas en orina y suero
Variantes de la migraña	Vértigo paroxístico benigno, migraña basilar	Historial, RM normal
Posinfecciosa	Ataxia cerebelosa aguda, cerebelitis aguda, EMDA	RM, PL
Infecciosa	Meningitis, encefalitis, laberintitis	Cultivo de LCR, RCP para VHH-1,2, MVE, CMV, VVZ; VIH
Desmielinizante/autoinmune	EM, Sjögren, Behcet, NMO, celiaquía	RM cerebral, bandas oligoclonales en LCR, anticuerpos en la NMO, AAN/ANE
Paraneoplásica	Opsoclono-mioclono, encefalitis por receptores NMDA, encefalitis por GAD-65	Anticuerpos paraneoplásicos, HVA+VMA en orina, TC abdomen, ecografía testicular, TEP
Malignidad	Tumores de la fosa posterior	RM cerebral con/sin contraste
Vascular	EVC de la circulación posterior, disección de la arteria vertebral o basilar, vasculitis	RM cerebral, angiografía por RM
Ataxia episódica (AE)	AE1: últimos minutos, mioquimia, respuesta a la carbamazepina; AE2: horas-días, cefalea, respuesta a la acetazolamida; AE3-7: respuesta variable a la medicación	Ensayo con acetazolamida o carbamazepina, pruebas genéticas
Nervio periférico (ataxia sensorial)	PDIA, síndrome de Miller-Fisher	EMG/ECN, PL para disociación albuminocitológica
Metabólica	Mitocondrial, trastornos del ciclo de la urea, aminoacidopatías (MSUD), deficiencia de GLUT-1, deficiencia de piruvato deshidrogenasa	Lactato/piruvato, glucosa en LCR, aminoácidos en suero/LCR, ácidos orgánicos en orina, amoníaco, perfil de acilcarnitina
Oído interno	VPPB, Ménière, schwannoma vestibular	Electronistagmografía, RM
Psicogénica	Trastorno de conversión	Marcha astasia-abasia
Epilepsia	Estado posictal	EEG

AAN, anticuerpos antinucleares; ANE, antígeno nuclear extraíble; CMV, citomegalovirus; ECN, estudio de conducción nerviosa; EEG, electroencefalograma; EM, esclerosis múltiple; EMDA, encefalomielitis diseminada aguda; EMG, electromiografía; EVC, enfermedad vascular cerebral; HVA, ácido homovanílico; LCR, líquido cefalorraquídeo; MSUD, enfermedad de la orina con olor a jarabe de arce; NMDA, receptor de N-metil-d-aspartato; NMO, neuromielitis óptica; PDIA, polirradiculoneuropatía desmielinizante inflamatoria aguda; PL, punción lumbar; RCP, reacción en cadena de la polimerasa; RM, resonancia magnética; TC, tomografía computarizada; TEP, tomografía por emisión de positrones; VHH, virus del herpes humano; VIH, virus de la inmunodeficiencia humana; VMA, ácido vanilmandélico; VPPB, vértigo posicional paroxístico benigno; VVZ, virus de la varicela-zóster.

- La pérdida de visión suele desarrollarse en horas o días. Suele ser monocular, pero puede ser binocular. La mayoría de los pacientes refiere dolor ocular que empeora con los movimientos oculares.

Mielitis transversa

La mielitis transversa (MT) aguda es una afección inmunomediada de la médula espinal que cursa con debilidad de inicio rápido, déficits sensoriales, disfunción intestinal/vesical o autonómica. La MT puede ser idiopática (por lo general un proceso posinfeccioso) o estar causada por un trastorno autoinmune desmielinizante subyacente como EM, TENMO, MOGAD y EMDA.

Encefalomielitis diseminada aguda (EMDA)

- La EMDA es una enfermedad desmielinizante del SNC caracterizada por encefalopatía.
- La encefalopatía de inicio agudo es la característica distintiva (y necesaria) de la EMDA pediátrica. Suele ir acompañada de déficits neurológicos, como neuropatías craneales, hemiparesia, mielopatía y ataxia. Con frecuencia se asocia con convulsiones. La mayoría de los niños refiere una enfermedad viral/febril en las 2 semanas siguientes a la aparición de los síntomas neurológicos y muchos tienen fiebre, vómito y meningismo en el momento de la presentación.

Examen

- Realizar un examen neurológico completo en cualquier paciente con sospecha de enfermedad desmielinizante.
- Neuritis óptica: examen fundoscópico (para evaluar la inflamación del disco o la distensión venosa), agudeza visual y visión cromática (pérdida de visión cromática > pérdida de agudeza visual es indicativa de enfermedad del nervio óptico), campos visuales (para evaluar el defecto de campo, especialmente el escotoma central) y reacción pupilar (para evaluar el defecto pupilar aferente). El oftalmólogo debe realizar un examen ocular formal.
- Mielitis transversa: incluir nivel sensorial, fuerza y tono, reflejos tendinosos profundos, reflejo cremastérico (en hombres) y tacto rectal.
- EMDA: examen detallado del estado mental, examen de los nervios craneales (incluido el examen fundoscópico, la agudeza visual y la visión cromática), examen sensorial (incluido el nivel sensorial), examen motor, reflejos tendinosos profundos, marcha y coordinación.

Evaluación

- Estudios de imagen.
  - Para la neuritis óptica, RM cerebral y de las órbitas con y sin contraste (las imágenes muestran un aumento de la señal T2 de los nervios ópticos, a menudo con realce de gadolinio), y considerar la RM de la columna cervical con y sin contraste.
  - Para MT y EMDA: RM cerebral y de columna vertebral total con y sin contraste. Los pacientes con MT presentarán lesiones hiperintensas en T2 (+/- realce con gadolinio) que se extienden a uno o más segmentos de la médula espinal, mientras que los pacientes con EMDA presentan lesiones cerebrales, del tronco del encéfalo o de la médula espinal que suelen ser bilaterales, asimétricas y mal marginadas.
- LCR: recuento celular y diferencial, proteínas, glucosa, índice de IgG (con suero), bandas oligoclonales (con suero), cultivo y estudios virales (según la estación).
- Suero: anticuerpo MOG, anticuerpo NMO, hemograma, PMC, nivel de vitamina D. Considerar AAN, ANE, ANCA y ADN bicatenario.

Tratamiento

- Dosis altas de corticoides intravenosos (metilprednisolona) durante 3-5 días, que han demostrado mejorar los resultados y acortar el tiempo de recuperación.
- En pacientes con déficits neurológicos graves o síntomas refractarios a los corticoides, puede considerarse el tratamiento con inmunoglobulina intravenosa (IGIV) o plasmaféresis.

CEFALEA

Definición

- La International Classification of Headache Disorders, 3.ª edición (ICHD-3) clasifica las cefaleas como primarias o secundarias.
- Las cefaleas primarias incluyen la migraña, la cefalea tensional y las cefaleas autónomas del trigémino. La migraña y la cefalea tensional son las más frecuentes en niños.
- Las cefaleas secundarias son las causadas por una enfermedad subyacente, como un traumatismo, una infección, una masa intracraneal o una hipertensión intracraneal idiopática (HICI), y siempre deben tenerse en cuenta en las personas que presentan una cefalea nueva o atípica.
- Criterios diagnósticos de la migraña pediátrica sin aura:
- Cinco o más dolores de cabeza de entre 1 y 72 h de duración.
- Tener al menos dos de las cuatro características siguientes: localización bilateral o unilateral, calidad pulsátil, intensidad de moderada a grave, empeorar con la actividad física habitual.
- Acompañada de náusea/vómito y fotofobia y fonofobia (que puede inferirse del comportamiento).

Historial

- Documente el inicio, la duración, la localización, la calidad y la gravedad del dolor, los factores que lo alivian o empeoran, cualquier característica asociada y los antecedentes personales o familiares de cefalea. También debe anotarse cualquier antecedente de aura (visual, sensorial, de tipo troncoencefálico, etcétera).
- Las señales de alarma de la cefalea incluyen dolor que empeora al recostarse, dolor que despierta al paciente del sueño, vómito de madrugada asociado, fiebre asociada, traumatismo craneal reciente, "el peor dolor de cabeza de mi vida", antecedentes de neoplasia maligna o cualquier alteración del estado mental o déficit focal.

Examen

Examen neurológico completo con especial atención al examen fundoscópico (para buscar papiledema, palidez óptica, hemorragias retinianas), movimientos extraoculares (para buscar parálisis oculares), campos visuales (para buscar un corte de campo), marcha y coordinación (para buscar ataxia).

Evaluación

- En las personas con antecedentes de migraña y ausencia de señales de alarma en la historia clínica y la exploración, no es necesario realizar más pruebas de laboratorio y neuroimagen.
- Para los individuos con signos de PIC elevada, déficits neurológicos focales o preocupación por un estado hipercoagulable, está justificada la evaluación de EVC agudo o TSVC. Véase la sección "Enfermedad vascular cerebral".
- Debe realizarse una punción lumbar con presión de apertura en pacientes con sospecha de HIC (síntomas de PIC elevada, papiledema, parálisis del NC VI, RM cerebral normal o con anomalías que sugieren HIC [aplanamiento de la esclerótica posterior, silla turca parcialmente vacía, estenosis bilateral del seno venoso]). También debe realizarse una punción lumbar en aquellos casos en los que se sospeche una infección del SNC.

Tratamiento

- Los tratamientos abortivos de primera línea para la migraña pediátrica incluyen los antiinflamatorios no esteroides (AINE) y los triptanes.

* En el servicio de urgencias se recomienda el tratamiento con líquidos IV, AINE IV (ketorolaco) y proclorperazina IV. Las reacciones distónicas secundarias a la proclorperazina pueden prevenirse o tratarse con difenhidramina. Si este régimen terapéutico fracasa, deben considerarse el magnesio IV o el valproato IV (si no hay contraindicaciones).

* Si el tratamiento en urgencias finalmente no tiene éxito, el paciente puede ser ingresado para una terapia intravenosa continua con los medicamentos mencionados, dihidroergotamina (DHE) o esteroides.

* Las personas con migrañas frecuentes (> 2 episodios por semana) o con episodios de migraña que reducen significativamente la calidad de vida pueden beneficiarse de una medicación diaria para la prevención de la cefalea. Las opciones habituales de primera línea para la prevención de la migraña en niños son los β-bloqueadores (p. ej., propranolol), los anticonvulsivos (p. ej., topiramato) y los antidepresivos tricíclicos (p. ej., amitriptilina o nortriptilina).

ENCEFALOPATÍA NEONATAL

Definición

* Síndrome de función neurológica anormal en un recién nacido ≥ 35 semanas de edad gestacional estimada, evidenciado por alteración del nivel de conciencia, convulsiones, signos vitales anormales y tono y reflejos tendinosos profundos anormales.

* La encefalopatía neonatal es un término amplio que engloba numerosas etiologías, mientras que la encefalopatía hipóxico-isquémica (EHI) se refiere a la encefalopatía neonatal atribuible a la asfixia al nacer.

Historial y exploración física

* La revisión de los antecedentes del parto en busca de un "evento centinela" (eventos en el periodo periparto que pueden explicar la presentación del lactante) debe ir acompañada de una evaluación clínica rápida.

* La gravedad de la encefalopatía puede puntuarse utilizando los siguientes criterios: nivel de consciencia, grado de actividad espontánea, tono muscular, postura, succión, reflejo de Moro, tamaño/reactividad de las pupilas, frecuencia cardiaca y patrón respiratorio.

Diagnóstico diferencial

Puede incluir sepsis, hipoglucemia (especialmente en lactantes de madres con diabetes), errores congénitos del metabolismo, trastornos genéticos que afectan al desarrollo cerebral y medicación materna.

Evaluación

* Análisis de la sangre del cordón umbilical para detectar el déficit de pH y de bases.
* Patología placentaria para evaluar posibles factores que contribuyan a la presentación.
* Punción lumbar en caso de infección.
* Considerar la evaluación de etiologías metabólicas y genéticas en función de la evolución clínica.

Tratamiento

* La hipotermia terapéutica ha sido la única intervención neuroprotectora probada disponible para el tratamiento de la encefalopatía neonatal. La hipotermia debe iniciar en las primeras 6 h de vida y continuar durante 72 h. Deben utilizarse infusiones de morfina o dexmedetomidina para limitar los escalofríos.

* Ecografía craneal el primer día de vida, seguida de RM cerebral los días 4 y 10 de vida.

* Monitorización del EEG, especialmente durante las primeras 24 h, y durante más tiempo si se identifican convulsiones.

ABORDAJE DEL LACTANTE HIPOTÓNICO

- El tono es la resistencia del músculo al movimiento pasivo e incluye los músculos apendiculares (extremidades) y axiales (músculos del cuello, la espalda y el tronco).
- El tono puede estar disminuido (hipotonía) o aumentado (hipertonía). La espasticidad se define como un aumento del tono que depende de la velocidad.
- El tono depende del estado: un lactante agitado probablemente tendrá un tono aumentado y un lactante dormido tendrá un tono disminuido. Los exámenes seriados son esenciales.

Historial y exploración física

- Documentar la historia prenatal, incluida la evaluación materna de los movimientos fetales.
- Utilice la maniobra de sentarse, el signo de la bufanda y las pruebas de suspensión vertical y ventral para evaluar el tono axial y el movimiento pasivo de las extremidades para valorar el tono apendicular. Deben evaluarse cuidadosamente el estado mental, la fuerza y los reflejos tendinosos profundos.
- Un neonato a término debe ser capaz de mantener la cabeza en el plano del cuerpo durante unos segundos y el retraso cefálico debe desaparecer a los 2 meses.
- El examen de los padres puede proporcionar pistas útiles sobre afecciones congénitas o genéticas (miotonía, debilidad fatigable).

Diagnóstico diferencial

- Los hallazgos específicos pueden ayudar a localizar el proceso subyacente. Véanse la sección "Localización de la lesión" y la tabla 24-1.
- Otros diagnósticos, como las cardiopatías congénitas o la sepsis, pueden presentarse con un lactante hipotónico.

Evaluación

- Pruebas de laboratorio: CK, TSH, electrolitos, calcio ionizado, magnesio, amoniaco y cribado del estado neonatal. Pruebas adicionales basadas en los hallazgos de la exploración y los antecedentes.
- Estudios de imagen: RM cerebral sin contraste.

ATROFIA MUSCULAR ESPINAL (AME)

- Se caracteriza por debilidad y atrofia muscular progresivas debidas a la degeneración de las células del asta anterior de la médula espinal y del tronco del encéfalo inferior.
- Enfermedad autosómica recesiva debida a mutaciones en el gen *SMN1*, que produce la proteína de supervivencia de motoneuronas (SMN), importante para la salud de las células del asta anterior.
- Un gen modificador llamado *SMN2* crea una versión truncada y parcialmente funcional de la proteína; el número de copias de *SMN2* afecta a la trayectoria clínica.

Historial y exploración física

- Cuanta más proteína SMN haya, más tarde comenzarán los síntomas y más leve será la enfermedad. En el tipo más grave, un lactante presentará debilidad grave e hipotonía con ausencia de reflejos, con un estado mental intacto.
- El síntoma característico es la debilidad de los músculos voluntarios, siendo los músculos proximales y las extremidades inferiores los más afectados. Con frecuencia se presentan fasciculaciones linguales y síntomas bulbares (llanto débil, succión o alimentación deficientes y alteración de la eliminación de secreciones). Los reflejos tendinosos profundos están significativamente disminuidos o ausentes.

Diagnóstico diferencial

Variará en función de la edad de presentación, pero considere la distrofia miotónica, los síndromes miasténicos congénitos, las miopatías congénitas, el botulismo infantil, el síndrome de Prader-Willi y las enfermedades metabólicas o mitocondriales.

Evaluación

* La prueba de la AME se incluye ahora en el cribado neonatal universal en la mayoría de los estados (en Estados Unidos).
* Las pruebas genéticas siguen siendo la norma y deben realizarse en cualquier lactante con hipotonía e hiporreflexia inexplicables, incluso con un cribado del estado neonatal previo normal.

Tratamiento

* Anteriormente solo de apoyo, incluyendo pulmonar (debido a debilidad muscular respiratoria), nutricional (por la debilidad muscular bulbar) y ortopédico (debido a escoliosis progresiva).
* En la actualidad se dispone de nuevas terapias modificadoras de la enfermedad que han demostrado ser muy beneficiosas para los pacientes con AME.

DISTROFIA MUSCULAR DE DUCHENNE (DMD)

Definición

* Una de las distrofinopatías, un grupo de enfermedades caracterizadas por la degeneración muscular progresiva debido a las alteraciones de la proteína distrofina.
* La herencia está ligada al cromosoma X y, por lo tanto, afecta principalmente a los niños, pero las niñas portadoras de la mutación rara vez pueden presentar síntomas.

Historial y exploración física

* Los síntomas suelen aparecer en la primera infancia, en torno a los 2-3 años.
* La debilidad comienza primero en los músculos proximales y más tarde afecta a los músculos distales de las extremidades, siendo las extremidades inferiores las primeras en ser afectadas. Se observa que los niños tienen dificultades para correr, saltar o caminar. También pueden tener marcha de pato y presentar hipertrofia de la pantorrilla. En la exploración, pueden mostrar la maniobra de Gower: para pasar de estar sentado a estar de pie, el niño se coloca en decúbito prono, con las manos y los pies debajo de él, y luego utiliza las manos para "trepar" por los muslos hasta la posición de pie.
* Posteriormente, también se ven afectados el corazón y los músculos respiratorios.

Diagnóstico diferencial

Distrofia muscular de Becker (una forma más leve de distrofinopatía derivada de mutaciones que dan lugar a una distrofina semifuncional en lugar de una pérdida casi total como en la DMD), distrofia muscular de cinturas, AME leve (AME tipo III), enfermedad de Pompe y dermatomiositis.

Evaluación

* En las primeras fases del diagnóstico, el nivel de creatina-cinasa es significativamente elevado, llegando a ser entre 10 y 20 veces superior al límite superior de la normalidad a los 2 años de edad, para luego descender a medida que el tejido muscular es sustituido por grasa.
* Las pruebas genéticas para la mutación en el gen *DMD* son confirmatorias.

Tratamiento

- La base del tratamiento son los corticoesteroides, que han demostrado ser eficaces para mejorar la fuerza y ralentizar la progresión.
- Las terapias génicas más recientes pueden utilizarse en pacientes con mutaciones seleccionadas para convertir los fenotipos de DMD en fenotipos de DMO.
- Otros tratamientos son de apoyo e incluyen fisioterapia, aparatos ortopédicos o de movilidad (andadoras, sillas de ruedas), control de la función cardiaca y respiratoria y tratamiento de la escoliosis. Algunos pacientes con DMD tienen problemas cognitivos.

SÍNDROME DE GUILLAIN-BARRÉ

Definición

- También llamado polirradiculoneuropatía desmielinizante inflamatoria aguda.
- En 60-70% de los casos se produce una infección viral previa (*Campylobacter jejuni*, citomegalovirus [CMV], virus de Epstein-Barr [VEB] y *Mycoplasma pneumoniae*).

Historial y exploración física

- Los síntomas iniciales suelen ser sensoriales (entumecimiento y parestesia) con progresión a características distintivas de debilidad ascendente y arreflexia.
- La debilidad simétrica alcanza su nadir a las 2 semanas en 50% de los pacientes. La progresión durante más de 8 semanas sugiere el diagnóstico alternativo de polineuropatía desmielinizante inflamatoria crónica (PDIC).
- La disfunción autonómica es frecuente, incluyendo taquicardia, hipotensión postural e hipertensión.
- El dolor de espalda y extremidades, lo suficientemente intenso como para simular una encefalopatía, puede ser una parte importante de la presentación en niños pequeños.

Evaluación

- La disociación albuminocitológica del líquido cefalorraquídeo (LCR) (proteínas elevadas con recuento celular normal) está presente en más de 80% de los pacientes a las 2 semanas. Las proteínas del LCR pueden ser normales en 1/3 de los pacientes en la primera semana de los síntomas.
- Los estudios de conducción nerviosa pueden demostrar una neuropatía axonal o desmielinizante, aunque estos cambios pueden tardar entre 1 y 2 semanas en desarrollarse. La forma axonal tiene un peor pronóstico de recuperación.
- La evaluación de laboratorio puede incluir suero para anticuerpos de VEB y CMV, cultivo de heces (especialmente para *C. jejuni*) y suero para panel de anticuerpos de neuropatía periférica (antes de administrar IGIV).

Tratamiento

- El tratamiento se recomienda para pacientes demasiado débiles para deambular de forma independiente, y lo ideal es que comience en los primeros 7-10 días de los síntomas.
- Tratamiento de elección: IGIV.
  - Tratamiento previo con paracetamol y difenhidramina.
  - La IGIV puede causar anafilaxia en individuos con deficiencia de inmunoglobulina A (IgA). Considere la posibilidad de enviar el nivel de IgA antes del tratamiento.
- El intercambio de plasma también es eficaz.
- No se ha demostrado que los corticoides sean beneficiosos, y algunos pacientes pueden empeorar con el tratamiento.

- Seguir de cerca la función respiratoria con la capacidad vital forzada (CVF) y la función inspiratoria negativa (FIN), sobre todo durante los primeros días de la enfermedad, cuando la debilidad progresa más rápidamente. La intubación puede ser necesaria si la CVF cae a 50% de lo normal o si la FIN es baja.
- Vigilar la inestabilidad vasomotora (es decir, presiones sanguíneas lábiles), pero tratar con precaución.

LECTURAS RECOMENDADAS

Amlie-Lefond C. Evaluation and acute management of ischemic stroke in infants and children. Continuum (Minneap Minn) 2018;24(1, *Child Neurology*):150–170.

Bodesteiner JB. The evaluation of the hypotonic infant. Semin Pediatr Neurol 2008;15(1):10–20.

Fine A, Wirrell EC. Seizures in children. *Pediatr Rev* 2020;41(7):321–347.

Fisher RS, et al. Operational classification of seizure types by the International League Against Epilepsy: Position Paper of the ILAE Commission for Classification and Terminology. *Epilepsia* 2017;58(4):522–530.

Friedman DI, Liu GT, Digre KB. Revised diagnostic criteria for the pseudotumor cerebri syndrome in adults and children. *Neurology* 2013;81(13):1159–1165.

Glauser T, Shinnar S, Gloss D, et al. Evidence-based guideline: treatment of convulsive status epilepticus in children and adults: report of the guideline committee of the American Epilepsy Society. *Epilepsy Curr* 2016;16(1):48–61.

Hulbert ML, et al. Exchange blood transfusion compared with simple transfusion for first overt stroke is associated with a lower risk of subsequent stroke: a retrospective cohort study of 137 children with sickle cell anemia. *J Pediatr* 2006;149:710–712.

Jacobs SE, et al. Cooling for newborns with hypoxic ischaemic encephalopathy. Cochrane Database Syst Rev 2013;(1):CD003311.

Oskoui M, et al. Practice guideline update summary: pharmacologic treatment for pediatric migraine prevention. *Neurology* 2019;93(11):500–509.

Patel AD, Vidaurre J. Complex febrile seizures: a practical guide to evaluation and treatment. *J Child Neurol* 2013;28(6):762–767.

Pringsheim T, et al. Practice guideline recommendations summary: treatment of tics in people with Tourette syndrome and chronic tic disorders. *Neurology* 2019;92(19):896–906.

Sanger TD, Chen D, Fehlings DL, et al. Definition and classification of hyperkinetic movements in childhood. *Mov Disord* 2010;25(11):1538–1549.

Sheridan DC, Spiro DM, Meckler GD. Pediatric migraine: abortive management in the emergency department. *Headache* 2014;54(2):235–245.

Subcommittee on Febrile Seizures; American Academy of Pediatrics. Neurodiagnostic evaluation of the child with a simple febrile seizure. *Pediatrics* 2011;127(2):389–394.

Nefrología
Brian R. Stotter y Vikas R. Dharnidharka

INTRODUCCIÓN

La primera parte de este capítulo sirve como referencia rápida para los trastornos de líquidos, electrolitos y bases ácidas en niños, centrándose en las definiciones, el diagnóstico diferencial, las presentaciones comunes y el enfoque básico del tratamiento. La segunda parte se centra en la historia y la presentación de las enfermedades renales comunes en niños, la evaluación de la función renal y la interpretación de los estudios de laboratorio.

FLUIDOS, ELECTROLITOS Y TRASTORNOS ACIDOBÁSICOS

LÍQUIDOS DE MANTENIMIENTO

- Las necesidades de líquidos de mantenimiento están determinadas por las pérdidas de líquidos sensibles (medidas) e insensibles (no medidas):
  - Pérdidas sensibles: orina, heces, hemorragias, drenajes, vómitos/succión gástrica
  - Pérdidas insensibles: piel, vías respiratorias
- Los líquidos intravenosos (LIV) de mantenimiento se administran cuando los pacientes no pueden ingerir líquidos por vía oral (VO). No son un sustituto de los líquidos ya perdidos; para este fin, se deben proporcionar líquidos de reposición además de los de mantenimiento. El médico también debe tener en cuenta las pérdidas continuas de líquidos al administrar LIV suplementarios.
- Cálculo de la LIV de mantenimiento (en mL/h):

$$(\text{Super cie corporal (SSC)} \times 1.500 \text{ mL}) \div 24 \text{ h}$$

$$\text{SSC m}^2 \text{ (fórmula Mosteller)} = \sqrt{[(\text{Estatura})(\text{cm}) \times \text{Peso (kg)} \div 3600]}$$

- La práctica anterior consistía en administrar líquidos de mantenimiento que contuvieran dextrosa con 77 mEq/L de cloruro sódico (NaCl), que es 0.45% de NaCl o la mitad de solución salina normal (½ SN). Sin embargo, este enfoque se ha relacionado con una alta incidencia de hiponatremia en niños hospitalizados. Para niños de 28 días a 18 años, se aconseja administrar líquidos de mantenimiento que contengan dextrosa con solución isotónica (p. ej., NaCl al 0.9%, solución de Ringer lactato).
- Se excluyen los neonatos < 28 días o los adolescentes mayores de 18 años y los pacientes con trastornos neuroquirúrgicos, cardiopatías, hepatopatías, disfunción renal, cáncer, diabetes insípida, diarrea voluminosa o quemaduras graves.

DESHIDRATACIÓN E HIPOVOLEMIA

- La deshidratación es frecuente en los niños, y en la mayoría de los casos se debe a una gastroenteritis, con pérdidas de líquidos superiores a la ingesta.
- La deshidratación puede clasificarse como isotónica (igual pérdida de agua y electrolitos), hipotónica (la pérdida de agua es menor en comparación con la pérdida de electrolitos) e hipertónica (la

pérdida de agua es mayor en comparación con la pérdida de electrolitos). La historia clínica sugerirá la etiología. La siguiente sección trata acerca de la deshidratación isotónica.

- Evaluación de la deshidratación:

$$\text{Porcentaje de deshidratación} = \frac{(\text{peso antes de la enfermedad} - \text{peso actual})}{\text{peso antes de la enfermedad}}$$

- A menudo se desconoce con exactitud el peso previo a la enfermedad. La tabla 25-1 muestra los hallazgos de la exploración física que permiten estimar el grado de deshidratación.
- Manejo
  - Deshidratación leve (3-5%):
    - Terapia de rehidratación oral (TRO): 50 mL/kg más reposición de las pérdidas en curso con solución de rehidratación oral (SRO) durante 4 horas.
    - En caso de vómitos, administrar pequeñas cantidades (5-10 mL) cada 1-2 minutos para suministrar un volumen total de SRO calculado en 4 horas.

TABLA 25-1	Síntomas relacionados con la deshidratación		
Síntoma	Deshidratación mínima o nula (< 3% de pérdida de peso corporal)	Deshidratación de leve a moderada (pérdida del 3-9% del peso corporal)	Deshidratación grave (≥ 10% de pérdida de peso corporal)
Estado mental	Bien; alerta	Normal, fatigado o inquieto, irritable	Apático, letárgico, inconsciente
Sed	Bebe normalmente; puede rechazar líquidos	Sediento; con ganas de beber	Bebe con dificultad; incapaz de beber
Frecuencia cardiaca	Normal	Normal a aumentada	Taquicardia, con bradicardia en los casos más graves
Calidad del pulso	Normal	Normal a disminuido	Débil, poco perceptible o impalpable
Respiración	Normal	Normal; rápida	Profunda
Ojos	Normales	Ligeramente hundidos	Profundamente hundidos
Lágrimas	Presentes	Disminuidas	Ausentes
Boca y lengua	Húmedas	Secas	Resecas
Pliegue cutáneo	Retroceso instantáneo	Retroceso en < 2 s	Retroceso en > 2 s
Relleno capilar	Normal	Prolongado	Prolongado; mínimo
Extremidades	Calientes	Frías	Frías; moteadas; cianóticas
Producción de orina	Normal a disminuida	Disminuida	Mínima

Fuente: Adaptada de Duggan C, Santosham M, Glass RI. The management of acute diarrhea in children: oral rehydration, maintenance, and nutritional therapy. *Morb Mortal Wkly Rep* 1992;41(RR-16):1-20; Organización Mundial de la Salud. The Treatment of Diarrhea: A Manual for Physicians and Other Senior Health Workers. Ginebra, Suiza: Organización Mundial de la Salud, 1995. Disponible en http://www.who.int/child-adolescent-health/ New_Publications/CHILD_HEALTH/WHO.CDR.95.3.htm

- ○ Reevaluar el estado de hidratación y las pérdidas en curso cada 2 horas.
- ○ La medición de electrolitos séricos no es necesaria para la deshidratación leve y moderada cuando se sospecha deshidratación isotónica.
- Deshidratación moderada (6-9%):
  - Intentar TRO con 100 mL/kg más reposición de las pérdidas en curso con SRO durante 4 horas.
  - Si fracasa la TRO, comenzar la rehidratación intravenosa con SN, con el objetivo de reponer el déficit de líquidos en 4 horas.
- Deshidratación grave (≥ 10%):
  - La deshidratación grave es una emergencia médica y puede provocar choque.
  - Obtener electrolitos séricos y glucosa.
  - Tratar la hipoglucemia (glucosa < 60 mg/dL) y las anomalías electrolíticas.
  - Administrar un bolo IV rápido de 20 mL/kg de SN, y repetir según sea necesario para mejorar la perfusión.
  - Una vez que el pulso, la perfusión y el estado mental se normalizan, puede iniciarse la TRO, con el objetivo de reponer el déficit restante en 2-4 horas.
- Sustitución de pérdidas en curso
  - Considere la(s) fuente(s) subyacente(s) de pérdida de líquidos del paciente al elegir la composición de los líquidos de reemplazo. Por ejemplo, las pérdidas fecales contienen más agua que sodio (35-60 mEq Na/L), por lo que ½ SN sería una solución de reposición adecuada.
- Indicaciones para el tratamiento hospitalario: intolerancia a las SRO (vómitos intratables, rechazo o ingesta inadecuada), incapacidad para proporcionar una atención adecuada en el domicilio, diarrea aguda sanguinolenta, preocupación por enfermedades complicadas, deshidratación grave, falta de seguimiento, síntomas progresivos, edad temprana o incertidumbre diagnóstica.
- Consulte la tabla 25-2 para conocer la composición de los líquidos orales comunes en comparación con las recomendaciones de la OMS para la composición de las SRO.

ANOMALÍAS ELECTROLÍTICAS

Hipernatremia

Definición
- La hipernatremia se define como un nivel de sodio sérico o plasmático > 150 mEq/L.

Etiología
- La etiología de la hipernatremia puede dividirse en dos categorías:
  - Estados de deshidratación (deshidratación hipernatrémica).
    - ○ Déficit de agua debido, por ejemplo, a un aumento de las pérdidas de líquidos (fiebre, taquipnea, prematuridad, diabetes insípida) o a una ingesta inadecuada de agua por vía oral (adipsia, maltrato/abandono infantil, lactancia materna ineficaz).
    - ○ Déficit de agua y sodio debido, por ejemplo, a emesis, diarrea, quemaduras o pérdidas urinarias, como se observa en la diabetes mellitus (DM) y ciertas causas de enfermedad renal crónica (ERC).
    - ○ La deshidratación hipernatrémica es siempre hipertónica.
- Ingesta excesiva de sodio, por ejemplo, a partir de una fórmula preparada de manera incorrecta, ingestión de sal y causas iatrogénicas como el bicarbonato sódico o la solución salina hipertónica (3%).

Presentación clínica
- La hipernatremia se presenta con mayor frecuencia en el contexto de la deshidratación. Predominan los síntomas del sistema nervioso central (SNC), como irritabilidad, inquietud, debilidad, letargo e hiperreflexia. También suelen aparecer náuseas y sed.

TABLA 25-2 Composición de las SRO en comparación con los líquidos orales habituales

ORS	Hidratos de carbono (mmol/L)	Sodio (mmol/L)	Potasio (mmol/L)	Cloruro (mmol/L)	Osmolaridad (mOsm/L)
Recomendaciones de la OMS	Debe ser igual a Na, pero no > 110	60-90	15-25	50-80	200-310
SRO OMS (2002, osmolaridad reducida)	75	75	20	65	245
OMS ORS (1975)	111	90	20	80	311
Pedialite®	139	45	20	35	250
Jugo de manzana	667	0.4	44	45	730
Gatorade®	323	20	3.2	11	299
Soda	622	1.6	N/A	N/A	650

Adaptada de King CK, Glass R, Bresee JS, et al. Managing acute gastroenteritis among children: oral rehydration, maintenance, and nutritional therapy. *MMWR Recomm Rep* 2003;52(RR-16):1-16.

- La hemorragia cerebral es posible debido a la salida de agua de las células al espacio intravascular hipernatrémico. Esto conduce a una disminución del volumen cerebral y al cizallamiento y rotura de las venas puente; en algunos casos ocurren convulsiones y coma.
- El movimiento de agua del espacio intracelular al extracelular ayuda a preservar el volumen intravascular. Los pacientes a menudo no parecen deshidratados hasta que la deshidratación es grave.

Tratamiento

- Si hay deshidratación, restablecer primero el volumen intravascular con bolos de líquido isotónico de 20 mL/kg SN.
- A continuación, calcule el déficit de agua libre para determinar las necesidades de reposición:

$$\text{Déficit de agua libre (L)} = [0.6 \times \text{peso (kg)}] \times [(\text{Na actual}/140\text{-}1)].$$

donde

$$(0.6 \times \text{peso}) = \text{agua corporal total (ACT)}$$

- Reponer el agua libre por vía enteral o intravenosa. Es preferible la reposición enteral, pero puede estar contraindicada debido al estado del paciente.
- La reposición intravenosa de agua libre puede hacerse con uno de varios LIV, cada uno con concentraciones variables de sodio (Na^+). La decisión de utilizar solución glucosada al 5%, ¼ SN (38.5 mEq/L), ½ SN (77 mEq/L), o solución de Ringer lactato (130 mEq/L), cada una con glucosa y potasio, depende del grado y duración de la hipernatremia.
- Si se administra al mismo ritmo, el LIV con menor concentración de sodio corregirá el sodio sérico más rápidamente que un LIV con mayor contenido de sodio.
- La hipernatremia crónica debe corregirse de manera lenta, mientras que la hipernatremia aguda puede tratarse más rápidamente.
- El volumen (en litros) de la infusión elegida que se administrará puede calcularse del siguiente modo:

$$(\text{Na sérico} - \text{Na deseado})/(\text{Cambio en Na/L de líquido suministrado})$$

donde

$$\text{Cambio en Na/L} = (\text{Na en infusión (mEq/L)} - \text{Na sérico})/[(0.6 \times \text{peso}) + 1].$$

- El objetivo es reducir el sodio sérico en no más de 10-12 mEq/L en 24 horas. Esto equivale a un descenso del sodio de no más de 0.5 mEq/L/hora.
- La velocidad de infusión se calcula dividiendo el volumen a administrar por el tiempo de corrección objetivo.
- En la práctica, suele ser adecuada una velocidad de infusión de mantenimiento de 1.25-1.5 ×.
- Corregir la hipernatremia con precaución. Controlar la concentración sérica de sodio cada 4-6 horas (más frecuentemente si es grave) y ajustar la velocidad de infusión según sea necesario.
- A medida que se desarrolla la hipernatremia, las células cerebrales generan osmoles idiogénicos para retener el agua dentro del espacio intracelular. La corrección rápida de la hipernatremia puede crear un gradiente osmótico que favorezca un mayor movimiento de agua hacia el interior de las células, produciendo un edema cerebral; llegan a producirse convulsiones, hernia cerebral y muerte.
- Tratar la causa subyacente de la hipernatremia.

Hiponatremia

Definición

La hiponatremia se define como un sodio sérico o plasmático < 135 mEq/L.

Etiología

- La etiología de la hiponatremia se divide en categorías:

- Estados de deshidratación, por ejemplo, gastroenteritis e hiponatremia del corredor.
  - La hipovolemia estimula la liberación de vasopresina, reduciendo la excreción de agua libre por los riñones; la reposición oral de líquidos suele ser hipotónica en relación con el líquido perdido en estas condiciones.
- Reducción del volumen circulante efectivo, por ejemplo, insuficiencia cardiaca congestiva (ICC) y síndrome nefrótico.
  - Al igual que la hipovolemia verdadera, la reducción del volumen plasmático circulante efectivo provoca la liberación de vasopresina y la consiguiente hiponatremia.
- Ingesta excesiva de agua (intoxicación hídrica), por ejemplo, polidipsia primaria o administración excesiva de agua por parte del cuidador.
- Disminución de la excreción de agua libre, por ejemplo, síndrome de secreción inapropiada de hormona antidiurética (SIADH) por insuficiencia suprarrenal, hipotiroidismo, infección o efecto secundario de la medicación. La ERC avanzada se relaciona con hiponatremia debida a una alteración de la excreción de agua, pero la vasopresina suele estar suprimida.
- Pérdida excesiva de sodio, por ejemplo, pérdida cerebral de sal (PCS), nefropatías perdedoras de sal (p. ej., displasia renal y uropatía obstructiva), tubulopatías renales primarias (p. ej., síndromes de Bartter y Gitelman) y nefritis intersticial aguda o crónica.
  - Se cree que la PCS es causada por un aumento de la liberación de péptido natriurético auricular, lo que provoca una elevada producción de orina rica en sodio e hiponatremia.
  - La pérdida de sodio también provoca hipovolemia y liberación de vasopresina.
- Seudohiponatremia (p. ej., hipertrigliceridemia e hiperproteinemia).
  - Hiponatremia hipertónica (p. ej., hiperglucemia, azotemia, uso de manitol).
    – Causada por la presencia de otra sustancia osmóticamente activa.
    – El sodio sérico medido disminuye 1.6 mEq/L por cada 100 mg/dL, y la concentración sérica de glucosa está por encima de lo normal (más de 100 mg/dL por convención).

Presentación clínica
- Un gradiente osmótico agudo entre el espacio intracelular y el extracelular provoca una inflamación celular que afecta principalmente al cerebro, causando náuseas, cefalea, letargo, confusión, agitación e hiporreflexia. Si es grave, pueden producirse convulsiones, coma o la muerte.
- La hiponatremia crónica cursa con náuseas, fatiga, mareos, confusión, calambres y trastornos de la marcha.
- También puede observarse baja temperatura corporal a pesar de un ambiente cálido.

Tratamiento
- Si el paciente está deshidratado, restablecer primero el volumen intravascular con bolos de líquido isotónico de 20 mL/kg.
- La hiponatremia que causa disfunción cerebral es una emergencia y requiere atención inmediata. La restricción de agua y la solución salina hipertónica (3%) son terapias críticas. Sólo debe administrarse suficiente solución salina al 3% para mejorar el estado mental (para aumentar el sodio sérico en 5 mEq/L).
- Fuera del contexto agudo, la reposición intravenosa de sodio puede realizarse con uno de varios FIV, cada uno con concentraciones de sodio variables. Por lo general, se utiliza solución salina normal (154 mEq/L) o solución salina al 3% (513 mEq/L).
- En primer lugar, calcule el déficit de sodio (NaD):

$$NaD \text{ (en mEq/L)} = (Na \text{ deseado} - Na \text{ del paciente}) / 2$$

(Divida entre 2, pues por convención se busca reponer la mitad del déficit de sodio).

- A continuación, calcule el déficit total de sodio corporal (DTNaC):

$$DTNaC \text{ (en mEq/L)} = NaD \times (0.6 \times peso)$$

(debe utilizarse el peso anterior a la enfermedad)

- El volumen (en litros) de la infusión elegida que debe administrarse puede calcularse del siguiente modo:

$$DTNaC/(Na \text{ en infusión (mEq/L)})$$

- El objetivo es aumentar el sodio sérico en 0.5 mEq/L/hora.
- La velocidad de infusión se calcula dividiendo el volumen a administrar por el tiempo de corrección objetivo.
- El tratamiento adicional de la hiponatremia depende de la etiología subyacente. Rehidratar si hay deshidratación, restringir la ingesta de agua en caso de exceso de ingesta de agua o disminución de la excreción de agua, y reponer el sodio si hay exceso de pérdida de sodio.
- El síndrome de desmielinización osmótica (antes conocido como mielinólisis central pontina) se produce por la corrección rápida de la hiponatremia crónica. Aunque el mecanismo no está claro, la adaptación del cerebro a la hiponatremia crónica implica la extrusión de iones intracelulares que no pueden reponerse de manera rápida durante el tratamiento de la hiponatremia, lo que provoca desmielinización y daños cerebrales potencialmente irreversibles. La hiponatremia que se desarrolla a lo largo de horas tiene muchas menos probabilidades de provocar esta complicación.

Hiperpotasemia

Definición

- La hiperpotasemia se define como un potasio sérico > 5.5 mEq/L en niños, o > 6 mEq/L en neonatos y lactantes pequeños.
  - Rango normal más alto de potasio en neonatos debido a la reducción de la excreción urinaria de potasio y a la relativa insensibilidad a la aldosterona.

Etiología

- La etiología de la hiperpotasemia puede dividirse en categorías:
  - Seudohiperpotasemia (el potasio sérico medido no refleja el verdadero nivel de potasio sérico del paciente), por ejemplo, a partir de una muestra de sangre hemolizada.
  - Aumento de la ingesta de potasio, por ejemplo, por transfusión masiva de sangre, nutrición parenteral total o medicamentos intravenosos con alto contenido de potasio.
  - Desplazamiento transcelular de potasio, por ejemplo, por descomposición celular (p. ej., síndrome de lisis tumoral, rabdomiólisis, ejercicio extremo), acidosis metabólica, deficiencia de insulina o parálisis periódica hiperpotasémica.
  - Disminución de la excreción de potasio, por ejemplo, en la lesión renal aguda (LRA) o la ERC, la acidosis tubular renal (ATR) de tipo IV, la insuficiencia suprarrenal, el hipoaldosteronismo y los medicamentos (p. ej., diuréticos ahorradores de potasio, inhibidores de la enzima convertidora de angiotensina [IECA], antiinflamatorios no esteroides [AINE] o trimetoprima).

Presentación clínica

- Los pacientes con hiperpotasemia leve o moderada (entre 6 y 7 mEq/L) suelen ser asintomáticos. A niveles más altos, los síntomas pueden incluir debilidad muscular, parálisis, palpitaciones o síncope.
- La hiperpotasemia favorece la despolarización de la membrana celular en reposo. La despolarización cardiaca es la más preocupante debido al riesgo de arritmias y paro cardiaco.
- Las alteraciones del electrocardiograma (ECG) empeoran con el aumento de los niveles de potasio.
  - 5.5-6.5 mEq/L: pico de ondas T e intervalo QT acortado.
  - 6.5-8 mEq/L: ondas T en pico, intervalo PR prolongado, onda P que disminuye o desaparece, QRS ensanchado y onda R amplificada.
  - > 8 mEq/L: ausencia de onda P, bloqueos de rama del haz, QRS progresivamente ensanchado que se fusiona con la onda T para formar un patrón sinusoidal que resulta en fibrilación ventricular o asistolia.

* No todos los niños con hiperpotasemia tienen cambios en el electrocardiograma, y la ausencia de cambios en dicho estudio no excluye la necesidad de terapia. Los cambios en el electrocardiograma que ocurren en niños > 7 mEq/L con hiperpotasemia crónica pueden ocurrir a niveles más bajos en niños con hiperpotasemia aguda.

Tratamiento

* Repita la prueba para asegurarse de que el valor no es falsamente elevado debido a una muestra hemolizada. Obtenga una muestra venosa de flujo libre en lugar de un pinchazo en el talón, que es más propenso a la hemólisis.
* Suspenda los LIV y los suplementos orales que contengan potasio.
* Obtenga un electrocardiograma y monitorice con telemetría.
* El gluconato cálcico estabiliza el miocardio antagonizando la despolarización inducida por la hiperpotasemia. Solo debe administrarse cuando existan anomalías en el electrocardiograma (más allá de las ondas T máximas) o si el potasio es > 7 mEq/L. Obsérvese que el gluconato cálcico es cardioprotector pero no reduce el nivel sérico de potasio.
* Los diuréticos del asa aumentan la excreción urinaria de potasio, y las resinas de intercambio catiónico (p. ej., el sulfonato de poliestireno sódico) reducen la absorción gastrointestinal de potasio. Estos son los únicos medicamentos que reducen el potasio corporal total.
* El albuterol y la insulina (administrados con glucosa para prevenir la hipoglucemia) favorecen el desplazamiento intracelular del potasio. Aunque resulta ser un tema controvertido, se cree que el bicarbonato sódico actúa de forma similar.
* Considerar la diálisis si la hiperpotasemia es potencialmente mortal o refractaria al tratamiento médico.

Hipopotasemia

Definición

La hipopotasemia se define como un potasio sérico < 3.5 mEq/L.

Etiología

* La etiología de la hipopotasemia puede dividirse en categorías:
  * Disminución de la ingesta de potasio (p. ej., por malnutrición o anorexia nerviosa); es poco probable que la disminución de la ingesta cause hipopotasemia en niños por lo demás sanos.
  * Captación intracelular de potasio, por ejemplo, en alcalosis, uso de insulina o agentes β-adrenérgicos, o parálisis periódica hipopotasémica.
  * Aumento de las pérdidas gastrointestinales (p. ej., por emesis o succión nasogástrica, diarrea o uso de laxantes).
    ○ Es la causa más frecuente de hipopotasemia en niños.
  * Aumento de las pérdidas urinarias, por ejemplo, por diuréticos, ATR de tipo I o II, lesión tubulointersticial (p. ej., nefritis intersticial, así como cisplatino, anfotericina B y otros medicamentos que causan lesión tubular), tubulopatías genéticas (p. ej., síndrome de Bartter o síndrome de Gitelman) y aumento de la actividad mineralocorticoide (hiperaldosteronismo).
  * La depleción de volumen es la causa más común del aumento de la actividad mineralocorticoide en niños.

Presentación clínica

* Los pacientes con potasio sérico > 2.5 mEq/L con frecuencia son asintomáticos.
* Los síntomas comienzan a manifestarse una vez que el potasio sérico desciende por debajo de 2.5 mEq/L e incluyen debilidad muscular, calambres, fasciculaciones, estreñimiento o íleo, retención urinaria y parálisis ascendente. La hipopotasemia grave puede desencadenar una rabdomiólisis espontánea.
* La hipopotasemia puede afectar la capacidad de concentración urinaria y presentarse como poliuria, con o sin polidipsia.

Tratamiento

- Los suplementos de potasio pueden administrarse por vía enteral o parenteral. Se prefieren los preparados enterales debido a su absorción más lenta y a la disminución del riesgo de hiperpotasemia.
- Si hay hipopotasemia sintomática (p. ej., debilidad muscular grave o parálisis, arritmias), puede administrarse potasio rápido por vía intravenosa. El cloruro potásico es el más utilizado y debe administrarse a una velocidad no superior a 0.5-1 mEq/kg/hora.
- El potasio intravenoso puede causar dolor en las venas periféricas y flebitis, por lo que se prefiere la administración a través de una vía central cuando esté disponible.
- Corregir la hipomagnesemia si está presente, ya que favorece la pérdida de potasio en la nefrona distal y puede atenuar la respuesta a la repleción de potasio.
- Tratar la causa subyacente.

Hipercalcemia

Definición

- Los niveles normales de calcio varían en función de la edad y del laboratorio.
- El calcio sérico > 10.5 mg/dL y el calcio ionizado > 5.0 mg/dL suelen considerarse niveles elevados.

Etiología

Las causas de hipercalcemia incluyen hiperparatiroidismo primario (p. ej., adenoma paratiroideo, hiperparatiroidismo neonatal grave, hiperparatiroidismo neonatal transitorio o síndromes de neoplasia endocrina múltiple tipo 1 o 2A), neoplasia maligna (p. ej., linfoma, leucemia, disgerminoma, rabdomiosarcoma, neuroblastoma o nefroma mesoblástico congénito), hipercalcemia hipocalciúrica familiar, enfermedades granulomatosas, síndrome de Williams, síndrome alcalino-lácteo, necrosis grasa subcutánea, insuficiencia suprarrenal, hipervitaminosis D, uso de diuréticos tiazídicos o inmovilización prolongada.

Presentación clínica

- Los síntomas de la hipercalcemia incluyen debilidad muscular, fatiga, cefalea, anorexia, náuseas, vómitos, estreñimiento, dolor abdominal, poliuria, polidipsia, pérdida de peso, cambios en el estado mental y letargo.
- La exploración puede mostrar bradicardia, debilidad muscular proximal, hiperreflexia, estado mental anormal y signos de la enfermedad subyacente.

Evaluación diagnóstica

- Las pruebas de laboratorio incluyen calcio sérico total y calcio ionizado, albúmina, hormona paratiroidea (PTH), fósforo, fosfatasa alcalina, electrolitos, creatinina, magnesio, niveles de vitamina D, así como niveles urinarios de calcio, fósforo y creatinina en orina.
- La medición de la PTH es importante para diferenciar las causas de hipercalcemia dependientes de la PTH (p. ej., hiperparatiroidismo primario o terciario, síndromes genéticos con hiperparatiroidismo) de las causas independientes de la PTH (p. ej., enfermedades granulomatosas, hipervitaminosis D, neoplasia maligna).
- Dependiendo de la causa sospechada de la hypercalcemia, otras evaluaciones podrían incluir radiografías, electrocardiograma, ecografía renal, cariotipo, función tiroidea o evaluación de malignidad (p. ej., péptido relacionado con la PTH).

Tratamiento

- Si es asintomática, el tratamiento puede retrasarse hasta que se diagnostique la causa subyacente.

• Si es sintomática o el o calcio sérico > 12 mg/dL:
  • La hidratación intravenosa con solución salina normal es el pilar del tratamiento.
  • Los diuréticos de asa pueden utilizarse para aumentar la excreción urinaria de calcio una vez que el paciente esté hidratado de manera adecuada.
• Los bifosfonatos y la calcitonina pueden utilizarse para la hipercalcemia refractaria.
• Los glucocorticoides pueden utilizarse para disminuir la absorción de calcio del intestino, mediante la disminución de la producción de 1,25-dihidroxivitamina D, para tratar la hipercalcemia resultante de la enfermedad granulomatosa.
• En caso de hipercalcemia grave refractaria a los tratamientos médicos, puede ser necesaria la diálisis.

Hipocalcemia

Definición

• Los valores normales de los niveles de calcio varían según la edad y el laboratorio.
• El calcio sérico < 8.5 mg/dL y el calcio ionizado < 4.0 mg/dL suelen considerarse niveles bajos.
• El nivel de calcio total debe corregirse en función del nivel de albúmina sérica mediante la fórmula:

$$\text{Calcio corregido} = 0.8 \times (4 - \text{albúmina sérica}) + \text{calcio sérico}$$

• El calcio ionizado es la forma activa. Con un calcio ionizado normal, un nivel bajo de calcio total debido a una hipoalbuminemia no provocará síntomas hipocalcémicos.

Etiología

Las causas de hipocalcemia incluyen hipoparatiroidismo (p. ej., síndrome de DiGeorge, síndrome de Kearns-Sayre, postiroidectomía, paratiroiditis autoinmune o secundaria a un nivel elevado de calcio materno), pseudohipoparatiroidismo, hipocalcemia neonatal transitoria, deficiencia de vitamina D, causas iatrogénicas (p. ej., aminoglucósidos, diuréticos de asa o síndrome del intestino corto), hipomagnesemia, enfermedad de Wilson o secuestro (p. ej., pancreatitis, hiperfosfatemia, recepción de productos citratados o síndrome del hueso hambriento).

Presentación clínica

• Los síntomas de hipocalcemia incluyen parestesias (especialmente en la zona perioral, manos y pies), dolor muscular, calambres, irritabilidad, cambios en el estado mental, convulsiones, debilidad/espasmo muscular y dificultad respiratoria. La hipotensión se observa con frecuencia en el contexto de la hipocalcemia aguda.
• Los pacientes pueden presentar tetania (aumento de la excitabilidad neuromuscular periférica), que se manifiesta en la exploración mediante el signo de Chvostek (la punción del nervio facial anterior a la oreja provoca la contracción del músculo facial ipsilateral) o el signo de Trousseau (la colocación de un manguito de presión arterial en el brazo y su inflado por encima de la presión arterial sistólica durante 3-5 minutos provoca la flexión de la muñeca).
• El electrocardiograma muestra arritmias o QTc prolongado.

Evaluación diagnóstica

• La evaluación de laboratorio incluye calcio total y calcio ionizado, albúmina, electrolitos, creatinina, fosfatasa alcalina, fósforo, magnesio, PTH, niveles de vitamina D, así como niveles urinarios de calcio, creatinina y fósforo.
• Quizá sea necesario realizar otras pruebas para determinar la etiología, así como un electrocardiograma para evaluar las anomalías del QTc y las arritmias.

Tratamiento

• Si es posible, corrija la causa subyacente.
• Si el paciente es asintomático, los suplementos orales de calcio y vitamina D quizá sean suficientes.

- Si es sintomático, tratar con gluconato cálcico IV (preferible al cloruro cálcico debido al menor riesgo de necrosis del tejido subcutáneo por extravasación).
- Corregir la hipomagnesemia y la carencia de vitamina D.

Hiperfosfatemia

Definición
- La hiperfosfatemia se define como un nivel elevado de fósforo sérico, que varía en función de la edad. Tenga en cuenta que los distintos laboratorios pueden presentar ligeras variaciones en sus intervalos de referencia:
  - Lactantes < 12 meses: fósforo > 7 mg/dL.
  - Niños de 1 a 5 años: fósforo > 6.5 mg/dL.
  - Niños de 6 a 12 años: fósforo > 5.8 mg/dL.
  - Adolescentes y adultos: fósforo > 4.5 mg/dL.

Etiología
- La etiología de la hiperfosfatemia se divide en categorías:
  - Hiperfosfatemia espuria, por ejemplo, de una muestra de sangre hemolizada, hiperglobulinemia o hiperlipidemia. La contaminación de la muestra con heparina o activador tisular del plasminógeno (tPA) también puede causar hiperfosfatemia espuria.
  - Carga aguda de fosfato, por ejemplo, fosfato exógeno (enemas que contienen fosfato, nutrición parenteral).
  - Enfermedad renal aguda o crónica (por retención de fosfato).
  - Aumento de la reabsorción tubular de fosfato, por ejemplo, en el hipoparatiroidismo, la hipervitaminosis D, la acromegalia, el uso de bifosfonatos y la calcinosis tumoral familiar.
  - Desplazamiento transcelular de fosfato, por ejemplo, por descomposición celular (síndrome de lisis tumoral, rabdomiólisis), ciertas causas de acidosis metabólica (acidosis láctica, cetoacidosis diabética).

Presentación clínica
Los pacientes suelen ser asintomáticos; en ocasiones presentan síntomas de la enfermedad subyacente o muestran signos y síntomas de hipocalcemia.

Tratamiento
- Tratar la causa subyacente.
- Para la hiperfosfatemia aguda, proporcionar expansión de volumen con FIV.
- La hiperfosfatemia crónica requiere tratamiento con una dieta baja en fosfatos y el uso de captores de fosfatos (p. ej., carbonato cálcico, carbonato de sevelamer) para limitar la absorción intestinal de fosfatos.
- Considerar la diálisis en causas médicamente refractarias, en particular si se relaciona con hipocalcemia sintomática.

Hipofosfatemia

Definición
- La hipofosfatemia se define como un nivel bajo de fósforo sérico que varía en función de la edad. Tenga en cuenta que las diferentes referencias y laboratorios pueden presentar ligeras variaciones en sus intervalos de referencia:
  - Neonatos y lactantes < 12 meses: fósforo < 5 mg/dL
  - Niños de 1 a 2 años: fósforo < 3.8 mg/dL
  - Niños de 2 a 5 años: fósforo < 3.5 mg/dL
  - Niños > 5 años y adolescentes: fósforo < 2.5 mg/dL

Etiología

Las causas de hipofosfatemia incluyen diuréticos, hipoparatiroidismo, cetoacidosis diabética (con administración de insulina), síndrome de Fanconi, síndrome de realimentación, ingesta dietética inadecuada y toxicidad por aluminio.

Presentación clínica

- El fósforo es necesario para producir trifosfato de adenosina (ATP), que proporciona energía para numerosos procesos metabólicos. Los síntomas de la hipofosfatemia incluyen letargo, íleo, mialgias y debilidad.
- La hipofosfatemia crónica puede provocar baja estatura y raquitismo.
  - Los signos clínicos del raquitismo incluyen craneotabes, protuberancias frontales, ensanchamiento de las articulaciones de las muñecas y los tobillos, rosario raquítico a lo largo de las uniones costocondrales y arqueamiento de las piernas.

Tratamiento

- Para el tratamiento agudo, administrar una repleción de fósforo por vía oral o intravenosa.
- Tratar la causa subyacente.

TRASTORNOS ACIDOBÁSICOS

- El pH normal de la sangre es de 7.35 a 7.45. Los pulmones y los riñones trabajan para mantener el equilibrio acidobásico normal mediante la exhalación de dióxido de carbono (CO_2) y la excreción de la carga ácida diaria, respectivamente.
- Ecuación simplificada de Henderson-Hasselbalch:

$$pH \propto [HCO_3^-] / [pCO_2]$$

$$HCO_3^- = \text{concentración de bicarbonato}$$

$$pCO_2 = \text{presión parcial del dióxido de carbono disuelto}$$

- En un trastorno acidobásico primario, se produce una compensación para minimizar los grandes cambios en el pH.
  - En los trastornos respiratorios, los riñones compensan modificando la HCO_3^-.
  - En los trastornos metabólicos, los pulmones compensan al modificar la pCO_2.
  - Ejemplo: en la acidosis metabólica, la alteración primaria es una disminución de la HCO_3^- que reduce el pH. Para compensar, se produce un aumento de la espiración de CO_2 (es decir, taquipnea) para que el pH vuelva a aproximarse al rango normal.
  - Véase tabla 25-3 para más detalles sobre la respuesta compensatoria para cada trastorno acidobásico primario. La falta de compensación adecuada sugiere la presencia de más de un trastorno acidobásico.

Acidosis metabólica

- La acidosis metabólica se define como un trastorno acidobásico que conduce a un nivel bajo de HCO sérica$_3^-$ y a un pH sanguíneo arterial < 7.35.
- Causada por un aumento de la producción o ingesta de ácido, desplazamiento extracelular de iones hidrógeno o disminución de la excreción de ácido por los riñones.
- La acidosis metabólica puede describirse como una diferencia aniónica elevada (que indica la presencia de aniones no medidos) o normal:
- Brecha aniónica sérica = $[Na^+] - ([Cl^-] + [HCO_3^-])$. La brecha aniónica normal suele ser de 4-12 mEq/L, pero el intervalo exacto depende del analizador de laboratorio. Si se incluye el potasio sérico en el cálculo de la brecha aniónica (preferible cuando el potasio sérico está elevado), entonces la brecha aniónica normal es de 8-16.

TABLA 25-3	Trastornos acidobásicos primarios y respuesta compensatoria esperada

Trastorno acidobásicos	Perturbación primaria	Compensación	Respuesta compensatoria esperada
Acidosis metabólica	↓ HCO_3^-	↓ pCO_2	Fórmula de Winter: $pCO_2 = 1.5 \times [HCO_3^-] + 8 \pm 2$
Alcalosis metabólica	↑ HCO_3^-	↑ pCO_2	$\Delta\ pCO_2 = 0.7 \times \Delta\ [HCO_3^-]$
Acidosis respiratoria	↑ pCO_2	↑ HCO_3^-	Aguda: $\Delta\ [HCO_3^-] = 0.1 \times \Delta\ pCO_2$ Crónica: $\Delta\ [HCO_3^-] = 0.4 \times \Delta\ pCO_2$
Alcalosis respiratoria	↓ pCO_2	↓ HCO_3^-	Aguda: $\Delta\ [HCO_3^-] = 0.2 \times \Delta\ pCO_2$ Crónica: $\Delta\ [HCO_3^-] = 0.4 \times \Delta\ pCO_2$

La acidosis respiratoria crónica y la alcalosis respiratoria tardan de 3 a 5 días en compensarse a través del riñón.

- Ejemplos de causas de acidosis metabólica con alta brecha aniónica: cetoacidosis diabética, acidosis láctica, uremia, ingestión de salicilatos y alcoholes tóxicos (etilenglicol, metanol).
- Ejemplos de causas de acidosis metabólica con brecha aniónica normal: pérdidas gastrointestinales (GI) de bicarbonato (diarrea, fístulas intestinales/pancreáticas, ostomías), infusión de SN (debido a una carga elevada de cloruro) y acidosis tubular renal (ATR).

Alcalosis metabólica

- La alcalosis metabólica se define como un trastorno acidobásico que da lugar a una HCO_3^- sérica elevada y a un pH sanguíneo arterial > 7.45.
- Causada por pérdidas gastrointestinales o renales de iones hidrógeno, desplazamiento intracelular de iones hidrógeno, ingesta excesiva de bicarbonato o contracción de volumen en el entorno de una cantidad fija de bicarbonato extracelular (alcalosis de contracción).
- Se puede diferenciar por la respuesta a la hidratación IV (respuesta al cloro frente a resistencia al cloro):
  - La alcalosis metabólica que responde al cloruro se relaciona con un bajo nivel de cloruro en orina (< 20 mEq/L) y depleción de volumen (p. ej., vómitos, succión nasogástrica, terapia diurética a distancia). La repleción de volumen corrige la alcalosis metabólica.
  - La alcalosis metabólica resistente al cloruro se relaciona a un nivel elevado de cloruro en orina (> 20 mEq/L) y no se corrige con la repleción de volumen.
    - Presión arterial (PA) normal: síndrome de Bartter, síndrome de Gitelman, carga alcalina, tratamiento diurético activo, hipomagnesemia.
    - Elevación de la PA: hiperaldosteronismo o aumento del efecto similar al de los mineralocorticoides (p. ej., estenosis de la arteria renal, síndrome de Liddle, síndrome de exceso aparente de mineralocorticoides, ingestión de regaliz).

Acidosis respiratoria

- La acidosis respiratoria se define como un trastorno acidobásico que conduce a una elevada pCO_2 (hipercapnia) y a un pH sanguíneo arterial < 7.35.

• Causado por la reducción de la ventilación por minuto. El aumento de la producción endógena de CO_2 es infrecuente.
• Puede producirse como resultado de una obstrucción de las vías respiratorias (p. ej., hipertrofia adenoamigdalar, estado asmático), disminución de la excursión torácica (p. ej., obesidad, escoliosis progresiva, traumatismo torácico, neumonía, lesión medular, miopatía) o depresión del SNC (traumatismo craneal, infección o tumor del SNC, sedantes, anestésicos).

Alcalosis respiratoria

• La alcalosis respiratoria se define como un trastorno acidobásico que conduce a una baja pCO_2 y un pH sanguíneo arterial > 7.45.
• Una ventilación alveolar excesiva puede provocar irritabilidad neuromuscular (p. ej., parestesias), disminuir el flujo sanguíneo cerebral y reducir la contractilidad miocárdica.
• Puede ocurrir como resultado de trastornos del SNC (p. ej., hiperventilación por estrés/ansiedad, lesión cerebral traumática, accidente cerebrovascular, tumores), trastornos respiratorios (p. ej., neumonía, estado asmático, ventilación excesiva no invasiva o mecánica) o toxicidad por medicamentos (p. ej., salicilatos, cafeína).

ENFERMEDADES RENALES

ESTUDIOS DE LA FUNCIÓN RENAL Y DE LA ORINA

• Los riñones desempeñan varias funciones homeostáticas esenciales:
  • Mantienen el equilibrio de líquidos, electrolitos y acidobásico.
  • Eliminan productos de desecho (p. ej., toxinas urémicas), fármacos y metabolitos a través de la filtración glomerular y la secreción tubular.
  • Regulan la PA mediante la secreción de renina y el ajuste del equilibrio sodio/potasio.
  • Producen eritropoyetina, importante para estimular la producción de eritrocitos.
  • Convierten la vitamina D inactiva en la forma activa (1,25-dihidroxivitamina D), importante para el metabolismo óseo y mineral.

Historial

• Con frecuencia asintomática, quizá no se experimenten síntomas hasta que la enfermedad renal está avanzada.
• Generales: fatiga, malestar, anorexia, retraso del crecimiento, hinchazón (por retención de líquidos).
• Cardiopulmonares: dolor torácico, palpitaciones, tos, dificultad respiratoria.
• Gastrointestinales: dificultades de alimentación, náuseas/vómitos, dolor abdominal.
• Genitourinario: dolor de costado, disuria, hematuria, poliuria u oliguria.
• Neurológicos: alteración del estado mental, cefalea, cambios visuales, debilidad muscular, convulsiones.
• Historial neonatal.
  • Diagnóstico prenatal de riñones anormales (p. ej., riñones pequeños o agrandados, ecogenicidad aumentada, quistes, displasia), dilatación de las vías urinarias (p. ej., hidronefrosis, hidrouréter), aspecto anormal de la vejiga, presencia de oligo o anhidramnios.
  • La producción de orina fetal es la fuente de líquido amniótico después del primer trimestre de embarazo e importante para el desarrollo pulmonar del feto.

- La restricción del crecimiento intrauterino (RCIU), el parto prematuro y el bajo peso al nacer (BPN) se relacionan con un mayor riesgo de hipertensión (HTA) y ERC más adelante en la vida debido a la disminución de la dotación de nefronas (hipótesis de Brenner).
- Antecedentes maternos: el uso de ciertos medicamentos (p. ej., AINE, inhibidores de la ECA) durante el embarazo puede afectar negativamente el desarrollo renal del feto; la asfixia perinatal puede causar LRA neonatal, además de disfunción de otros órganos.
- Antecedentes familiares.
- Enfermedades renales hereditarias, como la poliquistosis renal, el síndrome de Alport o enfermedad de la membrana basal delgada y el síndrome nefrótico (algunos casos están relacionados con mutaciones de un solo gen dentro de las familias). Pregunte por cualquier miembro de la familia que haya recibido diálisis o un trasplante de riñón.
- Historial médico anterior.
- Hematuria macroscópica recurrente, ITU, cálculos renales, hinchazón inexplicable, PA elevada, exposición a medicamentos, incontinencia urinaria diurna o enuresis nocturna.
- Historia dietética.

Exploración física

- Crecimiento y nutrición.
- Presión arterial (PA).
  - Utilizar un manguito del tamaño adecuado y técnicas correctas, y confirmar las mediciones elevadas de los dispositivos oscilométricos con auscultación manual.
  - Tensión arterial en extremidades superiores e inferiores si es hipertenso (para detectar coartación aórtica).
- Estado del volumen.
  - La taquicardia, la hipotensión, el retraso en el llenado capilar, los ojos hundidos, la sequedad de las mucosas y la disminución de la turgencia cutánea sugieren hipovolemia.
  - La HTA, la disnea y los estertores (edema pulmonar), la ascitis y el edema periférico son signos de hipervolemia.
- Abdomen.
  - Ausculte si hay soplos renales (sugestivos de estenosis de la arteria renal).
  - Palpar los riñones agrandados (puede verse con obstrucción de la unión ureteropélvica, riñón displásico multiquístico, trombosis de la vena renal y masas renales) y la vejiga (obstrucción del tracto urinario inferior, vejiga neurogénica).
- Efectuar una evaluación amplia, especialmente en los recién nacidos, ya que muchas enfermedades renales se relacionan con otras anomalías congénitas (defectos vertebrales, atresia anal, defectos cardiacos, fístula traqueoesofágica, anomalías renales y anomalías de las extremidades [asociación VACTERL]).

Evaluación urinaria

- Volumen de orina anormal
  - Anuria: ausencia de diuresis
  - Oliguria: producción de orina insuficiente para la homeostasis (después del periodo neonatal inmediato se define como < 500 mL/24 h/1.73 m^2).
  - Poliuria: producción elevada de orina, sin definición estricta en niños.
    - Importante distinguir la poliuria de la polaquiuria, en la que se producen pequeños volúmenes de orina con frecuencia durante un periodo de 24 horas.
- Aspecto visual
- Color
  - La orina de color amarillo oscuro/ámbar sugiere deshidratación.

- La orina roja o marrón rojiza se observa con hematuria.
  - Confirmado por análisis de orina con presencia de eritrocitos.
  - La seudohematuria se refiere a la decoloración de la orina con positividad hemo en el análisis de orina (véase más adelante) pero sin eritrocitos en el microscopio de orina (p. ej., mioglobinuria).
- Claridad (la orina turbia sugiere infección o cristaluria).
- Análisis de orina.
- pH urinario: medida de la acidificación de la orina. En función del equilibrio acidobásico sistémico, el pH de la orina puede oscilar entre 4.5 y 8 (más bajo en caso de carga ácida y más alto en caso de acidificación urinaria alterada, como la ATR).
- Gravedad específica: forma indirecta de evaluar la osmolalidad de la orina, pero determinada por el número Y el tamaño de las partículas (p. ej., urea, sodio, potasio) en la orina.
  - La orina diluida al máximo tiene una gravedad específica < 1 005 (p. ej., diabetes insípida).
  - La orina concentrada al máximo tiene una gravedad específica de 1 030, pero puede ser mayor si hay moléculas grandes (p. ej., glucosa, proteínas, radiocontraste) en la orina.
  - Se considera isostenuria una gravedad específica de 1 008-1 012, en la que la orina no es ni más diluida ni más concentrada que el plasma sin proteínas.
- Sangre: análisis para determinar la presencia de hemo (hemoglobina y mioglobina). Si es positivo, es necesario confirmar la morfología de los eritrocitos mediante examen microscópico.
- Proteína: evaluación semicuantitativa de la albúmina en la orina. Insensible a la proteinuria no albuminosa (p. ej., cadenas ligeras de inmunoglobulinas, proteínas de bajo peso molecular [BPM]).
- Glucosa: una tira reactiva de orina moderna solo detecta glucosa; para analizar otros azúcares, deben solicitarse sustancias reductoras de orina.
- Esterasa leucocitaria: marcador de la presencia de leucocitos, ya que esta enzima es liberada por los neutrófilos y macrófagos lisados.
- Nitrito: el 90% de los patógenos urinarios comunes son bacterias formadoras de nitrito.
- Bilirrubina: elevada en cualquier enfermedad que provoque aumento de bilirrubina conjugada en el torrente sanguíneo (negativa en enfermedad hemolítica).
- Urobilinógeno: aumenta en condiciones que incrementan la producción de bilirrubina o disminuyen la capacidad del hígado para eliminar el urobilinógeno reabsorbido de la circulación portal (positivo tanto en enfermedad hepática como en enfermedad hemolítica).
- Microscopía
- En niños sanos, es normal tener de 1 a 5 eritrocitos/campo de alta potencia (CAP) o de 1 a 2 eritrocitos/CAP.
- Cilindros: partículas en forma de tubo en el sedimento urinario que pueden contener células (eritrocitos, leucocitos, células epiteliales tubulares), grasa, proteínas u otros restos.
  - Cilindros hialinos: sugerentes de bajo flujo sanguíneo renal (p. ej., deshidratación).
  - Cilindros eritrocitarios: hematuria de origen glomerular, sugestiva de glomerulonefritis (GN).
  - Cilindro "marrones turbias": constituidos por células epiteliales tubulares, patognomónicos de necrosis tubular aguda (NTA).
  - Cilindros grasos: se observan con frecuencia en el síndrome nefrótico.
  - Cilindros cerosos: relacionados con enfermedad renal avanzada.
- Cristales
- Oxalato de calcio: hipercalciuria (forma envolvente o en mancuerna de los cristales).
- Cristales de ácido úrico: hiperuricosuria (aparecen como placas rómbicas o rosetas).
- Cristales hexagonales (estructura de anillo bencénico) de cistina: cistinuria
- Cristales de estruvita (fosfato amónico magnésico): solo se forma en pH alcalino; se observa con organismos que desdoblan la ureasa (aspecto de tapa de ataúd de los cristales).
- Cristales finos en forma de aguja: tirosinemia

Estimación de la tasa de filtración glomerular

- Fórmula de Schwartz: utilizada en niños para estimar la tasa de filtración glomerular (TFG) a partir de la medición de la creatinina sérica (SCr). TFGe (mL/min/1.73 m^2) = 0.413 [estatura (cm)/SCr (mg/dL)].
- El nitrógeno ureico en sangre (NUS), por sí solo, no es un marcador preciso de la función renal.
  - Factores que aumentan el NUS: hemorragia gastrointestinal, deshidratación, aumento de la ingesta de proteínas y aumento del catabolismo proteico (sepsis, quemaduras, tratamiento con glucocorticoides, fase inicial de inanición).
  - Factores que disminuyen el NUS: ingesta elevada de líquidos, ingesta reducida de proteínas, inanición avanzada y enfermedad hepática.
- Cistatina C sérica (CysC): proteína endógena producida constitutivamente por todas las células nucleadas que se ha estudiado como otro marcador de la función renal. Útil en niños con masa muscular baja o alta, lo que puede influir en la medición de la SCr.
  - Se han derivado varias ecuaciones que utilizan la CysC con/sin SCr para la estimación de la TFG (se pueden encontrar calculadoras en https://ckid-gfrcalculator.shinyapps.io/eGFR/ y https://www.kidney.org/professionals/kdoqi/gfr_calculatorped).
- Estimación de la TFG mediante el aclaramiento de creatinina en 24 horas (U × V/P)
  - Para unificar: aclaramiento de creatinina

$$(\text{mL}/\min/1.73\, \text{m}^2) = \frac{U_{Cr}\,(\text{mg/dL}) \times V(\text{mL}) \times 1.73}{P_{Cr}\,(\text{mg/dL}) \times 1440 \times SA\,(\text{m}^2)}$$

  - U_{Cr} = concentración urinaria de creatinina
  - V = volumen de orina en 24 horas
  - P_{Cr} = concentración plasmática de creatinina
  - SA = superficie corporal
  - Si un niño > 3 años tiene < 15 mg/kg/día de creatinina en una recolección de orina de 24 horas, probablemente significa que tal recolección no se ha producido realmente durante 24 horas o que no se ha recogido toda la orina.
- Para los valores normales de TFG por edad, véase la tabla 25-4.

TABLA 25-4	Tasa de filtración glomerular (TFG) normal por edad
Edad	**TFG (mL/min/1.73 m^2)**
Nacimiento	20.8
1 semana	46.6
3-5 semanas	60.1
6-9 semanas	67.5
3-6 meses	73.8
6 meses-1 año	93.7
1-2 años	99.1
2-5 años	126.5
5-15 años	116.7

TABLA 25-5 Resumen de la evaluación diagnóstica por función renal

Función glomerular	Función tubular	Función hormonal
Nitrógeno ureico en sangre	Metabolismo del agua • Gravedad específica de la orina • Osmolalidad de la orina • Capacidad máxima de concentración de orina	Eritropoyetina • Hematocrito • Recuento de reticulocitos
Creatinina sérica	Metabolismo ácido-base • pH de la orina	Vitamina D • Concentración sérica de 1,25-dihidroxivitamina D
Análisis de iotalamato o iohexol TFG	• FE de bicarbonato a nivel normal de bicarbonato sérico • Excreción de amonio en orina • PCO_2 orina-sangre	• Concentración sérica de calcio 25-hidroxivitamina D

TFG, tasa de filtración glomerular; FE, excreción fraccionada.

- Aunque la función renal con frecuencia implica filtración glomerular, las diferentes funciones de los riñones pueden clasificarse como glomerulares, tubulares u hormonales por naturaleza (tabla 25-5).

LESIÓN RENAL AGUDA

- Se define como una pérdida brusca de la función renal que provoca una disminución de la TFG, retención de productos de desecho y trastornos de líquidos y electrolitos.
  - Aumento agudo de la creatinina sérica (SCr) con o sin disminución de la diuresis.
- Criterios KDIGO (Kidney Disease Improving Global Outcomes) para la LRA:
  - Aumento de la SCr en ≥ 0.3 mg/dL con respecto al valor basal en 48 horas, O
  - Aumento de la SCr hasta ≥ 1.5 veces el valor basal en los 7 días anteriores, O
  - Volumen de orina ≤ 0.5 mL/kg/h durante 6 horas.

Etiología

- Tradicionalmente, las etiologías de la LRA se han dividido en causas prerrenales, intrínsecas y posrenales (tabla 25-6).
  - LRA prerrenal: lesión relacionada con la disminución de la perfusión renal.
  - LRA intrínseca: lesión directa del tejido renal.
  - LRA posrenal: lesión relacionada con la obstrucción del flujo urinario.
- En muchos casos puede haber varios factores que contribuyan a un único episodio de LRA y solapamiento de etiologías (p. ej., hipotensión y exposición nefrotóxica a antibióticos en un niño con choque séptico).

TABLA 25-6 Etiologías de la lesión renal aguda (LRA)

Prerrenal	Intrínseco	Postrenal
Hipovolemia	Glomerular • GN postinfecciosa • Nefropatía IgA • Glomerulopatía C3 • Nefritis lúpica • Vasculitis ANCA	Nefrolitiasis
Hipoxia	Vascular • Vasculitis (IgA, ANCA) • MAT (p. ej., SHU) • Trombosis de la vena renal	Tumores y masas
Hipotensión	Tubular/intersticial • Necrosis tubular aguda • Nefritis intersticial aguda • Pielonefritis	Anomalías congénitas • Válvulas uretrales posteriores • Obstrucción UUP y UUV
Síndrome hepatorrenal		
Disfunción cardiaca		
Sepsis		
Tercer espacio (p. ej., hipoalbuminemia)		
Enfermedad renovascular (p. ej., estenosis de la arteria renal)		
Medicamentos (p. ej., AINE)		

AINE, antiinflamatorios no esteroides; ANCA, anticuerpos citoplasmáticos antineutrófilos; GN, glomerulonefritis; MAT, microangiopatía trombótica; SUH, síndrome urémico hemolítico; UUP, unión ureteropélvica; UUV, unión ureterovesical.

Estudios de laboratorio

• Análisis de orina/microscopía.
  • LRA prerrenal: puede tener gravedad específica > 1 020 o cilindros hialinos en el sedimento urinario, pero por lo demás el análisis de orina y al microscopio son normales.
  • LRA intrínseca: es frecuente la isostenuria (por deterioro de la capacidad de concentración urinaria con daño tubular directo), así como proteinuria o hematuria. Diversos tipos de cilindros urinarios y elementos celulares en la microscopía de orina en función de la causa subyacente (p. ej., cilindros de células epiteliales tubulares renales y de color marrón turbio en la NTA, eritrocitos y cilindros de eritrocitos en la GN aguda, leucocitos en la nefritis intersticial aguda).
• Los índices urinarios pueden ser útiles para diferenciar la LRA prerrenal de la intrínseca (tabla 25-7).

TABLA 25-7	Índices urinarios en la LRA	
Prueba	Prerrenal[a]	Intrínseco[a]
Peso específico	>1.020 (>1.015)	< 1.010 (< 1.010)
Osmolalidad de la orina (mOsmol/kg)	>500 (>400)	< 350 (< 400)
Osmolalidad orina/plasma	>1.3 (>2.0)	< 1.3 (< 1.0)
Sodio en orina (mEq/L)	<20 (<30)	> 40 (> 70)
FE_{Na}	<1 (<2.5)	> 3 (> 10)
Urea en orina/plasma	>8 (>30)	< 3 (< 6)
FE_{Urea}	<30	> 70
Creatinina en orina/plasma	>40 (>30)	< 20 (< 10)
$FE\beta_{2-microglobulina}$	<0.4	> 0.5

[a] Los índices de los neonatos de > 32 semanas se indican entre paréntesis.
FE, excreción fraccionada.

ACIDOSIS TUBULAR RENAL

- Tipo I (ATR distal): acidificación urinaria defectuosa en la nefrona distal.
- Tipo II (ATR proximal): reabsorción defectuosa de HCO_3^- en el túbulo proximal.
- Tipo IV (ATR hiperpotasémica): acidificación urinaria defectuosa en el conducto colector cortical debido a hipoaldosteronismo o resistencia a la aldosterona (alteración de la reabsorción de Na^+ y de la secreción de K^+).
  - Pruebas para el diagnóstico de ATR (tabla 25-8)
- Brecha aniónica en orina (BAO)
  - Se utiliza para determinar si el NH_4^+ urinario, un transportador de ácido (H^+), aumenta o disminuye cuando existe una acidosis metabólica normal por brecha aniónica.
  - BAO = orina $[Na^+] + [K^+] - [Cl^-]$
  - Una BAO negativa implica una cantidad elevada de NH_4^+ no medido y, por lo tanto, una acidificación urinaria normal (p. ej., diarrea, ATR de tipo II).
  - Una BAO positiva implica un NH_4^+ bajo o ausente y, por lo tanto, una acidificación urinaria alterada (por ejemplo, ATR de tipo I y de tipo IV).

PROTEINURIA

Definiciones

- Excreción proteica normal: < 4 mg/ m²/h o 150 mg/1.73 m²/día.
  - Debido a la dificultad de obtener recolecciones de orina de 24 horas en niños, especialmente si no están entrenados para ir al baño, puede utilizarse una muestra de orina puntual (de preferencia de la primera micción de la mañana).
  - Índices proteína-creatinina (IPC) en orina normales:
    - < 0.5 mg/mg en niños de 6-24 meses de edad
    - < 0.2 mg/mg en niños > 24 meses de edad
- Proteinuria: > 4 mg/m²/h o > 150 mg/1.73 m²/día (> 300 mg/1.73 m²/día, si < 6 meses de edad).
  - Suele implicar proteinuria glomerular o albuminuria.

TABLA 25-8 Tipos de acidosis tubular renal (ATR)

	Tipo I (distal)	Tipo II (proximal)	Tipo IV (hiperpotasémico)
Brecha aniónica en orina	Positiva	Negativa	Positiva
Amoniaco en orina	Bajo	Apropiadamente alto	Bajo
Potasio sérico	Bajo	Bajo	Alto
pH de la orina	> 5.5	< 5.5	< 5.5
Defecto	Deterioro de la excreción distal de H^+	Deterioro de la reabsorción de HCO_3^-. Puede formar parte de una disfunción tubular proximal más global (síndrome de Fanconi) con hipofosfaturia, glucosuria y aminoaciduria.	Hipoaldosteronismo o resistencia a la aldosterona
Tratamiento	Alcalinoterapia (citrato de potasio) Eliminar el agente agresor, tratar la causa subyacente	Terapia alcalina (suele requerir dosis más elevadas que la ATR de tipo I) Eliminar el agente agresor, tratar la causa subyacente	Eliminar el agente agresor, tratar la causa subyacente. Aliviar la obstrucción urinaria si existe. Puede necesitar fludrocortisona y terapia alcalina.
Ejemplo de causas	Hereditario, fármacos (anfotericina), enfermedades autoinmunes (LES, síndrome de Sjögren), hipercalciuria (nefrocalcinosis).	Hereditarias (cistinosis), medicamentos (ifosfamida), intoxicación por metales pesados, hiperparatiroidismo.	Insuficiencia suprarrenal, obstrucción del tracto urinario, pielonefritis, fármacos (AINE, ICN, amilorida, espironolactona), seudohipoaldosteronismo.

AINE: antiinflamatorios no esteroides; ICN: inhibidores de la calcineurina; LES: lupus eritematoso sistémico.

- La proteinuria transitoria no tiene consecuencias renales; la proteinuria persistente sugiere enfermedad renal.
- Proteinuria de rango nefrótico (abundante): > 40 mg/m²/h o > 3 g/1.73 m²/día.
  - IPC > 2 mg/mg.
- Microalbuminuria: marcador precoz de enfermedad renal en pacientes con DM y drepanocitosis que precede a la proteinuria manifiesta.
  - Relación albúmina/creatinina (RAC): 30-300 mg/g.
- Proteinuria de bajo peso molecular (BPM): aumento de la excreción de proteínas tubulares (filtradas libremente por el glomérulo, pero típicamente reabsorbidas por los túbulos renales). La β₂-microglobulina y la proteína de unión al retinol son ejemplos de proteínas de BPM.
  - Típicamente elevado en causas hereditarias o adquiridas de disfunción tubular.
  - La detección cualitativa de proteínas en orina, al analizar ésta, es selectiva para la albúmina, por lo tanto, si se sospecha proteinuria de BPM es necesario medirla directamente.
- La excreción de proteínas tanto glomerular como tubular es mayor en neonatos y lactantes (falta de maduración renal).

Historial

- Antecedentes de la enfermedad actual
  - Síntomas asociados a GN (edema, hematuria concurrente), ERC (crecimiento deficiente/estatura baja, poliuria, nicturia) e HTA.
  - Síntomas urológicos (ardor al miccionar, orina de color rojo o marrón, urgencia o vacilación urinaria, incontinencia, enuresis).
  - Enfermedades recientes
  - Exposiciones nuevas y crónicas a medicamentos (p. ej., AINE).
  - Síntomas extrarrenales que pueden sugerir una glomerulopatía secundaria (p. ej., fiebres recurrentes, pérdida de peso, artritis, fotosensibilidad, erupción malar, púrpura).
- Historial médico
  - Ecografía prenatal de los riñones y de las vías urinarias; presencia de líquido amniótico.
  - Edad gestacional, peso al nacer
  - ITU febriles recurrentes o enfermedades febriles inexplicables en la infancia.
  - Reflujo vesicoureteral (RVU)
  - HTA
  - Historia de la LRA
  - Antecedentes de hepatitis B, hepatitis C o VIH en pacientes de alto riesgo
- Antecedentes familiares:
  - Pérdida de audición, sordera (sugestivo de nefritis hereditaria)
  - Síndrome nefrótico
  - Enfermedad renal poliquística
  - Enfermedad renal crónica, necesidad de diálisis o trasplante de riñón
  - HTA
  - Cálculos renales

Exploración física

- Peso, estatura, perímetro cefálico
- Tensión arterial y frecuencia cardiaca
- Fosas y marcas auriculares, orejas de implantación baja/malformadas, quistes de hendidura branquial, braquidactilia, arteria umbilical única, lesiones sacras posteriores de la línea media: pueden sugerir una anomalía congénita subyacente de los riñones y las vías urinarias.
- Edema generalizado y con fóvea, ascitis, derrame pleural, edema escrotal/labial: sobrecarga de líquidos por síndrome nefrótico, GN o ERC.

- Riñones palpables: uropatía obstructiva, enfermedad renal quística.
- Vejiga grande palpable: vejiga neurógena, obstrucción de la salida de la vejiga.
- Genitales ambiguos: síndrome de Denys-Drash, síndrome de WAGR.
- Uñas y rótulas hipoplásicas: síndrome uña-patela.

Estudios de laboratorio

- Análisis de orina en la primera micción de la mañana (descartar proteinuria ortostática)
  - Medición cualitativa de proteínas
    - Resultado falso positivo: orina concentrada, orina alcalina y contaminación con moco/sangre/pus/semen/secreciones vaginales.
    - Resultado falso negativo: orina diluida, orina ácida, proteinuria no albúmina (proteínas BPM, globulinas).
  - Examen microscópico: buscar signos de hematuria concurrente (eritrocitos dismórficos o eumórficos, cilindros eritrocitarios), otros cilindros celulares, cristales, bacterias, cuerpos lipídicos.
  - Medición cuantitativa de proteínas: recolección cronometrada de orina de 24 horas o medición puntual de la relación entre proteínas y creatinina en orina.
  - La medición de las proteínas urinarias en 24 horas incluye tanto las variantes de la albúmina como otras proteínas no derivadas de la albúmina.
  - Limitaciones en los análisis de orina puntuales para niños con desnutrición grave y reducción significativa de la TFG (una menor creatinina en orina sobreestima la excreción proteica real).
- Biometría hemática (BH), perfil metabólico básico (PMB), albúmina sérica
- Complemento C3/C4
- Otras pruebas de laboratorio, en función del diagnóstico diferencial

Imágenes

- Ecografía renal y vesical para descartar anomalías anatómicas.
- Considere la posibilidad de realizar una cistouretrografía miccional (CUM) si el paciente tiene antecedentes de ITU recurrentes.
- Considerar la gammagrafía renal con ácido dimercaptosuccínico (ADMS) si se sospecha la presencia de cicatrices renales, aunque no se observen en la ecografía renal y vesical (baja sensibilidad para las cicatrices).

Diagnóstico diferencial

- El primer paso en la evaluación es diferenciar la proteinuria transitoria de la proteinuria persistente.
  - La prevalencia de proteinuria en una sola muestra de orina oscila entre 1.2% y 15%, según los grandes programas de cribado escolar. La prevalencia de proteinuria persistente es mucho menor.
- La proteinuria ortostática, o excreción elevada de proteínas en posición erguida con excreción normal de proteínas en posición supina, es la causa más común de proteinuria aislada en niños.
- Es importante excluir un síndrome nefrótico o una GN aguda, ya que requieren una evaluación y un tratamiento urgentes.
- Las causas de proteinuria se pueden encontrar en la tabla 25-9.

Tratamiento

- Tratar la causa subyacente si se conoce.
- En caso de albuminuria importante, los inhibidores de la ECA y los ARA pueden disminuir la excreción de proteínas en la orina y retrasar la progresión de la enfermedad renal.

Indicaciones de la biopsia renal

- Proteinuria significativa persistente (> 1 g/1.73 m^2/día o IPC > 0.5 mg/mg)

TABLA 25-9	Diagnóstico diferencial de la proteinuria en niños	

	Proteinuria persistente	
Proteinuria intermitente	**Glomerular**	**Tubular**
Ortostática (postural)	Glomerulopatías primarias	Hereditario
Fiebre	• Enfermedad con cambios mínimos	• Cistinosis
Ejercicio	• Síndrome nefrótico congénito	• Enfermedad dental
Convulsiones	• FSGS	• Síndrome de Lowe
Hipovolemia	• Nefropatía IgA	• Enfermedad de Wilson
	• Glomerulopatía C3	• Galactosemia
	• Nefropatía membranosa	• Tirosinemia
	• Síndrome de Alport	• Trastornos mitocondriales
	Glomerulopatías secundarias	• Poliquistosis renal
	• GN postinfecciosa	Adquirido
	• Nefritis lúpica	• NTA
	• Vasculitis ANCA	• NIA
	• Vasculitis IgA (antes nefritis púrpura de Henoch-Schönlein)	• Pielonefritis
	• Infección crónica (hepatitis B, hepatitis C, VIH)	• Uropatía obstructiva
	Síndrome urémico hemolítico	• Nefropatía por analgésicos
	Nefropatía diabética	• Medicamentos (p. ej., penicilamina)
	Anemia falciforme	• Intoxicación por metales pesados
	Hipertensión	
	Lesión por hiperfiltración (p. ej., tras la pérdida de nefronas)	
	Proteinuria por rebosamiento (p. ej., tras infusión de albúmina)	

ANCA, anticuerpos citoplasmáticos antineutrófilos; GEFS, glomeruloesclerosis segmentaria focal; GN, glomerulonefritis; NIA, nefritis intersticial aguda; NTA, necrosis tubular aguda, VIH: virus de la inmunodeficiencia humana.

• El escenario más común es el síndrome nefrótico resistente a esteroides
• Proteinuria con hematuria microscópica concurrente
• Disminución de la TFG
• C3 persistentemente bajo después de 3 meses
  • La GN postinfecciosa se relaciona con C3 bajo, pero se espera que se normalice después de 8-12 semanas. Un C3 persistentemente bajo puede ser preocupante en caso de glomerulopatía C3.
  • Evidencia clínica o serológica de vasculitis (nefritis lúpica [NL], vasculitis ANCA, vasculitis IgA [antes nefritis púrpura de Henoch-Schönlein]).

SÍNDROME NEFRÓTICO

Definición

- El síndrome nefrótico es un estado clínico caracterizado por:
  - Proteinuria de rango nefrótico (> 40 mg/m^2/h o IPC > 2 mg/mg)
  - Hipoalbuminemia (albúmina ≤ 2.5 g/dL)
  - Edema
  - Hiperlipidemia

Clasificación

- Síndrome nefrótico congénito e infantil: tipo finlandés, esclerosis mesangial difusa o secundaria a infección congénita.
  - Inicio en niños < 12 meses de edad.
  - Hasta 85% de los casos tienen una base genética, relacionada con mal pronóstico.
- Síndrome nefrótico primario: no existe ninguna enfermedad subyacente identificable.
  - Forma más frecuente de síndrome nefrótico infantil (> 90% de los casos en niños menores de 10 años).
  - La lesión histológica más frecuente es la enfermedad con cambios mínimos. Otras lesiones patológicas observadas en el síndrome nefrótico primario son la glomeruloesclerosis focal y segmentaria (GEFS), la nefropatía membranosa, la glomerulopatía C3 y la nefropatía IgA.
- Síndrome nefrótico secundario: síndrome nefrótico en presencia de una enfermedad subyacente.
  - Algunos ejemplos son la NL, la infección crónica por hepatitis B, la GEFS secundaria (p. ej., por infección por VIH), la GN postinfecciosa y las vasculitis (p. ej., la vasculitis IgA).

Tratamiento

- La mayoría de los niños con síndrome nefrótico primario tendrán una enfermedad de cambios mínimos subyacente, que suele responder a los esteroides.
- Prednisona 60 mg/m^2/día o 2 mg/kg/día durante 4-6 semanas, seguida de 40 mg/m^2/día o 1.5 mg/kg en días alternos durante 4-6 semanas. Disminución progresiva a lo largo de 2-5 meses.
- Recaída: definida como ≥ 3+ en la tira reactiva de orina o IPC > 2 mg/mg durante 3 días consecutivos.
  - Normalmente se trata con prednisona 60 mg/m^2/día hasta la remisión de la proteinuria (trazas o proteína negativa en la tira reactiva durante 3 días consecutivos), seguida de disminución progresiva. Algunos pacientes responden a dosis más bajas de esteroides.
- Para el síndrome nefrótico con recaídas frecuentes (más de 4 recaídas al año o más de 2 recaídas en 6 meses) y el síndrome nefrótico dependiente de esteroides (recaídas durante el tratamiento con esteroides o en las 2 semanas siguientes a la interrupción de los esteroides tras una reducción progresiva), considere el uso de agentes ahorradores de esteroides, como micofenolato mofetilo, inhibidores de la calcineurina (p. ej., tacrolimus), rituximab o agentes alquilantes (p. ej., ciclofosfamida).
- Si no se consigue la remisión de la proteinuria tras 4 semanas de dosificación completa de prednisona, se considera que el niño es resistente a los esteroides.
- Consideraciones adicionales
  - Restricción de líquidos y sodio durante las recaídas para mitigar el empeoramiento del edema.
  - Puede requerir albúmina IV y furosemida para diuresis forzada.
  - Proteína adecuada en la dieta para la síntesis endógena de albúmina.
  - Vigilar la disminución de la velocidad de crecimiento y otras complicaciones del tratamiento crónico con esteroides.

- Control de infecciones, incluida la aplicación de la vacuna neumocócica polisacárida 23-valente (PPSV23).
  - ○ Deben evitarse las vacunas con antígenos vivos mientras se esté en tratamiento con corticoides.

Complicaciones (tabla 25-10)

Indicaciones de la biopsia renal

- Síndrome nefrótico resistente a esteroides
- Complemento C3 bajo en el momento de la presentación
- Presentación del paciente < 1 año de edad
- Evidencia de ERC
- Sospecha de síndrome nefrótico secundario (p. ej., NL membranoso), incluida la coexistencia de hematuria macroscópica, HTA o aumento de la creatinina sérica.
- Síndrome nefrótico de recidiva frecuente o dependiente de esteroides, antes de considerar agentes ahorradores de esteroides.

HEMATURIA

Definiciones y epidemiología

- Se define como > 5 eritrocitos/CPP en una muestra de orina centrifugada.
  - Hematuria macroscópica: la que se observa a simple vista.
  - Hematuria microscópica: la que se detecta únicamente en el análisis de orina.
- Prevalencia: la mayor parte de los niños con hematuria macroscópica o microscópica presentan hematuria transitoria. Se estima que 0.5 a 1% de los niños presentan hematuria microscópica persistente.

TABLA 25-10	Complicaciones del síndrome nefrótico
Complicaciones	**Causa**
Infección: peritonitis (p. ej., *Streptococcus pneumoniae*)	Edema
	IgG sérica baja
	Factor bajo B
	Disminución del flujo sanguíneo mesentérico
Trombosis venosa profunda	Pérdida de antitrombina III en orina
	Fibrinógeno elevado
	Viscosidad sanguínea elevada
	Disminución del flujo sanguíneo renal
Hiperlipidemia	Aumento de las lipoproteínas de muy baja densidad producidas por el hígado
	Pérdida urinaria de lipoproteínas de alta densidad y lipoproteínas
Hipocalcemia	Hipocalcemia artificial secundaria a hipoalbuminemia e hipocalcemia verdadera por pérdida urinaria de vitamina D
Deficiencias de cobre, cinc y hierro	Pérdida de proteínas transportadoras
Hipotiroidismo	Pérdida de globulina fijadora de tiroxina

Etiología (tabla 25-11)

- El diagnóstico diferencial puede abordarse determinando el origen de la hemorragia.
  - Glomerular: la orina puede ser roja, pero suele describirse como de color "coca-cola" o herrumbosa
    - Puede haber proteinuria, sin coágulos.
    - Los eritrocitos aparecen dismórficos en la microscopía de orina; puede haber cilindros eritrocitarios.
  - No glomerular: la orina es roja o rosada.
    - Proteinuria generalmente ausente o mínima; en ocasiones hay coágulos.
    - Los eritrocitos son normales o eumórficos en el microscopio de orina; no hay cilindros de eritrocitos.

Anamnesis

- Características de la hematuria: momento, aparición y duración
- Antecedentes de ejercicio reciente, traumatismo, paso de cálculos renales
- Antecedentes de infecciones cutáneas o respiratorias recientes
- Uso de medicamentos (p. ej., calcio o vitamina D)
- Signos y síntomas relacionados: fiebre, congestión nasal/coriza, dolor de garganta, tos, hemoptisis, dolor abdominal, hematoquecia, dolor de costado, disuria, urgencia/frecuencia urinaria, dolor articular, erupción cutánea.
- Antecedentes médicos: enfermedad renal quística, enfermedad/rasgo de células falciformes, lupus, neoplasia maligna
- Antecedentes familiares: hematuria, hipoacusia/sordera, poliquistosis renal, nefrolitiasis, ERC, necesidad de diálisis o trasplante renal, drepanocitosis/rasgo drepanocítico, enfermedades autoinmunes, coagulopatía.

TABLA 25-11 Ejemplos de causas de hematuria en niños	
Glomerular	**No glomerular**
GN aguda o crónica	ITU
• GN postinfecciosa	Hipercalciuria
• Glomerulopatía C3	Nefrolitiasis
• Nefropatía membranosa	Nefritis intersticial
• Nefropatía IgA/vasculitis	Enfermedad renal quística
• Nefritis lúpica	Anemia falciforme
• Vasculitis IgA	Cistitis viral o química
• Vasculitis ANCA	Traumatismo renal
Hematuria familiar	Trombosis de la vena renal
• Síndrome de Alport	Ejercicio inducido
• Enfermedad de la membrana basal delgada	Malformaciones vasculares
Síndrome urémico hemolítico	Coagulopatía
	Síndrome del Cascanueces
	Malignidad
	• Tumor de Wilms
	• Rabdomiosarcoma vesical
	Menarquia

ANCA: anticuerpos citoplasmáticos antineutrófilos; GN: glomerulonefritis; ITU: infección urinaria.

Exploración física

* Pérdida auditiva: síndrome de Alport
* Masa abdominal: poliquistosis renal, tumor de Wilms, rabdomiosarcoma vesical.
* Dolor/sensibilidad en el flanco: ITU, nefrolitiasis, drepanocitosis/rasgo drepanocítico, síndrome de hematuria con dolor lumbar.
* Edema: GN aguda de diversas causas
* Erupción cutánea, dolor articular: nefritis lúpica, vasculitis ANCA, vasculitis IgA
* Traumatismos genitourinarios

Estudios de laboratorio e imagen

* Confirmar la presencia de hematuria con microscopía de orina.
* Muchas enfermedades pueden causar orina de color rojo o similar a "coca-cola" y no presentar eritrocitos en la orina ("seudohematuria") al microscopio.
  * Hemo positivo: hemoglobinuria, mioglobinuria, porfiria.
  * Hemo negativo: rifampina, fenazopiridina, ciertos alimentos (remolacha, moras, ruibarbo).
* Si la tira reactiva es positiva para hemo, debe realizarse un examen microscópico para determinar la presencia de hematuria verdadera.
* Es necesaria una evaluación de la hematuria persistente si aparece la hematuria microscópica en 3 muestras de orina consecutivas, obtenidas con un intervalo de al menos 7 días.
* El análisis de orina puede proporcionar una pista sobre la localización de la hemorragia (p. ej., la presencia de eritrocitos dismórficos o cilindros de eritrocitarios sugiere una hemorragia glomerular).
  * Urocultivo en todo niño que presente hematuria macroscópica.
  * Debe cuantificarse la proteína en orina (es decir, IPC), si la tira reactiva es positiva para proteínas, ya que esto puede sugerir una enfermedad renal más grave.
* Hemograma, PMB y albúmina sérica.
* Ecografía de riñón/vejiga.
* Estudios complementarios en función del diagnóstico diferencial:
  * Complemento C3/C4
  * Serologías: anticuerpos antinucleares (ANA), antiestreptolisina O (ASO), ANCA
  * Medición del calcio en orina (detección de hipercalciuria)
    – Relación calcio/creatinina en orina > 0.2 mg/mg de creatinina para niños de 2 años o más, o calcio en orina > 4 mg/kg/día en una recolección de orina de 24 horas.
  * Detección de hemoglobinopatías
  * TC abdomen/pelvis
  * Cistoscopia

Tratamiento

* La terapia depende de la causa subyacente.
* Para la GN aguda (postinfecciosa o de otro tipo) utilizar restricción de sodio y líquidos, así como diuréticos, según sea necesario, para mitigar el edema y la HTA. Vigilar estrechamente la LRA.
* Las GN autoinmunes (p. ej., NL, vasculitis ANCA) deben tratarse con corticosteroides y otros inmunosupresores.
* Para el síndrome de Alport, iniciar el tratamiento con IECA/BRA al inicio de la microalbuminuria o proteinuria manifiesta. Realizar pruebas de audición y visión. Proporcionar orientación anticipada sobre la progresión de la ERC y la enfermedad renal terminal (ERT).
* En caso de hipercalciuria, aumentar la hidratación oral, fomentar una dieta baja en sodio y considerar el tratamiento con tiazidas para reducir la excreción urinaria de calcio (no es necesario restringir el calcio en la dieta). Considerar citrato de sodio o potasio para la hipocitraturia concurrente (el citrato inhibe la formación de cálculos renales) y óxido de magnesio para la hipomagnesuria concurrente (el magnesio también inhibe la formación de cálculos de calcio).

• Si hay hematuria aislada (es decir, sin proteinuria concurrente, HTA o disfunción renal) y no se identifica ninguna causa patológica grave, es aceptable una evaluación de seguimiento cada 6 a 12 meses sin pruebas adicionales. Seguir curvas de crecimiento, PA y análisis de orina. Véase la sección "Glomerulonefritis".

GLOMERULONEFRITIS

• Grupo de trastornos que provocan inflamación y daño del penacho glomerular. Se presenta clínicamente con hematuria, proteinuria, edema, oliguria, azotemia e hipertensión.
• En la tabla 25-12 se presentan ejemplos de causas de GN.

Diagnóstico

• Hemograma, PMB y albúmina sérica
• Análisis de orina con microscopía
• Complemento C3/C4
• Serologías:
  • ANA y ADN de doble cadena (dsADN): nefritis lúpica
  • ANCA, antiproteinasa 3 (PR3), antimieloperoxidasa (MPO): vasculitis ANCA
  • Anticuerpo antimembrana basal glomerular (MBG): enfermedad anti-MBG
  • El nivel sérico de IgA no es útil en el diagnóstico de la nefropatía/vasculitis IgA.
• Biopsia renal
  • No todos los pacientes que presentan GN aguda requieren una biopsia diagnóstica
  • Indicaciones para la biopsia renal:
    ○ LRA o GN rápidamente progresiva
    ○ Hipocomplementemia persistente (C3/C4 bajo)
    ○ Proteinuria progresiva
    ○ Síndrome nefrótico concomitante
    ○ Nuevo diagnóstico de lupus con evidencia clínica/laboratorial de afectación renal.

Tratamiento

• Cuidados de apoyo: tratamiento antihipertensivo según sea necesario, restricción de líquidos/sodio y diuréticos para la oliguria y el edema.
• Terapia inmunosupresora: dependiendo de la causa de la GN y de su gravedad
• En caso de LRA relacionada, puede ser necesaria la diálisis si es refractaria al tratamiento médico.

HIPERTENSIÓN

Definiciones

• Las definiciones de PA normal, PA elevada (antes "prehipertensión") e HTA se determinan mediante datos de PA normativa para la edad, sexo y estatura del niño (véase Apéndice F).
• Niños de 1 a 13 años:
  • PA normal: < percentil 90
  • Elevación de la PA: ≥ percentil 90 a < percentil 95, o 120/80 a < percentil 95 (lo que sea menor).
  • HTA en estadio 1: ≥ percentil 95 a < percentil 95 + 12 mm Hg, o 130/80 a 139/89 (lo que sea menor).
  • HTA estadio 2: ≥ percentil 95 + 12 mm Hg o ≥ 140/90 (lo que sea menor).
• Niños ≥ 13 años:
  • PA normal: < 120/80

- Si hay hematuria aislada (es decir, sin proteinuria concurrente, HTA o disfunción renal), se identifica ninguna causa urológica (p.ej., tumor o cálculo) y una evaluación ... (microhematuria) o ... (macrohematuria) puede ... seguir ... con ... tiempo. Tratamiento similar en la sección "Glomerulonefritis".

GLOMERULONEFRITIS

[texto parcialmente cortado en el margen derecho]

TABLA 25-12 Ejemplos de causas de glomerulonefritis

Enfermedad glomerular	Resultados serológicos	Resultados de la biopsia	Manejo
GN postinfecciosa	Bajo C3 C4 normal	ML: GN proliferativa endocapilar IF: depósitos granulares de C3/IgG ME: "jorobas" subepiteliales	Tratamiento conservador; tratar la hipertensión y el edema con restricción de líquidos/sodio y diuréticos.
Nefropatía IgA	C3/C4 normal	ML: hipercelularidad mesangial y aumento de la matriz mesangial IF y ME: depósitos mesangiales con IgA dominante	Proteinuria de rango subnefrótico: IECA/BRA Nefroesclerosis (NE) o glomerulonefritis rápidamente progresiva (GNRP): Corticosteroides, otros inmunosupresores
Vasculitis IgA	C3/C4 normal	Similar a la nefropatía IgA, puede tener más inflamación endocapilar y extracapilar	Similar a la nefropatía IgA Control del dolor de los síntomas extrarrenales
Glomerulopatía C3 (C3GN y EDD)	Bajo C3 +/-C4	ML: Variable (el patrón "membranoproliferativo" clásico se da hasta en 55% de las biopsias). Puede presentar GN proliferativa mesangial o endocapilar. IF: Asa capilar con predominio de C3 y depósitos mesangiales, normalmente sin inmunoglobulina. ME: depósitos mesangiales, subendoteliales y ocasionalmente subepiteliales (C3GN), depósitos "osmofílicos" en forma de cinta en GBM (DDD)	Terapia inmunosupresora basada en los resultados de la biopsia

			Terapia inmunosupresora basada en los resultados de la biopsia
Nefritis lúpica	Bajo C3/C4 ANA positivo Anti-dsDNA positivo	ML: Variable según la clase de ISN/RPS y la agudeza/cronicidad, con GN mesangioproliferativa (clase II), GN proliferativa endocapilar (clases III/IV) y/o características membranosas (clase V). IF: Inmunotinción "completa" para IgG, IgA, IgM, C3 y C1q ME: Depósitos subendoteliales, mesangiales, subepiteliales, puede haber borramiento difuso de la apófisis del pie (podocitopatía lúpica) o inclusiones tubulorreticulares.	Inducción: Corticosteroides con CYC o MMF, considerar RTX en enfermedad grave Mantenimiento: MMF o AZA
Vasculitis ANCA	C3/C4 normal ANCA positivo Anti-MPO o anti-PR3 positivos	ML: GN creciente con lesiones necróticas, puede tener granulomas IF/ME: Patrón Pauci-inmune (pocos o ningún depósito electrón-denso)	Inducción: Corticosteroides con CYC o RTX, considerar PLEX en enfermedad grave Mantenimiento: MMF o AZA

ANA, anticuerpos antinucleares; ANCA, anticuerpos citoplasmáticos antineutrófilos; ARA, antagonista de los receptores de angiotensina; AZA, azatioprina; CYC, ciclofosfamida; EDD, enfermedad de depósitos densos; GN, glomerulonefritis; GNC3, glomerulonefritis C3; IECA, inhibidor de la enzima convertidora de angiotensina; ISN/RPS, International Society of Nephrology/Renal Pathology Society; MBG, membrana basal glomerular; ME, microscopía electrónica; IF, microscopía de inmunofluorescencia; ML, microscopía de luz; MMF, micofenolato mofetilo; MO, microscopía óptica; MPO, mieloperoxidasa; PLEX, recambio plasmático; PR3, proteinasa 3; RTX, rituximab; SN, síndrome nefrótico.

- PA normal: < 120/80
- PA elevada: 120-129/< 80
- Fase 1 HTA: 130-139/80-89
- Fase 2 HTA: ≥ 140/90

Epidemiología

- Prevalencia: PA elevada persistente estimada en 2.2-3.5%, HTA 3.5% en niños.
- Mayor entre los niños con sobrepeso/obesidad.
- La PA elevada y la HTA no se diagnostican hasta que se obtienen múltiples PA, debido a la variabilidad de la PA y al efecto de acomodación (el paciente se aclimata a la medición de la PA).
- Detección: la medición anual de la PA debe realizarse a partir de los 3 años de edad, o en cada visita a la consulta si existe riesgo de desarrollar HTA (p. ej., obesidad, ERC, obstrucción del arco aórtico, DM, uso de medicamentos que se sabe que elevan la PA).
  - El cribado de la PA debe comenzar a una edad más temprana en determinados niños (p. ej., prematuridad o bajo peso al nacer, cardiopatías congénitas, anomalías congénitas de los riñones y las vías urinarias, neoplasias malignas, trasplante de médula ósea o de órganos sólidos, uso de medicamentos que se sabe que elevan la PA).

Etiología

- La HTA puede dividirse en primaria (esencial) y secundaria.
- HTA primaria: sin causa subyacente identificable, causa más frecuente de HTA pediátrica.
  - Más frecuente en niños mayores (≥ 6 años), con sobrepeso/obesidad o con antecedentes familiares positivos de HTA.
  - La HTA sistólica aislada predice más la HTA primaria; la HTA diastólica predice más la HTA secundaria.
  - No hay diferencias en la gravedad de la elevación de la PA entre la HTA primaria y la secundaria.
- HTA secundaria: existe un trastorno específico identificable
  - Las enfermedades renales y renovasculares son las causas más frecuentes en los niños.
  - Otras causas importantes son la coartación de la aorta, los trastornos endocrinos, la exposición a medicamentos/toxinas y los trastornos monogénicos (tabla 25-13).

Anamnesis

- Antecedentes del nacimiento: complicaciones del embarazo (conocidas como anomalías renales/urológicas congénitas prenatales, RCIU, bajo peso al nacer, prematuridad), curso en la UCIN (displasia broncopulmonar, cateterismo de la arteria umbilical, LRA).
- Antecedentes de ITU febriles o enfermedades febriles indiferenciadas: HTA relacionada con cicatrización renal.
- Dolor abdominal/de costado, disuria, hematuria, polaquiuria, nicturia o enuresis: enfermedad renal o urológica subyacente.
- Aumento de peso: sobrepeso/obesidad, GN aguda o crónica, síndrome de Cushing.
- Pérdida de peso, enrojecimiento de la piel, palpitaciones: hipertiroidismo, feocromocitoma.
- Debilidad muscular, estreñimiento: trastornos hipertensivos hipopotasémicos (p. ej., hiperaldosteronismo, ciertas causas monogénicas de HTA).
- Claudicación: trastornos vasculares (p. ej., vasculitis de grandes vasos, síndrome midaórtico).
- Síntomas de HTA grave: fatiga, cefalea, alteraciones visuales, acúfenos, epistaxis, dolor torácico, palpitaciones, dificultad respiratoria, náuseas/vómitos y convulsiones.
- Uso de medicamentos: corticosteroides, inhibidores de la calcineurina, anticonceptivos orales, medicamentos estimulantes, cafeína, tabaco y otras sustancias ilícitas.

TABLA 25-13 Ejemplos de causas de hipertensión secundaria

Enfermedad renal	Vascular	Endocrino	Medicamentos/toxinas
Trastornos glomerulares primarios y secundarios	Estenosis de la arteria renal	Hipertiroidismo	Corticosteroides
ACRTU	Coartación aórtica	Síndrome de Cushing	Inhibidores de la calcineurina
Síndrome urémico hemolítico	CAP	Hipcplasia suprarrenal congénita	Simpaticomiméticos
Poliquistosis renal	Vasculitis de grandes vasos (p. ej., arteritis de Takayasu)	Hiperaldosteronismo	Estimulantes
Traumatismo renal	Síndrome midaórtico	Feocromocitoma	Anticonceptivos orales
Masas renales	Trombosis de la vena renal	Hipercalcemia	Cocaína
			Esteroides anabólicos
			Nicotina
			Cafeína
			Regaliz
HTA monogénica	**Síndromes genéticos**	**Neurológico**	**Otros**
Síndrome de Gordon (PHA2)	Neurofibromatosis	Aumento de la PIC	Dolor
Síndrome de Liddle	Esclerosis tuberosa	Síndrome de Guillain-Barré	Estrés/ansiedad
ARG	Síndrome de Turner		Trastornos vasculares del colágeno
EAM	Síndrome de Down		Displasia broncopulmonar
			Intoxicación por metales pesados

ACRTU: anomalías congénitas de los riñones y del tracto urinario; ARG: aldosteronismo remediable con glucocorticoides; EAM: exceso aparente de mineralocorticoides; PDA: conducto arterioso persistente; PHA2: seudohipoaldosteronismo tipo 2; PIC: presión intracraneal.

- Historial dietético y de actividad: consumo de sal y azúcar, cantidad de actividad física.
- Antecedentes familiares: HTA, ictus, enfermedad cardiovascular, ERC, diabetes mellitus.

Exploración física

- General
  - Examine la piel en busca de palidez, rubor, aumento de la sudoración y palidez de las membranas mucosas.
  - Observe edema, rasgos cushingoides, rasgos dismórficos (síndrome de Turner o Williams), agrandamiento de la tiroides y marcas de nacimiento, como manchas café con leche o neurofibromas.
- Cardiovascular
  - Anotar los pulsos femorales si están ausentes o retrasados, o si hay discrepancia entre los pulsos de las extremidades superiores e inferiores. Obtenga la presión arterial de las cuatro extremidades.
  - Examine la frecuencia cardiaca, el ritmo, los soplos, el trabajo respiratorio, la hepatomegalia y los hematomas sobre los vasos principales.
- Abdomen
  - Palpar en busca de masas (unilaterales o bilaterales); auscultar en busca de soplos abdominales.
- Neurológico
- Examine el fondo de ojo y observe los déficits neurológicos.

Evaluación

- Confirmar las PA elevadas mediante auscultación manual (los dispositivos oscilométricos tienden a sobrestimar), utilizando el tamaño de manguito de PA y la técnica de medición correctos.
- Debe realizarse una monitorización ambulatoria de la presión arterial (MAPA) durante 24 horas, si se dispone de ella, para confirmar las lecturas de la PA en la consulta y descartar una HTA de bata blanca.
- Estudios de laboratorio de cribado para todos los pacientes: PMB, análisis de orina con microscopía, panel lipídico, ecografía renal/vesical (en niños < 6 años, o niños mayores con análisis de orina o función renal anormales).
- En niños obesos, detectar comorbilidades: hemoglobina A1c (diabetes), AST/ALT (hepatopatía grasa) y lipidograma en ayunas (dislipidemia).
- Estudios adicionales, en función del diagnóstico diferencial: analítica, hormona estimulante del tiroides, actividad plasmática de renina y aldosterona, metanefrinas plasmáticas, análisis de drogas, estudio del sueño, gammagrafía renal ADMS, angiografía abdominal por TC o RM.
- Ecocardiografía: evaluar el daño en los órganos finales (hipertrofia ventricular izquierda).

Tratamiento

- Los objetivos para el manejo de la HTA deben ser la reducción de la PA a < percentil 90 para edad, sexo y talla, o < 130/80 para adolescentes ≥ 13 años.
- Terapia no farmacológica: modificación de la dieta (p. ej., dieta baja en sodio y basada en vegetales), pérdida de peso, aumento de la actividad física (ejercicio de 3 a 5 veces por semana, de 30 a 60 minutos por sesión) y abandono del tabaquismo.
- Terapia farmacológica: para niños que permanecen hipertensos a pesar de un ensayo de terapia no farmacológica, HTA relacionada con ERC o diabetes mellitus, o HTA en estadio 2 sin un factor modificable como sobrepeso/obesidad.
- Los fármacos de primera línea más comunes son los antagonistas del calcio, los IECA/ARA y los diuréticos tiazídicos.
- Los β-bloqueadores no se recomiendan para el tratamiento inicial.
- Los IECA/ARA están contraindicados en el embarazo y en niños con estenosis bilateral de la arteria renal debido al riesgo de LRA.

- Es útil un enfoque gradual. Empezar con una medicación a dosis baja e ir aumentándola hasta que se controle la PA, se alcance la dosis máxima o aparezcan efectos secundarios. Si no se consigue un control adecuado, añadir un segundo fármaco y proceder como en el caso anterior.
- HTA grave (crisis hipertensiva)
  - Tradicionalmente se ha clasificado como emergencia hipertensiva (con evidencia de síntomas potencialmente mortales de HTA o lesión aguda de órganos terminales) y urgencia hipertensiva (sin síntomas ni lesión aguda de órganos terminales), aunque esto es arbitrario.
  - La HTA aguda y grave se manifiesta más comúnmente como alteración del estado mental, coma o convulsiones (encefalopatía hipertensiva). También puede presentar lesiones en los órganos finales de los ojos (papiledema, hemorragia retiniana), el corazón (insuficiencia cardiaca) o los riñones (LRA).
  - Los niños deben ser remitidos inmediatamente al servicio de urgencias por cualquiera de los siguientes motivos:
    - HTA en fase 2 con síntomas graves.
    - PA > 30 mm Hg por encima del percentil 95 para niños menores de 13 años.
    - PA > 180/120 en un adolescente.
  - El tratamiento inicial incluye la estabilización de las vías respiratorias, la respiración y la circulación (debido al riesgo de que se produzcan rápidamente alteraciones del estado mental, convulsiones o insuficiencia cardiaca), la confirmación de la elevación de la PA y la evaluación de las lesiones de órganos terminales.
  - Emergencia hipertensiva: el objetivo es reducir la PA a un valor que haga cesar los síntomas y evite un mayor daño en los órganos finales: normalmente, PA sistólica < percentil 95 para edad, sexo y talla en niños menores de 13 años o < 130/80 en adolescentes.
  - El tratamiento debe realizarse de forma controlada, utilizando bolos intravenosos y medicamentos en infusión intravenosa continua.
    - El nicardipino y el labetalol son preferibles a la hidralazina (respuesta menos predecible a la dosificación IV en bolo) o al nitroprusiato (puede aumentar la PIC, riesgo de toxicidad por cianuro con el uso prolongado o con lesión renal).
    - **La PA no debe reducirse más de 25% de la reducción total prevista de la PA sistólica en las primeras 8 horas** (p. ej., si la PA sistólica inicial es de 210 mm Hg y el objetivo es de 130 mm Hg, la PA sistólica no debe ser inferior a 190 mm Hg al cabo de 8 horas).
    - El descenso rápido de la PA se relaciona con lesiones irreversibles de los órganos finales, como lesiones neurológicas permanentes, isquemia miocárdica y LRA.
  - Urgencia hipertensiva: La PA objetivo es la misma que para cualquier niño hipertenso (< percentil 90 para edad, sexo y talla si es menor de 13 años, o < 130/80 en adolescentes).
    - Para los niños con HTA aguda, pueden utilizarse bolos IV de labetalol o hidralazina, o una infusión IV continua de nicardipino.
    - En los niños con HTA crónica, la PA debe reducirse más lentamente con medicamentos orales.

LECTURAS RECOMENDADAS

Adrogué HJ, Madias NE. Hypernatremia. *N Engl J Med* 2000;342(20):1493–1499.
Adrogué HJ, Madias NE. Hyponatremia. *N Engl J Med* 2000;342(21):1581–1589.
Feld LG, Kaskel FJ, eds. Fluid and Electrolytes in Pediatrics: A Comprehensive Handbook. New York: Springer, 2010.
Feld LG, Neuspiel DR, Foster BA, et al. Clinical practice guideline: Maintenance intravenous fluids in children. *Pediatrics* 2018;142(6):e20183083.
Flynn JT, Kaelber DC, Baker-Smith CM, et al. Clinical practice guideline for screening and management of high blood pressure in children and adolescents. *Pediatrics* 2017;140(3):e20171904.
Geary DF, Schaefer F, eds. Pediatric Kidney Disease. 2nd Ed. Berlin: Springer-Verlag, 2016.

King CK, Glass R, Bresee JS, et al. Managing acute gastroenteritis among children: Oral rehydration, maintenance, and nutritional therapy. MMWR Recomm Rep 2003;52(RR-16):1–16.

Leung J, Crook M. Disorders of phosphate metabolism. *J Clin Pathol* 2019;72(11):741–747.

Lietman SA, Germain-Lee EL, Levine MA. Hypercalcemia in children and adolescents. *Curr Opin Pediatr* 2010;22(4):508–515.

Nadar R, Shaw N. Investigation and management of hypocalcaemia. *Arch Dis Child* 2020;105(4):399–405.

Rose BD, Post TW, eds. Clinical Physiology of Acid–base and Electrolyte Disorders. 5th Ed. New York: McGraw-Hill, 2001.

Viera AJ, Wouk N. Potassium disorders: Hypokalemia and hyperkalemia. *Am Fam Physician* 2015;92(6):487–495.

Viteri B, Reid-Adam J. Hematuria and proteinuria in children. *Pediatr Rev* 2018;39(12):573–587.

Wang CS, Greenbaum LA. Nephrotic syndrome. *Pediatr Clin North Am* 2019;66(1):73–85.

Wenderfer SE, Gaut JP. Glomerular diseases in children. *Adv Chronic Kidney Dis* 2017;24(6):364–371.

26 Cuidados paliativos

Will Johansen y Joan L. Rosenbaum

"Tú importas porque eres tú. Importas hasta el último momento de tu vida, y haremos todo lo que podamos, no solo para ayudarte a morir en paz, sino también a vivir hasta que mueras".

—Dame Cicely Saunders

Los cuidados paliativos se basan cada vez más en pruebas científicas y exigen que los médicos utilicen un conjunto específico de habilidades de comunicación. Los pacientes con enfermedades avanzadas y a menudo incurables se enfrentan al impacto emocional de una enfermedad que les limita la vida, a decisiones terapéuticas complejas que a menudo implican considerar ensayos clínicos y al reto de mantener la esperanza al tiempo que se fijan objetivos realistas. Los pacientes se sienten apoyados emocionalmente cuando su médico demuestra que se preocupa por ellos como personas, dedicándoles tiempo suficiente, permitiéndoles hacer preguntas y escuchando sus preocupaciones. Los prestadores de servicios médicos pueden mostrar apoyo emocional utilizando un lenguaje específico que exprese empatía, que es simplemente reconocer la presencia de las preocupaciones emocionales de un paciente. También pueden mostrar apoyo emocional escuchando y utilizando un lenguaje específico, como se indica a continuación.

DECLARACIONES NURSE (Véase la tabla 26-1)

- Utilice la mnemotecnia NURSE (enfermera) para responder a una declaración emocional de un paciente/familia.
- El objetivo es validar la emoción, no arreglar/acallar la emoción.
- Prepárese para esperar más emociones después de utilizar una declaración NURSE.
- No se trata de una mnemotecnia que haya que seguir en orden cronológico. Usted elige qué enunciados quiere utilizar según se adapten a su estilo.
- Ejemplos de declaraciones emocionales:
  - "Estoy muy nerviosa por lo que puedan mostrar los estudios".
  - "¡Este dolor de cabeza me está matando!"
  - "Me destroza no poder alimentar a mi bebé".
  - "¡No tienes ni idea de por lo que estoy pasando!"
- **N:** Nombrar la emoción. Asegúrese de no decirle al paciente qué emoción está mostrando.
  - "Suena como si estuviera muy ansioso por estas exploraciones".
  - "Parece que este dolor de cabeza ha sido muy frustrante".
  - "Parece que no poder alimentar a su bebé es muy triste".
  - "Parece que todo esto ha sido muy difícil."
- **U:** comprender (*Understand*). Esto demuestra al paciente o a la familia que intenta comprender por lo que está pasando.
  - "Imagino que debe dar mucho miedo estar esperando esos estudios".
  - "Apuesto a que es muy difícil soportar un dolor así."
  - "No puedo imaginar lo frustrante que es no poder alimentar a su bebé".

TABLA 26-1 Declaraciones NURSE para responder a las emociones

	Ejemplos	Notas
Nombrar	"Parece que está frustrado"	En general, baje un poco la intensidad cuando nombre la emoción
Comprender (**U**nderstand)	"Esto me ayuda a entender lo que está pensando"	Considérelo como otro tipo de reconocimiento, pero no sugiera que lo entiende todo (no es así).
Respetar	"Puedo ver que realmente han estado tratando de seguir nuestras instrucciones"	Recuerde que los elogios también tienen cabida aquí, por ejemplo: "Creo que ha hecho un gran trabajo con esto"
Apoyar (**S**upport)	"Haré todo lo posible para que tenga lo que necesita"	Asumir este tipo de compromiso es una declaración poderosa
Explorar	"¿Podría decir más acerca de a qué se refiere cuando dice que..."	Hacer una pregunta concreta evita que esto parezca demasiado evidente

- **R: R**espetar. Es una forma de elogiar al paciente/familia.
  - "Es realmente valiente por ser capaz de pasar por esto".
  - "Estoy realmente impresionado con su capacidad para lidiar con estos dolores de cabeza durante tanto tiempo".
  - "Gracias por implicarse tanto en el cuidado de su hijo. Es evidente que se preocupa mucho por (nombre del paciente)".
  - "Se necesita mucha fuerza y amor para ser el padre de un niño que está enfermo".
- **S:** apoyar (**S**upport). Esto demuestra que usted está dispuesto a apoyar y hacer un seguimiento con el paciente/familia y que no serán abandonados.
  - "Volveré cuando terminen los estudios para discutir cuáles serán nuestros próximos pasos".
  - "Volveré por la mañana para ver cómo están usted y su hijo".
  - "Pasaré cuando acabe (una intervención) para ver cómo está (nombre del paciente)".
- **E: E**xplorar. Esto permite al paciente y a su familia explicar mejor sus pensamientos, preocupaciones e inquietudes.
  - "Cuénteme más".
- También existen recomendaciones de buenas prácticas que son útiles para los clínicos al momento de dar malas noticias. El protocolo SPIKES proporciona un marco gradual para las conversaciones difíciles. Dicho protocolo practicarse y enseñarse con éxito en un entorno seguro para los aprendices.

SPIKES

- Utilice esta mnemotecnia cuando necesite una estructura para dar malas noticias. Funciona mejor si se sigue en orden cronológico.
- **S**: preparación/inicio (*Setup/Start*)
  - Esto se hace ANTES de reunirse con el paciente o la familia.
  - Revisar el historial médico para tener una idea de lo que ha sucedido desde el punto de vista médico, lo que sucede actualmente y los planes provisionales para el futuro.
  - Cree un entorno adecuado para la conversación. Cuanto más tranquilo, más privado y con menos distracciones, mejor.
  - Determine quién debe estar presente. Por ejemplo: un miembro de su equipo, un miembro de un equipo consultor (si procede), enfermero de cabecera, capellán, trabajador social, etc.
  - Repase los objetivos de la reunión con su equipo y, una vez más, cuando la familia esté presente. Esto estructura el debate y prepara al equipo y a la familia para lo que les espera.
    - "Nos reunimos hoy porque queríamos discutir los resultados de las imágenes más recientes de X".
- **P**: Percepción
  - Evalúe el nivel de educación médica de la familia para saber cuál es la mejor manera de comunicarles la información.
  - Evaluar lo que el paciente o la familia saben sobre la situación médica actual y ser consciente de las posibles interpretaciones erróneas de la información previa por parte del paciente o los padres, que deberán corregirse antes de dar malas noticias.
    - "Asegurémonos de que todos estamos en la misma página. ¿Qué le han dicho hasta ahora?"
- **I**: Invitación
  - Empiece con un "disparo de advertencia" para que la familia pueda prepararse ANTES de que dé la mala noticia.
  - Pedir permiso ANTES de dar la mala noticia da a la familia una sensación de control de una situación que, de otro modo, les resultaría relativamente incontrolable.
    - "Tengo algunas noticias serias que hablar con usted. ¿Está de acuerdo?"
- **K**: conocimiento (*Knowledge*)
  - Cuando dé la mala noticia, hágalo en forma de "titular", es decir, de forma directa, concisa y sin jerga médica. Deje tiempo y espacio para que la familia asimile la noticia y pregúnteles si tienen alguna duda.
    - "Las imágenes de la cabeza de X han suscitado preocupación por una masa en su cerebro".
    - "Acaba de recibir una información muy fuerte. ¿Qué preguntas puedo responder?"
- **E**: Emoción
  - Debe esperar una respuesta emocional después de dar una mala noticia.
  - Utilice sus afirmaciones NURSE para responder/validar esa emoción.
  - Asegúrese de responder a la emoción en la sala ANTES de intentar seguir adelante y proporcionar más información/planes médicos.
- **S**: Sintetizar
  - Esta es la recapitulación de la reunión.
  - Recomiende un plan para el futuro. De este modo se estructura la conversación y se da al paciente y a su familia algo que esperar.
  - Continúe preguntando si hay alguna duda y haga saber al paciente/familia que usted estará allí para apoyarlos.
    - "Para resumir, las imágenes más recientes de la cabeza de X son preocupantes por una masa en su cerebro. De cara al futuro, haremos que nuestros equipos de Neurocirugía y Oncología vengan a hablar con usted y seguiremos vigilando de cerca a X aquí en el hospital y lo mantendremos seguro y cómodo."

DOLOR

El dolor es uno de los síntomas más comunes que experimentan los niños que reciben cuidados paliativos y una causa de angustia para padres y seres queridos. El dolor de un niño puede representar una compleja mezcla de factores físicos, psicológicos, sociales y espirituales, que deben tenerse en cuenta para un tratamiento eficaz. Los planes de tratamiento del dolor deben elaborarse considerando los objetivos de cuidado del paciente y su familia.

- Definición: experiencia sensorial o emocional desagradable asociada con un daño tisular real o potencial o descrita en términos de dicho daño.
- Existen varias herramientas de evaluación del dolor en función de la edad del paciente, las afecciones comórbidas, etc. La siguiente mnemotecnia es útil cuando se pregunta por los antecedentes de dolor de un paciente.
  - PQRST
    - P: factores Paliativos/Provocadores
    - Q: calidad (*Quality*) (punzante, ardiente, sordo, etcétera)
    - R: Región/Radiación
    - S: Severidad (1-10)
    - T: factores temporales (*Temporal*)
  - Nociceptivo
    - Somático
      - Por lo general relacionado con dolor bien localizado/focalizado.
      - Ejemplos: incisión posoperatoria, invasión tumoral de tejidos blandos, artritis, úlcera de decúbito, etcétera.
      - Descriptores: crujido, dolor, palpitación, puñalada u opresión.
    - Visceral
      - Típicamente asociado con algún tipo de estímulo nocivo con respecto a un órgano hueco.
      - Este dolor NO suele ser de naturaleza bien localizada/focal.
      - Ejemplos: estreñimiento que provoca dolor abdominal, un tumor que presiona el intestino delgado, isquemia intestinal.
      - Descriptores: calambres, roer, apretar o presionar.
    - Manejo.
      - Normalmente se empieza con paracetamol y AINE antes de pasar a opiáceos y relajantes musculares.
      - Relajante muscular
        - Metocarbamol
          - Mecanismo de acción: no se conoce completamente; sin embargo, puede inhibir la acetilcolinesterasa.
          - Efectos secundarios: somnolencia, mareo, depresión respiratoria.
          - Dosis = (15 mg/kg), IV/VO, cada 8 h. Dosis máxima = 1 000 mg/día y NO usar > 3 días si está en formulación IV.
        - Tizanidina
          - Mecanismo de acción: α-2 agonista que aumenta la inhibición en las neuronas presinápticas, lo que resulta en menos espasticidad.
          - Efectos secundarios: mareo, somnolencia, debilidad, náusea, sequedad de boca.
          - Dosis = (2-4 mg), VO, 3 veces al día.
        - Diazepam
          - Mecanismo de acción: potencia el GABA.
          - Efectos secundarios: somnolencia, mareo, confusión, depresión respiratoria.
          - Dosis = (0.1 mg/kg), VO, cada 4-6 h según se requiera. Dosis máxima = 10 mg/dosis.

- Opiáceos: la mayoría tiene el mismo mecanismo de acción de agonizar el agonismo del receptor µ, que inhibe los péptidos del canal de calcio presináptico, lo que resulta en una menor liberación de neurotransmisores excitatorios que transmiten el mensaje de dolor a la corteza cerebral.
  - La mayoría también tendrá un perfil de efectos secundarios similar que consiste en estreñimiento, retención urinaria, depresión respiratoria, picor, náusea, vómito y confusión.
  - Morfina
    • VO = 0.2-0.5 mg/kg, cada 4-6 h según se requiera.
    • IV = 0.1 mg/kg, cada 4-6 h según se requiera (dosis máxima = 2-4 mg).
  - Hidromorfona
    • VO = 0.03-0.08 mg/kg, cada 4-6 h según se requiera.
    • IV = 0.01 mg/kg, cada 4-6 h según se requiera.
  - Oxicodona
    • VO = 0.05-0.2 mg/kg, cada 4-6 h según se requiera.
• Neuropático
  ○ Central
    - Por lo general debido a la estimulación repetida o extremadamente intensa de la vía del dolor del sistema nervioso central (SNC).
    - Ejemplos: esclerosis múltiple, dolor del miembro fantasma, síndromes de dolor crónico, etcétera.
  ○ Periférico
    - Suele deberse a algún irritante (p. ej., toxina, traumatismo, isquemia, etc.) del sistema nervioso periférico.
    - Ejemplos: polineuropatía inducida por quimioterapia, neuropatía diabética, neuralgia posherpética, VIH, etcétera.
  ○ Descriptores: hormigueo, descarga eléctrica/choque, parestesia, alodinia, hiperalgesia, etc.
    - Alodinia: dolor provocado por un estímulo no nocivo (p. ej., un toque ligero).
    - Hiperalgesia: respuesta dolorosa desproporcionada a un estímulo doloroso.
  ○ Manejo
    - Gabapentina
      - Mecanismo de acción: mimetiza el GABA; sin embargo, provoca la inhibición de los canales de calcio activados por voltaje para modular los mensajes de dolor.
      - Efectos secundarios: mareo, somnolencia, náusea, vómito y visión anormal.
      - Dosis = 10-15 mg/kg, VO, 3 veces al día. Empezar con dosis diaria y aumentar hasta 3 veces al día. Dosis máxima = 3 600 mg/día.
    - Pregabalina
      - Mecanismo de acción: mimetiza el GABA; sin embargo, provoca la inhibición de los canales de calcio activados por voltaje para modular los mensajes de dolor.
      - Efectos secundarios: dolor de cabeza, somnolencia, mareo.
      - Dosis = 50 mg, VO, 3 veces al día.
    - Antidepresivos tricíclicos (amitriptilina)
      - Mecanismo de acción: bloquea la recaptación de los neurotransmisores serotonina y noradrenalina.
      - Efectos secundarios: náusea, vómito, somnolencia, estreñimiento, QTc prolongado, problemas de visión.
      - Dosis = 0.1 mg/kg, VO, por la noche. Dosis máxima = 1 mg/kg.

- Dolor total
  - La experiencia psicológica, social, emocional, espiritual y física del dolor; cada ámbito contribuye de forma específica a la experiencia individual del dolor.
  - A veces acuñado como "sufrimiento existencial". Obsérvese que este tipo de sufrimiento es resistente a la analgesia farmacológica sola.
- Náusea y vómito
- El centro del vómito (CV) del cerebro es la estación de retransmisión de la náusea y el vómito. Hay varias vías que conducen al CV, y es clave determinar cuál o cuáles están en funcionamiento para crear el mejor plan de tratamiento antiemético.
  - Obsérvese que el CV se encuentra en la base del 4.º ventrículo FUERA de la barrera hematoencefálica.
- Resulta útil saber qué quimiorreceptores están presentes en cada una de las vías de la náusea y el vómito para entender por qué se utilizan determinados medicamentos dirigidos a ellos.
  - Quimiorreceptores del CV: H-1, acetilcolina y 5HT-2.
- Cortical
  - La ansiedad puede causar náuseas anticipadas a una intervención médica o a la administración de un medicamento. Tratamiento previo con terapia o benzodiacepinas según se requiera.
    - Lorazepam (0.5-1 mg), VO, cada 4 h según se requiera.
  - Los tumores del SNC, el aumento de la presión intracraneal o la irritación meníngea pueden causar náusea y vómito junto con otros hallazgos neurológicos.
  - Quimiorreceptores: estimulación desde la zona de activación de quimiorreceptores y CV.
- Oído medio/vestibular
  - La enfermedad vestibular puede presentarse como vértigo o náusea y vómito que se exacerban con el movimiento de la cabeza. Tratar con meclizina.
    - Meclizina (25-50 mg), VO, diariamente según se requiera.
  - La cinetosis puede causar náusea/vómito y suele tratarse con un parche de escopolamina.
    - Parche de escopolamina (1 mg), cada 72 h.
  - Quimiorreceptores: NK-1, H-1 y acetilcolina.
- Zona de activación de quimiorreceptores (ZAQ)
  - Los medicamentos (p. ej., quimioterapia, opiáceos, antibióticos, etc.) pueden provocar esta situación, por lo que debe intentarse una reducción/rotación de cada uno de ellos (si es posible) antes de añadir más medicamentos para controlar la náusea y el vómito.
  - Las alteraciones metabólicas (uremia, azoemia, hiponatremia, hipercalciuria, etc.) pueden provocar náusea y vómito.
  - Quimiorreceptores: 5HT-3 y D-2.
    - Tratamiento: haloperidol (0.5-1 mg), VO, cada 4 h según se requiera.
    - Tratamiento: olanzapina (2.5-5 mg), VO, diario/2 veces al día.
- Tracto gastrointestinal
  - Los mecanorreceptores desempeñan un papel importante en esta vía, ya que responden a la irritación gastrointestinal (es decir, úlceras, hemorragias, gastritis, etc.) o al estiramiento/compresión visceral (es decir, obstrucción por carga fecal, carga tumoral, etcétera).
  - Quimiorreceptores: nervio vago, H-1 y 5HT-3.
    - Tratamiento: ondansetrón (0.15 mg/kg), VO, cada 6 horas según se requiera. Dosis máxima = 8 mg.

FINAL DE LA VIDA (figura 26-1)

El alivio del sufrimiento es un principio básico de los cuidados paliativos pediátricos y una responsabilidad primordial de todo el equipo interdisciplinario de cuidados paliativos a medida que se acerca el final de la vida. Para ello es necesario reconocer los signos que indican que el final de la vida está cerca y tener experiencia en el tratamiento del dolor y los síntomas.

Síntomas/exploración física

- Los marcos temporales en los que se produce la muerte tienen diferentes hallazgos en la exploración física asociados con cada uno de ellos.
  - *Morir agudamente* significa ≥ 48 h antes de la muerte.
  - *Morir activamente* significa < 48 h antes de la muerte.
- Pulmonar
  - ◦ Diagnóstico
    - – Disnea: es una sensación subjetiva de falta de aire. NO es lo mismo que la hipoxia (una medida objetiva) o la taquipnea.
    - – El ritmo puede ser variable (rápido, lento, ambos) y eventualmente ausente.
      - - Apnea: por lo general ≥ 10 segundos sin respirar.
    - – El sonido:
      - - Agónico: jadeo/dificultad para respirar.
      - - Respiración ruidosa: quejidos/gemidos con algunos sonidos "húmedos". Probablemente debido a la acumulación de secreciones y al debilitamiento de la musculatura respiratoria superior.
  - ◦ Manejo
    - – Los opiáceos son la medicación principal para los síntomas pulmonares al final de la vida, principalmente la disnea. Tenga en cuenta que por lo general estos medicamentos NO cambiarán de forma drástica el ritmo o sonido del sistema pulmonar mientras se apaga.
      - - Mecanismo de acción: disminuye la respuesta de los quimiorreceptores a la hipercapnia, alterando eficazmente la percepción de la disnea por parte del paciente. También puede causar vasodilatación, reduciendo la precarga cardiaca y disminuyendo la congestión pulmonar.
      - - Efectos secundarios: náusea, vómito, sedación, estreñimiento.
      - - Morfina (0.05 mg/kg), IV/VO, cada 4 h/1 h según se requiera.
    - – Las benzodiacepinas pueden ayudar a controlar la ansiedad, que puede exacerbar la disnea.
      - - Mecanismo de acción: potencia los receptores GABA en el SNC para disminuir la excitación nerviosa.
      - - Efectos secundarios: sedación, reacción paradójica.
      - - Ativan® (0.05 mg/kg), IV/VO, cada 4 h/1 h según se requiera. Dosis máxima = 2 mg/dosis.
    - – Los medicamentos anticolinérgicos pueden ayudar en el manejo de las secreciones secándolas.
      - - Mecanismo de acción: bloquea la acetilcolina en las zonas parasimpáticas en varios sitios (incluyendo las glándulas salivales), lo que resulta en una disminución de la tasa de producción de saliva.
      - - Efectos secundarios: retención urinaria, estreñimiento, delirio (excepto el glicopirrolato, que no atraviesa la barrera hematoencefálica).
      - - Glicopirrolato (0.2-0.4 mg), subcutáneo (SC)/IV, cada 3 h según se requiera.
      - - Atropina al 1% en solución oftálmica, 1-4 gotas sublinguales, cada 4 horas.
    - – Los ventiladores para ayudar a la modulación de los receptores J pueden ser beneficiosos.
- Cardiovascular
  - ◦ Diagnóstico
    - – El cambio de color suele producirse distalmente antes que proximalmente.
    - – Patrón variable de cambio de color; sin embargo, uno común es moteado → cianótico → gris.
    - – Variabilidad de la frecuencia. Un patrón común es taquicardia → bradicardia → sin pulso.

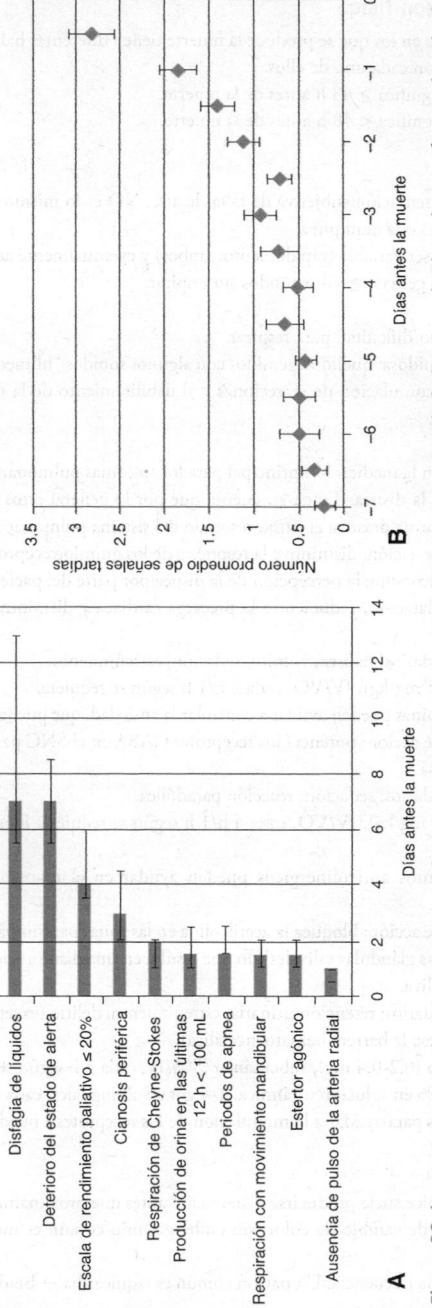

Figura 26-1. A y B. Cronología de los síntomas del final de la vida. (Reimpreso de Hui D, dos Santos R, Chisholm G, et al. Clinical signs of impending death in cancer patients. *Oncologist* 2014;19(6):681-687, con permiso de Oxford University Press).

A

Disfagia de líquidos

Deterioro del estado de alerta

Escala de rendimiento paliativo ≤ 20%

Cianosis periférica

Respiración de Cheyne-Stokes

Producción de orina en las últimas 12 h ≤ 100 mL

Periodos de apnea

Respiración con movimiento mandibular

Estertor agónico

Ausencia de pulso de la arteria radial

Días antes de la muerte

B

Número promedio de señales tardías

Días antes la muerte

- Gastrointestinal
  - Diagnóstico
    - Busque signos de disminución de la masa muscular y adiposidad, especialmente alrededor de la región temporal de la cara.
    - Ralentización general del tránsito gastrointestinal; sin embargo, incluso sin ingesta por VO, puede haber heces por descamación del revestimiento intestinal.
    - La demanda de nutrición/hidratación del cuerpo disminuye progresivamente a medida que se acerca la muerte.
  - Manejo
    - Disminución o interrupción de la nutrición (por lo general nutrición parenteral total).
    - Permita que el paciente coma para consolarse si así lo desea. Es poco probable que esto ocurra si se acerca la muerte.
- Neurológico
  - Disminución progresiva del nivel de alerta/conciencia. Somnoliento → letárgico → obtuso.
  - Pueden producirse delirios, alucinaciones, mioclonías, convulsiones, etcétera. Esto puede depender de las enfermedades subyacentes en curso con el paciente (es decir, lesiones del SNC, desequilibrios electrolíticos, etcétera).
  - Se asume que el dolor forma parte del proceso de morir, incluso sin una fuente focal.
  - Manejo (principalmente para el delirio terminal).
    - Los medicamentos antidopaminérgicos son la principal estancia de tratamiento. Es muy importante determinar las vías de que dispone para administrar estos fármacos.
      - Mecanismo de acción: antagonismo de los receptores D2 en el SNC.
      - Efectos secundarios: somnolencia, retención urinaria, rigidez, QTc prolongado, discinesia tardía, síndrome neuroléptico maligno.
      - Haldol (0.05-0.15 mg/kg), IV/IM, cada 1 h según se requiera (dosis máxima de 5 mg).
      - Zyprexa® (2.5-5 mg), VO, diario-2 veces al día.
- Dermatología
  - Cambio de color esperable (véase la sección "Cardiovascular").
  - No es raro que la piel se estropee cuando el cuerpo se apaga y entra en el proceso de muerte.
  - Hidratar la piel seca o los labios agrietados puede ser muy terapéutico tanto para el paciente como para el cuidador.

CUIDADOS TERMINALES Y PALIATIVOS

Los cuidados para enfermos terminales son similares a los cuidados paliativos. Ambos tienen por objetivo proporcionar consuelo y aliviar el dolor, pero difieren en algunos aspectos importantes. Como pediatra general que atiende a niños con enfermedades complejas, es importante tener una buena idea de lo que ofrece cada servicio.

- Los cuidados paliativos son:
  - Una filosofía y un método organizado que mejoran la calidad de vida de los niños y las familias que se enfrentan a enfermedades potencialmente mortales.
  - Se realizan mediante la prevención y el alivio del sufrimiento por:
    - Identificación precoz de los problemas asistenciales.
    - Coordinación de los cuidados.
    - Tratamiento del dolor y otros problemas.
    - Atención a las cuestiones psicológicas/emocionales, sociales, *educativas* y espirituales.
- Los cuidados teminales son para alguien:
  - Cuyo objetivo de tratamiento es mejorar el confort y la calidad de vida restante, no curar.
  - Cuyo pronóstico es menor a 6 meses basado en el juicio clínico de su médico tratante y del director médico del centro de cuidados terminales.

- La prestación de servicios cubierta incluye:
  - Atención por parte de enfermeras, médicos, auxiliares sanitarios a domicilio, trabajadores sociales, consejeros espirituales y de duelo, voluntarios y terapeutas.
  - Equipos relacionados con el diagnóstico del centro de cuidados terminales y necesarios para proporcionar comodidad: cama de hospital, oxígeno, silla de ruedas, almohadillas/colchones de aire, nebulizadores.
  - Medicamentos relacionados con el diagnóstico de cuidados terminales (primarios y secundarios) necesarios para proporcionar bienestar.
- ¿Cuáles son los tipos de cuidados terminales?
  - Atención domiciliaria de rutina
    - ○ Atención rutinaria prestada en el domicilio/residencia del paciente.
    - ○ Ejemplo: un bebé diagnosticado de holoprosencefalia que se encuentra clínicamente estable recibe una vez a la semana la visita a domicilio de una enfermera y una trabajadora social de cuidados terminales para proporcionarle apoyo y completar una evaluación clínica.
  - Atención hospitalaria general
    - ○ Se utiliza principalmente para el control de una exacerbación aguda de los síntomas (como el dolor) o para apoyar la fase activa de la muerte.
    - ○ Esto suele hacerse en un centro de cuidados terminales para pacientes ingresados, en un hospital o en una residencia de adultos mayores.
    - ○ Ejemplo: una niña con glioma difuso intrínseco del tronco es trasladada al hospital cuando su nivel de conciencia disminuye de forma progresiva, probablemente debido a la progresión de la enfermedad. Su familia ha dicho que sería "demasiado" para ellos que falleciera en casa.
  - Asistencia domiciliaria continua
    - ○ Destinada a periodos prolongados de manejo de crisis de síntomas agudos con el objetivo de mantener a los pacientes en su domicilio.
    - ○ NO se trata de cuidados de enfermería las 24 horas del día.
    - ○ Ejemplo: una adolescente con un gliosarcoma progresivo parece estar en la fase activa de la muerte, pero ha tenido más episodios de dolor/agitación, por lo que se llama a una enfermera de cuidados terminales para que acuda a su domicilio para evaluar y probablemente realizar algunos cambios en la analgesia controlada de la paciente. Después de hablar con el médico de guardia del centro de cuidados terminales, se determina la necesidad de un tratamiento intensivo de los síntomas, lo que requerirá que la enfermera permanezca junto a la cama durante un largo periodo.
  - Cuidado de relevo
    - ○ Este nivel de cuidados permite que los cuidadores de un paciente (cuyos síntomas están actualmente bien controlados) inscrito en cuidados terminales tengan cierto alivio.
    - ○ Por lo general cubre un ingreso breve (no más de 5 días consecutivos) en un hospital, unidad de pacientes ingresados o residencia de adultos mayores.
    - ○ Ejemplo: un joven con adrenoleucodistrofia (cuyos síntomas están en su nivel inicial normal) ingresa en el hospital para que su madre pueda asistir a la graduación de su hijo mayor en otro estado.
- Documentación
  - Los cuidados terminales de Medicare (en Estados Unidos) tienen dos periodos iniciales de certificación de 90 días, con periodos adicionales de certificación de 60 días potencialmente ilimitados si el paciente sigue cumpliendo los criterios de elegibilidad para los cuidados terminales.
  - Visita presencial.
  - Los seguros privados y Medicaid (en Estados Unidos) para enfermos terminales pueden variar.
  - El estado de los pacientes se discute en reuniones del equipo interdisciplinario al menos cada 2 semanas, y el plan de atención se ajusta según sea necesario y se comunica al médico tratante.

LECTURAS RECOMENDADAS

Acquaviva KD. LGBTQ-Inclusive Hospice and Palliative Care: a Practical Guide to Transforming Professional Practice. Harrington Park Press, 2017.

Back A, et al. Mastering Communication with Seriously Ill Patients: Balancing Honesty with Empathy and Hope. Cambridge University Press, 2010.

CCHMC PACT. Palliative Service Medication Dosing Guide. Publisher is CCHMC (Cincinnati Children's Medical Center). Updated 2017.

Friebert SE. Pediatric Hospice and Palliative Care America. *NHPCO*, 2015.

Friebert SE, et al. Palliative Care for Infants, Children, and Adolescents: A Practical Handbook. Johns Hopkins University Press, 2011.

Hauer JM. Caring for Children Who Have Severe Neurological Impairment: A Life with Grace. The Johns Hopkins University Press, 2013:48–80.

Heneghan C, et al. Pediatric Palliative Care Approach to Pain and Symptom Management (Dana Farber Cancer Institute/Boston Children's Hospital). 2020.

McPherson MLM. Demystifying Opioid Conversion Calculations: A Guide for Effective Dosing. American Society of Health-System Pharmacists, 2019.

Shega JW, Paniagua MA. Essential Practices in Hospice and Palliative Medicine. *AAHPM*, 2017.

Twycross A, et al. Managing Pain in Children: A Clinical Guide for Nurses and Healthcare Professionals. Wiley-Blackwell, 2014.

Wolfe J, et al. Textbook of Interdisciplinary Pediatric Palliative Care. Elsevier/Saunders, 2011.

CRUP (LARINGOTRAQUEOBRONQUITIS VIRAL)

Definición y epidemiología

- El crup, o laringotraqueobronquitis viral, es una inflamación aguda de todas las vías respiratorias, principalmente de las zonas glótica y subglótica, que provoca estrechamiento de las vías respiratorias, obstrucción y afonía. Por ello, se ha descrito generalmente como una tríada de voz ronca, tos seca y estridor inspiratorio.
- Suele afectar a niños pequeños (6-36 meses), con una incidencia máxima a los 2 años y poco frecuente a partir de los 6 años. Es la causa más frecuente de obstrucción aguda de las vías respiratorias superiores en niños pequeños.
- Los brotes estacionales se producen en otoño e invierno, aunque en algunas zonas pueden ocurrir durante todo el año.
- Los hombres se ven afectados con más frecuencia que las mujeres, y tienen más probabilidades de ser hospitalizados.

Etiología y fisiopatología

- La infección viral es la etiología predominante; el virus de la parainfluenza (tipos 1 [más frecuente], 2 y 3 [más grave]) es el agente más común. Otros agentes virales asociados al desarrollo del crup son el coronavirus, el virus respiratorio sincitial (VRS), el adenovirus, el virus de la gripe, el rinovirus y el enterovirus.
- *Mycoplasma pneumoniae* es uno de los pocos microorganismos bacterianos que se ha señalado como agente etiológico.
- En los niños, la laringe es estrecha y está compuesta por el anillo rígido del cartílago cricoides; una infección viral que provoque la inflamación de esta zona causa un edema de las vías respiratorias y la consiguiente obstrucción, que da lugar a los síntomas clásicos de estridor y tos.

Presentación clínica

- El crup suele presentarse inicialmente con un pródromo corial (1-4 días).
- Los síntomas comunes incluyen rinorrea clara, temperatura baja y taquipnea leve seguida de tos perruna, ronquera y estridor.
- Los síntomas obstructivos aparecen con mayor frecuencia por la noche.
- La gravedad del estrechamiento de las vías respiratorias puede determinarse por la presencia de estridor en reposo, taquipnea, retracciones, tirón traqueal, cianosis y palidez, así como disminución de los ruidos respiratorios, que indican un estrechamiento crítico.

Diagnóstico

- El diagnóstico es clínico.
- La radiografía del cuello no es necesaria, pero puede mostrar el típico "signo del campanario" o estrechamiento subglótico. El aspecto radiográfico no se correlaciona con la gravedad de la enfermedad.

- Las radiografías deben obtenerse si existen dudas acerca del diagnóstico, y permiten distinguir el crup de otras causas de obstrucción de las vías respiratorias superiores como la epiglotitis o el cuerpo extraño.
- Deben obtenerse saturaciones de oxígeno, así como gasometría, si hay evidencia de hipoxemia significativa o signos de inquietud, alteración del estado mental o cianosis.
- El diagnóstico diferencial incluye epiglotitis (pero el paciente suele tener apariencia tóxica), crup espasmódico (sin pródromo viral y, sobre todo, en niños atópicos), traqueítis bacteriana, laringitis, cuerpo extraño y laringoespasmo.

Tratamiento

- En la literatura se han descrito algunos sistemas de puntuación clínica que orientan la evaluación y el tratamiento. El sistema de puntuación de Westley, que se describe a continuación, es el más utilizado:
  - Las puntuaciones se dan en función de la presencia de estridor (ninguna 0, cuando está agitado 1, en reposo 2), retracciones (ninguna 0, leve 1, moderada 2, grave 3), nivel de entrada de aire (normal 0, disminuida 1, marcadamente disminuida 2), cianosis en el aire de la habitación (ninguna 0, con agitación 4, en reposo 5) y nivel de conciencia (normal 0, desorientado 5).
  - El crup leve se describe como puntuaciones 1-2, el crup moderado como puntuaciones 3-8, y el crup grave como puntuaciones > 8, con consideración de terapia farmacológica y hospitalización en casos moderados y graves. Una puntuación > 12 es consistente con insuficiencia respiratoria inminente.
- En general, los pacientes sin signos de estrechamiento grave de las vías respiratorias o estridor en reposo pueden ser tratados de forma ambulatoria tras una observación adecuada. Los padres deben ser tranquilizados e instruidos acerca de los signos de empeoramiento de la dificultad respiratoria.
- Suelen recomendarse medidas generales de apoyo, como el aumento de la ingesta de líquidos, la disminución del manejo y una observación cuidadosa.
- Las estrategias de gestión pueden incluir el uso de vaporizadores de vapor frío, la exposición al aire frío cuando se viaja en un vehículo de motor y el uso de la inhalación de vapor, aunque estos métodos son anecdóticos y no han demostrado ser beneficiosos en la reducción de las puntuaciones de los síntomas durante varios estudios.
- Para los niños con evidencia de estridor en reposo o signos de compromiso moderado a grave de las vías respiratorias, está indicado el tratamiento farmacológico.
  - Los pacientes con hipoxemia deben ser tratados con oxígeno suplementario humidificado. No se ha establecido un beneficio del oxígeno de alto flujo sobre la cánula nasal tradicional.
  - La epinefrina racémica nebulizada actúa reduciendo la permeabilidad vascular del epitelio de las vías respiratorias, por lo que disminuye el edema de las vías respiratorias y mejora su calibre al reducir la resistencia al flujo aéreo.
  - Debe administrarse en dosis de 0.25-0.5 mL junto con oxígeno humidificado, según sea necesario. Si no se obtiene respuesta tras el primer tratamiento, puede repetirse la dosis.
  - El paciente puede volver al estado previo al tratamiento 30-60 minutos después de una dosis y, por tanto, debe ser observado durante al menos 2-3 horas después de la administración debido al "fenómeno de rebote".
- Los corticosteroides sistémicos son eficaces para reducir los síntomas en un plazo de 6 horas y durante al menos 12 horas tras el tratamiento inicial.
  - La dexametasona 0.6 mg/kg/dosis IM, IV, VO dosis única es el glucocorticoide más utilizado, pero la prednisolona 1-2 mg/kg/dosis VO durante 3 días es una alternativa.
  - Los estudios han demostrado que la budesonida nebulizada a dosis altas (2 mg) es superior al placebo y tan eficaz como la dexametasona para reducir las puntuaciones de los síntomas, pero la relación coste-beneficio limita su uso.

EPIGLOTITIS

Definición y epidemiología

- La epiglotitis representa una verdadera emergencia pediátrica con obstrucción supraglótica infecciosa aguda que puede conducir de forma rápida a una obstrucción de las vías respiratorias potencialmente mortal.
- Afecta a niños de todas las edades, con un pico en torno a los 3-6 años, aunque su incidencia ha disminuido significativamente desde que se introdujo la inmunización contra *Haemophilus influenzae* tipo B en 1998.

Etiología y fisiopatología

- *H. influenzae* tipo B es la causa más frecuente en niños, aunque su prevalencia ha disminuido notablemente en la era postvacunal. Otros agentes son el estreptococo del grupo A, *H. influenzae* (tipos A, F y no tipificable), *Staphylococcus aureus*, *Candida albicans* y *Streptococcus pneumoniae*.
- La invasión directa por el agente incitante provoca la inflamación de la epiglotis, los pliegues ariepiglóticos, las bandas ventriculares y los aritenoides. Posteriormente, hay acumulación de células inflamatorias y líquido edematoso donde el epitelio escamoso estratificado está poco adherido a la superficie anterior y al tercio superior de la porción posterior de la epiglotis.
- Se produce una infiltración difusa con leucocitos polimorfonucleares, hemorragia, edema y depósito de fibrina; pueden formarse microabscesos. A medida que aumenta el edema, la epiglotis se curva posterior e inferiormente, lo que provoca la obstrucción de las vías respiratorias.
- La inspiración tiende a arrastrar el anillo supraglótico inflamado hacia la entrada laríngea.

Presentación clínica

- La epiglotitis es una enfermedad que progresa de manera rápida incluso en individuos previamente sanos. Los pacientes suelen presentar un aspecto ansioso y tóxico y adoptan la clásica "posición de trípode" (postura inclinada hacia adelante con los brazos apoyados en las rodillas y el cuello extendido, que permite la máxima entrada de aire).
- Otros síntomas típicamente presentes son fiebre alta, voz apagada o ausente (de "patata caliente"), dolor de garganta, babeo, estridor inspiratorio, disfagia, mandíbula protruida y cuello extendido.

Diagnóstico

- El diagnóstico presuntivo debe hacerse por motivos clínicos.
- Si el paciente está poco angustiado y el diagnóstico no está claro, puede obtenerse una radiografía lateral del cuello, que muestra el signo clásico de la huella del pulgar que representa una epiglotis hinchada y los pliegues ariepiglóticos. Las radiografías quizá sean normales en 20% de los pacientes.
- El diagnóstico definitivo requiere la visualización directa de una epiglotis enrojecida e inflamada bajo laringoscopia, pero este examen solo debe intentarse en un entorno controlado en colaboración con un anestesiólogo y un otorrinolaringólogo.
- El diagnóstico diferencial incluye aspiración de cuerpo extraño, reacción anafiláctica, angioedema, ingestión cáustica, lesión térmica, lesión por inhalación e infección laringotraqueobronquial y retrofaríngea.

Tratamiento

- La estabilización y el mantenimiento de la vía aérea deben realizarse con rapidez y al principio del curso.
- Debe administrarse oxígeno cuando aparezca el mínimo signo de sufrimiento.

- La estimulación y la perturbación del paciente deben reducirse al mínimo para evitar una obstrucción completa.
- Debe haber una vía aérea artificial junto al paciente, y debe estar siempre lista para su uso.
- Una vez establecido el tratamiento adecuado de las vías respiratorias, debe iniciarse rápidamente un tratamiento antibiótico empírico intravenoso (IV) contra los patógenos productores de β-lactamasa. Para los pacientes gravemente enfermos, considere la posibilidad de una terapia combinada con un agente antiestafilocócico activo contra el SARM.
- El uso de glucocorticosteroides IV es controvertido y no ha demostrado ser beneficioso en el tratamiento inicial; sin embargo, se administran dosis con frecuencia para el tratamiento de la inflamación de las vías respiratorias, especialmente en pacientes que han tenido dificultades con la extubación.

TRAQUEÍTIS BACTERIANA

Definición y epidemiología

- Esta infección bacteriana aguda de la tráquea suele afectar también a la laringe y los bronquios, se ha denominado laringotraqueobronquitis bacteriana y crup seudomembranoso.
- Como causa de obstrucción aguda de las vías respiratorias, la traqueítis bacteriana es potencialmente mortal.
- La mayoría de los pacientes son < 6 años de edad, aunque pueden verse afectados niños mayores. Existe un ligero predominio masculino.
- No parece haber preferencias estacionales.

Etiología y fisiopatología

- La causa más común es *Staphylococcus aureus*, pero otros agentes encontrados son *Streptococcus pneumoniae*, *Streptococcus pyogenes*, *Moraxella catarrhalis* y *H. influenzae*. También se han descrito organismos anaerobios.
- La invasión de organismos bacterianos oportunistas, a menudo tras una infección viral de las vías respiratorias superiores, provoca edema subglótico con ulceraciones, secreciones copiosas y purulentas y formación de seudomembranas.

Presentación clínica

- La presentación típica consiste en una historia de infección de las vías respiratorias superiores (IVRS) durante aproximadamente 3 días, caracterizada por fiebre baja y tos "bronca". A continuación, la enfermedad evoluciona de manera rápida con fiebre alta y signos de obstrucción de las vías respiratorias, como estridor, tos, babeo y posición supina (preferencia por acostarse).
- En general, los pacientes parecen intoxicados.
- También hay evidencia de secreciones purulentas en las vías respiratorias.

Diagnóstico

- El diagnóstico es clínico. La visualización directa de la tráquea mediante laringoscopia muestra secreciones espesas, abundantes y purulentas.
- El diagnóstico diferencial incluye epiglotitis (aunque no haya disfagia y el paciente pueda permanecer acostado), crup (aunque la voz sea normal y no haya tos perruna), y absceso laríngeo y retrofaríngeo.

Tratamiento

* El manejo de la vía aérea es crítico con la intubación.
* No se ha demostrado que sea pertinente administrar broncodilatadores o corticosteroides.
* Debe instaurarse inmediatamente una terapia antimicrobiana. La elección del tratamiento incluye antibióticos de amplio espectro con actividad antiestafilocócica.
* El manejo y el tratamiento de la traqueítis en pacientes con traqueostomía en ocasiones son diferentes. Rara vez es necesaria la intubación, ya que los pacientes pueden ser asistidos a través de su traqueostomía con ventilación invasiva. Es factible obtener un aspirado traqueal para recuento y cultivo celular. Un aspirado traqueal con abundantes linfocitos polimorfonucleares (PMN) permite diferenciar entre infección bacteriana activa y colonización. Si se determina la presencia de una infección activa, la cobertura antibacteriana debe guiarse por los resultados históricos y actuales de los cultivos.

ASPIRACIÓN DE CUERPO EXTRAÑO

Definición y epidemiología

* Se produce cuando se inhala de manera accidental un objeto en las vías respiratorias. Ocurre con más frecuencia en niños < 5 años, pero se ha descrito a cualquier edad.
* Los niños más pequeños suelen tener un riesgo más elevado debido a la exploración oral y a la inmadurez de sus funciones de deglución.
* Esta situación puede poner en peligro la vida; es la principal causa de muerte accidental por ingestión en niños pequeños.

Etiología y fisiopatología

* Los alimentos ingeridos y las piezas de juguetes son aspirados hacia las vías respiratorias.
  * Un cuerpo extraño puede localizarse en la laringe, la tráquea o los bronquios.
  * La impactación de la laringe es particularmente peligrosa, aunque la mayoría de las partículas viajan bien hacia las vías respiratorias y se alojan en la zona intratorácica.
* La partícula extraña provoca una inflamación localizada de las vías respiratorias con edema de la mucosa e inflamación, y con el tiempo puede dar lugar al desarrollo de tejido de granulación; en ocasiones se produce atelectasia de la zona afectada y empiema.

Presentación clínica

* En general, tras un episodio de aspiración o atragantamiento presenciado, los pacientes desarrollan una tos fuerte y persistente junto con arcadas y estridor. Sin embargo, los síntomas manifestados dependen en gran medida de la localización de la partícula, su tamaño y su composición.
* Los cuerpos extraños en la laringe pueden causar ronquera, afonía, tos crupal, odinofagia, sibilancias y dificultad para respirar, dependiendo del grado de obstrucción.
* Los cuerpos extraños en la tráquea llegan a causar lo que se ha descrito como una bofetada audible, un ruido sordo evidente y sibilancias.
* Los cuerpos extraños en los bronquios suelen manifestarse con tos y sibilancias.
* Independientemente de la posición del cuerpo extraño, si el suceso no es presenciado y la partícula permanece alojada en las vías respiratorias durante un periodo prolongado de tiempo, el paciente suele desarrollar una tos crónica, con o sin sibilancias, que a menudo se trata de manera errónea como asma.
* La hemoptisis puede ser un signo de lesión de las vías respiratorias.
* No hay fiebre asociada como en la obstrucción infecciosa aguda de las vías respiratorias.
* La posición del paciente no influye en el grado de obstrucción de las vías respiratorias, como en la epiglotitis.

• Los hallazgos asimétricos en la auscultación torácica brindan indicios diagnósticos, pero no deben servir como criterio de exclusión.

Diagnóstico

• A veces los padres ofrecen la historia del atragantamiento. El diagnóstico también debe considerarse cuando un niño presenta síntomas inexplicables que no responden al tratamiento médico convencional, como el tratamiento para el asma o la terapia antibiótica para la sospecha de neumonía.

• La radiografía de las vías respiratorias superiores y del tórax suele ser útil para confirmar la aspiración de una partícula radiopaca, pero si es negativa, no debe excluir la posibilidad de aspiración de un cuerpo extraño.

• Las radiografías de tórax inspiratorias y espiratorias, así como una vista en decúbito lateral, pueden mostrar un efecto de "válvula de bola" o una hiperinsuflación persistente de la zona en la que se sospecha que se aloja la partícula. Otros hallazgos radiográficos quizá incluyan infiltrados unilaterales persistentes o atelectasia.

• Si la sospecha es alta, la derivación para laringoscopia y broncoscopia rígida suele ser el único método para visualizar (y extraer) el cuerpo extraño.

• El diagnóstico diferencial incluye epiglotitis, laringotraqueobronquitis viral, traqueítis bacteriana, asma, neumonía, reblandecimiento anormal de una estructura de las vías respiratorias y tos psicógena.

Tratamiento

• El tratamiento suele implicar la extracción del cuerpo extraño mediante broncoscopia (por lo regular rígida) para un control adecuado de las vías respiratorias.

• El uso de antibióticos o corticosteroides no se ha establecido.

• Si la partícula permanece en las vías respiratorias durante un periodo prolongado, pueden surgir complicaciones potenciales, como estenosis bronquial, bronquiectasias distales, fístula traqueoesofágica, formación de abscesos y laceraciones o perforación de las vías respiratorias.

BRONQUIOLITIS

Definición y epidemiología

• La bronquiolitis es una enfermedad infecciosa aguda de las vías respiratorias inferiores, concretamente de los pequeños conductos de los pulmones (bronquiolos), debida por lo general a una infección viral.

• Suele ser más común durante el invierno y principios de la primavera, con epidemias anuales en climas templados; sin embargo, pueden producirse infecciones esporádicas durante todo el año.

• Se produce en los 2 primeros años de vida (0-24 meses), y alcanza su punto máximo a los 6 meses de edad (2-8 meses). Es más frecuente en lactantes del sexo masculino (1.5:1), en aquellos alimentados con biberón, los que viven en condiciones de hacinamiento, y lactantes con madres fumadoras.

Etiología

• La etiología es predominantemente viral. La fuente más común del virus es un miembro de la familia con una IVRS.

• El agente viral más frecuente es el VSR, seguido del rinovirus. Otros agentes causales son el metaneumovirus humano, la parainfluenza, el adenovirus, el coronavirus, el rinovirus y, con menor frecuencia, el virus de influenza.

  • El VRS se propaga principalmente por contacto directo a < 1.8 metros de distancia con una persona infectada. Las gotitas grandes pueden sobrevivir hasta 6 horas en las superficies y hasta 30 minutos en las manos. Por lo tanto, el lavado frecuente de las manos es esencial para el control de la infección. La excreción del virus dura aproximadamente de 3 a 8 días, pero en los lactantes pequeños puede persistir de 3 a 4 semanas.

- ○ Esta infección es la principal causa de hospitalización infantil y de infección de las vías respiratorias inferiores en lactantes y niños pequeños, con dos tercios de los lactantes infectados en su primer año y una infección universal a los 2 años de edad. La tasa de mortalidad por infección por VRS puede alcanzar 5% en pacientes de alto riesgo.
- ○ La reinfección es frecuente porque la infección no proporciona inmunidad duradera.
- • Metaneumovirus humano
- • La infección se produce por aerosol o contacto directo. Picos en marzo y abril.
- • Virus de la parainfluenza
  - ○ Este virus es inestable en el medio ambiente, y el contagio se produce a través de las secreciones respiratorias.
- • Adenovirus
  - ○ La supervivencia fuera del organismo es prolongada y la transmisión puede producirse por contacto directo, por vía fecal-oral y, ocasionalmente, por el agua. La excreción puede durar meses o años.
  - ○ La infección es endémica en todas las estaciones.
- • Coronavirus
  - ○ Puede propagarse por contacto directo o aerosoles. La mayoría de los serotipos son bastante inestables en el medio ambiente.
  - ○ Endémica en todas las estaciones.
- • Rinovirus
  - ○ La transmisión se produce por aerosol o contacto directo. La mayoría de los casos son leves y autolimitados, pero la excreción puede durar hasta 3-4 semanas (pico, 2-7 días).
- • La infección es endémica en todas las estaciones.
- • Influenza
  - ○ Se transmite principalmente en otoño, invierno y principios de primavera.

Fisiopatología

- • La enfermedad se produce por la invasión de los bronquiolos más pequeños por las partículas virales, seguida de la colonización y replicación virales. A continuación se produce la necrosis y descamación de las células ciliadas y la proliferación de las células no ciliadas, lo que conduce a un deterioro de la eliminación de secreciones, edema submucoso y congestión. El taponamiento resultante de los bronquiolos por el moco y los residuos y el estrechamiento de las vías respiratorias periféricas por el edema provocan la obstrucción de las vías respiratorias pequeñas (bronquiolos) y un mayor esfuerzo respiratorio.
- • Los cambios resultantes en la mecánica respiratoria se caracterizan por aumento de la capacidad residual funcional, disminución de la distensibilidad, aumento de la resistencia de las vías respiratorias e incremento del espacio muerto fisiológico con aumento de la derivación. Por tanto, se produce un desajuste ventilación-perfusión con alteración del intercambio gaseoso, lo que da lugar a hipoxia y retención de CO_2.
- • Los lactantes son especialmente susceptibles a las enfermedades graves. Sus vías respiratorias se obstruyen fácilmente con moco o restos inflamatorios debido a su menor diámetro, mayor número relativo de glándulas mucosas y mayor colapsabilidad en respuesta a los cambios de presión. Además, sus vías colaterales de ventilación (poros de Cohn y Lambert) están menos desarrolladas, lo que aumenta el riesgo de atelectasia.

Presentación clínica

- • Por lo general, hay antecedentes de exposición a IVRS en el plazo de una semana desde el inicio de la enfermedad.
- • Los primeros síntomas suelen ser IVRS leve (1-4 días), disminución de la ingesta oral y fiebre, con desarrollo gradual de dificultad respiratoria. Si la etiología es el VRS, los síntomas suelen alcanzar su punto álgido aproximadamente al quinto día de enfermedad.

- Los pacientes desarrollan tos paroxística sibilante y disnea. En los casos leves, los síntomas duran aproximadamente 1-3 días. Los casos graves tienen un curso prolongado.
- Los hallazgos pertinentes de la exploración física incluyen taquipnea (60-80 respiraciones por minuto), tórax hiperexpandido, aleteo nasal, uso de músculos accesorios, crepitantes finos generalizados, espiración prolongada, sibilancias difusas y disminución de los ruidos respiratorios.
- Los factores de riesgo de enfermedad grave incluyen prematuridad, edad < 12 semanas, enfermedad pulmonar crónica, anomalías congénitas de las vías respiratorias, cardiopatía congénita, inmunodeficiencia, enfermedades neurológicas y antecedentes de mala alimentación.
- Los bebés nacidos prematuramente y los menores de 2 meses en ocasiones presentan riesgo de apnea, que puede no estar relacionada con la dificultad respiratoria.

Diagnóstico

- El diagnóstico se basa en la presentación clínica.
- Entre las ayudas para confirmar el diagnóstico y predecir el curso de la enfermedad se incluyen el hisopado nasofaríngeo para el diagnóstico viral (ensayo inmunoenzimático, anticuerpo fluorescente directo o pruebas basadas en la PCR). Otros métodos menos oportunos son el cultivo viral y la serología para anticuerpos virales.
- No se recomiendan las radiografías de rutina, pero suelen ser útiles si existe sospecha de neumonía bacteriana.
  - Los hallazgos radiográficos pueden incluir hiperinsuflación, aumento del diámetro anteroposterior del tórax, engrosamiento peribronquial, infiltrados intersticiales difusos y atelectasia.
  - No existe correlación entre los hallazgos radiográficos y la gravedad de la enfermedad; el 10% de las radiografías de tórax es normal.
- Los hemogramas completos y los electrolitos son inespecíficos y, por tanto, no se recomiendan de forma rutinaria a menos que haya sospecha de sepsis o deshidratación.
- Se recomienda la pulsioximetría para evaluar el grado de hipoxia y la respuesta al oxígeno.
- La saturación arterial de oxígeno durante la alimentación se ha descrito en la literatura como el mejor predictor objetivo de enfermedad grave. En la enfermedad respiratoria grave se recomienda tomar muestras de gases en sangre para evaluar una posible insuficiencia respiratoria inminente.
- El diagnóstico diferencial incluye asma, fibrosis quística (FQ), miocarditis, insuficiencia cardiaca congestiva, cuerpo extraño o aspiración, tos ferina, intoxicación por organofosforados, bronconeumonía bacteriana, infección por micoplasma o clamidia, y anomalía anatómica.

Tratamiento

- En general, la base más importante del tratamiento son los cuidados de apoyo, una vigilancia cuidadosa y manejo mínimo.
- Considere el ingreso hospitalario si hay apnea, frecuencia respiratoria en reposo > 70 respiraciones por minuto, disminución de la saturación arterial de oxígeno (< 95%), atelectasia en la radiografía de tórax o aspecto enfermizo. La hospitalización también puede ser apropiada para aquellos pacientes con alto riesgo de enfermedad grave.
  - Alrededor de 2-7% de los lactantes con enfermedad grave evolucionan hacia la insuficiencia respiratoria y requieren intubación. Las indicaciones para la intubación incluyen dificultad respiratoria grave, apnea, hipoxia o hipercapnia, letargia, mala perfusión y acidosis metabólica.
- Métodos no farmacológicos
  - Colocación. Por lo general, se recomienda colocar al paciente sentado en un ángulo de 30-40 grados, con una ligera elevación de la cabeza y el tórax.
  - Evaluación de la hidratación y administración de líquidos según sea necesario.

- Las gotas nasales salinas y la aspiración mecánica de las fosas nasales de manera regular han demostrado su eficacia (disminución de la estancia hospitalaria).
- Suplemento de oxígeno fresco y humidificado según sea necesario mediante sondas nasales o mascarilla facial para mantener una saturación de oxígeno > 90%.
- La fisioterapia torácica no forma parte del tratamiento de la bronquiolitis.
- Métodos farmacológicos
- Broncodilatadores (albuterol, levalbuterol, epinefrina racémica, bromuro de ipratropio)
  ○ Su uso es controvertido. Aunque algunos estudios han mostrado mejoría en las puntuaciones clínicas, como la disminución de la frecuencia respiratoria y el aumento de la saturación arterial de oxígeno, no se ha observado disminución significativa de la tasa de hospitalización con el uso del tratamiento broncodilatador.
- Glucocorticoides
  ○ Su uso también es controvertido. La dexametasona no ha mostrado ningún efecto beneficioso cuando se utiliza como monoterapia en diversos estudios.
- Antibióticos
  ○ La infección bacteriana secundaria es infrecuente; por tanto, el uso rutinario de antibióticos rara vez está indicado.
  ○ Debe considerarse su uso en niños pequeños persistentemente febriles, dados los informes en la literatura de bacteriemia, ITU y otitis media bacteriana en niños con bronquiolitis.
  ○ Está en estudio el uso de azitromicina como tratamiento complementario para prevenir la progresión a sibilancias recurrentes y asma en pacientes con bronquiolitis por VRS en etapas tempranas de la vida. Sin embargo, no se trata de un componente habitual en el tratamiento de la bronquiolitis.
- Antivirales
  ○ Su uso es controvertido. Considerar la ribavirina inhalada en lactantes de alto riesgo. La ribavirina tiene actividad virostática; interfiere con el ARN mensajero e impide la replicación del virus. La American Academy of Pediatrics recomienda su uso apoyada en una base individual de pacientes con condiciones específicas tales como cardiopatía congénita complicada, FQ, enfermedad pulmonar crónica (EPC), inmunosupresión subyacente y enfermedad grave, así como en pacientes < 6 semanas de edad.
- La solución salina hipertónica nebulizada se ha sugerido como un agente para reducir el edema de las vías respiratorias y los tapones de moco, con algunos estudios que sugieren que este tratamiento puede reducir la duración de la estancia y la necesidad de hospitalización; sin embargo, estos hallazgos no se han replicado de manera consistente y, por tanto, su uso sigue siendo controvertido hasta el momento.

Prevención

- Método de prevención más importante: lavarse las manos con frecuencia, junto con medidas de control hospitalario (aislamiento) y educación del paciente.
- Métodos farmacológicos
- Profilaxis del VRS con palivisumav
  ○ La American Academy of Pediatrics (2014) recomienda su uso para:
    – Lactantes nacidos con ≤ 29 semanas de edad de gestación y < 12 meses al inicio de la temporada del VRS.
    – Lactantes ≤ 12 meses de edad con cardiopatía congénita hemodinámicamente significativa.
    – Lactantes y niños < 12 meses de edad con EPC de la prematuridad y < 24 meses de edad con EPC de la prematuridad que requieran tratamiento médico (p. ej., oxígeno suplementario, broncodilatador, diurético o tratamiento crónico con esteroides) en los 6 meses anteriores al inicio de la temporada del virus respiratorio sincitial.

- o También recomienda considerar la profilaxis para:
  - Lactantes < 12 meses de edad con anomalías congénitas de las vías respiratorias o trastorno neuromuscular que disminuye la capacidad para manejar las secreciones de las vías respiratorias.
  - Lactantes < 12 meses de edad con FQ con evidencia clínica de EPC o compromiso nutricional.
  - Niños < 24 meses con FQ con enfermedad pulmonar grave (hospitalización previa por exacerbación pulmonar en el primer año de vida, o anomalías en la radiografía de tórax o en la tomografía computarizada de tórax que persisten cuando están estables) o peso para la talla inferior al percentil 10.
  - Lactantes y niños < 24 meses profundamente inmunocomprometidos
  - Lactantes y niños < 24 meses sometidos a trasplante cardiaco durante la temporada del virus respiratorio sincitial
- o La profilaxis debe iniciarse antes del comienzo de la temporada del VRS (principios de noviembre), y debe finalizar al final de la temporada del VRS (principios de marzo). Los profesionales sanitarios deben individualizar la temporada en función de su zona.
- o Palivizumab no interfiere con las respuestas a las vacunas.

FIBROSIS QUÍSTICA

Epidemiología

- La FQ es el trastorno genético que más frecuentemente acorta la vida en la población caucásica, con una incidencia estimada de 1:2 000-1:3 000 nacidos vivos en Estados Unidos y una edad media de supervivencia estimada de 36.8 años en Estados Unidos.
- La FQ ocurre con mayor frecuencia en los europeos del norte y los judíos asquenazíes, aunque también está presente, con menor frecuencia, en afroamericanos (1:15 000), hispanos (1:9 200), nativos americanos (1:10 900) y asiáticos (1:30 000).

Fisiopatología

- La FQ es un trastorno autosómico recesivo causado por mutaciones de ambos alelos del gen de la FQ (cromosoma 7), que dan lugar a anomalías en la producción del producto génico regulador de la conductancia transmembrana de la fibrosis quística (CFTR).
  - La mutación más común es una deleción de tres pares de bases que codifica para la fenilalanina en la posición 508 del gen de la FQ, o F508del, y al menos una copia de esta mutación se encuentra en aproximadamente 90% de los pacientes con FQ.
  - La CFTR permite que el cloruro sea transportado fuera de la célula a la superficie epitelial y determina la hidratación del gel mucoso. Se cree que una hidratación inadecuada del gel provoca secreciones inspiratorias y daños en los órganos. Afecta a los pulmones, los senos paranasales, el hígado, el páncreas y el tracto genitourinario. En los pulmones, dificulta el aclaramiento ciliar, lo que favorece la infección bacteriana, responsable de la mayor parte de la morbilidad y mortalidad de la enfermedad.
  - Existen cinco clases de mutaciones CFTR causantes de enfermedad. Las clases I y II suelen causar una enfermedad más grave, mientras que las clases IV y V dan lugar a fenotipos más leves. Sin embargo:
    - o La clase I da lugar a una producción defectuosa de proteínas. La terminación prematura del ARNm provoca una ausencia completa de proteína CFTR. Algunos ejemplos comunes son G542X, W1282X, R553X, 621+G>T y 1717-1G>A. Una mutación de clase I se produce en aproximadamente 20% de los pacientes con FQ.
    - o La clase II conduce a un procesamiento defectuoso de la proteína e impide que la proteína CFTR trafique a la localización celular correcta. La más común es la F508del, con cerca de

50% de los pacientes con FQ homocigotos para esa mutación, y alrededor de 90% de los pacientes con FQ que tienen al menos una copia.

- ○ La clase III causa una regulación defectuosa, también se conoce como mutaciones de compuerta y conducen a que el canal tenga una respuesta disminuida al ATP. La respuesta puede ser variable y depende de la región del gen que esté alterada. G551D es la mutación de clase III más común en las poblaciones caucásicas.

- ○ La clase IV provoca una conducción defectuosa, lo que significa que aunque la proteína se fabrica y trafica de manera correcta, la velocidad del flujo de iones y la duración de la apertura del canal se reducen en comparación con el CFTR normal. R117H es la clase IV más común en la población blanca.

- ○ La clase V da lugar a una cantidad reducida de proteína CFTR funcional y puede incluir mutaciones que alteran la estabilidad del ARNm, así como aquellas que reducen la estabilidad de la proteína CFTR madura. A455E se ha clasificado en la clase V.

- ○ Las clases I, II y III por lo general causan una enfermedad más grave, mientras que las clases IV y V conducen a fenotipos más leves. Sin embargo, puede haber una gran variedad de fenotipos incluso dentro del mismo genotipo en la FQ, posiblemente debido a la influencia de modificadores génicos. La correlación entre genotipo y fenotipo es mayor en el caso de la función pancreática que en el de la enfermedad pulmonar.

- Los principales microorganismos colonizadores son *Staphylococcus aureus*, *H. influenzae* y *Escherichia coli* al principio de la enfermedad; a continuación, *Pseudomonas aeruginosa*, *Stenotrophomonas maltophilia* y *Achromobacter xylosoxidans*; y por último, el complejo *Burkholderia cepacia* al final de la enfermedad. En este último complejo, *Burkholderia cenocepacia* (genomovar III) es responsable de una mayor morbilidad y mortalidad en la población con fibrosis quística.

Presentación clínica

- Las manifestaciones clínicas más comunes afectan al tracto GI y respiratorio.
  - Las manifestaciones GI suelen ser evidentes al principio de la vida, con íleo meconial en 20% de los neonatos. Otras manifestaciones GI comunes incluyen retraso del crecimiento, esteatorrea, ictericia obstructiva, prolapso rectal e hipoproteinemia.
  - Las manifestaciones respiratorias se hacen evidentes durante los primeros años de vida con infecciones recurrentes de las vías respiratorias (neumonía, sinusitis crónica), tos y sibilancias que pueden interpretarse erróneamente como asma.
- Otros signos y síntomas clínicos que deben motivar la evaluación de la FQ son el retraso en el paso del meconio (> 24-48 horas después del nacimiento), síndrome del tapón de meconio, colestasis prolongada, obstrucción intestinal distal, pancreatitis recurrente o crónica, pólipos nasales, sinusitis crónica, aspergilosis broncopulmonar alérgica, bronquitis por *Pseudomonas*, neumotórax espontáneo, deshidratación hiponatrémica, alcalosis metabólica hipoclorémica, azoospermia obstructiva (ausencia bilateral congénita del conducto deferente), osteoartropatía hipertrófica y dedos en palillo de tambor.
- Una exacerbación pulmonar de la FQ se define de forma inconsistente en la literatura, pero en general se caracteriza por todos o algunos de los siguientes síntomas: aumento de la tos, fiebre, cambios en la espirometría (cambio en el FEV_1 > 10%), cambio en el nivel de actividad, disminución del apetito, pérdida de peso, nuevos hallazgos en la radiografía de tórax (aumento del taponamiento mucoso o nuevos infiltrados), nuevos ruidos adventicios en la auscultación (nuevos estertores), cambio en la frecuencia respiratoria, intolerancia al ejercicio, ausentismo escolar o laboral, aumento de la producción de esputo y hemoptisis.

Diagnóstico

- En la actualidad, la mayoría de los casos de FQ se diagnostican mediante pruebas de cribado en recién nacidos. En Estados Unidos, todos los estados realizan pruebas para detectar una sustancia química producida por el páncreas, denominada tripsinógeno inmunorreactivo (TIR), que se encuentra normalmente en el organismo, pero tiende a encontrarse en niveles elevados en las personas con FQ.
- El TIR también puede ser elevado en caso de prematuridad, parto estresante u otras afecciones gastrointestinales. Asimismo, se realiza un seguimiento de el TIR elevado con pruebas de ADN en busca de los genes causantes de FQ más comunes.
- El patrón oro para el diagnóstico de la FQ siguen siendo dos pruebas positivas de cloruro en sudor mediante iontoforesis con pilocarpina (60 mmol/L) junto con los hallazgos clínicos clásicos y antecedentes de FQ en un familiar directo.
- Los resultados falsos positivos de la prueba del sudor son poco frecuentes, pero pueden producirse en presencia de insuficiencia suprarrenal, diabetes insípida nefrogénica, enfermedad de almacenamiento de glucógeno de tipo I, hipotiroidismo, hipoparatiroidismo, colestasis familiar y malnutrición.
- Casi todos los pacientes con FQ se someten al genotipado para detectar mutaciones CFTR (dos mutaciones confirman el diagnóstico), ya que la presencia de determinadas mutaciones puede ayudar a orientar el tratamiento.
- Entre las pruebas adicionales para el diagnóstico de la fibrosis quística se incluyen una tomografía computarizada de los senos paranasales que demuestre la presencia de pansinusitis, una medición de la grasa fecal en 24 h para detectar signos de insuficiencia pancreática y una ecografía para evaluar la ausencia de conductos deferentes en los varones.
- Las enfermedades relacionadas con el CFTR incluyen enfermedades asociadas a mutaciones del CFTR pero que no cumplen los criterios diagnósticos de la FQ, como la pancreatitis crónica, la ABPA, la bronquiectasia idiopática, la sinusitis crónica y la ausencia bilateral congénita del conducto deferente.
- El síndrome metabólico relacionado con el CFTR incluye a los lactantes con cribado neonatal anormal que posteriormente muestran 1) un nivel intermedio de cloruro en sudor con una mutación causante de FQ, o 2) un nivel normal de cloruro en sudor con dos mutaciones CFTR (una causante de FQ y otra no causante de FQ).

Tratamiento

- Los objetivos del tratamiento incluyen retrasar o prevenir la enfermedad pulmonar, promover una buena nutrición y crecimiento y tratar las complicaciones.
- Tratamiento de mantenimiento para pacientes con FQ clásica
  - Limpieza de las vías respiratorias. La limpieza diaria de las vías respiratorias es uno de los métodos más importantes de prevención de las infecciones de las vías respiratorias.
    - Existen muchos métodos diferentes, como la fisioterapia torácica manual, el drenaje postural, el drenaje autógeno, los chalecos de oscilación torácica de alta frecuencia y la terapia de percusión manual.
    - Las terapias adyuvantes incluyen la válvula de aleteo y el dispositivo Acapella.
    - El uso de un método específico depende sobre todo de las preferencias del paciente; no existen estudios que demuestren la superioridad de un método sobre otro.
    - La dornasa alfa favorece el aclaramiento de las vías respiratorias al escindir el ADN liberado por los neutrófilos en degeneración, disminuyendo así la viscosidad del moco. Se ha demostrado que su uso mejora la función pulmonar. Debe considerarse en niños a partir de 6 años como una inhalación diaria (2.5 mg).
    - La solución salina hipertónica (7%) favorece la limpieza de las vías respiratorias al hidratar la mucosidad inspirada de las vías respiratorias. Ha demostrado reducir la frecuencia de las exacerbaciones pulmonares y debe considerarse en niños a partir de 6 años.

- Nutrición óptima. Se ha demostrado que el fracaso nutricional está estrechamente relacionado con el aumento de la morbilidad y la frecuencia de las exacerbaciones pulmonares; por tanto, es importante mantener una nutrición adecuada fomentando una dieta con alto contenido en calorías y proteínas.
  - Para los pacientes que no son capaces de conseguir una ingesta calórica oral adecuada, una sonda de gastrostomía puede ser una opción.
- Suplemento de enzimas pancreáticas. Los pacientes con la forma de insuficiencia pancreática de la FQ presentan signos de malabsorción. La suplementación con enzimas pancreáticas es esencial para estos pacientes.
  - La dosis habitual oscila entre 1 500 y 2 500 unidades de lipasa por kilogramo de peso del paciente y por comida.
  - La dosificación suele iniciarse en el nivel más bajo y aumentarse según sea necesario, y no debe superar las 2 500 unidades de lipasa/kg/comida, ya que las dosis altas se han asociado con estenosis intestinales crónicas.
- Suplementos de vitaminas liposolubles (vitaminas A, D, E y K). Las vitaminas liposolubles no se absorben bien en pacientes con insuficiencia pancreática.
- Antimicrobianos. La terapia antimicrobiana crónica se utiliza con frecuencia en pacientes con mayor morbilidad por microorganismos colonizadores para intentar prevenir la exacerbación pulmonar. Suelen utilizarse contra el *Staphylococcus aureus* resistente a la meticilina (SARM), el *Staphylococcus aureus* sensible a la meticilina (leucocidina Panton-Valentine positiva), *Pseudomonas* y *Aspergillus*. Además, el tratamiento crónico con azitromicina ha demostrado ser beneficioso por sus efectos inmunomoduladores; interfiere en la formación de biopelículas de *Pseudomonas* en las vías respiratorias de la fibrosis quística.
- Agentes antiinflamatorios
  - El tratamiento oral con glucocorticoides y antiinflamatorios no esteroideos como el ibuprofeno a dosis altas ha demostrado ser beneficioso para algunos pacientes; sin embargo, los efectos secundarios del tratamiento a largo plazo deben sopesarse frente a los beneficios.
  - Se ha demostrado que la azitromicina mejora la función respiratoria y reduce la frecuencia de las exacerbaciones, y se recomienda su uso en niños a partir de 6 años. Su mecanismo de acción sigue sin estar claro.
- Moduladores de CFTR
  - La monoterapia con ivacaftor ha demostrado ser eficaz para potenciar la función del canal de cloruro en células que expresan una de 97 mutaciones, siendo las más frecuentes G551D y R117H. Se recomienda su uso en pacientes portadores de una mutación aprobada y mayores de 4 meses.
  - Lumacaftor/ivacaftor está aprobado para personas con dos copias de la mutación F508del. Lumacaftor ayuda a que la proteína resultante tenga la forma adecuada, llegue a la superficie celular y permanezca allí más tiempo, e ivacaftor ayuda a mejorar la apertura del canal resultante. Está aprobado para menores a partir de los 2 años de edad.
  - Tezacaftor/ivacaftor es otro medicamento combinado que funciona de forma similar a lumacaftor/ivacaftor, y ha demostrado tener menos efectos secundarios e interacciones farmacológicas. Está aprobado para personas a partir de 6 años de edad con dos copias de F508del o con una sola copia de 1 de otras 154 mutaciones.
  - Elexacaftor/tezacaftor/ivacaftor se conoce como la triple terapia combinada. Elexacaftor es un corrector de nueva generación y ayuda a que la proteína F508del-CFTR adicional adopte la forma correcta y se dirija a la superficie celular. La adición de elexacaftor ayuda a la proteína CFTR a funcionar mejor y hace que este medicamento sea eficaz para un mayor número de personas con FQ. Está aprobado para mayores de 12 años que tengan al menos una copia de 177 mutaciones específicas.

- Tratamiento de una exacerbación pulmonar
  - Esto debe incluir siempre fisioterapia torácica intensiva 3-4 veces al día junto con un buen soporte nutricional. Siempre debe intentarse primero la terapia antibiótica ambulatoria si no hay signos de dificultad respiratoria o descompensación. La elección del tratamiento debe basarse en los cultivos previos de esputo.
  - La duración del tratamiento depende de la mejoría clínica, pero suele ser de entre 2 y 3 semanas.
    - Si no hay mejoría clínica durante el tratamiento ambulatorio, el paciente debe ser ingresado para iniciar una terapia antibiótica intravenosa durante un total de 2-4 semanas.
    - Todos los pacientes deben ser hospitalizados en habitaciones separadas con estrictas medidas de aislamiento, según sea necesario para los microorganismos resistentes.
    - La duración del ingreso depende de la gravedad de la enfermedad del paciente y del juicio clínico (mejoría clínica, mejoría de la espirometría, facilidad para completar el tratamiento intravenoso en casa).
- Consideraciones particulares
  - Aspergilosis broncopulmonar alérgica (ABPA)
    - La ABPA es una respuesta inmunológica exagerada en los pulmones contra *Aspergillus* que da lugar a signos de obstrucción de las vías respiratorias. Ocurre en 2-9% de los pacientes con FQ.
    - Los criterios para el diagnóstico incluyen la prueba de punción cutánea positiva frente a *Aspergillus*, junto con la detección de anti-IgG y anti-IgE específicos de *Aspergillus* en el suero. La evidencia radiográfica de bronquiectasias centrales sugiere el diagnóstico.
    - El tratamiento incluye corticosteroides orales y antifúngicos como el itraconazol.
  - Diabetes mellitus relacionada con fibrosis quística (DMRFQ)
    - La DMRFQ es causada por la destrucción de las células de los islotes pancreáticos y la consiguiente deficiencia de insulina. Los pacientes con FQ deben someterse con frecuencia (cada año) a pruebas orales de tolerancia a la glucosa para detectar indicios de DMRFQ.
    - El tratamiento suele estar a cargo de un endocrinólogo pediátrico. Con frecuencia implica la administración de insulina y el recuento de hidratos de carbono sin comprometer la ingesta de lípidos ni las necesidades calóricas elevadas.
  - Trasplante de pulmón
    - La causa más frecuente de muerte relacionada con la FQ es la enfermedad pulmonar avanzada, y para estos pacientes el trasplante de pulmón puede ser la única alternativa para prolongar la supervivencia.
    - Debe considerarse referir para trasplante pulmonar cuando el FEV_1 < 30% de lo predicho (< 50% referencia precoz), hipercapnia (> 50 mm Hg), hipoxemia (< 55 mm Hg), edad joven, sexo femenino e insuficiencia nutricional.

LECTURAS RECOMENDADAS

Baird SM, Marsh PA, Padiglione A, et al. Review of epiglottitis in the post *Haemophilus influenzae* type-b vaccine era. *ANZ J Surg* 2018;88(11):1135–1140. doi: 10.1111/ans.14787.

Burton LV, Silberman M. Bacterial tracheitis. En: *StatPearls* [Internet]. Treasure Island, FL: StatPearls Publishing, 2021.

Casazza G, Graham ME, Nelson D, et al. Pediatric bacterial tracheitis—a variable entity: case series with literature review. Otolaryngol Head Neck Surg 2019;160(3):546–549. doi: 10.1177/0194599818808774.

Dowdy RAE, Cornelius BW. Medical management of epiglottitis. *Anesth Prog* 2020;67(2): 90–97. doi: 10.2344/anpr-66-04-08.

Epps QJ, Epps KL, Young DC, et al. State of the art in cystic fibrosis pharmacology— optimization of antimicrobials in the treatment of cystic fibrosis pulmonary exacerbations: I. Anti-methicillin-resistant *Staphylococcus aureus* (MRSA) antibiotics. *Pediatr Pulmonol* 2020;55(1):33–57. doi: 10.1002/ppul.24537.

Gates A, Gates M, Vandermeer B, et al. Glucocorticoids for croup in children. Cochrane Database Syst Rev 2018;8(8):CD001955. doi: 10.1002/14651858.CD001955.pub4.

Gates A, Johnson DW, Klassen TP. Glucocorticoids for croup in children. *JAMA Pediatr* 2019;173(6):595–596. doi: 10.1001/jamapediatrics.2019.0834.

Johnson DW. Croup. *BMJ Clin Evid* 2014;2014:0321.

Kirolos A, Manti S, Blacow R, et al.; RESCEU Investigators. A systematic review of clinical practice guidelines for the diagnosis and management of bronchiolitis. J Infect Dis 2020;222(Suppl 7):S672–S679. doi: 10.1093/infdis/jiz240. Erratum in: *J Infect Dis* 2020;221(7):1204.

Ren CL, Morgan RL, Oermann C, et al. Cystic Fibrosis Foundation Pulmonary Guidelines. Use of cystic fibrosis transmembrane conductance regulator modulator therapy in patients with cystic fibrosis. Ann Am Thorac Soc 2018;15(3):271–280. doi: 10.1513/AnnalsATS.201707-539OT.

VanDevanter DR, Kahle JS, O'Sullivan AK, et al. Cystic fibrosis in young children: a review of disease manifestation, progression, and response to early treatment. *J Cyst Fibros* 2016;15(2):147–157. doi: 10.1016/j.jcf.2015.09.008.

Yalamanchi S, Saiman L, Zachariah P. Decision-making around positive tracheal aspirate cultures: the role of neutrophil semiquantification in antibiotic prescribing. *Pediatr Crit Care Med* 2019;20(8):e380–e385. doi: 10.1097/PCC.0000000000002014.

28 Seguridad del paciente y mejora de la calidad

Kevin O'Bryan y Chrissy Hrach

INTRODUCCIÓN

Mantener la seguridad de los pacientes es de vital importancia para proporcionarles una atención eficaz. Reducir los acontecimientos médicos adversos y los daños asociados es esencial para todos los profesionales sanitarios. La vigilancia constante para prevenir los errores médicos requiere la cooperación de todo el equipo sanitario. Para reducir los errores y proporcionar una atención segura a los pacientes, los sistemas sanitarios deben diseñarse con procesos altamente fiables e incorporarlos a la práctica. La mejora de la calidad describe los esfuerzos por aumentar la calidad de la prestación sanitaria y hacer posible una atención al paciente segura y eficaz.

Gran parte de los trabajos recientes sobre seguridad del paciente se han centrado en la creación de una cultura de la seguridad y de sistemas de alta fiabilidad. La cultura de un lugar de trabajo son los valores y la personalidad de dicho lugar. La cultura de una organización puede centrarse en diversos temas, como la eficacia, la satisfacción del cliente o el crecimiento financiero. Las organizaciones suelen adscribirse a unos valores en los que se centran para establecer su cultura local. La cultura puede ser influida por estos valores organizacionales, pero es igual de impactante el cómo interactúan la dirección y los empleados y qué elementos son focos de atención en el trabajo diario. Una cultura de la seguridad es aquella en la que los elementos de la seguridad del paciente se establecen como valores de la organización y como ejes del trabajo cotidiano. Los sistemas de alta fiabilidad son flujos de trabajo o procesos que dependen menos de personas bien formadas para hacer bien las cosas y están estructurados de tal manera que garantizan el éxito.

Para desarrollar una cultura de seguridad e incorporar prácticas de alta fiabilidad, los hospitales escuela deben integrar a los médicos en todas las fases de los esfuerzos de mejora de la calidad. Los estudiantes de medicina y los médicos residentes prestan un porcentaje sustancial de la atención directa a los pacientes en estas instituciones y repercuten directamente en los resultados de la atención al paciente a través de sus conocimientos, habilidades y actitudes. Además, la participación activa de los residentes en todas las fases de la asistencia sanitaria los convierte en una fuerza poderosa para cambiar la cultura hospitalaria. Los esfuerzos centrados en la mejora de la comunicación durante los traspasos y las transferencias de cuidados sirven como experiencias educativas para todo el equipo sanitario, además de proporcionar oportunidades para reducir los errores evitables. Incorporar a los médicos en formación a las actividades de mejora de la calidad no solo mejora sus conocimientos y su confianza, sino que también los involucra como partes interesadas que son clave en la promoción de los principios de seguridad y calidad.

ENTREGAS Y CAMBIOS DE TURNO

Con la llegada de las restricciones de las horas de trabajo y la transición de la atención médica a modelos de atención más basados en turnos, la responsabilidad de la atención al paciente pasa con frecuencia de un prestador de servicio médico a otro a lo largo de una estancia hospitalaria. Es bien sabido que estas transiciones en la atención son de alto riesgo y con frecuencia están implicadas en errores médicos que afectan a los pacientes. Para solucionar este problema, se recomienda que todos los proveedores de servicios médicos realicen los traspasos de forma unificada para garantizar que la información necesaria se transmita de forma correcta. Hay varias formas de hacerlo, entre ellas el uso de la mnemotecnia I-PASS para normalizar el registro de traspaso o cambio de turno. I-PASS significa: gravedad de la enfermedad (*Illness*), resumen del paciente(*Patient*), lista de Acciones, conocimiento de la Situación con planificación de contingencias y Síntesis por el receptor.

* Independientemente del sistema que se utilice, hay una serie de componentes que son esenciales:
  * Minimización de las distracciones: el registro preciso de la situación del paciente antes del cambio de turno es fundamental para proporcionar una atención segura. Esto debe hacerse en un entorno tranquilo con un mínimo de distracciones. Esto puede significar trabajar con el personal de enfermería y los compañeros para establecer un tiempo tranquilo "sin interrupciones" y un área separada dedicada especialmente a esta actividad.
  * Los traspasos deben seguir un proceso estandarizado: el traspaso debe realizarse de acuerdo con un flujo de trabajo estándar que se aplique a todos los pacientes. Al seguir un enfoque estandarizado, tanto quien da la información como quien la recibe saben qué esperar a continuación y pueden responsabilizarse mutuamente de proporcionar información completa y precisa en el orden correcto.
  * Comunicación de circuito cerrado: la persona que recibe la información repite a la persona que cambia de turno lo que ha comprendido del paciente para asegurarse de que se ha entendido la información crítica. No es necesario que se repitan todos los datos, pero los elementos cruciales deben repetirse para que la persona que sale pueda evaluar la comprensión del receptor y asegurarse de su exactitud. Hay otros traspasos que se producen con menos frecuencia durante la prestación de de atención, como las transiciones en los equipos de proveedores de de atención medica. Esto puede ocurrir cuando un paciente es trasladado dentro o fuera de la unidad de cuidados intensivos (UCI) o va al quirófano. También puede ocurrir cuando un paciente es ingresado o dado de alta del hospital y pasa de un proveedor ambulatorio a otro hospitalario. Durante estas transiciones, debería hacerse un traspaso verbal similar al modelo descrito anteriormente. Cuando se producen entre estructuras diferentes, como una clínica pediátrica y una unidad hospitalaria, lamentablemente estas interacciones son más difíciles de estructurar y normalizar, pero aun así se benefician de los esfuerzos por hacerlo.

COMUNICACIÓN ESCRITA

La comunicación escrita es otro componente importante de la prestación de cuidados seguros a los pacientes. Para complementar los traspasos verbales durante estas transiciones en la atención, se requiere una confirmación por escrito. Puede tratarse de una nota de traslado, una nota de baja o un resumen de alta, dependiendo de la situación. La puntualidad es esencial para que este complemento escrito sea eficaz. Los documentos de esta naturaleza deben completarse lo antes posible e, idealmente, antes de que el cuidador receptor preste la atención. Puede ser difícil llevar a cabo esto cuando un paciente es trasladado a la UCI, pero sin duda debe hacerse cuando los pacientes son dados de alta o transferidos de nuevo a los proveedores ambulatorios. Un resumen o carta de alta debe estar disponible para cualquier proveedor de cuidados a tiempo para su visita de seguimiento. Una buena regla general es que la carta de alta debe completarse antes de la primera cita ambulatoria.

La comunicación escrita también debe ser precisa y fácil de interpretar. Lo ideal es que las notas sean concisas y precisas, y que proporcionen al lector toda la información necesaria para continuar la atención médica. Muchas notas electrónicas son propensas al "inflamiento de la nota" por el uso innecesario de acciones de copiar y pegar en los que se copia información extraña o inexacta de notas anteriores. Estas prácticas deben evitarse y, cuando se utilicen, deben hacerse de forma que la información copiada se revise y edite cuidadosamente con el fin de garantizar su exactitud. Idealmente, copiar y pegar solo debe utilizarse como una herramienta para asegurar que la información no se pierde entre encuentros y no como una herramienta para la eficiencia de la documentación.

TABLA 28-1 Lista oficial de abreviaturas prohibidas[a]

No utilizar	Problema potencial	Utilizar en su lugar
U, u (unidad)	Se confunde con "O" (cero), el número "4" (cuatro) o "cc"	Escribir "unidad"
UI (unidad internacional)	Se confunde con IV (intravenoso) o el número 10 (diez)	Escribir "unidad internacional"
Q.D., QD, q.d., qd (diario)	Se confunden	Escribir "diariamente"
Q.O.D., QOD, q.o.d, qod (cada dos días)	El punto tras la Q se confunde con "I" y la "O" se confunde con "I"	Escribir "cada dos días"
Cero final (X.0 mg)[b]	Se pierde el punto decimal	Escribir X mg
Falta de cero inicial (.X mg)		Escribir 0.X mg
MS	Puede significar sulfato de morfina o sulfato de magnesio	Escribir "sulfato de morfina"
MSO$_4$ y MgSO$_4$	Se confunden entre sí	Escribir "sulfato de magnesio"

[a]Se aplica a todas las órdenes y a toda la documentación relacionada con la medicación que esté escrita a mano (incluida la que se captura en computadora) o en formularios impresos.
[b]Excepción: solo podrá utilizarse un "cero final" cuando sea necesario para demostrar el nivel de precisión del valor notificado, como en el caso de resultados de laboratorio, estudios de imagen que informen del tamaño de lesiones o tamaños de catéteres/tubos. No puede utilizarse en órdenes de medicación u otra documentación relacionada con la medicación.

Otro componente para garantizar prácticas seguras, así como para que las notas sean legibles, es el uso adecuado de las abreviaturas; su uso es susceptible de error porque su significado puede diferir entre instituciones e individuos. Su organización debe tener una lista de abreviaturas aprobadas y prohibidas, y si tiene intención de utilizarlas, debe estar familiarizado con estas normas. En la tabla 28-1 figura la lista JAHCO de abreviaturas "prohibidas" para una receta médica.

FUNCIÓN DEL MÉDICO RESIDENTE EN LA SEGURIDAD DEL PACIENTE

La residencia es una etapa ajetreada y estresante en la formación de un médico. Existe una tensión constante entre adquirir independencia y proporcionar una atención segura y eficaz. Es importante que los alumnos experimenten la independencia de forma gradual, al tiempo que garantizan una atención adecuada a sus pacientes. El aumento de la autonomía puede relacionarse con un mayor riesgo de errores médicos. Deben tomarse medidas para minimizar el riesgo de perjuicios. Para reducir los daños evitables, las estrategias que debe emplear incluyen:

• Compruebe dos veces su trabajo y el de quienes le rodean. Los asuntos importantes deben revisarse rápidamente, y las situaciones de alto riesgo, como recetar un nuevo medicamento o tratamiento, deben comprobarse dos veces. Siempre debe confiar en las recetas que realiza y no depender de los controles de seguridad de los demás para corregir sus errores. Muchos hospitales cuentan con un farmacéutico que comprueba dos veces las recetas de los pacientes ingresados antes de autorizar la administración de los medicamentos. Este nivel adicional de seguridad puede ser eficaz para evitar errores, pero los alumnos deben tener cuidado de no depender demasiado de estas medidas de seguridad, ya que no están presentes en todos los entornos asistenciales.

- Mantenga una actitud de cuestionamiento hacia los planes y diagnósticos. Conserve sus diagnósticos diferenciales abiertos e intente evitar la "inercia diagnóstica", el concepto de mantener un diagnóstico o evaluación particular proporcionado por un proveedor de atención médica anterior. La inercia diagnóstica le impide considerar diagnósticos alternativos y reconocer errores en la evaluación inicial.
- Busque ayuda cuando la necesite, y aumente esa ayuda según proceda. En primer lugar, considere la posibilidad de consultar la bibliografía o los materiales de referencia, seguido de la discusión con un compañero, la consulta con un profesional auxiliar como un farmacéutico, así como la búsqueda de ayuda de su médico supervisor o la asistencia consultiva de otra especialidad o de un médico de cuidados críticos cuando esté indicado. La atención a todas las vías de apoyo es fundamental para los médicos practicantes, así como la habilidad para utilizarlas en el contexto adecuado.

Lamentablemente, todos los médicos cometen errores y los médicos en formación son especialmente propensos a cometerlos. Los errores pueden ser de diversas magnitudes y pueden ocurrir independientemente de la experiencia del médico. Es importante que reconozca cuando se produce un error, lo notifique y luego trate de mitigar los daños. Debe comprender y seguir las políticas de su institución local para gestionar los errores médicos. A continuación se muestra un enfoque genérico de la gestión de un error médico:

- Reconocer el error: los pacientes pueden tener resultados negativos ocurra o no un error, y los errores que ocurren pueden o no tener impacto en un paciente. Es importante estar atento a los errores y notificarlos cuando se produzcan, independientemente de su repercusión.
- Notificar el error: todos los hospitales disponen de un mecanismo para notificar los errores médicos. Deben reportarse de acuerdo con los hechos y evitando un lenguaje emocional o culpabilizador. Los hechos relevantes deben exponerse simplemente sin juzgarlos.
- Revelar los errores: la investigación ha demostrado que revelar los errores en el momento en que se producen, o cerca de ese momento, ha reducido la responsabilidad médica. Hacerlo también ayuda a salvar la relación terapéutica con el paciente y su familia. Esto debe hacerse con cuidado y de acuerdo con el enfoque de su institución. Su médico supervisor debe conocer siempre el plan de revelación de errores y por lo general participará en él. Al revelar la información, es importante no culpar a otros miembros del equipo asistencial, sino asumir la responsabilidad como equipo asistencial en su conjunto. Puede ser útil utilizar el término "nosotros" y explicar detalladamente las circunstancias. Una vez que se ha producido la revelación, la conversación debe quedar plenamente documentada en la historia clínica. Una vez más, su institución debería disponer de directrices al respecto.
- El equipo de asistencia médica: los errores médicos no solo afectan al paciente, sino también al equipo de atención sanitaria. La función de este equipo puede disminuir si hay culpabilidad asociada; además, las personas pueden experimentar un sentimiento de culpa importante tras verse implicadas en un suceso de este tipo. Dependiendo del impacto de la situación, puede ser importante informar sobre el suceso al equipo y buscar y proporcionar apoyo a los miembros afectados. Hay que tener en cuenta que el impacto sobre un profesional sanitario no está necesariamente correlacionado con la gravedad del error en sí.
- Seguimiento del incidente: la introducción del hecho en un sistema de Reporte de sucesos de seguridad suele desencadenar algún tipo de supervisión o seguimiento. Dependiendo de la práctica local y de la gravedad del error, esto puede dar lugar a una investigación o a un análisis de la causa raíz. Un análisis de causa raíz es un proceso en el que un grupo de prestadores de servicios médicos de primera línea se reúne para identificar dónde fallaron los mecanismos de seguridad

del sistema y cómo pueden prevenirse futuros sucesos. Si tiene la posibilidad de participar en una de estas sesiones, podría ser una oportunidad de aprendizaje inestimable.

MEJORA DE LA CALIDAD

Las habilidades en la mejora de la calidad se están convirtiendo en algo esencial para todos los médicos. Tanto a los médicos en formación como a los médicos en ejercicio se les exige ahora que participen en la mejora de la calidad como parte de su certificación y del mantenimiento de la certificación. La mayoría de los programas de residencia exigen que los alumnos realicen un proyecto de mejora de la calidad como parte de su formación. Hay numerosas metodologías para la mejora de la calidad en general y una amplia bibliografía sobre las oportunidades y metodologías de mejora de la calidad de la atención sanitaria. Entre los factores que deben tenerse en cuenta para llevar a cabo con éxito un proyecto de mejora de la calidad figuran los siguientes:

• Elija un proyecto que le interese: puede que su organización tenga proyectos disponibles para elegir, o puede que le pidan que desarrolle su propio proyecto. Disfrutará del proyecto y aprenderá más si está comprometido e interesado.

• Encuentre un mentor que esté interesado en el proyecto y tenga cierta competencia en la metodología de mejora de la calidad. Si su proyecto es de gran envergadura, puede que le interese reclutar a compañeros para que participen en él y así repartir la carga de trabajo.

• Defina el alcance de su proyecto y concéntrese. Recuerde que sólo dispone de un periodo limitado para completar este trabajo y que estará muy ocupado durante la residencia. Trabaje con su mentor para encontrar un proyecto lo suficientemente pequeño que pueda llevarlo a cabo. Ciertos proyectos pueden tener más éxito si se basan en medidas de proceso en lugar de medidas de resultados. Por ejemplo, puede ser preferible medir el porcentaje de proveedores que utilizan una nueva lista de comprobación de seguridad en un periodo de una semana de encuentros con niños sanos que intentar medir si sus visitas a urgencias por accidentes evitables disminuyen tras la aplicación de esta misma lista de comprobación.

• Debe crear una declaración de objetivos SMART para su proyecto. SMART = específico (*Specific*), **M**edible, **A**lcanzable, **R**ealista y oportuno (*Timely*). Una declaración de objetivos específica ayudará a describir planes claros y concretos para la mejora que se avecina.

• Colabore con las principales partes interesadas. Tiene que trabajar con las personas que se verán afectadas por el cambio que piensa realizar. Hay que comprometerse con ellas para conocer sus impresiones, sugerencias y aceptación. No puede limitarse a pedirles que cambien su flujo de trabajo sin contar con su opinión. Procure incluir a un grupo multidisciplinario para tener en cuenta diferentes puntos de vista. Trabaje dentro de la estructura de mejora de la calidad de su institución, pero herramientas como los diagramas de bloques y los diagramas de espina de pescado son muy eficaces para mejorar el compromiso y la planificación.

• Escriba su proyecto sobre la marcha. Poner por escrito el plan y las intervenciones lo hace responsable de su plan, ayuda a su mentor a mantenerlo en el buen camino y evita el problema de que el alcance de su proyecto crezca a medida que se relaciona con otras partes interesadas.

Un proceso habitual para implantar proyectos de mejora de la calidad es el ciclo PDSA. El ciclo PDSA es un método iterativo utilizado para mejorar continuamente un proceso y consta de cuatro pasos que se repiten hasta alcanzar el éxito: **P**lanificar, hacer (*Do*), ver (*See*) y **A**ctuar. Para ilustrar este proceso, a continuación se muestra un ejemplo de ciclo PDSA para mejorar el lavado de manos en una clínica.

• **Planificar:** el primer paso consiste en **planificar** una intervención para mejorar el proceso que le interesa. Esto significa medir el proceso que desea cambiar y, a continuación, utilizar esas mediciones u observaciones para crear una intervención dirigida a mejorarlo. En el ejemplo del lavado de manos, lo primero que hay que hacer es conocer la eficacia actual del proceso. Por lo tanto, podría medir durante una hora cada día qué porcentaje del tiempo las personas se lavan las manos al salir de la habitación de un paciente. Tras recopilar estos datos, elabore un plan destinado a mejorar los índices de lavado de manos en la clínica. Por ejemplo, añadir dispensadores de desinfectante de manos en las puertas de todas las habitaciones de la clínica. Es muy importante que planifique su intervención basándose en sus mediciones. Si el porcentaje antes de la intervención es de 100%, no tiene mucho sentido centrarse en este proceso.

- **Hacer (*do*):** la parte **"hacer"** del ciclo consiste en aplicar el plan o, en el ejemplo, instalar dispensadores de desinfectante de manos.
- **Ver (*see*):** en la parte "ver" o **"estudiar"** del ciclo, observe y mida los cambios después de la intervención. En este ejemplo, mida el porcentaje de cumplimiento del lavado de manos. También querrá observar y posiblemente sondear otros cambios relacionados con la intervención. Por ejemplo, podría descubrir que en la sala 6, el lavado de manos ha disminuido porque esa sala tiene una distribución diferente y el desinfectante de manos no es visible al salir de ella.
- **Actuar:** el último paso es actuar, es decir, decidir mantener o rechazar el cambio realizado y decidir si se ha logrado el éxito adecuado. En la historia del lavado de manos, podríamos descubrir que hemos conseguido tener éxito excepto en la sala 6 y que tenemos que hacer otro ciclo PDSA para cambiar la ubicación del desinfectante de manos en la sala 6 y evaluar de nuevo la mejora.

En conclusión, los proveedores de asistencia sanitaria deben seguir los pasos de otras industrias al momento de establecer procesos altamente fiables para reducir los daños evitables. La incorporación de actividades de seguridad del paciente y mejora de la calidad en los programas de formación médica ayudará en última instancia a conseguir estos resultados y a reducir el riesgo de acontecimientos médicos adversos.

LECTURAS RECOMENDADAS

Berwick DM, Nolan TW, Whittington J. The triple aim: care, health and cost. Health Aff 2008;27(3):759–769.

Resar R, Griffin FA, Haraden C, et al. Using Care Bundles to Improve Health Care Quality. Cambridge, MA: IHI Innovation Series white paper, Institute for Healthcare Improvement, 2012. Disponible en www.IHI.org

Starmer AJ, Spector ND, Srivastava R, et al. Changes in medical errors after implementation of a handoff program. NEJM 2014;371(19):1803–1812.

29 Radiología

Ting Y. Tao y William McAlister

SOLICITAR UN EXAMEN RADIOLÓGICO

- Los procedimientos de diagnóstico por imagen pueden solicitarse en función del estado clínico del paciente. Las recomendaciones de diagnóstico por imagen pueden representar una selección óptima (basada en la disponibilidad) o exámenes complementarios que se perfeccionan entre sí.
- El radiólogo puede personalizar el examen o incluso sugerir uno diferente para responder a la pregunta clínica específica. Debe proporcionarse información clave:
  - Procedimiento radiológico solicitado.
  - Pregunta clínica específica o situación clínica.
    ○ Afecciones GI/abdominopélvicas (tabla 29-1).
    ○ Afecciones de cabeza y cuello (tabla 29-2).
    ○ Otras condiciones seleccionadas (tabla 29-3).
  - Historial clínico relevante, diagnósticos y cirugías.
    ○ Pacientes con cáncer: última quimioterapia o radioterapia.
  - Estudios e informes previos de diagnóstico por imagen (especialmente si los estudios se realizaron en otro lugar).
  - Alergia al contraste intravenoso (IV) yodado o gadolinio.
  - Función renal (creatinina sérica) si se va a utilizar contraste intravenoso.
  - Acceso intravenoso (ubicación y calibre).
  - Factores del paciente: estabilidad (examen a pie de cama o en el servicio de radiología), estado "nada por vía oral" (NVO), ventilación mecánica, cooperación y necesidad de sedación.

Consideraciones de seguridad

- La sedación consciente monitorizada con agentes como pentobarbital IV, midazolam o propofol es adecuada para pacientes jóvenes que no pueden permanecer quietos, para pacientes que no cooperan y para procedimientos potencialmente dolorosos.
- Haga que los pacientes estén NVO cuando solicite cualquier examen sedado, tomografía computarizada (TC) que implique contraste IV, RM con contraste IV o un examen fluoroscópico GI.

Consideraciones sobre la radiación

- La radiografía, la fluoroscopia y la TC exponen al paciente a radiaciones ionizantes, mientras que la ecografía y la resonancia magnética (RM) no lo hacen.
- En los hospitales infantiles y centros de diagnóstico por imagen, las dosis de radiación pueden reducirse de manera significativa, y a menudo se reducen, modificando la técnica de diagnóstico por imagen.

Consideraciones sobre el contraste GI

- Bario y agentes de contraste hidrosolubles.
  - El bario suele ser el contraste GI de elección, pero no debe usarse si se sospecha una fuga porque puede causar peritonitis o mediastinitis, o si la cirugía es inminente. Además, el bario puede limitar la obtención futura de imágenes de TC abdominal debido al artefacto de dispersión del material retenido.

589

TABLA 29-1	Afecciones GI/abdominopélvicas: pruebas de imagen recomendadas
Condición	**Pruebas de imagen utilizadas**
Apendicitis	Las radiografías abdominales suelen ser inespecíficas, aunque ocasionalmente pueden verse apendicolitos (15%). La ecografía es el estudio de imagen de elección en niños pequeños y delgados. La tomografía computarizada (TC) es el estudio de elección en niños mayores con grasa corporal moderada. Por lo general, se utiliza contraste intravenoso. La RM puede utilizarse para diagnosticar apendicitis.
Ascitis	La ecografía puede diagnosticar y localizar para drenaje.
Atresia biliar	La ecografía es útil para evaluar la presencia de la vesícula biliar y su tamaño (a menudo < 1.5 cm), así como para excluir la obstrucción biliar por quistes coledocianos. "Signo del cordón triangular", que es un cordón tubular ecogénico de tejido fibroso en el porta hepático. La gammagrafía con ácido iminodiacético hepatobiliar (HIDA) es útil para diagnosticar la obstrucción.
Atresia duodenal	Las radiografías abdominales son diagnósticas. El signo de la "doble burbuja" se debe a la distensión del estómago y el duodeno proximal en un abdomen sin gases.
Atresia esofágica/ fístula traqueoesofágica	Las radiografías de tórax y abdomen pueden mostrar una bolsa esofágica proximal dilatada y una sonda gástrica proximal enrollada. El gas abdominal se observa en la atresia con fístula traqueoesofágica, mientras que la ausencia de gas abdominal indica atresia sin fístula. El esofagrama con medio de contraste no iónico es el estudio de elección para buscar la fístula "tipo H". Se asocia a VACTERL (anomalías vertebrales, anorrectales, cardiacas, traqueoesofágicas, renales y de las extremidades).
Divertículo de Meckel	A menudo difícil de diagnosticar. La "gammagrafía de Meckel" de medicina nuclear puede demostrar aproximadamente 80-90% de sensibilidad y 90-95% de especificidad si hay mucosa gástrica. La TC con contraste oral e intravenoso o la RM pueden demostrar la existencia de divertículo.
Enfermedad inflamatoria intestinal	La enterografía por RM es preferible al seguimiento del intestino delgado y útil para evaluar la extensión y el grado de inflamación intestinal y complicaciones como abscesos, fístulas y estenosis. La RM ponderada por difusión puede distinguir la inflamación aguda de la crónica.
	La enterografía por TC es igual de alternativa, en especial si se necesita sedación para la RM.
Enterocolitis necrosante	Las radiografías abdominales seriadas cada 4-6 horas pueden demostrar neumatosis, aire peritoneal libre y gas en la vena porta. Cada vez se utiliza más la ecografía.

TABLA 29-1	Afecciones GI/abdominopélvicas: pruebas de imagen recomendadas (*continuación*)
Condición	**Pruebas de imagen utilizadas**
Estenosis pilórica hipertrófica	La ecografía es el examen de elección, que muestra el músculo pilórico engrosado y alargado. También se puede utilizar un examen del tracto gastrointestinal (TGI) superior.
Hepatoblastoma	Es la neoplasia hepática pediátrica más frecuente. La ecografía muestra una masa heterogénea en el hígado con vascularidad moderada y efecto de masa. La TC revela una masa predominantemente hipoatenuante, que puede contener calcificación. Tanto la TC como la RM son precisas para evaluar la extensión de la afectación hepática, la invasión de la vena porta y la metástasis ganglionar.
Intususcepción	Las series obstructivas pueden ser útiles para sugerir (efecto de masa) o excluir (aire o heces en colon derecho e íleon terminal). La ecografía debe establecer el diagnóstico.
Malrotación intestinal	La serie obstructiva suele ser normal a menos que exista vólvulo intestinal medio; se recomienda estudio UGI. El diagnóstico por imagen urgente es imprescindible. La ecografía es útil para diagnosticar vólvulo.
Neuroblastoma	La TC se recomienda para la estadificación inicial y muestra una masa heterogénea con realce y calcificaciones. La masa a menudo cruza la línea media y envuelve los vasos. La TC también es útil para evaluar las metástasis óseas y hepáticas. La RM es comparable y puede evaluar la extensión intraespinal de una masa. La gammagrafía con MIBG es útil para detectar la enfermedad metastásica.
Perforación intestinal	Las series obstructivas pueden mostrar aire libre. Se necesitan radiografías en posición erecta y en decúbito. La TC puede ser útil para demostrar pequeñas cantidades de aire libre y sugerir una causa.
Púrpura de Henoch-Schönlein	Vasculitis pediátrica más frecuente. La ecografía es útil para evaluar la afectación intestinal (engrosamiento de la pared intestinal), la hidropesía biliar, la afectación escrotal y complicaciones como la invaginación intestinal. Pueden utilizarse RM y TC.
Traumatismo abdominal	La TC con contraste intravenoso es el estudio de elección.
Tumor de Wilms	Es la neoplasia renal más frecuente en niños pequeños. La TC se realiza para la estadificación inicial. La masa aumenta de tamaño y tiende a desplazar los vasos adyacentes. Las calcificaciones son raras y el tumor puede extenderse a las venas renales y la vena cava inferior. Las metástasis pulmonares son frecuentes en el momento de la presentación. La RM puede utilizarse para evaluar el tumor.

TABLA 29-2	Afecciones seleccionadas de cabeza y cuello: imágenes recomendadas
Condición	**Imágenes utilizadas**
Absceso retrofaríngeo	Radiografías AP y laterales de tejidos blandos del cuello para la evaluación inicial. La TC de cuello con contraste IV se utiliza de manera típica para identificar más.
Celulitis orbitaria	TC orbital con contraste intravenoso.
Estridor/grupo, epiglotitis	Las radiografías de cuello y tórax frontales y laterales de partes blandas muestran el "signo del campanario" de crup y el signo del pulgar de epiglotitis.
Ictus	La TC sin contraste intravenoso se utiliza para evaluar hemorragias y edemas, la RM sin contraste y la arteriografía por RM en caso de sospecha de etiología hemorrágica y en pacientes con anemia falciforme.
Lesiones quísticas del cuello	El quiste del conducto tirogloso, el dermoide, la malformación linfática y los abscesos son las lesiones quísticas más frecuentes del cuello. Se prefiere la ecografía para la evaluación inicial de estas lesiones quísticas.
Mal funcionamiento de la derivación ventriculoperitoneal	Las series de derivación (radiografías de cráneo, tórax y abdomen) son útiles para acceder a la discontinuidad, con RM o TC craneal sin contraste para los tamaños ventriculares.
Traumatismo cervical	Son útiles las radiografías anteroposteriores (AP) y laterales de la columna cervical (también la vista odontoidea en niños mayores de 6 años). Utilizar TC si aún hay dudas de fractura. Si hay dudas de lesión ligamentosa, son necesarias radiografías laterales en flexión y extensión o RM sin contraste.
Traumatismo craneal, hematoma epidural/subdural	Se utiliza la TC con y sin contraste intravenoso, con resonancia magnética (RM) si la TC no es concluyente.

- Los agentes de contraste iónicos hidrosolubles (p. ej., Hypaque, Gastroview) se utilizan cuando el bario está contraindicado. Su ventaja sobre el bario es que se reabsorben de las cavidades corporales, pero su desventaja es que la calidad de la imagen es peor.
  - Son hiperosmolares y pueden provocar desplazamientos de líquido hacia el tracto gastrointestinal. Esto suele ser bien tolerado por el paciente.
  - No deben utilizarse cuando exista la posibilidad de aspiración de grandes volúmenes, ya que pueden causar edema pulmonar.
- Los agentes de contraste no iónicos hidrosolubles de baja osmolaridad (p. ej., Omnipaque, Optiray) pueden utilizarse por vía oral en lactantes cuando el riesgo de aspiración es alto o cuando se sospecha fuga gastrointestinal. Los agentes de contraste no iónicos pueden diluirse para hacerlos isotónicos y seguir produciendo una calidad de imagen satisfactoria.

| TABLA 29-3 | Otras afecciones seleccionadas: imágenes recomendadas |

Condición	Imágenes utilizadas
Maltrato infantil	El estudio esquelético completo puede mostrar múltiples fracturas en diversas fases de cicatrización y fracturas metafisarias de esquina, costilla posterior, esternón, cráneo complejo y falange. Todos estos hallazgos son altamente sugestivos de maltrato infantil. La TC o la RM de la cabeza son útiles para evaluar la hemorragia intracraneal y las fracturas de cráneo.
Derrame pleural	Las radiografías frontales y laterales de tórax pueden ser suficientes. Las radiografías en decúbito ayudan a demostrar la movilidad y la cantidad de líquido. Usar ecografía si no son concluyentes o se requiere localización para drenaje. Usar TC con contraste si se sospecha la existencia de empiema, líquido loculado o neumonía necrotizante.
Displasia del desarrollo de la cadera	El diagnóstico por imagen no es preferible hasta que el paciente tenga al menos 2 semanas de edad; el diagnóstico por imagen más precoz no suele ser concluyente debido a la laxitud ligamentosa transitoria como resultado de las hormonas maternas. La ecografía es el estudio de elección hasta los 6 meses de edad. Radiografía AP de la pelvis después de los 6 meses.
Trombosis venosa profunda de las extremidades	Ecografía venosa con Doppler.
Histiocitosis de células de Langerhans (HCL)	Puede afectar a uno o varios huesos. Las localizaciones más frecuentes son el cráneo, la pelvis, el fémur, las costillas y el húmero. Las radiografías muestran lesiones líticas con o sin borde esclerótico. En el cráneo, las lesiones líticas tienen bordes biselados. Pueden verse dientes flotantes. Vértebra plana o deformidad por compresión del cuerpo vertebral en la columna vertebral.
Embolia pulmonar	Es necesario un TAC con protocolo de embolia pulmonar, que requiere un excelente acceso intravenoso (IV) para el contraste.
Osteomielitis	Las radiografías suelen ser negativas en la osteomielitis aguda temprana. Para el diagnóstico de la osteomielitis aguda se prefiere la RM, que muestra edema medular, roturas corticales, abscesos de tejido subperióstico, subcutáneo e intramuscular, fístulas y secuestro.
Escoliosis	Utilizar estudio de escoliosis (radiografía AP total de columna), añadiendo vista lateral si hay escoliosis, lordosis o cifosis significativas.
Artritis séptica	Es más frecuente en las articulaciones de cadera, rodilla y tobillo. La ecografía es útil para diagnosticar los derrames. Estos se pueden puncionar bajo control ecográfico o fluoroscópico para obtener líquido articular para citología y cultivo. La RM es útil.

(*continúa*)

TABLA 29-3	Otras afecciones seleccionadas: imágenes recomendadas (*continuación*)
Condición	**Imágenes utilizadas**
Displasias esqueléticas	El estudio del esqueleto ayudará a establecer el diagnóstico.
Deslizamiento de la epífisis capital del fémur	Adolescentes de ambos sexos. Las radiografías AP y en posición de pata de rana muestran la extensión y la gravedad del deslizamiento, que es medial y posterior. RM en casos dudosos.
Traumatismo torácico	La TC con contraste intravenoso es el estudio de elección. En pacientes con traumatismos leves, la radiografía de tórax puede ser suficiente.
Malformaciones vasculares y linfáticas	La ecografía, la TC y la RM son útiles para determinar el tipo de malformación vascular y linfática, las tasas de flujo, la extensión de la lesión y la vascularización.

Consideraciones sobre el contraste intravenoso

- El radiólogo le ayudará a determinar la idoneidad basándose en factores como las indicaciones clínicas y la función renal.
- Los inyectores de contraste proporcionan imágenes óptimas para todas las TC, excepto para la TC craneal, pero requieren una aguja de calibre 22 o superior y, preferiblemente, un acceso IV antecubital. Las vías intravenosas manuales y algunas vías centrales deben inyectarse de manera manual, lo que provoca una opacificación subóptima de los vasos.
- El contraste está relativamente contraindicado en pacientes con insuficiencia renal (creatinina y TFG elevadas), crisis drepanocítica o reacción alérgica anafiláctica importante previa al contraste.
- Los pacientes con reacciones previas al contraste menos graves pueden recibir contraste IV si están premedicados.
  - Según las recomendaciones del ACR Manual on Contrast Media, se debe administrar prednisona 0.5-0.7 mg/kg VO (máximo hasta 50 mg) 13 horas (h), 7 h y 1 h antes de la inyección del contraste. Además, la difenhidramina 1.25 mg/kg VO (máximo hasta 50 mg) se puede dar 1 h antes de la inyección de contraste.
  - En pacientes que no pueden ingerir la medicación por vía oral, se pueden sustituir por dosis adecuadas de fármacos por vía intravenosa.

Consideraciones sobre la resonancia magnética

- Entre las contraindicaciones para la RM se incluyen la presencia de dispositivos programables implantados (p. ej., marcapasos, implantes cocleares), clips de aneurisma no compatibles con la RM y fragmentos metálicos en el ojo. También debe tenerse en cuenta la compatibilidad con otros implantes, prótesis, objetos metálicos y algunos tatuajes oscuros.
- Los alambres de asa cerrada tienen tendencia a calentarse durante el examen. Las grapas cutáneas suelen tolerarse si se sujetan con cinta adhesiva.
- Algunas endoprótesis, filtros, espirales y válvulas protésicas requieren de 6 a 8 semanas para permitir el crecimiento del tejido antes de que se pueda realizar una resonancia magnética.
- El gadolinio IV está relativamente contraindicado en pacientes con insuficiencia renal debido al riesgo de fibrosis sistémica nefrogénica (FSN).
- Por lo general, los pacientes deben permanecer acostados entre 30 y 90 minutos o más, y deben cooperar para permanecer quietos (o estar sedados).

RADIOGRAFÍA DE TÓRAX

- Compruebe si hay opacidades en el espacio aéreo, engrosamiento de las paredes bronquiales, edema pulmonar, aumento o disminución de la vascularidad pulmonar, derrames pleurales, neumotórax, tamaño del corazón, línea media de la tráquea, lado del arco aórtico, fracturas costales y líneas septales (líneas B de Kerley).
- La proporción cardiotorácica normal es de 65% en lactantes y de 55% en niños mayores. Una gran sombra tímica es normal en pacientes con menos de 2 años de edad.
- Comprobar la aireación. Un diafragma aplanado o invertido en la vista lateral sugiere un atrapamiento de aire.
- Compruebe si hay anomalías. Verifique de qué lado (izquierdo o derecho) se encuentran el vértice cardiaco, el arco aórtico, la burbuja estomacal y la sombra hepática. Observe cualquier anomalía costal o vertebral.

Evaluación de las opacidades del espacio aéreo

- Compruebe si hay opacidades sutiles del espacio aéreo detrás del diafragma y el corazón en la vista frontal. Normalmente, los bordes del corazón y el diafragma son nítidos, y las sombras del corazón derecho e izquierdo deben tener una densidad similar. Las opacidades del lóbulo medio derecho y del espacio aéreo lingular son adyacentes al corazón y oscurecen los bordes de este órgano en las radiografías frontales (signo de la silueta).
- Existe opacificación del espacio aéreo si el pulmón que se proyecta sobre la columna vertebral no se oscurece cada vez más inferiormente en la radiografía lateral (signo de la columna vertebral).
- El timo normal, que puede ser grande y triangular en los niños pequeños, se confunde a veces con la opacidad del espacio aéreo del lóbulo superior, en especial a la derecha.
- Apariciones clásicas de entidades comunes.
  - Neumonía viral/bronquiolitis: hiperinsuflación, infiltrados perihiliares y paredes bronquiales engrosadas (fig. 29-1).
  - Neumonía bacteriana: opacidad focal del espacio aéreo, consolidación lobar con broncograma aéreo (fig. 29-2) y líquido pleural paraneumónico.

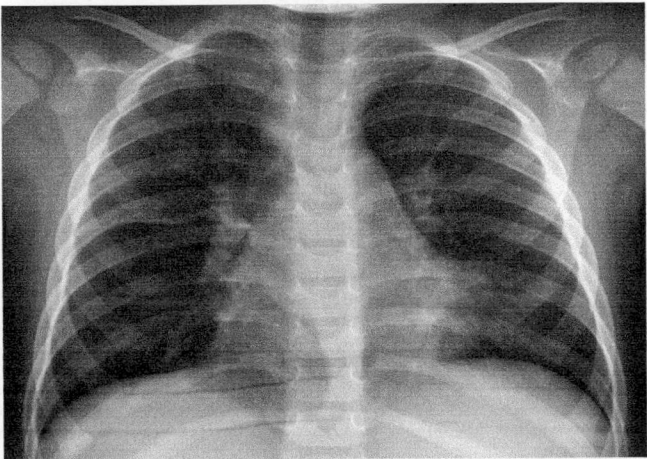

Figura 29-1. Bronquiolitis viral. La vista frontal del tórax muestra hiperinsuflación con infiltrados perihiliares y manguitos peribronquiales compatibles con enfermedad reactiva de las vías respiratorias. Obsérvese la atelectasia subsegmentaria asociada en ambos lóbulos inferiores.

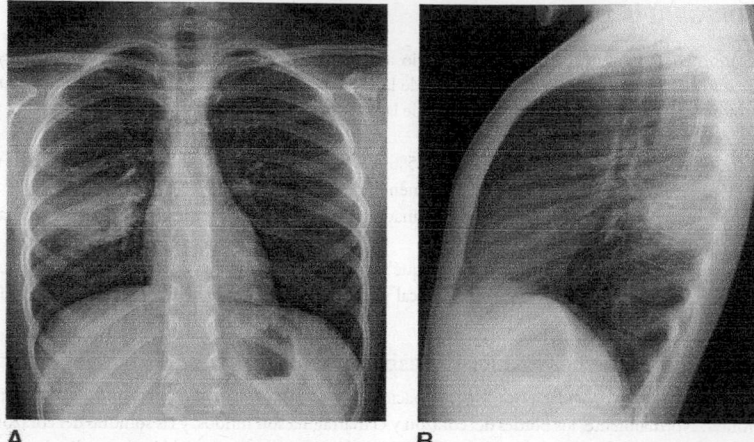

A   **B**

Figura 29-2. Neumonía del lóbulo inferior derecho. Las radiografías frontal **(A)** y lateral **(B)** de tórax revelan opacidad del espacio aéreo con broncograma aéreo en el segmento superior del lóbulo inferior derecho compatible con neumonía.

- Atelectasia: opacidades lineales y pérdida de volumen.
- Neumonía redonda: frecuente en niños menores de 8 años debido al desarrollo incompleto de las vías colaterales. En las radiografías aparece como una radiopacidad circunscrita con broncogramas aéreos y suele tener márgenes ligeramente irregulares. Los segmentos superiores de los lóbulos inferiores son la localización más frecuente.
- Síndrome torácico agudo (STA): se observa en pacientes con drepanocitosis. Puede observarse consolidación segmentaria, lobar o multilobar con o sin derrame pleural. La consolidación en el STA puede progresar rápidamente, más que en otras neumonías bacterianas. Otros signos radiográficos de la drepanocitosis son la cardiomegalia y los infartos de la placa terminal vertebral (vértebra H), la necrosis aséptica de las cabezas humerales y un bazo pequeño y calcificado.
- El aspecto de la neumonía viral o bacteriana y de la atelectasia puede ser similar, especialmente en los lactantes.

Evaluación de las radiografías de tórax en la unidad de cuidados intensivos neonatales

- Compruebe la posición de todos los conductos y tubos.
- Comprueba si hay neumotórax.
- Compruebe las apariciones clásicas de entidades comunes.
  - Taquipnea transitoria del recién nacido: densidades estriadas que se extienden desde las áreas hiliares que tienden a resolverse en pocos días, y líquido en la fisura menor generalmente con volúmenes pulmonares normales.
  - Enfermedad de la membrana hialina: vidrio deslustrado difuso o aspecto finamente granular, volúmenes pulmonares pequeños, broncogramas aéreos y ausencia de líquido pleural. Con empeoramiento de la opacificación, considerar conducto arterioso persistente o sobrecarga de líquido.
  - Neumonía por aspiración de meconio: normalmente en recién nacidos a término o postérmino; pulmones hiperinflados con infiltrados gruesos y con parche. Los recién nacidos postérmino pueden presentar epífisis humeral proximal como signo de madurez.
  - Neumonía neonatal: aspecto variable, incluyendo opacidades asimétricas del espacio aéreo, a menudo con derrames pleurales, y puede simular una enfermedad de la membrana hialina. El estreptococo del grupo B es un patógeno frecuente.

Comprobación de aire libre en el tórax

Neumotórax

- Busque una línea fina y nítida que represente la superficie pleural, con aire más allá de la pleura visceral (el aire es más oscuro, radiolúcido y sin vasos) (fig. 29-3).
- Otros signos que hay que tener en cuenta son:
  - Signo del surco profundo: ángulo costofrénico lateral profundizado con aumento de la luz (neumotórax basilar).
  - Aumento de la elasticidad sobre un pulmón (neumotórax anterior).
  - Aumento de la nitidez del borde cardiomediastínico con sombra radiolúcida a lo largo del mismo (neumotórax medial).
  - El desplazamiento del mediastino lejos del neumotórax o la depresión del hemidiafragma en el lado del neumotórax sugieren tensión. El grado de tensión puede variar en función del tamaño del neumotórax y del estado del pulmón subyacente. Estos hallazgos radiográficos de tensión quizá no estén presentes con ventilación con presión positiva al final de la espiración o con pulmones muy enfermos no sintomáticos.
- Para confirmar la presencia de aire pleural, puede obtenerse una exploración en posición vertical o espiratoria en los pacientes que cooperan y una vista en decúbito lateral (con el lado opuesto hacia abajo) en los pacientes que no cooperan o están intubados.
- Neumomediastino: radiolucidez en el mediastino con aire delineando los bordes del corazón, aire en la superficie inferior del timo (fig. 29-4), arteria pulmonar (signo del anillo alrededor de

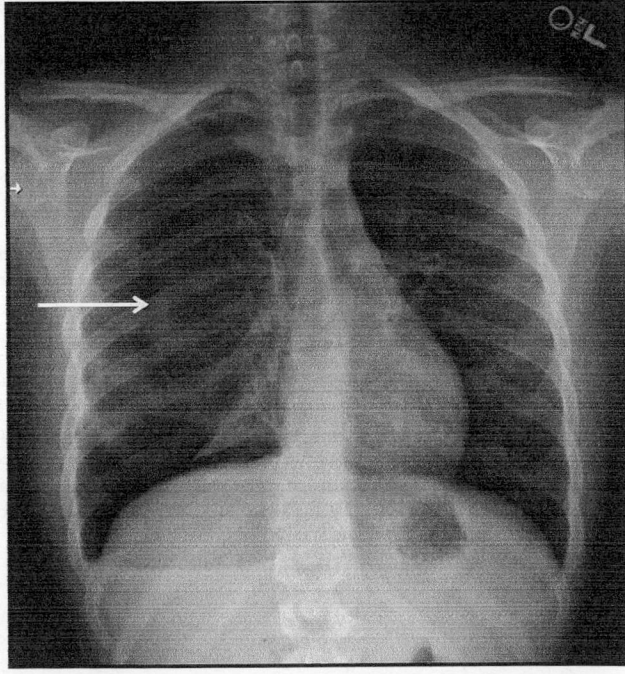

Figura 29-3. Neumotórax. Radiografía frontal de tórax que muestra un gran neumotórax derecho con colapso del pulmón derecho. Obsérvese la línea pleural nítida (*flecha*) con ausencia de marcas pulmonares.

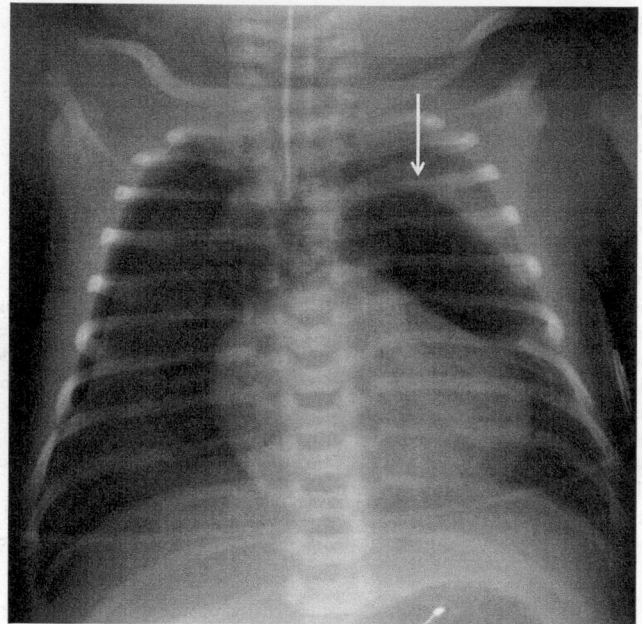

Figura 29-4. Neumomediastino y neumotórax. Radiografía frontal de tórax que muestra una radiolucidez en el mediastino subyacente al timo con elevación del mismo (*flecha*). Obsérvese un pequeño neumotórax derecho. Además, hay colapso del lóbulo inferior izquierdo en región retrocardiaca.

la arteria), aorta y diafragma (signo del diafragma continuo) y aire en el cuello. En las radiografías en decúbito lateral el aire libre mediastínico no se mueve, a diferencia de lo que ocurre en un neumotórax.

• Neumopericardio: aire que rodea el corazón con el pericardio claramente delimitado por la densidad del aire a ambos lados. El aire es paralelo al corazón, incluso en su borde diafragmático. No se extiende por encima del nivel de la aorta ascendente.

Comprobación de la presencia de un cuerpo extraño

• Los cuerpos extraños aspirados suelen provocar atrapamiento de aire ipsilateral que hace que un pulmón parezca más radiolúcido. Ocasionalmente puede producirse colapso pulmonar o lobar. Para evaluar los cuerpos extraños no opacos/radiolúcidos son útiles las radiografías de tórax en decúbito lateral espiratorio o ambas; estas últimas son especialmente útiles en lactantes y niños pequeños.

• Siempre debe sospecharse un cuerpo extraño aspirado cuando un pulmón aparece más radiolúcido. Puede realizarse una fluoroscopia o una TC torácica si las radiografías son equívocas.

TOMOGRAFÍA COMPUTARIZADA TORÁCICA Y RESONANCIA MAGNÉTICA

• La TC sin contraste es adecuada para evaluar nódulos pulmonares, enfermedad parenquimatosa pulmonar leve y enfermedad de las vías respiratorias.

• El contraste IV optimiza la evaluación de pacientes con neumonías más extensas, enfermedad pleural frente a parenquimatosa, masas en los pulmones o el mediastino, anomalías vasculares, cardiopatías congénitas (pre y postoperatorias), traumatismos torácicos, embolia pulmonar, enfermedad compleja del espacio aéreo y tumores óseos.

- Puede realizarse una TC de alta resolución que incluya imágenes inspiratorias y espiratorias para caracterizar mejor la enfermedad del parénquima pulmonar, en especial las enfermedades pulmonares intersticiales.
- La RM se utiliza para evaluar el corazón y los grandes vasos y para el *pectus excavatum* preoperatorio.

RADIOGRAFÍA ABDOMINAL

- Vista del abdomen 1: también conocida como vista de riñones, uréteres y vejiga (RUB) placa plana abdominal (AFP, *abdominal flat plate*) o radiografía de abdomen en decúbito supino.
- Vista de abdomen 2: también conocida como serie obstructiva (dos vistas: supina y vertical, o decúbito lateral izquierdo) y puede incluir una vista vertical del tórax.
  - La radiografía supina se utiliza para evaluar el patrón de gas intestinal, masas, agrandamiento de órganos, materia fecal colónica y calcificaciones anormales (p. ej., cálculos renales, cálculos biliares y apendicolitos). Las vistas en posición vertical o decúbito lateral izquierdo permiten evaluar el neumoperitoneo y los niveles de gas-líquido en el intestino.
  - Las radiografías en decúbito se suelen tomar en niños pequeños, mientras que las radiografías erectas se suelen tomar en niños mayores.

Evaluación del patrón de gases intestinales

- Patrón normal de gases intestinales.
  - Los gases se observan en el estómago y en el intestino delgado y colon no dilatados.
  - Los lactantes que lloran a menudo tragan aire y tienen muchas asas de intestino delgado proximal no dilatadas y llenas de gas.
  - Los pliegues del intestino delgado rodean por completo el intestino, y los pliegues colónicos (haustra) solo lo rodean parcialmente.
  - La posición del intestino en el abdomen ayuda a separar el intestino grueso del delgado, además de las válvulas conniventes del intestino delgado y las marcas haustrales colónicas.
- Obstrucción completa del intestino delgado (fig. 29-5).
  - El signo más importante es la dilatación del intestino delgado. El colon suele tener poco o ningún gas. Por lo general, no se observa gas en el recto. Si hay gas en el recto, no estará distendido.
  - Cuantas más asas de intestino delgado dilatadas, más distal es la obstrucción.
- Obstrucción parcial o precoz del intestino delgado.
  - El intestino delgado está dilatado, pero la obstrucción no es completa.
  - Todavía se observan algunos gases y heces en el colon y el recto.
- Íleo.
  - Los intestinos delgado y grueso están dilatados, con el intestino grueso dilatado de manera más prominente que el intestino delgado.
  - El paciente puede ser postoperatorio.
- Intususcepción: patrón de obstrucción del intestino delgado, pero puede ser un patrón inespecífico de gases intestinales.
  - Los hallazgos clásicos son una masa de tejido blando en el cuadrante superior derecho, justo más allá de la flexura hepática, sin gases ni heces reconocibles en el colon derecho.
  - El colon derecho lleno de gases o heces contradice el diagnóstico.
  - La ecografía confirma el diagnóstico y es muy precisa cuando la realiza un examinador experimentado (fig. 29-6).

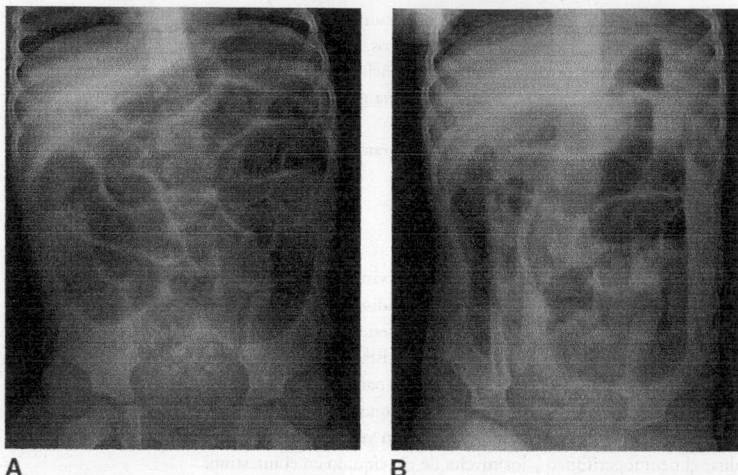

A   **B**

Figura 29-5. Obstrucción del intestino delgado. Vistas en decúbito frontal **(A)** y lateral izquierdo **(B)** del abdomen muestran múltiples asas intestinales dilatadas con un colon recto-sigmoideo sin gas. La vista en decúbito muestra niveles dispersos de aire-líquido en el intestino delgado en un patrón típico de obstrucción distal del intestino delgado.

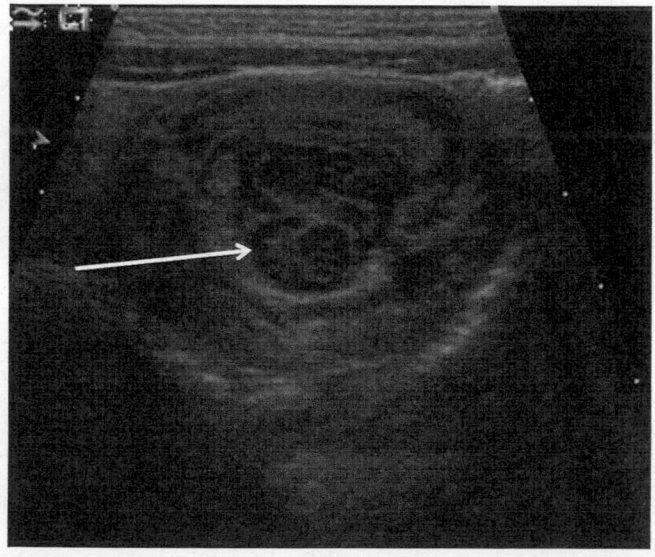

Figura 29-6. Invaginación. Imagen transversal de ecografía en escala de grises muestra masa con apariencia de diana con bordes concéntricos hipo e hiperecoicos consistentes con intususcepción. Obsérvense pequeños ganglios linfáticos en el intususceptum (*flecha*).

- En pacientes sin aire libre, peritonitis o inestabilidad cardiovascular, está indicada una reducción por enema, normalmente utilizando aire o agentes de contraste hidrosolubles. Las tasas de reducción representan 90% en pacientes que no muestran obstrucción.
- Enterocolitis necrotizante: buscar neumatosis en la pared intestinal, típicamente en el colon (fig. 29-7). El aire en la pared intestinal parece "burbujeante" cuando es subseroso y "lineal" cuando es de localización submucosa. También debe buscarse gas venoso portal y neumoperitoneo (fig. 29-8). El intestino quizá esté dilatado. Las asas intestinales pueden aparecer engrosadas y no moverse en las radiografías de decúbito. La ecografía se utiliza para buscar neumatosis, intestino engrosado o delgado con perfusión disminuida, líquido peritoneal complejo que sugiera perforación y gas en la vena porta.
- Patrón inespecífico de gases intestinales: no es normal pero no está claramente obstruido.
  - Por lo general, unas pocas asas de intestino delgado levemente dilatadas o un abdomen sin gases.
  - Puede observarse en muchas enfermedades abdominales como la gastroenteritis o la pancreatitis.
- Recuerde que si las asas intestinales dilatadas están llenas de líquido, es posible que no se aprecien. Por lo tanto, la escasez de gas intestinal puede sugerir obstrucción del intestino delgado en el contexto clínico apropiado.

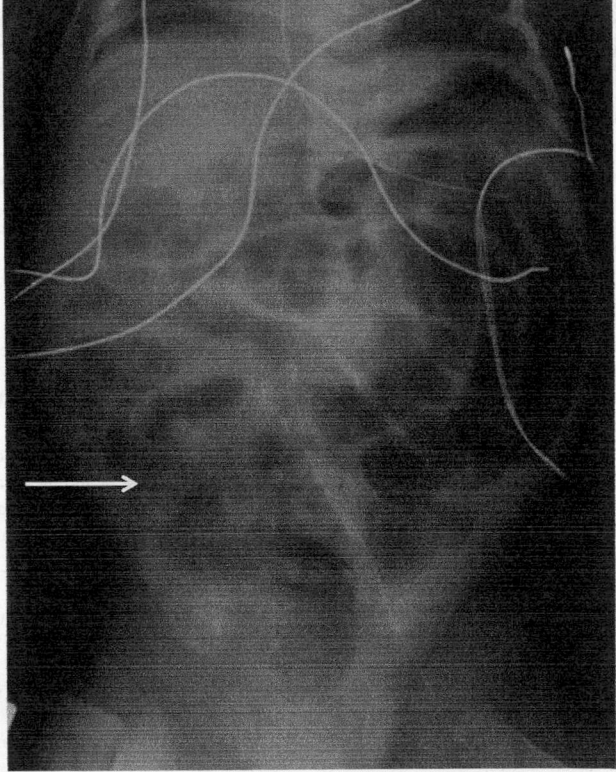

Figura 29-7. Enterocolitis necrotizante. La radiografía frontal de abdomen muestra radiolucidez predominantemente en el abdomen derecho (*flecha*), compatibles con neumatosis intestinal.

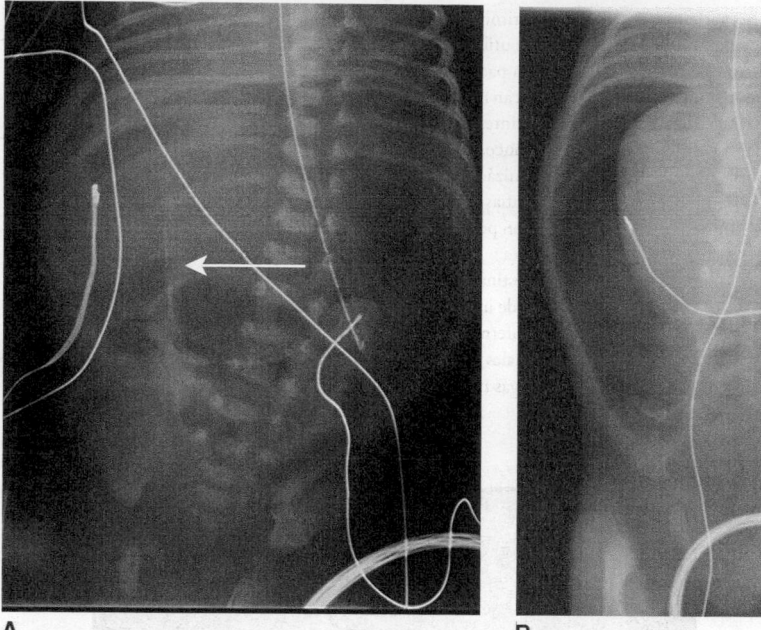

A　　　　　　　　　　　　　　　　　**B**

Figura 29-8. Neumoperitoneo. Vista frontal **(A)** del abdomen muestra una gran radiolucidez en el abdomen. El ligamento falciforme (*flecha*) es visible ya que está contorneado por el aire. La vista en decúbito lateral izquierdo (*lado izquierdo hacia abajo*) **(B)** del abdomen muestra aire peritoneal libre lateral al borde del hígado.

Evaluación del neumoperitoneo

- Vista vertical: gas subdiafragmático. Un examen adecuado debe incluir una porción del tórax, y es más apropiado para niños mayores.
- Vista en decúbito lateral izquierdo (fig. 29-7): gas entre el hígado y la pared corporal. Un examen adecuado debe incluir todo el abdomen derecho.
- Vista supina (fig. 29-7): los hallazgos incluyen apariencia nítida del borde inferior del hígado; aumento de la elasticidad, en especial sobre el hígado (signo del balón de fútbol); ligamento falciforme delineado por aire; márgenes internos y externos visibles de la pared intestinal (signo de Rigler), y aire que no se ajusta a la apariencia típica del intestino, como en el espacio subhepático.

Evaluación de tubos y líneas

- Compruebe todas las posiciones de la línea.
  - Catéter arterial umbilical: discurre de manera caudal desde el ombligo hasta las arterias ilíacas internas y luego cranealmente hasta la aorta. Existen dos posiciones preferentes:
    - Aorta torácica descendente media (por debajo del conducto arterioso) y por encima del cuerpo vertebral T10 (normalmente T7-T9).
    - A nivel del cuerpo vertebral L3 o L4 (por debajo de las arterias renales y por encima de la bifurcación aórtica).
  - Catéter venoso umbilical: discurre desde el ombligo cranealmente a través de la vena umbilical hasta el *ductus* venoso y la vena cava inferior intrahepática. La posición preferida es en la unión

de la vena cava inferior con la aurícula derecha. Comprobar si hay catéteres mal colocados en la vena porta (izquierda o derecha) y en la vena mesentérica superior.
- Tubo endotraqueal (TET): la posición preferida de la punta es por debajo de la entrada torácica y por encima de la carina. El tubo endotraqueal se desplaza con la posición de la cabeza. Cuando la cabeza se flexiona hacia adelante, el TET pasa más abajo en la tráquea, hacia la carina, y cuando la cabeza se extiende hacia atrás, el TET se desplaza más arriba en la tráquea.
- OMEC arterial-venosa (AV): la punta del catéter arterial debe estar en o cerca del arco aórtico (nivel T4), y la punta del catéter venoso debe estar en la aurícula derecha.
- OMEC venovenosa (VV): la punta del catéter venoso debe estar en la aurícula derecha.
- Sonda nasogástrica (NG): la punta de la sonda nasogástrica debe estar en la mitad del estómago con todos los orificios laterales por debajo de la unión gastroesofágica.

IMÁGENES ABDOMINALES

- Ecografía abdominal.
  - Evalúa los órganos abdominales: hígado, vesícula biliar, conductos biliares, páncreas, bazo, riñones y vejiga; sensible para detectar cálculos biliares, renales y paredes intestinales llenas de líquido y su vascularidad.
  - Puede realizarse a la cabecera del paciente; mantener al paciente NVO.
    - La ecografía es la primera modalidad para la evaluación de apendicitis (fig. 29-9), invaginación, colecistitis, lesiones hepáticas, patologías renales, púrpura de Henoch-Schönlein, torsión ovárica, quistes, masas y patologías testiculares.
- TAC abdominal/pélvico.
  - Por lo general se realiza con contraste intravenoso. Contraste oral útil para diferenciar intestino delgado de masas, incluyendo abscesos. Mantener al paciente NVO.
  - Evalúa muy bien los órganos sólidos abdominales (fig. 29-10), los intestinos, el mesenterio y el retroperitoneo, así como las vías urinarias; puede utilizarse en el diagnóstico de obstrucción intestinal, traumatismo abdominal, masas (fig. 29-11), enfermedad inflamatoria intestinal y pancreatitis.
  - TC sin contraste para cálculos del tracto urinario.

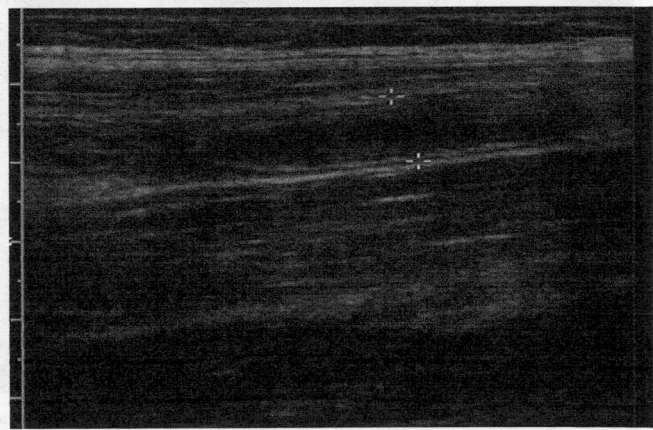

Figura 29-9. Apendicitis. La imagen ecográfica transversal **(A)** y longitudinal **(B)** del cuadrante inferior derecho muestra una estructura hipoecoica no compresible, tubular, de terminación ciega, compatible con apendicitis. El apéndice normal es compresible y mide < 6 mm de diámetro.

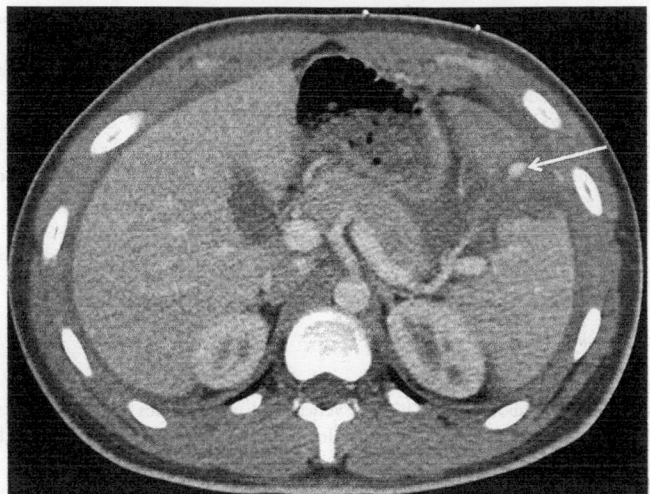

Figura 29-10. Traumatismo esplénico. Imagen axial de TC de abdomen superior muestra hipodensidad que afecta al bazo consistente con laceración esplénica. Obsérvese un pequeño foco realzante (*flecha*) en la hipodensidad que sugiere extravasación activa.

- La ecografía es preferible para caracterizar la patología anexial y uterina.
- Preferida para evaluar niños más grandes cuando la ecografía es equívoca incluyendo para apendicitis y para evaluar complicaciones de apendicitis, como la formación de abscesos.

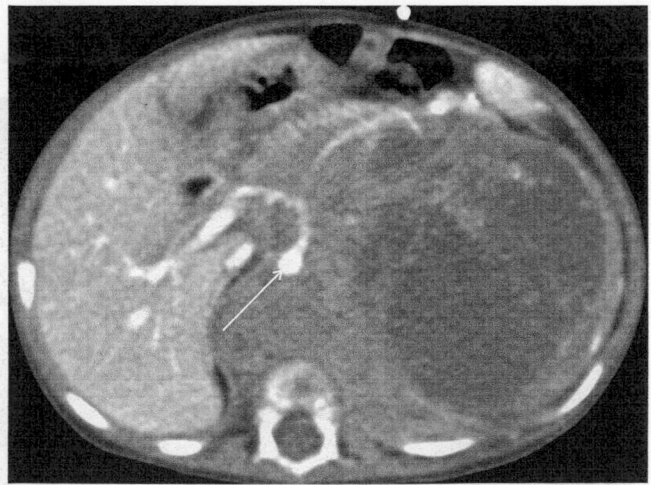

Figura 29-11. Neuroblastoma. Imagen axial de TC postcontraste de abdomen que muestra gran masa heterogéneamente realzante en el retroperitoneo del lado izquierdo que cruza la línea media y provoca encajamiento y desplazamiento de aorta y tronco celíaco (*flecha*) compatible con neuroblastoma.

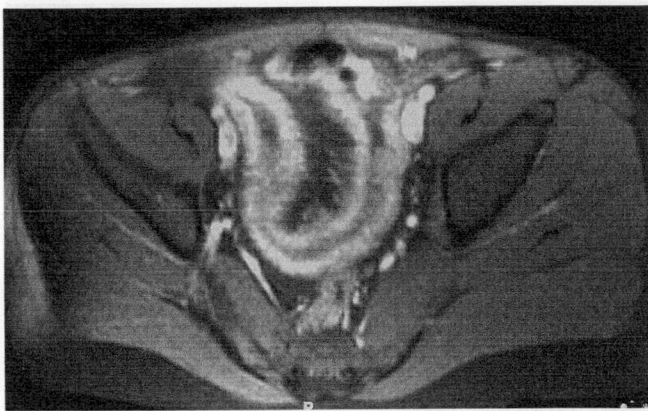

Figura 29-12. Enfermedad de Crohn. Imagen axial de enterografía por RM con supresión grasa ponderada en T1 a través de la pelvis revela engrosamiento circunferencial de la pared intestinal que afecta al íleon distal con realce. Obsérvense los vasos congestivos en el mesenterio que dan "signo del peine" positivo.

- RM abdominal/pélvica.
- Uso en aumento. Sin embargo, mayor necesidad de sedación que con la TC.
- La colangiopancreatografía por RM (CPRM) se utiliza para caracterizar la anatomía ductal pancreática y biliar.
- Enterografía por RM para la evaluación de la enfermedad inflamatoria intestinal (fig. 29-12).
- La RM es útil para la evaluación de diversas anomalías abdominales, como apendicitis, masas de órganos sólidos, abscesos y patologías ováricas y uterinas.

EXÁMENES FLUOROSCÓPICOS GASTROINTESTINALES

- Las exploraciones fluoroscópicas pueden realizarse con bario o con contraste hidrosoluble.
- En las exploraciones, el radiólogo realiza el procedimiento junto al paciente.
- El paciente debe estar NVO durante 4 h, excepto en bebés prematuros pequeños.

Estudio de deglución

- Múltiples consistencias de alimentos y líquidos administrados con evaluación fluoroscópica en tiempo real para evaluar qué tipos de alimentos pueden tolerarse sin aspiración.
- Realizado conjuntamente con un logopeda formado.

Esofagrama

Evalúa la faringe y el esófago en busca de causas de disfagia, estenosis, cuerpos extraños, complicaciones postoperatorias de la fístula traqueoesofágica, anillos vasculares (doble arco, arco derecho y subclavia izquierda aberrante) y cabestrillo de la arteria pulmonar. La angiografía por TC se utiliza para determinar la anomalía exacta.

Serie gastrointestinal superior

- El examen del conducto GI superior (GIS) es la prueba de elección para evaluar los vómitos. El reflujo gastroesofágico es el hallazgo más común en niños con vómitos, en especial lactantes. La GIS se utiliza en el lactante, preferentemente en el recién nacido, para excluir la malrotación intestinal (fig. 29-13) y el vólvulo del intestino medio, aunque para este último puede utilizarse la ecografía.

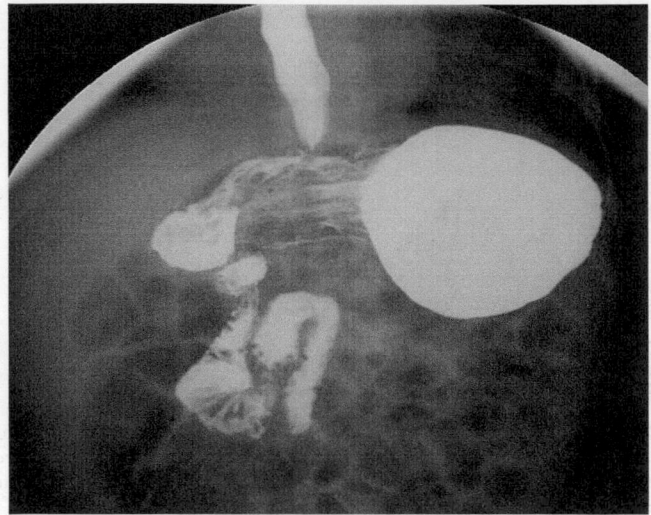

Figura 29-13. Malrotación. El examen del conducto GI superior con bario muestra la unión duo-denoyeyunal cerca de la línea media compatible con malrotación. Normalmente, la unión D-J debe cruzar la línea media y se localiza a la izquierda del pedículo izquierdo de la vértebra L1.

Pueden diagnosticarse obstrucciones del estómago, duodeno y yeyuno proximal, así como úlceras, masas, redes duodenales y síndrome de AMS.
• En la evaluación de la estenosis hipertrófica del píloro (EHP), la ecografía es la opción de primera línea (fig. 29-14), pero también puede utilizarse la GIS.

Seguimiento del intestino delgado

• Este procedimiento se utiliza para evaluar el intestino delgado. Suele realizarse junto con un examen GIS.
  • Las afecciones evaluadas suelen incluir enfermedad inflamatoria intestinal, estenosis, masas y obstrucción.
  • La obstrucción del intestino delgado puede diagnosticarse por lo general mediante radiografías simples del abdomen, aunque los estudios del intestino delgado y la TC pueden ser confirmatorios.
• La TC y la RM abdominal y pélvica con contraste han reducido de manera notable el uso de estudios del intestino delgado.

Enema de contraste

• Este procedimiento fluoroscópico se utiliza para evaluar el colon en busca de estenosis, obstrucción, masas y estreñimiento.
  • Evaluación de obstrucción congénita como enfermedad de Hirschsprung con colon sigmoide más grande que el recto (fig. 29-15), íleo meconial (fig. 29-16), síndrome del tapón meconial (colon izquierdo pequeño), atresia intestinal distal y ano imperforado postcolostomía.
  • En caso de invaginación intestinal, está indicada la reducción terapéutica (con aire o contraste hidrosoluble). Dado que las reducciones terapéuticas conllevan un riesgo de perforación, es necesario un acceso intravenoso y una consulta quirúrgica.
• La colitis activa es una contraindicación relativa del enema.

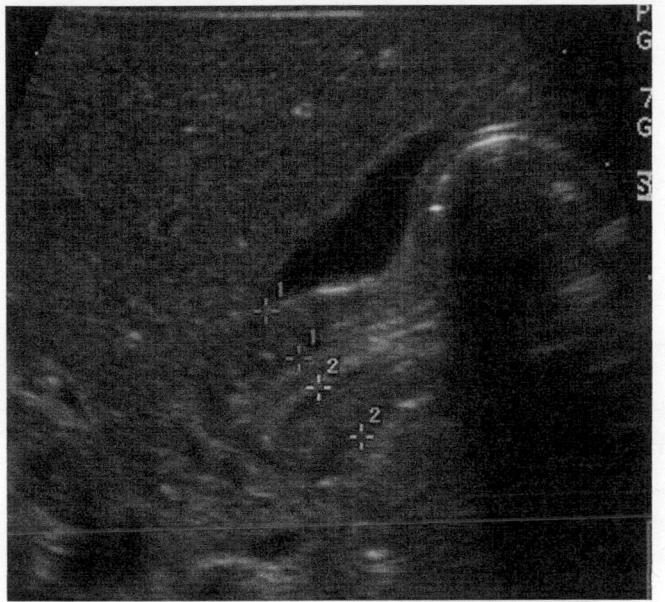

Figura 29-14. **Estenosis pilórica hipertrófica.** La imagen ecográfica del estómago revela una pared pilórica engrosada y un canal pilórico alargado consistente con HPS. El grosor normal de la pared pilórica mide < 3 mm, y la longitud mide < 15 mm.

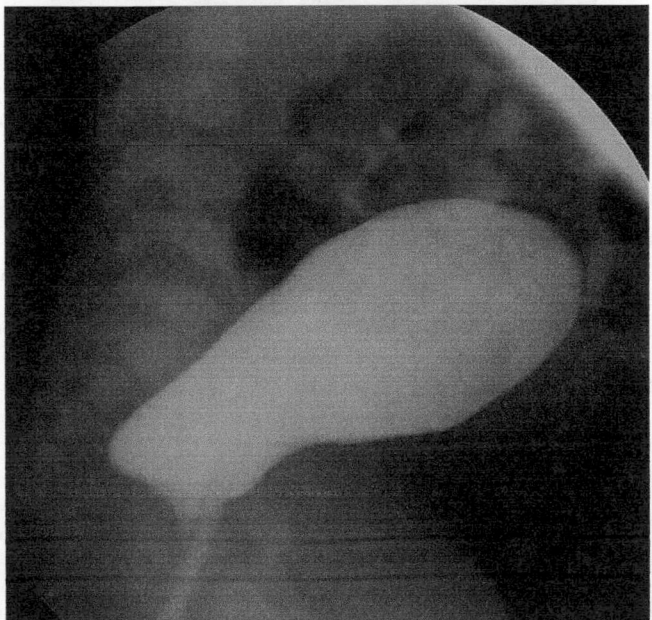

Figura 29-15. **Enfermedad de Hirschsprung.** Enema opaco muestra recto de pequeño calibre con colon sigmoide dilatado con zona de transición en la unión rectosigmoidea consistente con enfermedad de Hirschsprung.

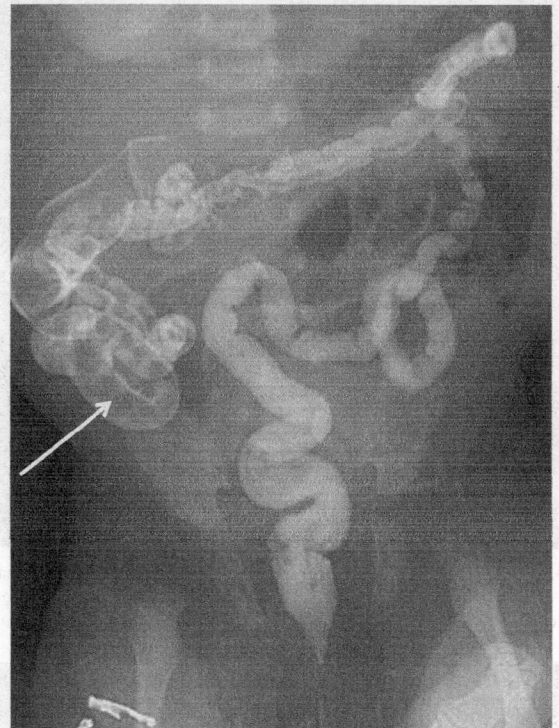

Figura 29-16. Íleo meconial. Enema opaco muestra defectos de llenado (meconio) en asas ileales distales (*flecha*) con colon de pequeño calibre no utilizado compatible con íleo meconial.

IMÁGENES GENITOURINARIAS

Cistouretrograma miccional (CUM)

- Una vez sondada la vejiga, la fluoroscopia se realiza durante el llenado de la vejiga y con la micción espontánea o voluntaria.
- Un CUM puede identificar y clasificar el reflujo vesicoureteral y diagnosticar la obstrucción, incluidas las válvulas uretrales posteriores, la disinergia vesical o las estenosis. La orina debe estar libre de infección. El reflujo vesicoureteral se clasifica de I a V.
- Algunos centros utilizan la ecografía con contraste para diagnosticar el reflujo.

Ecografía

- Ecografía renal.
  - Este examen se utiliza para evaluar el tamaño de los riñones según la edad, masas sólidas, quistes, hidronefrosis, cicatrices, cálculos, oclusiones vasculares y enfermedades que alteran la ecogenicidad renal.
  - Para la evaluación de la hidronefrosis detectada prenatalmente en neonatos, la ecografía se realiza a la edad de 7-10 días a menos que el grado de hidronefrosis prenatal sea moderado o grande. La ecografía realizada al momento del nacimiento puede subestimar el grado de hidronefrosis.
  - La TC es más sensible para detectar pequeñas masas sólidas y cálculos diminutos.

- Ecografía escrotal.
- La exploración de elección para evaluar la patología testicular o escrotal, incluida la torsión testicular, la torsión del apéndice testicular, los traumatismos, las masas y la infección.
- Se realiza una evaluación Doppler para evaluar el flujo sanguíneo.
- Ecografía pélvica.
- El examen de elección para la patología ovárica y uterina.
- La ecografía pélvica pediátrica se realiza por vía transabdominal. Se requiere una vejiga llena.
  - La evaluación Doppler se realiza para evaluar el flujo sanguíneo.
  - Las indicaciones comunes incluyen dolor pélvico, torsión ovárica, absceso tuboovárico, embarazo, embarazo ectópico, masas anexiales y hemorragia uterina.

Tomografía computarizada y resonancia magnética genitourinarias

- Las TC con protocolo de cálculos se realizan sin contraste oral ni IV para evaluar los cálculos renales y ureterales y la obstrucción asociada.
- La TC con contraste se utiliza para evaluar posibles masas, pielonefritis, obstrucción, traumatismos y anomalías del tracto genitourinario.
- La RM se utiliza cada vez más para diagnosticar tumores, pielonefritis, masas y función.

IMÁGENES DEL ESQUELETO

- Los huesos se evalúan generalmente con radiografías simples.
- Las radiografías de cráneo, tórax, abdomen y extremidades se realizan para indicaciones como traumatismos, dolor, tumores, osteomielitis, deslizamiento de la epífisis de la cabeza del fémur (DECF) (fig. 29-17), necrosis avascular, maltrato infantil (figs. 29-18 y 29-19), displasias esqueléticas (fig. 29-20) e histiocitosis de células de Langerhans.
- La TC proporciona un excelente detalle óseo y es mejor para las fracturas complejas.

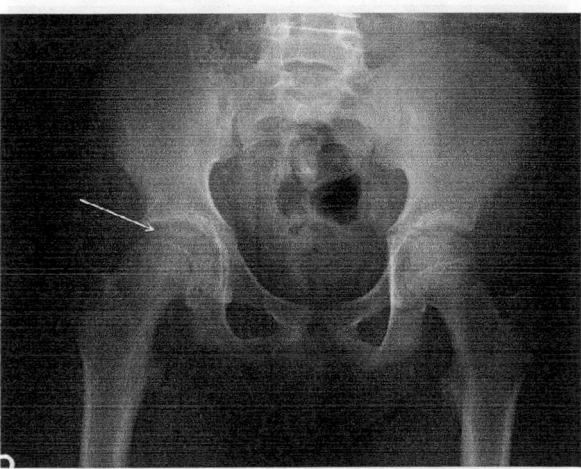

Figura 29-17. Deslizamiento de la epífisis de la cabeza del fémur. La radiografía frontal de la pelvis muestra un deslizamiento de la epífisis femoral en el lado derecho (*flecha*). Obsérvese que una línea trazada a lo largo de la cara lateral del cuello femoral derecho no interseca la cara lateral de la epífisis femoral.

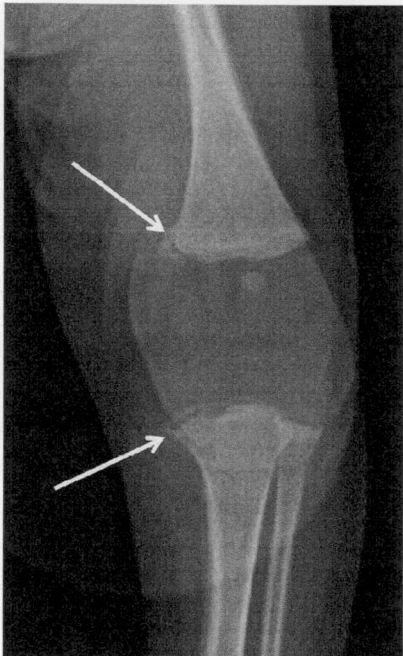

Figura 29-18. Maltrato infantil. La radiografía frontal de rodilla revela fracturas en ángulo (*flechas*) que afectan a las metáfisis femoral distal y femoral proximal, características de maltrato infantil.

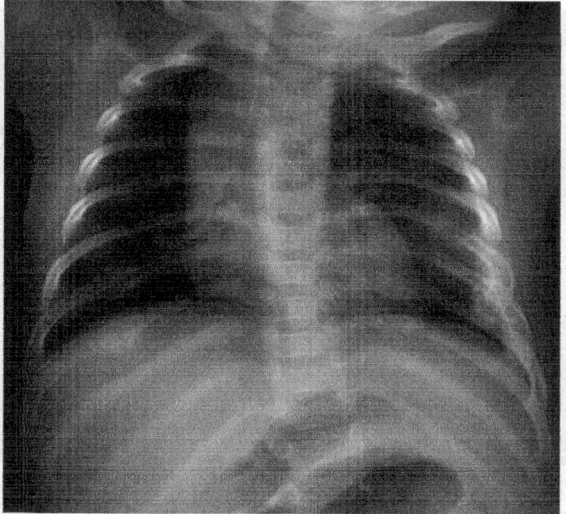

Figura 29-19. Maltrato infantil. La radiografía frontal de tórax revela fracturas en cicatrización que afectan a las costillas 7.ª y 8.ª derechas y a las costillas 6.ª, 7.ª, 8.ª y 9.ª izquierdas, sugerentes de maltrato infantil.

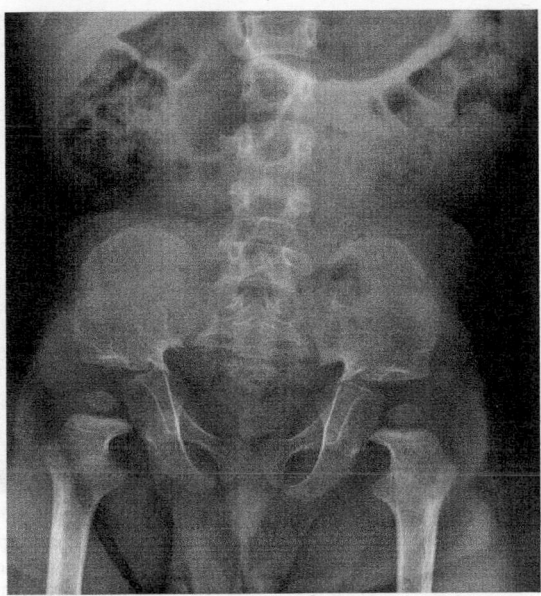

Figura 29-20. Acondroplasia. La radiografía frontal de la pelvis muestra estrechamiento de la distancia interpedicular inferior a través de la columna lumbar, aplanamiento e irregularidad de los techos acetabulares, cuadratura de las alas ilíacas y muescas ciáticas estrechas compatibles con acondroplasia. Hay ensanchamiento metafisario que afecta a ambos fémures.

- La ecografía y la RM pueden utilizarse para diferenciar mejor los tejidos blandos (fig. 29-21).
- La ecografía de cadera se añade normalmente para dos indicaciones diferentes:
  - Evaluar la presencia de luxación (displasia del desarrollo de la cadera) en niños < 6 meses de edad.
  - Para comprobar la presencia de líquido en lactantes y niños con sospecha de cadera séptica u otras causas de derrame de cadera, como sinovitis tóxica/transitoria.
- La edad ósea puede ser normal, avanzada o retrasada con respecto a la edad cronológica.
  - Se compara una radiografía única de la mano izquierda con un atlas de ejemplos convencionales normales (método de Greulich y Pyle).
  - Se toman múltiples radiografías de un lado del paciente para contar los centros de osificación en todo el esqueleto (método de Elgenmark); esto es más preciso en pacientes < 2 años de edad.

NEUROIMÁGENES

- La ecografía craneal neonatal se utiliza para evaluar la presencia de hemorragia intracraneal (fig. 29-22), hidrocefalia, leucomalacia periventricular, grandes derivaciones arteriovenosas, anomalías del desarrollo del cerebro, colecciones de líquido extraaxial y madurez cerebral macroscópica.
- El Doppler transcraneal es útil para evaluar el riesgo de ictus en niños con anemia falciforme mediante la evaluación de las velocidades del flujo sanguíneo en la carótida interna distal o la arteria cerebral media proximal.

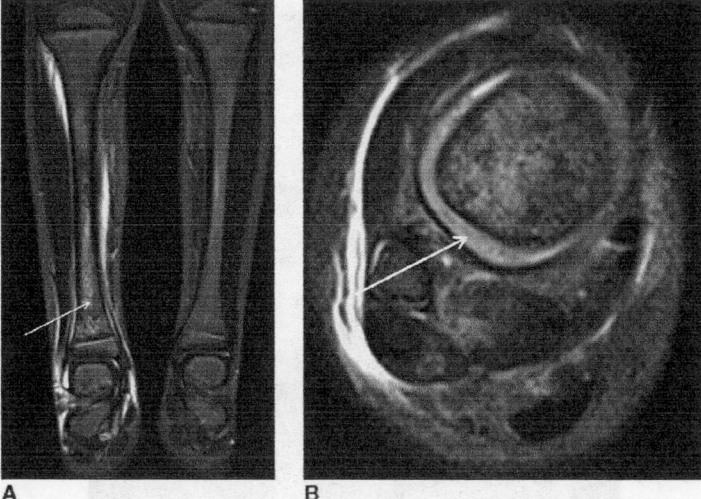

A **B**

Figura 29-21. Osteomielitis. Imagen coronal de RM ponderada en T2 con supresión de grasa **(A)** demuestra edema de médula ósea involucrando metadiafisis distal de fémur derecho (*flecha*) con edema de partes blandas asociado y derrame en articulación de tobillo derecho. Imagen axial de RM ponderada en T2 **(B)** muestra colección subperióstica rodeando la metáfisis femoral distal compatible con absceso subperióstico.

- TAC craneal.
  - Tras el periodo neonatal, la TC craneal sin contraste es la exploración de cribado habitual, incluida la búsqueda de hematomas (fig. 29-23) y traumatismos (fig. 29-24).
  - Se puede utilizar contraste para evaluar la presencia de tumores, pero se prefiere la RM por su mayor sensibilidad.
- La RM se utiliza para evaluar convulsiones, tumores, anomalías congénitas, enfermedades cerebrovasculares y disfunción de la derivación ventriculoperitoneal. La imagen ponderada por difusión (DWI, *diffusion-weighted image*) y el mapa de coeficiente de difusión aparente (ADC, *apparent diffusion coefficient*) son más sensibles a la isquemia aguda.
- La TC de columna se utiliza para evaluar lesiones tras radiografías simples, así como para evaluar tumores, infecciones y deformidades vertebrales congénitas.
- La RM de columna vertebral se utiliza para obtener imágenes generales de la columna vertebral, incluida la médula espinal, los discos intervertebrales y la patología subaracnoidea y epidural. La RM es el examen de elección para tumores, extensión de tumores al canal espinal como el neuroblastoma, anomalías congénitas y abscesos epidurales.
- La tomografía por emisión de positrones se utiliza principalmente para la detección y vigilancia de tumores y para localizar focos de convulsiones.

MEDICINA NUCLEAR

- Los exámenes de medicina nuclear pueden proporcionar información funcional que otras modalidades de diagnóstico por imagen no pueden ofrecer. Sin embargo, el detalle anatómico suele ser menor que con otras modalidades de imagen.
- Algunos exámenes de medicina nuclear pueden realizarse de forma portátil.
- Gammagrafía ósea.
  - Esta exploración es más sensible que una radiografía pero menos específica para la patología ósea. La RM también es excelente para la patología ósea y es más específica.

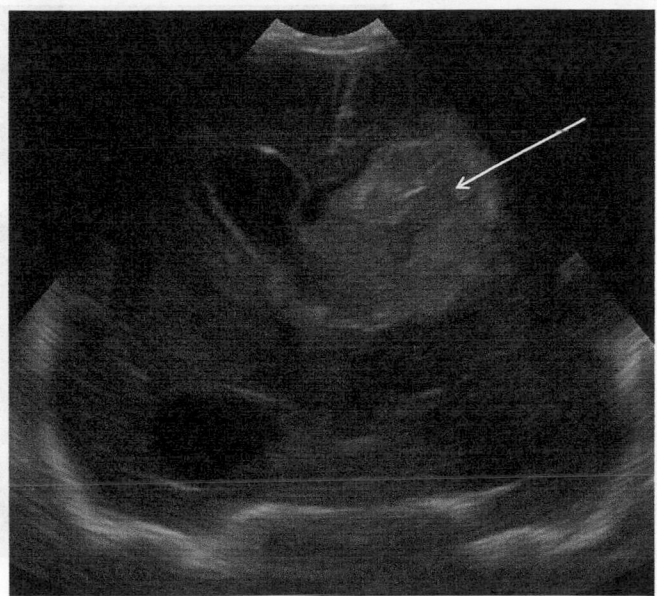

Figura 29-22. Hemorragia de grado IV en niño prematuro. La ecografía coronal de la cabeza revela una gran hemorragia en el surco caudotalámico izquierdo con extensión intraparenquimatosa en el lóbulo frontal izquierdo y ganglios basales (*flecha*), y dilatación ventricular consistente con hemorragia de grado IV.

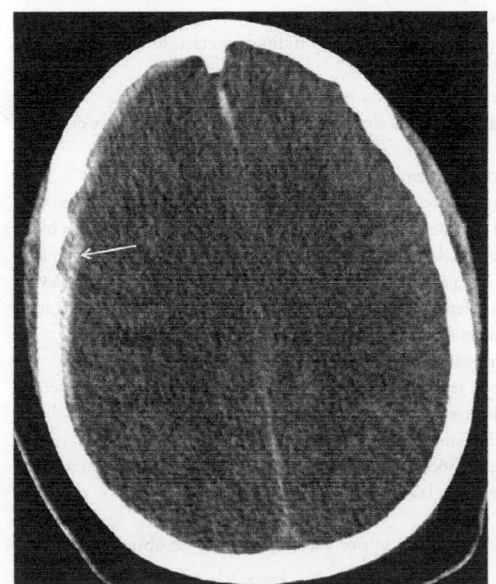

Figura 29-23. Hemorragia subdural. Imagen axial de TC de cabeza que muestra sangre semilunar de alta atenuación a lo largo de la región frontoparietal (*flecha*) con leve efecto de masa sobre la cara anterior de la falx (hoz). Obsérvese una pequeña hemorragia subdural a lo largo de la fisura interhemisférica anterior.

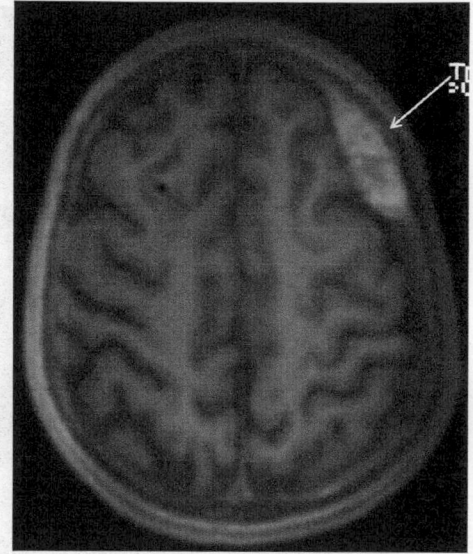

Figura 29-24. Hemorragia epidural. La imagen axial ponderada en T1 del cerebro revela una hemorragia epidural hiperintensa de forma lenticular en la región frontal izquierda (*flecha*).

- El radiólogo ayuda a determinar cuál de los dos tipos de gammagrafías óseas es más apropiado.
  - La gammagrafía ósea trifásica consiste en la obtención de imágenes del flujo sanguíneo, la captación inmediata y la retención diferida (2-4 h después de la inyección) de un agente marcado con tecnecio inyectado por vía intravenosa. Las imágenes de las dos primeras fases se limitan a la región principal de interés. Las imágenes diferidas suelen abarcar todo el cuerpo. La indicación habitual es la osteomielitis (que puede ser multifocal en niños por diseminación hematógena) o la fractura oculta.
  - La imagen diferida de cuerpo entero se utiliza para el estudio de metástasis esqueléticas.
- Gammagrafía renal.
- Se inyecta un agente marcado con tecnecio por vía intravenosa.
- Se utiliza para evaluar la contribución relativa de la función de cada riñón y para evaluar si existe obstrucción urinaria.
- Gammagrafía con ácido hidroxiiminodiacético (HIDA).
- Se inyecta un agente marcado con tecnecio por vía intravenosa y se obtienen imágenes del abdomen para evaluar la captación hepática del radiotrazador y su excreción en el sistema biliar.
- Algunos radiólogos administran fenobarbital durante unos días antes de la obtención de imágenes para mejorar la sensibilidad de la atresia biliar. Los pacientes deben mantenerse NVO.
- La gammagrafía HIDA es útil para diferenciar la atresia biliar congénita de la hepatitis neonatal y para el diagnóstico de colecistitis aguda o crónica.
- Etiquetado escáner de eritrocitos para hemorragias digestivas.
- Se inyectan eritrocitos marcados con tecnecio por vía intravenosa para evaluar la presencia de hemorragias durante los 60-90 minutos que dura la obtención de imágenes.
- El paciente debe estar sangrando de manera activa para obtener un resultado positivo.
- Dado que la hemorragia digestiva es episódica, la evacuación de las heces con sangre no se correlaciona directamente con el momento de la hemorragia activa.
- Gammagrafía de Meckel.
- Se inyecta un compuesto marcado con tecnecio por vía intravenosa y se obtienen imágenes del abdomen.

- Se trata de un examen muy específico para el divertículo de Meckel que contiene mucosa gástrica ectópica.
- No requiere sangrado activo.
- Gammagrafía pulmonar.
- Suele ser un examen en dos partes. ,
  - Imágenes de ventilación con gas xenón inhalado o partículas marcadas con tecnecio radiactivo.
  - Imágenes de perfusión con partículas marcadas con tecnecio inyectadas por vía intravenosa, que quedan atrapadas en pequeñas ramas arteriales.
- Se utiliza para evaluar la embolia pulmonar y la vigilancia del trasplante de pulmón.
- La TC es la modalidad de elección para la embolia pulmonar.

RADIOLOGÍA INTERVENCIONISTA

- Acceso venoso: se utilizan ecografía y fluoroscopia para insertar catéteres centrales de inserción periférica (CCIP) y vías venosas centrales.
- Catéteres de gastrostomía o gastroyeyunostomía: pueden colocarse o cambiarse bajo guía fluoroscópica de forma mínimamente invasiva con sedación intravenosa o anestesia general.
- Angiografía diagnóstica y angioembolización: la angiografía por sustracción digital es útil para el diagnóstico y tratamiento de malformaciones vasculares y la embolización preoperatoria de tumores vasculares.
- Biopsia con aguja: ecografía y TC para biopsias renales, hepáticas, tiroideas, óseas, de ganglios linfáticos y pulmonares.
- Drenaje de abscesos: los abscesos intraabdominales pueden drenarse de forma mínimamente invasiva con ecografía y TC. Los abscesos pulmonares y los abscesos en otras localizaciones, como las extremidades, también son susceptibles de toma de muestras y drenaje guiado por imagen.
- Drenaje de líquido pleural y ascitis: la guía ecográfica se utiliza para la toma de muestras o el drenaje de líquido pleural y ascitis.
- Nefrostomías percutáneas: el sistema renal pelvicocefálico obstruido se drena mediante la colocación de catéteres de drenaje en espiral insertados bajo guía fluoroscópica o ecográfica.

LECTURAS RECOMENDADAS

Coley BD, ed. Caffey's Pediatric Diagnostic Imaging. 13th Ed. Philadelphia, PA: Mosby Elsevier, 2019.

Donnelly LF, ed. Pediatric Imaging. 2nd Ed. Philadelphia, PA: Elsevier, 2017.

James CA, ed. Pediatric Radiology Casebase. New York, NY: Thieme, 2016.

Jatav A, et al. Intestinal obstruction in neonatal and pediatric age group (a clinico-pathological study). *Int J Recent Sci Res* 2015;6:5868–5874.

Kan JH, et al. Pediatric musculoskeletal imaging: beyond the basics. *Ped Radiol* 2013;43(supp): 247–258.

Liszewski MC, Lee EY. Neonatal lung disorders: pattern recognition approach to diagnosis. *Am J Roent* 2018;210:964–975.

Maller V, et al. Neonatal head ultrasound a review and update—part 1. *Ultrasound Q* 2019;35: 202–211.

Maller V, et al. Neonatal head ultrasound a review and update—part 2. *Ultrasound Q* 2019;35: 212–223.

Swischuk LE, ed. Imaging of the Newborn, Infant, and Young Child. 5th Ed. Baltimore, MD: Lippincott Williams & Wilkins, 2003.

Viteri B, Calle-Toro JS, Furth S, et al. State-of-the-art renal imaging in children. *Pediatrics* 2020;145(2):e20190829. https://doi.org/10.1542/peds.2019-0829

30 Enfermedades reumatológicas

Tarin M. Bigley y Erica Schmitt

INTRODUCCIÓN

La reumatología pediátrica es un campo amplio que se ocupa de los trastornos de las articulaciones, los tejidos conjuntivos, los músculos y la vasculatura, así como de los trastornos autoinmunes y autoinflamatorios.

ABORDAJE DEL NIÑO CON DOLOR ARTICULAR O HINCHAZÓN

- El dolor articular es una dolencia frecuente en los niños.
- Generalmente es transitorio, secundario a un traumatismo o a un aumento de la actividad.

Etiología y diagnóstico diferencial

- Es importante determinar si el dolor es secundario a una articulación, músculo, ligamento o hueso o si se trata de un dolor referido.
- El dolor articular (artralgia) debe distinguirse de la artritis, que presenta en la exploración física objetiva limitación de la amplitud de movimiento, derrame, calor y eritema.
- El dolor articular puede deberse a diversas afecciones de acuerdo con el número y el tipo de articulaciones afectadas. Las consideraciones diagnósticas incluyen:
  - Articulación única (monoarticular):
    - Fractura.
    - Hemartrosis (se observa principalmente en la anemia falciforme, traumatismos, diátesis hemorrágicas como la hemofilia).
    - Infecciosas: articulación séptica, osteomielitis, artritis de Lyme o infección gonocócica.
    - Inflamatorias: artritis idiopática juvenil (AIJ) u otras artritis inflamatorias (p. ej., sarcoidosis), osteomielitis crónica no bacteriana.
    - Malignidad: tumor óseo primario o leucemia.
  - Articulaciones múltiples (poliarticulares).
    - Infecciosas: artritis de Lyme o *Neisseria gonorrhoeae*, infecciones virales (parvovirus, virus de Epstein-Barr, VIH, hepatitis B y C, arbovirus).
    - Inflamatorias: AIJ, vasculitis por inmunoglobulina A (VIgA, antes púrpura de Henoch-Schönlein [PHS]), lupus eritematoso sistémico (LES), reacción similar a la enfermedad del suero, sarcoidosis, artritis asociada con enfermedad inflamatoria intestinal (EII), enfermedad de Kawasaki u otras vasculitis sistémicas, síndromes autoinflamatorios, osteomielitis crónica no bacteriana.
    - Malignidad: leucemia.
    - Dolor articular poliarticular sin inflamación significativa: hipermovilidad, pie plano, lesiones por uso excesivo, osteocondrosis, síndrome de dolor musculoesquelético amplificado (DMA), enfermedad celíaca.
    - Artritis reactiva: *Salmonella*, *Shigella*, *Yersinia*, *Campylobacter* o *Chlamydia*.
    - Fiebre reumática y artritis reactiva posestreptocócica (ARPE).
    - Raquitismo.

- Afectación de la cadera (rara como única presentación de una artritis inflamatoria en niños).
  - Necrosis avascular: enfermedad de Legg-Calvé-Perthes, anemia falciforme o uso crónico de esteroides.
  - Infecciosas: articulación séptica, artritis de Lyme, osteomielitis.
  - Inflamatorias: artritis asociada con EII, artritis psoriásica, artritis relacionada con entesitis.
  - Deslizamiento de la epífisis de la cabeza del fémur (DECF).
  - Sinovitis transitoria (antes denominada sinovitis tóxica).

Estudios de laboratorio

Evaluación inicial

- Hemocultivos: siempre que haya fiebre y dolor articular de nueva aparición.
- Hemograma completo:
  - Leucocitos elevados: infección, artritis inflamatoria, neoplasias malignas.
  - Citopenias: LES, neoplasia.
  - Anemia microcítica: EII, AIJ sistémica.
  - Trombocitosis: AIJ sistémica.
- Velocidad de sedimentación globular (VSG) y proteína C reactiva (PCR): elevadas en afecciones infecciosas e inflamatorias; ambas son inespecíficas pero pueden ser útiles para el seguimiento de la actividad de la enfermedad establecida.
- Panel de función renal: LES, vasculitis (p. ej., VIgA, vasculitis asociada con ANCA, síndrome de Goodpasture).
- Anticuerpos antinucleares (AAN): si hay sospecha clínica por LES o con diagnóstico establecido de AIJ para estratificar el riesgo de uveítis (véase la sección "Artritis idiopática juvenil").

Análisis del líquido articular (tabla 30-1)

- En el caso de derrames aislados con fiebre, es necesario realizar una aspiración articular para excluir una articulación séptica y debe hacerse rápidamente y antes de iniciar los antibióticos si el paciente está estable.

TABLA 30-1	Propiedades del líquido sinovial articular			
	Normal	**No inflamatorio**	**Inflamatorio**	**Infeccioso**
Color	Incoloro/ paja	Paja/amarillo	Amarillo	Variable
Claridad	Claro	Claro	Claro a nublado	Nublado, turbio
Recuento de leucocitos (por µL)	< 200	< 2 000	2 000-50 000	> 50 000
% de neutrófilos	< 25%	< 25%	> 50%	> 75%
Condiciones asociadas	(Normal)	Traumatismo, necrosis avascular	AIJ, artritis reactiva, espondiloartritis	Con frecuencia bacteriano, cultivo positivo

AIJ, artritis idiopática juvenil.

* No considerar una etiología reumatológica ni iniciar corticoides en un niño con fiebre y derrame articular antes de realizar una investigación exhaustiva de una articulación séptica u osteomielitis.

Estudios de imagen

* Las radiografías simples de las articulaciones afectadas pueden mostrar indicios de traumatismo, artritis y anomalías óseas.
* La ecografía es una técnica sensible que puede identificar derrames articulares, sinovitis, tenosinovitis y entesitis. Puede ser útil en situaciones agudas para examinar la articulación de la cadera y puede considerarse si es necesario obtener imágenes de varias articulaciones o si el niño no puede ser sedado para una resonancia magnética (RM).
* En los casos en que existan antecedentes de traumatismo, preocupación por una articulación séptica u osteomielitis, o el diagnóstico de artritis sea incierto, puede ser útil una RM con y sin contraste.

Tratamiento

* Debe presumirse que un paciente que presenta dolor articular y fiebre tiene una articulación séptica u osteomielitis hasta que se demuestre lo contrario.
* Una articulación séptica u osteomielitis potencial es una urgencia que requiere un reconocimiento rápido, la intervención de cirugía ortopédica, la obtención de imágenes radiológicas y el inicio de antibióticos intravenosos (IV) una vez obtenidos los cultivos de sangre y líquido sinovial (si procede).
* Los fármacos de uso frecuente en reumatología se describen en la tabla 30-2.

ARTRITIS IDIOPÁTICA JUVENIL

* La AIJ es una artritis inflamatoria crónica de etiología desconocida.
* Existen varios esquemas de clasificación. Esta enfermedad puede clasificarse en tres subconjuntos principales: oligoarticular, poliarticular y sistémica (tabla 30-3). Otros tipos de AIJ son la artritis psoriásica, la artritis relacionada con entesitis (incluida la espondiloartritis juvenil) y la artritis indiferenciada. Otras enfermedades crónicas que cursan con artropatía son la EII y la fibrosis quística.

Diagnóstico

* La AIJ es un diagnóstico de exclusión (véase la tabla 30-3).
* El diagnóstico requiere artritis en una o más articulaciones durante al menos 6 semanas, edad de inicio < 16 años y exclusión de otras causas de inflamación articular.
* Los valores de laboratorio son poco útiles para el diagnóstico, pero pueden ayudar a excluir otros diagnósticos, y sirven para el pronóstico (p. ej., mayor riesgo de uveítis con AAN positivos), para la clasificación adicional de la artritis crónica establecida (p. ej., factor reumatoide y HLA-B27) y para el seguimiento de la actividad de la enfermedad (VSG, PCR y hemograma).

Tratamiento

* Tratamiento farmacológico.
  * Agentes antiinflamatorios.
    ○ Fármacos antiinflamatorios no esteroides (AINE): naproxeno, 20 mg/kg/día dividido cada 12 h e ibuprofeno, 40 mg/kg/día dividido cada 6 h. Los pacientes deben tomar esto de forma programada para el tratamiento inicial.

TABLA 30-2 Fármacos comúnmente utilizados en reumatología pediátrica[a]

Fármaco	Mecanismo/acciones	Dosificación	Principales efectos secundarios
AINE			
1. Naproxeno	Antiinflamatorio	1. 20 mg/kg/día VO div. cada 12 h (máx. 1 g/día)	Sangrado y hematomas fáciles
2. Ibuprofeno	Inhibición de la enzima ciclooxigenasa	2. 10 mg/kg/dosis VO cada 6 h (máx. 2.4 g/día)	Gastrointestinales: gastritis, hemorragias
3. Aspirina		3. 60-90 mg/kg/día VO div. 4 veces al día (máx. 4 g/día)	Nefrotoxicidad
			Seudoporfiria (naproxeno)
			Síndrome de Reye (aspirina)
Corticoesteroides			
Acetónido de triamcinolona (IA)	Antiinflamatorio	Varía, normalmente 10-40 mg por articulación	Atrofia cutánea en el lugar de la inyección; infección poco frecuente
Prednisona (VO)	Antiinflamatorio	Varía, 0.5-2 mg/kg/día VO	Síndrome de Cushing, retraso del crecimiento, osteoporosis, necrosis avascular, cataratas y glaucoma
Metilprednisolona (IV)	Inmunosupresores (células T)	Dosis en pulso: 30 mg/kg/día IV, máx. 1 g/día	
Fármacos modificadores de la enfermedad			
Metotrexato (VO, SC)	Inhibe la síntesis de purinas	10-15 mg/m² una vez a la semana VO o SC (máx. 20-25 mg semanales)	Hepatotoxicidad Citopenias
Hidroxicloroquina (VO)	Desconocido: interfiere con el tráfico de neutrófilos, pH lisosomal	3-5 mg/kg/día (máx. 400 mg/día)	Toxicidad retiniana con el uso prolongado
Colchicina (VO)	Interfiere con los microtúbulos	0.3-1.8 mg/día (máx. 2.4 mg/día)	Dolor abdominal, diarrea
Agentes citotóxicos			
Ciclofosfamida (IV)	Agente alquilante Causa linfopenia	Varía, la terapia de pulso mensual es de 500-1 000 mg/m² IV	Cistitis, supresión de la médula ósea Mayor riesgo de infección, riesgo de infertilidad con una dosis total elevada
Ciclosporina (VO)	Se cree que inhibe la activación de las células T	No estandarizada, dosis basada en los niveles mínimos objetivo	Nefrotoxicidad, hipertensión, hepatotoxicidad

(continúa)

TABLA 30-2   Fármacos comúnmente utilizados en reumatología pediátrica[a] (continuación)

Fármaco	Mecanismo/acciones	Dosificación	Principales efectos secundarios
Micofenolato mofetilo (VO)	Inhibe la síntesis de novo de nucleótidos de guanina, reduce la proliferación de linfocitos	300-600 mg/m²/dosis cada 12 h (máx 3 g/día)	Toxicidad gastrointestinal, citopenias, infección
Agentes biológicos			
Rituximab (IV)	AcM anti-CD20 (anti-células B)	Dosis pediátrica no estandarizada, administrada en infusión IV	Reacciones a la infusión Mayor riesgo de infección, incluida la reactivación del virus JC
Inmunoglobulina intravenosa (IV)	Inmunoglobulina humana colectiva	Hasta 2 g/kg IV	Reacciones a la infusión Meningitis aséptica
Anakinra (SC, IV)	IL-1Ra soluble (inhibe la IL-1)	Varía; 1-2 mg/kg/día SC	Reacciones locales en el punto de inyección
Canakinumab (SC)	AcM anti-IL-1β	Varía; 2-4 mg/kg cada 4-8 semanas SC	Reacciones locales en el punto de inyección
Tocilizumab (SC, IV)	AcM anti-IL-6R	Varía	Reacción a la infusión o inyección, aumento de AST/ALT, hiperlipidemia
Agentes anti-TNF-α			**Para todos los agentes anti-TNF-α**
1. (Enbrel®) (SC)	Receptor soluble de TNF-α	1. 0.8 mg/kg SC a la semana (máx. 50 mg semanal)	Reacciones en el punto de infusión/inyección
2. Infliximab (Remicade®) (IV)	AcM quimérico anti-TNF-α	2. 3-10 mg/kg IV cada 4-8 semanas	Reactivación de la tuberculosis
3. Adalimumab (Humira®) (SC)	AcM anti-TNF-α humanizado	3. 10-40 mg SC cada 2 semanas	Posible aumento del riesgo de malignidad
Inhibidores de la cinasa			
Tofacitinib (VO)	Pequeña molécula, inhibe predominantemente JAK1 y JAK3	3.2-5 mg por dosis, 2 veces al día	Infección, anomalías lipídicas

[a]Cada uno de estos medicamentos se utiliza en una variedad de enfermedades reumatológicas; muchos están en fase de investigación y todos deben administrarse en consulta con un reumatólogo pediátrico.

AcM, anticuerpo monoclonal; AINE, antiinflamatorio no esteroideo; ALT, alanina-aminotransferasa; AST, aspartato-aminotransferasa; IA, intraarticular; IV, intravenoso; JAK, cinasa Janus; VO, por vía oral; SC, subcutáneo; TNF, factor de necrosis tumoral.

TABLA 30-3 Clasificación de la artritis idiopática juvenil (AIJ)

	Oligoarticular	Poliarticular	Sistémica
Criterios diagnósticos			
Número de articulaciones	≤ 4	≥ 5	Cualquier número, por lo general > 5
Duración de la artritis	6 semanas	6 semanas	6 semanas
Otros			Fiebre diaria > 39 °C durante al menos 2 semanas
Género	Mujer > hombre	Mujer > hombre	Hombre = mujer
Edad máxima	1-3 años	1-3 años y 9-14 años	1-5 años, pero puede ocurrir en cualquier momento de la infancia
Manifestaciones extraarticulares	Síntomas sistémicos raros	Fatiga	Mal aspecto
	Uveítis (15-30%)	Escaso crecimiento	Erupción macular eritematosa y evanescente
		Fiebre baja	Serositis
		Uveítis (2-20%)	Linfadenopatía, hepatomegalia y esplenomegalia
			Enfermedades pulmonares y cardíacas
			La uveítis es rara
Resultados de laboratorio	Aproximadamente 65% AAN+	Aproximadamente 50% AAN+	↑ leucocitos, plaquetas
	Por lo general normal, puede tener leve ↑ VSG, PCR	↑ VSG, PCR	↓ hemoglobina
		↑ leucocitos, plaquetas	↑ VSG, PCR
		RF utilizado para clasificar la enfermedad como RF+ o RF−	Por lo general AAN y RF negativos
Pronóstico	Bien, en general	Con frecuencia crónico	Inicialmente vigilado
	↑ uveítis con AAN+	RF+ más grave	Aproximadamente 40% se recupera totalmente

AAN, anticuerpos antinucleares; FR, factor reumatoide; PCR, proteína C reactiva; VSG, velocidad de sedimentación globular.
Adaptada de Cassidy JT, et al. A study of classification criteria for a diagnosis of juvenile rheumatoid arthritis. *Arthritis Rheum* 1986;29(2):274-281; Petty RE, Laxer RM, Lindsley CB, et al. Textbook of Pediatric Rheumatology. 8.ª ed. Philadelphia, PA: Elsevier Inc., 2021.

- Corticoesteroides intraarticulares: tratamiento de primera línea para pacientes con artritis oligoarticular en articulaciones susceptibles de inyección intraarticular. Muchos pacientes experimentarán una remisión de más de 3 meses tras una inyección articular con acetónido de triamcinolona.
- Corticoesteroides sistémicos: utilizados para reagudizaciones que no responden a otros tratamientos o manifestaciones sistémicas graves; pueden administrarse por vía oral o intravenosa. En general, los corticoesteroides sistémicos ya no se utilizan como tratamiento de primera línea debido al uso temprano de medicamentos biológicos.
- Fármacos antirreumáticos modificadores de la enfermedad (FARME).
  - Metotrexato y leflunomida: necesidad de vigilar las lesiones hepáticas y los recuentos sanguíneos.
  - Agentes anti-factor de necrosis tumoral-α (anti-TNF-α, agentes biológicos): etanercept, infliximab, adalimumab y golimumab.
  - Otros medicamentos biológicos: inhibidores de la IL-1 (anakinra, rilonacept, canakinumab), receptor de anticuerpos de la IL-6 (tocilizumab), CTLA4-Ig (abatacept) e inhibidores de la cinasa Jano (JAK) (tofacitinib).
- Véase la tabla 30-2 para dosis y más información para medicamentos seleccionados.
- Consideraciones especiales para el tratamiento de la AIJ sistémica.
- El tratamiento inicial suele establecerse durante la hospitalización hasta que se controlan los síntomas sistémicos.
- Los AINE pueden ayudar a controlar el dolor y la inflamación, pero no se utilizan solos.
- El tratamiento inicial suele consistir en esteroides y metotrexato con un medicamento biológico.
- El uso precoz de agentes biológicos, especialmente inhibidores de las vías IL-1 o IL-6, puede ser beneficioso en algunos pacientes.
- Otros tratamientos/monitorizaciones.
- Los exámenes oftalmológicos para detectar uveítis son necesarios cada 3-6 meses para la AIJ oligoarticular y poliarticular, y anualmente para la AIJ sistémica. Los niños menores de 6 años con AAN positivos y enfermedad oligoarticular corren el mayor riesgo de padecer enfermedad ocular, que puede ser grave y requerir una intensificación del tratamiento.
- La fisioterapia, la terapia ocupacional y el apoyo psicológico pueden ser importantes para el resultado a largo plazo. Sin embargo, con la mejora de los tratamientos, ahora se producen menos discapacidades físicas relacionadas con la AIJ.

Complicaciones

- La mayoría de las complicaciones/emergencias están relacionadas con el tratamiento de la AIJ, incluidas las infecciones asociadas al tratamiento inmunosupresor (corticoesteroides y agentes anti-TNF-α) o las hemorragias gastrointestinales relacionadas con el uso de AINE.
- Los niños con AIJ sistémica suelen estar muy enfermos y presentar múltiples manifestaciones extraarticulares, como se describe en la tabla 30-3.
- El síndrome de activación macrofágica es una complicación rara potencialmente mortal relacionada con la AIJ sistémica y otros trastornos autoinmunes. Este síndrome se caracteriza por fiebre persistente, hepatoesplenomegalia, linfadenopatía, inflamación sistémica abrumadora, coagulación intravascular diseminada, insuficiencia hepática y citopenias; puede ser mortal, y es necesario reconocerlo y tratarlo rápidamente en consulta con un reumatólogo y un hematólogo pediátricos.
- La enfermedad pulmonar parenquimatosa es una complicación más recientemente reconocida de la AIJ sistémica. Las entidades descritas incluyen enfermedad pulmonar intersticial, fibrosis pulmonar, hipertensión arterial pulmonar y proteinosis alveolar pulmonar. La afectación pulmonar se asocia con un mal pronóstico.

LUPUS ERITEMATOSO SISTÉMICO

Definición y epidemiología

- El LES es un trastorno inflamatorio autoinmune caracterizado por una desregulación de la inmunidad inespecífica y adaptativa con anomalías observadas en la producción de interferón tipo I, las vías del complemento, la apoptosis y el depósito de inmunocomplejos en múltiples órganos.
- Por lo general afecta a las mujeres después de la pubertad.
- Puede desarrollarse a cualquier edad, pero es muy poco frecuente en niños menores de 5 años.

Diagnóstico y estudios de laboratorio

- El LES es un diagnóstico clínico. Se han desarrollado criterios de clasificación que requieren la presencia de al menos cuatro o más criterios clínicos o de laboratorio (tabla 30-4; piense **MD SOAP BRAIN**).

TABLA 30-4	Criterios de clasificación del lupus eritematoso sistémico

1. Erupción **M**alar: no afecta a los pliegues nasolabiales ni a los párpados
2. Erupción **D**iscoide: con frecuencia en el cuero cabelludo o las extremidades
3. **S**erositis: pleuritis o pericarditis
4. Úlceras mucocutáneas **O**rales o nasales: generalmente indoloras
5. **A**rtritis: dos o más articulaciones periféricas, no erosiva
6. Fotosensibilidad (**P**hotosensitivity): por historia clínica o examen
7. Sangre (**B**lood): citopenias (una de las siguientes):
   - Anemia hemolítica
   - Leucopenia (< 4 000/µL) en dos o más ocasiones
   - Linfopenia (< 1 500/µL) en dos o más ocasiones
   - Trombocitopenia (< 100 000/µL)
8. Trastorno **R**enal:
   - Proteinuria > 0.5 g/día, **o**
   - Cilindros celulares
9. **A**AN: positivo en ausencia de medicamentos conocidos como causantes de lupus asociado con fármacos
10. **I**nmunológico (uno de los siguientes):
    - Anticuerpos anti-ADN bicatenario
    - Antígeno nuclear anti-Sm
    - Anticuerpos antifosfolípidos: anticuerpos anticardiolipina, anticoagulante lúpico o prueba serológica falsa positiva para sífilis durante al menos 6 meses
11. **N**eurológico (uno de los siguientes):
    - Convulsiones
    - Psicosis

Adaptada de Tan E, et al. The 1982 revised criteria for the classification of systemic lupus erythematosus. *Arthritis Rheum* 1982;25:1271-1277; Hochberg MC. Updating the American College of Rheumatology revised criteria for the classification of systemic lupus erythematosus. *Arthritis Rheum* 1997;40:1725.

- Además de los criterios de laboratorio enumerados en la tabla 30-4 que se utilizan para el diagnóstico y la clasificación, los siguientes pueden utilizarse como marcadores para monitorizar la actividad de la enfermedad y la respuesta al tratamiento en el LES.
- C3 y C4. Los niveles bajos indican una mayor actividad de la enfermedad.
- Hemograma. Los pacientes suelen tener citopenias.
- ADN bicatenario. Los títulos suelen ser elevados y pueden reflejar la actividad de la enfermedad.
- Función renal. Hasta 75% de los niños con LES padece nefritis lúpica.
- Anticuerpos antifosfolípidos (también pueden estar presentes en pacientes sin LES u otra enfermedad autoinmune). Los pacientes presentan un mayor riesgo de trombosis. El diagnóstico del síndrome antifosfolípido se basa en antecedentes de trombosis o pérdida del embarazo o prematuridad con positividad persistente de anticuerpos anticoagulantes lúpicos, anticardiolipina (IgG o IgM) o β2-glicoproteína (IgG o IgM) con 12 semanas de diferencia.

Tratamiento

- Objetivo: controlar la respuesta inmune y tratar las manifestaciones órgano-específicas de la enfermedad.
- Tratamiento farmacológico (para más información sobre agentes específicos, véase la tabla 30-2).
  - Hidroxicloroquina: utilizada en la mayoría de los pacientes, eficaz para las manifestaciones musculoesqueléticas y mucocutáneas, reduce la tasa de brotes de la enfermedad y mejora la supervivencia.
- AINE (utilizar con precaución si los pacientes tienen enfermedad renal).
- Corticoesteroides.
  - Prednisona oral, 0.5-2 mg/kg/día en disminución progresiva hasta la mejora de los marcadores de laboratorio de control de la enfermedad; puede requerir uso a largo plazo.
  - La dosificación en pulsos de esteroides IV se utiliza para la afectación grave y aguda de órganos (es decir, manifestaciones cerebrales, renales, hematológicas y cardiopulmonares).
- Agentes inmunosupresores/citotóxicos: ciclofosfamida, micofenolato, azatioprina y ciclosporina.
- Modificadores biológicos: rituximab (anticuerpo monoclonal anti-CD20), belimumab (anticuerpo monoclonal contra el factor estimulante de los linfocitos B).
- Anticoagulación: debe considerarse si los pacientes tienen títulos elevados de anticuerpos antifosfolípidos y antecedentes de trombosis. En general, la warfarina se utiliza para la prevención secundaria de la trombosis.

Complicaciones

- Los pacientes con LES pueden presentar diversas afecciones emergentes, como vasculitis mesentérica (que se presenta como dolor abdominal agudo); taponamiento cardiaco; endocarditis de Libman-Sacks; derrames pleurales; hemorragia pulmonar; insuficiencia renal, y trombosis con ictus o embolia pulmonar relacionada con el síndrome antifosfolípido.
- El tratamiento inmunosupresor hace que estos pacientes sean susceptibles a las infecciones.

LUPUS NEONATAL

- Esta enfermedad autolimitada se observa en recién nacidos como consecuencia del paso transplacentario de autoanticuerpos maternos (SSA y SSB; también conocidos como Ro y La). Se trata de una enfermedad temporal adquirida, y los síntomas suelen limitarse a la piel y el corazón.
- La mayoría de las madres de estos lactantes no padecen LES ni un trastorno del tejido conjuntivo conocido, pero tienen más probabilidades de desarrollar estas afecciones en el futuro y deben recibir asesoramiento.

- Las manifestaciones clínicas incluyen una erupción en forma de ojo de búho, o erupción con apariencia de tiña (comúnmente en la cara y el cuero cabelludo), bloqueo cardiaco congénito y, con menor frecuencia, enfermedad hepática o citopenias (la neutropenia es la más común).
- El tratamiento suele ser de apoyo hasta que desaparecen los anticuerpos maternos (por lo general a los 6-8 meses de edad). No hay consenso sobre el tratamiento inmunomodulador prenatal y posnatal de las manifestaciones cardiacas, aunque existen algoritmos de tratamiento.
- Si está presente, el bloqueo cardiaco congénito suele ser permanente y puede requerir un marcapasos.
- Los lactantes no parecen tener un mayor riesgo de desarrollar LES en etapas posteriores de la vida, pero pueden tener un mayor riesgo de autoinmunidad debido a una predisposición genética.

DERMATOMIOSITIS JUVENIL

Definición y epidemiología

- La dermatomiositis juvenil (DMJ) es un trastorno autoinmune caracterizado por la inflamación del músculo y la piel que provoca debilidad muscular proximal y lesiones cutáneas características. El mecanismo parece estar relacionado con una vasculopatía (inflamación de los vasos sanguíneos).
- Antes del tratamiento con corticoesteroides, un tercio de los pacientes moría, pero con el tratamiento, la supervivencia actual es > 95%.
- La edad máxima de aparición es aproximadamente a los 7 años.
- Esta enfermedad es más frecuente en las niñas.

Presentación clínica

- Los pacientes pueden presentar de forma aguda incapacidad para caminar debido a la debilidad muscular; busque el signo de Gower en la exploración física. La afectación muscular suele ser simétrica y proximal (tronco, cinturas de las extremidades, flexores anteriores del cuello).
- Las erupciones características incluyen una erupción en heliotropo con decoloración violácea de los párpados superiores y edema periorbitario, así como pápulas de Gottron (dermatitis brillante, escamosa y eritematosa sobre el dorso de las articulaciones metacarpofalángicas e interfalángicas proximales).
- Otros hallazgos pueden incluir fiebre, fatiga y pérdida de peso; disfagia y disfonía; artralgias y artritis; calcinosis subcutánea, que a veces da lugar a ulceraciones; telangiectasias del lecho ungueal, que son casi patognomónicas, y vasculitis que afecta a los órganos viscerales (hemorragia gastrointestinal) y a la piel. En algunos tipos de DMJ puede observarse enfermedad pulmonar intersticial.
- Las pruebas de laboratorio demuestran un aumento de las enzimas musculares séricas. Los anticuerpos específicos de la miositis pueden estar presentes y a menudo predecir los fenotipos clínicos y los resultados. Puede ser necesaria una biopsia muscular en el momento del diagnóstico, sobre todo si la presentación es atípica.
- Las radiografías simples pueden utilizarse para caracterizar la extensión de la calcinosis, y la RM de la musculatura (generalmente pelvis y muslos) se usa para ayudar en el diagnóstico de la DMJ y para monitorizar la actividad de la enfermedad.
- El curso de la enfermedad varía: aproximadamente un tercio de los pacientes sigue un curso monocíclico, hasta un tercio sigue un curso policíclico con múltiples recaídas y remisiones, y el resto tiene un curso crónico con actividad persistente de la enfermedad a pesar del tratamiento.

Tratamiento

- Tratamiento farmacológico. Para más información sobre agentes específicos, véase la tabla 30-2.
  - Corticoesteroides: pulso intravenoso u oral, 1-2 mg/kg/día hasta que mejoren los síntomas (fuerza, enzimas musculares), luego disminución progresiva. Sin embargo, estos fármacos pueden ser necesarios durante años.

- Inmunosupresores/agentes citotóxicos: se han utilizado metotrexato, hidroxicloroquina, ciclofosfamida, ciclosporina y azatioprina.
- Modificadores biológicos: la inmunoglobulina intravenosa (IGIV) y el rituximab (experimental) se han utilizado con cierto éxito.

Complicaciones

- El reconocimiento precoz de los síntomas y los avances en el tratamiento han reducido significativamente la morbilidad y mortalidad de esta enfermedad.
- Sin embargo, los pacientes siguen corriendo el riesgo de presentar insuficiencia cardiorrespiratoria debido a la debilidad muscular, neumonía por aspiración y lesiones orgánicas como hemorragias gastrointestinales relacionadas con la vasculitis. Otras complicaciones a largo plazo son la calcinosis refractaria, la lipodistrofia, la osteoporosis y la enfermedad pulmonar intersticial.

VASCULITIS POR INMUNOGLOBULINA A (VASCULITIS IGA [VIgA], ANTES PÚRPURA DE HENOCH-SCHÖNLEIN)

Definición y epidemiología

- La VIgA se caracteriza por una erupción purpúrica sin evidencia de coagulopatía, dolor abdominal, artritis o artralgias y afectación renal.
- Se trata de una vasculitis frecuente en niños, que suele aparecer entre los 3 y 12 años de edad.
- Es más frecuente en los meses de invierno.
- Suele aparecer tras una infección viral de las vías respiratorias superiores.

Presentación clínica y diagnóstico

- Si se excluyen otras causas de púrpura (p. ej., infección, trombocitopenia, coagulación intravascular diseminada y otras vasculitis), se puede diagnosticar VIgA si hay púrpura presente (con predominio en las extremidades inferiores), además de al menos una de las siguientes (adaptado de EULAR/PRINTO/PRES Criteria 2010):
  - Dolor abdominal difuso.
  - Biopsia cutánea que muestra vasculitis leucocitoclástica con depósitos de IgA o biopsia renal que muestra glomerulonefritis proliferativa con depósitos de IgA.
  - Artritis o artralgia.
  - Afectación renal (hematuria, proteinuria).
- Otros hallazgos pueden incluir signos constitucionales; invaginación intestinal y hemorragia gastrointestinal; glomerulonefritis, que se produce en un tercio de los casos y suele resolverse pero puede provocar insuficiencia renal (puede ser necesaria una biopsia renal); edema subcutáneo, y dolor e hinchazón del escroto.

Tratamiento

- El tratamiento suele ser sintomático y de apoyo.
- Los corticoesteroides pueden ser eficaces, y el tratamiento a corto plazo puede ayudar con la artritis, la orquitis y la hemorragia gastrointestinal.
- Los corticoesteroides profilácticos no parecen alterar el curso a largo plazo de la VIgA. Sin embargo, es necesario tratar la hemorragia gastrointestinal y las complicaciones renales.
- Los niños deben someterse a un seguimiento de la afectación renal con un análisis de orina y presión arterial cada 1-2 semanas durante el primer mes y después mensualmente durante al menos 6 meses tras el diagnóstico.

RESULTADOS

- La mayoría de los pacientes se recupera en 2-4 semanas, y el curso de la VIgA suele ser benigno. Un tercio de los niños experimenta una recurrencia con erupción cutánea y dolor abdominal, por lo general poco después del episodio inicial.
- Menos de 5% de los pacientes con enfermedad renal evoluciona a insuficiencia renal y puede requerir un trasplante.

FIEBRE REUMÁTICA AGUDA

Etiología y epidemiología

- Este proceso inflamatorio multisistémico se produce generalmente 2-3 semanas después de una faringitis con infección por estreptococos betahemolíticos del grupo A. No se produce después de infecciones cutáneas por estreptococos del grupo A.
- Se cree que la fiebre reumática aguda (FRA) está causada por anticuerpos autorreactivos dirigidos contra antígenos de la bacteria *Streptococcus* que imitan a los antígenos del huésped.
- La edad de máxima incidencia es entre los 6 y 15 años.
- < 2 casos por cada 100 000 niños en edad escolar en Estados Unidos (bajo riesgo), mayor en países en vías de desarrollo y bajo nivel socioeconómico.

Estudios de laboratorio e imagen

- Cultivo de garganta o prueba rápida estreptocócica.
- Títulos de anticuerpos estreptocócicos (ASO y anti-DNAsaB).
- Ecocardiograma y electrocardiograma para pacientes con fiebre reumática confirmada y sospecha de enfermedad cardiaca.

Criterios de diagnóstico

- El diagnóstico del episodio inicial de FRA se basa en los criterios de Jones (tabla 30-5). Es necesaria la evidencia de infección estreptocócica previa con dos criterios mayores o uno mayor y dos menores.
- La modificación más reciente de los criterios de Jones (2015) modifica varios criterios mayores y menores para poblaciones de riesgo moderado y alto y tiene en cuenta los avances de la ecocardiografía en el diagnóstico de la carditis.
- Los pacientes con antecedentes de FRA tienen un mayor riesgo de recurrencia de infecciones estreptocócicas posteriores y no tienen por qué cumplir los criterios de Jones para el diagnóstico de una exacerbación aguda.

Tratamiento

- El tratamiento consiste en antibioticoterapia y tratamiento de la carditis (si existe), así como profilaxis contra la infección recurrente.
- El tratamiento inicial tiene como objetivo eliminar la infección estreptocócica, incluso si los cultivos en el momento del diagnóstico son negativos. **Uno** de los siguientes es apropiado:
  - Penicilina G benzatínica: 0.6 (< 27 kg) o 1.2 (> 27 kg) millones de UI IM una vez.
  - Penicilina VK: 250 mg (< 27 kg) o 500 mg (> 27 kg) 2 a 3 veces al día durante 10 días.
  - Amoxicilina: 50 mg/kg una vez al día (máximo 1 g/día) durante 10 días.
  - Clindamicina: 20 mg/kg/día VO divididos 3 veces al día (máximo 900 mg/día) durante 10 días.
  - Cefalosporina oral (primera generación: cefalexina, cefadroxilo) durante 10 días.

TABLA 30-5	Criterios de Jones para la fiebre reumática: criterios para el diagnóstico inicial en poblaciones de bajo riesgo

Evidencia de infección previa por *Streptococcus*

1. Cultivo de exudado faríngeo positivo o prueba rápida estreptocócica
2. Títulos elevados o en aumento de anticuerpos estreptocócicos (ASO y DNAsa)

Criterios mayores

Articulaciones (*Joints*): poliartritis, generalmente migratoria que afecta a rodillas, codos y muñecas

♥ **C**arditis: valvulopatía, pancarditis; puede ser clínica o subclínica

Nódulos-subcutáneos: indoloros, sobre superficies articulares extensoras

Eritema marginado: erupción eritematosa serpiginosa con centro claro

Corea de **S**ydenham: movimientos rápidos y repentinos del tronco y las extremidades

Criterios menores

1. Fiebre (≥ 38.5 °C)
2. Poliartralgia
3. Intervalo PR prolongado
4. VSG elevada ≥ 60 mm/h o PCR ≥ 3.0 mg/dL

ASO, anticuerpos contra estreptolisina; DNAsa, desoxirribonucleasa; PCR, proteína C reactiva; VSG, velocidad de sedimentación globular.

Adaptada de Gewitz MH, Baltimore RS, et al.; American Heart Association Committee on Rheumatic Fever, Endocarditis, and Kawasaki Disease of the Council on Cardiovascular Disease in the Young. Revision of the Jones Criteria for the diagnosis of acute rheumatic fever in the era of Doppler echocardiography: a scientific Statement from the American Heart Association. *Circulation* 2015;131(20):1806-1818. Fe de erratas en: *Circulation* 2020;142(4):e65.

- Carditis. Si hay evidencia de carditis, el tratamiento inicial incluye aspirina 80-100 mg/kg/día divididos cuatro veces al día y consulta con cardiología.
  - La cardiopatía reumática puede evolucionar a insuficiencia cardiaca congestiva aguda, y los pacientes con carditis deben ser vigilados estrechamente para detectar compromiso cardiovascular.
  - Los corticoesteroides se utilizan a veces para la carditis grave y la insuficiencia cardiaca congestiva.
- La artritis suele ser autolimitada y responde bien a la aspirina.
- Profilaxis de la cardiopatía reumática.
  - La profilaxis es importante para prevenir la infección recurrente y la cardiopatía reumática, y debe continuar durante un mínimo de 5 años (directrices de la American Heart Association [AHA]).
    - Si no se desarrolla cardiopatía, puede considerarse la interrupción a la edad de 21 años o a los 5 años (lo que sea más largo). Considerar un tratamiento más prolongado en poblaciones de alto riesgo (p. ej., profesores, personal sanitario, personal militar).
    - Si hay evidencia de carditis con cardiopatía residual, los pacientes pueden requerir profilaxis durante 10 años o hasta los 40 años de edad (lo que sea más largo), a veces de por vida.
  - Se debe utilizar **uno** de los siguientes agentes:
    - Penicilina G benzatínica: 0.6 (< 27 kg) o 1.2 (> 27 kg) IM cada 3-4 semanas; este es el tratamiento preferido debido a la distensibilidad.
    - Penicilina VK: 250 mg VO 2 veces al día.
    - Eritromicina: 250 mg VO 2 veces al día.
    - Sulfadiacina: 0.5 g (< 27 kg) o 1 g (> 27 kg) VO al día.

Artritis reactiva posestreptocócica

- Los niños que no cumplen los criterios de la FRA pero tienen artritis y antecedentes de faringitis estreptocócica del grupo A pueden tener ARPE.
- A diferencia de la FRA, la artritis en la ARPE no es migratoria, es aditiva y prolongada y no responde a la aspirina.
- La artritis con ARPE suele aparecer en las 2 primeras semanas de la infección estreptocócica, a diferencia de la artritis en la FRA, que tarda de 2-3 semanas en desarrollarse.
- El tratamiento incluye AINE y, en ocasiones, corticoesteroides para la artritis. Los pacientes deben recibir tratamiento para su infección estreptocócica.
- Considerar la profilaxis durante al menos un año si no hay signos de carditis y repetir un ecocardiograma un año después del diagnóstico para evaluar la carditis.

ENFERMEDAD DE KAWASAKI

Se desconoce la causa de esta vasculitis aguda, pero se sospecha una etiología infecciosa.

Presentación clínica y diagnóstico

- Kawasaki es un diagnóstico clínico. En ausencia de otro proceso patológico, las características clínicas descritas por la American Academy of Pediatrics (AAP) y la AHA incluyen:
  - Fiebre (por lo general > 39 °C) durante ≥ 5 días y al menos cuatro de los siguientes:
    ○ Conjuntivitis bilateral (bulbar), no exudativa.
    ○ Mucositis: eritema de los labios, labios agrietados, lengua de fresa o eritema orofaríngeo.
    ○ Linfadenopatía cervical, > 1.5 cm; típicamente unilateral y solitaria.
    ○ Erupción eritematosa polimorfa.
    ○ Cambios en las extremidades: hinchazón, eritema o descamación periungueal.
- Excepciones.
  ○ Si existen anomalías de las arterias coronarias, la enfermedad de Kawasaki puede diagnosticarse con menos de cuatro de los criterios anteriores.
  ○ Incluso con una PCR viral positiva o un cultivo, debe seguir considerándose la enfermedad de Kawasaki si el paciente no mejora.
- Otros síntomas asociados.
  ○ Sistema nervioso central: irritabilidad, letargo, meningitis aséptica y pérdida de audición.
  ○ Cardiovasculares: anomalías de las arterias coronarias, aneurismas de otros vasos de tamaño medio, pericarditis, insuficiencia cardiaca congestiva y anomalías valvulares.
  ○ Gastrointestinales: dolor abdominal, diarrea, vómito, disfunción hepática e hidropesía biliar.
  ○ Genitourinarios: uretritis y erupción descamativa perineal.
  ○ Musculoesqueléticos: artritis y artralgias.

Enfermedad de Kawasaki atípica

- La enfermedad de Kawasaki atípica (más propiamente llamada incompleta) debe considerarse en niños con fiebre inexplicable durante más de 5 días que solo cumplen dos o tres de los criterios clínicos adicionales. Los lactantes con enfermedad de Kawasaki suelen presentar una enfermedad atípica y pueden manifestarse solo con fiebre prolongada y anomalías vasculares adicionales.
- Las directrices sugeridas por la AAP y la AHA incluyen:
  - Tratar y obtener un ecocardiograma para pacientes con fiebre ≥ 5 días más dos o tres criterios clínicos, si PCR ≥ 3.0 mg/dL, o si VSG ≥ 40 mm/h, **y** los pacientes tienen tres o más criterios de laboratorio adicionales:
    ○ Albúmina ≤ 3.0 g/dL.
    ○ Alanina aminotransferasa elevada.

- Anemia.
- Trombocitosis $\geq$ 450 000/μL.
- Recuento de leucocitos $\geq$ 15 000 μL.
- Piuria estéril ($\geq$ 10 leucocitos/campo de alta potencia).
- Si el paciente no tiene tres criterios de laboratorio adicionales, obtenga un ecocardiograma si está clínicamente indicado y trátelo si hay hallazgos cardiacos.
- La enfermedad de Kawasaki atípica es más frecuente en lactantes, y debe considerarse la ecocardiografía en lactantes $\leq$ 6 meses de edad con fiebre durante $\geq$ 7 días, independientemente de la ausencia de otros criterios clínicos.

Estudios de laboratorio e imagen

- Ningún estudio de laboratorio es diagnóstico. Entre las anomalías más frecuentes se encuentran el aumento de la VSG y la PCR, la piuria estéril, la hipoalbuminemia, la anemia, la trombocitosis (por lo general después de 7 días) y la pleocitosis del líquido cefalorraquídeo.
- Es esencial evaluar la función cardiaca y las arterias coronarias con un ecocardiograma si se diagnostica o sospecha la enfermedad de Kawasaki. Deben repetirse los ecocardiogramas tras el tratamiento a intervalos rutinarios en función del grado de afectación cardiaca inicial.

Tratamiento

- El tratamiento debe iniciar antes del día 10 de fiebre y de preferencia dentro de los 7 primeros días, para reducir el riesgo de enfermedad coronaria aproximadamente de 20-5%.
  - El tratamiento habitual es aspirina e IGIV. En caso de enfermedad que no responde a dos dosis de IGIV, enfermedad de Kawasaki grave o atípica, debe considerarse el uso de inmunosupresores adicionales, incluidos los corticoesteroides.
- El tratamiento farmacológico incluye:
  - Aspirina:
    - Comenzar con dosis moderadas a altas de aspirina 30-100 mg/kg/día divididas cuatro veces al día (máximo 4 g/día).
    - Las directrices prácticas varían. Puede ser posible cambiar a dosis bajas de aspirina (3-5 mg/kg/día) 48 h después de la resolución de la fiebre.
    - Continuar con dosis bajas de aspirina hasta que los marcadores de inflamación (es decir, VSG, PCR, trombocitosis) se hayan normalizado o durante más tiempo si hay afectación cardiaca.
  - IGIV:
    - Empezar con 2 g/kg en infusión única.
    - Administrar una segunda dosis si la fiebre continúa $\geq$ 36 h después del tratamiento.
  - Corticoesteroides y otros inmunosupresores:
    - En pacientes con fiebre persistente tras la administración de IGIV o con vasculitis grave, pueden estar indicados corticoesteroides y otros inmunosupresores, incluidos medicamentos anti-TNF-α o ciclosporina.
  - Anticoagulación:
    - Esto es necesario en pacientes con aneurismas coronarios grandes o trombosis de las arterias coronarias.
    - Pueden utilizarse aspirina, clopidogrel, dipiridamol, warfarina o heparina de bajo peso molecular.

Complicaciones

- Para los pacientes sin afectación cardiaca, el pronóstico es excelente.
- Para pacientes con afectación cardiaca:
  - El mayor riesgo de infarto de miocardio se da en el primer año después del diagnóstico.
  - Aproximadamente 50% de las lesiones coronarias se resuelven al cabo de 1-2 años. Los aneurismas coronarios o de otros vasos de tamaño medio pueden romperse.

- Pueden producirse reacciones a la IGIV (p. ej., anafilaxia con deficiencia de IgA).
- La consulta con las subespecialidades apropiadas (reumatología, enfermedades infecciosas o cardiología) puede ser importante en función de la evolución clínica del paciente.

SÍNDROME INFLAMATORIO MULTISISTÉMICO PEDIÁTRICO (SIMP)

- Síndrome hiperinflamatorio que se produce en niños con antecedentes de infección por SARS-CoV-2 o exposición 2-6 semanas antes.
- Fiebre de duración ≥ 24 h con afectación de dos o más sistemas orgánicos:
  - Cardiovascular (p. ej., choque, miocarditis, dilatación de la arteria coronaria, arritmia).
  - Respiratorio (p. ej., neumonía, SDRA, embolia pulmonar).
  - Renal (p. ej., LRA, insuficiencia renal).
  - Neurológico (p. ej., dolor de cabeza, convulsiones, ictus, meningitis aséptica).
  - Hematológico (p. ej., coagulopatía, citopenias).
  - Gastrointestinal (p. ej., dolor abdominal, ascitis, vómito, diarrea, hepatitis, íleo, hemorragia gastrointestinal).
  - Dermatológico (p. ej., eritrodermia, mucositis, otras erupciones).
- Anomalías de las pruebas de laboratorio comunes: marcadores inflamatorios elevados (VSG, PCR y ferritina), citopenias, péptido natriurético cerebral (PNC) elevado.
- Puede presentarse con o sin rasgos similares a los de la enfermedad de Kawasaki.
  - Obtener un ecocardiograma para evaluar la dilatación de las arterias coronarias y la insuficiencia cardiaca.
- El tratamiento incluye IGIV de primera línea y corticoesteroides de primera línea o para fiebre continua > 36 h después de IGIV. Adición de fármacos biológicos como anti-IL-1 o anti-IL-6 para la enfermedad refractaria.

ENFERMEDADES AUTOINFLAMATORIAS/SÍNDROMES DE FIEBRE PERIÓDICA

Las enfermedades autoinflamatorias (también conocidas como síndromes de fiebre periódica) están causadas por una señalización inmunitaria congénita anormal y se caracterizan por episodios recurrentes de fiebre sin un origen infeccioso (tabla 30-6).

Presentación clínica y diagnóstico

- Los pacientes se presentan a una edad temprana (generalmente < 3 años) con episodios recurrentes bien caracterizados de fiebre sin infección.
- Los síntomas asociados pueden incluir dolor abdominal, erupción cutánea, dolor articular, fatiga, dolor de garganta y linfadenopatía.
- La fiebre periódica con estomatitis aftosa, faringitis y adenitis (FPEFA) es un síndrome clínico heterogéneo de fiebres recurrentes asociadas con dolor de garganta y adenitis cervical. La enfermedad de Behçet también se presenta con estomatitis aftosa, pero los pacientes también suelen tener úlceras genitales y es menos probable que presenten fiebre.
- Se han descubierto mutaciones genéticas autosómicas dominantes y recesivas en algunas enfermedades autoinflamatorias hereditarias, como el síndrome periódico asociado al receptor del factor de necrosis tumoral (TRAPS, por sus siglas en inglés), la fiebre mediterránea familiar (FMF), el síndrome periódico asociado a la criopirina (CAPS, por sus siglas en inglés), el síndrome de hiperinmunoglobulina D (HIDS, por sus siglas en inglés) y la deficiencia de desaminasa 2 (DADA2).

Tratamiento

- El tratamiento varía en función de la causa de los síndromes febriles (tabla 30-6).
- Los corticoesteroides suelen detener los episodios febriles agudos, pero su uso como tratamiento a largo plazo es limitado.

TABLA 30-6	Causa genética y características generales de las enfermedades autoinflamatorias

Síndrome	Genes implicados	Características clínicas	Tratamiento
FPEFA	Ningún gen	Fiebres periódicas, estomatitis aftosa, faringitis, adenitis. Por lo general no presentan todas las características Los síntomas mejoran con la edad	Colchicina Cimetidina Inhibidores de la IL-1 Amigdalectomía
Enfermedad de Behçet	Ningún gen	Úlceras orales y genitales, patergia, uveítis, artralgias. Comienzo temprano en la vida: evaluar mutación *TNFAIP2*	Colchicina
TRAPS	*TNFRSF1A* (AD)	Erupción cutánea migratoria, conjuntivitis, dolor abdominal, artritis que dura de días a semanas	Inhibidores de la IL-1
FMF	*MEFV* (AR)	Episodios recurrentes de fiebre, erupción cutánea, artritis/artralgias, dolor abdominal, pericarditis que duran 12-72 h con aparición esporádica de brotes	Colchicina Inhibidores de la IL-1
CAPS	*NLRP3* (AD)	SAFI: 2-3 días de fiebre, urticaria y artralgia horas después de la exposición al frío. Inicio en la infancia tardía SMW: 2-3 días de fiebre, urticaria, artritis/artralgia, pérdida de audición neurosensorial. Inicio en la infancia EISIN: fiebre, artritis y otras anomalías esqueléticas, hepatoesplenomegalia, retraso del desarrollo, erupción constitutiva tipo urticaria. Inicio neonatal	Inhibidores de la IL-1
HIDS	*MVK* (AR)	Fiebre, erupción cutánea, vasculitis cutánea, dolor abdominal intenso, vómito, diarrea, artralgias, que duran de 3-7 días y ocurren cada 2-12 semanas. Suele aparecer en la infancia	Inhibidores de la IL-1 Inhibidores de la IL-6 Inhibidores del TNF-α
DADA2	*ADA2* (AR)	Fiebres recurrentes, livedo reticular, hepatoesplenomegalia, vasculopatía, EVC de aparición precoz	Inhibidores del TNF-α TCMH

AD, autosómico dominante; AR, autosómico recesivo; CAPS, síndrome periódico asociado a criopirina; DADA2, deficiencia de desaminasa 2; EISIN, enfermedad inflamatoria sistémica de inicio neonatal; EVC, enfermedad vascular cerebral; FMF, fiebre mediterránea familiar; FPEFA, fiebre periódica con estomatitis aftosa, faringitis y adenitis; HIDS, síndrome de hiperinmunoglobulina D; SAFI, síndrome autoinflamatorio familiar inducido por frío; SMW, síndrome de Muckle-Wells; TCMH, trasplante de células madre hematopoyéticas; TNF, factor de necrosis tumoral; TRAPS, síndrome periódico asociado al receptor del TNF.

Complicaciones

- El CAPS puede presentar manifestaciones graves en los lactantes, como erupción cutánea, artropatía, encefalitis y otros síntomas neurológicos.
- La amiloidosis puede ser una complicación de la inflamación a largo plazo y se relaciona con síndromes de fiebre periódica.
- Se ha demostrado que el tratamiento de los pacientes con FMF con colchicina reduce significativamente el riesgo de amiloidosis.

SÍNDROMES DE DOLOR CRÓNICO

- Abarcan un amplio abanico de trastornos en los niños, como el DMA, el dolor abdominal crónico, el síndrome de fatiga crónica, la fibromialgia y otros trastornos del dolor.
- A menudo se remite a los reumatólogos a pacientes con DMA; sin embargo, las estrategias generales de tratamiento pueden aplicarse a la mayoría de los síndromes de dolor crónico.

Presentación clínica y diagnóstico

- Entre los factores de riesgo del DMA figuran las lesiones recientes con inmovilidad, el sexo femenino, el estrés psicológico y, posiblemente, la genética.
- Muchos pacientes son atendidos por varios médicos antes de ser diagnosticados.
- El reconocimiento y el diagnóstico precoces de los síndromes de dolor crónico son importantes para evitar pruebas diagnósticas y estrés innecesarios.

Tratamiento

- El objetivo del tratamiento es mejorar tanto el dolor como las actividades de la vida diaria.
- La base del tratamiento en niños incluye:
  - Aumento de la actividad física, incluyendo ejercicio y, con frecuencia, fisioterapia y terapia ocupacional. Se debe informar a los pacientes que el aumento de la actividad puede empeorar sus síntomas al inicio, pero el ejercicio regular es fundamental para la mejora.
  - Establecer una rutina regular que incluya la asistencia a la escuela y la participación en actividades.
  - Higiene del sueño, evitando los aparatos electrónicos en la cama y manteniendo un horario regular de sueño y vigilia.
  - Los pacientes pueden beneficiarse de asesoramiento psicológico para estrategias de afrontamiento y terapia cognitivo-conductual.
  - En general, los analgésicos no son útiles para muchos trastornos de dolor crónico.
  - Algunos pacientes requieren un tratamiento más intensivo en régimen hospitalario o ambulatorio con fisioterapia y terapia ocupacional diarias.

LECTURAS RECOMENDADAS

Gerber MA, Baltimore RS, Eaton CB, et al. Prevention of rheumatic fever and diagnosis and treatment of acute Streptococcal pharyngitis: a scientific statement from the American Heart Association Rheumatic Fever, Endocarditis, and Kawasaki Disease Committee of the Council on Cardiovascular Disease in the Young, the Interdisciplinary Council on Functional Genomics and Translational Biology, and the Interdisciplinary Council on Quality of Care and Outcomes Research: endorsed by the American Academy of Pediatrics. Circulation 2009;119(11):1541–1551.

Gewitz MH, Baltimore RS, et al.; American Heart Association Committee on Rheumatic Fever, Endocarditis, and Kawasaki Disease of the Council on Cardiovascular Disease in the Young. Revision of the Jones Criteria for the diagnosis of acute rheumatic fever in the era of Doppler echocardiography: a scientific statement from the American Heart Association. *Circulation* 2015;131(20):1806–1818. Erratum in: *Circulation* 2020;142(4):e65.

Heiligenhaus A, Minden K, Tappeiner C, et al. Update of the evidence based, interdisciplinary guideline for anti-inflammatory treatment of uveitis associated with juvenile idiopathic arthritis. Semin Arthritis Rheum 2019;49(1):43–55.

Kaushik A, Gupta S, Sood M, et al. Systematic review of multisystem inflammatory syndrome in children associated with SARS-CoV-2 infection. *Pediatr Infect Dis J* 2020;39(11):e340.

McCrindle BW, Rowley AH, Newburger JW, et al. Diagnosis, treatment, and long-term management of Kawasaki disease: a scientific statement for health professionals from the American Heart Association. *Circulation* 2017;135(17):e927–e999.

Ozen S, Pistorio O, Iusan SM, et al. EULAR/PRINTO/PRES criteria for Henoch-Schonlein purpura, childhood polyarteritis nodosa, childhood Wegener granulomatosis, and childhood Takayasu arteritis: ankara 2008. Part II: final classification criteria. *Ann Rheum Dis* 2010;69:798–806.

Petty RE, Laxer RM, Lindsley CB, et al. *Textbook of Pediatric Rheumatology*. 8th Ed. Philadelphia, PA: Elsevier Inc., 2021.

Tan EM, Cohen AS, Fries JF, et al. The 1982 revised criteria for the classification of systemic lupus erythematosus. *Arthritis Rheum* 1982;25:1271–1277.

Wu JQ, Lu MP, Reed AM. Juvenile dermatomyositis: advances in clinical presentation, myositis-specific antibodies and treatment. *World J Pediatr* 2020;16(1):31–43.

SITIOS WEB DE REUMATOLOGÍA

The American College of Rheumatology, http://www.rheumatology.org/
The Arthritis Foundation, http://www.arthritis.org/
Autoinflammatory Alliance, http://autoinflammatory.org/
Pediatric Rheumatology European Section, http://www.pres.org.uk/

31 Sedación

Mythili Srinivasan y Robert M. Kennedy

INTRODUCCIÓN

- Los objetivos de la sedación incluyen el alivio del dolor y la ansiedad relacionados con el procedimiento, la reducción del trauma psicológico y sus secuelas, la inmovilidad cuando sea necesaria para completar el procedimiento y el mantenimiento de la seguridad del paciente con la limitación de las complicaciones relacionadas con la sedación.
- Existe una mayor necesidad de sedación para procedimientos en pediatría.
  - Muchos procedimientos y estudios de imagen requieren la cooperación del paciente con poco o ningún movimiento, mientras que otros demandan el control del dolor y la necesidad de reducir la ansiedad y la relajación.
  - Debido al estado de desarrollo y a los comportamientos propios de la edad de los niños, la realización de estos procedimientos suele requerir una sedación moderada, profunda o disociada. Este capítulo se centra en estos niveles de sedación.
- Nunca deben prescribirse ni administrarse medicamentos sedantes en casa, ni antes ni después del procedimiento. Esto se asocia con un mayor riesgo de depresión respiratoria y muerte. La American Academy of Pediatrics (AAP) lo desaconseja totalmente.
- Aunque muchas instituciones disponen de protocolos de sedación, la práctica más segura para administrarla durante los procedimientos es un servicio o unidad de sedación pediátrica designado y dirigido por profesionales de la sedación experimentados y formados en el manejo de las vías respiratorias y las técnicas de sedación.
  - Las sedaciones en los servicios de urgencias se consideran "urgentes", y es frecuente que los niños no estén en ayunas. La ketamina es una buena opción para estas sedaciones, ya que proporciona una analgesia excelente, una preservación relativa de los reflejos protectores de las vías respiratorias y de la función cardiopulmonar, pero los profesionales de la salud deben estar preparados para tratar la emesis, el laringoespasmo y otros efectos adversos.
  - Los profesionales de la salud que administran la sedación deben tener acceso inmediato a personal adicional en caso de eventos adversos que amenacen la vida; asimismo, de ser necesario, debe contarse con especialistas experimentados en habilidades avanzadas de las vías aéreas.
- Debe disponerse fácilmente de un equipo de vía aérea de tamaño pediátrico, así como de una fuente de oxígeno y medicamentos de emergencia.
- Durante el procedimiento de sedación —desde que se administra un fármaco sedante hasta que el niño despierta— es necesaria una monitorización continua de la función cardiopulmonar, tanto mediante monitores electrónicos como por parte de personal médico formado en sedación y soporte vital avanzado pediátrico.
  - El proveedor de Sedación en Pediatría (SP) no debe desempeñar ningún rol significativo en el procedimiento, para no distraer su atención de la vía aérea y la observación del paciente.
  - Sin embargo, en el caso de procedimientos breves y fáciles de interrumpir que se realicen bajo **sedación moderada**, el sedante puede ayudar con el procedimiento, mientras que un RN o médico de urgencias entrenado en sedación monitoriza las funciones vitales del paciente y está preparado para iniciar cuidados de apoyo, según sea necesario. Esto debe hacerse de acuerdo con las directrices locales de sedación para procedimientos del hospital.

- Debe estar presente suficiente personal cualificado (además del equipo de médicos que realicen el procedimiento) para:
  - proporcionar la sedación moderada, profunda o disociativa
  - vigilar al paciente
  - gestionar las complicaciones relacionadas con la sedación, si las hubiera
  - recuperar y dar de alta al paciente
- Cuando se encuentran pacientes considerados de alto riesgo de complicaciones de la sedación, se recomienda la participación de un anestesiólogo.
- Este capítulo pretende servir de referencia a los médicos formados en sedación. No debe considerarse que incluye todo el tema ni que sustituye a la formación formal en sedación antes de participar en la atención al paciente relacionada con la sedación.

DEFINICIONES

- Las siguientes son definiciones de la American Society of Anesthesiologists (ASA), la AAP, el American College of Emergency Physicians (ACEP) y las directrices de la Joint Commission. En general, cuanto mayor es el nivel de sedación, tanto lo es el riesgo de depresión cardiopulmonar y de acontecimientos adversos.
- Sedación mínima: estado inducido por fármacos durante el cual los pacientes responden normalmente a órdenes verbales. Aunque la función cognitiva y la coordinación pueden estar alteradas, las funciones ventilatorias y cardiovasculares no se ven afectadas.
- Sedación/analgesia moderada: depresión de la conciencia inducida por fármacos durante la cual los pacientes responden de manera intencionada a órdenes verbales, solas o acompañadas de una estimulación táctil ligera o moderada. No se requieren intervenciones para mantener una vía aérea permeable y la ventilación espontánea es adecuada. La función cardiovascular suele mantenerse.
- Sedación profunda/analgesia: depresión de la conciencia inducida por fármacos durante la cual los pacientes no pueden despertarse fácilmente ni responder con determinación tras una estimulación repetida o dolorosa. La capacidad de mantener la función ventilatoria de forma independiente puede estar alterada. Los pacientes quizá necesiten ayuda para mantener una vía aérea permeable y la ventilación espontánea puede ser inadecuada. La función cardiovascular suele mantenerse.
- **Sedación disociativa:** depresión de la conciencia inducida por ketamina en la que el sistema nervioso central se aísla de estímulos externos (p. ej., dolor, vista, sonido). El estado cataléptico de trance resultante se caracteriza por una potente analgesia, sedación y amnesia, al tiempo que se mantiene la estabilidad cardiovascular y una relativa preservación de la respiración espontánea y de los reflejos protectores de las vías respiratorias.

FASES DE SEDACIÓN Y RECUPERACIÓN

- **Presedación:** exploración física, evaluación de la historia clínica y de las experiencias anteriores en sedación/anestesia, plan de sedación y consentimiento informado; recolección del equipo, medicación y obtención del acceso intravenoso (IV).
- **Sedación**
  - Inducción: administración de sedación/analgesia (mayor riesgo de apnea o laringoespasmo en esta fase). El sedante no debe separarse de la cama del paciente a partir de este momento.
  - Mantenimiento: mantener la profundidad efectiva de la sedación
    - Esto puede requerir dosis adicionales o un ajuste de la medicación, teniendo en cuenta la duración del procedimiento (evitar prolongar la sedación) y el tipo de agente necesario (analgésico frente a ansiolítico/hipnótico).

○ La vigilancia cardiorrespiratoria continua y el registro de las constantes vitales cada 5 minutos son necesarios durante la sedación moderada, profunda y disociada.

○ Se recomienda la vigilancia continua con capnografía del volumen al final de la espiración para todas las sedaciones profundas y disociadas y es muy recomendable si se va a administrar oxígeno suplementario.

○ El nivel de conciencia y la capacidad de respuesta a procedimientos dolorosos también deben vigilarse continuamente.

○ Debe registrarse una puntuación de sedación cada 15 minutos hasta que el paciente esté listo para el alta o el traslado. Una puntuación habitual es la escala de sedación de la Universidad de Michigan (véase la referencia de Malviya *et al.*, en Lecturas recomendadas):

  – 0 = despierto y alerta.

  – 1 = mínimamente sedado: cansado/somnoliento, respuesta adecuada a la conversación verbal y al sonido.

  – 2 = moderadamente sedado: somnoliento, se despierta fácilmente con una ligera estimulación táctil o una simple orden verbal.

  – 3 = profundamente sedado: sueño profundo, excitable con respuesta intencionada a estimulación física significativa.

  – 4 = respuesta no excitable o sin propósito a una estimulación física significativa.

• Emergencia: recuperación de los efectos de la sedación. El paciente debe ser vigilado estrechamente por el personal médico o de enfermería certificado en sedación a la cabecera (hay un mayor riesgo de laringoespasmo en esta fase).

• **Recuperación**

• Fase I (sedación profunda con puntuación de recuperación ≥ 3; véase la tabla 31-1 para el sistema de puntuación de recuperación Aldrete). Es necesaria la vigilancia continua y el registro de las constantes vitales cada 5 minutos.

  ○ Las puntuaciones de sedación, dolor y recuperación se documentan cada 15 minutos.

  ○ La transición a la fase II de recuperación comienza cuando el nivel de conciencia es compatible con una sedación moderada (puntuación de sedación de 2); el paciente está clínicamente estable y las constantes vitales están en su nivel basal (+/− 20%); no se requiere O_2 suplementario, vías respiratorias, ventilación ni soporte cardiovascular, y la puntuación de recuperación Aldrete es 8 con una puntuación de dolor de 6 o menos.

• Fase II (sedación mínima a moderada con puntuación de sedación ≤ 2): el clínico encargado del proceso de recuperación debe estar inmediatamente disponible.

  ○ Los signos vitales y la puntuación de sedación/recuperación se registran cada 15 minutos hasta la conclusión de la fase II de recuperación.

  ○ Las puntuaciones de dolor y recuperación se documentan al final de la fase II de recuperación.

  ○ La vigilancia no invasiva de la presión arterial y el electrocardiograma pueden no realizarse si perturban la atención del paciente y la recuperación, siempre que las constantes vitales sean estables.

  ○ La fase II de recuperación concluye con el alta una vez que el paciente cumple los criterios convencionales para ello. Los cuidados pueden transferirse a los padres/tutores legales responsables/equipo de atención hospitalaria.

Criterios de alta/traslado

• Se sugiere que se cumplan los siguientes criterios antes del alta de la sedación:

• Signos vitales al inicio +/− 20%.

• No hay dificultad respiratoria.

• SpO_2 al inicio (+/− 3%) o ≥ 95% en aire ambiente.

• Función motora de referencia o se sienta/se pone de pie con una ayuda mínima.

• Líquidos/hidratación normales y sin emesis/náuseas.

TABLA 31-1	Sistema de puntuación Aldrete para la recuperación de la sedación[a]

Condición	Puntuación
Actividad	
Capaz de mover las cuatro extremidades voluntariamente o a la orden	2
Capaz de mover dos extremidades voluntariamente o a la orden	1
Incapaz de mover ninguna extremidad voluntariamente o a la orden	0
Respiraciones	
Capaz de respirar profundamente y toser libremente	2
Disnea o respiración limitada	1
Apnea	0
Circulación	
Tensión arterial +/− 20% del nivel de presedación	2
Tensión arterial +/− 20-50% del nivel de presedación	1
Tensión arterial +/− 50% o más del nivel de presedación	0
Conciencia	
Totalmente despierto	2
Excitable con estimulación verbal	1
No responde	0
Color	
Rosa	2
Pálido, teñido, marmóreo, ictérico	1
Cianótico	0

[a] Se necesita una puntuación de 9 para el alta o de 8 para la admisión.
De Aldrete JA, Kroulik D. A postanesthetic recovery score. *Anesth Analg* 1970;49:924-934.

- Puntuación de recuperación Aldrete ≥ 9 para el alta, ≥ 8 para el ingreso en una planta de hospitalización, donde la monitorización no es uno a uno (tabla 31-1).
- Puntuación de dolor ≤ 4/10 al alta o ≤ 6/10 al ingreso (o puntuación de dolor reducida en un 50% tras el procedimiento).
- Puntuación de sedación ≤ 1 para el alta o ≤ 2 para el ingreso; sin administración de naloxona o agentes de reversión durante 2 horas.
- Es importante recalcar a los padres que, tras la sedación, los niños no deben trepar, bañarse o nadar solos; no deben quedarse solos en un automóvil ni participar en actividades que requieran coordinación física durante 24 horas.

EVALUACIÓN DE LA PRESEDACIÓN

Los objetivos son identificar la vía aérea difícil, es decir, cualquier característica anatómica que dificulte la ventilación con presión positiva o la intubación, en caso necesario; evaluar cualquier factor de riesgo cardíaco, respiratorio o neurológico de respuestas adversas a los medicamentos de sedación, y prevenir las complicaciones de la sedación.

Anamnesis

- La anamnesis y la exploración física deben determinar los riesgos frente a los beneficios de la sedación. Entre los problemas que deben discutirse con un médico con experiencia en sedación o anestesia se incluyen las dudas sobre la historia clínica y la exploración física; cualquier paciente de clase ASA III, IV o V (véase más adelante el sistema de clasificación ASA), o cualquier paciente con inestabilidad cardiopulmonar que pueda empeorar con la sedación.

- La historia médica debe centrarse en las afecciones sistémicas que afectan el resultado de la sedación, así como identificar las contraindicaciones a determinados medicamentos:

  - Antecedentes cardiacos: cardiopatías congénitas, antecedentes de arritmias, intervenciones radiológicas o quirúrgicas anteriores, medicación cardiaca actual y problemas de tensión arterial.

  - Problemas respiratorios: infección actual o reciente de las vías respiratorias superiores o inferiores, antecedentes de sibilancias, neumonía recurrente, cualquier medicación respiratoria/inhaladores, antecedentes de crup, prematuridad o intubación prolongada, amígdalas crónicamente agrandadas, ronquidos, apnea obstructiva del sueño, neumotórax o cualquier masa/tumor/hemangioma potencial en las vías respiratorias.

  - Problemas GI: antecedentes de enfermedad por reflujo gastroesofágico, vómitos frecuentes, cinetosis o vómitos prolongados tras sedación o anestesia previas, antecedentes de vaciado gástrico retardado, obstrucción intestinal, gastroparesia, melena o pérdida de sangre gastrointestinal conocida.

  - Trastornos neurológicos: epilepsia (última crisis, frecuencia y características de las crisis, tratamiento de rescate epiléptico típico y terapia anticonvulsiva actual). Derivación ventrículoperitoneal (VP) (el mal funcionamiento impide el uso de ketamina).

  - Enfermedad neuromuscular: grado de compromiso de la musculatura respiratoria, miopatía o distrofia muscular, cualquier afectación cardiaca, posible desequilibrio de K^+, antecedentes de enfermedades/infecciones respiratorias.

  - Enfermedad renal: posibles alteraciones electrolíticas, disminución de la función renal lo suficientemente significativa como para requerir cambios en la dosificación de la medicación o en los intervalos de dosificación, hipoalbuminemia secundaria a pérdidas renales, hipertensión, deshidratación, antecedentes de oliguria o anuria y necesidad de cateterización vesical intermitente con sensibilidad al látex asociada.

  - Enfermedad hepática: disfunción hepática que pueda afectar al metabolismo del fármaco, hepatomegalia que pueda afectar a los volúmenes espiratorios pulmonares, antecedentes de varices esofágicas o ascitis.

  - Enfermedad hematológica/oncológica
    - Hemograma completo/electrolitos más recientes, último régimen de quimioterapia y cualquier vía central *in situ*. Antecedentes de deficiencia de vitamina B_{12} y antecedentes familiares de deficiencia de tetrahidrofolato de metileno, que pueden ser contraindicaciones potenciales para la sedación con óxido nitroso.
    - Porfiria: si existe, evitar los barbitúricos.

  - Enfermedad endocrina
    - Diabetes: nivel actual de glucosa en sangre, medicación para la diabetes y última dosis, electrolitos recientes si es hiperglucémico.
    - Enfermedad tiroidea: TSH y T4 recientes, evaluación de los síntomas de hiper/hipotiroidismo del paciente.
    - Enfermedad suprarrenal: manejo actual de la medicación y requisitos de dosificación del estrés.

  - Enfermedad genética: muchos síndromes están asociados a trastornos cardiacos, renales y metabólicos, así como a anomalías craneofaciales y de las vías respiratorias. Las afecciones médicas de un síndrome específico deben revisarse antes de proceder a la sedación.

- Enfermedad psiquiátrica: los pacientes con antecedentes de esquizofrenia u otras psicosis pueden sufrir una exacerbación de la psicosis con el uso de ketamina.
- Cirugías recientes: algunos ejemplos son la timpanoplastia reciente o la cirugía ocular de retina, que son contraindicaciones para la sedación con óxido nitroso.
- Medicamentos actuales
  - Es importante conocer el metabolismo de los medicamentos para evitar los efectos adversos debidos a las interacciones medicamentosas.
  - La oxicodona, el midazolam y la ketamina, así como el fentanilo, son algunos ejemplos de medicamentos sedantes que se someten a la fase I del metabolismo a través de las enzimas del citocromo P-450.
  - Los fármacos que son sustratos, inhibidores o inductores de estas enzimas pueden alterar el metabolismo de la oxicodona, el midazolam, la ketamina y el fentanilo.
  - Por ejemplo, los inhibidores de la proteasa son potentes inhibidores de las enzimas del citocromo P-450 CYP3A4. El midazolam es ampliamente metabolizado por CYP3A4, y la coadministración con inhibidores de la proteasa resulta en un aumento de cuatro veces en la biodisponibilidad de midazolam y puede resultar en una sedación prolongada.
- Importancia de los registros de sedación/anestesia anteriores
- Los **registros de sedación/anestesia deben revisarse** cuando estén disponibles para evaluar el tamaño de los tubos endotraqueales (TET) y las hojas (espátulas) de laringoscopio necesarias, cualquier dificultad con la ventilación con mascarilla o la intubación, y cualquier reacción adversa a la medicación o resultados inesperados causados por la sedación o la anestesia.
- Antecedentes de náuseas o vómitos postoperatorios.
- Agentes sedantes utilizados en el pasado (si se conocen) y cualquier complicación/preocupación de los padres.
- Antecedentes familiares de reacciones o acontecimientos adversos durante la sedación o la anestesia, en particular hipertermia maligna (**esto es relevante si se utiliza succinilcolina**).

Sistemas de clasificación

Sistema de clasificación Mallampati

- Durante la evaluación previa a la sedación, debe asignarse a cada paciente una puntuación de Mallampati, teniendo en cuenta que cada clasificación se asocia con la previsión de un manejo cada vez más difícil de la vía aérea; existen cuatro clases (fig. 31-1). La clase 4 se considera la más difícil.
- La puntuación de Mallampati debe realizarse durante la exploración física junto con la determinación de la movilidad del cuello, la capacidad para abrir la boca sin patología de la articulación temporomandibular o la mandíbula, el estado de la dentición, el tamaño de la boca y la lengua, y la distancia cricoidmandibular. Para ello, se pide al niño que abra la boca y saque la lengua lo máximo posible sin utilizar palas linguales ni ayuda. Muchos niños pequeños son incapaces de realizar esta tarea.
- Esto ayuda al sedante a formarse una idea del grado de dificultad en el manejo de la vía aérea si fuera necesaria la ventilación con mascarilla o la intubación.

Clasificación ASA del estado físico

- Durante la evaluación previa a la sedación, se puede asignar a cada paciente una puntuación ASA para determinar su estado fisiológico antes de la sedación; el incremento de la puntuación se correlaciona con el aumento del riesgo de acontecimientos adversos durante la anestesia; en el caso de las sedaciones no programadas, se añade una "E" para indicar que la sedación fue para una afección emergente/urgente:
  - Clase I: paciente sano normal sin enfermedades crónicas.

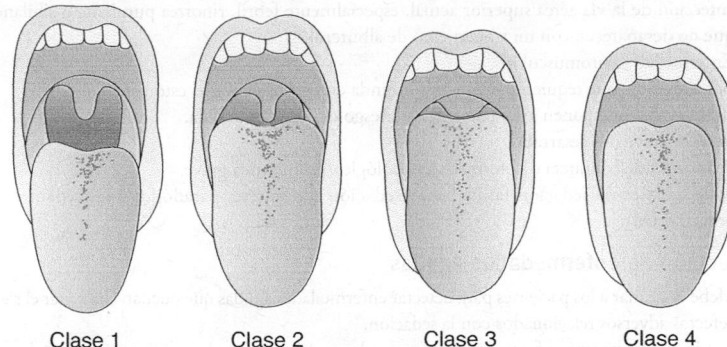

| Clase 1 | Clase 2 | Clase 3 | Clase 4 |

Figura 31-1. Sistema de clasificación de Mallampati para su uso durante la evaluación de la presedación. (De Mallampati S, Gatt S, Gugino L, et al. A clinical sign to predict difficult tracheal intubation: a prospective study. *Can Anaesth Soc J* 1985;32(4):429-434).

- Clase II: paciente con una afección médica leve a moderada pero bien controlada, como asma o diabetes bajo buen control.
- Clase III: paciente con enfermedad sistémica grave como enfermedad cardiaca con control de la presión arterial limítrofe o con inotrópicos, trastorno convulsivo con convulsiones frecuentes.
- Clase IV: paciente con enfermedad sistémica grave que pone en peligro su vida.
- Clase V: paciente moribundo con pocas posibilidades de supervivencia; la cirugía es un último esfuerzo para salvar la vida.
- Los pacientes con estado de clase I, II o III requieren médicos especialistas en sedación con formación y experiencia; los pacientes con estado de clase III, IV o V justifican la consulta con colegas anestesiólogos.

Problemas de alto riesgo

- Padecimientos médicos
  - ASA clases III, IV o V.
  - Posible obstrucción de las vías respiratorias: amígdalas/adenoides agrandadas, antecedentes de ronquidos fuertes, apnea obstructiva del sueño, aspiración o ingestión de cuerpos extraños, absceso de las vías respiratorias, traumatismo oral o faríngeo, masas conocidas o sospechadas en las vías respiratorias, sospecha de epiglotitis.
  - Asma mal controlada.
  - Obesidad mórbida (> 2 veces el peso corporal ideal).
  - Afecciones cardiovasculares (choque, cianosis, insuficiencia cardiaca congestiva, antecedentes de cardiopatía congénita).
  - Antecedentes de prematuridad con problemas pulmonares, cardiovasculares, GI o neurológicos residuales.
  - Trastornos neurológicos como convulsiones mal controladas, hipotonía global, antecedentes de asistencia ventilatoria o traqueostomía, incapacidad para controlar las secreciones o antecedentes de aspiración, hipertonía con incapacidad para permanecer en decúbito supino para acceder a las vías respiratorias y apnea central.
  - Afecciones GI: reflujo gastroesofágico no controlado, motilidad gastrointestinal deficiente y abdomen quirúrgico.
  - Edad < 3 meses.
  - Embarazo o sospecha de embarazo.

- Infección de la vía aérea superior actual, especialmente febril, rinorrea purulenta o sibilancias que no desaparecen con un tratamiento de albuterol.
- Enfermedad neuromuscular.
- Procedimientos que requieren sedación profunda en pacientes con el estómago lleno.
- Enfermedades que ponen a los pacientes en riesgo de sedación fallida.
- Retraso grave del desarrollo.
- Problemas de conducta o enfermedad psicológica/psiquiátrica grave.
- Antecedentes de sedación fallida, sobresedación o respuesta paradójica a los sedantes (hiperactividad).

Detección de enfermedades agudas

- Se debe examinar a los pacientes para detectar enfermedades agudas que puedan aumentar el riesgo de efectos adversos relacionados con la sedación.
- Cuando se detecta una enfermedad aguda, el sedante debe sopesar los mayores riesgos de la sedación frente a la necesidad del procedimiento diagnóstico o terapéutico.
- Si el procedimiento se considera electivo, se sugieren las siguientes directrices:
- **Las indicaciones para cancelar o retrasar las sedaciones electivas incluyen las siguientes:**
- Enfermedad con fiebre > 38 °C (100.4 °F) en 24 horas.
- Infección activa con compromiso cardiopulmonar.
- Vómitos activos en las 12 horas siguientes a la sedación.
- Cualquier infección respiratoria con sibilancias persistentes que **no** hayan desaparecido con un tratamiento de albuterol.
- Entre las recomendaciones de reprogramación por retraso figuran las siguientes:
- Asma sin infección subyacente: 7 días.
- Asma con componente infeccioso: 3 semanas.
- Infección de la vía aérea superior con tos/congestión: 3 semanas.
  - Los síntomas de infección de la vía aérea superior pueden aumentar el riesgo de laringoespasmo, broncoespasmo e hipoxia durante la sedación.
  - Los síntomas leves de infección de la vía aérea superior por sí solos (rinitis no purulenta, estado afebril, tos que desaparece) quizá no sean una indicación para cancelar o retrasar un procedimiento; el manejo de la sedación debe reflejar la anticipación de las complicaciones potenciales mencionadas.
  - Las infecciones de la vía aérea superior graves (febrícula, secreción purulenta, tos húmeda) deben hacer considerar la cancelación; se aconseja hablar con el especialista en sedación avanzada para revisar los riesgos frente a la urgencia del procedimiento. Los procedimientos electivos deben cancelarse.
- Fiebre: de vuelta al nivel basal > 24 horas y actuando bien.
- Emesis: resuelta durante 24 horas y tolerando líquidos claros, producción normal de orina y signos adecuados de euvolemia.
- Crup: 3 semanas, con visita de presedación al médico de atención primaria.
- Neumonía: 4 semanas después de la resolución de los síntomas.
- Gripe: 3 semanas después de la resolución de los síntomas.
- Bronquiolitis: 6 semanas después de la resolución con visita de presedación al médico de atención primaria.
- Niños con infección conocida (p. ej., otitis/amigdalitis): > 24 horas sin fiebre y en tratamiento farmacológico, si está justificado.
- Estas recomendaciones están sujetas a modificación por parte del especialista en sedación en función de la urgencia del procedimiento electivo, el historial individual del paciente y las directrices locales del hospital.

VÍA AÉREA PEDIÁTRICA Y POSICIONAMIENTO

Anatomía

- La laringe se encuentra a nivel de C3-C6 y sirve de zona de fonación. También protege las vías respiratorias inferiores del contenido de la orofaringe.
- La laringe está formada por distintos cartílagos: tiroides, cricoides, aritenoides, corniculados y epiglotis.
- Las cuerdas vocales se encuentran bajo el saliente de la epiglotis, a la altura del cartílago tiroides.
- La abertura entre las cuerdas vocales verdaderas es la abertura glótica, por donde pasan los tubos de intubación; esta es la parte más estrecha de la vía aérea en niños mayores de 10 años. En niños menores de 10 años, la vía aérea es más estrecha a nivel del anillo cricoideo, justo debajo de las cuerdas vocales.
- Los receptores sensibles a los estímulos mecánicos y químicos se encuentran en la tráquea y participan en la regulación de la frecuencia y la profundidad de la respiración, así como en los actos reflejos de tos y broncoconstricción.
- La posición de las vías respiratorias pediátricas se complica en los lactantes debido al gran tamaño del occipucio en relación con el del cuerpo, a la lengua grande en relación con el tamaño de la boca y a las cuerdas vocales, que están inclinadas hacia delante en comparación con los adultos. La laringe es más cefálica que en los adultos y se estrecha por debajo de las cuerdas vocales.

Técnicas de posicionamiento

- Evite la flexión o extensión extrema de la cabeza.
- Coloque una toalla enrollada debajo de los hombros (si es un bebé o un niño pequeño) para alinear las vías respiratorias y lograr la posición de "olfateo".
- Los pacientes de talla adulta pueden necesitar una toalla enrollada debajo de la cabeza en lugar de los hombros para alinear las vías respiratorias. Los niños obesos pueden necesitar un acolchado adicional debajo de la cabeza.

Identificación de la vía aérea potencialmente difícil

- Cabeza: occipucio prominente o morfología craneal anómala.
- Espalda: escoliosis o cifosis de moderada a grave.
- Cuello: cuello corto, cuello gordo, escasa movilidad cervical, masas en el cuello y collar cervical o tracción colocada.
- Cara: anomalías craneofaciales como una abertura bucal pequeña, mandíbula corta, lengua grande, paladar estrecho (asociado a vías respiratorias difíciles), paladar hendido o afecciones que reducen el espacio en el cual desplazar la lengua para visualizar la glotis.
- Vías respiratorias: antecedentes de ronquidos, estridor, ronquera, babeo, agrandamiento de las amígdalas o inclinación hacia delante para abrir las vías respiratorias.
- Antecedentes médicos: antecedentes de intubación prolongada, tumores/hemangiomas/inflamación de las vías respiratorias, obesidad, síndromes craneofaciales o hipotiroidismo.
- Síndromes: síndromes craneofaciales como los de Crouzon, Apert, Goldenhar o Pierre Robin; síndromes de Down, Turner o Hurler/Hunter.

EQUIPO, MEDICACIÓN Y PERSONAL PARA LAS VÍAS RESPIRATORIAS

Equipamiento

Se recomienda disponer inmediatamente de libros (manuales de procedimientos) o tablas con estimaciones precalculadas en función del peso, el equipo de vía aérea y de las dosis de medicación.

A pie de cama o inmediatamente disponible
- TET: tres (talla estimada para el peso, más una talla por encima y por debajo).
  - Tamaño en la tabla de Broselow o calcular el tamaño por:
  - TET sin manguito: (16 + edad)/4. EL TET con manguito es ½ talla más pequeña.
- Mascarilla laríngea (ML).
- Vías respiratorias orales y nasofaríngeas.
- Laringoscopio más hojas curvas y rectas, comprobar para confirmar que está totalmente operativo.
- Toalla enrollada para colocar si es necesario.
- Estiletes.
- Jeringuillas y agujas limpias para medicamentos adicionales.

En la habitación
- Unidad de aspiración, encendida.
- Bolsa de anestesia (bolsa de presión positiva continua en las vías respiratorias [CPAP]) con tamaño de mascarilla adecuado, montada y conectada a 10 L de oxígeno.
- Cánula nasal +/− ETCO$_2$ con botella de oxígeno **llena** para acompañar al paciente durante el transporte.
- Monitorización cardiorrespiratoria continua (monitor de transporte si es necesario).
- Configuración IV o IO fácilmente disponible en caso de pérdida de acceso IV, o si se necesita acceso vascular de emergencia cuando los medicamentos sedantes se administran por vía oral o por inhalación.

Medicamentos (disponibilidad inmediata)
- Medicamentos de urgencia
  - Succinilcolina (20 mg/mL)
  - Atropina (0.4 mg/mL)
  - Epinefrina 0.1 mg/mL para niños pequeños o 1 mg/mL para pacientes adultos
  - Naloxona (0.4 mg/mL)
  - Flumazenil (0.1 mg/mL)
- Medicamentos sedantes (las tablas 31-2 y 31-3 muestran los medicamentos sedantes y su dosificación). El médico de sedación debe:
  - Estar preparado con dosis adicionales de medicación según lo previsto
  - Disponer de solución salina normal, con jeringas de 10 mL, para enjuagar los medicamentos
  - Revisar las dosis de medicación para la reversión, si procede (es decir, flumazenil o naloxona) (tabla 31-4)
  - Revisar la dosis de succinilcolina en caso de laringoespasmo grave

Personal necesario
- La AAP recomienda que estén presentes una enfermera, un anestesista y un procedimentalista (si está justificado).
- La observación del paciente y la vigilancia de las constantes vitales debe ser tarea exclusiva del anestesista durante la sedación procesal.
- La sedación en urgencias es única debido a varios factores: 1) los procedimientos son urgentes/emergentes, 2) a menudo solo un médico puede estar presente para proporcionar la sedación y realizar el procedimiento, y 3) hay disponibilidad inmediata de personal capacitado en el servicio de urgencias (SU) para ayudar en caso de complicaciones. Debido a estos factores, a menudo se hacen excepciones a los requisitos de personal para los procedimientos de sedación en el SU por parte de los departamentos de administración encargados de los procedimientos de sedación.
- Tras la sedación, se debe vigilar al paciente, registrando las constantes vitales cada 5 minutos hasta que despierte, y después cada 15 minutos hasta que el paciente haya alcanzado el estado mental basal. Debe designarse un área de recuperación dotada de personal y equipo adecuados en caso de que las vías respiratorias se vean comprometidas durante la recuperación.

TABLA 31-2 Medicamentos sedantes y analgésicos comunes

Medicamento	Inicio	Ruta	Dosificación	Contraindicaciones	Duración de la acción	Comentarios
Sedantes/hipnóticos						
Propofol	15-30 segundos	IV	Para uso exclusivo de médicos con experiencia en el manejo de propofol con credenciales/ aprobación anestésica	Alergia al huevo (relativa). Antecedentes de vías respiratorias difíciles; en caso de enfermedad cardiaca, renal, metabólica, mitocondrial o pulmonar, comentarlo con anestesia	3-5 min si no hay infusión	Puede causar depresión respiratoria profunda, apnea e hipotensión
Midazolam	2-3 min	IV	6 meses a 6 años: 0.05 mg/kg (ansiolisis) y 0.1 mg/kg (sedación); se puede valorar la dosis a 0.05 mg/kg hasta un máximo de 0.6 mg/kg; **considerar un máximo de 2 mg a menos que intervenga un anestesista**	Historia de la reacción paradójica	45-60 min IV 60-90 min VO	Puede causar depresión respiratoria, bradicardia e hipotensión
			6-12 años; 0.025-0.05 mg/kg inicialmente (ansiolisis) y 0.05-0.1 mg/kg (sedación); dosis única máxima de 2.5 mg, hasta un máximo de 0.4 mg/kg; **considerar dosis máxima de 4 mg en total a menos que intervenga un anestesista**			Las concentraciones séricas aumentaron con la cimetidina, los inhibidores de la proteasa, la eritromicina, la claritromicina y los antifúngicos

(continúa)

TABLA 31-2 Medicamentos sedantes y analgésicos comunes (*Continuación*)

Medicamento	Inicio	Ruta	Dosificación	Contraindicaciones	Duración de la acción	Comentarios
	20-30 min	VO	0.25-0.5 mg/kg una sola vez (dosis máxima de 10 mg)			Las dosis ansiolíticas no deben superar los 2-4 mg en total; las dosis sedantes no deben superar los 10 mg en total.
Pentobarbital	3-5 min	IV	1.ª dosis 2.5 mg/kg; puede repetirse 1.25 mg/kg tres veces hasta un máximo de 7.5 mg/kg o 200 mg en total	Antecedentes de reacción paradójica; porfiria Apnea cuando se utiliza con otros agentes	15-45 min IV 60-240 min VO	Puede provocar arritmias o depresión respiratoria
	15-60 min	VO/VR	(< 4 años) 3-6 mg/kg hasta un máximo de 100 mg totales. (> 4 años) 1.5-3 mg/kg hasta un máximo de 100 mg totales	No recomendado en insuficiencia cardiaca congestiva, hipotensión o insuficiencia hepática		
Analgésicos						
Fentanilo	2-3 min	IV	0.5-1 µg/kg. Administrar durante 30-60 segundos; puede repetirse cada 2-3 minutos hasta conseguir el efecto deseado, con una dosis máxima de 100 µg en un intervalo de 30 minutos Consultar con un personal experimentado si la sedación requiere una dosis mayor en pacientes grandes	Apnea cuando se utiliza con otros agentes, especialmente benzodiazepinas (midazolam) Ajustar la dosis en insuficiencia renal Se recomienda consultar con anestesia en caso de bradicardia, hipotensión o depresión respiratoria, ya que los efectos del fentanilo pueden ser perjudiciales	30-60 min	La infusión rápida puede causar rigidez de la pared torácica y/o depresión respiratoria

Fármaco	Inicio	Vía	Dosificación	Contraindicaciones/precauciones	Duración	Efectos adversos
Ketamina	1 minuto	IV	0.5-1.0 mg/kg a repetir según sea necesario cada 5-10 min	Contraindicado en pacientes con aumento de la presión intracraneal, craneotomía reciente, hipertensión, aneurisma, tirotoxicosis o esquizofrenia Puede causar hipertensión, taquicardia, nistagmo, náuseas/vómitos, salivación y disociación Puede producirse laringoespasmo.	Disociación: 15-30 min Recuperación: 90-150 min	Utilizar con precaución en pacientes con trastornos convulsivos
Óxido nitroso	2-5 min	Inhalado	La mayoría de las sedaciones se realizan con 70% de N$_2$O; a menudo se premedica a los pacientes con 0.1-0.2 mg/kg de oxicodona (dosis máxima de 10 mg) para aumentar la profundidad de la sedación	Contraindicado en pacientes con neumotórax, obstrucción intestinal, cirugía reciente de oído/ojo/seno/cráneo. aumento de la presión intracraneal, lesión craneofacial o sinusal, embarazo, deficiencia de vitamina B$_{12}$, deficiencia de tetrahidrofolato de metileno	< 5 min	Los efectos adversos incluyen náuseas y vómitos, diaforesis y alucinaciones Su uso prolongado se asocia a anemia megaloblástica, mieloneuropatía y trastornos del desarrollo fetal

(continúa)

TABLA 31-2 Medicamentos sedantes y analgésicos comunes (*Continuación*)

Medicamento	Inicio	Ruta	Dosificación	Contraindicaciones	Duración de la acción	Comentarios
Morfina	5-10 min	IV	0.05-0.15 mg/kg cada 10-20 min, dosis máxima 4-6 mg. Usar dosis más bajas en pacientes sin tratamiento con opiáceos. Efecto máximo a los 20 min Puede utilizarse para proporcionar analgesia, no es un agente preferido para la sedación	Utilizar con precaución en pacientes con apnea obstructiva del sueño conocida o sospechada, hipotensión, enfermedad cardiaca y depresión respiratoria. Puede causar liberación de histamina con prurito, broncoespasmo	180-300 min	Los efectos adversos incluyen náuseas y vómitos, prurito, depresión del sistema nervioso central o respiratorio, miosis, espasmo biliar, aumento de la presión intracraneal e hipotensión/bradicardia. Utilizar naloxona para la reversión
Oxicodona	30-60 min	VO	0.1-0.2 mg/kg para dosificación hospitalaria; la dosificación con receta está limitada a 0.05-0.1 mg/kg/dosis máxima 10 mg. Consultar al especialista en dolor si el paciente tolera los opioides	Utilizar con precaución en pacientes con enfermedad renal, hipotensión, enfermedad cardiaca y respiratoria	120-180 min	

TABLA 31-3 Agentes antieméticos[a]

Medicamentos contra las náuseas	Clase	Ruta	Dosis
Ondansetrón (Zofran)	Antiserotonina	IV/VO	0.15 mg/kg cada 8 h
Difenhidramina (Benadryl)	Antihistamínico	VO/IV	0.5-1 mg/kg cada 6 h (máximo 50 mg)

[a] Algunos procedimientos de sedación pueden complicarse con náuseas y vómitos posteriores al procedimiento. Se pueden administrar medicamentos para ayudar a contrarrestar estos efectos secundarios y disminuir las complicaciones. Tenga en cuenta que los antihistamínicos en ocasiones empeoran la somnolencia posterior a la sedación.

TABLA 31-4 Medicamentos de emergencia[a]

Medicamento	Dosis
Atropina	0.02 mg/kg/dosis IV cada 3-5 min (dosis mínima 0.1 mg, máxima 0.5 mg).
Epinefrina	0.01 mg/kg/dosis (o 0.1 mL/kg de 1:10000) IV/IO cada 3-5 min.
Flumazenil	0.01 mg/kg IV (dosis máxima 0.2 mg) en 15 segundos; puede repetirse esta dosis 4 veces hasta un máximo de 3 mg.
	Vigilar la resedación; utilizar con precaución en pacientes en tratamiento con benzodiazepinas para las convulsiones, ya que el flumazenilo puede inducir este tipo de eventos.
Naloxona	0.01-0.02 mg/kg IV, puede repetirse cada 2-3 min según necesidad. Dosis máxima 2 mg: reversión parcial para restablecer la ventilación pero mantener la analgesia.
	Reversión completa: < 20 kg: 0.1/mg/kg/dosis, ≥ 20 kg o > 5 años: 2 mg/dosis, adultos: 0.4 mg-2 mg/dosis. La reversión completa puede provocar dolor intenso, hipertensión, taquicardia, etcétera.
	Monitor de resedación.
Rocuronio	1 mg/kg, dosis máxima de 100 mg.
Succinilcolina	1-2 mg/kg/dosis IV/IO (máximo 150 mg) para parálisis para intubación; 0.1-0.5 mg/kg/dosis para laringoespasmo.
	Contraindicado en niños con quemaduras > 48 horas, enfermedad neuromuscular, hiperpotasemia, distrofia muscular, sospecha de aumento de la presión intracraneal o inmovilización prolongada; el caso de estos pacientes debe ser discutido con el anestesista antes de iniciar cualquier sedación y pueden requerir cuidados a nivel anestésico.

[a] Matemáticas de fármacos:
1:100000 = 10 µg/mL = 0.01 mg/mL
1:10000 = 100 µg/mL = 0.1 mg/mL
1:1000 = 1000 µg/mL = 1 mg/mL

RECONOCIMIENTO DE UNA VENTILACIÓN INEFICAZ

- La administración de oxígeno suplementario durante la sedación reduce el riesgo de lesión hipóxica al retrasar la aparición de hipoxemia si se produce depresión respiratoria o apnea. Sin embargo, el uso de oxígeno suplementario a menudo retrasa el reconocimiento de la respiración ineficaz, ya que las saturaciones de oxígeno no descienden durante varios minutos, incluso durante la apnea. Por lo tanto, se recomienda monitorizar la $ETCO_2$ cuando se utilice oxígeno suplementario. La vigilancia de $ETCO_2$ detecta la depresión respiratoria/apnea más rápidamente que la pulsioximetría o la observación directa. Cuando el paciente respira aire ambiente, la saturación de oxígeno mediante pulsioximetría puede utilizarse como indicador indirecto de la ventilación si no se dispone de $ETCO_2$.
- La boca, la nariz y la pared torácica deben ser visibles durante la sedación; esto permite visualizar rápidamente la emesis y la apnea.
- Los signos de ventilación ineficaz son los siguientes:
  - Cambios de color: palidez perioral y facial. La cianosis no se observa hasta que las saturaciones de oxígeno descienden a 85% o menos.
  - Movimiento de la pared torácica: disminución observada con depresión respiratoria o apnea, aumento observado con laringoespasmo u obstrucción de las vías respiratorias superiores. Respiración abdominal: las retracciones en "balancín" son un signo de obstrucción de las vías respiratorias superiores.
  - Ronquidos/sonidos de la vía aérea superior: son signos de obstrucción de la vía aérea superior y requieren reposicionamiento de la vía aérea, empuje mandibular, colocación de una vía aérea oral o nasal, o posiblemente colocación de una vía aérea más definitiva (es decir, ML o TET).
  - Tono de pulsioximetría, la disminución del tono indica la caída de las saturaciones de oxígeno. El uso del tono permite observar al paciente en lugar del monitor.
  - Capnografía del volumen al final de la espiración: $ETCO_2$ debe indicar 30-50 mm Hg a menos que exista alguna alteración metabólica. La pérdida de la forma de onda de $ETCO_2$ es el primer signo de alerta de apnea/obstrucción.
    - La disminución de la $ETCO_2$ puede indicar mala ventilación y obstrucción frente a apnea.
    - El aumento de la $ETCO_2$ puede indicar una ventilación deficiente y una frecuencia respiratoria inadecuada.
    - La pérdida de la forma de onda asociada al movimiento de la pared torácica indica obstrucción de las vías respiratorias superiores, como laringoespasmo.

LISTA DE COMPROBACIÓN DE LA SEDACIÓN

- Tiempo de espera: verificar la información del paciente, la historia clínica y el procedimiento a realizar con la familia/tutor/paciente y el equipo médico.
- Registro completo de sedación para documentar
  - Historia de la enfermedad actual: diagnóstico, motivo de la sedación.
  - Historial médico anterior (relevante para la sedación)
  - Historial/registros de sedación/anestesia anteriores
  - Alergias/sensibilidades a medicamentos
  - Medicamentos actuales
  - Revisión de los sistemas
  - Pruebas de laboratorio
  - Constantes vitales basales
  - Exploración física
  - Estado de ayuno (tabla 31-5)
  - Clasificación ASA
  - Clasificación Mallampati
  - Consentimiento informado

TABLA 31-5 Pautas para la sedación electiva con ayuno[a]	Tiempo
Líquidos claros	2 horas
Leche materna	4 horas
Leche materna/fórmula/sólidos enriquecidos	6 horas

[a] Estas directrices se cumplen de manera estricta para todas las sedaciones electivas, y cualquier incumplimiento del ayuno se reprograma o retrasa hasta que se cumplan los criterios.
Líquidos: agua, agua azucarada, Kool-aid®, Pedialyte®, soda, jugo de manzana o uva sin pulpa, Gatorade®.
Sólidos: todos los alimentos, leche de vaca, jugos de fruta sin colar, alimentación por sonda, caramelos y chicles.
Fuente: Cortesía del St. Louis Children's Hospital.

- Desarrollar y documentar la evaluación y el plan para realizar la sedación. Informar del plan a los padres y a los miembros del equipo.
- Realice la lista de comprobación antes de realizar la sedación. (Piensa en **SOAP ME**).
  Succión o aspiración: catéter Yankauer con potencia "*on*" y comprobado.
  Oxígeno: cánula nasal, bolsa de CPAP disponible con fuente de oxígeno conectada.
  Vía **A**érea: nasofaríngea y orofaríngea, tubos endotraqueales y ML de tamaño adecuado. Se dispone de hojas (espátulas) de laringoscopio y estiletes funcionales.
  Farmacia (*Pharmacy*): medicamentos de intubación, medicamentos de emergencia, incluida la succinilcolina, con dosis/concentraciones conocidas. Disponer de suero salino normal.
  Monitores: pulsioximetría, presión arterial no invasiva, ETCO$_2$ según proceda, y vigilancia del ECG del paciente. Disponer de estetoscopio.
  Equipo: cualquier equipo especial previsto. Disponer de un carro de código/carro de vía aérea y tenerlo cerca.
- Tenga preparados y disponibles los números de contacto del equipo de anestesia y codificación en caso de que necesite ayuda.
- Garantizar un área de recuperación equipada y dotada del personal adecuado para el seguimiento posterior a la sedación.
- Que el médico responsable y el procedimentalista se encuentren en la sala o estén inmediatamente disponibles y sean conscientes de que la sedación está a punto de comenzar.
- Tener una vía intravenosa colocada para las técnicas de sedación intravenosa, y comprobar el flujo antes de administrar los medicamentos.
- Preoxigenar según proceda (si se utiliza el monitor ETCO$_2$).
- Si se han completado todos los puntos de la lista de comprobación, el paciente está listo para la sedación. **Antes de iniciar la sedación, asegúrese de volver a comprobar la dosis del agente sedante para la edad y el peso, así como las dosis máximas.** Asegúrese de anotar las horas de administración de los medicamentos y cualquier premedicación administrada. Las constantes vitales se anotan cada 5 minutos en el registro de sedación.
- Documente cualquier complicación relacionada con la sedación: cualquier reposicionamiento de las vías respiratorias o de las vías respiratorias nasofaríngeas/orales, necesidad de una dosis de fármacos mayor de la habitual para lograr la sedación, cualquier signo de obstrucción de las vías respiratorias (ronquidos, desaturación, escasa elevación del tórax) o dificultad para la ventilación con mascarilla o las intubaciones. Se trata de información valiosa para el próximo sedante/anestesista.

ACONTECIMIENTOS ADVERSOS DURANTE LA SEDACIÓN

Obstrucción de las vías respiratorias superiores/laringoespasmo

* El estridor indica obstrucción parcial; la obstrucción completa será silenciosa.
* Reposicionar mediante elevación de mentón o empuje mandibular.
* Considerar la colocación de una vía aérea oral.
* Coloque la bolsa de CPAP y la mascarilla. Mantenga una presión continua de 15-20 mm Hg. Distender la faringe puede abrirla parcialmente y permitir el intercambio de aire; este es un tratamiento exitoso para la mayoría de los laringoespasmos breves asociados con la sedación.
* *Pida ayuda.*
* Si no hay respuesta, administrar succinilcolina 0.25-0.5 mg/kg. Tenga en cuenta que la succinilcolina no suele guardarse en los carros de códigos, ya que está refrigerada cuando raramente se utiliza.
* La ventilación con presión positiva con bolsa-máscara puede ser necesaria solo brevemente mientras el paciente se recupera de la fase II de la anestesia o es sedado de manera más profunda con medicación adicional (p. ej., propofol). Ambas estrategias reducen la probabilidad de la aparición de laringoespasmo.
* Si no se puede oxigenar al niño, proceder a la intubación. Una vez estabilizada la vía aérea, considerar la colocación de sonda nasogástrica para descompresión gástrica.

Apnea con o sin hipoxia

* Reposicionar mediante elevación de mentón o desplazamiento mandibular.
* Administre oxígeno al 100%.
* Disminuir o interrumpir la velocidad de infusión del sedante, si procede.
* Dar un masaje doloroso en el esternón para estimular.
* Si no hay respiración espontánea, ventilar con CPAP o bolsa-mascarilla tipo ambú.
* *Solicitar ayuda.*
* Considerar flumazenil o naloxona según proceda.
  * Flumazenil: 0.01 mg/kg IV (dosis máxima 0.2 mg) durante 15 segundos; es factible repetir esta dosis 4 veces hasta un máximo de 3 mg. Precaución, puede precipitar una convulsión en pacientes que toman benzodiazepinas por convulsiones o ansiedad.
  * Naloxona: 0.01-0.02 mg/kg IV, puede repetirse cada 2-3 minutos según sea necesario. El objetivo es titular con naloxona hasta que el paciente comienza a respirar; reversión completa puede causar hipertensión y dolor severo.
    ○ **Si no se puede ventilar** (p. ej., tórax rígido), administrar naloxona 0.1 mg/kg IV o succinilcolina 1-2 mg/kg IV, o 4 mg/kg IM si no hay acceso vascular.
* Realizar la intubación si es necesario.

Hipotensión (disminución de la presión arterial sistólica > 20%)

* Para aumentar la presión arterial, considere las etiologías.
  * Efecto adverso de la medicación sedante
  * Reacción alérgica: ver protocolo
  * Alteración del ritmo cardiaco
  * Choque o mala perfusión

Hipovolemia

* Infundir rápidamente 20 mL/kg de solución salina normal o solución de Ringer lactato si no hay contraindicaciones (enfermedad cardiaca, renal o pulmonar); reevaluar PA, FC, llenado capilar; repetir según sea necesario.
* Cambie la frecuencia de los ciclos del manguito de tensión arterial cada 1-3 minutos hasta que se estabilice la tensión arterial.
* Considerar la posibilidad de disminuir la velocidad de infusión del agente sedante (según proceda).
* Si no hay respuesta, apague la infusión del fármaco sedante y permita la recuperación.
* Considerar infusión de inotropos o vasopresores y traslado a UCI si la hipotensión no responde a las intervenciones.

Reacción alérgica (anafilaxia)

• Colocar al paciente en posición de Trendelenburg; administrar oxígeno al 100%.
• *Solicitar ayuda.*
• Administrar epinefrina 1 mg/mL IM (muslo lateral anterior).
  • < 10 kg = 0.01 mg/kg.
  • 10-25 kg = 0.15 mg.
  • 25 kg = 0.3 mg.
  • Se prefiere IM a IV.
• Si persisten los síntomas anafilácticos, puede repetir la dosis de epinefrina cada 5-15 minutos según sea necesario.
• Considerar infusión continua de epinefrina IV después de la tercera dosis IM.
• Administrar un bolo IV de 20 mL/kg de solución salina normal; repetir si es necesario.
• Si el estado respiratorio está comprometido, puede ser necesario administrar albuterol nebulizado (2.5 o 5 mg en 3 mL de solución salina normal) o intubar si hay afectación respiratoria grave.
• Tan pronto como sea posible, administre lo siguiente:
  • Antagonista del receptor H-1 (cetirizina VO: de 6 meses a < 2 años, 2.5 mg; de 2 a 5 años, 5 mg; > 5 años, 10 mg).
  • Si no puede tomar cetirizina VO, difenhidramina 1 mg/kg IV (dosis máxima: 50 mg).
  • Antagonista de los receptores H-2 (p. ej., famotidina: 1 mg/kg VO [máx. 40 mg] o IV [máx. 20 mg]).
  • Corticoesteroides (metilprednisolona 1 mg/kg IV [máx. 80 mg] cada 12 h o prednisona 2 mg/kg VO cada 24 h)
• Observar durante 6-24 horas para vigilar los síntomas de rebote de la fase tardía.

Aspiración

Es posible que se produzca una aspiración importante de forma silenciosa. Un paciente que vomita de manera activa tal vez tenga reflejos protectores de las vías respiratorias. Es más probable que la regurgitación pasiva del contenido gástrico debida a la relajación esofágica se asocie con una aspiración clínicamente significativa. Esto puede ocurrir durante la sedación muy profunda con opiáceos y propofol y durante la parálisis para la intubación, y puede no apreciarse hasta que se ve el contenido gástrico dentro de la boca.

• Gire la cabeza/cuerpo hacia un lado y aspire inmediatamente; interrumpa el procedimiento según sea necesario.
• Apague la medicación de infusión (si procede) y deje que se recupere.
• Administrar oxígeno según sea necesario, debe observarse si hay signos de laringoespasmo; si persiste la desaturación, puede ser necesaria una vía aérea definitiva (TET) para facilitar la administración de presión positiva al final de la espiración (PPFE).
• Obtener radiografía de tórax para evaluar signos de aspiración si está clínicamente indicado (nueva tos, taquipnea, nuevo requerimiento de oxígeno, hallazgos en la auscultación pulmonar).
• Ingreso para hospitalización nocturna para observación si se presenta algún nuevo requerimiento de oxígeno.

PROTOCOLOS SUGERIDOS PARA EL PROCEDIMIENTO DE SEDACIÓN

Para procedimientos intensamente dolorosos (reducción de fracturas, desbridamiento de quemaduras, incisión y drenaje de abscesos, colocación de catéteres centrales de inserción periférica, etcétera)

• La ketamina proporciona sedación disociativa, analgesia y amnesia para el procedimiento, y es un agente ideal para procedimientos dolorosos.

- La *ketamina IV* reduce de manera más eficaz la angustia del paciente durante procedimientos intensamente dolorosos y causa menos depresión respiratoria que las técnicas basadas en fentanilo o propofol.
- Se prefiere la administración intravenosa cuando es probable que se necesiten intentos múltiples o prolongados para completar el procedimiento, aumentando así la necesidad potencial de dosis adicionales de ketamina.
- El tiempo de recuperación se reduce administrando una dosis inicial más pequeña (1 mg/kg) seguida de media dosis, según sea necesario.
- Una *dosis inicial de ketamina de 1 mg/kg (dosis máxima de 50 mg) administrada durante 5 segundos* produce una sedación disociada durante 3-5 minutos con una recuperación suficiente para el alta en muchos pacientes a los 20-25 minutos.
- Pueden administrarse medias dosis adicionales según sea necesario.
- La disforia emergente se da en 5-10% de los niños.
- Ya no se recomienda la coadministración rutinaria de benzodiazepinas o antisialagogos.

Para intervenciones mínimas a moderadamente dolorosas (cambio de apósitos en quemaduras, incisión y drenaje de abscesos, colocación de sondas urinarias, inicio de IV, reducción de fracturas con bloqueo de hematomas):

- El **óxido nitroso**, inhalado, proporciona analgesia, amnesia y sedación.
- La anestesia local suele ser necesaria y proporciona analgesia adicional.
- Es posible conseguir una sedación moderada utilizando óxido nitroso al 50-70% como agente único.
- Se puede conseguir una sedación más profunda premedicando con 0.2 mg/kg de oxicodona VO, dosis máxima de 10 mg, o fentanilo intranasal 1-2 µg/kg, dosis máxima de 100 µg. Obsérvese que la administración conjunta de un opiáceo aumenta la probabilidad de emesis; el ondansetrón no atenúa este efecto.
- Es mejor esperar 45-60 minutos después de la administración oral de oxicodona o 15 minutos después de la administración IV de fentanilo para iniciar la sedación nitrosa, de forma que se alcance el efecto máximo del opioide al inicio de la administración de óxido nitroso.
- El efecto máximo del óxido nitroso tarda entre 1 y 2 minutos en alcanzarse.
- Para reducir la exposición ambiental, mantenga la mascarilla bien cerrada en la cara del niño.
- Además, proporcione oxígeno al 100% al final de la sedación con óxido nitroso durante al menos 2-3 minutos para eliminar el óxido exhalado y el residual en el sistema.

Para procedimientos no dolorosos que requieran la inmovilidad del paciente (RM, gammagrafía ósea, etcétera):

- *El propofol y la dexmedetomidina* proporcionan sedación. Sin embargo, el propofol no proporciona analgesia y la dexmedetomidina brinda una analgesia mínima. Estos agentes se utilizan para procedimientos no dolorosos que requieren inmovilidad.
- En la mayoría de los hospitales, estos agentes solo son utilizados por anestesiólogos, médicos de cuidados críticos o médicos de urgencias.
- Los protocolos para el uso de estos agentes quedan fuera del ámbito de este capítulo.

LECTURAS RECOMENDADAS

Al-alami AA, Zestos MM, Baraka AS. Pediatric laryngospasm: prevention and treatment. *Curr Opin Anaesthesiol* 2009;22(3):388–395.

American Society of Anesthesiologists. Continuum of depth of sedation: definition of general anesthesia and levels of sedation/analgesia. Disponible en http://www.asahq.org/standards/20.htm. Consultado el 13 de febrero de 2001.

Bhatt M, Johnson DW, Chan J, et al. Risk factors for adverse events in emergency department procedural sedation for children. *JAMA Pediatr* 2017;171(10):957–964.

Chinta SS, Schrock CR, McAllister JD, et al. Rapid administration technique of ketamine for pediatric forearm fracture reduction: a dose-finding study. *Ann Emerg Med* 2015;65(6):640.

Clark M, Brunick A. Handbook of Nitrous Oxide and Oxygen Sedation. 5th Ed. St. Louis, MO: Elsevier Inc., 2020. ISBN: 9780323567428.

Coté CJ, Wilson S; American Academy of Pediatrics, American Academy of Pediatric Dentistry. Guidelines for monitoring and management of pediatric patients before, during, and after sedation for diagnostic and therapeutic procedures. *Pediatrics* 2019;143(6):e20191000.

Gooden CK, Lowrie LH, Jackson BF, eds. The Pediatric Procedural Sedation Handbook. New York: Oxford University Press, 2018.

Green SM, Leroy PL, Roback MG, et al. International Committee for the Advancement of Procedural Sedation. Guidelines: an international multidisciplinary consensus statement on fasting before procedural sedation in adults and children. *Anaesthesia* 2020;75:374–385. doi:10.1111/anae.14892

Green SM, Roback MG, Kennedy RM, et al. Clinical practice guideline for emergency department ketamine dissociative sedation: 2011 update. *Ann Emerg Med* 2011;57(5):449–461.

Green SM, Roback MG, Krauss B, et al. Predictors of airway and respiratory adverse events with ketamine sedation in the emergency department: an individual-patient data meta-analysis of 8,282 children. *Ann Med* 2009;54(2):158–168; e151–e154.

Hampson-Evans D, Morgan P, Farrar M. Pediatric laryngospasm. *Paediatr Anaesth* 2008; 18(4):303–307.

Joint Commission on Accreditation of Healthcare Organizations. Standards and intents for sedation and anesthesia care. En: Revisions to Anesthesia Care Standards, Comprehensive Accreditation Manual for Hospitals. Oakbrook Terrace, IL: Joint Commission on Accreditation of Healthcare Organizations, 2001. Disponible en http://www.jcaho.org/standard/aneshap.html. Consultado el 13 de febrero de 2001.

Luhmann J, Schootman M, Luhmann S, et al. A randomized comparison of nitrous oxide plus hematoma block versus ketamine plus midazolam for emergency department forearm fracture reduction in children. *Pediatrics* 2006;118(4):e1078–e1086.

Malviya S, Voepel-Lewis T, Tait AR, et al. Depth of sedation in children undergoing computed tomography: validity and reliability of the University of Michigan Sedation Scale (UMSS). *Br J Anaesth* 2002;88:241–245.

Mason KP, ed. Pediatric Sedation Outside of the Operating Room: A Multispecialty International Collaboration. 3rd Ed. New York: Springer Science+Business Media LLC, 2021. ISBN 978-3-030-58405-4.

Tobias JD. Applications of nitrous oxide for procedural sedation in the pediatric population. *Pediatr Emerg Care* 2013;29:245–265.

Calendario de vacunación recomendado para niños y adolescentes menores de 18 años, Estados Unidos, 2022

Estas recomendaciones deben leerse junto con las notas que siguen. En el caso de las personas que se retrasan o empiezan tarde, se recomienda vacunarlas lo antes posible, tal como indican las barras con flechas. Para determinar los intervalos mínimos entre las dosis, consulte el calendario de recuperación (Tabla 2).

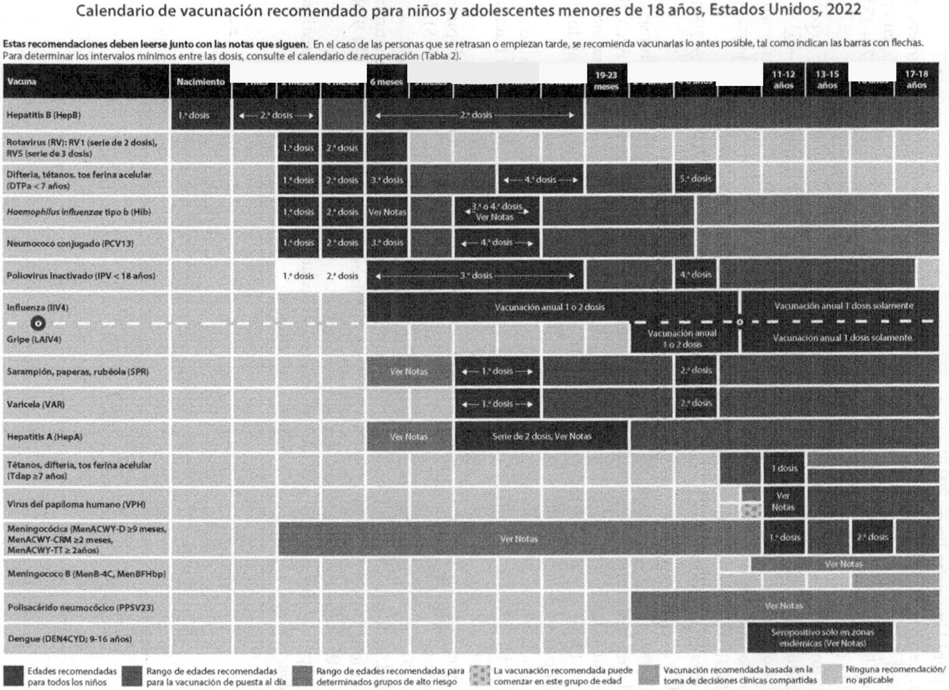

Figura A-1 Calendario de vacunación recomendado para personas de 0 a 18 años. (Reimpresa de Centers for Disease Control and Prevention. Recommended Child and Adolescent Immunization Schedule for ages 18 years or younger, 2022. Disponible en https://www.cdc.gov/vaccines/schedules/downloads/child/0-18yrs-combined-schedule-bw.pdf.)

Calendario recomendado de vacunación de recuperación para niños y adolescentes que comenzaron tarde o que llevan más de 1 mes de retraso, Estados Unidos, 2022

En la tabla que figura a continuación se indican los calendarios de recuperación y los intervalos mínimos entre las dosis para los niños cuyas vacunaciones se han retrasado. No es necesario reiniciar la serie de vacunación, independientemente del tiempo transcurrido entre las dosis. Consultar la sección correspondiente a la edad del niño. Utilice siempre esta tabla junto con la tabla 1 y las notas que siguen.

Vacuna	Edad mínima para la dosis 1	Intervalo mínimo entre dosis			
		Dosis 1 a dosis 2	Dosis 2 a dosis 3	Dosis 3 a dosis 4	Dosis 4 a dosis 5
Niños de 4 meses a 6 años					
Hepatitis B	Nacimiento	4 semanas	8 semanas y al menos 16 semanas después de la primera dosis / la edad mínima para la dosis final es de 24 semanas		
Rotavirus	6 semanas / La edad máxima para la primera dosis es de 14 semanas y 6 días	4 semanas	4 semanas / La edad máxima para la dosis final es de 8 meses, 0 días		
Difteria, tétanos y tos ferina acelular	6 semanas	4 semanas	4 semanas	6 meses	6 meses
Haemophilus influenzae tipo b	6 semanas	No se necesitan más dosis si la primera dosis se administró a la edad de 15 meses o más. 4 semanas si la edad actual es inferior a 12 meses y la primera dosis se administró con menos de 7 meses y al menos 1 dosis previa de PRP-T (ActHib®, Pentacel®, Hiberix®), Vaxelis® o desconocida. 8 semanas y de 12 a 59 meses (como dosis final): si la edad actual es inferior a 12 meses y la primera dosis se administró entre los 7 y los 11 meses; o si la edad actual es de 12 a 59 meses y la primera dosis se administró antes del primer cumpleaños y la segunda dosis se administró con menos de 15 meses; O si ambas dosis fueron de PedvaxHIB® y se administraron antes del primer cumpleaños	No se necesitan más dosis si la dosis anterior se administró a la edad de 15 meses o más. 4 semanas si la edad actual es inferior a 12 meses y la primera dosis se administró antes del primer cumpleaños. 8 semanas (como dosis final para niños sanos): si la primera dosis se administró al cumplir 1 año o después	8 semanas (como dosis final): Esta dosis solo es necesaria para los niños de 12 a 59 meses que hayan recibido 3 dosis antes de cumplir 1 año.	
Neumococo conjugado	6 semanas	No se necesitan más dosis en niños sanos si la primera dosis se administró a la edad de 24 meses o más. 4 semanas si la edad actual es inferior a 12 meses y la primera dosis se administró antes del primer cumpleaños. 8 semanas (como dosis final para niños sanos): si la primera dosis se administró al cumplir 1 año o después	No se necesitan más dosis para niños sanos si la dosis anterior se administró a la edad de 24 meses o más. 4 semanas si la edad actual es inferior a 12 meses y la dosis anterior se administró a <7 meses de edad. 8 semanas (como dosis final para niños sanos): si la dosis anterior se administró entre los 7 y los 11 meses (esperar hasta los 12 meses como mínimo); o si la edad actual es de 12 meses o más y se administró al menos 1 dosis antes de los 12 meses de edad	8 semanas (como dosis final): Esta dosis solo es necesaria para los niños de 12 a 59 meses que recibieron 3 dosis antes de los 12 meses o para niños de alto riesgo que recibieron 3 dosis a cualquier edad	
Poliovirus inactivado	6 semanas	4 semanas	4 semanas si la edad actual es <4 años; 6 meses (como dosis final) si la edad actual es de 4 años o más	6 meses (edad mínima de 4 años para la dosis final)	
Sarampión, paperas, rubéola	12 meses	4 semanas			
Varicela	12 meses	3 meses			
Hepatitis A	12 meses	6 meses			
Meningococo ACWY	2 meses MenACWY-CRM; 9 meses MenACWY-D; 2 años MenACWY-TT	8 semanas	Ver notas	Ver notas	
Niños y adolescentes de 7 a 18 años					
Meningococo ACWY	No aplicable (N/A)	8 semanas			
Tétanos, difteria y tétanos, difteria y tos ferina acelular	7 años	4 semanas	4 semanas si la primera dosis de DTaP/DT se administró antes del primer cumpleaños. 6 meses (como dosis final) si la primera dosis de DTaP/DT se administró al cumplir un año o después	6 meses si la primera dosis de DTaP/DT se administró antes del primer cumpleaños. Primer cumpleaños	
Virus del papiloma humano	9 años	Se recomiendan intervalos de dosificación rutinarios			
Hepatitis A	N/A	6 meses			
Hepatitis B	N/A	4 semanas	8 semanas y al menos 16 semanas después de la primera dosis		
Poliovirus inactivado	N/A	4 semanas	6 meses. No se necesitará una cuarta dosis si la tercera se administró a la edad de 4 años o más y al menos 6 meses después de la dosis anterior	Está indicada una cuarta dosis de VPI si todas las dosis anteriores se administraron a <4 años o si la tercera dosis se administró <6 meses después de la segunda dosis	
Sarampión, paperas, rubéola	N/A	4 semanas			
Varicela	N/A	3 meses si el menor de 13 años; 4 semanas si tiene 13 años o más			
Dengue	9 años	6 meses	6 meses		

Figura A-2 Calendario de vacunación de puesta al día para personas de 4 meses a 18 años que comenzaron tarde o que llevan más de 1 mes de retraso. (Reimpresa de Centers for Disease Control and Prevention. Recommended Child and Adolescent Immunization Schedule for ages 18 years or younger, 2022. Disponible en https://www.cdc.gov/vaccines/schedules/downloads/child/0-18yrs-combined-schedule-bw.pdf.)

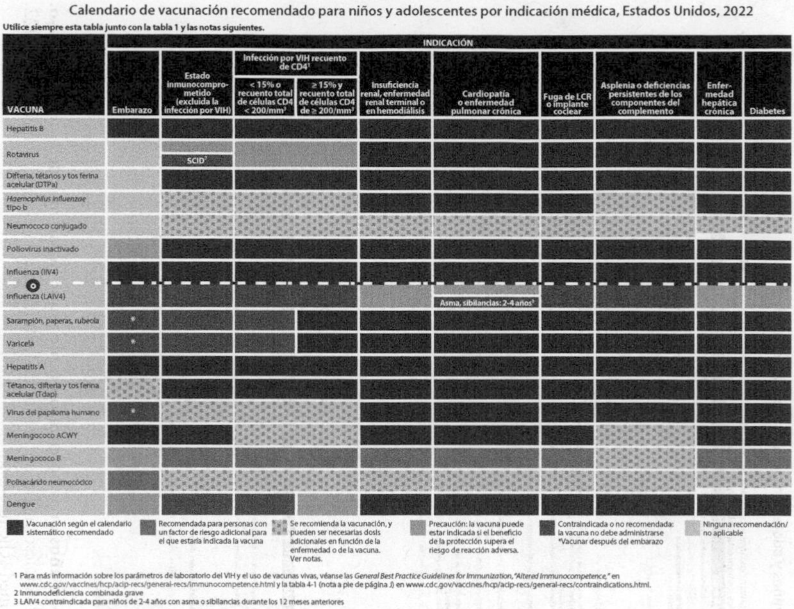

Calendario de vacunación recomendado para niños y adolescentes por indicación médica, Estados Unidos, 2022

Utilice siempre esta tabla junto con la tabla 1 y las notas siguientes.

Figura A-3 Calendario de vacunación recomendado para niños y adolescentes por indicación médica. (Reimpresa de Centers for Disease Control and Prevention. Recommended Child and Adolescent Immunization Schedule for ages 18 years or younger, 2022. Disponible en https://www.cdc.gov/vaccines/schedules/downloads/child/0-18yrs-combined-schedule-bw.pdf.)

- 9vHPV, 4vHPV, o 2vHPV para la vacunación sistemática de mujeres de 11 o 12 años[1] y mujeres hasta los 26 años que no hayan sido vacunadas previamente o que no hayan completado la serie de 3 dosis.
- 9vHPV o 4vHPV para la vacunación sistemática de varones de 11 o 12 años[1] y varones hasta los 21 años que no hayan sido vacunados previamente o que no hayan completado la serie de 3 dosis.
- Vacunación 9vHPV o 4vHPV para hombres que tienen relaciones sexuales con hombres y hombres inmunodeprimidos (incluidos los infectados por el VIH) hasta los 26 años de edad si no se han vacunado previamente.

[1]Puede administrarse a partir de los 9 años de edad.

Apéndice B

Hitos del desarrollo

Mes	Social/emocional	Lengua/comunicación	Cognitivo	Movimiento/físico
2	• Se calma cuando se le habla o se le carga • Mira la cara de los demás • Parece feliz de verle cuando se le acerca • Sonríe cuando se le habla o se le sonríe	• Emite sonidos distintos del llanto • Reacciona ante sonidos fuertes	• Le observa mientras se mueve • Mira un juguete durante varios segundos	• Mantiene la cabeza erguida cuando está boca abajo • Mueve brazos y piernas • Abre las manos brevemente
4	• Sonríe solo para llamar la atención • Se ríe (aún no con una risa plena) cuando se intenta hacerle reír • Le mira, se mueve o emite sonidos para llamar o mantener su atención	• Hace sonidos como "oooo", "aahh" (arrullo) • Devuelve los sonidos cuando se le habla • Gira la cabeza hacia el sonido de la voz	• Si tiene hambre, abre la boca cuando ve el pecho o el biberón • Mira las manos con interés	• Mantiene la cabeza firme sin apoyo cuando le toma en brazos • Sujeta un juguete cuando se le pone en la mano • Utiliza el brazo para girar hacia los juguetes • Se lleva las manos a la boca • Flexiona los codos/antebrazos cuando está boca abajo
6	• Reconoce a gente conocida • Le gusta mirarse al espejo • Se ríe	• Se turna para hacer sonidos con usted • Hace "trompetillas" (saca la lengua y sopla) • Hace chirridos	• Se mete cosas en la boca para explorarlas • Alarga la mano para tomar el juguete que quiere • Cierra la boca para mostrar que no quiere más comida	• Gira para darse la vuelta cuando está boca abajo • Se empuja hacia arriba con los brazos rectos cuando está boca abajo • Se sostiene en las manos cuando está sentado

9	• Es tímido, inseguro o temeroso con los extraños	• Hace muchos sonidos diferentes como "mamamama" y "babababa"	• Busca objetos cuando los pierde de vista (como su cuchara o juguete)	• Se sienta por sí mismo
	• Muestra varias expresiones faciales, como feliz, triste, enojado y sorprendido	• Levanta los brazos para que se le cargue	• Choca un objeto contra otro	• Mueve cosas de una mano a la otra
	• Mira cuando se le dice su nombre			• Utiliza los dedos para "jalar" la comida hacia sí mismo
	• Reacciona cuando usted se va (lo mira, lo busca o llora).			• Se sienta sin apoyo
	• Sonríe o se ríe cuando juega "on ta bebé"			
12	• Juega con los demás, por ejemplo a las palmaditas	• Dice "adiós" con la mano	• Pone algo en un recipiente, como un bloque en un vaso	• Se pone de pie
		• Llama a uno de sus padres "mama" o "papa" u otro nombre especial	• Busca cosas que ve que se le esconden, como un juguete debajo de una manta	• Camina agarrándose a los muebles
		• Entiende el "no" (hace una breve pausa o se detiene cuando se le dice)		• Bebe de un vaso sin tapa, mientras lo sostiene
				• Recoge cosas entre el pulgar y el dedo índice, como pequeños trozos de comida.

(Continúa)

Mes	Social/emocional	Lengua/comunicación	Cognitivo	Movimiento/físico
15	• Copia a otros niños mientras juega, como sacar los juguetes de un recipiente cuando otro niño lo hace • Muestra un objeto que le gusta • Aplaude cuando se emociona • Abraza un muñeco de peluche u otro juguete • Muestra afecto (abrazos, mimos o besos)	• Intenta decir una o dos palabras además de "mamá" o "papá", como "ota" para pelota o "íto" para perrito • Mira un objeto familiar cuando se lo nombra • Sigue instrucciones dadas con un gesto y palabras, como dar un juguete si se le extiende la mano y se le dice: "Dame el juguete" • Señala para pedir algo o recibir ayuda	• Intenta utilizar las cosas de la manera correcta, como el teléfono, la taza o el libro • Apila al menos dos objetos pequeños, como bloques	• Da unos pasos por su cuenta • Utiliza los dedos para comer algunos alimentos
18	• Se aleja, pero mira para asegurarse de que usted está cerca • Señala para mostrar algo interesante • Tiende las manos para que se las laven • Mira algunas páginas de un libro con usted • Ayuda a vestirle empujando el brazo por la manga o levantando el pie	• Intenta decir tres o más palabras además de "mamá" o "papá" • Sigue instrucciones de un solo paso sin gestos, como dar el juguete cuando se le dice: "Dámelo"	• Le imita haciendo tareas, como barrer con una escoba • Juega con juguetes de forma sencilla, como empujar un coche de juguete	• Camina sin agarrarse a nada ni a nadie • Hace garabatos • Bebe de un vaso sin tapa y a veces derrama el líquido • Se alimenta con los dedos • Intenta usar una cuchara • Se sube y se baja de un sofá o una silla sin ayuda

| 24 (2 años) | • Se da cuenta de que los demás están dolidos o disgustados, por ejemplo, se detiene o pone cara triste cuando alguien llora
• Le mira a la cara para ver cómo reacciona ante una nueva situación | • Señala cosas en un libro cuando se le pregunta, como "¿Dónde está el oso?"
• Dice al menos dos palabras juntas, como "Más leche"
• Señala al menos dos partes del cuerpo cuando se le pide que las muestre
• Utiliza más gestos además de saludar y señalar, como soplar un beso o asentir con la cabeza. | • Sostiene algo con una mano mientras utiliza la otra; por ejemplo, sostiene un recipiente y quita la tapa
• Intenta utilizar interruptores, mandos o botones de un juguete.
• Juega con más de un juguete a la vez, como a poner comida de juguete en un plato de juguete | • Patea una pelota
• Corre
• Se acerca (no sube) a unos cuantos escalones con o sin ayuda.
• Come con cuchara |
| 30 (2.5 años) | • Juega junto a otros niños y a veces juega con ellos
• Le muestra lo que puede hacer diciendo: "¡Mírame!"
• Sigue rutinas sencillas cuando se le indica, como ayudar a recoger los juguetes cuando se le dice: "Es hora de limpiar" | • Dice unas 50 palabras
• Dice dos o más palabras, con una palabra de acción, como "corre perrito, corre"
• Nombra cosas en un libro cuando se les señala y se le pregunta: "¿Qué es esto?"
• Dice palabras como "yo", "mi" o "tú" | • Utiliza cosas para simular, como dar de comer un bloque a un muñeco como si fuera comida
• Muestra habilidades sencillas de resolución de problemas, como subirse a un pequeño taburete para alcanzar algo
• Sigue instrucciones de dos pasos, como "Deja el juguete y cierra la puerta"
• Demuestra que conoce al menos un color, como al señalar un lápiz de color rojo cuando le pregunta: "¿Cuál es rojo?" | • Utiliza las manos para girar objetos, como girar perillas de puertas o desenroscar tapas.
• Se quita algo de ropa solo, como pantalones holgados o una chaqueta abierta
• Salta en el suelo con ambos pies
• Pasa las páginas del libro, de una en una, cuando le leen |

(Continúa)

Mes	Social/emocional	Lengua/comunicación	Cognitivo	Movimiento/físico
36 (3 años)	• Se calma a los 10 minutos después de que usted se va, como cuando lo deja en la guardería • Se fija en otros niños y se une a ellos para jugar	• Habla con usted en una conversación con al menos dos intercambios de ida y vuelta • Hace preguntas del tipo "quién", "qué", "dónde" o "por qué", como "¿Dónde está papá/mamá?" • Dice qué acción está ocurriendo en una imagen o libro cuando se le pregunta, como "correr", "comer" o "jugar" • Dice su nombre de pila, cuando se le pregunta • Habla lo suficientemente bien como para que los demás le entiendan, la mayoría de las veces	• Dibuja un círculo, cuando se le enseña cómo hacerlo • Evita tocar objetos calientes, como una estufa, cuando se le advierte	• Ensarta objetos, como cuentas grandes o macarrones • Se pone algo de ropa solo, como pantalones holgados o una chaqueta • Utiliza un tenedor

48 (4 años)			
• Simula ser algo más durante el juego (profesor, superhéroe, perro)	• Dice frases con cuatro o más palabras	• Nombra algunos colores de artículos	• Atrapa un balón grande la mayoría de las veces
• Pide ir a jugar con los niños si no hay alguno cerca, como "¿Puedo jugar con Alex?"	• Dice algunas palabras de una canción, cuento o canción infantil	• Cuenta lo que sigue en una historia conocida	• Se sirve él mismo la comida o se sirve agua, con la supervisión de un adulto
• Consuela a otros que están heridos o tristes, como abrazar a un amigo que llora	• Habla de al menos una cosa que le haya pasado durante el día, como "Jugué fútbol"	• Dibuja una persona con tres o más partes del cuerpo	• Desabrocha algunos botones
• Evita el peligro, como no saltar desde alturas elevadas en el parque infantil	• Responde preguntas sencillas como "¿Para qué sirve un suéter?" o "¿Para qué sirve un lápiz de color?"		• Sujeta el lápiz o el crayón entre los dedos y el pulgar (no en un puño)
• Le gusta ser "ayudante"			
• Cambia de comportamiento en función de dónde se encuentre (lugar de oración, biblioteca, parque infantil)			

(Continúa)

Mes	Social/emocional	Lengua/comunicación	Cognitivo	Movimiento/físico
60 (5 años)	• Sigue las normas o se turna cuando juega con otros niños • Canta, baila o actúa para usted • Realiza tareas sencillas en casa, como hacer pares de calcetines o recoger la mesa después de comer	• Cuenta una historia que haya oído o inventado con al menos dos acontecimientos. Por ejemplo, un gato se quedó atorado en un árbol y un bombero lo salvó • Responde preguntas sencillas sobre un libro o un cuento después de que se lo lee o se le cuente • Mantiene una conversación con más de tres idas y venidas • Utiliza o reconoce rimas sencillas (pato-gato, bola-lola)	• Cuenta hasta 10 • Nombra algunos números entre 1 y 5 cuando usted los señala • Utiliza palabras relacionadas con el tiempo, como "ayer", "mañana", "día" o "noche" • Presta atención de 5 a 10 minutos durante las actividades. Por ejemplo, durante la hora del cuento o haciendo manualidades (el tiempo frente a la pantalla no cuenta) • Escribe algunas letras de su nombre • Nombra algunas letras cuando se le señalan	• Abrocha algunos botones • Salta en un pie

Adaptada de Zubler JM, Wiggins LD, Macias MM, et al. Evidence-Informed Milestones for Developmental Surveillance Tools. *Pediatrics*. 2022;149(3):e2021052138.

Gráficas de crecimiento

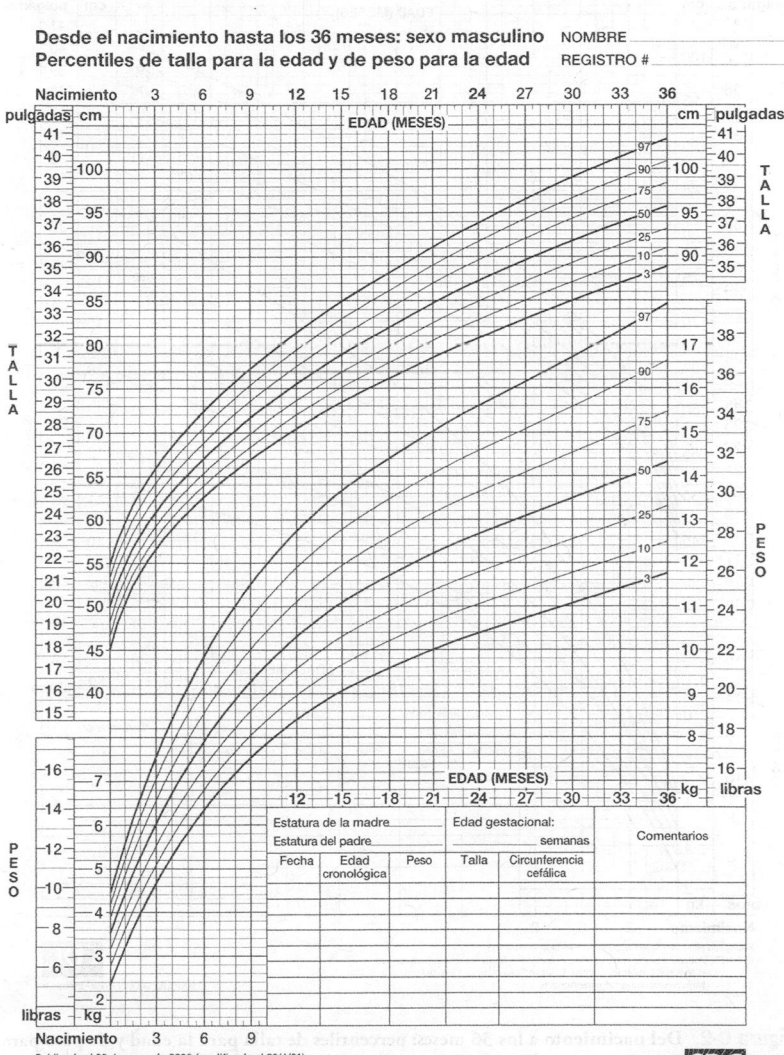

Desde el nacimiento hasta los 36 meses: sexo masculino
Percentiles de talla para la edad y de peso para la edad

NOMBRE
REGISTRO #

Publicada el 30 de mayo de 2000 (modificada el 20/4/01).
FUENTE: Elaborada por el National Center for Health Statistics en colaboración con
el National Center for Chronic Disease Prevention and Health Promotion (2000).
http://www.cdc.gov/growthcharts

CDC
SAFER · HEALTHIER · PEOPLE

Figura C-1. Desde el nacimiento hasta los 36 meses: percentiles de talla para la edad y de peso para la edad en el sexo masculino. (*Fuente*: National Center for Health Statistics en colaboración con el National Center for Chronic Disease Prevention and Health Promotion, 30 de mayo de 2000. Modificada el 20 de abril de 2001).

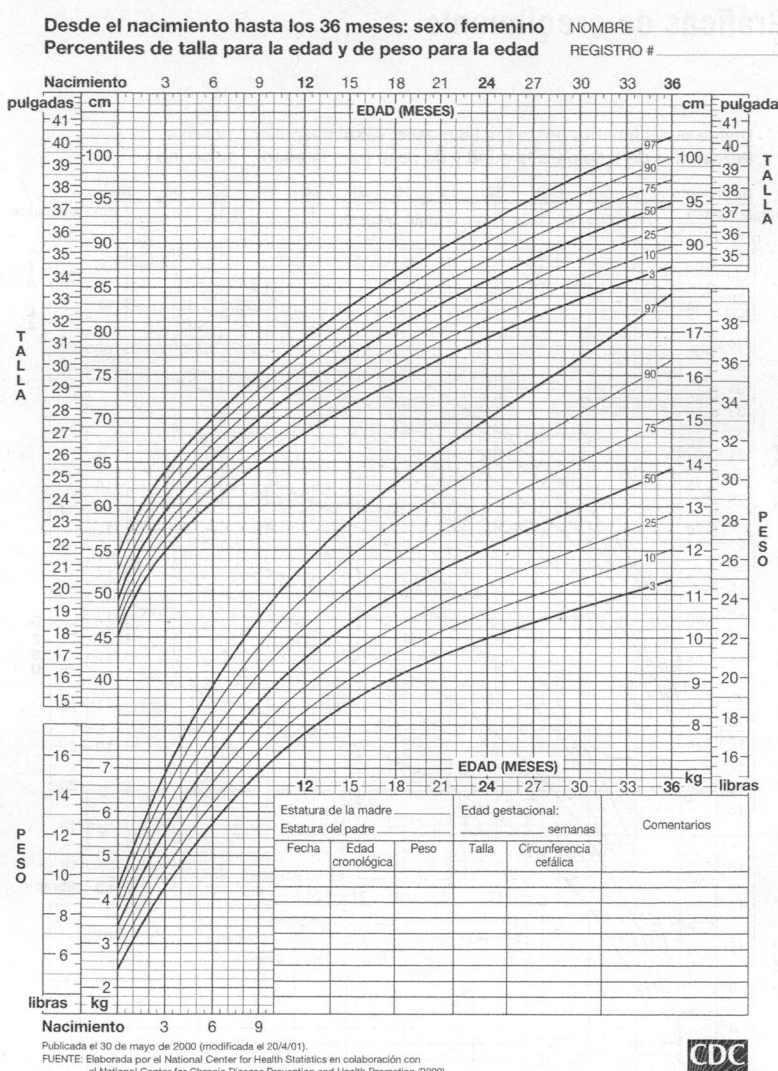

Figura C-2. Del nacimiento a los 36 meses: percentiles de talla para la edad y de peso para la edad en el sexo femenino. (*Fuente*: National Center for Health Statistics en colaboración con el National Center for Chronic Disease Prevention and Health Promotion, 30 de mayo de 2000. Modificada el 20 de abril de 2001).

Desde el nacimiento hasta los 36 meses: sexo masculino

Percentiles de la circunferencia cefálica para la edad y del peso para la talla

NOMBRE

REGISTRO #

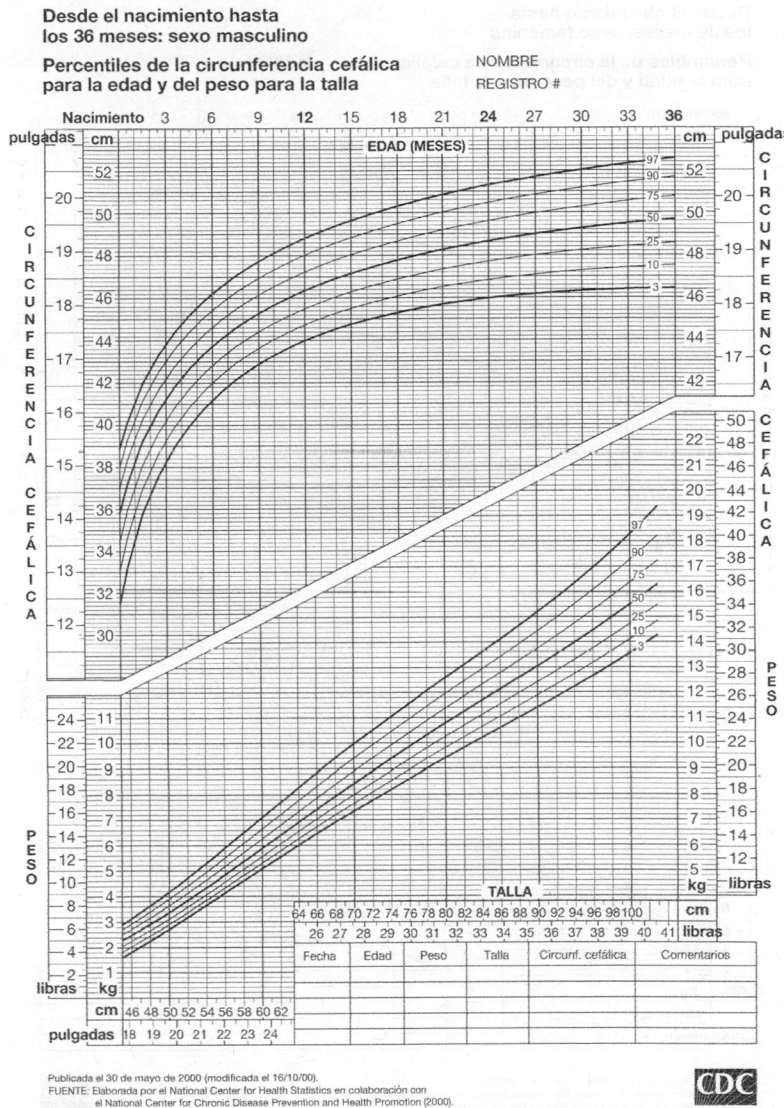

Publicada el 30 de mayo de 2000 (modificada el 16/10/00).
FUENTE: Elaborada por el National Center for Health Statistics en colaboración con el National Center for Chronic Disease Prevention and Health Promotion (2000).
http://www.cdc.gov/growthcharts

SAFER · HEALTHIER · PEOPLE™

Figura C-3. Desde el nacimiento hasta los 36 meses: percentiles de perímetro cefálico para la edad y del peso para la talla en el sexo masculino. (*Fuente*: National Center for Health Statistics en colaboración con el National Center for Chronic Disease Prevention and Health Promotion, 30 de mayo de 2000. Modificada el 20 de abril de 2001).

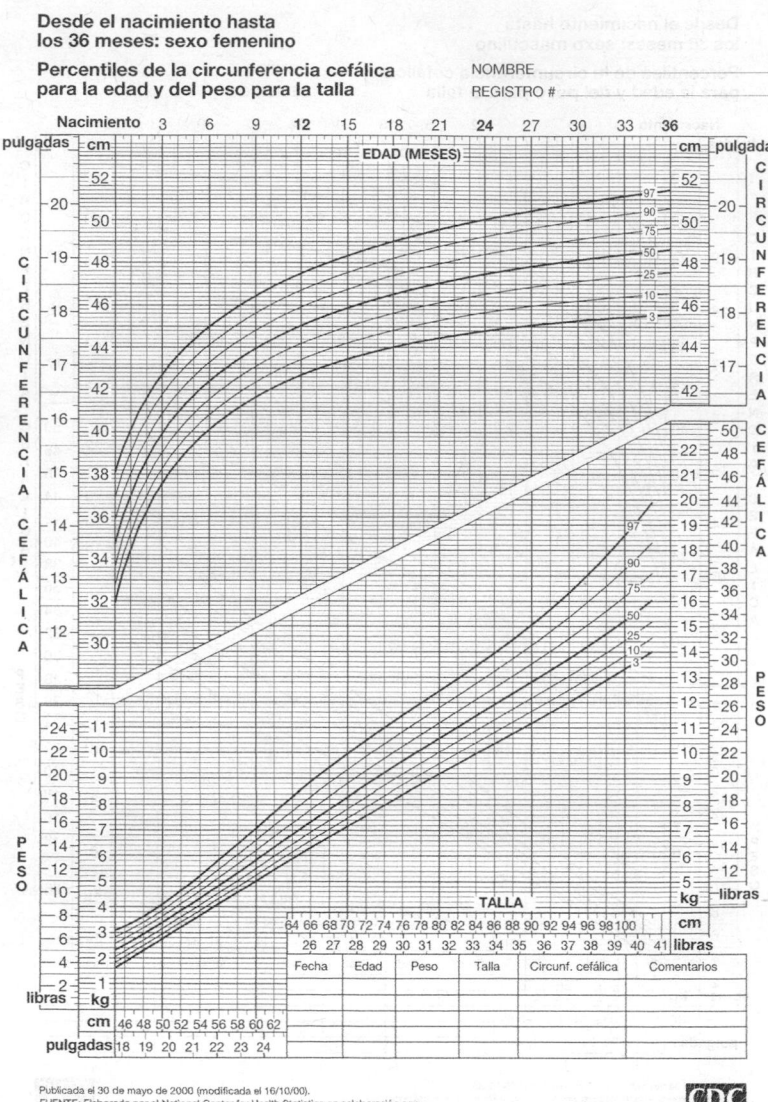

Desde el nacimiento hasta
los 36 meses: sexo femenino

Percentiles de la circunferencia cefálica
para la edad y del peso para la talla

NOMBRE _____
REGISTRO # _____

Publicada el 30 de mayo de 2000 (modificada el 16/10/00).
FUENTE: Elaborada por el National Center for Health Statistics en colaboración con
el National Center for Chronic Disease Prevention and Health Promotion (2000).
http://www.cdc.gov/growthcharts

Figura C-4. Desde el nacimiento hasta los 36 meses: percentiles de perímetro cefálico para la edad y del peso para la talla en el sexo femenino. (*Fuente*: National Center for Health Statistics en colaboración con el National Center for Chronic Disease Prevention and Health Promotion, 30 de mayo de 2000. Modificada el 20 de abril de 2001).

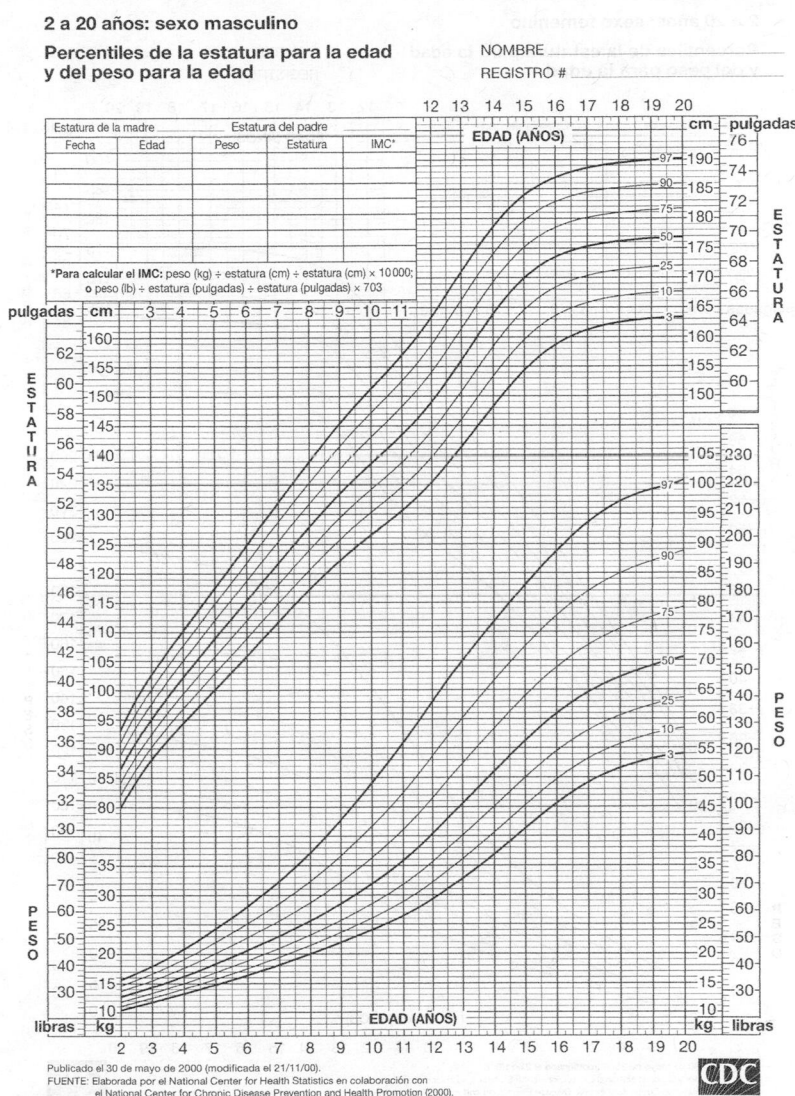

Figura C-5. De dos a veinte años: percentiles de estatura para la edad y de peso para la edad de los niños. (*Fuente*: National Center for Health Statistics en colaboración con el National Center for Chronic Disease Prevention and Health Promotion, 30 de mayo de 2000. Modificada el 20 de abril de 2001).

222222222222222

22222222

2 a 20 años: sexo femenino
Percentiles de la estatura para la edad y del peso para la edad

NOMBRE
REGISTRO #

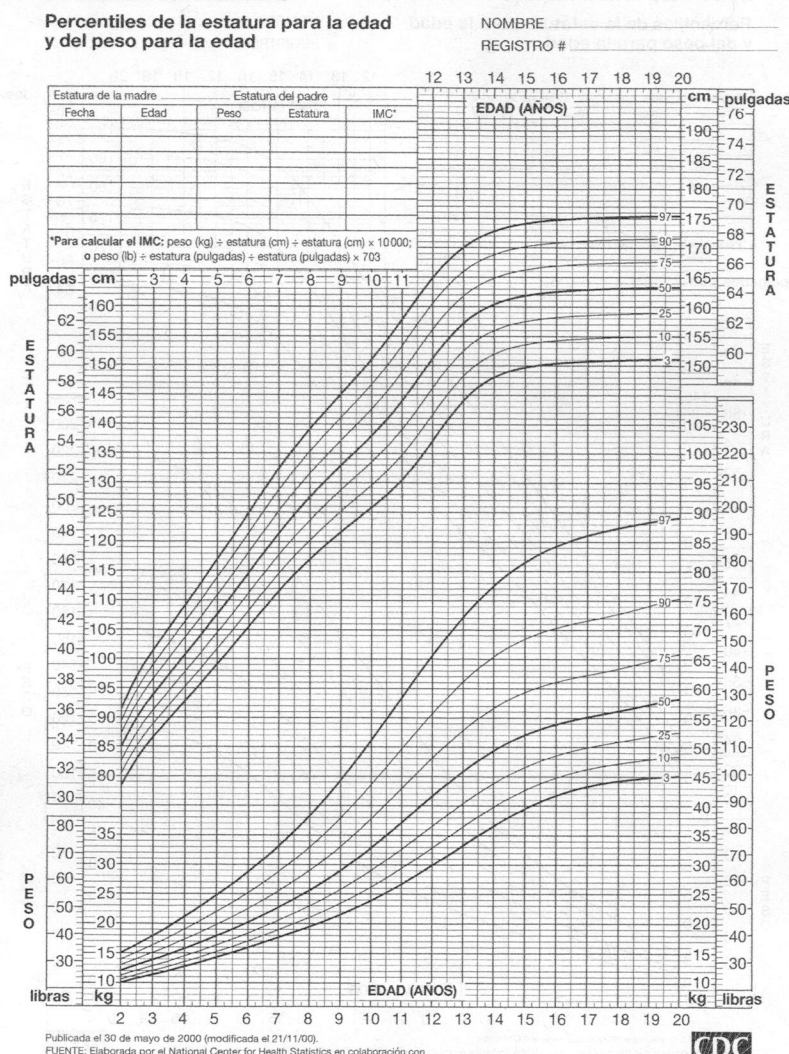

Publicada el 30 de mayo de 2000 (modificada el 21/11/00).
FUENTE: Elaborada por el National Center for Health Statistics en colaboración con el National Center for Chronic Disease Prevention and Health Promotion(2000).
http://www.cdc.gov/growthcharts

Figura C-6. De 2 a 20 años: percentiles de estatura para la edad y de peso para la edad de las niñas. (*Fuente*: National Center for Health Statistics en colaboración con el National Center for Chronic Disease Prevention and Health Promotion, 30 de mayo de 2000. Modificada el 20 de abril de 2001).

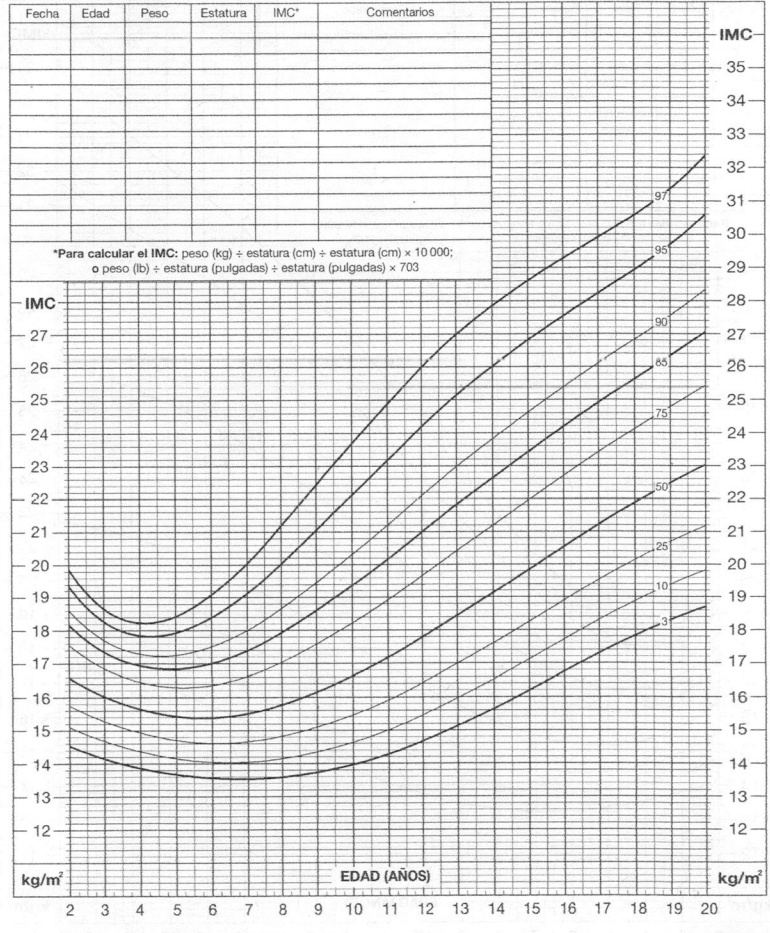

2 a 20 años: sexo masculino

Percentiles del índice de masa corporal para la edad

NOMBRE _____

REGISTRO # _____

*Para calcular el IMC: peso (kg) ÷ estatura (cm) ÷ estatura (cm) × 10 000; o peso (lb) ÷ estatura (pulgadas) ÷ estatura (pulgadas) × 703

Publicada el 30 de mayo de 2000 (modificada el 16/10/00).
FUENTE: Elaborada por el National Center for Health Statistics en colaboración con el National Center for Chronic Disease Prevention and Health Promotion (2000).
http://www.cdc.gov/growthcharts

CDC
SAFER · HEALTHIER · PEOPLE

Figura C-7. **De 2 a 20 años: percentiles del índice de masa corporal (IMC) para la edad en el sexo masculino.** (*Fuente*: National Center for Health Statistics en colaboración con el National Center for Chronic Disease Prevention and Health Promotion, 30 de mayo de 2000. Modificada el 20 de abril de 2001).

2 a 20 años: sexo femenino

Percentiles del índice
de masa corporal para la edad

NOMBRE _____

REGISTRO # _____

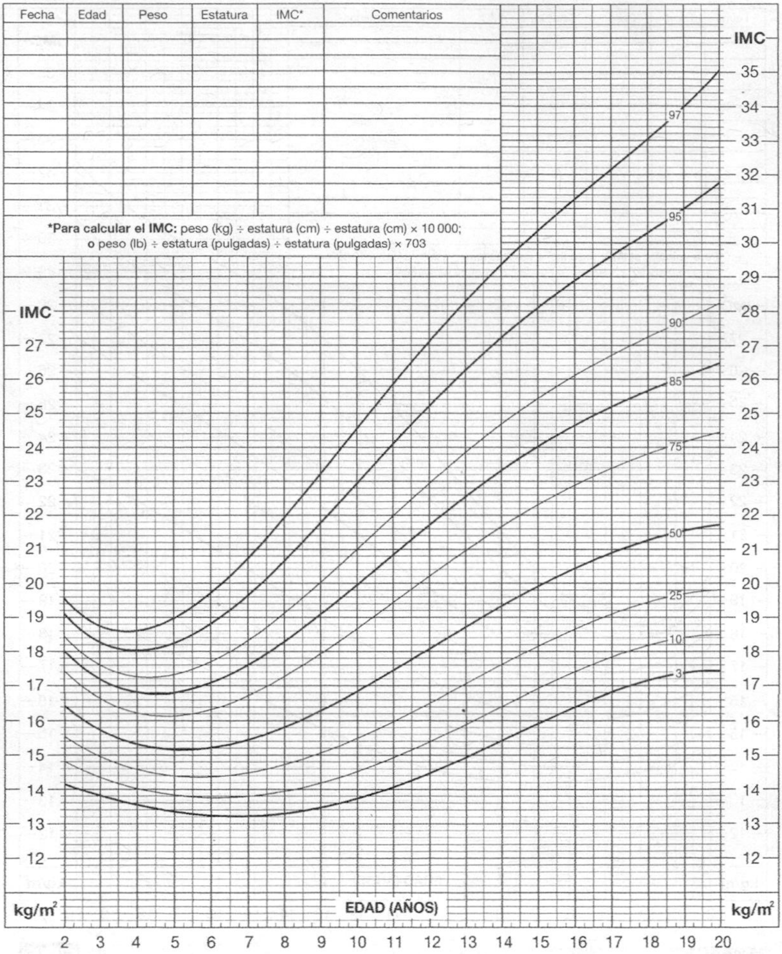

Fecha	Edad	Peso	Estatura	IMC*	Comentarios

*Para calcular el IMC: peso (kg) ÷ estatura (cm) ÷ estatura (cm) × 10 000;
o peso (lb) ÷ estatura (pulgadas) ÷ estatura (pulgadas) × 703

Publicada el 30 de mayo de 2000 (modificada el 16/10/00).
FUENTE: Elaborada por el National Center for Health Statistics en colaboración con
el National Center for Chronic Disease Prevention and Health Promotion(2000).
http://www.cdc.gov/growthcharts

CDC
SAFER · HEALTHIER · PEOPLE™

Figura C-8. De dos a veinte años: percentiles del índice de masa corporal (IMC) para la edad en el sexo femenino. (*Fuente*: National Center for Health Statistics en colaboración con el National Center for Chronic Disease Prevention and Health Promotion, 30 de mayo de 2000. Modificada el 20 de abril de 2001).

Percentiles del peso para la estatura: sexo masculino

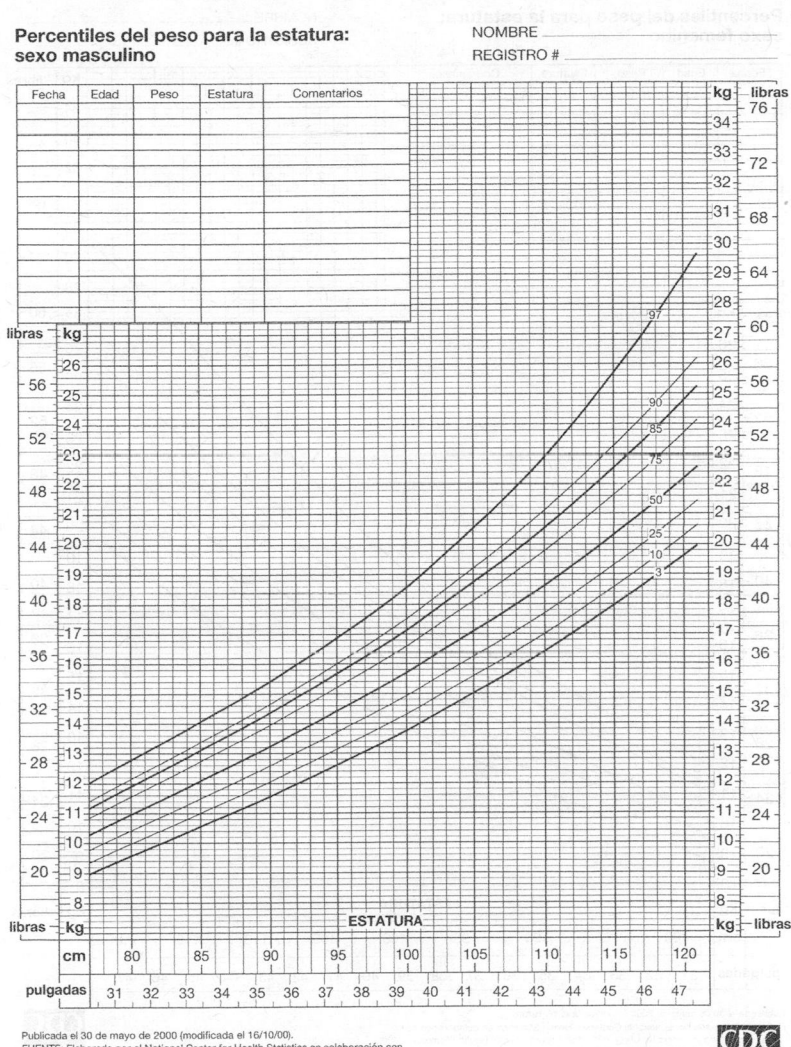

Publicada el 30 de mayo de 2000 (modificada el 16/10/00).
FUENTE: Elaborada por el National Center for Health Statistics en colaboración con
el National Center for Chronic Disease Prevention and Health Promotion (2000).
http://www.cdc.gov/growthcharts

SAFER · HEALTHIER · PEOPLE

Figura C-9. Percentiles de peso para la estatura del sexo masculino. (*Fuente*: National Center for Health Statistics en colaboración con el National Center for Chronic Disease Prevention and Health Promotion, 30 de mayo de 2000. Modificada el 20 de abril de 2001).

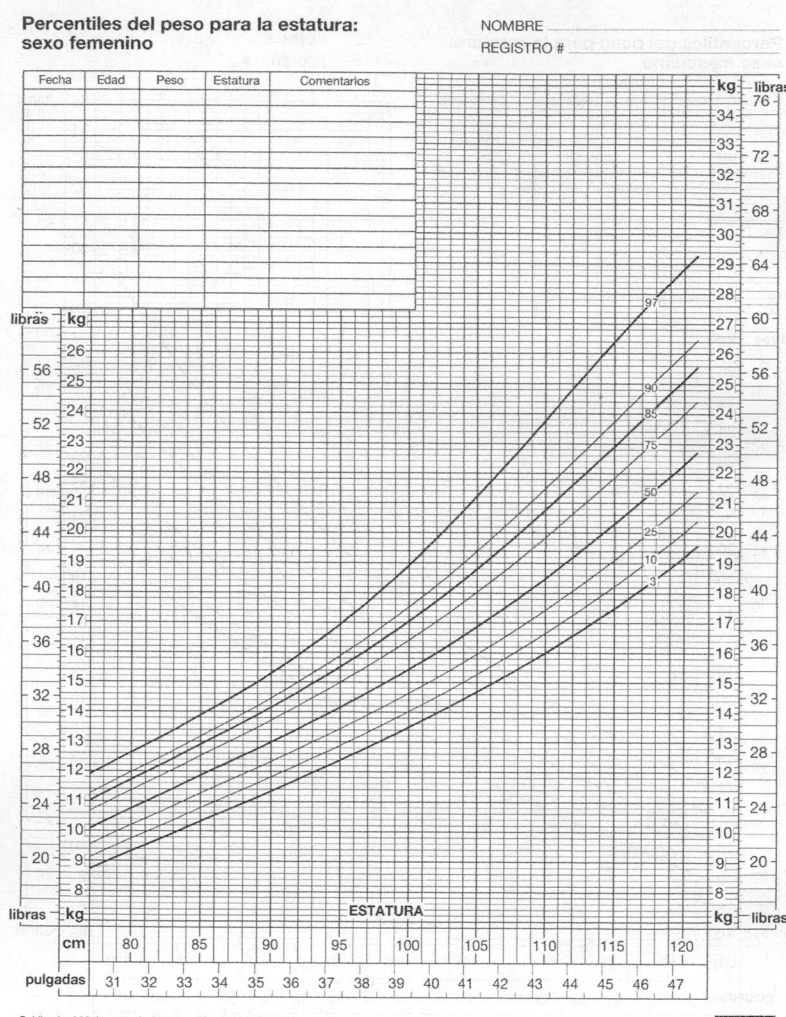

Figura C-10. **Percentiles de peso para la estatura del sexo femenino.** (*Fuente*: National Center for Health Statistics en colaboración con el National Center for Chronic Disease Prevention and Health Promotion, 30 de mayo de 2000. Modificada el 20 de abril de 2001).

Apéndice D

Estadios de Tanner

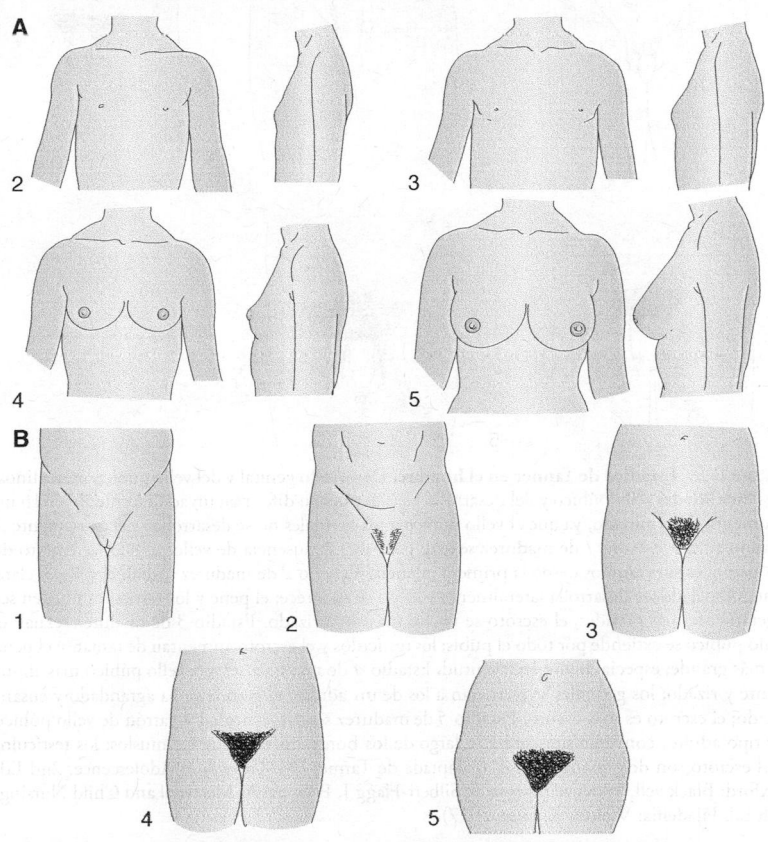

Figura D-1. Estadios de Tanner en la mujer. A. Desarrollo de las mamas de la mujer. Estadio *1* de madurez sexual (no mostrado): prepuberal; elevación del pezón solamente. Estadio *2* de madurez sexual: aparecen los botones mamarios; la aréola se ensancha ligeramente y se proyecta como un pequeño montículo. Estadio *3* de madurez sexual: aumento de toda la mama sin que sobresalgan la aréola ni el pezón. Estadio *4* de madurez sexual: aumento de la mama y proyección de la aréola y el pezón en forma de montículo secundario. Estadio *5* de madurez sexual: configuración adulta de la mama con protrusión del pezón; la aréola ya no se proyecta separada del resto de la mama. **B.** Desarrollo del vello púbico en la mujer. Estadio *1* de madurez sexual: prepuberal; ausencia de vello púbico. Estadio *2* de madurez sexual: el vello recto se extiende a lo largo de los labios y, entre los estadios *2* y *3*, comienza a aparecer en el pubis. Estadio *3* de madurez sexual: vello púbico en mayor cantidad, más oscuro y presente en el típico triángulo femenino, aunque en menor cantidad. Estadio *4* de madurez sexual: vello púbico más denso, rizado y con distribución adulta, aunque menos abundante. Estadio *5* de madurez sexual: vello abundante, patrón de tipo adulto; el vello puede extenderse a la parte interna de los muslos. (Adaptada de Tanner JM. *Growth at Adolescence*. 2nd Ed. Oxford: Blackwell, 1962; reimpresa de Silbert-Flagg J, Pillitteri A. *Maternal and Child Nursing*, 8th Ed. Filadelfia: Wolters Kluwer, 2017).

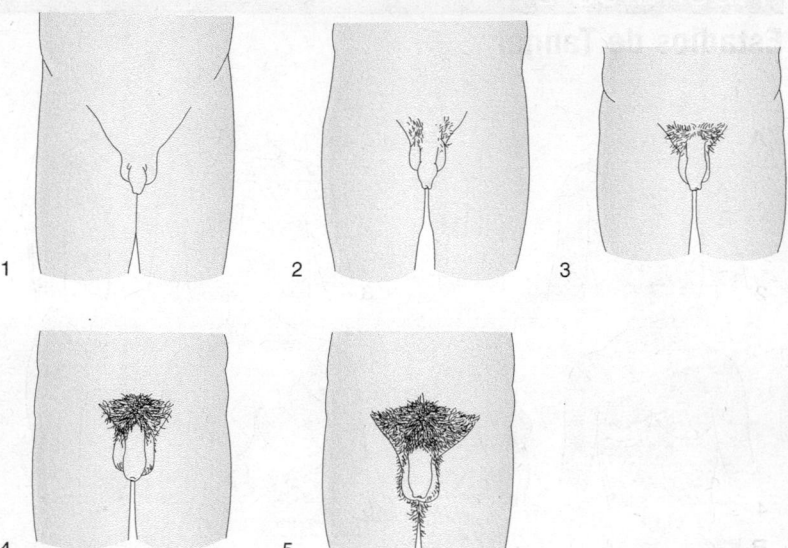

Figura D-2. Estadios de Tanner en el hombre. Desarrollo genital y del vello púbico masculinos. Los estadios del vello púbico y del desarrollo genital pueden diferir en un adolescente típico en un momento determinado, ya que el vello púbico y los genitales no se desarrollan necesariamente al mismo ritmo. Estadio *1* de madurez sexual: prepuberal; ausencia de vello púbico; el aspecto de los genitales sin cambios desde la primera infancia. Estadio *2* de madurez sexual: el vello es claro y aterciopelado, se desarrolla lateralmente y luego se oscurece; el pene y los testículos pueden ser ligeramente más grandes; el escroto se vuelve más texturizado. Estadio *3* de madurez sexual: el vello púbico se extiende por todo el pubis; los testículos y el escroto aumentan de tamaño; el pene es más grande, especialmente en longitud. Estadio *4* de madurez sexual: vello púbico más abundante y rizado; los genitales se asemejan a los de un adulto; el glande se ha agrandado y ensanchado; el escroto es más oscuro. Estadio *5* de madurez sexual: cantidad y patrón de vello púbico de tipo adulto, con vello presente a lo largo de los bordes internos de los muslos; los testículos y el escroto son de tamaño adulto. (Adaptada de Tanner JM. Growth at Adolescence. 2nd Ed. Oxford: Blackwell, 1962; reimpresa de Silbert-Flagg J, Pillitteri A. Maternal and Child Nursing, 8th Ed. Filadelfia: Wolters Kluwer, 2017).

Guías de fototerapia/exanguinotransfusión

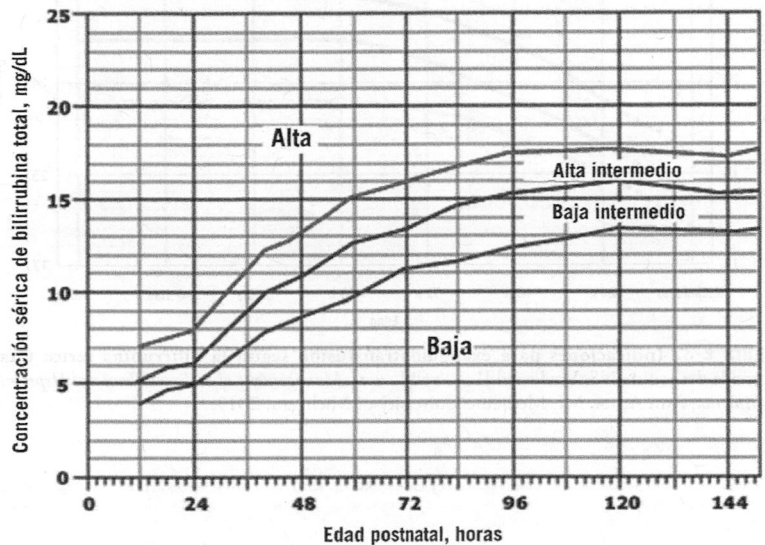

Figura E-1. **Nomograma de horario específico de la bilirrubina sérica total.** (Tomada de: Bahr TM, Henry E, Christensen RD, et al. A New Hour-Specific Serum Bilirubin Nomogram for Neonates ≥ 35 Weeks of Gestation. *J Pediatr.* 2021;236:28-33.e1.)

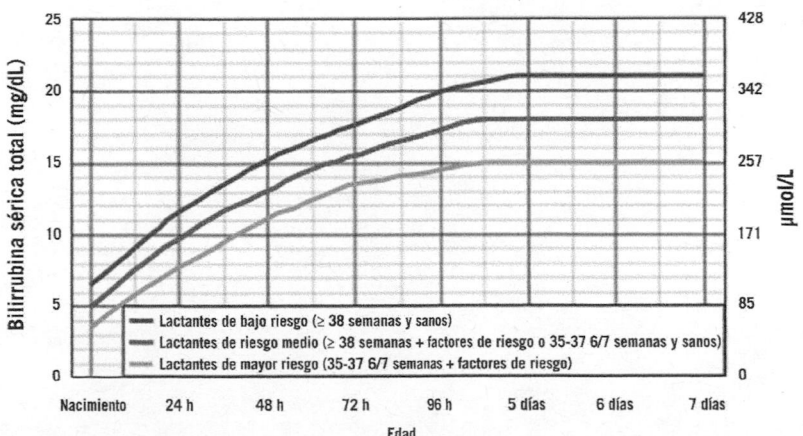

Figura E-2. **Indicaciones para fototerapia según la bilirrubina sérica total.** Tomada de: Sroufe NS, Vredeveld JL, Levy M, *et al. Management of Indirect Neonatal Hyperbilirubinemia.* Ann Arbor, MI: Medicine University of Michigan; 2019.

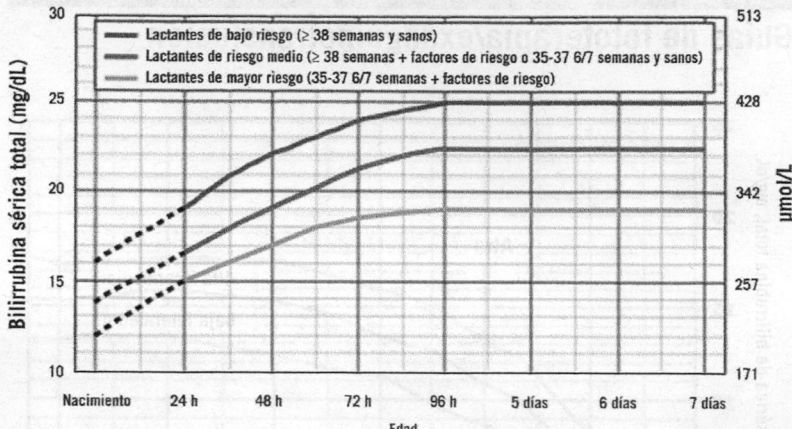

Figura E-3. Indicaciones para exanguinotransfusión según la bilirrubina sérica total.
Tomada de: Sroufe NS, Vredeveld JL, Levy M, *et al. Management of Indirect Neonatal Hyperbilirubinemia*. Ann Arbor, MI: Medicine University of Michigan; 2019.

Apéndice F

Hipertensión en niños y adolescentes

TABLA F-1 Niveles de presión arterial en niños por edad y percentil de talla

Edad (años)	Percentil de PA	PAS (mm Hg) Percentil de talla o talla medida							PAD (mm Hg) Percentil de talla o talla medida						
		5%	10%	25%	50%	75%	90%	95%	5%	10%	25%	50%	75%	90%	95%
1	Talla (pulg.)	30.4	30.8	31.6	32.4	33.3	34.1	34.6	30.4	30.8	31.6	32.4	33.3	34.1	34.6
	Talla (cm)	77.2	78.3	80.2	82.4	84.6	86.7	87.9	77.2	78.3	80.2	82.4	84.6	86.7	87.9
	50.°	85	85	86	86	87	88	88	40	40	40	41	41	42	42
	90.°	98	99	99	100	100	101	101	52	52	53	53	54	54	54
	95.°	102	102	103	103	104	105	105	54	54	55	55	56	57	57
	95.° + 12 mm Hg	114	114	115	115	116	117	117	66	66	67	67	68	69	69
2	Talla (pulg.)	33.9	34.4	35.3	36.3	37.3	38.2	38.8	33.9	34.4	35.3	36.3	37.3	38.2	38.8
	Talla (cm)	86.1	87.4	89.6	92.1	94.7	97.1	98.5	86.1	87.4	89.6	92.1	94.7	97.1	98.5
	50.°	87	87	88	89	89	90	91	43	43	44	44	45	46	46
	90.°	100	100	101	102	103	103	104	55	55	56	56	57	58	58
	95.°	104	105	105	106	107	107	108	57	58	58	59	60	61	61
	95.° + 12 mm Hg	116	117	117	118	119	119	120	69	70	70	71	72	73	73
3	Talla (pulg.)	36.4	37	37.9	39	40.1	41.1	41.7	36.4	37	37.9	39	40.1	41.1	41.7
	Talla (cm)	92.5	93.9	96.3	99	101.8	104.3	105.8	92.5	93.9	96.3	99	101.8	104.3	105.8
	50.°	88	89	89	90	91	92	92	45	46	46	47	48	49	49
	90.°	101	102	102	103	104	105	105	58	58	59	59	60	61	61
	95.°	106	106	107	107	108	109	109	60	61	61	62	63	64	64
	95.° + 12 mm Hg	118	118	119	119	120	121	121	72	73	73	74	75	76	76

	Talla (cm)	98.5	100.2	102.9	105.9	108.9	111.5	113.2
	50.°	90	90	91	92	93	94	94
	90.°	102	103	104	105	105	106	107
	95.°	107	107	108	108	109	110	110
	95.° + 12 mm Hg	119	119	120	120	121	122	122
5	Talla (pulg.)	41.1	41.8	43.0	44.3	45.5	46.7	47.4
	Talla (cm)	104.4	106.2	109.1	112.4	115.7	118.6	120.3
	50.°	91	92	93	94	95	96	96
	90.°	103	104	105	106	107	108	108
	95.°	107	108	109	109	110	111	112
	95.° + 12 mm Hg	119	120	121	121	122	123	124
6	Talla (pulg.)	43.4	44.2	45.4	46.8	48.2	49.4	50.2
	Talla (cm)	110.3	112.2	115.3	118.9	122.4	125.6	127.5
	50.°	93	93	94	95	96	97	98
	90.°	105	105	106	107	109	110	110
	95.°	108	109	110	111	112	113	114
	95.° + 12 mm Hg	120	121	122	123	124	125	126
7	Talla (pulg.)	45.7	46.5	47.8	49.3	50.8	52.1	52.9
	Talla (cm)	116.1	118	121.4	125.1	128.9	132.4	134.5
	50.°	94	94	95	97	98	98	99
	90.°	106	107	108	109	110	111	111
	95.°	110	110	111	112	114	115	116
	95.° + 12 mm Hg	122	122	123	124	126	127	128

TABLA F-1 · Niveles de presión arterial en niños por edad y percentil de talla (continuación)

Edad (años)	Percentil de PA	PAS (mm Hg) Percentil de talla o talla medida							PAD (mm Hg) Percentil de talla o talla medida						
		5%	10%	25%	50%	75%	90%	95%	5%	10%	25%	50%	75%	90%	95%
8	Talla (pulg.)	47.8	48.6	50	51.6	53.2	54.6	55.5	47.8	48.6	50	51.6	53.2	54.6	55.5
	Talla (cm)	121.4	123.5	127	131	135.1	138.8	141	121.4	123.5	127	131	135.1	138.8	141
	50.º	95	96	97	98	99	99	100	57	57	58	59	59	60	60
	90.º	107	108	109	110	111	112	112	69	70	70	71	72	72	73
	95.º	111	112	112	114	115	116	117	72	73	73	74	75	75	75
	95.º + 12 mm Hg	123	124	124	126	127	128	129	84	85	85	86	87	87	87
9	Talla (pulg.)	49.6	50.5	52	53.7	55.4	56.9	57.9	49.6	50.5	52	53.7	55.4	56.9	57.9
	Talla (cm)	126	128.3	132.1	136.3	140.7	144.7	147.1	126	128.3	132.1	136.3	140.7	144.7	147.1
	50.º	96	97	98	99	100	101	101	57	58	59	60	61	62	62
	90.º	107	108	109	110	112	113	114	70	71	72	73	74	74	74
	95.º	112	112	113	115	116	118	119	74	74	75	76	76	77	77
	95.º + 12 mm Hg	124	124	125	127	128	130	131	86	86	87	88	88	89	89
10	Talla (pulg.)	51.3	52.2	53.8	55.6	57.4	59.1	60.1	51.3	52.2	53.8	55.6	57.4	59.1	60.1
	Talla (cm)	130.2	132.7	136.7	141.3	145.9	150.1	152.7	130.2	132.7	136.7	141.3	145.9	150.1	152.7
	50.º	97	98	99	100	101	102	103	59	60	61	62	63	63	64
	90.º	108	109	111	112	113	115	116	72	73	74	74	75	75	76
	95.º	112	113	114	116	118	120	121	76	76	77	77	78	78	78
	95.º + 12 mm Hg	124	125	126	128	130	132	133	88	88	89	89	90	90	90

Edad								
11	Talla (pulg.)	53.0	54.0	55.7	57.6	59.6	61.3	62.4
	Talla (cm)	134.7	137.3	141.5	146.4	151.3	155.8	158.6
	50.°	99	99	101	102	103	104	106
	90.°	110	111	112	114	116	117	118
	95.°	114	114	116	118	120	123	124
	95.° + 12 mm Hg	126	126	128	130	132	135	136
12	Talla (pulg.)	55.2	56.3	58.1	60.1	62.2	64	65.2
	Talla (cm)	140.3	143	147.5	152.7	157.9	162.6	165.5
	50.°	101	101	102	104	106	108	109
	90.°	113	114	115	117	119	121	122
	95.°	116	117	118	121	124	126	128
	95.° + 12 mm Hg	128	129	130	133	136	138	140
13	Talla (pulg.)	57.9	59.1	61	63.1	65.2	67.1	68.3
	Talla (cm)	147	150	154.9	160.3	165.7	170.5	173.4
	50.°	103	104	105	108	110	111	112
	90.°	115	116	118	121	124	126	126
	95.°	119	120	122	125	128	130	131
	95.° + 12 mm Hg	131	132	134	137	140	142	143
14	Talla (pulg.)	60.6	61.8	63.8	65.9	68.0	69.8	70.9
	Talla (cm)	153.8	156.9	162	167.5	172.7	177.4	180.1
	50.°	105	106	109	111	112	113	113
	90.°	119	120	123	126	127	128	129
	95.°	123	125	127	130	132	133	134
	95.° y 12 mm Hg	135	137	139	142	144	145	146

TABLA F-1 Niveles de presión arterial en niños por edad y percentil de talla *(continuación)*

Edad (años)	Percentil de PA	PAS (mm Hg) Percentil de talla o talla medida							PAD (mm Hg) Percentil de talla o talla medida						
		5%	10%	25%	50%	75%	90%	95%	5%	10%	25%	50%	75%	90%	95%
15	Talla (pulg.)	62.6	63.8	65.7	67.8	69.8	71.5	72.5	62.6	63.8	65.7	67.8	69.8	71.5	72.5
	Talla (cm)	159	162	166.9	172.2	177.2	181.6	184.2	159	162	166.9	172.2	177.2	181.6	184.2
	50.°	108	110	112	113	114	114	114	61	62	64	65	66	67	68
	90.°	123	124	126	128	129	130	130	75	76	78	79	80	81	81
	95.°	127	129	131	132	134	135	135	78	79	81	83	84	85	85
	95.° y 12 mm Hg	139	141	143	144	146	147	147	90	91	93	95	96	97	97
16	Talla (pulg.)	63.8	64.9	66.8	68.8	70.7	72.4	73.4	63.8	64.9	66.8	68.8	70.7	72.4	73.4
	Talla (cm)	162.1	165	169.6	174.6	179.5	183.8	186.4	162.1	165	169.6	174.6	179.5	183.8	186.4
	50.°	111	112	114	115	115	116	116	63	64	66	67	68	69	69
	90.°	126	127	128	129	131	131	132	77	78	79	80	81	82	82
	95.°	130	131	133	134	135	136	137	80	81	83	84	85	86	86
	95.° y 12 mm Hg	142	143	145	146	147	148	149	92	93	95	96	97	98	98
17	Talla (pulg.)	64.5	65.5	67.3	69.2	71.1	72.8	73.8	64.5	65.5	67.3	69.2	71.1	72.8	73.8
	Talla (cm)	163.8	166.5	170.9	175.8	180.7	184.9	187.5	163.8	166.5	170.9	175.8	180.7	184.9	187.5
	50.°	114	115	116	117	117	118	118	65	66	67	68	69	70	70
	90.°	128	129	130	131	132	133	134	78	79	80	81	82	82	83
	95.°	132	133	134	135	137	138	138	81	82	84	85	86	86	87
	95.° y 12 mm Hg	144	145	146	147	149	150	150	93	94	96	97	98	98	99

PA, presión arterial; PAS, presión arterial sistólica; PAD, presión arterial distólica; mmHg, milímetros de mercurio
Utilizar valores de percentil para estadificar las lecturas de PA según el esquema (PA elevada: ≥ 90.° percentil; estadio 1 de HTA: ≥ 95.° percentil; y estadio 2 de HTA: ≥ 95.° percentil + 12 mm Hg). Los percentiles 50.°, 90.° y 95.° se obtuvieron mediante regresión cuantil sobre la base de niños con peso normal (IMC < percentil 85.°). Tomada de: U.S. Department of Health and Human Services. *The Fourth Report on the Diagnosis, Evaluation,*

Edad (años)	Percentil de PA	PAS (mm Hg) Percentil de talla o talla medida							PAD (mm Hg) Percentil de talla o talla medida						
		5%	10%	25%	50%	75%	90%	95%	5%	10%	25%	50%	75%	90%	95%
1	Talla (pulg.)	29.7	30.2	30.9	31.8	32.7	33.4	33.9	29.7	30.2	30.9	31.8	32.7	33.4	33.9
	Talla (cm)	75.4	76.6	78.6	80.8	83	84.9	86.1	75.4	76.6	78.6	80.8	83	84.9	86.1
	50.º	84	85	86	86	87	88	88	41	42	42	43	44	45	46
	90.º	98	99	99	100	101	102	102	54	55	56	56	57	58	58
	95.º	101	102	102	103	104	105	105	59	59	60	60	61	62	62
	95.º + 12 mm Hg	113	114	114	115	116	117	117	71	71	72	72	73	74	74
2	Talla (pulg.)	33.4	34	34.9	35.9	36.9	37.8	38.4	33.4	34	34.9	35.9	36.9	37.8	38.4
	Talla (cm)	84.9	86.3	88.6	91.1	93.7	96	97.4	84.9	86.3	88.6	91.1	93.7	96	97.4
	50.º	87	87	88	89	90	91	91	45	46	47	48	49	50	51
	90.º	101	101	102	103	104	105	106	58	58	59	60	61	62	62
	95.º	104	105	106	106	107	108	109	62	63	63	64	65	66	66
	95.º + 12 mm Hg	116	117	118	118	119	120	121	74	75	75	76	77	78	78
3	Talla (pulg.)	35.8	36.4	37.3	38.4	39.6	40.6	41.2	35.8	36.4	37.3	38.4	39.6	40.6	41.2
	Talla (cm)	91	92.4	94.9	97.6	100.5	103.1	104.6	91	92.4	94.9	97.6	100.5	103.1	104.6
	50.º	88	89	89	90	91	92	93	48	48	49	50	51	53	53
	90.º	102	103	104	104	105	106	107	60	61	61	62	63	64	65
	95.º	106	106	107	108	109	110	110	64	65	65	66	67	68	69
	95.º + 12 mm Hg	118	118	119	120	121	122	122	76	77	77	78	79	80	81

(Continúa)

Edad (años)	Percentil de PA	PAS (mm Hg) Percentil de talla o talla medida							PAD (mm Hg) Percentil de talla o talla medida						
		5%	10%	25%	50%	75%	90%	95%	5%	10%	25%	50%	75%	90%	95%
4	Talla (pulg.)	38.3	38.9	39.9	41.1	42.4	43.5	44.2	38.3	38.9	39.9	41.1	42.4	43.5	44.2
	Talla (cm)	97.2	98.8	101.4	104.5	107.6	110.5	112.2	97.2	98.8	101.4	104.5	107.6	110.5	112.2
	50.°	89	90	91	92	93	94	94	50	51	51	53	54	55	55
	90.°	103	104	105	106	107	108	108	62	63	64	65	66	67	67
	95.°	107	108	109	109	110	111	112	66	67	68	69	70	70	71
	95.° + 12 mm Hg	119	120	121	121	122	123	124	78	79	80	81	82	82	83
5	Talla (pulg.)	40.8	41.5	42.6	43.9	45.2	46.5	47.3	40.8	41.5	42.6	43.9	45.2	46.5	47.3
	Talla (cm)	103.6	105.3	108.2	111.5	114.9	118.1	120	103.6	105.3	108.2	111.5	114.9	118.1	120
	50.°	90	91	92	93	94	95	96	52	52	53	55	56	57	57
	90.°	104	105	106	107	108	109	110	64	65	66	67	68	69	70
	95.°	108	109	109	110	111	112	113	68	69	70	71	72	73	73
	95.° + 12 mm Hg	120	121	121	122	123	124	125	80	81	82	83	84	85	85
6	Talla (pulg.)	43.3	44	45.2	46.6	48.1	49.4	50.3	43.3	44	45.2	46.6	48.1	49.4	50.3
	Talla (cm)	110	111.8	114.9	118.4	122.1	125.6	127.7	110	111.8	114.9	118.4	122.1	125.6	127.7
	50.°	92	92	93	94	96	97	97	54	54	55	56	57	58	59
	90.°	105	106	107	108	109	110	111	67	67	68	69	70	71	71
	95.°	109	109	110	111	112	113	114	70	71	72	72	73	74	74
	95.° + 12 mm Hg	121	121	122	123	124	125	126	82	83	84	84	85	86	86

7

	45.6	46.4	47.7	49.2	50.7	52.1	53	45.6	46.4	47.7	49.2	50.7	52.1	53
Talla (pulg.)	45.6	46.4	47.7	49.2	50.7	52.1	53	45.6	46.4	47.7	49.2	50.7	52.1	53
Talla (cm)	115.9	117.8	121.1	124.9	128.8	132.5	134.7	115.9	117.8	121.1	124.9	128.8	132.5	134.7
50.°	92	93	94	95	97	98	99	55	55	56	57	58	59	60
90.°	106	106	107	109	110	111	112	68	68	69	70	71	72	72
95.°	109	110	111	112	113	114	115	72	72	73	73	74	74	75
95.° + 12 mm Hg	121	122	123	124	125	126	127	84	84	85	85	86	86	87

8

	47.6	48.4	49.8	51.4	53	54.5	55.5	47.6	48.4	49.8	51.4	53	54.5	55.5
Talla (pulg.)	47.6	48.4	49.8	51.4	53	54.5	55.5	47.6	48.4	49.8	51.4	53	54.5	55.5
Talla (cm)	121	123	126.5	130.6	134.7	138.5	140.9	121	123	126.5	130.6	134.7	138.5	140.9
50.°	93	94	95	97	98	99	100	55	56	57	59	60	61	61
90.°	107	107	108	110	111	112	113	69	70	71	72	72	73	73
95.°	110	111	112	113	115	116	117	72	73	74	74	75	75	75
95.° + 12 mm Hg	122	123	124	125	127	128	129	84	85	86	86	87	87	87

9

	49.3	50.2	51.7	53.4	55.1	56.7	57.7	49.3	50.2	51.7	53.4	55.1	56.7	57.7
Talla (pulg.)	49.3	50.2	51.7	53.4	55.1	56.7	57.7	49.3	50.2	51.7	53.4	55.1	56.7	57.7
Talla (cm)	125.3	127.6	131.3	135.6	140.1	144.1	146.6	125.3	127.6	131.3	135.6	140.1	144.1	146.6
50.°	95	95	97	98	99	100	101	57	58	59	60	60	61	61
90.°	108	108	109	111	112	113	114	71	71	72	73	73	73	73
95.°	112	112	113	114	116	117	118	74	74	75	75	75	75	75
95.° + 12 mm Hg	124	124	125	126	128	129	130	86	86	87	87	87	87	87

10

	51.1	52	53.7	55.5	57.4	59.1	60.2	51.1	52	53.7	55.5	57.4	59.1	60.2
Talla (pulg.)	51.1	52	53.7	55.5	57.4	59.1	60.2	51.1	52	53.7	55.5	57.4	59.1	60.2
Talla (cm)	129.7	132.2	136.3	141	145.8	150.2	152.8	129.7	132.2	136.3	141	145.8	150.2	152.8
50.°	96	97	98	99	101	102	103	58	59	59	60	61	61	62
90.°	109	110	111	112	113	115	116	72	73	73	73	73	73	73
95.°	113	114	116	116	117	119	120	75	75	76	76	76	76	76
95.° + 12 mm Hg	125	126	128	128	129	131	132	87	88	88	88	88	88	88

TABLA F-2 Niveles de presión arterial en niñas por edad y percentil de talla *(continuación)*

Edad (años)	Percentil de PA	PAS (mm Hg) Percentil de talla o talla medida							PAD (mm Hg) Percentil de talla o talla medida						
		5%	10%	25%	50%	75%	90%	95%	5%	10%	25%	50%	75%	90%	95%
11	Talla (pulg.)	53.4	54.5	56.2	58.2	60.2	61.9	63	53.4	54.5	56.2	58.2	60.2	61.9	63
	Talla (cm)	135.6	138.3	142.8	147.8	152.8	157.3	160	135.6	138.3	142.8	147.8	152.8	157.3	160
	50.º	98	99	101	102	104	105	106	60	60	60	61	62	63	64
	90.º	111	112	113	114	116	118	120	74	74	74	74	74	75	75
	95.º	115	116	117	118	120	123	124	76	77	77	77	77	77	77
	95.º + 12 mm Hg	127	128	129	130	132	135	136	88	89	89	89	89	89	89
12	Talla (pulg.)	56.2	57.3	59	60.9	62.8	64.5	65.5	56.2	57.3	59	60.9	62.8	64.5	65.5
	Talla (cm)	142.8	145.5	149.9	154.8	159.6	163.8	166.4	142.8	145.5	149.9	154.8	159.6	163.8	166.4
	50.º	102	102	104	105	107	108	108	61	61	61	62	64	65	65
	90.º	114	115	116	118	120	122	122	75	75	75	75	76	76	76
	95.º	118	119	120	122	124	125	126	78	78	78	78	79	79	79
	95.º y 12 mm Hg	130	131	132	134	136	137	138	90	90	90	90	91	91	91
13	Talla (pulg.)	58.3	59.3	60.9	62.7	64.5	66.1	67	58.3	59.3	60.9	62.7	64.5	66.1	67
	Talla (cm)	148.1	150.6	154.7	159.2	163.7	167.8	170.2	148.1	150.6	154.7	159.2	163.7	167.8	170.2
	50.º	104	105	106	107	108	108	109	62	62	63	64	65	65	66
	90.º	116	117	119	121	122	123	123	75	75	75	76	76	76	76
	95.º	121	122	123	124	126	126	127	79	79	79	79	80	80	81
	95.º + 12 mm Hg	133	134	135	136	138	138	139	91	91	91	91	92	92	93
14	Talla (pulg.)	59.3	60.2	61.8	63.5	65.2	66.8	67.7	59.3	60.2	61.8	63.5	65.2	66.8	67.7
	Talla (cm)	150.6	153	156.9	161.3	165.7	169.7	172.1	150.6	153	156.9	161.3	165.7	169.7	172.1

Edad	Percentil de PA	|--- PAS (mmHg) / Percentil de talla ---|							|--- PAD (mmHg) / Percentil de talla ---|						
	50.º	105	106	107	108	109	109	109	63	63	64	65	66	66	66
	90.º	118	118	120	122	123	123	123	76	76	76	76	77	77	77
	95.º	123	123	124	125	126	127	127	80	80	80	80	81	81	82
	95.º + 12 mm Hg	135	135	136	137	138	139	139	92	92	92	92	93	93	94
15	Talla (pulg.)	59.7	60.6	62.2	63.9	65.6	67.2	68.1							
	Talla (cm)	151.7	154	157.9	162.3	166.7	170.6	173							
	50.º	105	106	107	108	109	109	109	64	64	65	66	66	67	67
	90.º	118	119	121	122	123	123	124	76	76	76	77	78	78	78
	95.º	124	124	125	126	127	127	128	80	80	80	81	82	82	82
	95.º + 12 mm Hg	136	136	137	138	139	139	140	92	92	92	93	94	94	94
16	Talla (pulg.)	59.9	60.8	62.4	64.1	65.8	67.3	68.3							
	Talla (cm)	152.1	154.5	158.4	162.8	167.1	171.1	173.4							
	50.º	106	107	108	109	110	110	111	64	64	65	66	66	67	67
	90.º	119	120	122	123	124	124	125	76	76	76	77	78	78	78
	95.º	124	125	127	127	128	128	128	80	80	80	81	82	82	82
	95.º + 12 mm Hg	136	137	139	139	140	140	140	92	92	92	93	94	94	94
17	Talla (pulg.)	60.0	60.9	62.5	64.2	65.9	67.4	68.4							
	Talla (cm)	152.4	154.7	158.7	163.0	167.4	171.3	173.7							
	50.º	107	108	109	110	110	110	111	64	64	65	66	66	66	67
	90.º	120	121	123	124	124	125	125	76	76	76	77	78	78	78
	95.º	125	125	126	127	128	128	128	80	80	80	81	82	82	82
	95.º + 12 mm Hg	137	137	138	139	140	140	140	92	92	92	93	94	94	94

PA, presión arterial; PAS, presión arterial sistólica; PAD, presión arterial diastólica; mmHg, milímetros de mercurio

Utilizar valores de percentil para estadificar las lecturas de PA según el esquema (PA elevada: ≥ 90.º percentil; estadio 1 de HTA: ≥ 95.º percentil; y estadio 2 de HTA: ≥ 95.º percentil + 12 mm Hg). Los percentiles 50.º, 90.º y 95.º se obtuvieron mediante regresión cuantil sobre la base de niños con peso normal (IMC < percentil 85.º). Tomada de: U.S. Department of Health and Human Services. *The Fourth Report on the Diagnosis, Evaluation, and Treatment of High Blood Pressure in Children and Adolescents.* Washington, D.C.: U.S. Department of Health and Human Services; 2005.

TABLA F-3	Definiciones actualizadas de las categorías y estadios de la presión arterial

Para niños de 1 a < 13 años

PA normal: < 90.º percentil

PA elevada: ≥ 90.º percentil a < 95.º percentil o 120/80 mm Hg a < 95.º percentil (lo que sea menor)

HTA en estadio 1: ≥ percentil 95.º a < percentil 95.º + 12 mm Hg, o 130/80 a 139/89 mm Hg (el valor más bajo)

HTA en estadio 2: ≥ 95.º percentil + 12 mm Hg, o ≥ 140/90 mm Hg (lo que sea menor)

Para niños de ≥ 13 años

PA normal: < 120/< 80 mm Hg

PA elevada: 120/< 80 a 129/< 80 mm Hg

HTA estadio 1: 130/80 a 139/89 mm Hg

HTA estadio 2: ≥ 140/90 mm Hg

HTA, hipertensión arterial; mm Hg, milímetros de mercurio; PA, presión arterial. Tomada de: Thomas J, Stonebrook E, Kallash M. Pediatric hypertension: Review of the definition, diagnosis, and initial management. *Int J Pediatr Adolesc Med*. 2022;9(1):1-6.

Apéndice G
Procedimientos comunes
Akshaya J. Vachharajani

- Póngase cómodo. Este es el aspecto más importante al iniciar un procedimiento.
- Si *usted* se siente incómodo, el procedimiento durará más y es más probable que no tenga éxito.
- Para todos los procedimientos descritos a continuación:
  - Tome un descanso.
  - Use una mascarilla.
  - Use una bata estéril y guantes estériles después de lavarse.
  - Prepare y cubra la piel con povidona yodada bajo precauciones asépticas.

CATETERISMO DE LA ARTERIA UMBILICAL

Indicaciones
- Monitoreo de los gases en la sangre arterial y la presión arterial
- Suministro de nutrición parenteral total (NPT) o soluciones hipertónicas

Complicaciones
- Hemorragia (por desplazamiento de la línea)
- Trombosis
- Infección
- Isquemia/infarto de extremidades inferiores, intestino o riñón
- Arritmia
- Hipertensión

Colocación de la vía y longitud del catéter
- Con una línea alta, coloque la punta del catéter por encima del diafragma, entre T6 y T9 (por encima de las arterias renal y mesentérica). Este enfoque es menos propenso a las complicaciones.
- Utilice la fórmula para determinar la longitud del catéter (línea alta):

  Longitud del catéter (cm) = (3 × peso al nacer (kg) + 9)

Procedimiento
- Determine la longitud del catéter.
- Inmovilizar al neonato. Utilice una técnica estéril, "prepare" y cubra el cordón umbilical y la piel adyacente.
- Lave el catéter con solución salina estéril (después de unirlo a una llave de tres vías) antes de la inserción para evitar la embolia gaseosa.
- Coloque cinta umbilical estéril alrededor de la base del cordón. Seccione el cordón umbilical horizontalmente a unos 1.5-2.0 cm por encima de la piel. Apriete la cinta umbilical para detener la hemorragia.
- Identifique la vena grande de pared delgada y las dos arterias más pequeñas de pared gruesa. Utilice pinzas de punta curva para abrir y dilatar suavemente una de las arterias.

- Sujete el catéter aproximadamente a 1 cm de la punta con unas pinzas sin dientes e introdúzcalo en la arteria hasta la longitud deseada. Introduzca el catéter en la arteria ejerciendo una ligera presión.
  - No fuerce el catéter.
  - Forzar el catéter puede crear un falso lumen.
- Asegure el catéter con una sutura a través del cordón y alrededor del catéter.
- Confirme la posición del catéter con una radiografía. El catéter puede retirarse pero no avanzarse una vez que se haya roto el campo estéril.

CATETERISMO VENOSO UMBILICAL

Indicaciones

- Suministro de cristaloides o coloides en la sala de partos para reanimar a neonatos en choque
- Suministro rápido de medicamentos
- Suministro de líquidos hipertónicos o NPT

Complicaciones

- Hemorragia por desplazamiento de la línea o perforación del vaso sanguíneo
- Infección
- Embolia gaseosa
- Arritmia
- Trombosis de la vena porta e hipertensión portal (complicación tardía)
- Derrame pleural y pericárdico y taponamiento pericárdico

Colocación de la vía y longitud del catéter

- Coloque el catéter en la vena cava inferior por encima del nivel del conducto venoso y las venas hepáticas y por debajo del nivel de la aurícula izquierda. En la práctica, esto significa a nivel de la hemicúpula diafragmática derecha.
- Utilice la fórmula para determinar la longitud del catéter:

  Longitud del catéter (cm) = [0.5 × longitud del catéter de la arteria umbilical (cm)] + 1

Procedimiento

- Siga los pasos del procedimiento para la colocación del catéter en la arteria umbilical hasta identificar la arteria. En este caso, identifique la vena de pared delgada e introduzca el catéter.
  - Avanzar suavemente el catéter hasta la distancia deseada.
  - No fuerce el catéter porque esto puede causar un falso lumen.
- Asegure el catéter como en la colocación del catéter de la arteria umbilical.
- Confirme la colocación del catéter con una radiografía.
- En la sala de partos, donde la rapidez de colocación de la vía umbilical es esencial, introduzca el catéter hasta 5 cm en el recién nacido a término (o hasta que pueda extraer sangre por primera vez con facilidad); esto es suficiente.

PUNCIÓN LUMBAR

Indicaciones

- Diagnóstico de meningitis (sospecha de sepsis en neonatos, apnea y bradicardia, evaluación de neonatos o niños con hemocultivos positivos)
- Alivio del aumento de la presión intracraneal (PIC) en neonatos con hidrocefalia (punciones lumbares seriadas)

Contraindicaciones

- Aumento de la PIC
    - Si hay signos o síntomas de un aumento de la PIC (papiledema, hemorragia retiniana, traumatismo con traumatismo craneoencefálico asociado), solicite una tomografía computarizada (TC) antes de la punción lumbar. En los neonatos, el aumento de la PIC no es una contraindicación importante, ya que la fontanela está abierta y el riesgo de herniación cerebelosa es bajo. La TC rara vez se realiza en neonatos.
    - La punción lumbar no debe realizarse en neonatos muy enfermos que no toleren la posición requerida.
- Diátesis hemorrágica
    - Es preferible un recuento de plaquetas > 50 000/μL.
    - La corrección de las deficiencias del factor de coagulación antes de la punción lumbar previene la hemorragia de la médula espinal y la parálisis potencial.
- Infecciones cutáneas suprayacentes, que pueden inocular el líquido cefalorraquídeo (LCR).

Complicaciones

- Punción en blanco o punción traumática (complicación más frecuente)
- Dolor de cabeza
- Tumor medular epidérmico adquirido causado por la implantación de material epidérmico en el canal medular si no se utiliza estilete en la entrada cutánea
- Dolor de espalda local
- Infección
- Hemorragia
- Hernias asociadas al aumento de la PIC. La herniación de las amígdalas cerebelosas no es una complicación temida en neonatos con fontanela anterior abierta.

Procedimiento

- Coloque al niño sentado o en decúbito lateral con las caderas, rodillas y cuello flexionados. Vigile el estado cardiorrespiratorio por si estuviera comprometido.
- Localice el interespacio L3-L4 o L4-L5 trazando una línea imaginaria entre las dos crestas ilíacas.
- Limpie la piel con povidona yodada y cubra al niño con paños estériles.
- Utilice una aguja espinal de calibre 20 a 22 de la longitud deseada.
- Anestesie la piel suprayacente y el tejido subcutáneo con lidocaína tamponada al 1%.
- Punción en la línea media solo caudal a la apófisis espinosa palpada, inclinando la aguja ligeramente en dirección cefálica y hacia el ombligo. Haga avanzar la aguja lentamente; retire el estilete cada pocos milímetros para comprobar si hay flujo de LCR.
- Si encuentra resistencia (es decir, si toca hueso), retire la aguja hacia la piel y reoriente el ángulo de la aguja.
- Envíe el LCR para estudios apropiados (tubo 1 para cultivo y tinción de Gram, tubo 2 para glucosa y proteínas, tubo 3 para recuento celular y diferencial, y tubo 4 para LCR guardado o cualquier estudio especializado adicional). El tubo con el LCR más claro debe enviarse para recuento celular independientemente de su número.
- Para medir la presión del LCR, el paciente debe estar en decúbito lateral recto (no en posición fetal). Una vez establecido el libre flujo del LCR, coloque el manómetro y mida la presión del LCR.

COLOCACIÓN DE SONDA PLEURAL Y TORACOCENTESIS

Indicaciones

Neumotórax a tensión y derrame pleural

Complicaciones

* Neumotórax o hemotórax
* Hemorragia o infección
* Contusión o laceración pulmonar
* Punción del diafragma, hígado o bazo

Procedimiento

Descompresión con aguja

* Para el neumotórax a tensión, descomprima insertando un catéter periférico calibre 23 o 22 en el segundo espacio intercostal en la línea medioclavicular, tomando precauciones asépticas.
* Inserte la aguja o el angiocatéter conectado a una llave de tres vías abierta a la jeringa y aspire a medida que avanza la aguja. Detenga el avance de la aguja en cuanto se aspire aire en la jeringa. Deje de aspirar cuando la jeringa esté llena de aire, cierre la llave de paso y vacíe la jeringa.
* Gire la llave en línea con la jeringa y comience a aspirar de nuevo. Repita la operación hasta que no se aspire aire.

Colocación de sonda pleural

* Coloque al niño en decúbito supino o con el lado afectado hacia arriba.
* Identifique el punto de entrada, entre el tercer y el quinto espacio intercostal en la línea axilar media y línea axilar anterior, normalmente a la altura del pezón. (Tenga cuidado de evitar el tejido mamario).
* Anestesie localmente la piel, el tejido subcutáneo, los músculos de la pared torácica y la pleura parietal con lidocaína.
* Realice una incisión en el punto de inserción deseado y diseque con un instrumento (o pinza) de punta roma a través de las capas de tejido hasta llegar al borde superior de la costilla. (De este modo se evita el haz neurovascular de la porción inferior de cada costilla).
* Empuje una pinza hemostática sobre la parte superior de la costilla, a través de la pleura y dentro del espacio pleural. Entre en el espacio pleural con precaución. Extienda la pinza hemostática para abrir, coloque el tubo torácico en la pinza y guíelo hasta el punto de entrada.
* Inserte el tubo.
  * Para un neumotórax, inserte el tubo anteriormente hacia el ápice del pulmón opuesto.
  * Para un derrame pleural, dirija el tubo hacia abajo y hacia atrás.
* Asegure la sonda con suturas en jareta.
* Conecte el tubo al sistema de drenaje con −20 a −30 cm de presión de agua.
* Aplique un vendaje oclusivo estéril.
* Confirme la posición con una radiografía de tórax. Es necesario realizar una radiografía lateral de tórax para confirmar que la punta del tubo torácico se encuentra en el mediastino anterior, especialmente si se está evacuando un neumotórax.

Toracocentesis
- Confirme la presencia de líquido en el espacio pleural mediante exploración clínica, radiografía de tórax o ecografía. Confirme que el volumen del líquido es lo suficientemente grande como para ser drenado.
- Coloque al niño sentado, inclinado hacia una mesa si es posible. De lo contrario, coloque al niño en posición supina.
- Identifique el punto de entrada en el séptimo espacio intercostal y la línea axilar posterior.
- Prepare y cubra la zona con precauciones asépticas.
- Anestesie la piel, el tejido subcutáneo, los músculos de la pared torácica y la pleura con lidocaína.
- Haga avanzar un catéter intravenoso de calibre 18 a 22 o una aguja de gran calibre conectada a una jeringa y una llave de paso y, a continuación, "avance" la aguja por la parte superior de la costilla hasta el espacio pleural al tiempo que proporciona una presión negativa constante.
- Aspire el líquido.
- Luego de retirar la aguja o el catéter, coloque un vendaje oclusivo y realice una radiografía de tórax para descartar un neumotórax iatrogénico.

SUTURAS

Información general
- Las laceraciones a suturar deben tener < 6 horas (12 horas en la cara).
- Por lo general, las heridas por mordedura no deben suturarse.
- Cuanto más tiempo se dejen las suturas, mayor será el riesgo de cicatrización e infección.
- Debe considerarse la cirugía plástica en cualquier laceración que afecte la cara, los labios, las manos, los genitales, la boca o el área orbitaria, incluidas las laceraciones profundas con daño nervioso, las laceraciones en estrella, las laceraciones con colgajo, las laceraciones que afecten la comisura labial las laceraciones con viabilidad tisular dudosa y las laceraciones grandes y complejas.

Procedimiento
- Retire los cuerpos extraños.
- Examine la zona en busca de nervios, tendones y hueso expuestos.
- Realice un examen neurovascular.
- No olvide preguntar por el estado de la inmunización antitetánica y aplicar la vacuna si es necesario.
- Irrigue la herida con abundante solución salina estéril para limpiar la zona. (Este es el paso más importante para prevenir la infección).
- Aplique anestesia.
  - Inyectable
    - Sin vascularización arterial final: lidocaína al 1% con epinefrina al 1%; la dosis máxima es de 7 mg/kg.
    - Con vascularización por vía arterial: lidocaína al 1% sin epinefrina; la dosis máxima es de 3-5 mg/kg.
  - Tópica: lidocaína, epinefrina, tetracaína (LET), lidocaína (ELA-Max).
- Debride las zonas que sea neesario.
- Comience a suturar (tabla G-1).
- Aplique pomada antibiótica y apósito estéril.

TABLA G-1	Necesidades de sutura para laceraciones por localización	
Ubicación	Sutura (monofilamento)	Retiro (días)
Cara	6-0	3-5
Cuero cabelludo	4-0 o 5-0, considerar las grapas	5-7
Párpados	6-0 o 7-0	3-5
Cejas	5-0 o 6-0	3-5
Tronco	4-0 o 5-0	5-7
Extremidades	4-0 o 5-0	7
Superficie articular	4-0	10-14
Mano	5-0	7
Planta del pie	3-0 o 4-0	7-10

APLICACIÓN DE ADHESIVOS CUTÁNEOS

• Usos adecuados: zonas de baja tensión
• Usos inadecuados: zonas de alta tensión, heridas contaminadas, heridas a través de uniones muco-cutáneas, mordeduras de animales o humanos, o heridas con evidencia de infección.

Procedimiento

• Limpie y seque la zona.
• Haga la hemostasia.
• Aproxime los bordes de la herida.
• Apriete el adhesivo sobre los bordes de la herida y luego extiéndalo con un movimiento circular alrededor de la herida.
• Aplique al menos tres capas, dejando secar cada capa entre aplicaciones.

Después de la aplicación

• No coloque apósitos. No se necesita ninguno y el adhesivo se cae en 5-10 días.
• Evite las pomadas tópicas.
• No frote ni sumerja la zona.

LECTURAS RECOMENDADAS

Dieckman R, Fisher D, Selbst S. Pediatric Emergency and Critical Care Procedures. St. Louis, MO: Mosby-Year Book, 1997.
The Cochrane Database of Systematic Reviews. 2005: Issue 4. http://www.cochrane.org/reviews

Índice alfabético de materias